U0276409

江苏中医当代名家
学术思想与临床经验

上册

主　编　陈仁寿

上海科学技术出版社

**图书在版编目(CIP)数据**

江苏中医当代名家学术思想与临床经验：全2册 /
陈仁寿主编. —上海：上海科学技术出版社，2016.1
ISBN 978 - 7 - 5478 - 2817 - 5

Ⅰ.①江… Ⅱ.①陈… Ⅲ.①中医学—临床医学—经
验—中国—现代 Ⅳ.①R249.7

中国版本图书馆 CIP 数据核字(2015)第 230559 号

**江苏中医当代名家学术思想与临床经验**
主编 陈仁寿

**上海世纪出版股份有限公司**
**上海科学技术出版社** 出版
(上海钦州南路 71 号 邮政编码 200235)
上海世纪出版股份有限公司发行中心发行
200001 上海福建中路 193 号 www. ewen. co
苏州望电印刷有限公司印刷
开本 787×1092 1/16 印张 50.25
字数 650 千字
2016 年 1 月第 1 版 2016 年 1 月第 1 次印刷
ISBN 978 - 7 - 5478 - 2817 - 5/R·995
定价：175.00 元

本书如有缺页、错装或坏损等严重质量问题，请向工厂联系调换

# 序

　　南京中医药大学陈仁寿教授主持编写的《江苏中医当代名家学术思想与临床经验》即将出版，请我发表一些看法，我首先表示祝贺与赞成！

　　江苏是中医药的一方沃土，明清以降的叶天士、程应旄等新安名家都是先落籍江苏，然后在医学上大放异彩；近代以来，自江苏而兴的吴门、孟河、山阳等医派的影响都是全国性的；当代名医董建华、程莘农、王玉川、王绵之、唐由之、颜正华等都是从江苏调出的。所以我一直认为，江苏中医药的成就与水平在全国也是首屈一指的。

　　我对江苏中医药界一点也不陌生，我看了一下，这本书里有很多人我都很熟，其中朱良春、周仲瑛更是我的老朋友，几十年来，我同他们交道不少，受益良多，总结传承他们的学术思想与临床经验非常有必要。目前全国各地都在开展老中医药专家学术经验继承工作，可能江苏这次在这个方面又走到了全国的前面，实属难能可贵。

　　江苏中医是个整体，我觉得入选本书的名家也不必要按单位按地区排列，完全可以单纯地按照出生年月为序排列，效果可能会更好。当然，目前这个编排可能是出于某种特定的编撰理念或体例。

为陈仁寿教授的书写推荐意见,也不是第一次了。我一直觉得我们中医药事业的发扬光大需要陈仁寿教授这样勤勉用功的人。对陈教授我要提点希望,江苏的中医药一直是领先于全国的,《江苏中医当代名家学术思想与临床经验》所体现的水平也应该在全国起到表率作用才好。

新书 李济仁

2015‑9‑25

# 自序

有一句话说得好，后人总是站在前人的肩膀上远眺，我想中医人更不例外。历史上，一代代中医人，培育了中医的繁茂森林，同时又繁衍了一批批中医的后起之秀，从而将中医延伸到今天，并向未来迈进，还即将迎来新的辉煌！

学前人的经验，是中医人一辈子要做的事。中医的学术思想与临证经验来自对前人观点的理解与运用。尽管历代医家多有发挥与改错，也有新的观点与论述产生，但没有前人经验之上的启迪，单凭自己的临证感悟，恐怕难有新说与新论。古人如此，今人也然。

近几年，组织同行与学生共同编著《江苏中医当代名家学术思想与临床经验》一书，学到了许多当代江苏名医大量的思想与经验。在编写过程中，收集了这些医家个人及其学生已经发表的相关论文，其中好多文章以往也曾经拜读过，但编书不是一般的阅读，需要对之进行归纳、梳理、凝练、总结，于是阅读过程中花了更多的心思，能够沉下心来对文章进行反复思考，从而对他们的思想与经验领悟更深。尽管这些医家，有的就在我的身边，有的也曾经给我上过课，而我觉得通过这次编写，对这些名家的经验有了更加深刻的认识与理解。当代江苏中医名家在学术思想与临床经验上既有共性的特点，也有个性的特色。他们的共性体现在既牢牢掌握经典中医理论，又能在新的医学体系环境之下体现与时俱进的古今汇通思想，他们既不抛弃传统思维，又能发挥现代意识。而每位医家的个性体现，与其年轻时接受的中医教育及传承脉络密切相关，充分反映了中医教育路径与成才关系十分密切。

这项编写工作对我进一步领悟中医临证思想，提高临床水平将有很大帮助，当然希望通过这本书的出版，能让更多的读者了解江苏当代中医名家的临证风采，为更多的中医后学者提供学习借鉴的资料。

在编写过程中，我有幸通过曾多次为我出书的江苏科技出版社的编辑周聘先生，得到他的导师、安徽中医药大学教授李济仁国医大师指点，并为本书作序。李老在序中肯定了本书编写工作的意义，并对书中医家的排序提出意见。但由于如此编排是原课题计划所定，意在反映江苏各地名医风采，故暂不作调整。

李老序中对我的勉励之言将铭记于心，我将不负其重望，今后继续进行江苏中医的挖掘与总结，让江苏中医"在全国起到表率作用"！

陈仁寿

2015 - 9 - 10

# 前　言

　　江苏历代人文荟萃,科技发达,中医药学术更是繁荣昌盛。据史料记载,历代江苏医家多达四千余人,数量居全国之首,他们创造了丰富的医学思想和临床经验,编写了大量的具有较高文献与实用价值的医学名著,形成了如吴门医派、孟河医派、金陵医派、山阳医派等多个不同的医学流派。江苏历代各位医家与各个流派,在中医药理论的继承与创新方面谱写了许多新的篇章,为江苏省乃至全国的中医药的发展做出了巨大的贡献。

　　新中国成立后,江苏一直高度重视中医药事业的发展,是全国最早开办中医院、成立中医院校的省份之一,拥有我国第一批中医院士、第一批中医学博士点、第一批中医教材、第一批中医师资,并为全国部分省、市中医医院和中医院校的建立输送了一批骨干人才,为新中国中医药事业的发展发挥了积极的推动作用。

　　缘于深厚的历史积淀,以及长期对中医药人才的重视,使得今天的江苏中医依然人才辈出,硕果累累,中医药氛围依然浓烈。目前,江苏有一大批全国闻名的中医大家,如国医大师周仲瑛、徐景藩、朱良春、干祖望、夏桂成等,以及国家中医药管理认定的全国老中医药专家学术经验继承工作指导老师,他们不仅临床经验丰富,而且理论功底扎实;他们著书立说,培养后代,是江苏中医药未来发展的重要奠基与转折点,对中医学的继承与发扬起着极大的作用。

为了展示江苏当代中医名家的学术思想与临床经验，今选取国家中医药管理局认定的第一至第五批全国老中医药专家学术经验继承工作指导老师的相关论文与论著，对之进行整理与分析，编为《江苏中医当代名家学术思想与临床经验》一书，以便学习与借鉴。

本书内容据公开出版和发表的指导老师本人或学生总结的学术思想与临床经验编写而成。共选医家82位，其中南京中医药大学12位，江苏省中医院18位，江苏省中西医结合医院7位，南京市8位，苏州市8位，无锡市5位，常州市6位，南通市6位，扬州市2位，泰州市3位，淮安市1位，盐城市3位，徐州市2位，连云港市1位。每位医家介绍个人简介、学术思想、临床经验、经验方、主要论著、参考文献，经验方与参考文献个别医家据实际情况缺项。

每个地方中的医家排序按出生年月先后排列。个人简介中的出生时间尽量到月份，但有的由于掌握资料所限，只到年代。书中大多医家均附有照片，但个别因为难以找到则暂缺。个别医家的本人主要论著中的内容可以反映其学术思想与临床经验，则不再出参考文献。

由于作者水平有限以及掌握资料的有限，错漏之处难免存在，敬请指正，以便修正！

本书编纂被列为江苏省科技厅"科技基础设施建设计划"项目"江苏名医效方研究开发与评价业务建设（BM2009903）"子课题，并得到资助，谨表谢忱！

书中参考并引用了第一至第五批全国老中医药专家学术继承工作指导老师本人及其学生、弟子与继承人撰写的论文与著作，在此也一并表示感谢！由于时间仓促及水平有限，书中不当之处，敬请批评指正！

陈仁寿

2015 - 7 - 15

# 目　录

## 下 册

# 邱茂良

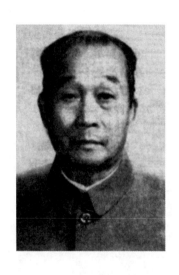

【 个人简介 】

邱茂良,男,1913 年出生,浙江省龙游人。南京中医药大学教授、博士生导师,江苏省中医院主任医师。我国著名的针灸学家。曾任中国针灸学会副主任委员、中国针灸学会江苏省分会主任委员、卫生部医学科学委员会委员、国家科委中医组成员、国家科委针麻专题委员会委员、第六届及第七届全国政协委员、全国高等医药院校中医教材编审委员会副主任委员、中国国际针灸考试委员会委员、世界针灸学会联合会顾问,香港、阿根廷、加拿大中医针灸学会顾问,南京中医药大学国际针灸培训中心名誉主任、针灸系主任等职。第一批全国老中医药专家学术经验继承工作指导老师。

自幼学习古文,及长,立志于医,于 1928 年求学于浙江兰溪中医专门学校,并从师张山雷学习内、妇等科,遂得其传。1932 年毕业后,返里开业。翌年,为继续深造,乃远游江苏无锡,就学于针灸名家承淡安,卒业后执教于针灸研究社,协助承淡安于无锡创办中国针灸学校。1937 年,应浙江台州中医学校的邀请,前往从事中医内科、妇科、针灸科的教学。1948 年,承淡安在苏州恢复中国针灸研究社,邱茂良应邀前往。1954 年,又应江苏省卫生厅之聘,随承淡安筹办江苏省中医进修学校。

邱茂良精通中医内、外、妇、儿各科,对针灸学造诣尤深,针灸医、教、研方面成绩卓著,为我国中医针灸事业与针灸学术发展作出了巨大贡献。自 20 世纪50 年代开始至今,先后出版了《针灸与科学》《内科针灸治疗学》《针灸学》《中国针灸荟萃·治疗学分册》《中国针灸治疗学》等著作,其中《中国针灸治疗学》获1988 年华东地区优秀图书奖。先后发表论文数十篇,其中《针刺治疗胆石症的科研》获得 1978 年江苏省科技成果奖。主持"针刺对中风患者脑血流图与血液流变学等治疗前后的变化观察""针刺治疗急性细菌性痢疾的研究""针刺治疗急性病毒性肝炎的研究"等课题,获得 1978 年全国卫生科技大会成果奖等。

【 学术思想 】

## 1. 重视中医理论指导

邱茂良提出了"运用中医理论,提高针灸疗效"的科学观点。他特别提到,中医理论内容丰富,除阴阳五行、脏腑、经络、气血津液,以及生理、病理、诊断、治疗等理论外,对每一病症的病因病机、检查诊断、辨证治疗、预后判断等,均各有其完整的理论,并以此指导临床。这些中医理论运用的适当与否,关系到治疗的成败。针灸虽具有本身的特点,但亦不能背离中医理论的原则。在具体如何运用中医理论方面,邱茂良提出了 6 点:① 检查诊断。要以四诊为资料,进行中医脏腑、经络、八纲等辨证分析,确定病位所在,病性所属。并参考一些现代检查方法,明确诊断。② 探求病因,分析病机,为针灸治疗提供依据。③ 辨证分型,为论治提供正确依据,不可头痛医头、脚痛医脚。④ 治法。在一定的治疗原则下,确定治疗方法,注意标本缓急。⑤ 处方选穴。辨证归经,按经取穴,是针灸选穴原则,在经络腧穴理论指导下,选穴组方,要求精简而有效。⑥ 针灸方法。根据情况选用不同的针灸方法,掌握补虚泻实的主次及先后。他认为这 6 点是针灸临床中的关键性问题,而且必须在中医理论指导下,才能更好地发挥其作用。运用中医理论,指导针灸临床,是提高疗效的可靠保证。

## 2. 强调衷中参西理念

邱茂良从多年的临床实践和科研中感到中西医结合是研究针灸的重要途径。他在中西医结合工作中,以中医为基础,注重西医的理化检测,结合西医的病理变化。在临床和科研中,他先后重点研究了肺结核、神经衰弱、中风、食管癌、大叶性肺炎、胃及十二指肠溃疡、遗尿、泌尿系结石、胆石症、急性细菌性痢疾、病毒性肝炎等病。邱茂良运用中西医结合治疗慢性病、急性病,特别是细菌性和病毒性传染病方面,为针灸治疗学开拓了新的前景。邱茂良经常教诲,只有中西医结合才能发展中医。尤其是从事中医临床和科研的医务工作者,重点要放在发展上,在继承传统中医的基础上发展中医,这样才能出成果。

## 3. 针法多样,依据辨证

对许多疑难病,邱茂良不拘于某方某法,主张采用针灸的多种方法治疗。如支气管哮喘是一种发作性的肺部过敏性疾病,既是常见病,又是疑难病。对其治疗,邱茂良主张根据不同情况,选用一种或两种以上方法治疗,如体针采用辨证分型治疗,分为寒饮伏肺、痰热遏肺、脾肺气虚、肺肾阴虚、心肾阳虚等型。分别取不同的穴位,以不同的方法,或针或灸治疗。另外,他还采用耳针、皮肤针、头针、穴位埋藏、穴位敷贴、化脓灸、拔罐发泡、割治、芒针、天灸等疗法。在多种针灸治疗方法中,邱茂良特别注意结合辨证,或针,或灸,或针灸结合。

## 4. 评判求实,针药结合

邱茂良治学严谨,并实事求是地评价针灸学术问题。在全国兴起发现新穴热的时期,邱茂良撰写论文,对这种对科学不严肃的态度进行了批评。在对针灸疗效评价方面,他实事求是,不夸大针灸的作用,正确评价针灸对某病的疗效。如针灸治疗颈淋巴结结核,他认为灸法与火针疗效较好。但对伴有全身症状如潮热、盗汗等较重者,除针灸外,应配合药物,以中药养阴清热、舒肝化痰之品,颇为有益,此外,抗痨药物的应用,亦不可缺少。

······················· 【临床经验】 ·······················

## 1. 治消化道疾病设"三宜"战略

### (1) 治胃及十二指肠溃疡,宜疏肝、健脾、和胃

1) 肝脾胃同治,分清主次:胃及十二指肠溃疡病位虽在胃,而与肝关系密

切,且肝、脾、胃三者各有主次。邱茂良根据上述病机,针灸立法施治原则:疏木扶土,肝脾同治,脾胃并调。具体方法是:取肝经穴(太冲、行间、期门用泻法,与肝相关的穴位如肝俞、胆俞等泻多补少),取脾经穴(三阴交、阴陵泉、公孙、章门及与脾相关的脾俞用补法)和胃经穴(足三里、承满、梁门及与胃相关的胃俞、上脘、中脘、下脘等用平补平泻法)。

在针刺时,根据经脉相连的脏腑之特性,注意运针手法及留针方向,具体可归纳为"三宜"论:肝气宜条达、宜舒畅、宜柔缓,故肝经穴位及与肝相关穴位针刺时不按针孔,并在其穴处略做深刺、多向刺、动留针(动则行气),以泄邪气,不灸;脾气宜提升、宜补益、宜温煦,故脾经穴位及与脾相关穴位针刺时多向上刺、轻浅刺、静留针(静则候气),加灸;胃气宜降、宜和、宜润,故胃经穴位及与胃相关穴位多向下刺、半卧针、少动而留针,少加灸。

2)临床证型较多,调补脾胃为要:本病正虚为本,又兼气滞、寒凝、瘀阻、胃热等邪实。因此,治疗时必须掌握中气虚弱这个基本点,在调补脾胃的基础上,根据证型分别论治,或治标或治本或标本兼顾,因证制宜。即以调脾胃为基础,以各经之俞募、原合等穴为伍,主方即胃俞、中脘、足三里、脾俞、章门、阴陵泉等穴;气滞者配期门、膻中、内关等;中虚者中脘、关元施用灸法,以温补脾土;血瘀者取膈俞、血海、三阴交等穴;痰湿者取阴陵泉、丰隆等穴。根据病情变化,穴位适当加减,常获佳效。上述处方中,邱茂良也是用三宜法:即主方用穴宜补,配伍用穴宜泻;俞穴宜补,募穴宜泻或平补平泻;原穴宜补,合穴宜泻或平补平泻。

**(2) 治慢性胃炎宜健脾温寒、疏肝理气、清养胃阴:**慢性胃炎一般虚多实少,邱茂良提出一般针灸宜健脾温寒为要,在某些阶段针灸治疗宜疏肝理气为主,特殊类型宜清养胃阴为当。因本病临床类型有几种,以浅表性胃炎与萎缩性胃炎为多见,症状表现以胃部饱胀痞满、嗳气或疼痛为主,病程缓慢,反复发作,可伴见呕吐、泛酸、消瘦无力,有时可见大便隐血试验阳性,上腹压痛范围广泛。其病因和病机常见者有肝郁气滞、脾胃虚寒、胃热伤阴等,治疗当因证而异,其中萎缩性胃炎治疗更为棘手。邱茂良认为,古代所说的心腹痛,很多就是慢性胃炎。根据《景岳全书·心腹痛》论胃脘痛之原因"总其大要,因寒者常居八九,因热者惟一二",慢性胃脘疼痛胀满之证,大都属于虚寒之证,因饮食劳倦易伤脾胃之阳,而脾为湿土,易从寒化。因此,他提出对于慢性胃炎的多数病症,其针灸治疗宜多补脾胃气机,宜多温煦中阳;萎缩性胃炎,虽亦有因气郁、寒滞、痰饮、血瘀者,而胃热伤阴最为常见,针灸治疗宜清养胃阴。

**(3) 治胃下垂针刺常法与长针疗法均应"三宜"**

1) 针刺常法之"三宜":胃下垂多因脾胃虚弱、中气下陷所致,然邱茂良认为此还不是病机的全部,还包括中焦气滞与水湿停留。因此,关于本病的针灸治疗,他提出的"三宜"论为:胃下垂总体宜补中益气,取胃经及与胃相关的背俞穴,并灸百会穴;胃下垂伴有腹胀、气滞或呃逆者,宜调理中焦气机,加厥阴经穴及任脉的"三脘穴"等;胃下垂伴明显重坠感,或腹中辘辘有声,且随体位而重坠感位移或水声变化,影像学检查发现胃内有明显的饮食潴留的,宜化痰利水消食,加三焦经、脾经穴等。

2) 长针提胃之"三宜":邱茂良在临床上善于用长针,谓之芒针疗法,尤其是治疗胃下垂,更是别具特色。他在临床治疗胃下垂,每于辨证施治调补脾胃的同时,应用提胃法,法有三宜。一宜巨阙提胃法:令患者空腹平卧,调匀呼吸,放松腹部,常规消毒后,用 175 mm 长针于巨阙穴刺入,刺进皮下后,将针卧倒呈 25°,沿腹肌下慢慢推进,待接近脐孔时,少停。连续搓针 3~5 次,使针身与腹肌固定,然后将针向上提起,持续 40~50 min,中间不松手。此时,患者腹部有一股强烈的酸胀和收缩感,从下腹缓缓上移,最后集中在胃部,便可徐徐出针。术后令患者绝对卧床休息,进流质饮食,但不宜多。给予调养 3 日,然后缓缓起床活动。此法一般只做 1~2 次。二宜梁门提胃法:取梁门一穴,消毒后,用 100 mm 长针进针后将针卧倒,沿腹肌向下刺 85 mm,捻转得气后,双手将两针同时向上提起,此时患者腹部也有强烈的酸胀与收缩感,边提边退,约经 3~5 min 出针,休息片刻即可。间日 1 次,可依法连续针刺 10~20 次。上述两法,操作不同,但均有举陷升清作用,后者操作方便,患者较乐于接受。三宜胃周提胃法:取解剖部位胃之所在处的胃经、脾经、任脉穴位为主,每次选胃周的胃、脾、任脉 3 经的 5~6穴,分别在约与上脘、中脘、下脘相平的部位进针,针尖先直刺,后斜刺,呈三横列,分别捻转,动而上提,适作留之,再予动提,使患者自觉胃有上提感为度。

**(4) 治泄泻宜化湿、清热、温寒:**泄泻的病因较多,但无论属实、属虚,其主要病理因素不外是三方面:湿、热、寒。在"湿"之病理因素方面,腹泻无湿不成泻,泻必因湿。其湿与热合,则为湿热泄泻,与寒并,则为寒湿泄泻。因此,邱茂良针刺"三宜"论则针对此三因素而设,即宜化湿,宜清热,宜温寒。其中,以化湿为要,清热与温寒则因证而立。① 在"湿"的病理因素方面,其"化湿"主要选取脾经、三焦经、背俞穴为主,穴位如水分、三阴交、阴陵泉、商丘、公孙、脾俞、三焦俞等,用平补平泻。② 在"热"的病理因素方面,主要对暴泻而言,因其病邪除了湿以外,就是其"热"。所以,对于暴泻,邱茂良针刺用穴主要取阳明经与督脉,主要取穴如大椎、曲池、合谷等,用泻法,不灸。③ 在"寒"的病理因素方面,主要对久泻而言,因其病邪除了湿以外,就是其"寒"。所以,对于久泻,针灸用穴主要取任脉、背俞穴为主,并可用灸法,主要取穴如气海、关元、脾俞、肾俞、气海俞、关元俞等,寒邪较重者,并可取命门,用补法或以补为主。操作方法:久泻属虚,宜用补法,以捻转手法为宜,刺激勿过强,宜留针,以增强疗效;对于脾肾阳虚的久泻,可单用灸法治疗,开始时用隔姜灸,每穴5～7壮,每日1次,症状缓解后,再以麦粒大艾炷无瘢痕灸,每穴3～5壮,每日1次,连续数月,不仅可巩固疗效,而且有保健作用,可谓简便有效。

**(5) 治胆石症宜理气、调和、排石**

1) **宜理气止痛**:胆石症急性发作时常绞痛难忍,拒按;慢性则胁肋隐痛与胀感,因于结石邪阻,气机不畅,不通则痛,故宜理气机,畅胆道,止疼痛。针刺以巨阙、不容、期门、日月、足三里、阳陵泉、太冲等穴为主,进针后,捻转行针,要求快而有力,下肢穴位要深刺,行提插捻转泻法,反复行针后,一般疼痛可以缓解,应再留针观察,可留30～60 min或更长。或用电针持续行疏密波,以维持针感;慢性胁肋胀痛者,可先针太冲穴,行提插法,加强针感,反复行针,一般可以好转,如无效,再取不容、巨阙、阳陵泉等穴,针刺得法,见效较快。

2) **宜调理胆胃**:多数患者急性发作时,胆胃互及,胆胃同病,多见恶心、呕吐、不能进食、黄疸等,应疏调胆腑,和胃降逆。呕吐加内关,黄疸甚者加阳纲,皆用泻法,大便不成形者,可加天枢。

3) **宜排石祛邪**:胆结石是为有形实邪阻滞,针刺排石祛邪,决定着疗效高低与巩固程度。在急性发作时,要因势利导,以提高针灸效果。为了探求针灸作用,邱茂良和放射科合作,选择胆囊造影病例,在注射造影剂后,分别针刺临床常用穴位,如不容、巨阙、期门、日月、阳陵泉、太冲等,针刺操作与临床相同,分别观察每个穴位对胆囊、胆管的影响,其结果观察到针刺不容、巨阙等穴时,胆总管收缩明显加强,胆管口开放,其他如期门、阳陵泉、足三里等穴则稍差,针刺胆俞时,对胆囊未见明显改变。因此,治疗处方,取穴以巨阙、不容、阳陵泉、太冲、足三里等为主,随症加减。

## 2. 治哮喘宜分清缓急、重表证寒证

**(1) 急性发作宜解痉定喘：**哮喘在发作时,患者胸闭气促,呼吸窘迫,喉中有声,倚息不能平卧,甚至汗出面青,痛苦万状,急宜解痉定喘,以控制发作。对此运用针灸能及时奏效。示中指卒节后1寸为奇穴,与大椎刺血同用,有即时解痉止咳的作用,为屡试有救之法。太渊为肺经原穴,能调整肺脏功能,止咳平喘,但必须集中精力,细心操作,才能收到理想的效果。

**(2) 有表证当表里同治：**所谓哮喘有宿根,即指痰浊伏于肺中,一感外邪极易触发内伏之痰,引起哮喘发作,出现恶寒发热的表证,与哮喘症状同时并存。此时若不解表祛邪,则肺气不得宣展,哮喘不易平伏,故宜表里同治,即一面解表祛邪,一面化痰定喘。本证为风寒束于表,痰热蕴于肺,故先取外关、合谷以发汗解表;取风门既能祛风,又能宣展肺气。再取天突以平喘降逆,《素问·骨空论》谓:"其上气有音者,治其喉中央,在缺盆中者。"此处即指天突,可见本穴自古即用于降逆平喘。再取肺经合穴以泻肺热;取丰隆以祛痰热,以表里兼顾。俟表证一除,继取肺俞、中府,俞募同用,行泻法以宣肺顺气;尺泽清泄肺热;足三里理脾祛痰;天突止咳降逆。

**(3) 困于寒宜温肺化痰：**哮喘患者,常因气候变迁,感受风寒或饮食生冷等,新邪引动内伏之痰饮,阻于气道而发为冷哮。临床表现为恶寒、胸闷、气促喘息、面白肢冷。故非温散不足以祛寒,非化痰不足以平喘。本病为寒邪与痰浊阻于气道,灸风门、肺俞不但能温宣肺气,且能固卫护表、抗御寒邪,刺太渊则宣肺利气,对天突、膻中、气海三穴自上而下行针,则有降气定喘作用,从而达到肺气闭者宜宣展,肺气上逆者宜肃降之目的。其后哮喘虽渐平,但寒痰留恋未能尽化,故再取脾俞、足三里运脾实土,以杜绝痰浊之源。

**(4) 缓解期宜调补脾肾：**哮喘久延,不仅肺脏受损,亦常累致脾肾。脾为肺之母,肺虚则子盗母气而致脾虚,按虚则补母之法,宜补脾为治,并以此杜绝生痰之源。肾为气之根,久病不已,穷必及肾,肾虚不能摄纳而上逆作喘,则又须补肾以纳气。故调补脾肾,实乃治本之道,以期根治。急治其标缓治其本,乃通则也。取肺、脾、肾三俞浅刺,意在补益三阴之脏;太渊捻转补法,以补病之本脏,温针灸补关元,旨在温养下元、补肾纳气;补法针足三里、三阴交,以调补脾胃,而成肺、脾、肾共治之势;最后以艾灸关元、足三里,益脾补肾,以图本治。

## 主要论著

邱茂良. 针灸与科学. 南京：毛上珍印书馆, 1953.

邱茂良. 内科针灸治疗学. 南京：江苏人民出版社, 1956.

邱茂良. 针灸纂要. 南京：江苏人民出版社, 1958.

邱茂良. 针灸学(全国中医院校统编教材). 上海：上海科学技术出版社, 1985.

邱茂良. 中国针灸荟萃. 治疗学. 上册. 长沙：湖南科学技术出版社, 1988.

邱茂良. 中国针灸治疗学. 南京：江苏科学技术出版社, 1988.

邱茂良. 针灸防治病毒性肝炎. 上海：上海翻译公司出版社, 1989, 227.

邱茂良. 针灸防治细菌性痢疾. 上海：上海翻译公司出版社, 1989.

邱茂良. 中国医药百科全书. 针灸卷. 上海：上海科学技术出版社, 1989.

## 参考文献

[1] 王昕耀. 邱茂良教授学术思想浅探. 江苏中医, 1993, 1：17～19.

[2] 邱灵仙. 邱茂良治疗哮喘病经验. 浙江中医杂志, 1993, 28(8)：337～338.

[3] 吴中朝. 邱茂良教授对针灸学贡献撮述. 中国针灸, 2007, 27(10)：784～788.

[4] 吴中朝, 何崇. 邱茂良教授消化道疾病针灸"三宜"治略. 中国针灸, 2012, 32(4)：377～381.

# 江育仁

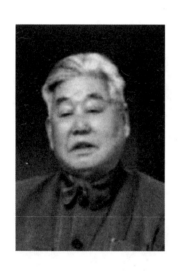

江育仁,男,1916 年出生,江苏常熟人。南京中医药大学中医儿科学教授、博士生导师,江苏省中医院主任医师,全国名老中医,江苏省名中医,全国著名中医儿科专家。先后担任江苏省中医学会秘书长、副会长、名誉会长,中华全国中医学会理事、儿科分会副会长、名誉会长,国务院学位委员会中医临床专家评议组成员、高等中医院校教材编审委员会委员,江苏省科委科研成果评定委员会委员,《江苏中医》编委会常委。享受国务院政府特殊津贴专家。第一批全国老中医药专家学术经验继承工作指导老师。

早年师承常熟李馨山、上海儿科名医徐小圃,1938 年毕业于上海中国医学院。1954 年参与创办江苏省中医院,1955 年参与江苏省中医进修学校(后改名为南京中医学院、南京中医药大学)。长期从事中医儿科学的教学、科研与临床工作,他所创建的南京中医药大学中医儿科学学科目前为教育部国家级重点学科和国家中医药管理局重点学科建设单位,是现代中医儿科学创始人之一,被中医儿科学界奉为当代泰斗。

　　江育仁一生学术成就显著,他总结的麻疹肺炎分型证治经验,被确定为制定麻疹肺炎辨证分型和疗效标准的主要参考资料。他在系统临床观察的基础上,提出用"热、痰、风"理论辨证治疗流行性乙型脑炎,被国家科委认定并向全国推广。他提出的"脾健不在补贵在运"的学术观点引起国内同行的广泛重视和引用,小儿疳证新的诊疗标准被国家中医药行业标准所采用。作为当代著名的中医教育家,江育仁为全国培养了一大批中医儿科学学科带头人和学术骨干。他勤于临床,善于总结,先后发表了较高学术水平的论文40余篇,参加主编和出版学术著作20多本,如《中医儿科诊疗学》《中医儿科临床手册》《中医儿科纲要》《中医儿科学》《实用中医儿科学》等。

··········· 【学术思想】···········

### 1. 提出小儿体质"稚阴稚阳",宜温阳为先

　　江育仁认为小儿处于生长发育旺盛时期,其物质基础是阴、阳、气、血,生者赖阳以生,长者依阴而长,阴阳两者相辅相成。小儿机体的生理是"肉脆、血少、气弱",气属阳,血属阴,气弱即稚阳,血少即稚阴。因此小儿的体质特点应该是"稚阴稚阳",即阳既未盛,阴又未充,而非"阳常有余"的阳盛之体。阳气为人一身之本,小儿在生理上属稚阳之体,病理状态下易于出现阳气不足的证候,特别是某些重症病例,宜用温阳法治之。

### 2. 认为脾健不在补贵在运,宜用运脾法

　　江育仁通过长期的临床实践,认识到小儿时期的体质特点为"脾常不足",他根据小儿生理病理特点,深入研究当今小儿脾胃疾病的发病规律,通过临床实践总结,提出"脾健不在补贵在运"的学术论点。运脾法,并非独立的一种治法,而是属于汗、和、下、消、吐、清、温、补八法中的和法,具有补中寓消,消中有补,补不碍滞,消不伤正者谓"运"。故欲健脾者,旨在运脾;欲使脾健,则不在补而贵在运也。

### 3. 建立"运脾当先治肝"理论

　　江育仁认为,小儿脾常不足,所患脾胃病多;又谓肝常有余,易于化火生风。夫脾为柔脏,不耐戕伐,肝为刚脏,恃强凌弱,土虚木贼之证候在儿科颇为常见。

故善于调理脾胃者,非惟脾病治脾,胃病治胃,而必安和五脏。肝脾不和,治在平肝调脾,扶土抑木。

### 4. 指出小儿"乙脑"当从热、痰、风论治

江育仁根据"乙脑"急性期出现的高热、昏迷、抽风三大主症,恢复期、后遗症期的不规则发热、意识障碍、吞咽困难、失语以及强直性瘫痪、震颤样抽动等症状,均具体表现了"热"(发热)、"痰"(意识障碍和颅神经症状)、"风"(抽风)等三大证候。而热、痰、风三者又互有联系,互为因果。如热极可以生风,风动生痰,痰盛生惊,从而提出从"热、痰、风"论治流行性乙型脑炎。急性期的热痰风证,实者为主;恢复期、后遗症期的热痰风证,则以虚为主或虚中夹实。

### 5. 在小儿指纹上有新的认识

江育仁对在中医儿科诊断学方面也颇有研究。小儿的指纹诊向有争议,他曾亲自带领学生做了一番调查研究,选择了 3 岁以内的正常儿和患各种不同疾病的患儿 500 例,做对照观察,察看指纹的部位(风、气、命)和颜色,以观察与疾病的变化关系。经过统计分析,认为不可将指纹作为唯一的诊断依据,但在某些情况下也有重要的诊断价值。有些正常儿的指纹,也有直透三关的。指纹充盈度的变化可能与静脉压有关,一些心力衰竭的患儿其指纹可向命关伸展。指纹的色泽在某种程度上可反映患儿体内缺氧的程度,即缺氧愈甚,指纹的青紫色也就愈见明显等。这些指纹新论,对小儿疾病的诊断与预后判断均有意义。

··········································· 【临床经验】 ···········································

### 1. "三步曲"治咳嗽

江育仁治小儿咳嗽分为"三步曲":以疏散为先,化痰为继,润肺为本。小儿外感新咳,以疏散为先,方用桑菊饮、金沸草散、桑杏汤等随证加减;内伤咳嗽,则以化痰为要,方拟二陈汤、止嗽散等辨证加减;久咳不已或反复发作的易感儿,则当润肺养阴或补益脾肺之气阴,重在调整患儿体质。

### 2. 调和营卫为主治反复呼吸道感染

江育仁认为呼吸道感染反复发作的复感儿童,其"不在邪多而在正虚",提出治疗应以调和营卫法为主,故以黄芪桂枝五物汤基本方防治小儿反复呼吸道感染。如咳嗽,加桔梗、款冬花;干咳,加天花粉、百合;喉痒加蝉蜕、牛蒡子;

痰多加半夏、陈皮;喷嚏加防风、白芷;咽红加桔梗、生甘草、射干;鼻流清涕加辛夷、苍耳子等。江育仁强调在以调和营卫为治疗呼吸道反复发作基础上,要注意灵活配伍用药。

### 3. 治重症肺炎注意邪正关系

江育仁认为,对于小儿重症肺炎的辨证治疗,应以掌握正邪之间的关系为关键。肺炎多因实邪所致,但酿成重症,若属正不敌邪,祛邪而安正、匡正以祛邪,是治疗之准则。毒盛肺闭,泻火解毒以顾正;阳气虚衰,回阳救急以固脱;热灼津伤,润养生津以救阴。

### 4. 严格分型证治麻疹肺炎

江育仁通过临床 591 例麻疹合并肺炎病例的治疗观察,将麻疹肺炎辨证分型为肺闭型、火毒型、内闭型和闭脱型 4 型,其中火毒型介于较轻的肺闭型、危重的闭脱型之间,是病机的关键,并指出治麻疹肺炎宜透达、解毒和固脱。

### 5. 分三大类证治小儿疳证

江育仁根据"有诸内必形诸外""诸疳皆脾胃病"的理论,结合临床实践,通过对 533 例疳证的系统观察,创立了"疳气""疳积""干疳"三大类证新的小儿疳积分类。属病之初期者,为疳气;肚腹膨胀,形如橄榄者,为疳积;形体消瘦,犹如皮包骨头者,为干疳。并提出疳气以和为主,疳积以消为主,干疳以补为主的治疗原则。通过三大分类的不用治法与用药,提高了小儿疳积的临床疗效。

### 6. "运脾"治小儿脾胃疾病首选苍术

江育仁认为小儿腹泻、厌食、疳证等消化道疾病的主要成因与"脾常不足"的生理特点有关,而"脾失健运"则为其主要的病理变化,因此"运脾法"为治疗小儿脾胃系疾病的主要法则。在运脾诸药中,江育仁首选苍术,认为该药辛温微苦,芳香悦胃,功能醒脾助运,开郁宽中,疏化水湿。运脾以升清、祛湿以通阳,苍术集运脾与化湿于一身,对脾胃系疾病尤佳。

〔 经 验 方 〕

### 1. 调脾合剂

组成:苍术 280 g,佩兰 280 g,陈皮 128 g,炙内金 128 g,炒山楂 280 g,蔗糖 80 g。

用法：上药制成合剂，每支 10 ml。1～4 岁儿童每次 1 支，每日 1 次，口服；7～10 岁儿童每次 1 支，每日 2 次，口服，4 周为 1 个疗程。

功效：健脾助运。

主治：脾运失健的小儿厌食症。

方解：方中苍术辛苦而温，气味芳香，其辛香开郁，苦温燥湿，芳香醒脾，辛温扶阳，能开脾气之郁，疏脾湿之蕴，散脾经之寒，舒脾运之滞，为运脾要药；佩兰芳香化湿；陈皮理气助运，健脾化湿；炙内金运脾消食；炒山楂助脾健胃；蔗糖可改善药物口感。全方燥湿理气，消食助运，不用补益、攻伐之品。有健脾助运，恢复转运之效，脾健则运，脾运则健，最终达到激励小儿之食欲、消除厌食之目的。

**2. 健儿糖浆**

组成：鸡内金 3 g，焦山楂 10 g，党参 10 g，茯苓 10 g，陈皮 3 g，神曲 10 g。

用法：每次 10 ml，每日 3 次，口服。

功效：健脾消食。

主治：小儿厌食症。

**3. 止泻散**

**(1) Ⅰ号止泻散**

组成：苍术炭，山楂炭。

用法：1～3 岁 0.5～1 g，每日 3～4 次。

功效：利湿止泻。

主治：婴幼儿消化不良，属湿性腹泻，大便呈稀水样或蛋花汤样者。

**(2) Ⅱ号止泻散**

组成：苍术炭，山楂炭，炮姜炭。

用法：1～3 岁 0.5～1 g，每日 3～4 次。

功效：健脾温阳止泻。

主治：婴幼儿慢性腹泻，证属脾阳不振，大便清稀色绿或伴有黏液者。

**(3) Ⅲ号止泻散**

组成：葛根芩连汤加味制成。

用法：1～3 岁 0.5～1 g，每日 3～4 次。

功效：清热利湿止泻。

主治：婴幼儿急性腹泻，证属肠道湿热者。

### 4. 小儿哮喘基本方

组成：炙麻黄3～5 g,熟地10～15 g,杏仁10 g,射干6 g,竹沥半夏10 g,款冬花10 g,炙细辛2～5 g,五味子5 g,炙甘草5 g。偏热者加生石膏20 g,偏寒者加熟附子6 g。

用法：水煎服,每日1剂。

功效：宣肺化痰,摄纳肾气。

主治：小儿哮喘发作期。

# 主要论著

江育仁.关于血吸虫病证候在祖国医学中的治疗概念.中医杂志,1956,(2)：68～76.

江育仁,沙星垣.麻疹证治.江苏中医,1959,(11)：7～9.

江育仁,王苹芬.小儿肺炎证治.江苏中医,1959,(9)：68～73.

江育仁.从热痰风三证探讨流行性乙型脑炎的治疗规律.江苏中医,1961,(9)：10.

江育仁.祖国医学与免疫学.江苏中医杂志,1980,(3)：50～52.

江育仁.有益的回忆.山东中医学院学报,1982,6(1)：17～22.

江育仁.脾健不在补贵在运——运脾法在儿科临床的时间意义.中医杂志,1983,(1)：4～5.

江育仁.徐小圃先生治学二三事.山东中医学院学报,1983,7(4)：11～13.

江育仁.桂枝加龙骨牡蛎汤——古方今用.浙江中医学院学报,1984,8(2)：29～30.

江育仁.温阳法在儿科临床的运用.江苏中医杂志,1985,(6)：1～2.

江育仁.中医儿科学.上海：上海科学技术出版社,1985.

江育仁,汪受传.脾病治肝法在儿科临床的运用.湖南中医杂志,1986,(4)：20～21.

江育仁,裴学义,徐小洲,等.小儿急性肾炎证治.中医杂志,1987,(11)：7～9.

江育仁,汪受传,尤汝娣,等.健脾助运法治疗小儿厌食症的临床及免疫学观察.南京中医学院学报,1988,(3)：13～14.

江育仁.发展中医特色开展中医研究.江苏中医,1990,(3)：27～28.

江育仁.关于中医现代化问题的思考.江苏中医,1998,19(7)：5～6.

江育仁.实用中医儿科学(第二版).上海：上海科学技术出版社,2005.

# 参考文献

［1］汪受传.脾病治肝法在儿科临床的运用.湖南中医杂志,1986,4(3)：20～21.

［2］汪受传.江育仁小儿重症肺炎经验.中医杂志,1993,(4)：206～207.

［3］黄馥华.江育仁儿科学术经验一二.江苏中医药,1996,17(11)：4～6.

［4］史正刚.江育仁教授运用苍术调治小儿脾胃病经验.甘肃中医学院学报,1997,14(3)：1～2.

［5］张志敏,刘健.江育仁教授儿科治咳经验.四川中医,2001,19(3)：9.

［6］郁晓维.不在邪多而在正虚—江育仁教授防治呼吸道复感儿的经验.现代中医药,2004,4：7～9.

［7］王军军等.浅谈江育仁教授学术思想.中医儿科杂志,2007,3(3)：21～22.

［8］郁晓维,王明明.江育仁教授治疗麻疹临证经验.中华中医药杂志,2008,23(5)：407～409.

# 汪履秋

【 个人简介 】

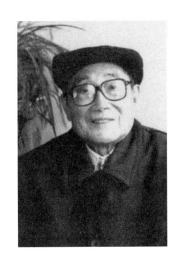

汪履秋,男,1919 年出生,江苏省兴化市人。南京中医大学教授,江苏省中医院主任医师,全国名老中医,江苏省名中医,著名的中医内科学专家。曾任江苏省中医学会急症研究会主任委员,江苏省中医学会风湿病专业委员会顾问,江苏省卫生厅科学技术委员会委员,江苏省卫生厅药品评审委员会委员等职。享受国务院政府特殊津贴专家,第一批全国老中医药专家学术经验继承工作指导老师。

出身于中医世家,1934 年师从当地名医陈一如先生,学成后悬壶桑梓,名闻乡里。1955 年以优异成绩考入江苏省进修学校深造,翌年分配至江苏省中医院,长期从事中医诊疗工作,为中医风湿病科的倡导人。平时精研医书,临床博采众长,理论颇有创新。主持或参加多项科研课题的研究,1988年由他主持的省级课题“止痢灵治疗细菌性痢疾的临床与实验研究”获江苏省科技成果奖。公开发表学术论文二十余篇,主编论著十多部。

················· 【学术思想】 ·················

**1. 临床思辨注重证、症、病三者结合**

汪履秋认为，证为疾病本质，有时指病之证型；症指具体症状，症状是证的基础；病指病名，亦有一部分病种是以症状来命名的。辨证要注意三者之间的内在联系，方能全面准确。故辨证时要尽量做到症、证、病三者全面。但临床常有证、症、病三者不全，甚或有矛盾时，临床应以辨证为主，辨证与辨病相结合，如对糖尿病的治疗，在辨证施治的基础上，常参入降糖验方，明显提高疗效。有时症情过简，可据病参照临床检查而辨。

**2. 善用古方，且每病细分型，创新方**

汪履秋尊古而不泥古，临床上不仅很灵活的使用古方，还创造了自己独特的分型和基本方。对辨证分型方面，汪履秋多以几个字加以概括，如痹证按病因分为风、寒、湿、热、痰、瘀、虚7型；高血压病按病理分为风、阳、痰、火、瘀5型。具体用药上，汪履秋集古今医家之长，结合现代药理和单方，对内科每病种创立了基本方，如乙肝方、急性风湿方、狼疮方等。

**3. 痹证"无热即寒"，用药主张温通**

《素问·痹论》云："风、寒、湿三气杂至，合而为痹也。"风、寒、湿三气皆属阴邪，风为百病之长，易兼夹寒、湿、热伤人，为始动因子。汪履秋提出"无热即寒"的观点，痹证以疼痛为主症，《素问·痹论》有云："痛者，寒气多也，有寒，故痛也"。风寒湿伤人，易阻遏阳气，阴盛则寒。即使热痹者，也常可因受风寒、风湿郁而化热，热象只是标，其本质仍为寒。表明寒既是发病因素，又是病理变化之主要属性。在辨证属性上"无热即寒"，即除了明显的热象外，皆可辨证为属寒，这对临床治疗有着重要的指导意义。

在"无热即寒"观点的指导下，汪履秋用药主张温通，温则祛寒，通则痹痛自除。故治疗痹证须以温药为主，即便是风湿热痹也要在清热的同时配以温散之品，以疏通经络，开通郁结。温药轻则麻黄、桂枝、细辛等；重则附子、乌头。通药则枝藤、虫蚁之品，可搜剔络中之邪。

**1. 辨虚实贵在权衡治肺心病**

肺心病即肺源性心脏病,系多种慢性呼吸道疾病发展到后期,由呼吸功能减弱影响到心脏功能不全的疾病总称。中医据其症状表现,轻者名曰"气喘""咳喘",重则称之为"肺胀"。汪履秋治疗肺心病将其临床表现归纳为喘、咳、闷、痰、悸五大症,据其程度的轻重及痰的色、质、量,结合苔脉及全身表现,辨清标本虚实之不同,分为痰浊壅肺、痰热蕴结、肺肾两虚、脾肾两虚、心阳亏虚5个证型,并提出喘脱、痰厥、出血、昏迷四大危象,强调临证时应注意肺心病发时每多虚中求实,缓解期每多实中求虚,虚实之间,交叉出现,贵在权衡。

**2. 分期型正确选药治糖尿病**

糖尿病以多食、多饮、多尿及体重减轻为主症,类似中医学"消渴"病,其病理变化以阴虚为本,燥热为标,治疗以养阴增液、润燥清热为大法。汪履秋认为,养阴增液当以滋养肺肾为主,常用沙参、麦门冬、玉竹、黄精、天花粉、生地黄、枸杞子、玄参等。对于消渴病中期阴伤及气,气阴两虚者,除滋阴清热外,还需益气健脾,以期气复津生,以参苓白术散最宜。消渴发展至后期,多为肾阳不足,命门火衰,不能蒸腾水气,以致上燥渴、下多溲,治宜温补肾阳,以金匮肾气丸为代表方,常用熟附子、肉桂、仙茅、仙灵脾、巴戟天、补骨脂等。消渴病之病程中,每有瘀血的病理改变,治疗时须辅以活血化瘀之法,常用药如桃仁、红花、丹参、当归、鬼箭羽、赤芍等。汪履秋治疗糖尿病,注重辨病辨证相结合,选用青黛、僵蚕、泽泻等。汪履秋还拟降糖验方"二地苦青汤"作为辨病用药,明显提高了疗效。

**3. 定五大治则治高血压**

汪履秋根据高血压病的主要规律,对高血压病的发病机制归纳为气、火、风、瘀4个方面。正常情况下,气调则血和,苟失其度,则会导致气之升逆,血行逆乱,形成高血压病。气有余,便是火,因火之炎上,由渐而引起血压的高亢。再者风应乎木,或因情志刺激,忧郁恼怒,或因思虑过度,长期精神紧张,均能造成气郁化火,阳欲上动,动则带风,风从体内旋扰,从而引起血压的高亢。由于气血失和,阳亢化火动风冲激气血,气升血逆而致血络瘀阻,不仅使血压居高不下,而且还会造成血之与气,并走于上这一变证。因此,汪履秋制立了平肝息风、苦泄泻火、化痰消瘀、下气降逆和补益肝肾五大治则,并强调气、火、风、瘀常相互转化,故治疗上应注意上法并用,在此基础上适当变通。

## 4. 从风湿痰瘀而论治"类风关"

类风湿关节炎,简称"类风关",临床以关节肿痛、强直、畸形和功能障碍为主要特征,属中医学"顽痹""历节风""痛风"等范畴。汪履秋认为风寒湿热之邪侵袭人之肢体、筋脉、肌肉、关节等部位,以致痹阻不通,气血不行,加之气血不足,肝肾亏虚,内外相合而致痹证。病久邪阻经络,气血津液运行受阻;或痹久正虚,气血津液运行迟涩,形成痰浊与瘀血,故将风湿痰瘀痹阻经络作为痹证的病机关键,以祛风宣湿、化痰消瘀为治疗大法,并以朱丹溪的上中下通用痛风方为治疗类风湿的基础方。由于痹证的病位在肢体经络,故汪履秋认为应注意通络止痛,常用枝、藤、节类药物,其中雷公藤不但能通络祛瘀,且能清络中之热,解络中之毒,可谓外通经络之妙药,汪履秋尤擅用之。

汪履秋针对本病的临床症状,将其大致分为风寒湿型和风湿热型,痰与瘀则两型均可兼而有之。风寒湿型,治以疏风散寒、祛湿化痰、消瘀通络,方用上中下通用痛风基础方合麻黄加术汤、桂枝附子汤加减,并重用麻黄、桂枝。风湿热型,多见于急性发作阶段或病初起,治宜清热燥湿、祛风通络、化痰消瘀,方用基础方合桂枝芍药知母汤、三妙丸。对于病变日久,邪伏较深出现疼痛不已、关节肿大、僵硬变形,并伴有皮下结节、麻木不仁,汪履秋取具有"迅速飞走之灵"特性的虫类药如乌梢蛇、全蝎、蜈蚣、地龙、蜂房、僵蚕、地鳖虫、蟛螂虫等搜风剔络,以缓解症状。

## 5. 分四期辨治红斑狼疮

汪履秋认为系统性红斑狼疮发病关键为:肝肾阴虚是根本,热毒伏于营阴是其标,风湿是发病之诱因,经脉瘀阻是邪毒留滞之病所。并根据该病的临床表现,将系统性红斑狼疮分为 4 个治疗阶段。

(1) **初期:**因风湿活动而发病,治以祛风宣湿,常用白虎加桂枝汤、桂枝芍药知母汤或消风散加减。

(2) **极期:**为气营两燔型,治以凉营泄热,常用清瘟败毒饮、犀角地黄汤、清营汤等化裁。

(3) **缓解期:**为热去阴伤,肝肾阴虚不足,治以养肝益肾,常用左归饮加减。

(4) **恢复期:**病情相对稳定,见血虚血瘀络脉不和之象,治以和血通络,常在基本方中加入黄芪、当归、川芎、丹参等补气血、和血络之剂,慎用破血活血药,虑其有伤正之虞。

对于系统性红斑狼疮出现内脏损害者,汪履秋根据各受损脏器的病变特点制定了相应的治法。

**(1) 狼疮性肾炎:**用健脾补肾法,取六君子汤、右归饮等,参以泽泻、车前子、桃仁、泽兰、大血藤、六月雪、白茅根等利水活血之品。后期肾功能衰竭引起尿闭不通,加滋肾通关丸。

**(2) 狼疮性心肌炎:**用益气宁心法,取炙甘草汤、归脾汤加减。

**(3) 狼疮性肝炎:**用养肝运脾法,多取逍遥散、归芍六君子汤加减。腹水形成,用春泽汤合黑料豆、楮实子、泽兰、路路通、枸杞子等。

**(4) 狼疮性肺炎:**用清热宣肺法,取麻杏石甘汤或泻白散加减。波及胸膜者,胁下有水饮、舌苔腻脉弦,宜下气行水,取控涎丹合葶苈子、紫苏子、杏仁、薏苡仁等。胸痛者,宜用香附旋覆花汤。

**(5) 狼疮之胃肠型:**用清肠和胃法,取半夏泻心汤、胃苓汤加减。

#### 6. 用辛散药以助液输布治干燥综合征

干燥综合征以口眼干燥为主症,可归属中医"燥证"范畴,其产生多由于阴津亏虚,或气滞湿停、津失敷布等所致。"燥者濡之",故对于阴津亏虚者,治疗以养阴生津为主。然津液的敷布离不开气化之机,辛味药能行气、助气化而敷布津液以润燥,汪履秋在养阴濡润药中参入半夏、佛手等辛味药,乃寓辛通行气、化液润燥之意。燥症也可因气滞湿停、津失敷布所致,治本之法在于化湿利气,宣通津液,所谓"散湿润燥"是也。常用藿香、佩兰、苍术、石菖蒲等辛散湿邪而梳理气机,以川朴花、佛手花、红花等辛香宣通,行气和血,则气血调和,津液敷布通畅,其燥得解。

#### 7. 宣散、化湿、和解论治急性热病

汪履秋指出,治疗发热必须根据发热的特点及伴随症状,以及病程、病势、发病时间等多种因素,综合考虑,采取相应的治法。或从表散,或用清解,或以补益,可两法或多法并用。在疾病的不同阶段亦要注意随症处理,灵活辨证。在高热的各个阶段,分别采取辛凉解表、和解少阳、清气凉营、养阴清热、甘温除热等治法。如治风温时,重在宣散清解,方药可选麻杏石甘汤或薄杏石甘汤加味,并强调石膏必须重用,可用在 60～120 g。疗湿温,首当重视化湿,特别是病变初起

湿郁肌表,里热不甚之时,更应以化湿为先,方如藿香正气散、藿朴夏苓汤。疗时感,注重和解表散,代表方为小柴胡汤。临床上,汪履秋灵活使用柴胡剂,凡先恶寒后发热,或发热阵作,或发热不规则,或持续不解等,皆可应用本法治疗。

此外,汪履秋结合现代药理研究辨病治疗,选择有针对性、有效的药物以增强疗效,如呼吸道感染常选用鹿衔草、一枝黄花、板蓝根等;胆道感染常选用蒲公英、虎杖等;肠道感染常选用马齿苋、凤尾草等;尿路感染常选用鸭跖草、车前草等。

### 8. 祛邪止痛为首要治类风湿关节炎急性发作期

汪履秋认为,类风湿关节炎患者就诊时大多是急性发作,以疼痛、肿胀为主,针对本病风湿痰瘀痹阻经络的病机,祛邪为首要,邪去脉络痹阻可通,疼痛可止。

疼痛为本病主症,汪履秋经多年研究,认为止痛分为 4 个步骤:一是按风寒湿热痰瘀虚辨证治疗;二是用麻桂乌附祛风宣湿,温经通络;三是取虫类药搜风剔络止痛;四是选用雷公藤止顽痛。痹证多寒,寒主收引凝滞,寒邪偏胜则疼痛,故痹痛多以寒邪为主因,寒与风湿相合而成寒湿痹,或寒湿郁久化热,而致寒热夹杂,且热证大多只是病程中的某一阶段,为时较短,热象消退后,又可转为寒证。痹证虽寒证居多,热痹亦绝非少见,尤以寒热错杂证多见,纯属热证者较为少见。《温病条辨》指出:"因于寒者固多,痹之兼乎热者亦不少。"因此,清热之法不可忽视,在疾病急性活动期表现为肢体关节红肿疼痛,局部叩之灼热且身热烦渴者,清热之法更不可少。风热较盛者用白虎桂枝汤加减;湿热较甚者用四妙丸加味;寒热错杂者用桂枝芍药知母汤加减。久痹不已,应重视益气养血扶正。痹证迁延日久,邪深而正气虚弱,不可一味祛邪,应重视扶正。汪履秋指出,中药祛风湿药物有效量和中毒量非常接近,用之要大胆而慎重,宜微微汗出邪可去,否则汗多邪不去反易伤正。

### 9. 清肝利湿治慢性肝炎活动期

慢性肝炎活动期常表现为黄疸加深,恶心欲吐明显,脘痞腹胀,纳少便溏,化验结果为血清谷丙转氨酶、谷草转氨酶明显升高,乙型肝炎表面抗原、e抗原阳性。汪履秋认为此时主要是湿热邪毒,内蕴肝脾。病理因素以湿热为主,病变脏腑重在脾胃肝胆。因此治疗首先从清肝利湿着手,邪毒去,湿热清,则诸症自除。且清肝解毒能针对本病病因(乙型肝炎病毒),起治本作用。临床上常用夏枯草、黄芩、黄柏、山栀、白花蛇舌草、土茯苓、田鸡黄、蒲公英、平地木等清肝利湿。黄疸明显者,加茵陈、鲜大麦苗等;黄疸日久不退者,加青黛、明矾;大便秘结者,加用生大黄通腑,即使大便正常者,通便也有利于邪毒的排出;谷丙转氨酶明显升高者,重用垂盆草、夏枯草、蒲公英、鸡骨草、山豆根等;乙型肝炎表面抗原和 e 抗原阳性者,重投土茯苓、田鸡黄、蒲公英、贯众、桑椹子、大青叶等;胸闷、腹胀、苔腻者,加强化湿,常用车前子、滑石、泽泻、茯苓、猪苓、川朴等淡渗分利,同时渗湿利尿也有利于邪毒的祛除。每味药用量 15~30 g。

········· 【经 验 方】 ·········

## 1. 退热灵合剂

组成:金银花 15 g,连翘 15 g,薄荷 10 g(后下),荆芥 10 g,板蓝根 30 g,半边莲 30 g。

用法:每剂水煎 2 次,薄荷后下,煮一二沸即可,重者可一日三四服。

功效:疏风散邪,清热解毒。

主治:上呼吸道感染和病毒性感冒,包括外感风热证和风寒化热证,临床表现发热重、恶寒轻,或发热不恶寒,无汗或少汗,头身疼痛,苔薄脉浮等。

方解:本方中金银花、连翘、板蓝根、半边莲意在清热解毒,降热退烧,究其药性寒凉清解,若不复辛品,则无散邪解毒之效,"风为百病之长",四时皆有,故再取辛散的薄荷、荆芥二药辛凉、辛温合用,以冀辛平疏风散邪,共奏散热、清热、退热之功。兼见鼻塞咳嗽时,加用杏仁、桔梗、苍耳子、前胡;夹有咽喉红肿疼痛,可参入牛蒡子、山豆根、僵蚕、蚤休之类。

## 2. 二地苦青汤

组成:地骨皮 12 g,地锦草、苦参各 15 g,青黛(另冲)6 g,僵蚕 10 g,天花粉、泽泻各 20 g。

用法:每日 1 剂,每剂水煎 2 次,分上、下午温服,青黛另冲。

功效:清热养阴生津。

主治:2 型糖尿病。

方解:方中地锦草清热解毒,活血通脉;地骨皮味甘寒,能清热生津,善治消渴饮水不止,《神农本草经》谓其"主五内邪气,热中消渴";苦参性味苦寒,《本草衍义补遗》言其能"峻补阴气",《别录》记载能"止渴";天花粉清热生津,《本草汇言》云其"退五脏郁热……乃治渴之要药也。"现代药理证实,青黛、僵蚕、泽泻均具有一定的降糖作用。

### 3. 降压汤

组成:钩藤 12 g,白蒺藜 10 g,石决明 15 g,夏枯草 15 g,黄芩 10 g,小蓟 15 g,旋覆花 6 g,代赭石 30 g,桃仁 10 g,红花 10 g,槐花 15 g,豨莶草 15 g。

用法:每日 1 剂,每剂水煎 2 次,分上、下午温服,钩藤后下,旋覆花包煎,代赭石、石决明先煎。

功效:平肝息风,苦泄泻火,降气镇逆,化瘀和络。

主治:高血压病,证属阳亢体实者。

方解:方中重用代赭石,配合旋覆花加强镇逆降气之功。黄芩苦寒,夏枯草清热散郁,共奏苦泄泻火之功。石决明平肝息风,钩藤清热平肝,白蒺藜平肝降压。桃仁、红花活血化瘀,防止血脉痹阻。槐花性味苦寒,清热平肝凉血,能增强毛细血管抵抗力,改善毛细血管壁脆性。豨莶草、小蓟凉血通络,药理报道有降压之功。该方融平肝息风、苦泄泻火、降气镇逆、化瘀和络之法于一炉,临床适用于治疗阳亢体实的高血压患者。

### 4. 加减痛风方

组成:生麻黄、桂枝、苍术、熟附子、防风、防己、制天南星、桃仁、红花、威灵仙各 10 g,鸡血藤、雷公藤各 15 g,全蝎 3 g。

用法:每日 1 剂,病情严重者每日 2 剂。

功效:祛风宣湿,化痰消瘀。

主治:类风湿关节炎。

方解:方中麻黄发散风寒,苍术苦温燥湿,防风祛风散寒,桂枝祛在上之风,防己除在下之湿;威灵仙通行十二经而祛风通络,制天南星化痰燥湿,桃仁、红花活血消瘀,鸡血藤活血而兼制他药温燥太过,全蝎搜风剔络,雷公藤祛风解毒。纵观全方,既能散风邪于上,又能渗湿邪于下,还可散寒通络,化痰消瘀。

### 5. 急性风湿方

组成:麻黄,生石膏,桂枝,白芍,知母,秦艽,川牛膝,制苍术,宣木瓜,寻骨风,虎杖。

用法:每日 1 剂,每剂水煎 2 次,分上、下午温服。

功效:散寒清热,祛湿化痰。

主治：类风湿关节炎急性发作期。

### 6. 乙肝方

组成：桑椹子,贯众,土茯苓,田基黄,虎杖,黄芪,当归,牡丹皮,郁金。

用法：每日 1 剂,每剂水煎 2 次,分上、下午温服。

功效：清肝利湿。

主治：慢性乙型肝炎。

### 7. 狼疮方

组成：制何首乌 12 g,桑椹子 15 g,生地黄 15 g,熟地黄 15 g,牡丹皮 10 g,土茯苓 15 g,紫草 15 g,水牛角 30 g,防风 10 g,汉防己 10 g,薏苡仁 15 g,虎杖 15 g,红花 10 g,雷公藤 10 g。

用法：每日 1 剂,每剂水煎 2 次,分上、下午温服。

功效：滋水治本,凉营治标,佐以祛邪通络。

主治：系统性红斑狼疮。

## 学术论著 ·······················································

徐景藩,汪履秋.治愈 2 例肠梗阻体会.中医杂志,1959,(6):45~46.

汪履秋.大叶性肺炎 2 例.江苏中医,1981,(1):38~39.

汪履秋,金妙文.止痢 1 号治疗急性细菌性痢疾疗效分析.南京中医学院学报,1982,(12):41~43.

汪履秋.上中下通用方治疗类风湿性关节炎 20 例临床观察.南京中医学院学报,1983,(4):18~21.

汪履秋.中风证治体会.吉林中医药,1986,(2):15~16.

汪履秋.肺炎证治一得.吉林中医药,1987,(6):14~15.

汪履秋.谈高热的临证辨治.江苏中医,1987,(12):40~42.

汪履秋.类风湿性关节炎证治浅见.新中医,1988,(6):15.

汪履秋,汪悦.汗法临床运用琐谈.中医杂志,1990,(6):56.

汪履秋,汪悦.红斑狼疮验案二则.江苏中医,1991,(6):17~18.

汪履秋.消渴证治琐谈.江苏中医,1998,19(6):3~5.

## 参考文献 ·······················································

[ 1 ]汪悦.汪履秋治疗糖尿病的经验.新中医,1991,(6):2~4.

［2］王顺闲.汪履秋治疗高血压病经验.南京中医学院学报,1994,10(5)：26～27.

［3］徐青.汪履秋治疗干燥综合征医案二则.江苏中医,1995,16(5)：25.

［4］仇新印.汪履秋老中医论治高血压病.山西中医,1995,11(1)：15.

［5］奚肇庆.程永红.汪履秋老中医治疗肺心病经验.新中医,1996,(5)：2～3.

［6］王冠华.汪履秋教授治疗类风湿性关节炎经验介绍.新中医,1996,38(1)：17～19.

［7］叶果强.汪履秋教授辨证心要.江苏中医,1999,20(2)：11～12.

［8］姚华,汪悦.汪履秋治疗类风湿关节炎经验鳞爪.承德医学院学报,2000,1(17)：51～51.

［9］何映.汪履秋教授治疗痹证经验.河北中医,2006,8(28)：565.

［10］王冠华.汪履秋教授辨治高热经验介绍.新中医,2007,39(10)：9～11.

# 杨兆民

【 个人简介 】

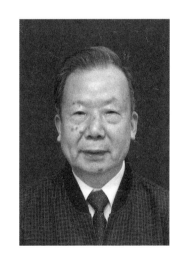

杨兆民,男,1928年出生,江苏太仓人。南京中医药大学教授、硕士生导师,全国著名针灸学家,江苏省名中医。曾任针灸学教研组(室)组长,针法灸法学教研室、针灸临床教研室主任,学校首届专家咨询委员会委员、教学督导员,全国统编教材、规划教材编审委员会委员,中国针灸学会针法灸法分会顾问,针灸教学专业委员会学术顾问,江苏省针灸学会副秘书长等。享受国务院政府特殊津贴专家,第二批全国老中医药专家学术经验继承工作指导老师。

1943年师从名医钱绍伟学习中医内外科,1949年悬壶乡梓,在江苏省太仓县中西医联合诊所执业。1955年考入江苏省中医进修学校医本科深造,受业于承淡安校长、孙晏如、李春熙老师,结业后留校从事教学、医疗、科研等工作。1983年至1984年受国家卫生部派遣赴哥伦比亚共和国进行讲学、医疗。主要研究针灸专业的针法灸法的临床和实验研究工作,曾获江苏省省级重大科研四等奖一项和三等奖一项;在专业教学研究方面,曾获省级二等奖、三等奖,校优秀教学质量奖单项奖二等奖及优秀研究生导师等荣誉。主编全国规划教材、教学参考书各 1 本,在国内外期刊已发表论文 40 余篇,并被多家文献书刊录入。

·········································· 【学术思想】 ··········································

杨兆民从事教学、科研、临床工作 60 载,在理论和实践上积累了丰富的经验。长于应用传统(巨针系统)针刺艾灸方法和现代(微针系统)穴位刺激技术,治疗多种疑难杂病以及脑血管意外后遗症、面瘫、颈椎综合征、肩周炎、带状疱疹,腰腿痛等常见病症,应用中医理论总结归纳出具有较好疗效的独特方法。施术重视"治神""守气",临证善于辨证,处方用穴主张宜少求精。创立辨证取穴"八法",即实证泻下法、新病取末法、久病取本法、动病求远法、静病求近法、急病用根法、缓症用结法等。其学术思想及特点主要有以下几个方面。

**1. 提出"五辨"与"八法"的学术观点**

(1)**"五辨"的诊病观点**:杨兆民认为,针灸之道,融"理""法""方""穴""术"于一体,是"治之于外,调之于内"的特殊方法。中医治病,贵在辨证,临诊详审病因病机,方能立法处方论治。针道亦然,必须重视辨证取穴,审证施法,活法随变其辨证之内容,重在"五辨":

一辨病位之所在——表里、气血、经络、脏腑。

二辨病机之所属——寒热、虚实、阴阳、动静。

三辨病势之所现——正邪、盛衰、标本、缓急。

四辨病因之所由——外感、内伤、六淫、七情。

五辨病程之所时——长短、久暂、新恙、复病。

(2)**"八法"的治疗观点**:在"五辨"的基础上,杨兆民又遵循《内经》有关针治论述,参考近代习用之"远道取穴、局部取穴、对症取穴"的一般规律,根据病症之虚实、新久、动静、缓急,结合临证体会,总结出了"虚则补上法""实则泻下法""新则取末法""久则取本法""动则求远法""静则求近法""急则用根法""缓则用结法"的辨证取穴"八法"。

"虚则补上""实则泻下":对清气不升,浊气不降之证,具有升清降浊的作用。凡属虚证以取病位上方穴为主,可收推而上之,升阳举陷,扶正补虚之效;凡属实证,可取病位之下方穴为主,能得引而下之,导气泄邪之功。

"新则取末""久则取本":具有引营行卫,起阴通阳的作用。凡属起病短暂之新恙,邪气初犯,尚未根深,元气未伤,形神无损者,取法于《内经》"荣输治外经"之意,用四关四末之五输、原络穴(四肢穴)为主,以达行气活血,疏经通络,清热解毒,宣邪开窍的治疗作用;凡属病程缠绵之久病,邪气留恋,阴阳失调,气血亏虚,形神受损者,其治宜取胸腹腰背部的俞募、门海、八会等穴(躯干穴)为主,以求调气益血,和阴合阳,补虚泻实,扶正祛邪的治疗目的。

"动则求远""静则求近":远治是指凡气实、气郁、风盛、火郁等导致的脏腑暴病,恙情正在发展,变化未定时,可取四肢远端的腧穴,能获镇痉息风,行气止痛,开郁行痹之效;近治者,凡由气虚、血滞、寒凝、痰阻等候,邪气留恋,静而不动,沉着固涩,缠绵经久者,宜取局部穴、阿是穴治之,以求补气和血、祛寒逐湿、化痰行滞之功。

"急则用根""缓则用结":根结腧穴具有"调阴换阳","从本引末",通经调气,祛病疗疾之效。凡属急骤凶险之证,多取十二经根部的井穴,以开窍醒神,启闭泄邪;凡属病势缓慢、缠绵经久之候,则宜用十二经结部的相关腧穴,或"以痛为输",以疏调局部气血。

## 2. 主张手法量化以探求针术之本

杨兆民认为针刺治病主要是通过适度的刺激量的物理效应。他首先从针刺与物理量的关系入手来探讨针刺的刺激量。他认为,针刺手法无论是砭针、骨针、铁针、青铜针,还是金针、银针、合金针、不锈钢针等,都是一种物体对机体腧穴、经络所进行的物理性刺激,这种刺激用来治病,必须要达到一定的刺激量,使之"得气",才能产生疏通经络、调和气血等治疗效果。

针刺的手法和术式,虽然流派众多,名目繁杂,但从量学和力学的角度分析归纳,根据针在穴位内的不同运动形式所产生的不同量的"针力",杨兆民认为手法不外乎是提插手法、捻转手法和摇摆三类。不同的针刺手法,实质上即是不同的针刺剂量。针在穴位内的运动形式(提插、捻转、摇摆等手法),所产生的不同针刺作用力(补法、泻法、平补平泻;强刺激量、中刺激量、弱刺激量等),能够引起机体不同的效应(酸、麻、胀、重、蚁行感、流水感、热、凉等针感),从而解除不同状态的病症(虚证、实证、寒证、热证等)。在针刺手法的定量研究中,杨兆民还十分强调,不同的个体,其反应各有差异,必须根据患者不同的机能状态给予相应的刺激量。因为同种针术,相同的针力,作用于不同的机体可引起不同的效应。

·········· 【临床经验】 ··········

## 1. 灵活运用"八法"治偏瘫

杨兆民认为在临证辨证时尤其要注意:中经络与中脏腑之间可相互转化,中脏腑者经及时抢救转危为安可成中经络;中经络者失治误治邪入脏腑而致中脏腑,两者虽同为中经络、中脏腑,但病机各不相同。前者气病为主,仅取手足阳明经穴为主,辅以太阳、少阳经穴(上肢:肩髃、曲池、手三里、外关、合谷;下肢:环跳、阳陵泉、足三里、解溪、昆仑)以疏通经脉,调和气血;后者血病为主,除取上述经穴以外,还需加取督脉、井穴(人中、百会、内关、涌泉、十二井穴等)以醒脑开窍,祛瘀通络。

中风属本虚标实、寒热错杂之证,在本为阴阳失调,气血衰少;在标为风火相煽,痰湿壅盛;在里有心烦易怒,口苦咽干,便秘尿黄,舌红苔黄之火热征象;在表有肢体怕冷,麻木失用之寒冷证候。根据针灸治则,虚者当补,实者当泻;寒则宜灸留针,热则疾刺慎灸。因中风之病,寒热虚实夹杂,阴阳表里同病,故杨兆民临证针灸并用,补泻兼施,随证灵活施治。早期邪盛之时,以针泻为主;后期正虚之时,以灸补为主;证情复杂则灵活施治。常用原络五输之穴通调脉气,俞募门海之穴调补脏腑。针则清热化痰,平肝潜阳;灸则温壮阳气,散寒通脉。

**(1)虚则补健、实则泻患:**杨兆民认为患侧邪盛之时,机体感应尚好,故早期单泻患侧阳经腧穴祛邪通络,患侧正虚之时,机体感应迟钝,补患侧难以奏效,故用补健侧经穴,养患侧躯体之法,常能收到事半功倍的效果;中期患者,虚实参半,或见阳虚肢冷无力,无气调畅经脉,或现阴虚筋挛肌萎,无血充养筋肉。故阳虚者加督脉之穴鼓动阳气,如上肢配大椎、肩外俞,下肢配取腰阳关、白环俞;阴虚者添阴经腧穴补益阴血,如肩部可取极泉、肘部可取曲泽、腕部可取大陵、膝部可取曲泉、踝部可取太溪等。

**(2)新则疏针、久则密刺:**一般病程短者,病位较浅,病情较轻,用三才精少之穴针之;病程较长者,病位较深,病情较重,需阴阳经穴同取治之。病程在 1 个月以内中经络者,取肩肘腕、臀膝踝各部一穴的天人地三才之穴,如取肩髃、曲池、合谷、环跳、足三里、解溪。中脏腑后遗经络症者,则在上法的基础上,再加人中、劳宫、涌泉等醒脑开窍之穴;病程在 1 个月以上者,有不同程度肢冷无力、筋挛肌萎,当阴阳正奇经穴同取,方法见前。并根据中风偏瘫肢体恢复的先下肢后上肢、先膝肘后足手的先后快慢顺序的特点,采用下肢少取,上肢多取;臂肩少取,手足多取方法。如多取四缝、八邪、八风、五输等穴,并要超前施治,方可提高疗效。

(3) **急则用根、缓则用结**:中风暴发,气血逆乱,风阳夹痰,上蒙脑窍之危急征象,当速取井穴启闭开窍,通经接气;正虚邪恋,病情缠绵之康复期,宜用俞募门海会穴,扶正祛邪。

(4) **动则求远、静则取近**:中风是由于气血逆乱,导致脑脉痹阻或血溢于脑,其病位在脑。故中脏腑或中经络病情恶化者,其病情不稳,尚在活动,当远离脑区取穴。如闭证取人中、劳宫、井穴、太冲、丰隆点刺;脱证取关元、神阙重灸,禁用头针。中经络或中脏腑后遗经络症者,其病情稳定,宜多用头针、头穴。如半身不遂常用头针对侧运动区、感觉区、足运感区及头穴百会、四神聪、太阳、风池、脑户、脑空等穴。"八法"在治疗中风偏瘫的具体用穴时,可根据证型的变化,灵活数法同用。

(5) **用针用灸,重在调气**:中风之病为气血逆乱,脑脉痹阻或血溢于脑所致,临证表现有风阳夹痰,蒙蔽脑窍的气闭之证;有正气衰退,阴阳离决的气脱之证;有风痰流窜经络,气血运行阻滞的气滞之证。杨兆民认为气闭点刺,气脱重灸,气滞刺灸;施术重在调气,刺激强度以气顺即启闭、回阳、脉通为度。

(6) **轻针重灸,鼓动阳气**:中风康复期,大多数患者表现为肤冷肢寒、萎软无力之阳气不足之象,如此时一味针刺,必伤阳气,使病证难以康复。故杨兆民此时采用轻针重灸之法,即重灸督脉阳经腧穴,鼓动阳气;疏针浅刺诱导阳气下达手足,达到温通经脉的作用。

(7) **补阴泻阳,调补脉气**:中风恢复期,大多数患者表现为筋挛肌萎之阴血亏虚之象,如此时仍独取阳经腧穴治疗,必损血脉,使经脉枯竭。故杨兆民此时采用补阴泻阳之法,即补患侧阴经腧穴,补气益血,充养脉气;泻患侧阳经腧穴,驱邪扶正,达到经气充盛,血脉和顺的目的。

(8) **疏密深浅,贵在理气**:半身不遂肢体恢复一般有先下肢后上肢、先膝肘后足手的康复规律,这是由于血脉粗细,经气盛衰的缘故。如医者临证不注意观察经气盛衰的变化,没有及时地调理血气,最后不少患者手足功能难于恢复正常,后遗终身。对此杨兆民强调早治,重视手足,采用腕踝以上疏针深刺,手足密针浅刺,调理气血,使手足功能与肢体同步恢复,减少后遗症的发生。

## 2. 创三大法则治肩周炎

**(1) 移神定痛法:** 病变初期,外邪入侵,病位浅表,临床表现为肩部疼痛,肩部活动无明显受限,或轻度受限(大多因疼痛受限)。此时杨兆民常采用移神定痛法治疗。根据疼痛的部位确定病位,循经远取,具体方法有远道刺、缪刺法或巨刺法。

1) **远道刺:** 具体操作:患者仰卧,患侧尽量靠床边,便于患肢运动。取 28 号 3 寸毫针,常规消毒后,由条口穴向承山穴透刺,得气后以押手按于穴之下方,用捻转泻法诱发经气向上感传,一般可至膝部或膝上,甚则可达肩部,此时令患者活动肩部。此法针后疼痛即可缓解或消失。针阳陵泉透阴陵泉及养老、中渚穴可参照上法操作。

2) **缪刺法、巨刺法:** 取健侧穴位,具体穴位及操作方法同上。

**(2) 理气通络法:** 病变早期,邪阻经脉,气血凝滞,症见肩部疼痛或酸重,可向颈部及肩部放射,疼痛昼轻夜重,得热则舒,遇寒加剧,肩部活动轻度受限。

1) **齐刺法:** 对痛有定处,病位较浅者,可在痛处经穴或阿是穴上先直刺 1 针,后在其左右或上下再直刺 2 针,形成 3 针并行直刺的齐刺法。病位深者用偶刺法。如肱二头肌长头腱鞘炎,可用 28 号 1 寸毫针在肩髃穴或附近阿是穴先针刺 1 针,得气后行提插泻法。后在肱二头肌长头腱鞘走行方向一致的上下再针刺 2 针,同样得气后行提插泻法。如寒湿盛者加温针 3~5 壮或艾条温和灸 7~10 分钟。

2) **偶刺法:** 对痛有定处、病位较深者,可在肩前、后的经穴或阿是穴处进针并同时向痛处深刺,形成一前一后透刺的偶刺法。如肩峰下滑囊炎,可用 28 号 2~2.5 寸毫针在肩内陵及肩穴或附近阿是穴处进针,并向痛上深刺,得气后行提插泻法。如寒湿盛者加温针 5~7 壮或太乙针灸、雷火针灸 5~7 壮。

3) **报刺法:** 对痛区较广,呈弥散性者,可令患者活动患肢并仔细寻找痛点,一般能找到数点。首先在疼痛较重的点上用 28 号 1.5~2 寸毫针针刺,得气后行提插泻法,再将针提至皮下,令患者活动上肢,如疼痛依旧则再如上法针刺,如疼痛减弱,而其他痛点疼痛较重时,则将针留在皮下。然后在其他较重的痛点上按上法治疗。一般每次选2～3个痛点针刺。

4）**火针**：对寒盛痛剧而部位固定者，一次可选2～3个痛点，用火针治疗1～2次。

5）**温针**：对寒湿盛者用温针治疗。杨兆民认为寒湿之邪当温化，宜用橄榄大小的艾绒置于针柄上灸之，以达温化寒湿、疏通经络的目的。由于艾段置针柄上施灸火力太强反而达不到温化的目的，故而不用。

6）**耳针**：对夜间痛剧者，为增强止痛效果，可在患侧取耳穴肩、神门、肾上腺穴区埋揿钉型皮内针或王不留行籽耳压，于痛时及睡前按压。

**（3）化瘀散结法**：病变中期，气血凝滞，久痛入络，瘀血内结，或外伤血肿，瘀阻经脉，临床表现为肩部痛剧如刺，痛有定处，夜间为甚，肩部活动明显受限，局部可触及结节或条索状物，舌有紫气或瘀点，脉涩。

1）**合谷刺**：对肩部疼痛伴肩部活动明显受限且能扪及条索状物者，首先用28号1.5～2寸毫针在条索状物的中点直刺，待得气后，行提插泻法。然后将针提至浅层，再沿着条索状物上下斜刺，得气后行提插泻法。

2）**恢刺**：对肩部疼痛伴肩部活动明显受限且能扪及结节状物者，首先用28号1.5～2寸毫针在结节状物旁刺入，得气后令患者作关节活动，活动范围以痛能忍受为度，同时不断改变针刺方向，以疏通经络，舒筋缓急。

3）**刺络拔罐**：对肩部肿痛血瘀明显而瘀阻浅表者，用皮肤针中、强刺激叩击瘀阻部位，再拔火罐治之；如瘀阻较深且有波动者，用三棱针在瘀阻明显处点刺2～3针，再加拔火罐，使瘀血外出，邪去络通。

**【 经 验 穴 】**

杨兆民将5个以下腧穴组成的针灸处方均归为单方类，常用的有单穴、对穴、三穴。

**1. 单穴**

**（1）大椎清热**：解表清热，疏风散寒，用于外感风热，身热，热病汗不出者，可针、可灸。

**（2）人中苏厥**：苏厥醒神，启闭开窍，用于中风、中暑、癔症、昏迷、休克、急惊风、癫痫等急症，为急救之要穴。可针刺、指掐。

（3）**关元温阳**：温阳补肾，培元固本，主治遗泄、失禁之候，如肾阳气虚之阳痿、遗精、遗溺、虚脱、飧泄、崩漏、功能性不孕等症，亦为保健要穴。宜灸，可针。

（4）**百会升提**：醒脑开窍，安神定志，升阳举陷，提气固脱，主治脏器下垂、脱肛、狐疝等气虚下陷之证。用艾灸之法，可取升提之效。

（5）**膻中理气**：理气宽胸，调心利肺，主治气机不利之咳嗽、哮喘、噎膈、心悸、乳汁不通等。或针或灸，能获理气之效。

（6）**内关宽胸**：宽胸理气，宁心安神，和胃降逆，主治胸膈痞塞不通诸候，如心痛、心悸怔忡、无脉症、呃逆、翻胃等，故曰"胸膺内关谋"。

（7）**合谷解表**：临床最为常用之要穴，其解表作用为他穴所莫及，诸如头痛微热、恶寒无汗、项背强痛、骨节酸痛之表寒证；发热恶风、头痛口渴、有汗或无汗之表热证；自汗或汗不止，或汗出恶风之表虚证；发热恶寒、无汗身痛之表实证，施以不同的针刺手法，都有明显的解表作用。

（8）**大陵治神**：宁心安神，清热散邪，主治癫痫、癔病、神经症、血管性痴呆等神志病。针治有效。

（9）**梁丘制酸**：疏肝和胃，制酸解痉，主治胃痛、腹胀、呃逆、泛酸等症。该穴的制酸作用好，善于治疗胃酸过多的胃病，治用针刺泻法。

（10）**神阙抗敏**：除具培元固本、回阳救逆、补益脾胃之功外，有很好的抗过敏作用。主治过敏性哮喘、过敏性结肠炎、过敏性荨麻疹等。用拔罐法。

**2. 对穴**

（1）**阴阳对穴**：临床常用三阳络、三阴交对穴，治疗头晕巅痛、耳鸣目眩、上实下虚、肝肾阴虚的高血压病；阴郄、阳谷对穴治疗阴虚火旺引起的心烦、舌干、盗汗、低热诸症；阴谷、委阳对穴治疗泌尿系统功能性病症；阳陵泉、阴陵泉对穴治疗半身不遂、中风偏瘫、麻木、抽搐以及下肢风寒湿痹等。

（2）**气血对穴**：选用十四经穴中与气血的生理功能和病理变化相关的对穴，治疗因气血不调导致的疾病，达到"调其血气"的作用。如膻中（气会）、膈俞（血会）对穴，能宽胸利膈、疏肝和胃、调气活血，主治气滞血瘀引起的胸膈痞闷、乳房胀痛、呃逆翻胃等症；气海、血海对穴，具有凉血祛风、止痒抗敏之效，治疗肌肤瘙痒、过敏性皮疹等症；足三里、三阴交对穴，一阳一阴、一腑一脏、一表一里、一气一血，凡属气虚血损，耗气伤血，诸虚百损，胃弱脾虚以及功能性退变等引起的病症均可用之，以补气补血，调气和血，行气活血。

（3）**刚柔对穴**：杨兆民基于五行学说，将两种刚柔特性不同的一对腧穴相配应用，一穴主阳，一穴主阴，使之刚柔相济，阴阳自调。如《百症赋》记载的"梦魇不宁，厉兑相谐于隐白"，就是刚柔对穴之例，杨兆民教授常用之。厉兑为阳明胃经之井，阳经井穴属庚金；隐白为太阴脾经之井，阴经井穴属乙木。阳主刚，阴主柔，金木相制，脾胃失和则寤寐不安，用刚柔对穴以治之，故能调理脾胃，宁心安神。

（4）**补泻对穴**：配用两个补泻作用相互对应的腧穴，一是用于补虚，一是用于泻实，二者配用补泻兼施。如临床治疗中风偏瘫，常用照海、申脉对穴以补泻之。阴跷脉的病候为"阳缓而阴急"，即临床表现为外侧弛缓内侧拘急之症（内翻），施针时则采取"补阳泻阴"（即补申脉泻照海）；阳跷脉的病候为"阴缓而阳急"，临床表现为内侧弛缓外侧拘急之症（外翻），施针时则采取"补阴泻阳"（即补照海泻申脉），对下肢偏瘫功能恢复较好。

（5）**升降对穴**：配用两种升降功能对应的腧穴，一穴主提升，升者有"推而上之"之意，以升清阳之气；一穴主下降，降者有"引而下之"之意，以降浊阴之气，两者合用于升降失调的病症。如气虚下陷之便秘、劳淋，临床常用针补合谷或百会益气升提，配泻天枢通下便秘，或配泻中极利尿通淋。

（6）**耳体对穴**：耳体对穴是指针灸处方时根据病症需要，选取主治功能相对应的耳穴与体穴各一个。耳穴属"微针系统"，其即效性强；体穴为"巨针系统"，具有辨证论治、整体调整的特点，但即效性比不上耳穴明显。将两者配合应用，可以优势互补，增强治效。如失眠症，杨兆民常取耳穴的枕，与体穴神门相配；急性炎症、痛症，常取耳穴的耳尖与体穴的合谷对穴。对穴的特点是用穴精炼，穴少效宏，其作用既能相辅相成，优势互补，又能升降开阖，相伍制约。

### 3. 三穴

（1）**三才穴**：是指选取人体的天才（头部）、人才（躯干）、地才（下肢）的3个重要穴位相配应用。本法出自元代窦汉卿《针经指南·标幽赋》："天地人三才也，涌泉同璇玑、百会"，百会为天才，位居巅顶通天，百脉百骸皆仰望朝会，如天之北辰北极；璇玑为人才，任脉之要穴，位于喉下胸上；涌泉为地才，又名地冲，位居足底。杨兆民在治疗脑血管意外后遗症中常仿古三才配穴法选取头针穴、腹针穴、足针穴，能有效促进肢体偏瘫、感觉障碍等症的康复；对阳虚气虚、神情疲惫、气机不畅的慢性疾病,常用百会、神阙、涌泉施以艾灸法,达到升阳理气、温经通脉、振奋精神的作用。

**(2) 三部穴:** 是指根据病症选取相关部位的上、中、下3个主要穴位配合应用。如杨兆民治疗一些脾胃病和妇科经带病,常用《标幽赋》之法:"上中下三部也,大包与天枢、地机"。大包(上部)为脾之大络,天枢(中部)属胃经要穴,又为大肠之募,地机(地部)为足太阴脾经郄穴,三部穴相配,功能健脾和胃、通调肠腑、理气活血。又如治肩周炎用肩髃、曲池、合谷之上肢三部法,腰腿痛取环跳、阳陵、昆仑之下肢三部法等,都取得较好疗效。

**(3) 担截穴:** 该穴方取法于明代医家汪机的《针灸问对》:"截者截穴,用一穴也;担者二穴,或手、足二穴,或两手两足各一穴也。"杨兆民在临床上将单穴(截)与双穴(担)配伍应用,成为担截三穴方。如颈椎病引起的头晕、头痛、项强等症状,常用大椎(截)配双侧风池(担);月经病常用关元(截)配双侧血海或地机(担),对痛经、月经迟后或超前等针灸并用之。

### 4. 复穴

复穴指取5个以上腧穴所组成的针灸处方,用于取单方效力不足之病证,或者同时患有两种以上之病症者。杨兆民在临床上常用的复穴如下。

**(1) 目疾6穴:** 目窗、四白、养老、光明、照海、太冲,治疗早期轻症动眼神经麻痹、眼底黄斑变性、眼睑下垂等目疾,以益气养血、通经活络明目。

**(2) 鼻炎7穴:** 百会、通天、印堂、迎香、列缺、外关、合谷,治疗鼻塞不通、浊涕、急慢性鼻炎、过敏性鼻炎,以益气升阳,宣通鼻窍。

**(3) 聪耳9穴:** 百会、角孙、翳风、耳门、听宫、听会、液门、合谷、太溪,治疗神经性耳聋、耳鸣、眩晕等症,具有补益肝肾、镇静安神、聪耳活络作用。

**(4) 腰痛6穴:** 腰阳关、大肠俞、肾俞、十七椎、秩边、昆仑,此为治疗腰腿痛的常用方,具有通经活络、运行气血、补肾散寒、强腰壮脊作用。

**(5) 肩凝7穴:** 肩髃、肩髎、肩贞、曲池、外关、合谷、条口(透承山),治疗肩关节疼痛,屈伸不利,活动受限,具有益气养血、温经通络、散寒止痛作用。

**(6) 癃闭9穴:** 百会、神阙、气海、关元、中极、水道、阴陵泉、足三里、三阴交,治疗前列腺疾病,临床以排尿不畅、点滴而下、下腹胀满为主症的"癃"症,或小便不通、点滴不出为主症的"闭"症。具有补肾纳气、清利湿热之功效。

## 主要论著

杨兆民.针灸治愈卒中证.江苏中医,1957,(2)：32.

杨兆民.中国外科学源流纪略.上海中医药杂志,1958：41～43.

杨兆民.对十二经脉、奇经八脉交会穴的初步探讨.上海中医药杂志,1963：32～33.

杨兆民.简介特定穴的使用方法.江苏中医杂志,1983,(5)：39～40.

杨兆民.浅谈灸法的临床应用.江苏中医杂志,1985,(11)：32～33.

杨兆民.孙氏隔粉灸学术经验简介.江苏中医杂志,1988,(3)：25.

杨兆民.针灸辨证取穴八法浅谈.江苏中医杂志,1989,(5)：17～18.

杨兆民.浅谈痛证刺灸法的临床应用.江苏中医杂志,1990,(5)：23～25.

杨兆民.耳针手法简介.江苏中医,1991,(5)：24～25.

杨兆民.刺法灸法学.上海：上海科学技术出版社,1996.

杨兆民,鞠传军.实用针灸选穴手册.修订版.北京：金盾出版社,1998.

杨兆民.刺法灸法学导读.北京：中国中医药出版社,2003.

周静珍,杨兆民.杨兆民针灸临床经验集粹.北京：人民卫生出版社,2008.

杨兆民,董勤,周静珍,等.耳针疗法治百病.北京：金盾出版社,2009.

## 参考文献

［1］董勤.杨兆民教授针刺学术思想撷要.针灸临床杂志,1993,9(6)：5～6.
［2］吴中朝,董勤.杨兆民教授疾病针刺深浅量学观.针灸临床杂志,1997,(Z1)：17～18.
［3］刘农虞,董勤.杨兆民教授治疗肩周炎的学术经验.江苏中医,1999,(6)：36～37.
［4］刘农虞,董勤,肖容.杨兆民针灸治疗偏瘫的学术经验.江苏中医,2000,(5)：28～30.

# 周仲瑛

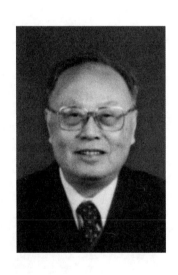

·········· 【 个人简介 】 ··········

周仲瑛,男,1928 年出生,江苏如东人。南京中医药大学教授、博士生导师,江苏省中医院主任医师。首批国医大师,全国名老中医,江苏省名中医,第一批国家级非物质文化遗产传承人。曾任南京中医学院院长,国务院学位委员会学科评议组(中医)成员,国家教委科技委医药卫生学科组组员,卫生部药品审评委员会委员,国家自然科学基金评审委员会委员,国家中医药管理局中医药工作专家咨询委员会委员,中华中医药学会终身理事,江苏省中医学会名誉会长,江苏省中医药科学技术委员会副主任委员,江苏省教委学位委员会委员,江苏省药品审评委员会副主任委员,江苏省高校职称评审委员会委员,江苏省科委科技进步奖评审委员会委员。享受国务院政府特殊津贴专家。第一批全国老中医药专家学术经验继承工作指导老师。

出生于中医世家,从小随父习医,家世业医,其父周筱斋老先生亦是当时全国著名老中医之一,传至周仲瑛已是六世。周仲瑛幼承家训,奉侍临证,耳濡目染,尽得家传,后又研修于上海中国医学院中医师进修班,得到许多著名老中医的指点,医术日益精进。1948 年始从事中医临床、教学、科研工作至今近 70 年,对急难疑杂症尤有研究,临证辨治灵活,理论与临床密切结合,创立诸多学说,重视内科学科建设,完善教学体系。主编、副主编中医内科学教材、著作 30 多部,发表学术论文 300 余篇。主持国家级、部级、省级课题 30 多项,取得研究成果 24 项,获科技进步奖 22 项,研制的科研用药已转让药厂 6 种。

## 【学术思想】

周仲瑛不仅临床疗效卓著,而且善于理论创新,提出了许多中医理论新观点、新思想,创立了瘀热论、"三热论"、癌毒论、风火同气论、三毒论、十纲辨治论等一系列学说,对中医理论的发展具有指导意义。

### 1. 瘀热论

周仲瑛创立"瘀热论",其核心为瘀热相搏。认为急性外感热病或内伤杂病病变发展到一定阶段,火热毒邪或兼夹痰湿壅于血分,搏血为瘀,致血热、血瘀两种病理因素互为搏结、相合为患而形成一种特殊的证候类别。其病因为火热毒邪;病位深在营血、脉络;病理变化为瘀热搏结,脏腑受损;治疗大法为凉血化瘀。临床应用于流行性出血热、伤寒、支气管扩张、系统性红斑狼疮、重症肝炎、慢性乙型肝炎、高脂血症、糖尿病、过敏性紫癜、真性红细胞增多症等疾病,辨证有瘀热相搏之机,即可用凉血化瘀之法。由于瘀热普遍存在于多种外感和内伤杂病过程中,尤其是急难重症的病程中,因此周仲瑛认为有必要在总结历代医家有关认识的基础上,通过实验研究和临床验证,升华和发展瘀热学说,形成系统的瘀热理论。有鉴于此,几十年来,周仲瑛率领课题成员从理论、临床和实验三方面对瘀热之中的五大常见证型——瘀热阻窍证、瘀热血溢证、瘀热发黄证、瘀热水结和络热血瘀证等进行了系列研究,并将这一研究成果整理为《瘀热论》一书,2007 年 3 月已由人民卫生出版社出版发行。

### 2. 糖尿病"三热论"

中医关于糖尿病的病机认识源于古医籍的消渴论述,大都以阴虚燥热而论,但周仲瑛通过长期临床实践,对糖尿病中医病机提出"三热论"(燥热、湿热、瘀热)这一创新性学术见解。阴虚燥热、湿热化燥,久则络热血瘀,三热交炽,进而导致阴伤气耗,成为糖尿病的主要病理基础。其基本治则为"三热"并清,气血同治,标本兼顾。由于燥热宜润,湿热、瘀热需化,临床具体运用当清化与润燥并进、化湿祛瘀与生津凉润并举,即辛苦微寒、化湿散瘀之品与甘寒微苦、润燥凉泄之品同方共用,相辅相成。"三热"之中又需辨别主次,燥热当头者则清热润燥为先,湿热为主者则清热化湿重投,瘀热偏胜者则凉血化瘀首选。

### 3. 癌毒论

周仲瑛认为癌病为患,必夹毒伤人,从而提出"癌毒"学说。癌病为患,总由癌毒留著某处为先。癌毒一旦留结,阻碍经络气机运行,津液不能正常输布则留结为痰,血气不能正常运行则停留为瘀,癌毒与痰瘀搏结,则形成肿块,或软或硬或坚硬如岩,附着某处,推之不移。瘤体一旦形成,则狂夺精微以自养,致使机体迅速衰弱或失调,诸症叠起。正气亏虚,更无力制约癌毒,而癌毒愈强,又愈益耗伤正气,如此反复,则癌毒与日俱增,机体愈益虚弱,终致毒盛正损,难以回复之恶境。故对癌症之治疗,周仲瑛提出以抗癌解毒为基本大法。初期,正虚不显时,以抗癌解毒配合化痰软坚、逐瘀散结为主;中期,兼有脏腑功能失调时,可适当伍入调理脏腑功能之品;晚期,正虚明显者,则以补益气血阴阳为主,兼顾抗癌解毒、化痰软坚、散瘀消肿。

### 4. 内科急症"风火同气论"

周仲瑛认为内科急症,无论是外感或内伤,其病机如何错综复杂,但在发病中起重要主导作用的病理因素为风、火二邪。因风火同气,皆为阳邪。风性善行速变,"风胜则动",故致病多快,病变部位广泛不定,且为"六淫"之首,每多兼夹它邪伤人;火为热之极,故火热为病发病亦快,变化较多,病势较重,而外感之邪,又每致"五气化火"。若风与火两阳相合,则为病更烈。风助火势,火动生风,风火相煽,相互转化,互为因果,加剧病情。如昏闭卒中、痉厥抽搐、动血出血、高热中暑等急重危证均直接与风火病邪有关。可见风火是急症致病因素中最为重要的病理因素,风火邪气的特性,决定了急症病机的易变、速变、多变。因此,对于急症的治疗,每多强调息风与泻火。

### 5. 出血热"三毒论"

周仲瑛曾率先在国内对流行性出血热进行系列的临床及动物实验研究,在国内首次提出该病"病理中心在气营"的论点,并创造性地提出了"三毒"(热毒、瘀毒、水毒)学说；同时针对不同病期及主症特点，制定相应的治法和系列专方，充分体现了中医辨治急重症的优势。周仲瑛曾亲自深入疫区十余载，治疗野鼠型出血热患者1 127例，使病死率从当时的7.66％，降至1.11％；特别是病死率最高的少尿期急性肾衰，通过采用泻下通瘀、滋阴利水方药，病死率仅为4％，明显优于西医对照组的22％。这项研究于1988年获国家卫生部科技进步一等奖，并送往苏联代表我国出血热中医治疗最高水平进行国际交流，同时被国家科委和国家经贸部选入"1979—1989年中华人民共和国重大科技成果项目"。周仲瑛认为出血热少尿期病理变化以蓄血为基础，而蓄血与蓄水又常互为因果，阴伤与蓄水又可并见。表现为"热毒""血毒""水毒"三毒并见，瘀热互结，水热潴留，阴津耗伤，治疗当以泻下通瘀为主，兼以滋阴利水，以达到泻下热毒，凉血散瘀，增液生津，通利二便的目的。

## 6. 疑难杂病十纲辨治论

为深化中医对众多疑难杂病辨治规律的探讨，构建内科疑难杂病辨治理论体系，周仲瑛以病机学说为核心，结合自己多年的临床体会，从疑病多郁、难病多毒、怪病多痰、久病多瘀、急为风火、湿热缠绵、多因复合、病实体虚、多脏相关及治疗策略10个方面对疑难杂病的中医辨治规律进行了系统概括，被称为疑难杂症辨治十纲，切合临床实用。

**(1) 疑病多郁：**疑病多郁是指在患者所诉症状繁杂多端，疑似难辨之际，当着重从郁入手。周仲瑛认为中医界对"有形"的瘀血倾心研究者多，对"无形"的气留心重视者少。殊不知中医的理论核心是"气"，中医很重视人体的"气机""气化"功能，张景岳有"行医不识气，治病从何据"之说。从临床上看，这类疾病与精神、心理因素密切相关，患者往往自觉痛苦很多，症状繁杂多变，有多系统表现，但大多查无实质性病变，或虽疑为实质性病变，而又不能定性、定位明确诊断。临床上常以心身疾病、功能性疾病及亚健康状态者为主，多"无形"可辨，但部分患者失治误治、年深日久可发展为形质性损害。

**(2) 难病多毒：**毒邪既可从外感受，也可由内而生。外感之毒多与六淫、疠气为伍，"毒寓于邪""毒随邪入"，致病具有发病急暴，来势凶猛，传变迅速，极易内陷的特点，而使病情危重难治，变化多端。内生之毒是在疾病发展演变过程中，由脏腑功能失调，风、火、痰、瘀等多种病理因素所酿生，常见的如风毒、热毒、火毒、寒毒、湿毒、水毒、痰毒、瘀毒等，其性质多端，且可交错为患，使多个脏器发生实质性损害,功能严重失调,并成为影响疾病顺逆转归的决定性因素。如重症肝炎中的热毒、晚期肾炎中的湿(浊)毒、面神经麻痹中的风毒、恶性肿瘤中的癌毒、系统性红斑狼疮中的瘀毒等。毒邪致病具有以下证候特点:① 凶:致病暴戾,病势急剧,如"非典"、禽流感等;② 顽:病情顽固,易于反复,如难治性肾病、慢性肝炎等;③ 难:常规辨治,难以奏效,如系统性红斑狼疮、癌肿等;④ 痼:病期冗长,病位深痼,如尿毒症等;⑤ 杂:由于毒邪每与风、火、痰、瘀等邪兼挟为患,临床见症多端,病情复杂难辨。正因为如此,所以强调在难治性疾病的治疗中,尤应注意毒邪的特殊性。

**(3) 怪病多痰:**这也是古代医家的一种提法,周仲瑛将其引申用于疑难病的诊治,主要是因为许多疑难病的临床症状怪异奇特,表现中医所说的"痰"证(包括无形之痰),采用中医化痰、祛痰等法治疗,常常能收到意想不到的疗效。周仲瑛认为古代医家所指的怪病,从今天来看大都是精神神经、体液之类的疾病,虽与疑病多郁以精神症状为主相似的地方,但从临床表现上一为繁杂多变,一为怪异奇特;一者多无形可征,以功能性疾病为主,一者多有形可查,以实质性疾病为多。目前,从临床上来看由痰引起的疾病远远超出了这一范围,它涉及现代医学的多个系统的疾病。不论任何病变,凡表现有"痰"的特异性证候的,俱可根据异病同治的精神从痰论治。

**(4) 久病多瘀:**因疑难杂症一般病程较长,迁延不愈,往往引起人体脏腑经络气血的瘀滞,也就是古代医家所说的"久病入络"。现代血液流变学的研究也证实:久病患者血流变缓,新陈代谢减退,血液黏度增高,血液循环减慢。此皆为久病多瘀之理论依据。在疑难杂症中,虽为同一血瘀证,由于病情有轻重缓急的不同、致病因素多端,标本邪正虚实有别、脏腑病位不一,症状特点各异;或为主证,或仅为兼夹证,并可因病的不同,而反应各自的特殊性。为此,在应用活血祛瘀这一治疗大法时,还当具体情况具体分析。如病情轻者,当予缓消,采用活血、消瘀、化瘀、散瘀之品;病情重者,当予急攻,采用破血,通瘀,逐(下)瘀之品,依此准则,选方用药自可恰到好处。对因邪实而致的血瘀,当祛邪以化瘀;对正虚而致的血瘀,则应扶正以祛瘀。同时还应强调辨别脏腑病位,掌握主症特点和病的特殊性,采取相应的各种具体祛瘀法,才能加强治疗的针对性,提高对疑难杂症治疗的疗效。

**(5) 急为风火:**疑难杂症与急症有密切的关系,某些急症本身就是疑难杂症,疑难病证亦可突变而为急症。风和火是危急难症中常见的病理表现,虽有外因、内因的不同,但都具有发病暴急、变化迅速,病势猛烈的特点。

**(6) 湿热缠绵:** 湿为阴邪,其性黏滞,重浊趋下,易损阳气,常起病缓,病程长,难速愈;热为阳邪,其性炎上,生风动血,易伤阴液,多发病急,传变快,为害烈。周仲瑛认为两者阴阳相合,热蒸湿动,常病涉三焦,上可达脑窍,下可至二阴、下肢;外可在肌表皮毛,内可壅五脏六腑;不但可滞气入血,而且耗阴损阳可致多脏受损,病情缠绵难愈。由于脾喜燥恶湿,湿盛则困脾;胃喜润恶燥,热盛则伤胃,故脾胃常为湿热病变的中心。由于湿热二邪的阴阳属性不同,在疑难杂症中的表现也具有二重性。湿热为患既可以隐匿起病,自觉症状不多,也可以突然发作,呈急性病变经过。其临床表现从病位上讲既可以在表,又可以在里;病性上既可以似热,又可以似寒;病势上既可以似虚,而又可以似实,阴阳错杂,主次轻重,疑似难决,或病情持续迁延,呈慢性进行性损害;或时起时伏,反复发作,所以在疑难杂症中因湿热致病者当予格外重视。

**(7) 多因复合:** 疑难杂症较为单一的病机病证固然存在,但病证交叉相兼的情况更为多见。特别在当今生活条件下,社会、心理、环境、遗传、生物、物理、化学等,各种因素都可以成为导致人体疾病的原因。也就是说,外感六淫、内伤七情、饮食劳倦等多种病因可同时或先后侵袭人体,致使气血失调,多脏受损;临床上患者往往多种病因交错、复合,多病丛生,病理因素复杂。

**(8) 病机交错:** 疑难杂症常见多种病机交错互呈,证候兼夹多变,其病机的复杂性主要集中在寒热错杂(包括真假)、病机相反及病实体虚 3 个方面。寒证与热证,多系脏腑阴阳失去平衡而产生的临床表现。各个脏腑之间的寒热表现各有差异,或一脏有寒、一脏有热,或同一脏腑既有热象又有寒象,临证时不可不详细辨别。病机相反在疑难杂症中表现得尤为突出,涉及的病证更为广泛。如肺热咽痰痰黄,与肠寒腹泻冷痛交错并见的上热下寒证;上感客寒,下有湿热的上寒下热证;肾虚肝旺眩晕及痰气壅于上,肾气虚于下的上实下虚喘证等,在临床上不胜枚举,在疑难杂症辨治中尤当注意。病实体虚是指疑难杂症往往表现为既有邪气实的一面,又有正气虚的一面,多呈虚实相兼的局面。内伤病证多在久患痼疾、脏腑气血阴阳亏损的基础上,复加某种诱因导致病情发作或加重,出现气滞、血瘀、水停、痰聚、生风、酿毒诸变,这些病理因素,或助邪或伤正,导致阴阳失调,气机逆乱,从而表现因虚致实,虚实并见的特点。

(9) **多脏相关**：疑难杂症多非一脏一腑为病，病变往往涉及多个层次、多个脏腑。既可同时患有数病，也可见于同一疾病，如合病（起病即二经、三经病证同时出现）、并病（一经未愈，另一经证候又起）等。由于五脏互为资生制约，脏与腑表里相合，病则互相影响，故治疗不仅要按其相生、相克关系从整体角度立法，有时还需两脏或多脏同治，把握疾病传变的规律，采取先期治疗，切忌顾此失彼，只看表象，不求本质，只看现状，忽视因果关系。

(10) **治疗策略**：周仲瑛认为重视个体，以人为本，具体情况，具体分析，具体治疗，这是中医治疗疑难杂症治疗的重要指导思想。其次，临床对多种病理因素错杂同病者，必须注意抓住主要矛盾方面，治有主次。同时在根据证候主流，确定处方大法后，以主方为基础，辨证配合相应的辅助治疗方药，复合立法，解决病机的兼挟复合情况，在疑难杂症的治疗中也显得格外重要。再其次还应注意投石问路、用药特点、防传杜变、久病治胃及综合治疗的应用。

········································ 【 临床经验 】 ········································

### 1. 清瘟解毒治流行性出血热

周仲瑛认为，流行性出血热病因感受瘟邪疫毒致病，进而酿生热毒、瘀毒、水毒，"三毒"几乎贯穿于病变的整个过程。发热、低血压休克期以热毒、瘀毒为主；少尿期以瘀毒、水毒为主；多尿、恢复期则为正气亏虚，余毒未清。因此，治疗当以清瘟解毒为基本原则，结合中药药理研究，在清瘟解毒类方药中，选用具有抗出血热病毒作用的特异性药物，以加强针对性，同时根据各个病期的不同病理特点，辨证采用相应治疗大法，结合具体病情，有主次的综合应用。相应治疗大法：发热期治以清气凉营法，到气就可气营两清；低血压休克期采用开闭固脱法，行气活血、扶正固脱；少尿期当用泻下通瘀法，疏泄下焦瘀热水毒；出血者采用凉血化瘀法，活血止血；各个病期均应采用滋阴生津法，顾护阴液。

### 2. "十二法则"治中风

周仲瑛主张沿用现行分期、分类、分证的辨证要领，辨病期病程、辨病位浅深、辨虚实闭脱，作为指导治疗的原则。首分卒中期、恢复期（可附后遗症期），卒中期分中血脉、中腑、中脏三类，并分列其证候，恢复期则按虚实而分证。提出病机要领：外风可为发病的诱因；瘀热阻窍是中风急性期的基本病理环节；卒中多属标实本虚,但以标实为其病性特点。总结归纳出12个治疗法则:祛风化痰法、息风潜阳法、通腑泄热法、清火化痰法、凉血通瘀法、辛凉开闭法、辛温开闭法、救阴回阳益气固脱法、搜风化痰祛瘀法、益气化瘀法、滋阴息风法、滋养肝肾法。

### 3. 重视整体、祛风化痰治哮喘

**(1) 重视脏腑相关的整体治疗:**哮喘病位在肺系,与脾肾密切相关。周仲瑛认为饮食不当者病源于脾,而素质不强者则多以肾为主。因此,痰哮重在治脾以杜痰源,虚哮主在治肾以清痰本,发作期邪实者以治肺为要,缓解期正虚为主者当调补脾肾,且尤应以补肾为要。因肾为先天之本,五脏之根,精气充足则根本得固,可以减轻、减少直至控制其发作。肺脾气虚可用六君子汤、玉屏风散、桂枝加黄芪汤;肺肾两虚可用生脉地黄汤、金水六君煎、金匮肾气丸。肺与大肠相表里,肺气肃降则大肠传导功能正常,腑气通畅又有助于肺气的清肃下降。临床对于肺气壅滞、肠腑不通的见证,又当泻肺通腑,釜底抽薪,选用大黄、全瓜蒌、芒硝、枳实等,方如厚朴三物汤、礞石滚痰丸等,此即"脏实泻其腑"的方法。肝升肺降,共同完成气机的调畅,若肝升不及,气机郁滞,或肝升太过,横逆侮肺,均会诱发哮喘的发作或加重,临床又要注意疏肝、柔肝等治法的运用。

**(2) 祛风化痰法治哮与抗过敏的相关性:**哮喘病多现风盛痰阻,风动痰升之证,临证当辨风与痰的偏重。风邪致病者,有肺风、脾风之异。肺风为痰伏于肺,外感风邪触发,如吸入花粉、烟尘、异味气体、真菌、尘螨、动物毛屑等,表现有上呼吸道过敏症状。脾风为痰生于脾,饮食不当触发,上逆干肺,多由进食鸡蛋、鱼虾、海腥等发物引起。中医之祛风药,寓有抗变态反应作用者颇多,从辨证结合辨病而言,如麻黄、苏叶、防风、苍耳草等,特别是虫类祛风药尤擅长于祛风解痉,入络搜邪,如僵蚕、蝉蜕、地龙、露蜂房等,皆为临床习用治哮之药。若痰浊偏重,可用三子养亲汤加厚朴、杏仁、葶苈子、猪牙皂等。

**(3) 麻黄治哮的临证应用:**古今治哮方中,麻黄居哮喘用药之首,因麻黄既善于宣通肺气,又长于降逆平喘,故为宣肺平喘的首选药物。因其辛温,功用主在宣肺平喘,发散表邪,故适用于寒实肺闭之证。周仲瑛治哮灵活应用麻黄类方,寒哮用射干麻黄汤、小青龙汤;热哮用定喘汤、越婢加半夏汤;寒包热哮用小青龙加石膏汤、厚朴麻黄汤;痰哮用麻杏二三汤(三拗、二陈加诃子、茶叶)、华盖散(三拗、桑皮、橘红、赤苓)等,并强调麻黄治哮总以实证为宜。常用配伍如:麻黄配石膏,辛凉宣泄;麻黄配黄芩,清宣肺热;麻黄配葶苈子,泻肺祛饮,宣泄肺气;麻黄配大黄,宣上导下;麻黄配细辛、干姜,温肺化饮;麻黄配五味子,散敛结合;麻黄配熟地,滋肾平喘;麻黄配黄芪,宣肺平喘、益气固表。

**4. 温清并用、化痰祛瘀、标本兼顾治类风湿关节炎**

本病属于中医"痹证"的范畴,周仲瑛将之分为风寒湿痹、风湿热痹、寒热夹杂痹、痰瘀痹阻、久痹正虚(肝肾不足、气血虚痹)不同证型。然各证之间病因病机每多错杂相关,且可变异转化。论治不外祛风、散寒、除湿、清热、化痰、祛瘀、补虚七端,但又当据证参合应用。

**(1) 寒热既应分治,也须相机合伍:** 强调寒热错杂见证,当温清并用,如寒初化热,应温中有清,用桂枝芍药知母汤;寒湿已趋热化,可予《活人书》白虎加苍术汤,或选用热证诸方。由于风湿热痹每见热与风邪相搏,或湿遏热郁,故常须配伍辛通之品以助疏散宣化,分消三气,不得误认为必具寒热错杂之证,方能配合辛散宣通,如取石膏分别与桂枝、麻黄、苍术配伍,即寓此意。临床常用祛风药有桂枝、防风、秦艽、羌活;散寒药有川乌、草乌、麻黄、细辛;除湿药有独活、苍术、木防己、蚕沙;清热药有石膏、知母、黄柏、忍冬藤等。

**(2) 顽痹化痰祛瘀,当重虫类搜剔:** 顽痹因三气与痰瘀互相搏结为患,内外合邪,愈益深伏骨骱,缠绵难已,临证如杂见风寒湿热症状者,当结合祛邪,与肝肾气血亏虚并存者,又当同时扶正补虚。若证见痰瘀痹阻为主者,还应审察两者的偏盛配药。痰盛则肢节肿胀僵硬,重滞麻木;瘀盛则骨节刺痛,强直畸形。祛瘀活血可取《类证治裁》桃红饮加穿山甲、地鳖虫、姜黄、乳香、没药;化痰通络用《太平惠民和剂局方》青州白丸子。风痰加僵蚕,寒痰加白芥子,热痰改南星为胆南星,如关节漫肿而有积液,可加用小量控涎丹祛痰消肿,每日服 1.5 g,连服 7~10 日为 1 个疗程。但不必空腹顿服,可分 2 次在餐后服下。痰瘀痼结,深伏血络,非借虫类药不足以走窜入络,搜剔逐邪。虫类药的辨用:活血行瘀用炮山甲、地鳖虫,而穿山甲"其走窜之性无微不至",尤善疗痹;搜风剔络,用全蝎、蜈蚣,而蜈蚣对僵挛肿痛又胜一筹;祛风除湿,用乌梢蛇、白花蛇,乌梢蛇效虽略逊,而性平无毒;此外,僵蚕之祛风痰,地龙之清络热,露蜂房之祛风毒,单味蚂蚁之温补强壮,均各有所长,应予辨证选择,如能应用得当,对缓解疼痛、改善活动确有裨益。

**(3) 久痹治本顾标,益肾补气养血:** 久痹,寒伤阳气,热耗阴血,伤筋损骨,病及肝肾,正虚邪留,可见肝肾不足、气血虚痹证候,故当扶正祛邪,治本顾标,如受感触发,病情活动,又须标本兼顾。痹证日久,反复消长,多见骨质疏松及破坏,活动功能障碍,腰脊僵痛,关节强直变形,筋痿骨弱废用,胫瘦腿软而膝部肿大,舌淡脉细,治当补益肝肾,强壮筋骨。肝肾同源,补肾即可养肝,故扶正蠲痹尤重益肾。益肾当以温养精气,平补阴阳,强壮肾督为基础,忌燥热亦忌滋润。《千金要方》独活寄生汤、《医门法律》三痹汤均属扶正兼以祛邪之方;若阴虚湿热,腰酸胫瘦足弱,筋骨痿软,又可参照《丹溪心法》虎潜丸意,药如仙灵脾、地黄、白芍、鹿角片(胶)、杜仲、川续断、狗脊、桑寄生、怀牛膝、鹿衔草、千年健、石楠藤等。若气血虚痹,关节疼痛时轻时重,劳倦活动后为甚,神疲乏力,腰膝酸软,肌肤麻木,肌肉萎缩,舌质淡红,脉细,当益气固表,养血祛风。肌肤麻木不仁,用黄芪桂枝五物汤;气血虚滞而风湿不尽,用《杨氏家藏方》蠲痹汤,药如当归、白芍、熟地、黄芪、白术、炙甘草等;由于气血因邪、因虚皆可致痹,故当同时佐以行气和血之品,如红花、川芎、姜黄、鸡血藤、天仙藤之类,此即"气血流畅、痹痛自已"之意。

**(4) 注意病位、病证特点及辨病用药,谨慎掌握应用剧毒药物:**痹证病在肢体关节,而部位不一,故应注意病位所在选药。如痛在上肢项背,用羌活、防风、葛根、片姜黄、桂枝;痛在下肢腰背,用独活、防己、木瓜、蚕沙、川续断、牛膝;痛及全身筋脉,用松节、千年健、伸筋草、威灵仙、路路通。同时还应选用相应的藤类药通络引经,以增药效。如祛风通络用清风藤、海风藤、络石藤、丝瓜络;清热通络用忍冬藤、桑枝;补虚和血通络用石楠藤、鸡血藤、天仙藤等。其他如针对病机病证特点组合配药,亦有助于疗效的提高,如地黄、仙灵脾阴阳相济益肾而蠲痹;石楠藤、鹿衔草补虚而祛风湿;松节、天仙藤祛湿消肿;透骨草、威灵仙通利关节;漏芦、土茯苓清解湿毒等。临证治痹应用辛热性猛、虫类毒药的机会较多,必须谨慎掌握,密切观察,切忌孟浪,追求急功,总应"以知为度",中病为宜。

〔 经 验 方 〕

### 1. 平喘固本汤

组成:党参 15 g,五味子 6 g,山茱萸肉 10 g,胡桃肉 10 g,坎脐 2 条,紫石英 20 g,沉香 3 g,苏子 10 g,紫菀 10 g,款冬花 10 g,法半夏 10 g,橘红 10 g,诃子 6 g。

用法:上药先煎紫石英、坎脐 20 分钟,再入其他药于砂锅内,浸泡 20 分钟,后再行煎煮。煮沸后改用小火煎煮 25 分钟,再入沉香煮 5 分钟,滤出药液温服。

南京中医药大学　周仲瑛

每日1剂,早、晚各1次,饭前2小时服用。

功效:补肺益肾,降气化痰平喘。

主治:哮喘,证属正虚邪实、肺肾两亏、痰浊壅盛证。

方解:方中党参、山萸肉、坎脐、胡桃肉补益肺肾,固本培元,共为君药。臣以五味子、诃子收敛已耗之肺气,紫石英、沉香降逆纳气平喘,与君药相合,共收固本平喘之功。佐以苏子、紫菀、款冬花、法半夏、橘红化痰降逆,止咳平喘。诸药相伍,肺肾同补,敛降相合,扶正祛邪,标本兼顾,共收补肺益肾,降气化痰平喘之功。

加减:若以本虚为主,气虚,言语无力,自汗,畏风,配黄芪、炙甘草;肺阴虚,呛咳,气促,痰黏量少,口咽干燥,舌质红,脉细数,酌加沙参、麦门冬、玉竹、川贝母;肾阴虚,喘息气逆,咯痰黏,有泡沫,颧红,烦热,配熟地、当归、冬虫夏草;阳虚,咯痰清稀,气不得续,面色苍白,形寒肢冷,舌苔淡白,脉沉细,酌加附子、肉桂、补骨脂、钟乳石。若痰浊壅肺,痰多气涌,咳逆不得卧,舌苔腻,脉数者,可配合葶苈子、白芥子;阳虚饮作,水邪泛滥,肢体浮肿,尿少,可配桂枝、白术、茯苓,或黄芪、防己、葶苈子、万年青根;心阳不振,心血瘀阻,面唇、爪甲、舌质青紫者,可配丹参、桃仁、红花;痰饮蒙蔽心神,昏昧嗜睡,烦躁不安,可酌加胆南星、天竺黄、广郁金、炙远志、石菖蒲。

## 2. 滋胃饮

组成:乌梅肉6 g,炒白芍10 g,炙甘草3 g,北沙参10 g,大麦门冬10 g,金钗石斛10 g,丹参10 g,炙鸡内金5 g,生麦芽10 g,玫瑰花3 g。

用法:将上药放入容器内,加冷水浸过药面,15分钟后即行煎煮,煮沸后改用微火,再煎20分钟。滤取药液约300 ml服之,早、晚各煎1次。

功效:滋养胃阴。

主治:阴虚胃痛。

加减:口渴较甚,阴虚甚者加大生地10 g;伴有郁火,脘中烧灼热辣疼痛,痛热急迫,心中懊恼,口苦而燥,喝而多饮,加黑山栀6 g,黄连3 g;舌苔厚腻而黄,呕恶频作,湿热留滞在胃者加黄连3 g,厚朴花3 g,佛手3 g;津虚不能化气或气虚不能生津,津气两虚,兼见神疲、气短、头昏、肢软、便溏,加太子参10 g,山药10 g。

### 3. 肺宁合剂

组成：麻黄6 g,杏仁10 g,桔梗6 g,甘草6 g,款冬花10 g,瓜蒌皮12 g,前胡10 g,枇杷叶10 g。

用法：每日1剂,水煎温服,早、晚各1次。

功效：宣通肺气,化痰止咳。

主治：慢性咳嗽。

方解：本方一是重视了宣通肺气;二是参入了三拗汤基本方;三是用麻黄辛宣肺气,取代了荆芥之疏风解表,更有利于治肺。

加减：咳痰稀薄加苏叶、生姜;咳痰黏稠加黄芩、浙贝;咳痰色白量多加半夏、茯苓;干咳无痰加南沙参、麦门冬;咽痒重加蝉衣、僵蚕。

## 主要论著

周仲瑛.中医学概论·全国西医院校教材.北京：人民卫生出版社,1958.

周仲瑛.中医内科学·全国高等中医院校教材.上海：上海人民卫生出版社,1967.

周仲瑛.常见病中医临床手册.北京：人民卫生出版社,1972.

周仲瑛.活血祛瘀法的辨证应用(续).江苏中医杂志,1980,(5)：52～55.

周仲瑛.活血祛瘀法的辨证应用.江苏中医杂志,1980,(4)：48～49.

周仲瑛.痰饮治法述要.南京中医学院学报,1985,(1)：3～5.

周仲瑛.中医内科学·全国高等中医院校教材.上海：上海科学技术出版社,1985.

周仲瑛.金妙文,符为民,等.中医药治疗流行性出血热1 127例的临床分析.中国医药学报,1988,3(3)：11～16.

周仲瑛.中医内科学·全国高等中医院校教学参考丛书.北京：人民卫生出版社,1988.

周仲瑛.流行性出血热治法概要.南京中医学院学报,1990,6(1)：7～8.

周仲瑛.中医药治疗流行性出血热的经验体会.新中医,1992,(10)：15～16.

周仲瑛.中医学概论·全国西医院校教材.北京：人民卫生出版社,1994.

周仲瑛.哮喘杂谈.江苏中医,2000,21(8)：1～3.

周仲瑛.中医内科学·全国高等中医院校函授教材.长沙：湖南科技出版社,2000.

周仲瑛.糖尿病杂谈.江西中医药,2001,32(2):15.

周仲瑛.中医内科学·全国高等中医药院校成人教育教材.长沙:湖南科技出版社,2002.

周仲瑛.中国百年百名中医临床家丛书·周筱斋.北京:中国中医药出版社,2003.

周仲瑛.中医内科学·新世纪全国高等中医药院校规划教材.北京:中国中医药出版社,2003.

周仲瑛.常见病中医临床手册.北京:人民卫生出版社,2004.

周仲瑛.中国百年百名中医临床家丛书·周仲瑛.北京:中国中医药出版社,2004.

周仲瑛.中医内科急症学.北京:中国中医药出版社,2004.

周仲瑛.中医内科急症学精要.长沙:湖南科技出版社,2004.

周仲瑛.中医内科学·中国传统临床医学丛书.北京:中国中医药出版社,2004.

周仲瑛.中风刍议.天津中医药,2005,22(2):92～97.

周仲瑛.论瘀热.南京中医药大学学报,2006,22(5):273～276.

周仲瑛.内科杂病的理论研究和治疗研习·中医学硕士学位课程试用教材.香港:香港浸会大学中医药学院,2006.

周仲瑛.中风辨治述要.浙江中医杂志,2006,41(10):566～568.

周仲瑛.瘀热论·瘀热相搏证的系列研究.北京:人民卫生出版社,2007.

周仲瑛.中医内科学·新世纪全国高等中医药院校规划教材.北京:中国中医药出版社,2007.

周仲瑛.类风湿关节炎辨治要点.江苏中医药,2008,40(1):1～2.

周仲瑛.瘀热相搏证的系列研究(二).南京中医药大学学报,2008,27(4):237～240.

周仲瑛.瘀热相搏证的系列研究(一).天津中医药大学学报,2008,27(3):151～155.

周仲瑛.中医内科学·全国高等中医院校教学参考丛书.北京:人民卫生出版社,2008.

周仲瑛.中医内科杂病证治精义.北京:人民卫生出版社,2008.

周仲瑛.周仲瑛医论选.北京:人民卫生出版社,2008.

周仲瑛.走近中医大家周仲瑛·医学人生丛书.北京:中国中医药出版社,2008.

周仲瑛.疑难杂病治疗策略.南京中医药大学学报,2009,25(5):321～325.

周仲瑛.瘀热论·瘀热相搏证的系列研究.北京:人民卫生出版社,2009.

周仲瑛.从瘀热论治内科难治病规律研究.北京：人民卫生出版社,2010.

周仲瑛.跟名师学临床系列丛书·周仲瑛.北京：中国医药科技出版社,2010.

周仲瑛.中医内科护理学.北京：中国中医药出版社,2010.

周仲瑛.国医大师临床经验实录·国医大师周仲瑛.北京：中国医药科技出版社,2011.

周仲瑛.凉血化瘀方治疗急难症医案选·国医大师周仲瑛瘀热新论实践经验录.北京：中国中医药出版社,2011.

周仲瑛.中国百年百名中医临床家丛书·国医大师卷·周仲瑛.北京：中国中医药出版社,2011.

# 参考文献

[1] 叶吉晃.周仲瑛教授的"伏毒"学说.中国中医药,2005,12(3)：36.

[2] 郭立中,吴勉华,周学平,等.周仲瑛教授学术思想简介(一).南京中医药大学学报,2008,24(6)：361～365.

[3] 郭立中,陈四清,皇玲玲.周仲瑛从瘀热论治重型肝炎临证经验.江苏中医药,2009,41(6)：1～3.

[4] 郭立中,吴勉华,周学平,等.周仲瑛教授学术思想简介(二).南京中医药大学学报,2009,25(1)：1～5.

[5] 陈四清,郭立中.周仲瑛从瘀热阻窍论治出血性中风急性期经验.江苏中医药,2010,42(1)：12～14.

[6] 程海波,吴勉华.周仲瑛教授"癌毒"学术思想探析.中华中医药杂志,2010,25(6)：866～869.

[7] 顾勤,周仲瑛,王志英.探析周仲瑛教授辨治肿瘤的经验.南京中医药大学学报,2010,26(4)：299～302.

[8] 郭立中,陈四清,皇玲玲.周仲瑛从瘀热论治血液系统疾病的临床经验.江苏中医药,2010,42(5)：10～12.

[9] 吴红娟.周仲瑛从瘀热论治难治性皮肤病经验.辽宁中医杂志,2010,37(12)：2436～2437.

[10] 叶放,周学平,吴勉华,等.周仲瑛教授"复合病机论"探析.南京中医药大学学报,2010,26(4)：241～244.

[11] 郭立中,陈四清,赵金荣.周仲瑛从湿热瘀毒论治慢性肾脏疾病的临床经验.江苏中医药,2010,42(10)：12～14.

[12] 赵智强.周仲瑛从瘀热论治精神经疾病经验介绍.中国中医药信息杂志,2011,18(12)：88～89.

[13] 周奎龙,石锁芳.周仲瑛教授自拟平喘固本汤治哮经验.中国中医急症,2012,21(11)：1755.

# 陈金锭

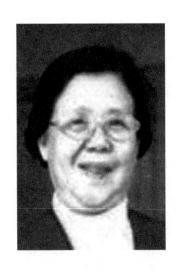

【 个人简介 】

陈金锭,女,1935 年出生,江苏省镇江人。南京中医药大学第一临床医学院教授,江苏省中医院主任医师,江苏省名中西医专家。曾任中国中医学会糖尿病学会常务委员,江苏省中医药学会糖尿病专业委员会主任委员。第二批全国老中医药专家学术经验继承工作指导老师。

1960 年 7 月本科毕业于山东医学院医疗系,1992 年调入南京中医学院中医内科教研室,精通中西医理论,有 40 年的临床和教学经验,擅长中西医结合治疗内分泌疾病。主持完成的科研课题"消瘦膏治疗甲状腺肿大的临床与实验研究"获山东省科技进步二等奖及山东省医学科技进步三等奖,此外还主持了"糖复康防治糖尿病及非血管并发症的临床与实验研究""外贴法治疗甲状腺功能亢进症的临床和实验研究""糖克宁防治糖尿病及其心脑血管并发症的临床与实验研究"等多项省级课题,主编有《糖尿病防治》等、发表学术论文共30 余部(篇)。

## 【学术思想】

陈金锭行医五十余年,积累了丰富的经验,潜心研究内分泌病,见解独到,用药颇具特色,临床疗效卓著。其学术思想及特点主要有以下几个方面。

**1. 老年糖尿病责在脾肾两虚**

老年糖尿病具有老年人和糖尿病患者的双重特殊性,病属中医"消渴"范畴。陈金锭认为阴虚燥热虽是其基本病机,但主要病理环节在脾肾两虚,痰瘀阻滞。人届老年,脏腑虚衰,阴阳失衡,少气少血,而多虚多瘀多痰。且脾肾两虚是人体衰老的主要原因,在老年虚证中也最为常见。肾精亏虚,脾气不足,固摄无权,故小便多而消渴。正如《灵枢·五变》云:"五脏皆柔弱,善病消瘅。"老年常易发生"真气虚而邪气实"的病理改变,气血虚少,血行无力滞缓,易致血瘀。瘀则气行不畅,水津失布;瘀久化热,热则消灼肌肤,而为消渴。

消渴之病,阴虚为本,燥热为标,日久脾肾气阴不足,痰浊瘀血阻络,正虚邪实,阴阳失调,气血逆乱,变证百出。虽然其病变脏腑不一,但陈金锭认为其病理表现却有共同之处,即常在中年以后发病,且脾肾气阴两虚,痰浊瘀血阻络最为多见。肾藏精而主五液,脾统血而主运化,人到中年,阴气自半,肾元亏虚,精气渐衰,肾阴不足,虚火灼津为痰,炼血为瘀,肾气不足,病及于脾,脾肾两虚,津液膏脂不归正化,变生痰浊,壅塞脉道,血滞为瘀,痰瘀互结,阻于络脉,遂生它变。痰瘀痹阻胸阳则胸痹心痛,痹阻脑络则中风痴呆,留着四肢络脉则肢体麻木疼痛。痰瘀既成,又可影响津液膏脂的输化,气血的运行,湿浊伤脾,瘀郁化热,瘀热伤肾,脾肾更亏,则病情迁延反复,发展生变。

**2. 分泌性眼球突出症病位主要在肝**

临床可见甲亢症状经治缓解,而突眼加重或经久不消。陈金锭认为其病位与肝脾肾有关,且主脏在肝。肝开窍于目,主藏血,主疏泄,目受血而能视,而甲亢发病亦离不开肝与情志。内分泌性眼球突出症的早期,因情志所伤,忧忿气结,肝失疏泄,湿聚成痰,血滞成瘀,肝气亢盛,气郁化火,郁火痰瘀,上扰空窍,而致畏光流泪,面红目赤,目睛炯炯有神,如怒视之状。中期多因肝木侮土,脾虚失健,痰湿内盛,凝结于眼,遂致甲亢患者眼睑肿胀,上睑后缩,眼睑闭合不全。后期多因病久不愈,伤津耗液,肝肾阴虚,痰热瘀阻,而致目突、复视、视物不清,甚

南京中医药大学 ｜ 陈金锭

则失明。

### 3. 病毒性心肌炎因在气虚血瘀

病毒性心肌炎是由病毒侵犯心脏,引起心肌细胞的坏死和心肌间质的炎性病变。本病多发于儿童及青少年,陈金锭认为其病因病机主要为气虚血瘀,宜用益气活血法治疗。"心主身之血脉","气帅血行",心气虚无力鼓动血行,故部分患者可见心悸、乏力、短气、胸痛、脉沉涩或结代等气虚血瘀之象,因而在治疗过程中,活血祛瘀法亦属常用。气虚及阳,心气虚心阳亦虚,在心肌炎之慢性期亦常兼见心阳不振而出现胸闷气短、四肢怕冷、面色青白等证候,因而温通心阳亦是治疗心肌炎的常用治法。

**【临床经验】**

### 1. 从脾肾论治老年糖尿病

老年糖尿病患者多形体肥胖,或过食肥腻,损伤脾胃,脾失健运,痰湿内生,郁而化热,熏蒸三焦或痰滞血脉。针对老年糖尿病病变主在脾肾,脾肾气阴虚衰为其本,痰瘀阻滞为其标的病机特点,临证辨治应辨清标本虚实,重视补肾健脾,活血行瘀,化痰通络,不拘泥于养阴清热一法。常用黄芪、山药、山萸肉、沙苑子、制黄精等补肾健脾,益气养阴;鬼箭羽、赤芍、丹参凉血化瘀,活血通络;淮牛膝、鸡血藤、红花、川芎、泽兰养血活血;苍术、白术、法半夏、茯苓、僵蚕、泽泻、薏苡仁健脾化痰;玄参、天花粉、天门冬、麦门冬、石斛、葛根养阴清热生津止渴。

### 2. 从肝论治内分泌性眼球突出症

治疗本病当分早、中、后 3 期论治。早期宜清肝泻火,化痰祛瘀,散结明目;中期宜健脾利湿,养血明目;后期宜滋补肝肾,泄热化痰,散瘀明目。用夏枯草、龙胆草、黄芩、栀子、牡丹皮、川楝子或龙胆泻肝汤以清泄肝火;菊花、青葙子、密蒙花、谷精草、白蒺藜以清肝明目;汉防己、泽泻、泽漆、车前子、猫眼草、法半夏、茯苓、浙贝母、薏苡仁、白芥子以化痰利湿;丹参、赤芍、泽兰、川芎、益母草、三七活血散瘀;石斛、枸杞子、沙苑子以养肝明目;生石决明、牡蛎、山慈菇以软坚散结明目;女贞子、旱莲草、当归、白芍、首乌、生熟地黄、山萸肉或杞菊地黄丸以滋补肝肾,或配黄芪、党参、太子参、白术以补气。由于本病痰湿是其重要的病理因素,且始终贯穿于疾病的整个过程,故治疗尤当注重利湿化痰;病久者还应加强活血散瘀、益气养阴等诸法的运用,以改善血液循环,调整免疫功能,提高临床疗效。

### 3. 治亚急性甲状腺炎须分病初病久

亚急性甲状腺炎是临床较为常见的一种甲状腺非化脓性疾病,属中医"瘿病"范畴。由于本病临床表现多样化,如发热咽痛、心悸多汗、神疲乏力、全身不适等,常被误诊或漏诊。临证应详细询问病史,注意观察甲状腺局部表现,并可结合血沉、甲状腺吸碘率、T3、T4、甲状腺 B 超、血白细胞计数等实验室检查结果,详加辨识。治疗当根据病程长短、甲状腺肿痛程度及兼症情况,分别选用疏风清热、疏肝泄热、养阴清热、益气养阴、温化寒痰、行气活血等法。病初应注重疏散风热,清热解毒;病久应加强养阴清热,化痰散结。习用金银花、连翘、板蓝根、大青叶、牛蒡子、薄荷等疏散风热,清解热毒;夏枯草、浙贝母、半枝莲等清热解毒,化痰散结;玄参、麦门冬、天花粉、生地黄等养阴清热散结;赤芍、虎杖、丹参凉血清热,活血消肿。

················· 【 经 验 方 】·················

### 1. 治糖尿病方

组成:黄芪 15 g,山药 12 g,山萸肉 12 g,沙苑子 15 g,制黄精 15 g,玄参 20 g,苍术 15 g,葛根 15 g,丹参 20 g,黄连 4 g,天花粉 30 g,炙僵蚕 10 g,鬼箭羽 10 g,鸡血藤 15 g,赤芍 12 g。

用法:水煎服,每日 1 剂。

功效:补肾健脾,益气养阴,活血清热,化痰通络。

主治:糖尿病证属脾肾两虚、气阴不足、瘀热痰阻者。

### 2. 治内分泌性眼球突出症方

组成:枸杞子 12 g,菊花 10 g,白蒺藜 12 g,夏枯草 12 g,泽泻 15 g,丹参 12 g,浙贝母 12 g,白芥子 10 g,车前子 15 g,益母草 12 g,石斛 12 g,生石决明 15 g,青葙子 12 g,女贞子 10 g,旱莲草 10 g,甘草 6 g。

用法:水煎服,每日 1 剂,日煎 2 次。

功效:清肝泻火,化痰散结,养血明目,补肝益肾。

主治:内分泌性眼球突出症,证属痰瘀互结、肝肾亏虚者。

### 3. 治亚急性甲状腺炎方

组成：金银花 30 g，连翘 15 g，板蓝根 30 g，大青叶 15 g，半枝莲 15 g，夏枯草 15 g，黄芩 10 g，赤芍 10 g，虎杖 12 g，玄参 12 g，桔梗 6 g，浙贝母 10 g，生甘草 6 g。

用法：水煎服，每日 1 剂。

功效：疏散风热，解毒散结。

主治：亚急性甲状腺炎证属风热毒邪内壅颈络者。

### 4. 消渴平

组成：黄芪，人参，知母，花粉，天门冬，五味子，沙苑子，枸杞子，五倍子，丹参，黄连，葛根等。

用法：上药制成片剂。每次 6～8 片，每日 3 次。

功效：益气养阴，清热泻火，益肾缩尿。

主治：糖尿病证属脾肾气虚、阴虚火旺者。

### 5. 消瘿膏

组成：夏枯草 30 g，三棱 30 g，莪术 30 g，牡蛎 20 g，半夏 20 g，海藻 4 g，昆布 4 g，白芷 15 g，黄芩 15 g，穿山甲 10 g。

用法：上药制成外用膏剂，以纱布涂膏敷患部，覆盖塑料薄纸密封，外以纱布三层包压，胶布固定，2 日一换，以局部湿润温暖为度。

功效：清肝泻热，软坚化痰，活血消瘿。

主治：各类良性甲状腺肿证属痰凝血瘀、肝热郁滞者。

### 6. 健心灵方

组成：黄芪 30 g，党参 15 g，炙甘草 6 g，桂枝 9 g，丹参 30 g，川芎 9 g，丝瓜络 15 g，路路通 15 g，茯神 15 g。

用法：水煎服，每日 1 剂。

功效：益气通阳，活血通络。

主治：急性病毒性心肌炎证属心阳虚损、瘀血阻络之心悸怔忡。

### 7. 急性病毒性心肌炎恢复期方

组成：黄芪 30 g，党参 15 g，茯神 15 g，炙甘草 9 g，丹参 30 g，川芎 9 g，红花 9 g，鸡血藤 15 g，麦门冬 15 g，生地 15 g，瓜蒌 30 g，炒枣仁 30 g。

用法：水煎服，每日 1 剂。

功效：益气养阴，活血通络。

主治：急性病毒性心肌炎恢复期证属气阴两虚、脉络瘀滞者。

## 8. 治病毒性心肌炎方

组成：黄芪 50 g,党参 15 g,桂枝 6~9 g,丹参 30 g,红花 9 g,赤芍 9 g,甘草 6 g,元胡粉 3 g(冲服),川楝子 12 g。

用法：水煎服,每日 1 剂。

功效：益气活血,温通心阳。

主治：病毒性心肌炎证属心气不足、瘀血阻滞者。

# 主要论著 ·············································································

陈金锭,张文高等.益气活血法治疗病毒性心肌炎.山东中医学院学报,1980,(2)：47~49.

陈金锭,冯建华等.消渴平片治疗糖尿病长期疗效观察.山东中医学院学报,1988,12(1)：29~30.

陈金锭,郭宝荣等.中西医结合治疗 110 例甲状腺机能亢进症.山东中医学院学报,1993,17(2)：42~43.

陈金锭,姜兆顺.消瘿膏的透皮吸收实验研究.山东中医杂志,1994,13(6)：267~268.

陈金锭,吴敏等.糖复康防治糖尿病及其血管并发症的临床研究.南京中医药大学学报,1996,12(6)：14~16.

陈金锭,吴敏.中药糖复康抗磺脲类降糖药继发失效的临床研究.安徽中医临床杂志,1997,9(6)：288~289.

# 王灿晖

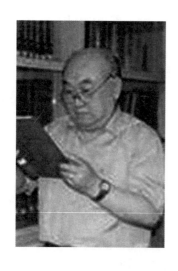

······【 个人简介 】······

王灿晖,男,1937 年出生,江苏如东人。南京中医药大学教授、博士研究生导师,江苏省名中医。曾任国家中医药管理局和江苏省人民政府重点学科温病学科和中医临床基础学科带头人,温病学教研室主任。国务院学位委员会第三、第四届学科评议组(中医学、中药学评议组)成员,国家人事部博士后流动站专家评审组成员,国家中医药管理局研究生工作专家指导委员会成员,中华中医药学会感染病分会主任委员,江苏省中医学会传染病专业委员会主任委员,江苏省高等院校高级职称评审委员会委员,江苏省中医管理局中医工作专家咨询委员会委员等,第八、第九届全国政协委员。享受国务院政府特殊津贴专家。第二批全国老中医药专家学术经验继承工作指导老师。

出生于中医世家,幼承家学,随伯父研习医药,1951 年师从南通名医欧阳福保先生,1955 年悬壶桑梓。1957 年考入江苏省中医进修学校(南京中医药大学前身)系统学习中医药学理论,1958

年毕业后留校任教。长期从事中医温病学的教学、科研和内科临床工作,培养博士研究生 20 余名、硕士研究生 50 余名。获得过江苏省教学成果一等奖、江苏省科技进步三等奖、江苏省优秀研究生导师、江苏省优秀学科带头人等称号。

·········· 【学术思想】 ··········

王灿晖擅内、妇、儿科诸疾,尤精温病学术,是现代温病学科的创始人之一,在理论和实践方面造诣深厚,对温病学的学科性质、地位和发展方向赋予了新的认识,使之更加适应现代温病学的发展需要。他结合传统和现代、理论和实践,阐明温病概念、界定温病内涵和外延、分析温病病因实质,提出了温病辨证论治的基本规律和具体思路方法,丰富和发展了温病学理论。临证重视分析,主张综合运用各种辨证方法,强调外感热病与内伤杂病在辨治上应贯通渗透,辨证施治必须与辨病相结合,参化中西医治病之理。其学术思想及特点主要有以下几个方面。

**1. 科学阐述温病病因**

王灿晖在长期的理论研究中,分析、总结了前人诸多认识,结合自己的临床体会,给温病下了一个比较科学准确的定义:"温病是由温邪引起的以发热为主症,以热象偏重、易化燥伤阴为特征的一类急性外感疾病。"

**(1) 温病病因本质的认识:**王灿晖认为,"六淫病因说"虽是对温病病邪作用于人体后,正邪交争所出现的临床表现的概括,但并没有阐发温病病因的实质所在;虽然认识到病因的外部特征,即各种病因的致病特点,但并未就其客观实体进行剖析;虽然认识到"六淫"与气候变化有一定的关系,但并未明确两者内在所具有的规律性联系。他深入研究前人温病病因理论的基础上,结合现代微生物学理论和大量的临床观察,提出温邪的本质是以病原微生物为基本物质,以季节气候因素为重要条件,以其临床致病特点为研究对象,以提示病理演变、指导辨证论治为研究目的。只有将几者有机地结合起来理解,才能准确地掌握温病病因的本质。温病病因的实质应为病原微生物,气候因素则是通过影响人体机体防御机能及病原体的生长繁殖而发挥其间接致病作用。

**(2) 温病病因理论的运用**

1) **重视发病季节:**王灿晖认为根据温病发病季节及其主要特点,联系临床表现,在认清病因的基础上明确具体病种类型,这就是温病诊断分时审因、按因论病的辨证诊断过程。辨清不同类型的温病,不仅可以为临床治疗的"审因论治"提供依据,而且有助于掌握不同类别的演变过程。

2)辨清湿热属性:王灿晖指出四时温病在病因上虽有风热、暑热、湿热、燥热等之分。但究其性质不外温热、湿热两大类。由于湿为阴邪,性近于寒,与热迥异,所以一旦湿热相合,则病情远较单纯温热为患复杂,临床表现亦有显著差异,治疗自然有别。因此,辨清温热与湿热属性,不仅有助于掌握不同类型温病的演变特点,而且可以使治疗上的"审因论治"更有规律可循。

临床辨别温热与湿热的不同属性,除了根据发病季节及其气候变化特点进行分析外,审视起病缓急、热势高低、口渴与否、脉象缓数以及舌苔是否厚腻,是临床正确辨证的关键所在。一般而言,单纯温热之邪为患,大多起病较急,热势较高,口渴较著,脉多偏数,苔多偏燥而较少厚腻;湿热为患则起病大多较缓,热势不扬,口多不渴,脉象偏数,舌苔厚腻。

3)明确邪侵部位:明确病位不仅是辨别证候类型的关键所在,而且是审因辨病的重要依据。

王灿晖对温病病因学说从其物质基础和临床意义两方面进行了深刻的阐发,既立足于传统中医学理论,又融入了现代科学的知识;既肯定了温病病因学说的临床价值,又揭示了温病病因的本质及发展方向,充实和发展了中医温病病因理论。

## 2. 发展温病治则治法

**(1) 立足祛邪,及时补阴:**王灿晖认为温病乃因感受温邪所致,其整个发展过程也就是邪正相争的过程。病邪是导致温病发生并决定其发展过程的主导因素。因此,温病治疗的首要任务是立足于有效地祛除病邪。最为常用的温病祛邪方法为:"汗(解表)""清(清热)""下(攻下)""化(化湿)"四法。

由于阴液耗损的程度与温病转归及预后的关系十分密切,因此在祛邪治疗时,还必须最大可能地保护阴液,将其耗损减少到最小程度。王灿晖强调滋阴养液之品,并非一定要等到阴虚之象毕露,甚至阴液将竭之时才能使用,而应在病程出现阴虚的苗头时就及时运用,只有尽早、及时地补充阴液的亏虚,才能使正气抗邪有力,故有"祛邪必先扶正,正足邪自去"之说。王灿晖治疗高热患者,往往在明显阴虚见症出现之前,便及时参以养阴生津之法。早用养阴之法,能起到较好的保津作用,可避免伤阴的发生,如治疗流行性出血热早用重用滋阴生津之药,对减轻病情和安全渡过难关有较好的效果。

**(2) 外感内伤互参,辨病辨证结合:**王灿晖主张外感热病与内伤杂病在辨治上应互相渗透贯通,认为温病蕴热化毒、伤阴动风、酿痰致瘀等与杂病病机有共通之处;温病之"清热解毒""凉血化瘀""滋阴息风""清心开窍"等治法同样可广泛应用于内伤杂病的治疗。

王灿晖在强调辨证施治为中医治病之本的同时,主张临床诊病须明确西医诊断,只有弄清疾病在各个阶段的关键病理环节,正确分析其病理演变趋势,才能使中医治疗更加准确无误。如对于病毒性肺炎的治疗,若仅凭症状辨证,多属痰热阻肺,治疗从清肺化痰入手,但结合肺炎肺泡和肺间质的充血水肿、局部微循环障碍的病理特点,应在传统治法的基础上加入桃仁、红花、虎杖等活血化瘀之品。

**(3) 活用古方,善创新方:**王灿晖治病善用古方,认为古贤制方乃据证而定,其君臣佐使配合之理大有法度可师,用古方必须深解先贤制方之理,但不可生搬硬套,临证必须活用。他注重探索开发古方新的适应证范畴,如用凉营泄热、清瘀活络的"清营汤"治疗糖尿病的血管性损害;用化痰祛瘀搜络的"三甲散"治疗老年血管性痴呆;用清泄少阳、兼化湿邪的"蒿芩清胆汤"治疗变应性亚败血症等都获得了满意疗效。

王灿晖善于结合实践经验,创制疗效卓著的新方和效方。"清气解毒汤"即为他精研温病理论,结合长期临床实践经验,经反复研究验证而得的效方。该方由鸭跖草 30 g,忍冬藤 30 g,半枝莲 20 g,板蓝根 20 g,连翘 10 g,柴胡 10 g,蝉衣10 g 组成。柴胡和解表里,蝉衣散风热宣肺达表,与柴胡合用,轻清灵动,泄邪热而透毒外解;连翘味苦兼辛,能透肌解表,与板蓝根、半枝莲、忍冬藤、鸭跖草诸清热解毒药相配,其效更卓,直接清火解毒于无形;忍冬藤通经络,鸭跖草行水湿,两相配伍,排周身热毒于州都而去。如此配伍,一透一清一泄,共奏透邪泄热,清气解毒之功。

## 【临床经验】

### 1. 以"清透"治病毒感染性发热

病毒感染性发热是临床常见病、多发病,四季均可发生。因其病因是病毒感染,目前尚没有直接灭活病毒的有效药物,王灿晖认为对此需辨证正确,治疗法则精当。

（1）**辨证着眼"卫"与"气"**：病毒性感染性高热的临床特点是发热，且热势较高，体温可达 39℃ 以上，持续不退，热程较长，可超过两周，常呈朝轻暮重态势，有汗不解，或汗后热势稍降而旋又复升，初起可伴恶寒、头痛、身痛等外邪袭表之象，但很快即现壮热不寒、心烦口苦、舌红苔黄、脉数有力之征。主要病机为邪热炽盛，充斥卫气。其发热的形成是因温邪入侵人体后，正气奋起抗邪，正邪剧烈相争，阳热偏胜所致。本病起病较急，发展较快，但病变较为单纯，传变不多，病理性质以实热证为主，病程主要分为两个阶段。初起阶段多为邪袭肺卫的表热证，继之则为邪入气分的里热证，若无特异的原发病变和并发症，病变多不深入营血，而以卫气分里热亢盛为主，其中卫分的病变较为短暂，其表闭证象有时亦不甚明显，而气分的病变则相对较长。辨证时应着眼于卫分及气分证候的诊察辨析：病在卫分，除有表证外，尚有明显热象，发热较高，舌红脉数；邪入气分，既有邪热散漫、充斥内外的蒸蒸发热及汗出、口渴之象，也有里热内郁、心烦口苦、小便短赤之征。邪热在气分流连日久者，常因兼夹湿邪而多伴有脘痞、苔腻的表现。

（2）**治疗重在"清"与"透"**：病毒感染性发热的治疗应以辨病治疗，结合辨证制方用药，治疗的目的在于抗毒退热、透邪外达，只要诊断明确、制方合度，治疗首尾可以一法一方贯之。王灿晖创制"清解退热法"专治病毒感染性发热，药由鸭跖草 20～30 g，忍冬藤 20～30 g，板蓝根 20 g，蒲公英 20 g，蝉衣 8 g，连翘 10 g，柴胡 10 g 组成。本病属高热急证，根据"急证急攻"的原则服药次数每日不应少于 3 次，即早、中、晚各服 1 次，必要时夜间还须加服 1 次。根据临床观察，一般服药 1 剂后热势即可逐渐下降，2～3 剂后体温即可恢复正常，且很少回升反复。本法的作用主要在"清"、"透"两端，清者清解热毒以退热，热毒得清病源即除，热势自退。透者透散邪热以驱邪外出，热势散漫之蒸蒸而热者，"透"则使其病势促邪外达；里热内郁，不易外解时，"透"能解散郁热之势，使内郁之热既可直折而去，又可透散外出，方中柴胡、蝉衣即具有透散泄热之功，而有着良好的解热之效。

## 2. **"清化""宣开"治慢性支气管炎**

慢性支气管炎由于病情迁延，反复发作，常有明显的肺、支气管组织结构的破坏和生理功能障碍，防御能力下降，招致外邪入侵引起急性发作，每次急性发作都会程度不同地加重肺、支气管损害。因此,有效地控制和预防慢性支气管炎的急性发作是防治本病的重要措施。

**(1) 清肺化痰法:** 处方由白毛夏枯草 10 g,平地木 20 g,金荞麦 20 g,鱼腥草 20 g,百部 10 g,前胡 10 g,白前 10 g,瓜蒌仁 12 g 组成。用于慢性支气管炎急性发作或急性支气管炎咳嗽、痰多之证。具有良好的清肺消炎,止咳化痰之功效。王灿晖认为慢性支气管炎急性发作多为外邪入侵与内伏之痰相搏为患,其中感染外邪乃发病之主因,所以清肺祛邪、消炎抗感染当属治疗之重点,化痰亦为廓清病理因素的必要手段。

全方体现出"清""化"两大治疗特点,由于本法主要针对肺部炎性病变而设,所以对邪热在肺者疗效显著,对寒邪束肺者经适当加减亦有效果。痰热较盛、咳痰黄稠者,加黄芩、桑白皮、贝母;寒痰较重、痰涎清稀、舌苔水滑者,加细辛、半夏、干姜;气急、气喘明显者,加麻黄、款冬、葶苈子。上方一般服用 3～5 剂后即可奏效,若无其他证候兼夹病情即趋于恢复。

**(2) 祛风宣肺法:** 处方由荆芥 10 g,防风 10 g,蝉衣 10 g,僵蚕 10 g,双钩藤 12 g,木蝴蝶 5 g,忍冬藤 20 g,蒸百部 10 g,连翘 10 g,甘草 3 g 组成。功能祛风宣肺,利咽止咳。用于慢性或急性支气管炎,咽燥作痒,痒则作咳,咳则连声不断而无痰者。本证临床表现:其一伴有明显的咽痒咽燥见症;其二咳嗽频作,呈呛咳状,咳则连声不断,有时彻夜难眠;其三基本无痰。本证属风邪作咳,病虽属肺,但病位主要在咽喉。病机重点为邪客咽喉、肺气失宣。治疗的关键在于祛风利咽、宣开肺气。临床实践证明,一般服药 1～2 剂后咳嗽即可显著减轻,表现为咽痒渐除、喉道爽利而咳嗽渐止。

### 3. 祛脉之实、补心之虚治冠心病

**(1) 调气血、化痰瘀控制心绞痛:** 王灿晖治疗心绞痛的基本思路是以迅速控制疼痛为急务,以调气血、化痰瘀为立法重点。认为冠心病心绞痛发作时其病机多属本虚标实,本虚主要由机体的阴阳、气血虚衰而导致阴阳偏颇、气血失调;标实是心绞痛发作时所表现的气血运行失调、痰瘀痹阻。以"急则治其标"的原则,针对其病机特点制定了以行气化痰、活血化瘀为主的治疗方法,并在此基础上结合阴阳气血、寒热虚实的具体变化灵活化裁,随证加减。基本方:瓜蒌仁,广郁金,苏罗子,细辛,丹参,川芎,玄胡索,失笑散。气虚较著,见气短、胸闷、心悸者,加党参、黄芪、黄精、五味子;阴虚明显,见舌红、口干、脉细数者,加生地、首乌、玉

竹,方中细辛、川芎易以赤芍、葛根;心肾阳虚,寒凝胸中而见心胸冷痛、遇寒即发、形寒肢冷、腰酸溲频、舌淡脉迟者,加桂枝、荜拨、仙灵脾、补骨脂。

**(2) 补虚祛实、调整心脉治疗心律失常:**心律失常是冠心病的常见表现。临床除过速、过缓的频率异常外,还常有"早搏""歇止"的节律失常。王灿晖认为,其病机为阴阳偏颇,主司气血运行的心脉失调所致。治疗本病时首先要从整体上辨别阴阳气血盛衰的不同类型,而后结合心律失常的具体表现进行制方用药,并提出下列用药思路。

益气:党参、黄芪、黄精、五味子。温阳:附子、桂枝、补骨脂、仙灵脾。滋阴:生地、首乌、女贞子、黄精。养血:熟地、当归、枸杞子。理气:苏罗子、降香、郁金。活血:丹参、赤芍、葛根、川芎、红花。化痰:瓜蒌仁、胆星、半夏。清火:黄连、苦参。宁心:酸枣仁、柏子仁、石菖蒲。

在阴血或气阴两虚的基础上,心动过速者其病机大多伴有心脉失调或心火亢炽或兼痰浊。治疗一般多以滋养营阴或补益气阴之品以固其本,合以活血宁心之品以调其心脉。其中滋养营阴多以"增液汤""加减复脉汤"为主方;补益气阴常用"生脉散"或合以"增液汤";活血宁心常用丹参、赤芍、葛根、菖蒲、远志、酸枣仁等。若伴心火亢炽,口苦心烦,舌尖红赤者,则加用黄连、苦参、山栀;兼夹痰浊、胸闷、苔腻者加用半夏、胆星。心动过缓之证多因心气不足、血脉瘀滞运行不畅所致,其中有偏于阴虚和偏于阳虚的不同。证属气阴两虚者,治疗亦以生脉散、加减复脉汤为主方,适当加入活血通脉之品;偏于阳虚者,常以党参、黄芪、补骨脂、仙灵脾、菟丝子等组成基本方以温阳益气,酌配丹参、赤芍、川芎等活血之品以通心脉;若属阴寒偏胜者可加入附子、肉桂、细辛等辛散温通之品,振奋心阳,鼓动血脉。无论是心率过快或者偏缓,凡伴见"早搏"等节律不齐征象者,均须在原方中酌加菖蒲、远志、珍珠母、龙齿、当归、茯神等宁心之品。

**(3) 养心补虚、兼运气血调治缓解期:**在心绞痛发作控制以后,病情虽缓解而趋于稳定,但患者固有的虚损病变则常常表现得比较明显,或见阳虚气弱,或呈阴血亏虚。病机不仅限于心之虚损,而且可兼及肝肾亏损。心之血脉瘀阻虽获缓解,但其气血运行不畅的病变仍不同程度地存在,有时还可兼夹痰浊痹阻。因此,对于冠心病缓解期的治疗,除重点补益虚损外,还适当参以疏理气血,必要时兼以化痰行瘀。具体用药时,在补益虚损方面,以加减复脉汤为主方酌加黄精、首乌等;偏于阳气虚弱的则以黄芪、党参、仙灵脾、补骨脂、附子、桂枝等为主组方,随证加减;在活血通脉方面,常用丹参、赤芍、郁金、葛根、生蒲黄等;化痰主用瓜蒌仁、半夏等。

**4. 扶正祛邪治慢性病毒性乙型肝炎**

**(1) 扶正祛邪是治疗慢性乙肝的关键:** 本病病机特点是正虚邪实,正虚为本,邪实为标,正虚与邪实常存在于疾病过程的始终。正虚与邪实相互影响,正虚不能敌邪,则邪更盛;邪易伤正,则正更虚。因此,扶正祛邪是治疗慢性乙型肝炎的关键。辨证施治时,病位不仅在肝,而且涉及脾、肾,应将正虚邪实与病位结合起来辨治。邪实有湿热、湿浊和瘀热之分,若湿热疫毒盛者,药用虎杖、黄芩、败酱草、猪苓等;湿浊偏重者,药用半夏、厚朴、苡仁、茯苓等;本病为慢性疾病,久病入络,常有血脉瘀滞,此时病者热毒未尽,致瘀热互结为患。王灿晖常用活血化瘀、凉血解毒之法,活血化瘀常用丹参、当归、郁金、桃仁、赤芍,若肝脾肿大者常用鳖甲、牡蛎、山棱、莪术等;凉血解毒选用水牛角、牡丹皮、生地等。正虚有气、血、阴、阳之分,气虚多在脾,治宜益气健脾,药用太子参、黄芪、山药、茯苓等;血虚多在肝,治宜滋养肝血,药用枸杞子、白芍、熟地、当归等;阴虚多在肝肾,治宜滋补肝肾,药用沙参、五味子、麦门冬、白芍、生地、首乌等;阳虚多在脾肾,治以温补脾肾,药用附子、仙灵脾、党参等。

**(2) 顾及兼夹之证:** 邪实正虚为慢性病毒性乙型肝炎主要证候表现,然而常有兼夹之证,因此在扶正祛邪的基础上必须根据病情,配合应用疏理气机、养心安神、健脾开胃等法。

疏理气机法:在慢性乙型肝炎过程中,湿热、湿浊、热瘀等因素易致气机阻滞,治疗时常随证加入理气之品,如佛手、川朴花、陈皮、木香、枳壳等。

养心安神法:脑为元神之府,有赖气血濡养,慢性乙型肝炎病变常有气血不足,不能上承于脑而致失眠、头晕、烦躁等表现,治宜养心安神,可随证加入酸枣仁、远志、女贞子、山萸肉、首乌等。

健脾开胃法:本病常有肝胆脾等脏器功能失调。肝主疏泄,胆储胆汁,脾主运化,它们均与胃的受纳熟腐功能密切相关,因此常见患者伴有纳谷不香、脘腹胀满、恶心呕吐等症状。人以胃气为本,食欲不振则元气难复,故常随证加入消食开胃之品,如谷芽、神曲、鸡内金等。

**5. 灵活辨证、补消并举治慢性胃炎**

**(1) 疗疾不拘泥证型,辨治以灵活为要:** 慢性胃炎其本多虚,但宜参合体质情况,区别气虚阴虚。气虚病位偏重于脾,阴虚病位侧重于胃。饮食不慎、情志不舒,可壅胃碍脾,郁滞肝气,甚或化火横逆,诱发或加重病情。久病不愈,多有胃络瘀滞,可见脘部疼痛、舌体瘀暗,胃镜检查可见黏膜苍白。此外,脾胃有病,则运化不及,每有湿浊内生。基于上述诸多因素影响,因而临床常见气虚与食滞并存、阴亏与湿热同现、气滞与胃热兼见,或数证交错,相互牵制。

(2) **补益与消运并行、滋养与化湿同施**：慢性胃炎脾气多虚,运化有所不及,常累及胃的腐熟和降,导致食滞内留,症见脘腹饱胀不适,饭后尤甚,嗳气食臭等。对于本证的治疗纯消运则易耗脾气,纯补脾则有碍食滞,故宜消运与补益并投。消运以炒谷芽、焦神曲、鸡内金,并加枳壳以和降顺胃;补脾常用上潞党、黄芪、云茯苓、焦白术。"在阳旺之躯胃湿恒多",日久每致湿热伤阴,形成胃阴亏而湿热蕴之局面,症见口干而黏、知饥不食、舌红苔少等,治疗多较棘手。王灿晖每用川石斛、法半夏、炒黄芩、蒲公英,使滋胃而不碍湿,化湿而不耗阴。

(3) **通络与酸敛化合、疏肝与柔肝协同**：慢性萎缩性胃炎,胃黏膜变薄,腺体分泌不足,多见胃酸分泌缺乏,胃镜检查可见黏膜灰白,或白多红少。此属阴亏瘀阻的病理变化,治疗应益阴化瘀,然此时益阴又不可滋腻,只宜大乌梅、肥山楂、杭白芍、粉甘草之酸柔甘守,助胃酸而促消化;祛瘀不可峻猛,以免更损黏膜,宜丹参、当归须、炒蒲黄、桃仁泥等祛瘀柔药,以达胃络渐通、瘀阻缓化之效。王灿晖诊疾时常询病者之家事人事,是否人事有所失谐,情志有所不舒。凡此不达,皆可影响肝之疏泄而成肝气郁滞,或见脘胁作胀,或见嗳气连连,甚或气郁化火、吞酸嘈杂。此时他常以良言疏导,并以合欢花、陈佛手、绿萼梅、郁金、醋柴胡配杭白芍、女贞子、五味子等疏肝解郁、柔肝畅气;或以左金丸、山栀以达肝胃两清。

### 6. 健脾益肾、化瘀排浊治慢性肾炎

(1) **明察病机,治重脾与肾**：慢性肾炎病机多为虚中夹实,虚以脾肾二脏亏损为主,其中肾虚又有阴虚、阳虚之别;实为水湿、瘀血内留。虚实常互为因果,同时并存。脾肾亏损则主水无权,制水无力,致水湿内留而外见浮肿,内现脘痞恶心、食欲不振、舌苔厚浊,甚或口有尿臭等症。脾为后天之本,脾虚则后天不足以养先天而致肾虚加重;肾阳虚形寒膝冷腰酸,面色黧淡不华;肾阴虚则口干手热尿短,甚至尿血;肾阴不足、水不涵木则见阴亏阳亢诸症。治疗本病大法不离补肾健脾。常用基本方：熟地、黄芪、茯苓、白茅根各 15 g,枸杞、黄精、

白术、僵蚕、蝉衣各 10 g，六月雪 30 g，随证加减。若肾阳偏虚加附子、巴戟、仙灵脾，去茅根；肾阴偏虚去黄芪加生地、首乌、女贞子；湿浊中阻加藿香、厚朴、半夏、苍术，去黄精，并减少熟地用量；三焦不利，小便短少加陈葫芦、冬瓜皮、车前子。

**(2) 辨精浊瘀消蛋白尿：** 蛋白尿为慢性肾炎病变过程中极难消除的症状，现代药理研究发现某些中药在消除蛋白尿方面有着独特的作用，如蝉衣、石韦、僵蚕、芡实、全蝎、龟板、鳖甲等。然而这些药物按传统药性分类，其功用有利、涩、消、疏的不同，治疗时若不合理选择，一味从消蛋白尿这点考虑，则有时与全方配伍不符，甚或出现错误而导致副作用。临床应用时应分析病机、准确辨证，有选择地配合用药。如证属虚者，未见湿浊下注之象，则蛋白尿可认为属肾虚不固、精微下泄，可于辨证方中选加芡实、龟板以补涩而消蛋白；如证属虚中夹浊，则蛋白尿为湿浊下流之象，可于辨治方中加入石韦以渗利湿浊而消蛋白；如为虚中夹瘀，则宜选用鳖甲、全蝎，以祛瘀利络而消蛋白。

**(3) 活血化瘀药当轻而灵：** 慢性肾炎其病理变化主要为不同程度的肾小球硬化伴球囊呈缺血性改变及小血管硬化，相应肾单位的肾小管萎缩、间质灶状纤维化。王灿晖认为此属中医之"瘀血"病变范围，尽管临床上患者很少有典型的舌紫、脉涩等瘀血征象，但面色大多黯淡，加上微观病理变化有血管的瘀塞硬化表现，因而完全可认为属夹"瘀"。治疗时活血化瘀为必配之法，然选药时应注意：病本为虚，不耐克伐，活血化瘀不可峻猛，只宜缓化渐通之品。"肾主水"，肾小管贵宜通利，才能保证其功能的正常发挥，因而活血化瘀之药亦宜轻灵通利之味。故他每于治疗方药中选加丹参、泽兰、益母草以活血行水，既可化瘀以通肾络，又能利水而顺其生理之性。

**(4) 治疗尿毒症注重排浊毒：** 慢性肾炎日久不愈，多可发展为慢性肾衰，此时代谢产物潴留，水电解质失衡，机体的整体功能紊乱。临床多属脾肾两脏阳气亏损，水湿浊毒内留之证。浊毒潴留变生它证，加剧病情，导致三焦水道不利，浊毒弥漫，上呈昏瞀、胸闷，中现呕恶、胀满，下见少尿、无尿，外形肢体浮肿。故治疗泄浊排毒为当务之急，然具体运用时又当视证情之缓急轻重。病轻势缓者，以温通脾肾配合渗利泄浊之法，用附子、干姜、白术、黄芪配虎杖、石韦、冬瓜皮、金钱草等；病重势急者，则须首重泄浊排毒，辅以温通，用大黄、陈葫芦、虎杖、金钱草、茯苓、六月雪、益母草配干姜、附子。

【经 验 方】

**1. 清气解毒汤(亦称清解退热方)**

组成:鸭跖草 30 g,忍冬藤 30 g,半枝莲 20 g,板蓝根 20 g,连翘 10 g,柴胡 10 g,蝉衣 10 g。

用法:水煎服。每日 1 剂,服药次数每日不应少于 3 次,即早、中、晚各服 1 次,必要时夜间还须加服 1 次。病变初起,表证明显者可加荆芥 10 g、豆豉 10 g、防风 6 g,以助发散表邪;头痛明显,汗出不多者可加羌活 10 g(暑季则改用香薷 10 g),以散邪止痛;湿邪明显、胸脘痞闷、舌苔厚腻者,可加藿香 10 g、厚朴 6 g,以芳化湿邪。

功效:透邪泄热,清气解毒。

主治:病毒感染性高热。症见高热持续,朝轻暮重,有汗而热不解,或汗出热减旋又复热,余无其他特殊见症可辨,血常规检查白细胞正常或偏低,抗生素治疗无效者。

**2. 舒心消痛汤**

组成:瓜蒌仁 10 g,郁金 10 g,苏罗子 10 g,延胡索 10 g,细辛 5 g,丹参 15 g。

用法:水煎服。每日 1 剂,分 2 次服。

功效:行气豁痰,活血通瘀。

主治:冠心病心肌梗死、心绞痛。症见心胸憋闷作痛,痛甚则连及上肢肩背,心悸息促,日久不愈,反复发作,舌质紫暗或有瘀斑瘀点,舌苔腻,脉弦紧或细涩。

**3. 通痹导浊汤**

组成:苍术 10 g,黄柏 10 g,怀牛膝 10 g,土茯苓 12 g,忍冬藤 20 g,汉防己 10 g,粉萆薢 10 g,晚蚕砂 10 g,海金沙 12 g(包),炙地龙 10 g。

用法:水煎服。每日 1 剂,分 2 次服。

功效:导泄湿浊,清热通络。

主治:痛风急性发作。症见关节红肿热痛,下肢显著,疼痛难忍,痛处屈伸不利,甚则不能活动,常反复发作,伴心烦溲赤,舌苔黄腻、脉滑数。

**4. 清燥宣肺汤**

组成：桑叶 10 g，杏仁 10 g，荆芥 10 g，金银花 20 g，枇杷叶 10 g，蝉衣 10 g，钩藤 12 g，木蝴蝶 5 g，百部 10 g，甘草 3 g。

用法：水煎服。每日 1 剂，分 2 次服。

功效：疏风清燥，宣肺利咽。

主治：风燥袭肺、咽喉不利、肺气失宣之上感咳嗽。症见咳嗽少痰，咽痒不适，痒则咳嗽连作，咽部红赤，苔薄白舌边尖红。

**5. 益肾通窍汤**

组成：何首乌 12 g，黄精 12 g，巴戟天 10 g，川芎 12 g，广郁金 10 g，茺蔚子 10 g，五味子 5 g，益智仁 10 g，石菖蒲 6 g，葛根 20 g。

用法：水煎服。每日 1 剂，分 2 次服。

功效：补肾益精，活血通窍，宁心益智。

主治：老年血管性认知能力下降，甚或痴呆，见于多发性脑梗、脑萎缩或中风后。证属肝肾阴精亏损，不能濡养脑髓，血脉瘀滞，机窍失灵者。

**6. 健脾益胃汤**

组成：太子参 15 g，淮山药 12 g，焦白术 10 g，云茯苓 12 g，川石斛 12 g，川朴花 8 g，八月札 10 g，鸡内金 10 g，白花蛇舌草 20 g，丹参 12 g。

用法：水煎服。每日 1 剂，分 2 次服。

功效：健脾养胃，理气助运，清热活络。

主治：慢性萎缩性胃炎，辨证属脾胃气阴不足，运化乏力，夹有郁热。症见脘痛绵绵，饥而不能食，或胃脘灼痛，嘈杂似饥，神疲乏力，口干不欲饮，大便干结或溏，脉细弱。

# 主要论著 ·············································

王灿晖，沈凤阁. 十二年顽固性盗汗一例治愈报告. 江苏中医，1965，（1）：20～22.

沈凤阁，王灿晖. 叶香岩外感温热篇阐释. 南京：江苏科学技术出版社，1983.

孟树江，王灿晖. 温病学. 长沙：湖南科学技术出版社，1987.

沈凤阁，王灿晖. 温病的理论与临床. 南京：江苏科技出版社，1988.

王灿晖.外感热病辨证体系异同刍议.陕西中医,1988：190.

王灿晖.辨证学.上海：上海科学技术出版社,1989.

王灿晖.从"截断疗法"谈温病治则问题.江苏中医,1997,18(3)：3～7.

王灿晖,马健.温病学科发展的思考.中医教育,1998,17(5)：19～20.

王灿晖,刘涛,杨进等.滋肾通窍法对血管性痴呆患者精神量表评定的观察.江苏中西医结合杂志,1999,19(7)：405～406.

王灿晖.温病学之研究.北京：高等教育出版社,2001.

杨进,王灿晖.温病条辨临床学习参考.北京：人民卫生出版社,2002.

王灿晖.中医药专家谈 SARS.北京：中国中医药出版社,2003.

王灿晖.传染病的治疗策略.江苏中医药,2006,27(4)：8～9.

王灿晖.王灿晖温病学讲稿.北京：人民卫生出版社,2010.

## 参考文献

[1] 王琦.王灿晖教授清热透邪法治疗病毒性疾病经验.南京中医药大学学报(自然科学版),2002,18(6)：362～363.

[2] 田文熙.王灿晖教授治疗哮喘的思路探析.四川中医,2009,(11)：3～4.

# 金妙文

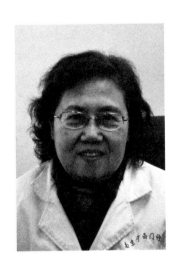

金妙文,女,1937年出生,浙江省黄岩县人。南京中医药大学研究员、博士生导师、主任医师,中医临床及中西医结合临床专家。曾任南京中医药大学中医内科急难症研究所所长,中国博士后基金评审委员会专家,国家医药监督管理局新药审评专家,江苏省中西医结合急症专业委员会主任,卫生部临床药理基地副主任,全国热病学术委员会委员,全国厥脱证协作组分题组长,江苏省厥脱证协作组组长,江苏省中西医结合急症研究会副主任,江苏省流行性出血热指导组成员。享受国务院政府特殊津贴专家,第三批全国老中医药专家学术经验继承指导老师。

1965年南京医学院医疗系本科毕业,长期从事临床、教学、科研工作,专长急症、肝胆脾胃等病证。先后主持承担省厅级以上科研课题28项,其中国家级8项,曾获各级科技进步奖23项。研制科研用药21种,先后参编《西医内科学》《中医内科护理学》《流行性出血热防治》等教材专著7本,著作 15 部,发表论文 100 余篇。获得过江苏省高校先进科技工作者、江苏省优秀党员、江苏省"三八红旗手"、全国中西医结合特殊贡献专家等称号。

## 【学术思想】

金妙文学术上主张兼收并蓄中西医理论,大胆吸收中西医结合最新研究成果,在临床思维上强调中医辨证与辨病结合,在论治方面特别重视气血、痰瘀,擅长乙型肝炎、流行性出血热、糖尿病、动脉粥样硬化、高血压、高脂血症、类风湿关节炎以及胃肠道疾病等的治疗。科研工作中,坚持以中医理论为指导,临床实践为依据,突出辨证论治原则,发挥中西医结合优势,应用现代科学思路和手段,开展应用研究,通过临床实践提出新的论点和治法。其主要学术思想与特点可以归为以下几个方面。

### 1. 辨病选药结合现代药理知识

金妙文在多年的临床实践中发现,随着中药药理作用研究的深入发展,许多中药有非常确切的药理作用,配伍到处方中,能明显提高疗效,改善实验室检查指标,但又无法用传统的中药理论来解释,于是提出了"灵活应用现代药理知识指导辨证选方用药"的思想。她认为,这一类中药经现代药理研究证实,可直接作用于靶器官,对主病、主因、主症有明确治疗作用的药物,其与君、臣、佐、使共同成为方剂的重要组成部分。因此在临床实践当中,恰当辨病选药,可直达病所,收事半功倍之效。如平喘常选用虫类药,如地龙、僵蚕、全蝎等,都有扩张支气管平滑肌作用;补肾药常选用的淫羊藿、巴戟天,有抗过敏作用,均可用于支气管哮喘治疗,山茱萸强心、平喘,常用于肺心病喘促症。金妙文针对不同原因引起的咳喘,其他常选用的辨病用药有:白花蛇舌草,因其有抗癌、降纤维化的作用,常用于治疗肺癌、间质性肺纤维化呼吸困难的患者;露蜂房、淫羊藿、合欢皮、五味子、乌梅、老鹳草、穿山甲等,因具有对抗呼吸系统变态反应的作用,常用于治疗支气管哮喘;鱼腥草、虎杖、贯众、金银花、连翘、黄芩、大青叶、板蓝根、蒲公英、穿心莲、苦参、秦皮、紫草等,因具有抗病毒杀菌的作用,常用于治疗肺炎、肺脓肿的患者。

### 2. 病毒性心肌炎需重视病证结合

**(1) 对病因病机的认识:**金妙文认为病毒性心肌炎发生多由禀赋不足,正气虚弱,复感外邪,内舍于心所致。发病前多有呼吸道感染病史,初期常表现为感冒样症状,如发热、头痛、咳嗽等,待感冒缓解后,或在感冒进程中,突然出现或渐见心悸、气促、胸闷、心律失常及心脏扩大等症状和体征,严重者发生心力衰竭,甚至猝死。纵观病毒性心肌炎的整个病理过程,金妙文认为温热、湿热毒邪侵犯机体,内舍于心,伤阴耗气是本病的基本病理改变。心为"君主之官","主身之血脉",若素体心气不足,感受邪毒,易犯于心,致心之阴阳气血失调。心主血脉的功能减退而出现心悸、脉结代等症。温热、湿热毒邪为阳热之邪,易煎熬血液而成瘀,尤其是病程迁延日久,致脏腑气阴亏虚,心主血脉之功能失调,从而出现气血不畅,心脉瘀阻,而心脉瘀阻又可妨碍气血的正常运行,影响本病的转归。因此,本病病位在心,以气阴两虚为本,热毒与瘀血为标,正气不足,邪毒侵心是发病的关键。初期热毒较为突出,病至中、末期,瘀血证逐渐显露,而气阴两虚的本质贯穿于病变的始终。

**(2) 辨治经验:** 诊断重视辨病与辨证相结合,有的放矢。金妙文认为辨病与辨证相结合在治疗病毒性心肌炎中尤为重要,辨证虽有常规可循,但应知常识变。救治病毒性心肌炎,大致分为以下证型。

热毒侵心:恶寒发热,头痛身痛,心悸胸痛,气短乏力,咽痛咳嗽,口干口苦,小便黄赤,舌质红,舌苔黄,脉浮数或促结代。治以清热解毒,养心复脉。方用银翘散合清宫汤加减。

湿毒犯心:恶寒发热,腹痛腹泻,腹胀纳呆,恶心呕吐,困倦乏力,心悸胸闷,舌苔黄腻,脉濡滑数或促或结代。治以清热化湿,宁心复脉。方用香连丸合甘露消毒丹加减。

气阴两虚:心悸怔忡,气短乏力,自汗盗汗,舌红苔白,脉虚数或促、涩、结、代。治以补气养阴,益心复脉。方用生脉散加减。

心阳不振:心悸甚,动则加剧,胸闷气促,畏寒肢冷,面色苍白,疲乏无力,舌质淡胖或有齿痕,苔白腻,脉沉而细迟或结代。治以温补心阳。方用苓桂术甘汤、四逆汤加减。

阳虚欲脱:起病急骤,心悸气短,不能平卧,烦躁不安,自汗不止,四肢厥冷,舌淡苔白,脉微欲绝。治以回阳固脱。方用参附龙牡救逆汤。

## 3. 提出中风"三热论"

金妙文在中风病认识有独到的见解,尤以"三热论"著名。

(1) **火毒论**：金妙文经过反复临床观察和实验，并结合现代医学理论和研究成果，逐渐认识到毒邪与中风密切相关，热毒是中风发病的关键和主导因素。所谓热毒是指因脏腑功能和气血运行失常使体内的生理或病理产物不能及时排出，蓄积体内化热而成的内毒。关于中风热毒的形成，金妙文认为与机体脏腑功能失常、气血津液紊乱、痰瘀热蓄积脑络并使其受损有关。火毒之成，内热弥炽，炼津成痰，灼血为瘀，痰瘀胶结，郁而化热，即"血脉不行，转而为热"，"湿土生痰，痰生热"。火热、痰瘀胶结体内，若不能及时清除，日久弥重，蓄积不解，即可成毒，火热痰瘀是毒邪形成的共同病理基础，所形成的毒邪既具火热之性，兼寓火热之形，所引起的中风临床表现多呈一派火热之象，故称其为热毒。"毒因热生"，热毒是火热痰瘀由量变到质变的结果，"变由毒起"，热毒犯脑损络，可引发中风。热毒善变，变化多端，如中风先兆期，火热、痰瘀伏于体内，时时萌动，随人体正气及外界变化因素而消长。当机体正气虚弱或外界不良刺激过强，邪气太过之时，即可演化为毒，犯脑损络。当机体正气渐复，又可毒退络通，症状消失。热毒善变还表现于因热毒侵犯脑络部位不同，其引起的症状多种多样，变化多端，或为语謇，或为偏身瘫痪，或为眩晕、晕厥、或肢麻，发无定时，时作时止；热毒除侵犯脑络外，也易侵犯脏腑，扰乱心神。热毒侵犯脏腑，脏腑功能紊乱，清浊升降失序，腑气不通，则有气粗、痰鸣、大便秘结；热毒上扰心神，则烦躁不宁；热毒又伤阴耗气，致正气衰竭，阴阳离决，导致死亡。

(2) **痰瘀论**：金妙文常言痰瘀阻滞是各型中风，尤其是缺血型中风的主要病理基础，痰瘀胶结亦是各型中风的主要矛盾，可从痰瘀之形成、痰瘀互结、痰瘀致病等分述之。

1) **脏腑功能失调是痰瘀生成之本**：人以五脏为中心，气血津液的生成有赖于脏腑正常的生理活动，而气血津液病变乃是脏腑病变的结果。肺居上焦，主气，有布散通调水津之作用，肺气郁滞，治节不行，则津液停聚为痰；脾居中焦，主运化，升清降浊，使水谷变生精微，输布充养周身，若湿困太阴，脾虚不运，转输失调，津液停聚为痰；肾处下焦，属水，主五液，司开合，分清泌浊，管理水液的蒸化排泄，若火衰水亏，蒸化失常，则津液亦可成痰。痰的生成，主要是因肺脾肾三脏运化水液功能失调，导致三焦气化失宣，经络络道壅塞，津液失于流行，积聚为痰，又能导致瘀血之形成。

2) **气血运行障碍是痰瘀形成的基础**：痰是津液变生的病理产物，是津液不归正化的结果,由于痰的生成,无不因于气机郁滞,故痰之为病随气机升降,无处不至,所涉及病症广泛,症状复杂。瘀血是血液凝滞或血脉运行不畅所致的病理产物,进而又引发各种病症。因痰瘀为津液不归正化的产物,同源异物,在病理情况下,往往互为因果,胶结难解。既可在同一病因作用下,同时影响津液的正常输化而导致痰瘀同生。如热邪可以炼液成痰,而血液受热煎熬又可凝结成瘀等;另一方面,又可表现痰瘀互生,痰浊阻滞脉道,妨碍血液运行,则血滞成瘀,脉络不通,影响津液正常输布,或离经之血瘀于脉外,气化失于宣通,以致津液停积为痰,导致痰瘀互结,"痰瘀同病"。

3) 痰瘀胶结是各型中风急性期的主要矛盾:脑部血管阻塞或破裂出血,导致脑血液循环障碍,不论是局部还是全脑,不论是出血还是梗死,基本病理变化是脑组织的缺氧和缺血。这种急性的缺氧和缺血,必然产生局部或全脑的组织水肿,甚至导致颅内压升高,在某种意义上说,可视为痰瘀胶结之佐证,是本质关键所在。脑梗死之后,血脉痹阻,血流不畅,有瘀无疑;脑出血之脑脉破裂,血溢于脉外,而蓄积于脑髓脉络清窍之间,势必壅塞脉络,亦必产生新的瘀证。中风之发病,脑脉痹阻或血溢脉外,致清阳之气不得舒展,气血不得流通,津液气血不循常道,津液渗泄为饮(脑水肿)。

**(3) 瘀热论:**金妙文认为瘀热阻窍是缺血性中风和出血性中风的主要病理因素之一,是脑出血和脑缺血的共同病机。瘀热动血,络破血溢,则有脑出血;湿热瘀浊素盛,津亏液少,则血液黏稠血行缓慢,每致血瘀。

1) 络热血瘀是各型中风的发病基础:六淫之邪侵袭人体,皆可化为火热之邪,甚则酿毒。若原有瘀热内伏,则尤易因外邪化火而触动。中风之发,风火痰升,瘀阻脑脉,火毒逼血外溢,瘀滞脉道,则血不循经,血热血瘀互为因果,导致脑出血;真阴亏损,肝阳火生,心火暴盛,心肝火盛,上升无制,火郁络瘀,瘀热伤及脑络;或饮食不节,嗜食肥甘厚味及辛辣之品,致脾失健运,水湿内生,积瘀生热;痰浊入脉,血滞为瘀,痰瘀互结,郁而化热,痹阻脑脉;络热脉损,致瘀热出血;情志郁结,心肝火旺,或素体阴亏,阳气偏旺,气火偏亢,火热灼津,津亏血少,则血液黏稠,血行缓慢,每易致瘀。

2) 瘀热阻窍是中风急性期的中心环节:瘀热证之主要矛盾为血瘀和血热,热甚可以致瘀,瘀郁可以化热,瘀热搏结,络伤血溢。瘀由热成,热瘀互结,邪热久羁,瘀血不散,所谓"热附血而愈缠绵,血得热而愈凝胶固",而各种原因所致的瘀热久积,郁结日久又可化热。中风病腑气不通,风火痰瘀俱盛,上涌脑窍,痹阻脑脉,瘀热互结;瘀热阻窍是中风急症的基本病理和中心环节,亦是中风急性期的主要证型。若血分瘀热不甚显著,则脑脉瘀阻症状轻;或脑络破损以后出血量不多,则瘀热阻窍的病理较轻,症见面色轻度潮红,偏侧肢体麻木,舌质偏红,脉来弦劲;血分瘀热较甚,脑脉痹阻较重,或脑络破损出现中等量出血,则临床上可见比较典型的瘀热阻窍证候,出现神昏、烦躁、半身不遂、腹胀硬满、大便秘结等;若血分瘀热极甚,则血液干涸、脑脉痹阻,或脑络破损出血量较大,则瘀热阻窍更加显著,出现一系列变证。

### 4. 阴阳为纲辨证心力衰竭

金妙文认为心力衰竭临床辨证应以阴阳为纲。虽然在多数情况下心力衰竭的治疗重在治标,以截病防变,但审因论治,还当辨瘀血痰饮是因阳虚寒凝所致,还是因阴虚化热煎灼而成,故先别阴阳作为辨证用药的前提,可以执简驭繁,提纲挈领。另外就心力衰竭病症而言,虽然多数患者以心气、心阳虚损为外在表现,但心阴亏虚,阴损及气,心体受损往往是病情发展的始动因素。也就是说无论心衰患者表现为心气阳虚或心气阴虚证候中的哪一种,其病理本质都是心阴暗亏或心体受损为先。金妙文根据多年的临床实践发现"阴阳两虚、心脉瘀滞"是心衰的常见证型,提出益阴助阳、活血通脉法是治疗心衰的基本大法。益阴重在修复肥大病损的心肌,而助阳重在改善其收缩功能,活血通脉意在祛除瘀血、痰浊、水饮等标实之邪,防止虚实夹杂,交互为患。这一治法的目的在于提高患者生活质量,降低病死率和再住院率。该法在具体应用时仍应遵循中医辨证施治的原则,或偏于益阴,或偏于温阳。此外,中医并无"心力衰竭"病名,多归入"喘证""水肿""心悸"等范畴论治,这些中医病名均无法确切反映心力衰竭的病理演变规律及预后,因此中医治疗心力衰竭必须走病证结合的道路,根据心力衰竭发生、发展过程中的不同特点,辨病与辨证相结合,方可达事半功倍之效。

充血性心力衰竭为本虚标实之证,治疗当标本兼顾,还须根据"急则治标,缓则治本"的原则,抓住本虚有气虚、血虚、阴虚、阳虚,标实有血瘀、痰浊、水饮,而在治疗上有所侧重。如病情稳定,NYHA(美国纽约心脏病学会)心功能Ⅰ级,以本虚为主的,采取益气养阴、助阳治本为主,兼以养血活血。发作加重期,NYHA心功能Ⅱ～Ⅲ级,以标实为主的,采取化瘀利水治标为主,辅以益气养阴助阳之法。重度心衰病情复杂,NYHA心功能Ⅳ级,乃本虚标实之急症,故可选用一些使用方便快捷、疗效可靠的中成药注射剂(如生脉注射液、参麦注射液、参附注射液等),并可与西药合用以迅速改善患者的临床症状与心功能。

·····················【 临床经验 】·····················

### 1. 辨证选方、灵活择药治病毒性心肌炎

纵观病毒性心肌炎的整个病理过程,金妙文认为温热、湿热毒邪侵犯机体,内舍于心,伤阴耗气是本病的基本病理改变。温热、湿热毒邪为阳热之邪,易煎熬血液而成瘀,尤其是病程迁延日久,致脏腑气阴亏虚,心主血脉之功能失调,从而出现气血不畅,心脉瘀阻,而心脉瘀阻又可妨碍气血的正常运行,影响本病的转归。故此而言,本病病位在心,以气阴两虚为本,以热毒与瘀血为标。正气不足,邪毒侵心是发病的关键。初期热毒较为突出,病至中、末期,瘀血证逐渐显露,而气阴两虚的本质贯穿于病变的始终。

**辨证与选方**:金妙文认为辨病与辨证相结合在治疗病毒性心肌炎中尤为重要,辨证虽有常规可循,但应知常识变。根据金妙文多年救治病毒性心肌炎的临床经验,大致分为如下基本证类。

1) 热毒侵心:恶寒发热,头痛身痛,心悸胸痛,气短乏力,咽痛咳嗽,口干口苦,小便黄赤,舌质红,舌苔黄,脉浮数或促结代。治以清热解毒,养心复脉。方用银翘散合清宫汤加减。

2) 湿毒犯心:恶寒发热,腹痛腹泻,腹胀纳呆,恶心呕吐,困倦乏力,心悸胸闷,舌苔黄腻,脉濡滑数或促或结代。治以清热化湿,宁心复脉。方用香连丸合甘露消毒丹加减。

3) 气阴两虚:心悸怔忡,气短乏力,自汗盗汗,舌红苔白,脉虚数或促、涩、结代。治以补气养阴,益心复脉。方用生脉散加减。

4) 心阳不振:心悸甚,动则加剧,胸闷气促,畏寒肢冷,面色苍白,疲乏无力,舌质淡胖或有齿痕,苔白腻,脉沉而细迟或结代。治以温补心阳。方用苓桂术甘汤、四逆汤加减。

5) 阳虚欲脱:起病急骤,心悸气短,不能平卧,烦躁不安,自汗不止,四肢厥冷,舌淡苔白,脉微欲绝。治以回阳固脱。方用参附龙牡救逆汤。

## 2. 遣方用药须灵活多变

病毒性心肌炎症状轻重不一,有时甚至难以分期。并发症以心律失常为多见,金妙文认为临证虽难,本虚标实病机不变,孰轻孰重,心中要明,不必拘泥分期。本病初期多系温邪袭表,热毒侵心,其特点是温邪热毒结合为患,最易耗气伤阴,故益气养阴之法贯穿本病始终,但须分清主次,灵活运用。初期应以清热解毒攻邪为主,兼以益气养阴扶正,可选用银翘散加太子参、麦门冬、知母、生地、百合等益气养阴之品。慢性期及恢复期其邪气始退,正气已伤,病理基础为心脏气阴两虚,心神失养,故此期治疗,益气养阴为大法,切不可纯补、呆补,而应静中有动,既补气又理气,既养血又活血,兼清内热,常用药物有西洋参、麦门冬、玉竹、黄芪、丹参、当归、秦艽、黄芩、连翘、炙甘草;邪热未尽加板蓝根、金银花;瘀血阻络加川芎、三七粉;合并缓慢心律失常加细辛、麻黄;合并心功能不全加葶苈子。

病毒性心肌炎患者常有心悸、心烦、失眠等心神不安的表现,有的常以此作为就诊的主诉,临床观察发现,上述心神不安的表现会因各种不良刺激而加重,甚至成为本病急性发作的重要诱因。据此,金妙文认为安神定悸应为治疗病毒性心肌炎的重要辅助措施,贯穿于治疗的始终,根据病机偏虚偏实的不同,分别选用酸枣仁、柏子仁、茯神、远志、夜交藤等养心安神,珍珠粉、琥珀粉、莲子心、龙骨、牡蛎等清心重镇安神,如此邪去神清,心神得养,诸证可除,有利于患者康复。

金妙文在遣方用药时,还不断撷采现代科技的研究成果,辨病辨证相结合应用于临床,如黄芪有提高机体免疫力及抗病毒的作用,苦参有治疗感染性和过度疲劳引发早搏的作用,葶苈子具有抗感染、利尿、强心的作用,丹参具有保护心肌细胞的作用,麦门冬具有清除氧自由基,减少脂质过氧化的作用,枳实具有升压的作用,生脉散具有增强心肌收缩力,改善心肌代谢,提高心肌对缺氧的耐受力,保护在缺氧下的心肌细胞,以及调节血压的作用。这些药物临证选用,都取得良好的预期效果。

## 3. 祛邪扶正、阴阳双补治老年性咳喘

**(1)老年咳喘宜分期治疗,用药思路上应注意祛邪不忘扶正**:金妙文重视急性发作期的治疗,主张急性加重期病机为风邪外袭,肺失宣发肃降,痰浊阻肺,治疗遵循"病痰饮者,当以温药和之""治痰必先治气"原则。即使在急性发作期,由于老年慢性咳喘患者,往往周身阳气不足,气血循行滞缓,肺脾肾功能失调,所以

虚寒痰浊证相对较多;虽以咳、痰、喘标实为主要的临床表现,但常表现为咳甚则小便遗出,气喘不能平卧,喘甚则汗出淋漓,喉间痰鸣如锯,夜间为甚,怯寒畏风,肢末不温,下肢尤甚,舌暗红,苔薄白,脉沉等,皆与肾阳虚衰有关。究其缘由仍为本虚标实之证,所以治疗上应扶正兼以祛邪,否则单方面祛邪易致正更虚,而只扶正易致邪寇内留,这些均可使症状缠绵难愈而加剧。治痰必以治气为先,对于老年慢性咳喘病除少数阴虚痰热证者,只要辨证为虚寒痰浊证者均可用温阳行气,化瘀涤痰的思路。临床上多选小青龙汤加葶苈子、青皮、陈皮以宣肺利气、止咳平喘,必要时合用仙灵脾、仙茅、熟地等。对于发作之初,以阳虚为主者,可以小青龙汤加淫羊藿、仙茅;病久以阴阳两虚为主者,选小青龙汤加淫羊藿、仙茅、熟地黄、南沙参、玄参等;痰热者加黄芩、全瓜蒌、黄柏、知母、冬瓜仁等。对于喘促诸症,根据"肺苦气上逆,急食苦以泻之",选择"苦降"利气药,可在小青龙汤基础上加葶苈子,其苦辛寒,泻肺气以除窒塞;加青皮苦辛温调肝气,达肺气,使气机升降正常;加陈皮苦辛温调脾气,以杜绝生痰之源。全方配合达到虚实兼治、标本兼施的目的。金妙文认为本病在缓解期属虚喘,"虚喘治肾亦兼治肺",应以调补肺肾为主治,制定调补肺肾方。在慢性迁延期,本虚与标实并重,故治疗时调补肺肾与祛邪宣肺、化痰止咳平喘并用。

**(2) 治本虚重视肺经药,善于阴阳双补、阴中求阳:** 金妙文治病选药注重辨析药物古今之差异,依据肺脏的生理病理特点,并结合自己多年临床经验,对肺部疾病的治疗形成了一套独到的用药体系。例如对老年人气虚久咳久喘,谓气短乏力,宜补肺气,首选为黄芪,因其升提之气较人参强,且能固表止汗,托疮生肌,尤宜于慢性肺脓肿、肺部肿瘤术后刀口未愈合的患者;再次为党参,党参其药性平和,不燥不腻,补脾益肺,还能益血生津;西洋参,张锡纯谓其益气养血,但今之西洋参多有助火之效。对于老年人阴虚者,补肺阴,首选沙参,北沙参苦寒清肺热而益气作用差,南沙参甘寒偏重润燥;对咽喉不利而疼痛者宜选麦门冬;百合甘微寒,润肺止咳,可常用。对老年人阳虚者,因重视阴阳双补,以阴中求阳,生生不息,首推冬虫夏草,其甘温,归肺肾二经,平补阴阳,提高机体免疫功能,《本草纲目拾遗》谓其"治虚劳败损";其次为山药,阴阳双补,张锡纯用大量山药治疗气机下陷的患者。

**(3) 深谙四气五味,讲求一药多效:** 金妙文认为杏仁为降气宣肺定喘药,其治肺气不利的咳逆喘急,肺受风寒的咳嗽有痰肺气郁闭的大肠燥结,都是气滞于肺之证,用之不仅有理气润肺之功,而且有润肠治燥之效,因肺与大肠相表里,脏通则腑通,脏顺则腑顺也。桔梗为升提肺气要药,凡上焦邪热郁滞于气分,不得宣泄,而见胸痛、痰浊黏滞等症用之最宜,泻肠中脓浊亦有效,肺气肃而肠道清也,非热郁之证用之,颇有使津液上行的作用。前胡善于除痰满,降逆气,为清肺泻肝之品,肺热郁而痰浊盛,肝火炽而逆气横,借此苦泄之力,能获显效。与柴胡相较,柴胡外散,前胡下降,是其大不同处。白前善于降气,为保肺清肃的要药,凡因水气上行,痰壅热滞而见咳喘诸症用之皆效。款冬花辛温,既散且降,对于肺的宣肃作用,大有补益,既顺肺中之气,又理肺中之血,凡肺虚久嗽,用以润肺消痰,止咳定喘,功效颇著。另外,金妙文在选用药物时,讲究一药多效。如肺系病常影响肠胃功能,肺气不降易致胃气不降,而有胀满、大便不畅等表现,常选具有肺胃同治药物,如杏仁、枇杷叶、紫菀、厚朴等药,即使以上表现不明显,降胃气亦有助于降肺气。对于肝气上逆,肺气郁而不肃降者,使用苏子、杏仁,同时配合平地木、钩藤、广郁金、绿萼梅等。

**(4) 注重食疗食补,活用药食同源:** 肺部疾病多为慢性疾患,反复发作,常年不愈。金妙文注重缓解期的养生调摄,善于食疗食补,谓其不但营养价值高而且疗效佳,还可避免药物的毒副作用,减少医源性疾病。如对于刚手术不久,肺阴亏虚的患者,玄参、百合、冰糖、燕窝熬汤服用,益气养阴,连服半个月,效果显著;对于肺气下陷,呼吸微弱的患者,黄芪、百合、山药、粳米熬粥服用,阴阳双补,大补肺气;对于风燥咳嗽,用梨煮水服,润肺止咳;长期吸烟的患者,每天用半枝莲、菊花泡茶饮用,或服用胡萝卜汁,可降低肺癌的发病率。

## 4. 从病机、脏腑结合西医学理论论治糖尿病

**(1) 强调论治本于病机,辨证本于脏腑:** 本病多由过食肥甘、情志刺激、素体亏虚(或房室过度)、过用温燥金石类药物等所致。而禀赋不足是发病的内因。其基本病机为阴虚燥热,而以阴虚为本,燥热为标,两者又互为因果。久病可致阴伤气耗,阴损及阳,并与气虚、气血两虚、瘀血、痰湿相关。金妙文认为脏腑辨证是论治的基础。以脏腑为纲进行辨证论治是糖尿病治疗最常用的法则。根据糖尿病的临床表现多饮、多食、多尿三大主症的主次,分为上、中、下三消,上消属肺,中消属胃,下消属肾,分别代表糖尿病三个不同的病变阶段。根据不同的病位可制定不同的治疗原则,如清肺热、清胃火、养肾阴,可以消渴方、白虎加人参汤、玉女煎、增液承气汤、六味地黄汤、金匮肾气丸为基础方,临床随证化裁。上、

中、下三消用药各有侧重,上消用黄芩、天门冬、麦门冬、桑白皮、地骨皮、太子参;中消用生地黄、生石膏、知母、石斛、玉竹、黄连、天花粉;下消用山药、山萸肉、枸杞子、黄精、黄柏、生地黄、熟地黄。但从临床看,部分患者"三多"症状不明显,为此,辨三消只能作为基本原则,而据脏腑辨证则较切合实际。糖尿病病变脏腑涉及肺、胃(脾)、肾,故应根据实际情况,或从肺论治,或从脾胃论治或从肾论治。从肺论治宜清热润肺,药用沙参、麦门冬、桑白皮、地骨皮、太子参;肺热不盛,兼有邪热宜清解肺热,药用豆豉、蝉蜕、金银花、连翘等。从脾论治,脾气虚宜补气健脾,药用黄芪、太子参、西洋参、茯苓;健脾化湿可选苍术、薏苡仁、泽泻。从胃论治,分胃阴虚和胃火盛,燥热已去,津液未复宜滋养胃阴,药用山药、白扁豆、石斛、玉竹;若胃火炽盛当清胃泻火,养阴保津,药用生石膏、知母、黄连;大便干结当泻热通便,药用生大黄、全瓜蒌、玄参、玄明粉等。从肝论治,若肝阴虚当滋阴养肝柔肝,药用枸杞子、旱莲草、女贞子、白芍、甘草;疏肝解郁宜选柴胡、郁金、薄荷。从肾论治当分肾之阴阳,肾阴虚宜补肾滋阴,药用山药、山萸肉、枸杞子、黄精、生地黄、熟地黄、龟板;肾阳虚用菟丝子、鹿角胶、补骨脂、巴戟天、淫羊藿等。

**(2)提倡圆机活法,灵活用药:**因三消源本于肾,金妙文指出治消应以补肾为主。由于本病多为阴虚燥热,故常以六味地黄汤为基础方化裁,壮水以制火,酌加玄参、天门冬、龟板、牡蛎等品。肺肾两虚配生地黄补肾阴,麦门冬配五味子补肺肾之阴,乌梅配麦门冬、生地黄以养胃阴。若见阴阳两虚,或以阳虚为主,可取肾气丸加淫羊藿、淡苁蓉、菟丝子等。组方配药要注意阳中求阴,阴中求阳。金妙文认为津虚不能化气,而致气阴两虚、津气两伤、复因气虚不能生津者,不可纯用甘寒,当气阴双补,或以补气为主而化阴生津;脾气虚者用参苓白术散,健脾补气以化津;肺肾气阴两虚者,可用生脉散加黄芪、山药、扁豆、石斛、玉竹等;津因气虚者,可取葛根升发脾胃清气,配生谷麦芽等运脾养胃。如津伤气耗严重,或脾虚气滞,气不布津,投滋柔之品而阴津难复者,还可配小量砂仁理气以布津。如虚中夹实,脾虚生湿,湿郁化热,当佐黄连、天花粉、苍术、佩兰、玉米须、芦根等清中化湿,芳香悦脾。对胃有燥热者,用苦寒剂应注意防止苦燥伤阴。金妙文认为津血同源,互为资生转化,阴虚燥热,津亏液少,势必不能载血循经畅行;燥热内灼,煎熬营血,又可致血瘀;瘀热在里,还可化热伤阴,终致阴虚与血瘀并见;瘀阻气滞则津液难以输布。治当滋阴生津为主,兼以凉血化瘀,酌配桃仁润燥活血,赤芍、牡丹皮、丹参清热凉血,泽兰祛瘀升清,鬼箭羽通瘀破血。血行津布,燥

南京中医药大学 | 金妙文

热可解,瘀化气畅则阴液自生。

**(3) 注重中医理论与西医学理论结合:** 金妙文认为从胰腺的生理功能看,当属中医"脾"的范畴。食物中的营养物质如糖、脂肪、蛋白质以及各种微量元素等,必须经过胰腺外分泌细胞分泌的胰酶如淀粉酶、胰脂肪酶、胰蛋白酶的化学作用后,才能被机体吸收利用。如果胰腺分泌这些消化酶的作用减弱或功能失常,各种营养物质消化吸收障碍,机体无法获得足够的营养,就会出现气血生化不足的脾虚现象,形体逐渐消瘦。因此,大补脾气可促进机体对各种营养物质的利用,促进机体胰岛素的分泌,可选用黄芪、党参、白术、茯苓等。由于营养物质不能被机体利用可变生邪热,宜清解胃热,养阴增液,可选用知母等。胰岛素缺失或胰岛素抵抗,可导致体内葡萄糖不能充分利用,脂肪和蛋白质的分解增加,乳酸过量,酮体产生,金妙文认为其表现为一派阳热征象,多为气郁化火,或湿郁化热、血郁化热。有情志因素当疏肝理气,方选柴胡疏肝散;气郁化火宜疏肝解郁清热,方选逍遥散。痰湿内蕴当燥湿化痰,方如平胃散、二陈汤;痰郁化热宜清热化痰,方如黄连温胆汤。血瘀者宜活血化瘀,方如血府逐瘀汤;瘀血化热当化瘀清热,方选凉血解毒汤。伤阴者兼以养阴,有热者清热。灵活辨证论治,可提高临床疗效。糖尿病患者往往伴有肥胖症、高脂血症、脂肪肝。高血糖、高血脂属中医痰湿、瘀毒,这些病理物质滞留日久,必阻碍脾胃运化、气血运行、津液输布。因此,金妙文主张化痰祛毒,活血凉血,以促进体内毒物的代谢与排泄。可加入金银花、连翘、苦参、牡丹皮、赤芍、紫草、生地黄、玄参、黄连、地锦草、泽兰、大黄、泽泻、车前子等,以提高疗效。针对血脂高,还常选用鸡内金、泽泻、槐角、薏苡仁、山楂、大黄。

研究证实,具有降血糖作用的单味中药有数十种,这些药物基本以养阴、清热利湿、补肾和益气养血为主:如生地黄、麦门冬、天门冬、玄参、山药、天花粉、山萸肉、黄精、芍药、黄芪、茯苓、泽泻、三七、覆盆子、枸杞子、菟丝子、五味子、五倍子、金樱子、女贞子、桑白皮、桑椹子、荔枝核、僵蚕、黄连、黄芩、牡丹皮、地骨皮、栀子等。对上述药物,金妙文认为临床根据辨证论治的原则合理选用,可以提高疗效。除辨证用药外,可选择促进胰岛 β 细胞分泌胰岛素的药物,如党参、黄芪;选用改善微循环障碍的药物,如具有活血化瘀之功的当归、丹参、赤芍、三七、桃仁、鬼箭羽;改善胰岛素抵抗,提高周围组织对胰岛素的敏感性,可选药如太子参、生黄芪、知母、麦门冬、生地黄、黄连、土茯苓;改善由高血糖引起的体内蛋白质非酶糖化及氧化应激等与糖尿病慢性病并发症时,可选用葛根、柴胡、地黄、人参、黄芪等。

**(4) 2型糖尿病用药经验**:2型糖尿病属气阴两虚、络热血瘀证者。治法应益气养阴,清热化瘀。方用糖渴清汤,药用生地、黄连、知母、天花粉、黄芪、鬼箭羽等。气阴两虚、络热血瘀是糖尿病的基本病机,阴虚燥热与血瘀往往互为因果。方中生地清热养阴生津,黄芪益气,二药合用而为君,则津能化气,气能生津,达到气阴双补。天花粉清热润肺,养阴生津止渴;知母清热泻火,滋阴润燥,止渴除烦,二药合用而为臣,可助君药增强益气养阴之功。黄连清热泻火,鬼箭羽清热解毒、活血化瘀,二药合用为佐使,有清热泻火、活血化瘀之效。热清则阴伤可复,瘀化则津液流布。诸药相合,既益气养阴以治本,又能清热化瘀以治标。

### 5. 强调辨证求因、衷中参西治系统性红斑狼疮

**(1) 辨证求因强调先天肝肾不足**:金妙文认为本病临床表现多种多样、变化多端,多是由于先天不足、正气亏虚、肝肾亏损所致,这种肝肾亏损是先天性的,既非大病久病之后,亦非房室劳伤所致,且好发于育龄妇女,"女子以肝为先天","乙癸同源",肝藏血、肾藏精,肝肾两脏生理病理密切相关,往往同盛同衰,精血不足则往往虚火上炎,阳热亢盛。或因肝肾本虚,复加情怀久郁,肝郁化火,耗伤肝肾之阴;或因先天不足,腠理不密,接触非时之邪,或日光暴晒,或化学毒物,遇感触发。因此,在系统性红斑狼疮的发病中,先天不足、肝肾亏损是发病的根本条件,非时之邪只是诱发始动的因素。既发之后,互相影响,使正愈虚而邪愈盛,邪愈盛而正愈虚,形成恶性循环,从而使病情反反复复,缠绵难愈。因此,在本病的急性期,虽然表现为阳热偏盛,但又不同于外因之阳热邪,而是由于先天肝肾不足,以至邪热内生所致。邪热只是肝肾不足的一个病理产物,同时反过来又可耗劫肝肾之阴,进一步影响肝肾之本,加剧了阴阳失调。在急性期和缓解期,就其病症表现各有侧重,而其病机是一致的,只是标本缓急之不同、矛盾的主要方面之不同。急性期,邪盛占主要方面;缓解期,正虚占主要方面。

**(2) 治病求本缓则重肝肾、急则标本兼顾**:金妙文提出治疗本病应辨病、辨证、辨病期。在本病的急性发作期,治疗以清热凉血解毒为主,同时兼顾肝肾之阴,基本方药用生地、玄参、麦门冬、牡丹皮、赤芍、黄芩、秦艽、雷公藤、白花蛇舌草。缓解期肝肾不足的矛盾日渐突出,治疗以调养肝肾为主,同时注意留恋之邪热,基本方药用制首乌、枸杞子、生地、制黄精、山萸肉、赤芍、白芍、白薇、凌霄花、

露蜂房、鬼箭羽。在临证时,既强调整体辨治,又注意根据病情的不同表现选用专药,灵活化裁。如高热重者,常加水牛角片、生石膏、知母、半枝莲等;低热绵绵不退者,常加南沙参、北沙参、青蒿、鳖甲、银柴胡、地骨皮等,以增强滋阴清热之力;颜面部红斑皮疹者,加紫草、鸡冠花、红花、凌霄花、玫瑰花;口干者,加川石斛、鲜芦根;四肢关节疼痛者,加徐长卿、伸筋草、乌梢蛇、海风藤等;周身肌肉酸痛者,加鸡血藤、天仙藤、当归、片姜黄、菝葜等;腰部酸痛者,加川续断、炒杜仲、桑寄生;疲乏无力者,加人参、太子参、黄芪、菟丝子、楮实子;伴肝郁症状者,加醋柴胡、制香附、绿萼梅、木蝴蝶;闭经者,加当归、益母草、制香附;伴见脾肾阳虚者,加仙灵脾、巴戟肉、金毛狗脊、菟丝子。结合化验检查,若尿蛋白阳性者,加黄芪、玉米须、六月雪、覆盆子、金樱子;尿中有管型者,加白薇、白蔹;尿中有红细胞者,加大蓟、小蓟、藕节炭、旱莲草、马鞭草;白细胞减少者,加熟地、鹿角胶、黄芪;皮肤瘙痒者,加苦参、白鲜皮、地肤子;贫血者,加当归、阿胶、花生衣。

**(3) 衷中参西、取长补短、确立治法:** 金妙文在几十年的医疗实践中总结出一套系统的中西医结合治疗系统性红斑狼疮的经验,认为本病症状复杂多样,中医过去因其主症表现不同而有多种不同的命名。因此治疗本病必须辨证与辨病相结合,首先运用西医学手段对本病进行确诊,然后再运用中医药或中西医结合治疗本病。随着人们对本病认识的不断深入,将西医学的检查方法应用于临床诊断和指导治疗,可以发现许多不典型、轻型和早期的病例,使很多患者得到早期诊断、及时治疗,从而可避免重要脏器受到侵犯或减少损害,明显改善了预后。在治疗本病时,金妙文认为中西医结合治疗较单纯应用中药或单纯应用西药,可取长补短,提高临床疗效。西医治疗本病治标多于治本,中医治疗本病治本多于治标。对危重及复杂合并症的红斑狼疮的治疗,西药缓解病情的速度优于中药,但从长远来看,西药诱发红斑狼疮恶化的机会多于中药。主张在本病的急性活动期,宜以西药为主,中药为辅,待病情得到控制稳定后,再以中药治疗为主,西药治疗为辅。这样逐渐递减激素或其他免疫抑制剂的用量,从而也相应减少或对抗了西药的毒副作用,减少了病情的波动,延长了缓解期。金妙文在治疗本病的过程中,对大多数病例均减少了激素的用量或停用了环磷酰胺等免疫抑制剂,少数病例特别是病情较轻或病情缓解的患者不用或停用激素,单用中药即能取得较好效果。

**(4) 整体论治重视心理调节:** 系统性红斑狼疮是一种顽固的慢性病,病情变化多端,大多数患者呈缓解与发作交替过程,患者常忧心忡忡,心理压力极大。持续的应激、情绪压抑会抑制机体免疫功能,降低机体的抵抗力,对本病的缓解和稳定非常不利。金妙文总结几十年的临床实践经验结合西医学对本病的认识,认为该病只要治疗恰当,完全可以阻止病变的发展或得到长期缓解。每临诊病,常怀同情恻隐之心劝慰患者,解释系统性红斑狼疮的病因病理,使其对本病有正确的认识和心理准备,树立战胜疾病的信心。嘱患者慎起居,忌疲劳和日光暴晒,并叮咛患者坚持治疗,在症状缓解后,要坚持服药,调整机体状况,争取长期缓解。

### 6. 从整体入手治慢性病毒性肝炎

**(1) 辨病溯源需澄清常识,肝炎非仅"肝病":** 金妙文指出,根据脏腑学说可知,中医学所论之肝与西医在解剖学上肝虽无异,如《医学入门》所云:"肝之系者,自膈下着右胁肋,上贯膈入肺,中与膈膜相连也。"西医学意义上的肝主要参与蛋白、脂肪、糖三大代谢,是人体中最大的营养加工厂,但从中医角度来看,这种消化、吸收的生理功能除与中医肝(肝主疏泄而助脾之健运)有关之外,更主要是属于脾的功能(脾主运化)。再从临床上来看,慢性肝炎患者大都表现为倦怠乏力、食欲不振、肢体困重、恶心呕吐、腹部不适、头晕失眠等肝郁脾湿的症状。因此,本病的病位不单在于肝,更在于脾,从脏腑辨证而论,应属于肝脾同病而以肝病为主之证。若湿热邪气内蕴于脾胃与肝胆,则发为急性肝炎;若脾气本虚,或邪郁日久伤脾气,或肝郁日久横逆乘脾,或于治疗急性肝炎的进程中寒凉清利太过伤及中阳,均可导致脾气虚亏,而转变为慢性肝炎。此时矛盾的主要方面已由邪实(湿与热)转化为脾虚留邪(正虚夹邪),故此慢性肝炎之本为脾虚。在疾病的发展过程中,由于脾虚不运,可致湿浊内生,湿郁日久则可化热,或气血运行失畅,而致瘀血内留;或气血化生之源不足,阳损及阴,而致肝阴不足;或脾虚及肾,而致脾肾两虚。临床上则可出现各种相应的兼夹证候。但脾气虚这一基本证候,可始终作为共性而在绝大多数的慢性肝炎患者身上表现出来。

**(2) 辨证立法需娴熟治法,"清肝"不忘"健脾":** 金妙文指出病毒复制即湿热(毒)蕴结是各型肝炎病程中的主要病理变化。乙型肝炎的湿热毒邪不仅在气,且深入于血,病程长,易反复迁延复发,转为慢性。其病理性质以邪实为主,但湿热久羁,热伤阴、血,湿伤气、阳,可以表现邪实正虚的错杂现象。湿热毒邪主要侵犯肝脾两脏,表现热毒瘀结在肝,湿热壅遏脾胃的"肝热脾湿"证,久则肝脾两伤,病及于肾,以致肝肾阴血虚耗,或脾肾气阳两虚。因本病总属感受湿热毒邪,急性期固属邪实,即使慢性迁延,耗伤正气,同时仍有湿热余邪的存在,为此,当求因论治,采用清除湿热瘀毒的针对性方药,祛邪以扶正,避免误补助邪;而且就临床来看,脾虚是中后期慢性肝炎的共性,治肝炎"清肝"时也应注意"健脾",故提出清肝利湿、化瘀解毒、健脾益气、扶土抑木为治疗慢性肝炎的总原则。根据慢性肝炎初期的临床表现,一般偏于热毒蕴结为多(与一定的体质因素有关),此因病久则湿从热化,肝热则郁而化火,故常热重于湿,治应清解热毒为主,化湿为辅,针对具体病情,酌情组方配药,但须注意清热不可过于苦寒伤中,抑遏脾阳,选药应与急性黄疸肝炎湿热重者有别。化湿不可滥予温热燥烈,耗伤肝阴。由于本病的迁延形成慢性化,在中后期势必久病入血,邪毒从气分进入血分,湿热与血毒互结,表现为血热与血瘀并见,如面色黯红,颧布赤缕,手掌鱼际红赤,舌质多紫,或见齿衄等,故宜凉血和血,凉血以解毒,和血以化瘀,同时兼以清泄气分之热,肝郁气滞者,疏理肝气。活血有助于抑制肝纤维化,能改善其病理性损伤,防止肝脏硬变,但忌用消克破血伐肝之品。本病久延,必致肝脾两伤,气阴两虚,故治当调肝养脾。由于热毒瘀郁,伤阴耗血者多,伤气损阳者少。为此,用药又应平补柔肝为主,既不可滋腻壅滞碍脾,亦应防甘温补气助热,特别要慎用温补肾阳之剂,以免促使湿热再度复燃。

**(3) 遣方用药需全局了然、分类配伍、有条不紊:** 由于慢性乙型肝炎的基本病理是湿热瘀毒,肝脾不调,因此,治疗当以清化瘀毒,调养肝脾为主要大法,清肝与健脾结合。针对邪正虚实的不同及其演变发展,分别施治。对慢肝初期阶段,湿热瘀毒证,病情活动,病毒复制指标持续阳性,正虚不著者,以清化瘀毒为主,组方选药,重在祛邪,辅以扶正,清热化湿解毒为主,辨证选药;注意辨病与辨证结合,筛选具有抗乙型肝炎病毒,并符合辨证需要,在临床实践有一定疗效的中药进行配方。

对慢性肝炎中后期,病毒复制减轻,而以一系列免疫反应性损害为主,表现为正虚邪恋,虚实夹杂,正气虚弱,邪毒内伏,病势迁延者,一方面扶正解毒,匡正以祛邪;一方面清化湿热瘀毒,祛邪以复正。将扶正与解毒两法复合应用,相辅相成。

**(4) 药到病挫需知常达变、不断总结、善于创新:** 在临床中发现,在治疗慢性乙型肝炎过程中,有少数患者存在转氨酶升高反跳现象,金妙文不苟同"细胞免疫功能得到激发"的观点,因为在黄疸明显,转氨酶升高时处方得当者会出现明显的降酶效应,认为不应排除一种或多种中药的毒副反应的可能。中药的毒副反应近年已为临床医家重视,尤其在肝病的治疗过程中,由于用药配伍盲目或杂乱,一些病例在服用中药后症状加重,甚至重新出现黄疸,此时出现转氨酶大幅度升高,与中药的毒副反应有关。特别是大方药味过多,超过患者的耐受程度时,更会加重肝药酶系统的负担,甚至使肝细胞受损,而出现上述情况。文献报道,转氨酶升高时,AST/ALT 的比值可供借鉴。如 AST/ALT 的比值<1,而且 PT/PA 并没有明显恶化,这种情况应考虑是免疫激发;假使 AST/ALT 比值>1,γ-GT 也同时升高,并伴有急性或亚急性的神经精神症状和较重的消化道症状等,就应考虑中毒和合并重型肝炎的可能。金妙文根据临床观察验证,同意上述观点,认为对临床症情复杂患者,其虚实兼夹,而又不耐峻攻,用药如兼顾则处方中药味过多,非但扶正不足,更会加重肝损。故以扶正为先,以调整其免疫功能,待正气徐复,再渐加强攻邪,从而可避免转氨酶的反跳。对残留黄疸的治疗,金妙文亦深有体会,由于慢性肝炎、肝硬化患者的肝细胞功能严重受损,非结合胆红素转化为结合胆红毒的能力不足,加上随着慢性肝炎及肝硬化病情发展,纤维组织增生,正常的肝小叶结构破坏,假小叶形成,使肝细胞内毛细胆管、小胆管的结构破坏,胆汁在肝内郁积,高胆红素血症持续不退。金妙文在临床上多次试用茵陈蒿汤加蟾酥为基本方应用,其中由于茵陈蒿汤为阳黄而设,应用时宜活用,重用茵陈,少用栀子,因残留黄疸者病程长,皮肤多萎黄,少泽或晦暗,伴明显乏力、腹胀纳差等临床表现,当属阴黄,"阴主晦,治在脾"(《临证指南医案·疸》)。现代药理证实,茵陈蒿汤有利胆及促进肝细胞再生作用。对早期肝纤维化肝硬化的治疗,金妙文认为首先要确定病期,才能心中了解,此期需借助于西医学的影像学及生化诊断,当然论治离不开辨证,为了解决肝细胞的功能减退,可选择经临床和实验研究证实具有良好的抗肝纤维化、保护和修复肝细胞、改善肝细胞功能作用的中药组成,如柴胡、赤芍、丹参、穿山甲、鳖甲、黄芪、白术、枳壳、甘草等辨证加减,以健脾益气、软坚化瘀。此方需耐心久服,冀其软化肝脏,逆转纤维化进程。治疗效果与病之深浅成正比。因此,早期发现,早期治疗最为重要。应该注意的是,精神负担对患者的影响较大,调整患者的心理状态,配合治疗很有必要。其他饮食营养及节制房事也是十分重要的。

### 7. 通补并行、重视脾胃治冠心病心绞痛

在胸痹心痛急性发作期,治疗贵乎神速,而缓解期可采用活血祛瘀、化痰泄浊、疏通心脉以及益气养阴、补益肝肾、温补心阳等攻补兼施之法。但应注意补而有节,不致碍邪,通而有度,不致伤正,提出以下观点。

(1) **通补并行**:金妙文认为冠心病心绞痛有很多证候,但均属本虚标实。本虚有气阴两虚、肝肾阴虚、心阳不振等差异;标实有心脉瘀阻、寒凝心脉、痰浊痹阻等不同。在这些标实证中以心脉瘀阻为最常见、最基本的证型,在本虚证中则以心气阴两虚为最常见。这些因素,在病理上共同形成了一个正气虚于内,痰瘀阻于中的正虚邪实的病机。正虚以心气虚和心阴虚为主,是本病的内因,为本;痰与瘀是本病继续发展的因素,为标。气虚、阴虚、痰浊、血瘀构成了冠心病心绞痛病机的四个主要环节。治疗大法上,痰瘀痹阻应该着重于"通",如活血化瘀、化痰通络等。正气内虚应着重于"补",如补气法、滋阴法、温阳法等。补法与通法是治疗冠心病心绞痛不可分割的两大原则。临床上究竟是先通后补,或先补后通,通多补少,或补多通少,或一通一补,通补兼施,应该根据患者的具体情况权衡而定。专攻、纯补的治疗方法于虚实互见的冠心病来讲都不尽相宜,治疗时既要看到标实的一面,又要看到正虚的一面,正如古人"用补药必兼泻邪,泻邪则补药得力;一合一辟,此乃玄妙"之说。且因本病均以年老体弱者居多,其脏腑功能失调,且患病日久,心气易受其累,心气不足,帅血无力,血脉滞涩,以至瘀血、痰浊阻遏。因此,更要注意补养心气,通补兼施。通而无度可以伤正,不利于病情的缓解。金妙文临证曾见一些患者长期单纯服用通络祛瘀药,使气短、疲倦、乏力、眩晕等症状反而加重,提出应当给予注意。

(2) **重视脾胃**:《诸病源候论》有"有心痛而不能饮食者,积冷在内,客于脾而乘心络也"之说。金妙文认为心绞痛的发作诱因中饮食因素也占有重要地位,如饱餐后诱发心绞痛者极为常见。胃与心以脉相连,脾胃壅滞,痰湿中生,循脉痹阻于心,心绞痛可发于顷刻之间。另则脾胃气虚,生化乏源,心血不足,心脉失养,不荣则痛亦是心绞痛发作的常见原因。因此,临证常见心脾同病、心胃同病。并强调因南方气候潮湿,患者更易聚湿生痰而致痰疾,故而提出可从脾胃论治,用健脾化痰,益气理胃之法,不治心而收治心之效。基于以上对本病病因病机的认识,金妙文提出"益气养阴化痰通络"通补并行之法,以益中气,养心阴,化脾痰,通血络。广泛用于治疗冠心病心绞痛缓解期之气阴两虚、痰瘀闭阻型,临床

表现主要有胸闷、心痛、心悸、气短、肢麻、眩晕、舌苔腻或舌有瘀点瘀斑、脉细涩或促、结、代。根据观察,此型临床颇为常见,是一个虚实相兼之类型。用益气养阴,化痰通络法治疗,既顾护正气之虚以治本,又能豁痰通络以治标。临床多用西洋参(或太子参)、麦门冬、炒玉竹、川芎、降香、当归、赤芍、丹参、橘络、丝瓜络、瓜蒌、半夏、枳实、茯苓等药。

········································ 【 经 验 方 】 ········································

**1. 糖渴清汤**

组成:生地10 g,黄连3 g,知母10 g,天花粉15 g,黄芪10 g,鬼箭羽15 g。

用法:每日1剂,水煎服,每日2次。

功效:益气养阴,清热化瘀。

主治:2型糖尿病属气阴两虚、络热血瘀证者。

**2. 治系统性红斑狼疮方(急性发作期)**

组成:生地,玄参,麦门冬,牡丹皮,赤芍,黄芩,秦艽,雷公藤,白花蛇舌草。

用法:水煎服,每日1剂。

功效:清热凉血解毒,兼补肝肾。

主治:系统性红斑狼疮急性发作期。

**3. 治系统性红斑狼疮方(缓解期)**

组成:制首乌,枸杞子,生地,制黄精,山萸肉,赤芍,白芍,白薇,凌霄花,露蜂房,鬼箭羽。

用法:水煎服,每日1剂。

功效:养肝益肾,兼祛邪热。

主治:系统性红斑狼疮缓解期。

**4. 慢性乙型肝炎方**

组成:虎杖、平地木、半枝莲、土茯苓各15～20 g,垂盆草30 g,田基黄15 g,败酱草15 g,片姜黄10 g,贯众10 g。

用法:水煎服,每日1剂。

功效:清热化湿解毒,辅以扶正。

主治:慢性乙肝初期阶段,湿热瘀毒证,病情活动,病毒复制指标持续阳性,正虚不著者。

方解：方中虎杖、平地木为主，入血解毒，清热利湿；辅以垂盆草、田基黄、土茯苓清热利湿；佐入败酱草、贯众清热解毒活血；取姜黄活血行气，入肝为使。

加减：湿热中阻，加炒黄芩、厚朴；肠腑湿热，加凤尾草、败酱草；湿热在下，加炒苍术、黄柏；湿热发黄加茵陈、黑山栀；热毒偏重，加龙胆草、大青叶；丙氨酸氨基转移酶(ALT)增高加蒲公英；湿浊偏重加煨草果、晚蚕砂；血分瘀热，加白花蛇舌草、制大黄；营血热盛酌加水牛角片、牡丹皮、紫草；肝郁血瘀加地鳖虫、马鞭草；胁痛配延胡索、广郁金；食欲不振加鸡金、炒谷芽；恶心欲吐加白蔻仁、橘皮；衄血配茜草、白茅根。

### 5. 慢性乙型肝炎方(扶正解毒法)

组成：太子参12 g，焦白术10 g，茯苓10 g，枸杞子10 g，黄精10 g，虎杖15 g，土茯苓20 g，半枝莲15 g，丹参10 g。

用法：水煎服，每日1剂。

功效：扶正解毒，清化湿热瘀毒。

主治：慢性乙肝中后期，病毒复制减轻，以一系列免疫反应性损害为主，表现为正虚邪恋，虚实夹杂，正气虚弱，邪毒内伏，病势迁延者。

方解：方中用太子参、白术、茯苓补气健脾渗湿；辅以杞子、黄精平补肝肾；佐以虎杖、土茯苓、半枝莲凉血解毒利湿；取丹参为使，入血凉血活血。若肝血虚加当归、白芍；肝肾阴虚酌加桑椹子、炙女贞子、制首乌；丙酸氨基转移酶(ALT)高者加五味子(杵)；阴虚有热加大生地、石斛；脾虚酌加党参、黄芪；肾阳虚加仙灵脾、菟丝子。肝郁气滞加柴胡、香附；化火加山栀、牡丹皮；血瘀加桃仁、穿山甲；湿困加苍术、厚朴；热蕴加茵陈、蒲公英。

### 6. 气阴两虚、痰瘀闭阻型冠心病方

组成：西洋参6 g(或太子参12 g)，麦门冬10 g，炒玉竹10 g，五味子10 g，丹参15 g，陈皮6 g，桔梗6 g，丝瓜络15 g，葛根15 g，当归10 g，赤芍10 g，红花6 g，茯苓15 g，瓜蒌10 g，法半夏10 g，甘草5 g。

用法：水煎服，每日1剂。

功效：益气养阴化痰通络。

主治：冠心病心绞痛缓解期之气阴两虚、痰瘀闭阻型，临床可见胸闷心痛，心悸，气短，肢麻，眩晕，舌苔腻或舌有瘀点瘀斑，脉细涩或促、结、代。

方解：方中西洋参益气养阴为君；丹参、当归、赤芍、红花活血养血，陈皮、法半夏、茯苓健脾化痰为臣；葛根、麦门冬、炒玉竹、五味子滋阴生津，通络化瘀以固本；瓜蒌、桔梗、丝瓜络理气通络化痰；甘草调和诸药。全方共奏益气滋阴、化痰通络、活血养血之功。药理研究证实，方中丹参、当归、赤芍、红花、葛根均具有扩张冠状动脉，改善心肌供血的作用；陈皮、半夏、丝瓜络、茯苓亦有降脂、改善血液黏稠度的作用。

# 主要论著

金妙文,李乃宇,刘沈森,等.青皮注射液治疗流行性出血热休克期疗效分析.江苏医药,1983,(11)：45.

金妙文.升压灵治疗厥脱证(休克)的临床研究.江苏中医,1990,(3)：32～34.

金妙文,过伟峰,王殿俊.清瘟口服液对病毒感染性家兔的影响.中药新药与临床药理,1992,3(1)：39～42.

金妙文,尹标.泻下通瘀合剂治疗流行性出血热急性肾衰对血液流变学的影响.江苏中医,1992,(3)：40～41.

金妙文.力求在继承的基础上创新.南京中医学院学报,1992,8(1)：2～3.

金妙文,周仲瑛.中医厥脱证诊断疗效评定标准及治疗护理常规.南京中医学院学报,1993,9(4)：8～13.

金妙文,周仲瑛.中医药治疗厥脱证的机理探讨.新中医,1993,(3)：7～9.

金妙文,周仲瑛,王志英,等.肝毒净冲剂治疗慢性乙型病毒性肝炎的研究.南京中医药大学学报,1995,11(2)：43～45.

金妙文,周仲瑛,张世玮,等.理气活血开闭固脱法治疗感染性休克的研究.中国中西医结合杂志,1995,15(10)：589～592.

金妙文,周仲瑛,同小林,等.抗厥注射液治疗感染性休克的研究.中国中医急症,1996,16(4)：26～28.

金妙文,周仲瑛,薛博瑜,等.凉血解毒法治疗重型病毒性肝炎的临床研究.南京中医药大学学报,1996,12(4)：15～17.

金妙文,张海洲.中医急症与操作技能.南京：东南大学出版社,1998.

金妙文,丁明罡,方泰惠.抗厥注射液治疗感染性休克的实验研究.中药药理与临床,2000,5(3)：147～149.

金妙文,汪红.大叶性肺炎的分型辨治.辽宁中医杂志.2000,27(8)：350～351.

金妙文,周仲瑛,方泰惠,等.抗厥通脉注射液治疗厥脱(休克)的机制研究.中国中西医结合急救杂志,2001,8(6):320~330.

金妙文,周仲瑛,方泰惠,等.抗厥注射液治疗休克(厥脱)的机理研究.中国中医急症,2001,10(1):9~11.

金妙文,方泰惠,周仲瑛,等.从阴阳两虚心脉瘀滞证辨治充血性心力衰竭的研究.中国中西医结合急救杂志,2002,9(5):258~262.

金妙文,周仲瑛.中西医结合治疗休克的研究.浙江中西医结合杂志,2004,14(7):397~399.

周仲瑛,金妙文.中医内科急症学.北京:中国中医药出版社,2004.

周仲瑛,金妙文.中医内科急症学精要.安徽:安徽科学技术出版社,2004.

金妙文.糖渴清汤.江苏中医药,2009,41(4):13.

# 参考文献

[1] 李卫东,赵英霖.金妙文治疗系统性红斑狼疮的经验.浙江中医杂志,2003,(3):102~103.

[2] 杨继兵.金妙文治疗糖尿病用药经验采撷.山西中医,2003,19(3):8~9.

[3] 方祝元.金妙文教授治疗病毒性心肌炎经验举隅.南京中医药大学学报,2005,21(2):118~119.

[4] 杨继兵.金妙文主任医师治疗慢性病毒性肝炎经验撷英.中医药学刊,2006,21(6):848~849.

[5] 方祝元.金妙文治疗心脑血管疾病经验.四川中医,2007,25(7):1~2.

[6] 宋耀鸿.金妙文教授治疗心衰的经验.江苏中医药,2007,39(7):14~15.

[7] 杨继兵.金妙文研究员治疗老年性咳喘经验浅析.光明中医,2011,26(3):442~444.

# 尤松鑫

【 个人简介 】

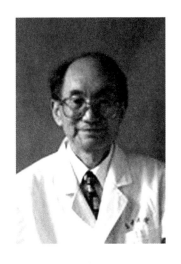

尤松鑫,男,1939 年出生,江苏省无锡市人。南京中医药大学教授、博士生导师,江苏省中医院主任医师。日本国横滨市立大学客座教授。曾任南京中医药大学中医内科教研室主任、中医系主任,江苏省中医药学会肺系疾病专业委员会名誉主任委员。享受国务院政府特殊津贴专家。第三批全国老中医药专家学术经验继承工作指导老师。

1964 年毕业于南京中医学院医疗系。1984 年赴日本东京大学医学部进修心血管疾病。多次赴日本、意大利、新加坡等国讲学、授课。长期从事中医及中西医结合医疗、教学及科研工作,擅长诊治肝胆病、胃肠病、心肺疾病及部分疑难疾病。主编出版了《免疫性疾病的中医治疗》《邹良材肝病诊疗经验》《简明中医内科学》《实习医师技能训练及考核》等著作,发表学术论文 60 多篇。主持的江苏省科委课题"丙肝灵治疗丙型肝炎的临床与实验研究"获国家中医药管理局科技进步三等奖。

【学术思想】

**1. 创"调脉七法"**

中医药诊治脉律失常的临床基础,离不开辨证论治,所以说治疗脉律失常的方法和手段,应该是多种多样的,尤松鑫用下述"调脉七法"治疗以内伤杂病为主的部分脉律失常,取得了较好的效果。

(1) **益气养血调脉法**:心主血,脉为血之府;脾主运,气血赖以生化,心脾不足则气血交亏,脉道为之失充,脉律因而失常,此时应益气养血,使气血得充,则脉律可转调匀。

(2) **滋阴补心调脉法**:心主火,肾主水,心肾之水必交通既济,方得相安。如心血不足,肾阴亏耗,则虚阳先行,阴血难继,脉律可致失常。宜滋肾阴、补心血,阴血得充,心阳内敛,脉自井然有序。

(3) **镇摄心神调脉法**:心肝阳旺,内风翕动,心神失摄,可致脉弦而数或见促,此时予育阴平肝,镇摄心神,则脉气可匀。

(4) **燮理阴阳调脉法**:心阴虚而心阳亦虚者,即属阴阳俱虚。阴不足则心体失养,阳不振则脉气不相接续,是而脉律失常。当此之时,宜选双补之法,应燮理阴阳,俾阳生而阴长,则脉气可以畅和。

(5) **疏肝行气调脉法**:气行则血行,血脉运行,还有赖气的推动,所谓"气为血帅"是也。肝主疏泄,性喜条达,如肝郁气滞,则气机失畅,每有导致脉律失常者。此时应予疏流畅,则脉律可转正常。

(6) **治痰治饮调脉法**:数脉主热,热易煎灼津液,热郁于内,亦每有兼痰者,此时之脉,既数而滑。治其痰热,则脉可转而柔顺。

(7) **活血化瘀调脉法**:《素问·脉要精微论》说:"夫脉者,血之府也。"证之临床,瘀血引起的脉律失常,也不在少数,此时宜用化瘀活血,往往可以奏效。

**2. 辨证论治抓住关键**

(1) **综观全局,抓住主体**:疾病的过程往往是错综复杂的,许多疾病或在疾病的某一阶段可以有共同的表现,同一疾病在具体患者身上,也会出现不同的症状,虚实寒热又可交互并见,这就增加了在临床上辨证论治的复杂性。然而在多数情况下,我们可以通过四诊了解症状,把各种临床表现加以综合、分析、归纳,辨其病因、病位、病理,区别主要、次要,并以主体部分,作为辨证论治的主要依据。

(2) **明辨疑似、重点突破**:反映疾病本质的现象,一般总是占多数的,但是在某些特殊情况下,有时一症一脉可以作为判断疾病本质的依据,而其他大部分则反属假象,特别是在一些疑难或危重患者身上,更应注意对非主体的临床表现,作多方面考虑,一一加以推敲。当然对于这种特殊情况,抉择应该慎重,考虑需要全面,对其中比较有特征性的症状、体征、舌苔、脉象,在斟酌推敲之时,应掌握确实可靠,并须重视对既往治疗的借鉴,必要时还可谨慎地采用试探性的治疗。

(3) **既往治疗及试探的借鉴**:了解既往治疗效果,是检验对疾病认识是否正确的重要依据,如"方既有效"一般是可以原法再进的,但如药后无效,甚或使病情有所加重,就需要我们作进一步辨证分析。这对某些疑难复杂疾病,尤为重要。

所谓试探治疗,其实也是建立在上述基础上的,因为在临床上遇到证情疑似难辨的病例,往往只能谨慎地选择一种认为比较合理的方法来进行试治,并从药后疗效或反应作进一步考证。《景岳全书》认为这是"疑似中之活法",并指出试探之药必"轻"而"纯",主要在明辨寒称虚实。

(4) **从痰、从瘀论治**:在中医临床工作中,对某些疑难或用常法治疗无效的疾病有选择地从痰或从瘀论治,有时会收到较为满意的效果。痰病可有形形色色的临床表现,归纳起来为:咳喘多痰、舌苔厚腻、舌红口碎、头目昏重、胸胁痛、经脉惕惕跳痛、如味如狂、呕哕不眠、颈项腿臂疼痛等。尤松鑫认为在从痰论治时,可抓几个重点:一是有形之痰,二是舌苔腻;三是脉象滑;四是某些特异性的痰症。凡有其中表现之一者,即可考虑"从痰"论治。

瘀的临床表现也有多种多样。《医林改错》对从瘀论治有很大发展,推广运用到治疗多种疾病。临床上的主要表现或见有形之血块,或有绞痛、固定而针刺样痛、久痛,或舌质紫黯有癖点,或见涩脉、结脉等。这些均可作为从瘀论治的依据。然此法尚有导致出血及动胃呕恶等副作用,应慎加选择,恰当使用。

(5) **调理脾胃及久病治肾**:中医认为脾胃是后天之本,生化之源,化水谷为气血,营养周身经络脏腑、四肢百骸。如遇饮食、劳倦、情志、寒暑,使脾胃受伤,则其他脏腑亦将"皆无所受气而俱病",此时调理脾胃,其他脏腑便可转安,并进而使疾病趋向平复。当其他脏腑久病涉及脾胃时,调理脾胃则更属势所必择,因为此时疾病往往是在转逆转重,顾护胃气更加成了当务之急。所以在临床上不论脾胃是先伤还是后病,只要出现明显脾胃见症,就应及时地考虑运用调理脾胃的法则来进行治疗。

尤松鑫认为久病治肾是中医处理慢性疾病的又一重要法则。另一方面,五脏六腑之气亦借肾的精气以濡滞,肾的精气亏乏,也可殃及其他脏腑,因此对一些为时较久的虚性病证,必须从治肾着手。

### 3. 治悸忡重在诊脉

心主血脉,悸忡自应注重脉法。诊脉"独取寸口",简便易行,若能指下推求,必有所获。悸忡之脉,以迟、速、动、促、结、代、散为主,如见"怪脉"则病属危殆,不得稍有疏慢。迟脉,一息三至,去来极迟,主寒而属里。迟而有力,内有寒积;迟而无力,内有虚寒。偶有属实热者,多因邪热壅结,脉道失畅而致,亦当另有形症可辨。数脉,一息六至,脉流薄疾,主热。此脉兼浮为表热,兼沉为里热,有力属实火,无力属虚火。器质性心脏病之见数而无力之脉,则又属元阳虚惫,不可概言为火为热。

动脉,与数脉相类,但急数有力,滑数如珠,则又有异于数脉,此由阴阳乖违,气血相搏逆乱,脉行躁动不安而致,其病多重危。促脉,来去数疾,时而一止,在外感热病,多属阳盛实热,阳气先行,阴血不及后继使然;于内伤杂病,则可因气、血、痰、食等病邪阻滞脉道而致。其脉有力者为邪实,无力者多属真元败坏,预后堪虑。结脉,脉来缓,时一止者属之,此脉多由阴盛而阳气结滞,脉道失畅所致。其脉有力者,为气、血、痰、饮结滞,病势尚浅;无力者多属血气衰乏,精力不继,见则其病已深。代脉,与结脉相类,唯其歇止或五或十,自有规律可循,此脉多由脏气衰微,气血亏损,元气不足,以致脉气不能衔接而致,为病多重,但偶亦见于外感、跌打损伤、七情惊恐等,为时必暂,病退即复。散脉,按之满指,来去不明,浮散无根且至数不齐,多由元气离散,脉道告竭所致,见则病势危笃。怪脉,称呼各异,描述多样,要而言之,凡其脉似有似无,忽现忽隐,散乱无序,数疾无伦或坚如弹石者,皆属之。临证之际,可察其"怪"而知之,实难深究。此类衰败之象,见则距死不远,预后恶劣。

**【临床经验】**

### 1. 重视辨证、标本、选药与运脾环节治慢性乙型肝炎

**(1) 坚持辨证论治:**慢性乙型肝炎患者常病程较长,治疗不能求快心急,亦

不能指望某个特效方或某味特效药立竿见影。在辨治过程中,应坚持中医辨证施治的特点,不拘于一方一药,而是"有是证即用是方"。应根据患者此时此刻的具体证型处方用药,绝不偏信某方某药,即非一味温补,亦不赖大剂苦寒,而是辨证用药。慢性乙型肝炎患者出现便溏者屡见不鲜,对此,不能见泻止泻,而是探其病源,治其根本。若因肝胆湿热而致,则通因通用,治以清利湿热,使湿热之邪从两便而去,邪去而泻止;若因脾虚不运而致,则治以健脾助运,脾运得健,则湿无从生,泻亦自止;若因肝脾不调所致,则治以疏肝和脾,恢复肝气疏泄之职,脾运复常而溏泻不再。

(2) **标本兼顾、缓图功效**:慢性乙型肝炎患者病程长,一方面湿热疫毒之邪留恋,另一方面正气日渐受损而虚弱,病情时轻时重;治疗不能急功近利,当缓缓图之,如湿热阴伤一证,虚实夹杂,矛盾重重,很难着手;若清热太过,易致苦寒伤阴;若燥湿太过,易致伤津耗液;若滋阴太过,易致邪恋不去。如何使热清湿去而阴不伤是治疗此证的关键。故用药既不用龙胆、栀子、黄柏之类大苦大寒之品清热,亦罕用藿香、苍术、厚朴之类芳香燥烈之品化湿,而选用楮实子、黑料豆、茯苓、猪苓之类既利湿又不伤阴助热之品,可谓用心良苦。这样虽难求速效,却使得疗效更加巩固。

(3) **选药慎重、用药精当**:慢性肝炎患者病情虚实夹杂,反复缠绵,用药不慎,则顾此失彼,于病情不利;且肝为刚脏,体阴用阳,攻伐太过易助其燥烈之性,故不可盲目使用破血逐瘀之品。如疏理肝气,选用生麦芽、香橼皮、橘络、橘叶等品,既助肝之疏泄,又无辛燥伤阴之弊。又如祛除水湿,选用楮实子、黑料豆、猪苓、茯苓、陈葫芦之类,既补肝肾、健脾气,又使水湿得去,祛邪而不伤正。再如用柴胡,一般用量 3~5 g,有疏肝气助脾运之功,而无耗劫肝阴之弊,且柴胡善入肝经,有利诸药直达病所之妙。症见胁胀或痛,乏力,纳差,心烦口苦,舌质红、苔薄白或微黄,脉弦细等。可用益肝柴胡汤疏肝利胆,健脾化湿,方用柴胡 3 g,白芍 10 g,枳壳 10 g,黄芩 10 g,法半夏 10 g,党参 10 g,茯苓 10 g,甘草 3 g,生姜 3 片,大枣 5 枚。每日 1 剂,水煎 2 次,上、下午分服,3 个月为 1 个疗程。慢性病毒性乙型肝炎多迁延缠绵,病在肝胆,累及脾胃,湿热内兼,头绪纷繁。本方以小柴胡汤为基本方,主在清和脾胆,分利湿热。其中配白芍以护肝之阴血,入枳壳可助疏利肝胆之气,茯苓健脾利湿。临证如见有黄疸者,宜加茵陈、泽泻、山栀;便溏者加薏苡仁、焦山楂;纳差者加麦芽、炙鸡金;心烦不寐加川黄连。

南京中医药大学

尤松鑫

(4) 健脾运脾、化湿助运：《金匮要略》有言："见肝之病,知其传脾,当先实脾。"慢性肝炎患者病位虽主要在肝,但每多由于肝强犯脾而致脾虚失于健运,运化失职则痰湿内生,更为肝炎病毒的胶结提供了方便,欲排毒解毒必先化湿助运,而其治疗中又不能忽视健脾助运,若因肝木太旺而乘犯脾土者,当以疏肝为主,配以健脾助运之药,如茯苓、白术、陈皮、麦芽、焦楂曲之类;若因湿毒困遏,脾土受制者,则以健脾除湿为主,略加苏梗、香附之类疏理肝气。脾胃乃后天之本,气血阴阳全赖其所运化的水谷精微充养,故处处顾及脾胃,则正气足,邪不能为患。

### 2. 泻肝清火、分清泄浊治膏浊

尤松鑫认为膏浊早投温摄无功。膏淋、尿浊虽有区分,但临证却难截然分开,且其治法雷同,在西医学多属乳糜尿或乳糜尿合并感染等情况。按说此证初起属实,宜清热利湿,分清泄浊;日久转虚,应固摄脾肾,但临证时虚实把握得当,也并非容易。时日稍久,医者便喜投培益之品。如其不效,则愈增之,增而无效,则感无所措手。其实,当中亦不乏认证不确,施补过早者,如能以退为进,转治其实,有时反能收效。用萆薢分清饮并配以龙胆泻肝汤意泻肝清火,分清泄浊。药用萆薢、菖蒲、茯苓、龙胆草、生地、山栀、黄柏、苍术、益智仁、车前子、泽泻、木通、甘草等。

### 3. 从虚论治劳淋

劳淋为诸淋日久,伤及脾肾而致,故遇劳即发。前人虽有阴虚、气虚,甚或阳虚之分,然多数医者往往困于"淋有五,皆属热"之说。尤松鑫每乐于选用育阴滋肾之法,当然也有不少场合选用补中益气汤以健脾益气;而于温阳药剂,则似用得较少。药用炙麻黄、炒熟地、鹿角片、炒干姜、当归、白芥子、炙桂枝、制附子、炙甘草等。后改用金匮肾气丸善后。

### 4. 用清利、四逆之剂治石淋腰痛

小便涩痛,尿中排出砂石,是石淋的特点,但现在有了 X 线检查,虽尿中尚无结石排出,经摄腹部平片而见到有尿路结石阳性,也就可以断定了。石淋一般辨证属湿热蕴结下焦,煎熬水液而成。故尤松鑫多采用清热利湿,通淋排石的方药进治,如八正散、石韦散之类。然而临床上并非尽数如此用清利之剂,有时亦用四逆之辈,重在温阳散寒,行气化湿,药用制附子、干姜、猪苓、茯苓、白术、半夏、沉香、木香、甘草等。

## 5. 祛邪扶正治慢性肾盂肾炎

慢性肾盂肾炎属中医"淋证""水肿""腰痛""虚劳"等范畴,形成的基本条件是邪气入侵,发生的根本原因是正气虚。本病每因外感、劳累、个人卫生不洁等诱因,导致人体的正气受损,邪气乘虚而入。病情反复发作,则形成正虚与邪实同时存在的病理机制,导致脾肾双亏。因而治疗本病要两者兼顾,但重点还在祛邪,邪去则正易复。由于本病湿邪滞留,缠绵难愈,故宜早期治疗、长期治疗,以扶正祛邪,防止复发。对此尤松鑫自拟益肾渗利方,使湿热之邪得清,正气逐渐恢复。药用小蓟、山药、苡仁、萹蓄、瞿麦、川牛膝、竹叶、丝瓜络、石韦、通草。临证时以此方为基础,随症加减化裁。

## 6. 创立"五法"治悸忡

心悸、怔忡、惊悸,名异实同。尤松鑫认为,悸忡成因,自不出外感内伤,外感多由风、湿、热邪,内伤每因惊恐、郁怒、久病、失血。因于外感、惊恐、郁怒者,多实;久病、失血者,多虚。临证纯实者仅偶有之,纯虚者亦属少见,总以虚实兼杂居多。实者宜泻,有祛风、利湿、解郁、除痰、清火、化瘀、镇摄诸法;虚者宜补,不外益气、养血、滋阴、补阳数途而已。至于补法、泻法之糅杂参用,又属医者之技巧,必于临证悉心体察,方见功夫。悸忡无不源于心神失宁,心乃阳脏,必赖阴血充养,故滋阴养血之法,又为医者所习用。悸忡涉气、涉血者病浅,伤阴者病深,阴伤及阳者重,阳衰欲脱者危。凡此熟谙心中,则临证可望无惑。

**(1)捷效法:**捷效者,简捷有效之谓。临证头绪纷繁,识证用药,医者每有"披沙拣金"之叹,殊非易事,然苟能得其要领,亦可执简驭繁。悸忡一症,医家有倡用加减归脾汤者,验之临床,确多功效。究其原因,此证以气血交亏居多,所谓"捷效"之法,亦即益气养血之法,以其常见,可望常效,然亦必认证无误而后方言可。

**(2)服桂法:**桂,有桂枝、肉桂之分。悸忡之治,多选桂枝而少用肉桂。盖心居阳位,桂枝宣通上行,且长于温阳化饮,畅调心脉,而肉桂则沉厚下趋,功在温肾助阳,益火消阴,两者同体而生,却各有精专。考仲景组方,凡治悸者,尽皆投用桂枝,亦足资佐。桂枝之用,如配入健脾利水剂中,则宜于悸忡之属痰饮者。痰饮内停,浊阴不降。用温化痰饮法,选苓桂术甘汤合五苓散化裁进治,药用猪苓、茯苓、白术、泽泻、桂枝、半夏、陈皮、甘草。

桂枝配以大剂滋阴养血之品,功能燮理阴阳,调畅心脉。阴阳两虚,心脉失充。用炙甘草汤加减化裁,以益阴补阳。药用炙甘草、潞党参、炙桂枝、当归、麦门冬、生地、火麻仁、阿胶(烊冲)、枣仁、大枣、生姜。

(3) **镇摄法**:悸忡之因于心肝阳旺,内风翕动,心神失摄者,应予育阴平肝,镇摄心神。阴虚风动,神不安舍。应柔肝息风,镇摄心神,选阿胶鸡子黄汤出入,药用阿胶珠(烊冲)、生地、白芍、钩藤、茯苓、石决明、龙骨、牡蛎、络石藤、制龟板、鸡子黄(冲)。

(4) **化痰法**:悸忡因于痰者,可有痰饮、痰热之分。痰饮当用温化,于服桂法中业已论及;痰热扰心而致者,当清化之,往往效如桴鼓。投黄连温胆汤,药用川连、半夏、朱茯苓、陈皮、竹茹、佛手、远志、全瓜蒌、海蛤壳。

(5) **行瘀法**:瘀血留阻,心脉失畅,亦致悸忡。临证辨瘀,或见有形血块,或呈绞痛、针刺样痛而固定,或舌质紫黯有瘀点,或脉来滞涩,种种变化。设已认证无误,径投行瘀活血之法,收效亦颇快捷。活血化瘀法,药选桃仁、红花、穿山甲、川芎、玄胡、香附、当归、白芍、王不留行等。

········································ 〖 经 验 方 〗 ········································

**1. 益肾渗利方**

组成:山药10 g,薏苡仁10 g,萹蓄10 g,瞿麦10 g,通草3 g,川牛膝10 g,小蓟15 g,竹叶10 g,丝瓜络10 g,石韦10 g。

用法:水煎服,每日1剂。

功效:清热祛湿,健脾益肾。

主治:慢性肾盂肾炎证属肾气亏虚,脾虚湿阻者。

加减:寐差加朱灯心3 g,夜交藤15 g,焦山栀10 g;水肿加玉米须10 g,陈葫芦15 g,地枯萝10 g,车前子草各10 g,木通3 g,泽泻10 g;腹胀加莱菔子10 g,宣木瓜3 g。

**2. 益肝柴胡汤**

组成:柴胡3 g,白芍10 g,枳壳10 g,黄芩10 g,法半夏10 g,党参10 g,茯苓10 g,甘草3 g,生姜3片,大枣5枚。

用法:水煎服,每日1剂。

功效:疏肝利胆,健脾化湿。

主治：慢性乙型肝炎症见胁胀或痛,乏力,纳差,心烦口苦。舌质红、苔薄白或微黄,脉弦细等。

## 主要论著

尤松鑫.谈谈辨证论治的临床运用.江苏医药(中医分册),1979,(1)：4～6.

尤松鑫.试述"生物钟"在《内经》中的反映.新中医,1980,(3)：19～21.

尤松鑫.邹良材肝病诊疗经验.南京：江苏科学技术出版社,1983.

尤松鑫.心系病证治验八则.南京中医学院学报,1984,(4)：44～46.

尤松鑫,金实.邹良材对肝病的用药经验介绍.南京中医学院学报,1985,(1)：11～13.

尤松鑫,黄建新.邹良材教授辨证施治重症肝炎的经验.江苏中医杂志,1987,(1)：1～3.

尤松鑫.对实施《中医临床医学研究生教育改革方案》几个环节的意见和设想,医学教育.1987,(1)：11～15.

尤松鑫.脉律失常与调脉七法.南京中医学院学报,1987,(3)：34～36.

尤松鑫.苓甘五味姜辛汤加味治疗迁延性咳嗽.南京中医学院学报,1991,7(3)：169.

尤松鑫.调肝扶脾法治疗胆石症.南京中医药大学学报,1995,11(6)：19～21.

尤松鑫.免疫性疾病的中医治疗.天津：天津大学出版社,1995.

尤松鑫.中西医结合新著《神经病学》推介.山东中医杂志,1998,17(9)：432.

尤松鑫.艾滋病中医证治概述.江苏中医,1999,20(3)：3～5.

尤松鑫,张盛心等.简明中医内科学(汉英对照).南京：江苏科学技术出版社,2004,2.

尤松鑫.实用中医内科学(英文版).南京：江苏科学技术出版社,2009,1.

## 参考文献

[1] 彭海燕.尤松鑫辨治慢性肝炎经验.江西中医药,1999,30(6)：5.
[2] 杜斌.尤松鑫治疗慢性肾盂肾炎经验方简介.山西中医药,1999,5(6)：4.
[3] 王文林.尤松鑫辨治慢性乙型肝炎的经验.中国校医,2005,19(1)：93.

# 金　实

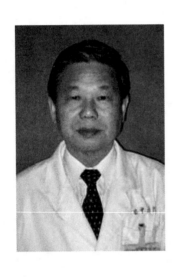

金实,男,1943年出生,江苏南京人。南京中医药大学中医内科教研室教授、博士生导师、主任医师。曾任中医内科学教研室主任、江苏省重点学科中医内科学学科带头人、江苏省中医药学会内科分会副主任委员、肝病专业委员会主任委员,国家自然科学基金评议专家,全国学位与研究生教育评估专家,国家中医类别医师资格考试命审题专家。江苏省名中医,享受国务院政府特殊津贴专家,第五批全国老中医药专家学术经验继承工作导师。

1967年南京中医学院医疗系六年制本科毕业,毕业后在四川省城口县人民医院工作;1979年考入南京中医学院首届中医内科研究生班,攻读硕士学位,师从著名肝胆病专家邹良材教授,深得其传。长期从事中医及中西医结合临床、教学、科研工作,擅长肝胆病、胃肠病、类风关、红斑狼疮、干燥综合征、顽固性头痛、肿瘤及多种疑难杂症的诊治。曾受邀至日本、韩国、台湾、德国等国家或地区讲学和合作科研,指导境内外博士、硕士研究生50余名。作为主要人员创建江苏省中医院肝科门诊及风湿免疫科。主持或参与科研课题十余项,其中"补肾化毒法治疗SLE的理论探讨及免疫机制研究"获2003年江苏省科技进步二等奖。2002年《中医内科学》课程获江苏省一类优秀课程、2003年获江苏省优秀研究生课程奖、2004年获得江苏省高等教育省级教学成果二等奖(均排名第一)。主编《病毒性肝炎中医论治》《疑难病症中医治疗研究》等著作8部,副主编或参编著作20余部,并担任国家级规划教材《中医内科学》第一副主编、研究生教材主编,在国内外医学杂志发表论文80余篇。

········································ 【学术思想】 ········································

## 1. 系统性红斑狼疮多肾虚瘀毒

金实认为素体禀赋不足,肾阴亏耗,阴阳失调,气血失和,气滞血瘀,是系统性红斑狼疮的发病基础;六淫之风、寒、暑、湿、燥、火结于血分,瘀而化热,久成瘀热毒邪,外伤腠理肌肤,蚀于筋骨,甚则五脏六腑俱损,上犯颠脑,阴阳离绝则病情危殆。故本病属本虚标实之证,正虚以肾阴亏虚为主,邪毒以热(火)毒、瘀毒为主,肾虚瘀毒是本病病因病机关键之所在。根据扶正祛邪总的治疗原则立"补肾化毒"治法。补肾以滋养肾之阴血为主,化毒为化解、排除血分蕴毒。补肾化毒贯穿于疾病治疗过程的始终,并随证施法,配合清肺、健脾、柔肝、养心、逐饮、健脑等治法,使肾之阴血得复,瘀热邪毒化解,则病自得舒解。

虽然系统性红斑狼疮患者病情错综复杂,证候千变万化,但金实治疗时紧紧抓住"肾虚瘀毒"之主要病因病机,在慢性活动期及缓解期以补肾化毒中药治疗贯穿于病程的始终,辅以小剂量激素,且随证施法,药随证变,并逐步撤减激素的用量,达到标本兼治的目的。肾阴亏虚、瘀毒内蕴的临床表现为头目眩晕、腰膝酸软、舌质黯红、苔薄黄、脉细数等。治以补肾养阴、化瘀解毒,用六味地黄丸加减以滋补肝肾之阴血,白花蛇舌草、连翘、蒲公英等以清热凉血解毒,益母草、鸡血藤等以活血化瘀通络,组成补肾化毒中药的主方。并在此方的基础上审因论治,随证加减用药。若正邪交争,低热不退,配以青蒿、地骨皮;瘀热侵袭肌肤,症见颜面、肢端或皮肤红斑等症,用青蒿、水牛角、生石膏、连翘、凌霄花、紫草以清热凉血解毒,用生地、牡丹皮、赤芍、桃仁凉血化瘀通络;瘀毒伤及关节,痹阻经脉,症见关节疼痛明显,擅用威灵仙、防风、秦艽以祛风止痛。瘀毒内侵脏腑,阻于上焦,积饮为患,症见胸闷心悸,咯痰频频,用葶苈大枣泻肺汤,配伍黄芩、白芥子、鱼腥草、紫菀、百部、桑皮、煅龙牡等以清热化痰止咳、宁心。瘀毒最易伤肾,症见腰膝酸软,脱发明显者,加大主方补肾化毒药物用量的同时,配伍制首乌、菟丝子、芡实以滋补肾阴;浮肿明显者辅以猪苓、炒苡仁、石韦利尿退肿。病情发展,阴损及阳,致阴阳两虚,于补肾化毒方药的基础上,加用女贞子、旱莲草、当归、肉桂以滋阴助阳;如瘀毒上犯颠脑,则配用补肾健脑、化瘀解毒之品。在辨证遣方用药的同时,结合辨病微观施治亦很重要。

系统性红斑狼疮患者有微循环障碍、血液流变学异常(血液黏稠度升高)、组织病理学改变,提示血瘀证贯穿于病程的始终,选用益母草、赤芍、桃仁等以活血化瘀通络。对蛋白尿阳性者,选用玉米须、薏苡根、芡实、金樱子、莲子;血尿者,选加鱼腥草、败酱草;尿素氮升高者,配伍牛膝、六月雪、土茯苓;白细胞降低者,习用女贞子、黄芪、制首乌、山萸肉。每方随证选加2～3味,收效甚佳。

### 2. 肝络瘀滞是自身免疫性肝炎关键

金实认为自身免疫性肝炎证属本虚标实,病机关键为肝络郁滞。患者阴阳气血亏损,机体免疫功能处于失调状态,湿热、疫毒侵入人体而发病,且湿毒留扰,正虚邪恋,病情缠绵难愈;久病多虚多瘀,湿、热、郁、虚成瘀、成痰,终成本虚标实、虚实夹杂的证候。故湿、毒、郁、瘀、痰是本病之原,脏腑功能失调是本病之象,阴阳气血虚弱是本病之本,肝络郁滞是病机的中转环节。免疫功能贵在平衡稳定,故立"流气和络"治法,即运用疏肝理气、活血和络法以流顺气机、和畅肝络;祛除湿、热、瘀、毒等邪气,则气顺络畅;久病体弱,正虚邪恋,扶正以祛邪,但本病贵在通,而不重在补;用药重轻灵活泼,忌寒遏壅补。从而使气机通畅,气血阴阳平衡,疾病痊愈。即从"谨察阴阳所在而调之,以平为期","疏其血气,令其条达,而致和平"来立法。"流气和络"法体现在疏、清、化、补四方面。

疏:指疏肝解郁。肝主疏泄,性喜条达,肝脏受病,主要在于肝气不得疏泄,郁勃不畅,病在气分。用小柴胡汤,使肝木条达。但柴胡性温升散,用量宜小(6～8 g),以防劫伤肝阴之弊。

清:指清热解毒、清肝泻火、清热凉血、清热燥湿。清热解毒不可过于苦寒,否则冰遏邪气,损伤清阳,湿邪不化,致黄疸不退。用夏枯草、牡丹皮、焦山栀、垂盆草、连翘、蒲公英、黄芩之属。即使火毒明显,用黄连、黄柏等苦寒之品时,亦配伍甘寒养阴之生石膏以保肝护胃。

化：指芳香化湿、淡渗利湿、活血化瘀。用白蔻仁、藿香、石菖蒲等芳化湿浊，慎用苍术等苦寒燥湿之属。并配伍苡仁、茯苓、泽泻等以淡渗利湿，使湿邪从小便去。该病缠绵难愈，有肝络瘀阻征象，用莪术、姜黄、丹参、赤芍等平和之味，使活血化瘀而不伤正，并与理气药合用，使瘀去血行，血气条达。

补：指柔养肝阴。肝病郁久自戕，木失濡润，症见胁痛隐隐，有时胀痛，头目昏眩等。补肝需柔润，用芍药甘草汤，取芍药、甘草酸甘化阴，直入肝脏，补其虚而制其火，并用南北沙参、天麦冬、女贞子、旱莲草滋养肝肾之阴。

治疗本病，金实认为还需微观病理改变施治，加入调节机体免疫功能的药物如抑制体液免疫反应常用桃仁、丹参、莪术、山栀等；提高吞噬细胞功能用白花蛇舌草、蒲公英等；增强 T 细胞功能，促进蛋白代谢，改善肝功能用黄芪、党参、当归、茯苓、女贞子等；保护肝脏和降酶用连翘、垂盆草、田基黄等；利胆退黄用茵陈、大黄、赤芍、郁金等。临证时每选用 2～3 味，借以增强疗效。

此外，治疗该病时，药味宜平和，稍有偏凉，极少用温补之法，恐助邪毒复燃。重轻灵活泼，忌苦寒阻遏。蛮补壅滞，燥湿动火，攻劫伤正。于疏肝解郁的基础上合用清、化、补之法，随证有所侧重，做到清热解毒、化湿不伤脾胃，理气化瘀而不伤正，使全身气机通畅，阴平阳秘，则湿化、毒去、正气复，疾病愈。

### 3. 痛风多因湿热瘀滞

金实认为痛风基本病机为外邪引动体内郁热，壅滞经络，痹阻关节，气血瘀滞，运行不畅，不通则痛。

**（1）湿、热是基本病理因素：** "痹，湿病也。"湿有内外之别，内湿多由脾肾不足、水液运化调布失司而成；外湿即外感之湿邪，多假风为帅侵袭机体。若湿邪困脾，健运无权，亦可导致内湿。湿邪为病最易阻遏气机，既可直接引起气滞血瘀，又能郁闭化热。热为阳邪，其性急迫，若与湿邪瘀滞相搏，熏灼筋脉可致发病；郁热既生，若复感外邪，壅塞经络，则体内受热蒸腾之血无通行之道路，前后攻冲，则见关节剧痛难忍。

**（2）瘀滞是重要病理因素：** "通则不痛，痛则不通。"气血凝滞、经络痹阻是疼痛发生的病理，除了湿热可以影响气血运行之外，瘀滞亦是不可忽略的重要因素。瘀滞来源有三：湿邪为病，气机受遏，气滞不能帅血正常运行，故为瘀滞；血受热煎灼成块，复与湿热搏结，阻滞经脉而成瘀滞；外邪痹阻肌肤关节，气血运行不畅则瘀滞自成;血瘀停聚,与湿热胶着,脉道阻塞,不通则痛,故关节剧烈疼痛而部位相对固定,夜间痛甚。湿、热、瘀往往相互影响,瘀又可加剧气机的阻滞,使阳气不得舒展而易郁化成热,使水液不得气之运化而停聚成湿。

**(3)病理性质为本虚标实,实多于虚:** 痛风病位在筋骨关节,病理性质为本虚标实。禀赋不足,卫外不固为本;内生郁热,复受外邪为标。患者发病急骤,关节疼痛症状往往在一天内达到高峰,局部红肿灼热,剧痛难忍、不得触碰,乃风湿郁热相互搏结体内、痹阻经络、流注关节,致气血瘀滞运行不畅,不通则痛;还可伴发热头痛,小便黄,舌红,苔黄略腻,脉滑数,此皆为湿热的表现,故辨证当属风湿郁热之实证。

**(4)治疗以祛邪为主:** 根据本病风湿郁热内外合邪致病的特点,以及病势急、病情重等一派邪实的表现,为快速缓解关节疼痛,减轻患者痛苦,金实认为治疗当以"祛邪"为主,但不宜"汗、吐、下",否则导致血尿酸剧烈波动而加重痛风,主张清利湿热,活血化瘀。

1)清利湿热:《医学正传》云:"肢节肿痛,痛属火,肿属湿,兼受风寒而发动于经络之中,湿热流注于肢节之间而已也。"可见湿热对本病的发生发展有着重要影响。根据发病邪实为主的表现,故当祛邪,即"热者清之,湿者利之",湿热一解,气机得以舒展,沸腾之血得以宁静,瘀滞无以化生,难以胶着,则经脉痹阻可除,气血复得畅行,肿痛自能消退。

2)活血化瘀:瘀滞是本病病理演变过程中形成的病理产物,并贯穿病程始终。湿热皆可引起气血瘀滞,瘀滞也能导致湿热内生,并易与两者胶着为患。治疗过程中,若瘀滞不除,一则仍可痹阻脉络,影响气血运行;二则"瘀者愈郁",气机郁闭难解,湿热仍有化生之途。故"清热利湿"之外,还须"活血化瘀",使得瘀血与湿热胶着之邪易于快速化解,经络疏通,则气血运行无阻,关节肿痛一举可除。此外,风邪喜挟湿气引动郁热,痹阻血脉而发本病,秉承"治风先治血,血行风自灭"之意,"活血化瘀"尚有祛风之功。

### 4. 干燥综合征须辨虚实及痰瘀毒

干燥综合征的基本病机为素体虚弱,阴津亏虚。其病位在口、眼、鼻、咽等清窍,亦可累及全身,与肺、胃、肝、肾密切相关,甚则可累及心、胃,以及皮肤黏膜、肌肉关节。病理性质总属本虚标实,以肺、胃、肝、肾阴虚为本,火热燥气为标。本病既可初在口、眼等清窍,继而累及四肢肌肉关节筋骨,甚则内舍脏腑,也可以首先出现肌肉关节症状及脏腑损害,而后出现口眼干燥征象。金实认为阴液亏耗,肺气不得宣畅,气滞血结,津液通行之络道滞涩是干燥综合征出现"燥象"的重要机制,并提出肺不布津,脉络滞涩是病理关键,主要病机为肺失宣布,阴虚络滞,病理因素有湿、热、燥、火、痰、瘀、毒之不同。

本病病理性质总属本虚标实,辨证时需辨别本虚标实的主次,本虚以阴虚为本,标实以火热燥气为主,另需辨湿、热、燥、火、痰、瘀、毒的兼夹与主次。临床尤应注意辨清以下几点。

(1) **辨虚**:本病以阴虚为本,又以津液亏虚为主,津液在人体属阴,起滋润濡养作用。而津液的正常运行输布,全赖气的运行,且气能生津,是化生津液的动力。故气旺运载津行,气虚则津液亏损,津失敷布,血行不利,呈现"供津不足"之燥象。因此,气虚阴亏,津乏液少,脏腑不荣,机体失润,则燥病乃成。常见症状有口、鼻、咽、唇干燥,目涩少泪,干咳无痰,皮肤粗糙皲裂,毛发枯焦,爪甲易碎,舌干少津,脉涩等。

(2) **辨实**:本病以燥热为标,由津液不足所导致的干枯不润,涩滞不畅,甚至开裂动血证候是其证候学特征。但临床在虚象之中多夹杂着湿、热、痰、瘀等实象,临床多见黄疸,关节疼痛,皮肤瘀斑瘀点等症状。

(3) **辨痰**:在干燥综合征的病机演变过程中,燥热伤阴,燥毒熬津炼液为痰,随气血运行流注,凝结体内,或津枯血燥,气血运行不畅,脉络痹阻,常易形成痰瘀互结之证。患者多表现肌肤甲错,色暗发斑,皮下筋膜结节肿块,指端青紫或肌肉消瘦,麻木不仁等症,这在中、晚期患者尤为多见。

(4) **辨瘀**:中医认为血瘀是干燥综合征的重要病机。《内经》云:"病久入深,营卫之行涩。"《临证指南医案》云:"经年宿病,病必在络""久病入络,气血不行",明确提出了"久病入络"的概念。干燥综合征是一慢性顽固性疾病,以津枯液涸为本,久病不愈,则病邪深入脏腑、经络,暗耗阴津,产生瘀血,闭阻经脉,津液运行失调,敷布失常,脏腑诸窍失于濡润,燥象乃成。久病入络的理论揭示了干燥综合征发展的总趋势,表明其发展到一定阶段,必然存在络脉的病理病变,是其病情缠绵,久发难愈的根源所在。

(5) **辨毒**:中医学认为"毒"系脏腑功能和气血运行失常致使体内的生理或病理产物不能及时排出,蕴积体内过多,以致邪气亢盛,败坏形体而转化为毒。凡燥毒侵袭煎灼津液或外感温邪热毒陷入营血,燔灼营阴,伤津耗液,或痰瘀交阻,化生瘀毒,伤阴化燥,皆可蕴结为燥毒,煎灼津液,以致内则五脏六腑失其所养,外则五官九窍失其滋润,故可见口鼻干燥,饮食不下或口腔破溃,反复不愈,两眼干涩红肿,目不能闭,视物昏花,肌肤甲错,毛发焦枯,大便干结,形体消瘦,或关节肿痛变形。因此,干燥综合征患者多为素有阴虚体质或年迈津亏,或大病久病之人,外感燥热、温毒邪气,致使津液内耗,阴液不足,虚热内生,燥热乃炽,日久燥盛成毒而发为本病。

......................................【临床经验】......................................

### 1. "肝病三法"

所谓"肝病三法",是指辛散理用、酸敛治体、甘缓理虚三种肝病治疗法则。辛散、酸收、甘缓的治法来源于《内经》,"肝病三法"(以下简称三法)的概念,至清代叶天士才明确提出。三法因其简便明确,切合临床,故受到历代医家推崇,对其阐发亦多,但有关论述散见各书,并且对某些问题说法不一,金实将三法有关资料分析整理,结合自身临床体会,形成独特的肝病治疗理论。

**(1) 辛散理用法及其配伍**:肝"以生化为事,以流行为用",倘肝气失疏,流行涩滞,则肝失所用。使用辛散理气药物,疏泄气机,调理肝用,此即叶天士所谓"辛散理用"法。该法适用于肝气抑郁,胸闷噫嗳,胁肋胀痛,甚则引及胸背肩臂,或疼痛走窜不定,或妇女月经不调等症。

疏肝理用代表方剂为《景岳全书》柴胡疏肝散,天台乌药散亦为常用之方。常用药物因时代及医家习惯不同而略有差异,例如张洁古以香附、川芎、青皮"三物宣通畅达",张山雷列举木香、乌药、陈香橼等以补其缺。此外,因疾病性质和病变部位之别,用药尚有选择,例如肝气郁于上,可选白蒺藜、苏梗;郁于中,可用香附、佛手;郁于下,可予台乌药、荔橘核等。如肝气逆于上,则疏散兼降,可用沉香、旋覆花;肝气滞于下,则疏散兼升,可选柴胡、防风。如气滞血瘀,则辛散行气兼通血络,药须选归、姜黄、莪术、郁金等。又如防风、薄荷、生姜、细辛之类,以其辛散,也可协调肝气,方如《丹溪心法》枳壳煮散,用枳壳、甘草配合防风、细辛等,治疗哀伤肝气,痛引两胁;逍遥散中用薄荷、生姜,辛散以助条达等。

肝气乃病理之一大门,其为病,常与寒、热、痰、饮、瘀、虫、食等相互兼夹,其病变往往正虚邪实,错杂为患。因此,临床中常将辛散理用和酸收、甘缓,以及其他相应治法配伍使用。

1）辛香温通法与辛温通络法：若寒滞厥阴，肝气失疏，而见脘胁冷痛，或少腹阴囊冷痛坠胀、喜热畏寒、四肢不温、苔白脉沉等症，可将辛香理气、温经散寒药物配伍，称为辛香温通法，方如天台乌药散加减。如寒凝络脉，气血癖滞，辛香温通法中加入当归、桃仁等化瘀通络，则称为辛温通络法。

2）苦辛泄降法与苦辛通泄法：若肝胆郁热或肝胃不和，而见胸闷胁痛，如灼如燎，或胃痛泛酸，恶心呕吐，可将辛散理气、苦寒泄降药物配伍，谓之苦辛泄降法，方药可从丹栀逍遥丸、左金丸化裁。如兼腑实便秘，可加大黄之类苦寒通下，称为苦辛通泄法，方如大柴胡汤加减。

3）辛泄宣瘀法与辛柔和血法：如久痛入络，气郁血滞，症见脘胁久痛，势如针刺，或闷痛如塞，或胁下癥积，舌有紫斑，脉细或涩，可以辛散理气与宣泄化瘀药物配伍，谓之辛泄宣瘀法，方如旋覆花汤或血府逐瘀汤之类。若"营阴枯槁，络气不疏"，选药忌刚用柔，且可将辛泄宣瘀与甘柔润补药物配合使用，称为辛柔和血法，用药如旋覆花、桃仁、柏子仁、归尾、香附等。

4）辛温蠲饮法与解郁化痰法：如肝气与饮邪相合，脘胁胀痛，呕吐痰饮，可将辛散理气与温化蠲饮药物同用，称为辛温蠲饮法，方用香苏散、苓桂术甘汤化裁。若肝郁不舒，痰气郁结，咽中不适，如有炙脔，或颈部瘿气，可将辛散解郁、化痰散结药物配合，即解郁化痰法，方药常从半夏厚朴汤、四海舒郁丸出入。

**(2) 酸敛治体法及其配伍**：夫肝以阴血为体，以阳气为用，气为血之先导，血为气之依附。酸能补阴血而敛肝气，通过治体而使用有所归，故酸敛虽有补泻之分，为叶天士治体之法。该法适用于阴血不足，肝气不收，风阳妄动所致眩晕目涩，肢麻抖颤，脘腹胀满，神魂不安等症。

酸敛治体法多与他法配伍组成方剂，其代表方如《伤寒论》芍药甘草汤、《医醇剩义》调营敛肝饮等。常用药物方面，王旭高擅用白芍、乌梅，木瓜，张山雷推崇山萸肉，谓其摄纳柔驯效力在白芍之上，余如酸枣仁、五味子等亦系常用之品。根据阴血不足、肝气不敛的临床表现和兼证之不同，酸敛法常与其他治法配伍运用。

1）敛魂安神法与敛魂清热法：若阴血亏虚，心肝失养，神魂不安，精神恍惚，虚烦不寐，治疗常用酸甘相伍，养血补心，敛魂安神，方从酸枣仁汤、天王补心丹化裁。若"虚烦不寐，骨蒸梦遗"，可将酸甘佐以苦泄，以"敛戢肝魂，滋养肝血，清热除烦"，药如四物汤加枣仁、知母等。

2) 敛肝息风法与敛肝消胀法：如阴血不足，风阳内动，眩晕头痛，肢麻抽搐，可用白芍、山萸肉等敛养阴血、摄纳风阳，此即敛肝息风法。该法多与甘润养血、潜镇息风等法配伍使用，方如费伯雄养血胜风汤。若阴虚肝旺，气散不收，而致胁肋脘腹胀满，白芍、木瓜等酸敛之品可"收阴气而泄邪气"，有助于胀满消除，此即敛肝消胀法。临床常与养肝健脾、理气和胃药物配合使用，方如调营敛肝饮。

3) 敛阴舒筋法与敛阴止痛法：若阴血亏虚，筋脉失养，肢体拘急，疼痛麻木，可以酸甘相合，敛阴舒筋；如肝气乘脾，脘腹拘挛作痛，可以酸甘相伍，敛阴止痛。以上两法皆以芍药甘草汤为其主方，前者多配牛膝、木瓜、伸筋草等舒筋活络，后者多合柴胡、木香、枳壳等疏肝理气。

4) 抑肝扶脾法与辛酸制木法：如木旺土虚，肝脾不调，脘腹胀痛，纳少便溏，可将酸敛与辛散、甘缓药物配合施治，以抑制肝木，扶助脾土，方药如异功散、理中丸加白芍、木瓜、木香、青皮之类。若肝气横逆而脾虚不著，将酸敛与辛散药物配伍使用，则称为辛酸制木法，药如吴萸、白芍、青皮、木瓜、延胡、金橘等。

**(3) 甘缓理虚法及其配伍：**《内经》云"肝苦急"，是谓其气过急，急食甘可以缓和肝急。张介宾认为甘缓是柔能制刚，叶天士进一步指出"甘缓益肝"作用，明确了甘缓理虚法则。该法主要用于血(阴)虚失濡，肝气过急患者，亦可用于肝用不足，疏泄不及之证。

《金匮要略》甘麦大枣汤是甘缓理虚法的代表方剂。常用甘缓药物，养血如地黄、枸杞、沙参、麦门冬、阿胶、首乌、大枣之类，益气如人参、黄芪、甘草之属。

关于补肝方法，前人有"用辛补之""补用酸""治虚亦主甘缓"等法则，其说不一，金实认为，唐容川总结前人经验，采用以甘为主，酌配辛酸之法，较为妥切。他在《血证论》中提出"以酸甘补肝体，以辛甘补肝用"，指出了补体、补用的主要方法，此为直接治肝之法。如五脏亏虚，肝木失养，而肝气过急，使用甘缓药物，调补五脏以缓肝急，此为间接治肝之法，似可认为是广义的甘缓理虚法。由于肝虚有体用之分，五脏兼证又各不相同，因此甘缓理虚有多种配伍方法。

1) 酸甘补体与辛甘补用法：如阴血不足，肝失濡润，眩晕口涩，筋缩爪干，消瘦脉细，妇女经少经闭等症，可以酸甘相济，化阴补体，方从四物汤或涵木养营汤化裁。如肝阳气虚，疏泄不及，气虚而滞，头痛麻木，胁胀腹满，懈怠纳少，气短气坠,爪甲枯萎,肢冷畏寒,舌淡脉弱,可以辛甘相伍,补益肝用。补肝气方如张锡纯升肝舒郁汤,补肝阳方如《太平圣惠方》补肝柏子仁丸。历代医家对补肝阳、肝气认识不尽相同,制方用药亦有所差异,撰度用药规律有三:其一,多以甘温辛散为主,以温补阳气,伸展肝用。其二,肝为刚脏,最忌燥烈,所以,制方注意忌燥求润,药物常用甘柔酸养。其三,脾胃为气血之源,肾阳为诸阳之本,所以补肝气、补肝阳多与补脾温肾密切相关。

2)培土泄木法与培土宁风法:若土虚木乘,脘腹胀痛,治疗主以甘缓培土,佐以辛酸泄木,即所谓培土泄木法,药如六君子汤加吴萸、白芍、木香。如肝风上逆,眩晕肢麻,中虚纳少,可予甘缓培土,滋阴息风,即所谓培土宁风法药,如人参、甘草、麦门冬、白芍、甘草、玉竹等。以上两法,均以甘味药物培土而缓肝急,属于缓中治肝之法。

3)养金制木法与补金柔制法:如肝肺阴虚,木火刑金,干咳痰少,或痰中带血,胁痛口干,鼻燥舌红,可予养金制木法。如火沸风旋,凌金烁液,眩晕目糊,鼻干口燥,则可用补金柔制法。两者用药均以沙参、麦门冬、石斛等甘寒之品养阴润肺而缓肝之急,再据症不同,酌情加入枇杷叶、石决明等肃肺降气、镇肝息风类药物。

4)宁心缓肝法与镇怯理虚法:如心肝液燥,肝胆气急,而见心烦郁怒,胸闷胁痛,窜痛不定,或惊惕不安,或心慌寐差,嗳气频频,可用甘润之品养血宁心而缓肝之急,方药可以甘麦大枣汤加味,此谓宁心缓肝法。如再加入龙骨、牡蛎、磁石、金箔等镇怯安魂之品,又称镇怯理虚法。

5)滋肾养肝法与滋阴息风法:如肝肾阴虚,水不涵木,而见眩晕目涩,腰膝酸软,胁肋隐痛,大便燥结,可将甘缓养肝与咸寒滋肾药物配伍使用,称滋肾养肝法,方以增液汤、一甲复脉汤加减。若抖颤动风明显,酌加龟板、鳖甲、钩藤、石决明等,称为滋液息风法。

## 2. 宣肺布津治干燥综合征

《素问·至真要大论篇》云:"燥者濡之。"前人治燥立法设方多本此旨。然临证观之,以常法治疗每难奏效,综观临床文献,方法殊多,或辨证分型治疗,或使用单方验方,或内外合治,或衷中参西。有倡导养阴生津,有主张健脾益气,有强调活血化瘀,亦有突出清热解毒,不一而足。然纯用滋补,直滋肝肾则有腻滞之弊,如若阴津损伤已甚,而痰浊、瘀热蕴结未清,化痰祛瘀更耗阴津;若因燥热径取苦寒,殊不知过苦伤津愈助其燥,过寒冰遏愈滞其津。因此金实认为,本病之燥虽为阴亏,非无水之源、无流之径,乃肺失宣降,气行不畅,导致津液输布失常,五脏六腑、形体百骸失其灌溉濡润而呈现相对的阴津不足状态。因此提出宣肺布津之法,不仅要滋养既耗之阴津,更致力于尚未耗损之阴津的运行输布,通过宣肺布津,通络行滞,养阴润燥,来增加津液生成,鼓舞津液布散,畅通津液通道。故生津润燥、宣肺通络乃治疗大法。根据本虚标实的主次不同,急则治标,缓则治本,或标本兼治,并可根据病理因素的不同分别采用清热利湿、泻火润燥、化痰祛瘀排毒的不同治法。

在多年的治疗干燥综合征的临证中,金实积累了许多辨证用药经验。

**(1) 养阴润肺、开肺布津并用:**金实认为在干燥综合征治疗上必须兼顾两方面,一方面用养阴润肺之品以补肺本身之阴液,常用天门冬、麦门冬、南北沙参、石斛等;另一方面用一些宣肺之品以恢复肺的布津功能,常用桔梗、紫菀等。

**(2) 清胃泻火慎用苦寒:**在津液的生成方面,胃起着非常重要的作用。临床上除口眼干燥外,还有面赤烘热,口渴多饮,溲黄便干等症。治疗上需清胃泻火,但干燥综合征始终存在着津液不足的情况,因此在选择用药上应顾护津液,不宜用苦寒之品,宜选用辛凉、甘寒之品,常用生石膏、知母、连翘等。

**(3) 健脾化湿、益气升津:**脾在津液的生成和输布方面均起着重要作用。临床上除口眼干燥外,尚有纳差、腹胀、便溏、苔腻等症,这时用健脾化湿、益气生津之品治疗常取得较好疗效,常用黄芪、山药、白术、升麻等。

**(4) 祛瘀通络、疏通津道:**津液是以经络为通道输布于全身,同时津液又是血液的重要组成部分。临床上多有络脉瘀阻之象,如舌黯或有瘀点、瘀斑等。这时单纯用上述疗法,由于津液输布通道不畅,常疗效不佳。因此,治疗上常用一些祛瘀通络之品,以使经络流畅,津液输布通道畅通。常用桃仁、路路通、丝瓜络等。

**(5) 扶正以治本:**扶正的中草药多具有增强机体非特异性免疫的功能,提高机体的抗病力,常用中药如黄芪、沙参、玉竹、麦门冬、生地、女贞子、党参、枸杞子等,此类中草药不仅可提高机体免疫功能,而且有免疫抑制作用,是一种免疫调节剂。

### 3. 类风湿关节炎治分先后四则

金实总结出治疗类风湿关节炎的先表后里、先清后温、先攻后补、先常后变四种治疗原则。

（1）**先表后里**：类风湿关节炎初起或急性活动期，若外邪（风、寒、湿）壅滞肌表筋脉，表现为关节疼痛，伴有恶寒发热，无汗或汗出不畅，此时病势轻浅，当须开腠发汗，因势利导，祛邪外出。《金匮要略》指出："风湿相搏，一身尽疼痛，法当汗出而解。"病情轻者用羌活、防风、独活等微发其汗；病情重者则用麻黄、桂枝、细辛等发汗峻剂。类风湿关节炎不同于一般的风湿病，麻桂峻剂连服二三周甚至一两个月，若配伍得当，并无过汗之弊，否则汗不出则难收良效。待汗出痛减后，方可减少表散之品，重点转向祛寒、除湿、化痰、行瘀或益肾等治里之法。

（2）**先清后温**：在类风湿关节炎初起或急性活动期，表现为关节肿痛加重，血沉明显增快，只要无明显寒象，即可作热证处理，亦当清。先以清热宣痹和络法，药用石膏、知母、水牛角、生地黄、牡丹皮、赤芍、黄柏、黄芩、山栀、木通等，以抑制病势，缓解病情。其中木通泻火行水，《本经》谓其能"通利九窍血脉关节"，临证用以利湿热，消关节肿胀捷效。必须说明的是，木通品种不一，关木通是马兜铃科植物的藤茎，有肾毒作用，不可久用。金实常用白木通，为木通科藤本植物的木质茎。生石膏治疗热壅痛剧者效果颇著。若既有发热烦渴等热象又兼关节肿胀冷痛，畏寒喜温等寒象，应温清并用。如知母、赤芍并用桂枝、附子；麻黄、乌头并用生石膏、鬼箭羽；苍术、独活并用黄柏、牛膝等。在类风湿关节炎缓解期，多数患者表现为关节冷痛，治法上由清转温，用桂枝、乌头、附子温经散寒之品。

（3）**先攻后补**：类风湿关节炎主要表现为关节肿痛，此乃风、寒、湿、热、痰、瘀所致，邪气较甚，治应先攻逐邪气，分别施以祛风、散寒、除湿、清热、化痰、消瘀诸法。化痰消浊用僵蚕、南星、白芥子；活血行瘀常用桃仁、虎杖、苏木、炮山甲、地鳖虫等。患病日久，多表现出形体消瘦，面色少华，四肢乏力，腰膝酸软，脉沉细弱等一派虚象，此系邪气留恋，致肝肾亏虚、气血不足，治当滋补肝肾、益气养血，药用川续断、桑寄生、当归、黄芪、淫羊藿、补骨脂等。

（4）**先常后变**：对于类风湿关节炎，一般先按痹证分为风寒湿痹、风湿热痹等证型治疗，然而本病非一般痹证，临床上有时发现虽辨证无误，但疗效总不尽如人意。此时应在辨证基础上加辨病用药，如穿山龙、徐长卿、青风藤、雷公藤等。金实用药体会：将防风、甘草与青风藤配用可减轻青风藤所致的皮肤瘙痒症状；雷公藤配合广木香可减少消化道反应；配合地黄、芍药、白术、甘草可减少肝损;配合当归、桃仁、地鳖虫可减少闭经等副作用。疼痛是患者最主要的痛苦,必须设法缓解患者的疼痛,川草乌、马钱子、蜈蚣、全蝎等是常用的强效止痛中药。大凡疼痛剧烈,均可加入制川草乌镇痛,配合赤芍、甘草可行瘀和营,缓解毒性。若病情顽固,反复发作,缠绵难愈,邪气久羁,深入经骨,气血凝滞不行,变生痰浊瘀血,经络闭塞不通,此已"久痛入络",可以虫蚁透剔,常用全蝎、蜈蚣、乌梢蛇、蜂房、地鳖虫、地龙、穿山甲等药。其中全蝎、蜈蚣搜邪剔络力量强,配合延胡索或川草乌止痛效果颇佳;穿山甲"咸寒善窜,专能行散,通经络,达病所……治风湿冷痹",功效独特,与他药配伍有协同作用,临证时单用炮山甲2～5 g,用酒冲服,亦有较强的止痛之效。

### 4. 清利活血养阴治肝硬化腹水

**(1) 清热利湿,疏肝健脾调枢机:**肝硬化腹水的形成多因感受湿热疫毒,郁而不解,阻于中焦,熏蒸肝胆,不能泄越;或嗜食辛辣酒热肥甘之品,损伤脾胃,致使运化失职,湿浊内生,气滞血瘀,肝脾失调所致。金实认为湿热不仅是慢性肝炎发展成肝硬化的重要原因,而且是肝硬化活动期腹水反复不消的重要病理因素。湿热内犯,气机受阻,肝郁脾虚,血行不畅,水不得泄而成鼓。《格致余论》说:"湿热相生,遂成胀满,《经》曰臌胀是也。"此类患者多处于肝病活动期,表现为脘痞纳呆,泛恶欲吐,胁肋胀痛,腹大坚满,倦怠乏力,身目黄染,小便短赤,大便秘结或泻下不爽,苔黄或腻,脉多弦数有力,以及转氨酶升高、胆红素异常、病毒复制指标阳性,此期治疗当以清热化湿,疏肝运脾为主,金实常用自拟龙柴方(龙葵、柴胡、黄芩、郁金、白花蛇舌草、甘草等)合茵陈四苓散加减,使热清湿祛、肝疏脾运而诸症除。加减:热毒炽盛者加大青叶、叶下珠、虎杖、蒲公英;腹胀满者加枳实、厚朴、莱菔子;湿遏肺卫,肢体酸楚、胸闷咳嗽者加藿香、苏叶、杏仁、薏苡仁;肝郁胁胀者,加香附、青皮、佛手、郁金;湿阻中焦,脘痞纳少,口中黏腻者加厚朴、苍术、陈皮、白豆蔻;湿阻下焦,小便不利者加泽泻、陈葫芦、通草、车前草,还可用逐水剂中之缓药商陆,8～10 g量时致腹泻作用不显,常致大便微溏,服药三五天后可现尿多胀减之效,若用10～15 g量可达逐水消肿之功;大便不通者用制大黄、玄明粉;血热妄行,牙龈出血者,加牡丹皮、白茅根、水牛角等。

**(2) 活血为要,化瘀通络需持恒:**金实多年来临证发现,内外诸因伤及人体,病久未去,致使气血运行不畅,所表现胁痛,面色晦暗,肝掌、蜘蛛痣,肝脾肿大,舌质紫暗或有瘀斑,均与瘀血有关。血瘀亦是腹水形成和加重的重要原因。肝主藏血,肝硬化腹水虽病在水而其源在血,即"血不利则为水"。血瘀可致气滞、水停,血瘀日久亦可化热。因此,活血化瘀法在肝硬化腹水治疗过程中具有重要意义,应贯穿于其治疗的始终。《医学发明》云:"血者,皆肝之所主,恶血必归于肝,不问何经之伤,必留胁下,善主血故也。"临证中须注意化瘀药应配伍清热利水或淡渗利湿作用的药物,用药切忌辛香温燥,恐伤阴耗血,动血动风。

金实认为肝硬化瘀血内结系日久而成,运用破血逐瘀之药不可能短期收功,反有瘀结不去、出血动血之虞。活血常选用丹参、赤芍、泽兰、益母草、桃仁、制大黄之类;喜用三七、鳖甲、鸡内金等研粉内服,取活血化瘀,软坚消结之效。临证尚需根据肝硬化腹水的具体病机兼夹不同而灵活选用,对于瘀血兼有气滞者,应以行气活血,常在方中配伍大腹皮、陈皮、枳壳、路路通;瘀血兼有气虚者可配伍党参、白术、黄芪;瘀血兼有湿热者,治以清热活血化瘀,配伍茵陈、马鞭草、金钱草等;瘀血兼有阴虚者,当配伍沙参、生地、枸杞子;阳虚者配伍桂枝、干姜;血虚血瘀者当养血活血,常配伍丹参、鸡血藤等。

**(3)阴虚腹水,治当养阴渗利:**肝脏体阴而用阳,肝之疏泄功能的正常全靠肝阴血之滋养。《临证指南医案》云:"肝为刚脏,非柔润不能调和。"金实认为慢性肝病湿热、瘀毒久羁,或是延治误治,久病不复,发展至肝硬化腹水阶段,多属于正虚邪恋。阴虚腹水,病情复杂,以肝肾阴虚为本,湿毒、气滞、血瘀、水湿为标,临床表现多样。对患者苦于胀急,要求迅速逐水者,医者须慎之又慎,切不可操之过急,妄投攻下"峻下之剂",应选用淡渗利水之品,如白茅根、芦根、薏苡仁、冬瓜皮子、猪苓、茯苓、泽泻、车前子、陈葫芦、玉米须等利水而不伤阴的中药,若强攻其水,必伐正气,耗伤阴血,加重病情。肝硬化阶段肝木已失滋养,腹水形成后,困于中州,更加导致气血生化乏源,又因病程过长,过度耗损正气,终至肝肾俱虚,肝肾亏虚不能封藏精血,精血反转为水而内聚于腹,应注意滋阴药物的及时应用,可在一贯煎或六味地黄汤的基础上加减立方,药如鳖甲、生熟地、白芍、黄精、山药之类,防止阴液亏耗,肝风内动。金实常说临床上气虚血瘀之证每易表现,不致误诊,而阴虚的临床表现多在治疗过程中他证缓解之际或至晚期方显,往往易被医者忽视而延误病情,尤其是阴虚腹水,症见齿衄、鼻衄、低热、口干、肤燥、大便干或溏、小便赤少、下肢浮肿、舌红绛、苔光剥或花剥、脉细数或弦大而空,或夹有目睛发黄、便溏、苔黄腻等湿热症状者,极为难治。肝病宗师邹良材创制兰豆枫楮汤治疗阴虚腹水,用泽兰、黑料豆、路路通、楮实子为基础方活血通利、滋水益阴,标本互参、正邪兼顾,收效甚捷。处方常合用沙参、百合、枇杷叶、杏仁、芦根、白茅根等润养开肺,取"提壶揭盖"以通利小便,并用小量桂枝(2~5 g)以通阳化气、消散水邪,加入养阴利水队中,不仅无燥热伤阴之弊,而且有以阳行阴、通利小便之功。对于阴伤较重,可加生地、麦门冬、枸杞子、首乌之类,龈血鼻衄明显者,可入女贞子、旱莲草、藕节、茜草诸药。

**(4)灵活机变中西合参提疗效:**金实指出本病总属本虚标实,在肝硬化腹水发展的不同时期,各证型之间可相互转化或错杂互存,临证时往往不能截然分开。如肝肾阴虚之证,亦可同时有湿热蕴结或气滞血瘀的某些证候,故辨证施治要随机应变,权衡轻重主次,不能拘泥于一证一方,应做到见微知著,细心把握患者病情变化,随证治之,才能收到较好效果。在治疗本病时还需中西互参,于中医辨证的基础上辨病选药,辨证与辨病相结合,取长补短,中医重于从整体出发,辨证论治,西医重视疾病的局部变化,依病而治。西医认为肝硬化腹水是肝细胞变性坏死、广泛纤维化的基础上造成肝功能减退和门脉高压所致,中医则属肝、脾、肾功能失调,气滞、血瘀、水停腹中。现代医学研究已证实,中医行气、活血、化瘀诸治法具有改善肝内微循环、促进肝细胞再生、抑制肝纤维化、降低门脉高压等作用。处方用药时选用茵陈、叶下珠、五味子、苦参、垂盆草、虎杖等清热解毒药物可以稳定肝细胞膜,减少免疫损伤,降低转氨酶;黄芪、白术、山茱萸、枸杞子等健脾益气、滋养肝肾药物可改善肝功能,促进白蛋白合成,减少腹水的生成;泽兰、路路通、丹参、当归、赤芍等化瘀通络药物可减轻门脉压力,增加肾血流量,促进腹水消退;应用鳖甲、三七粉、鸡内金、穿山甲等软肝散结药物可抑制肝纤维化,延缓疾病进展。这样中西有机结合,既符合中医辨证论治用药,又合乎现代药理,从而提高了肝硬化腹水的疗效。

**(5)注重调理情志饮食是为先:**肝硬化腹水患者的预后与饮食和情志调理有密切的关系。金实认为肝为刚脏,主疏泄,主升主动,肝的疏泄功能正常则气机条畅,气血和调,心情易于开朗。肝的疏泄功能异常则肝气郁结,心情易于抑郁,甚者化火升阳,表现为烦躁、易怒,反之,心情愉悦,则肝之疏泄功能得以正常。本病由于病程长期,缠绵难愈,致患者紧张焦虑,忧心忡忡,定会影响肝的疏泄功能,气滞血瘀诸症迭现,导致病情加重。《沈氏尊生书·肿胀源流》说:"先令却盐味,断妄想,禁忿怒。"故要注重患者精神情志的调养,使其解除思想包袱,移情易性,保持愉悦心情,增强战胜疾病的信心。肝硬化腹水患者应少食酒热辛辣之品,以防损肝伤脾、助热生湿,如辣椒、香菜、大蒜、酒、狗肉、羊肉、老鹅、油腻、煎炸食物等;宜食甘淡凉润之品,如:番茄、莲藕、苦瓜、马齿苋、竹笋、西瓜、甜瓜、香蕉、冬瓜、黄瓜等,应以细软低盐食物为主,避免进食粗糙、坚硬之物。进食不宜过饱,以食量七八成为宜,以保持脾胃功能健运,气血生化之源充盛。

······················· 〔 经 验 方 〕 ·······················

### 1. 泽兰山甲汤

组成:泽兰 10 g,炮山甲 12 g,桃仁 10 g,川芎 10 g,防风 10 g,菊花 10 g,白芷 10 g,蔓荆子 10 g,天麻 10 g,山栀 10 g,白蒺藜 15 g,甘草 5 g。

用法:每日 1 剂,水煎分 2 服,1 个疗程 5~7 日。

功效:化瘀通络,祛风定痛。

主治:偏头痛、丛集性头痛、紧张性头痛等属于瘀血证型之顽固性头痛。

方解:方中泽兰、山甲、桃仁、川芎活血化瘀通络,《本草从新》言山甲"通经络,达病位"。明代李中梓云"高巅之上,惟风可到",故用防风、白芷、蔓荆子祛风止痛,引药上行;头痛剧烈,反复发作,易于烦躁不安,故加入天麻、山栀、菊花、白蒺藜平肝息风,除烦定痛;甘草甘缓,调和诸药。

### 2. 活血定痛汤

组成:川芎、泽兰、当归、炮山甲各 10~15 g,防风、蔓荆子各 12 g,天麻、黄芩、白芷各 10 g。

用法:每日 1 剂,水煎分 2 服。

功效:活血剔络,搜风定痛。

主治:血管神经性头痛如偏头痛、丛集性头痛,高血压所致头痛,以及脑外伤后遗症、神经衰弱所致头痛等证属瘀血者。

方解:方中川芎为君,活血行气,祛风止痛,为治头痛之要药。泽兰、当归、炮山甲为臣,泽兰辛散温通,性较温和,散瘀血而不伤正气。当归活血补血,散寒止痛,辅川芎增强止痛之效,其性柔润,又可防川芎辛窜太过之弊。久痛入络,寻常草木难以搜逐,故投以虫类药物搜风剔络、通瘀止痛,炮山甲搜风剔络定痛力强,远非他药可比。偏头痛多发于青中年女性,诸事繁忙,阴血易亏,肝阳易亢,热证多而寒证少,不可过用辛香温燥止痛之品,故以天麻、黄芩为佐,平肝清热。

以防风、白芷、蔓荆子为使,祛风止痛,引药上行。诸药相配,共奏活血剔络,搜风定痛之效。

### 3. 龙柴方

组成:龙葵 12 g,炒柴胡 6 g,黄芩 15 g,法半夏 10 g,白花蛇舌草 20 g,郁金 10 g。

用法:每日 1 剂,水煎分 2 服。

功效:清化湿热瘀毒。

主治:慢性乙肝证属湿热疫毒者。

方解:本方系小柴胡汤加减而来。小柴胡汤是《伤寒论》中治疗少阳病的主方,是中医治疗肝炎使用率最高的方剂之一。柴胡、黄芩、半夏 3 味系小柴胡汤的主药,其中柴胡疏解郁滞,条达阴阳,《本草正义》谓"其性凉,故解寒热往来,肌表潮热,肝胆火炎,胸胁痛结,兼治疮疡;其性散,故主伤寒邪热未解,温病热盛,少阳头痛,肝经郁证";黄芩苦降清泄在里之郁热;法半夏辛温散结和胃,助脾化湿。以上 3 药配伍后具有疏肝解郁,和解少阳,条达三焦,宣通内外,斡旋升降的功效。加龙葵、白花蛇舌草、垂盆草清热凉血解毒泻火;郁金活血化瘀,理气解郁;女贞子、白术、甘草益气补中,补益肝肾,扶正祛邪。以上诸药组方,清热解毒,清热燥湿,清肝泻火,活血化瘀,疏肝理气解郁,益气补中,健脾化湿,补肾养肝诸法皆备矣。

## 主要论著

金实,杨永年.多寐、不寐与时烦时寐.辽宁中医杂志,1983,(9):22.

金实,邹良材.叶案运用"肝病三法"经验探讨.辽宁中医杂志,1983,(4):8~9,14.

金实.试论"肝病三法"及其配伍运用.南京中医学院学报,1983,(1):20~23.

金实.难治性面神经麻治疗一得.南京中医学院学报,1988,(1):54.

金实,侯婉珠.病毒性肝炎辨治琐谈.南京中医学院学报,1989,(1):26~27.

金实,赵新敏."扶正消臌汤"治疗肝硬化腹水 65 例疗效观察.江苏中医,1992,(4):9~10.

金实.附子临床运用举偶.南京中医学院学报,1992,(1):49~50.

金实,汪悦.类风湿性关节炎证治体会.实用中医内科杂志,1993,(4):19~20.

金实,陈全良,过井正,等.丙型和乙型慢性肝炎的临床表现及中医辨证的比较研究.中医杂志,1994,(9):538~540,516.

金实,病毒性肝炎中医论治若干问题的探讨.南京中医药大学学报,1996,(4):3~5,63.

金实.中西医结合专科病诊疗大系肺脏病学.太原:陕西科学技术出版社,1997.

金实,汪悦.慢性丙型肝炎中医辨证分型与临床检测指标关系的探讨.中医杂志,1998,(4):233~235.

金实,汪悦,王旭,等.风湿性多肌痛病案.中医杂志,1999,(4):233~234.

金实.系统性红斑狼疮的中医药研究现状及其评价.江苏中医,1999,(3):3~5.

金实.肺脏病学.太原:陕西科学技术出版社,1999.

金实,叶霜,朱方石,等.狼疮静颗粒对 BXSB 狼疮鼠腹腔巨噬细胞 1a 抗原表达的调节作用.中国药物与临床,2002,(3):133~135.

金实,朱方石,叶霜,等.补肾化毒法治疗 SLE 的理论机制探讨.南京中医药大学学报,2002,(1):6~9.

金实,汪悦,张梅涧,等.狼疮静颗粒治疗活动性系统性红斑五 45 例临床研究.中医杂志,2003,(6):6~9.

金实、孙仁斌、吴胜春,等.胰腺癌组织中 HSP60、HSP70 表达及其意义.医学研究杂志,2006,(10):50~52.

金实、吴胜春、孙仁斌,等.肝胆管结石 139 例临床分析.医学研究杂志,2006,(6):91.

金实.慢性肝炎抗纤维化治疗之我见.江苏中医,2007,(5):2.

金实.类风湿关节炎治疗四法则.江苏中医药,2008,(1):6~7.

金实.中医内科杂病临床研究.北京:人民卫生出版社,2009.

## 参考文献 ································································

金实.泽兰山甲汤,江苏中医药,2007,39(4):9.

# 汪受传

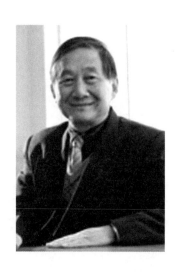

汪受传,男,1946 年出生,江苏省东台县人。南京中医药大学教授、主任中医师、博士生导师,国家教学名师、国家级名中医,江苏省名中医,世界中医药学会联合会中医儿科专业委员会会长、中华中医药学会儿科分会主任委员,国家教育部重点学科中医儿科学学科带头人,享受国务院政府特殊津贴专家。第四批全国老中医药专家学术经验继承工作指导老师。

1964～1970 年于南京中医学院学习,1970—1976 年在江苏省响水县周集卫生院担任住院医师,1976—1979 年为江苏省盐城纺织职工医院住院医师,1979—1982 年在南京中医学院中医儿科学专业研究生学习,1982 年至今于南京中医药大学中医儿科学教研室、暨附属医院儿科工作。长期从事中医儿科的教学、科研与临床工作,所带领的团队学术水平处于国内领先地位。先后发表学术论文近 200 篇,出版学术著作 46 本,其中主编 26 本。目前全国使用的中医儿科学研究生、七年制、本科、大专、中医护理、自学考试、继续教育教材大部分由其主编,并多次被评为全国和江苏省优秀教材、精品教材。获得过江苏省优秀教学成果奖一等奖、二等奖3项次。此外,还主编《小儿疳证》《儿科新知》《中西医结合专科病诊疗大系·儿科病学》《新编中医儿科学》《儿科名医证治精华》《中国中医昆仑——江育仁》等著作。先后承担了江苏省社会发展计划项目、国家自然科学基金项目和两项"十五"国家科技攻关项目,取得了国内领先的研究成果,获得过国家中医药科技进步奖、中华中医药学会科学技术奖、江苏省科技进步奖等。

【 学术思想 】

汪受传是著名中医儿科学家江育仁的弟子,在长期的临床、教学与科研过程中,积累了丰富的经验,在中医儿科学理论上有许多独到见解。

### 1. 推崇"温阳理论"

汪受传推崇南宋儿科医家陈文中重视小儿阳气的学术思想,认为小儿脏腑娇嫩,元阳为本,小儿诸病当以温补扶正、固养元阳,并将此理论应用于治疗小儿哮喘、感冒、泄泻等疾病方面,特别是对小儿反复呼吸道感染,尤须注重小儿阳气。小儿脏腑娇嫩,藩篱疏松,阴阳二气均较稚弱。在呼吸道感染发病过程中,肺、脾、肾三脏不足极为关键。因肺主气,司呼吸,外合皮毛腠理,开窍于鼻,能布卫气于体表,而肺之气又赖脾运化之精微以充养,即"土能生金"。而营卫之气源于中焦宣发于上焦,卫气具有"温分肉,充皮肤,肥腠理,司开合",护卫肌表,御邪入侵;控制汗孔开合,调节体温;温煦脏腑,润泽皮毛等功能。故抗御外邪入侵,实与肺、肾有密切关系。汪受传认为复感儿肺、脾、肾三脏更不足,卫外功能薄弱,对外邪的抵抗力差;加之寒温不能自调,一旦偏颇,外邪或从皮毛而入,或从口鼻而受,均及于肺。正与邪的消长变化,导致反复呼吸道感染。营卫失和,功能不健则体质柔弱,易于反复感冒且感冒后难以痊愈,故本病发病机制为肺表不固,营卫失和。本病除反复呼吸道感染外,临床观察到几乎所有复感儿平素都有不同程度的出汗(动则汗出或盗汗),其病机为卫阳不足,固护失职,营阴外泄则伤正,正虚又易感邪,二者相互影响,导致本病迁延复作;而患儿食欲不振,体质较弱,面色㿠白或面黄少华等,皆为脾胃虚弱,不能化生营卫之表征,因"胃为卫之本,脾为营之源也"。

## 2. 提出小儿肺炎热郁痰瘀理论

汪受传认为小儿肺炎为温热邪气自口鼻犯肺,阻碍肺气升降出入,便产生"郁"。气为阳,热为阳邪,热致气郁,两阳相会,愈燃愈烈,故热越炽则郁越盛,郁愈重则热愈旺。若为温邪致病,阻滞气机,产生郁热多为无形;若为湿热邪气致病或兼夹有形邪气(如痰浊、水湿、积滞、燥屎、瘀血等),则其所致郁热、郁结为有形邪结。其中又以痰浊壅阻肺络、气机郁滞瘀血内生,造成肺气宣肃失司而郁结为常见。因此,小儿肺炎喘嗽的发生与发展,乃是热郁痰瘀病机演变的结果,造成小儿肺炎的临床证候以早期风邪郁肺、中期痰热闭肺证为最常见。

在以上对小儿肺炎热、郁、痰、瘀病机认识的基础上,汪受传提出了清热、解郁、涤痰、化瘀的治疗方法。至于四法运用之多少,则依据其证候热、郁、痰、瘀之轻重缓急而定。

## 3. 重视中医胎儿医学

汪受传认为,古代中医胎儿医学主要有以下三个方面的基本特征:① 重视胎儿保健,如《圣济总录·小儿门》所说"胎儿禀受有强弱,骨骼所具有成亏,而寿数之修短系焉"。② 强调母子一体,《幼幼集成·护胎》说"胎婴在腹,与母同呼吸,共安危。而母之饥饱劳逸,喜怒忧惊,食饮寒温,起居慎肆,莫不相为休戚"。③ 及早诊治胎病,《女科经纶》引陈良甫说"胞中蓄水,名曰胎水,不早治,生子手足软短,有疾,或胎死腹中"。

汪受传认为,中医胎儿医学的现代研究在某些领域内成绩突出,但是由于目前从事这方面研究的力量相对薄弱,还有不少有发展前途的研究领域未曾开拓。事实上,中医胎儿医学的发展,目前具有比历史上任何时候都要优越的条件。胎儿诊断学水平的不断提高,临床及实验研究条件的改善,为胎儿医学进一步提供了基础。全社会对优生工作的重视,西医胎儿医学的快速发展,形成了促使中医胎儿医学进步的外部环境。中医重视胎儿保健、母子整体观,以及大部分中药对胎儿相对安全,都是中医胎儿医学的特色和优势所在。

············ 【临床经验】 ············

## 1. "运脾六法"治小儿脾胃病

江育仁提出了"健脾不在补贵在运"的学术观点,汪受传在此基础上进一步阐述"运脾"疗法的具体方法及临床运用,创立了治疗小儿脾胃病的"运脾"六法。

(1) **燥湿运脾**:用于湿困脾土证,症见胸闷纳呆,泛恶呕吐,脘痞腹胀,小便短少,大便水泻,舌苔厚腻。治宜醒脾燥湿。药用芳香化湿之品,如佩兰、藿香、厚朴、白豆蔻、半夏、扁豆、荷叶等,方如《太平惠民和剂局方》不换金正气散。

(2) **消食运脾**:用于乳食积滞,症见脘腹胀满,嗳气酸馊,泛恶厌食,腹痛泄泻,大便腐臭,夹不消化食物,舌苔多垢腻。治宜运脾开胃,化食消积。方如保和丸,药取苍术、焦山楂、鸡内金、焦六神曲、炒谷芽、炒麦芽。

(3) **温阳运脾法**:用于脾阳不振证,症见面㿠神疲,怯冷乏力,脘腹冷痛,食欲不振,食后饱胀,口泛清水,大便溏泄,小便清长,舌质淡。治宜温运脾阳,散寒温中。方如附子理中丸,药用炮姜、党参、白术、肉豆蔻、草豆蔻、砂仁、益智仁、附子等。

(4) **理气运脾**:用于气机不利证,症见纳呆,脘腹胀满,叩之如鼓,腹痛便秘,得泻痛减,矢气则减。治宜理气导滞,开郁助运。方如木香槟榔丸,药用陈皮、木香、枳壳、槟榔、丁香、莱菔子等。

(5) **益气助运**:用于脾气失运证,症见面色少华,形体消瘦,毛发不泽,精神不振,乏力易汗,易患感冒,纳呆厌食,大便不化,每于食后作泻,舌质淡,苔薄。治宜补脾益气助运。方如异功散加味,即于补脾益气药中,加行气开胃之品。

(6) **养胃助运**:用于胃阴不足证,症见纳呆,口干多饮,夜寐不实,大便干结,尿少色黄,手足心热,舌质红少津,苔少或光剥。治宜养阴和胃助运。药用麦门冬、沙参、玉竹、杏仁、白芍、山药、石斛、茯神、粳米、扁豆、谷芽、山楂、佛手等。

## 2. 滋脾养胃法在儿科中的应用

明代儿科医家万密斋说:"受水谷之入而变化者,脾胃之阳也;散水谷之气以成营卫者,脾胃之阴也。"在生理上,脾胃阴阳各有所司,又相互协调;在病理方面,脾胃阴虚津亏证候并非鲜见,而临证治疗小儿疾病多有重气阳、轻阴津之偏。对此,汪受传提出滋脾养胃法在治疗儿科疾病上同样重要,具体使用又分为以下三个方面。

(1) **甘淡滋脾法**:清代医家陈修园曾有"脾为太阴,乃三阴之长,故治阴虚者当以滋脾阴为主。脾阴足,自能灌溉诸脏腑也"。脾阴不足者,可见胃纳呆钝,口干心烦,便干溲黄,皮肤失润,形体消瘦,手足亢热,舌质偏红,苔少质干,脉象细数等症。《素问·刺法篇》云:"欲令脾实,宜甘宜淡。"滋脾养阴,用药宜取甘淡,其性濡润,既无温燥伤阴之忧,又无寒凉损阳、滋腻碍运之弊。常用方如参苓白术散、中和理阴汤,药如山药、薏苡仁、白术、扁豆、芡实、茯苓、莲肉、甘草等。

(2) **滋脾养血法**:《保婴撮要·脾弱多困》引朱丹溪云:"脾阴者,主血。"脾阴不足,血不养心,可致心脾阴血两亏。症见心悸怔忡,虚烦健忘,多梦少寐,入睡盗汗,精神不振,面白唇淡,舌淡苔薄,脉象细弱等。治当滋脾生血,宁心安神,归脾汤为主方,常用药如山药、莲肉、白芍、枣仁、当归、熟地、芡实等,黑料豆、黑木耳、海参、鳗鱼、燕窝等可用作食疗。

(3) **酸甘化阴法**:酸甘化阴源出《伤寒论》芍药甘草汤法,取酸敛生津之品如乌梅、白芍、五味子,配甘淡平和之药如甘草、白术、莲子等,既滋养阴液之源,又固涩阴津耗散,使甘守津还。本法用于脾胃阴虚津伤证,对阴液耗散不固者尤宜。如小儿泄泻频作,乃肠热阴伤,治以清热敛阴,取连梅汤加减,常用乌梅、黄连、白参、石斛、麦门冬、生地、白芍、甘草等。

(4) **甘凉养胃法**:叶天士主张"胃为阳土,宜凉宜润",以甘凉濡润之品立养胃方。吴鞠通又立益胃汤、沙参麦门冬汤、消渴方等,使之益臻完备。胃阴亏虚,症见虚痞纳呆或多食而瘦,咽干渴饮,大便干结,形容失泽,舌质干红,舌苔光或花剥、裂纹,脉细略数。用甘凉养胃法治疗。小儿热病后期疳证、泄泻、厌食、消渴等,都有胃阴亏虚证,常用石斛、麦门冬、沙参、玉竹、百合、白芍、生地、知母、葛根、花粉、芦根等。若胃津大伤,口中燥渴,又可取五汁饮,以生津止渴。

**3. 急性肾炎、肾病综合征辨证论治四法**

急性肾炎和肾病综合征是儿科临床常见的肾脏疾病,多属于中医学"水肿"范畴。汪受传治疗小儿急性肾炎、肾病综合征较常用的治法有如下四种。

(1) **宣肺利水法**:用于风水相搏证。此证多见于急性肾炎初起或肾病综合征感受风邪之后。宣肺利水法旨在疏风发汗,使水随汗泄,兼具宣上通下之功。主方为麻黄连翘赤小豆汤。麻黄为方中主药,若偏风寒,表实无汗,用生麻黄,取其峻透;有汗或伴咳喘,用炙麻黄,取其缓宣。急性肾炎头晕头痛,面赤心烦,血压高者,为风阳上扰之象,麻黄辛温助阳,须少用或不用,如欲取汗,可以浮萍代之。外感风寒未解,咽部不红者,常加防风、防己、苏叶、桂枝疏风散寒;风热侵袭,乳蛾肿痛,在小儿更为常见,宜用金银花、桔梗、蝉衣、土牛膝根、荔枝草等散热清咽;里热炽盛,有汗而热不解,烦躁口渴,配伍石膏,取越蝉汤意;咳嗽痰多、气息喘急者,加桑皮、葶苈子、射干、杏仁等肃肺化痰,降气行水。

（2）**凉血止血法**：用于热伤血络证。灼伤络脉，热迫血行，常见尿血色泽鲜红，可伴有灼热感或尿痛，面肢浮肿，或有皮肤疮疡未愈，舌质红，苔黄。清热凉血以小蓟饮子为主方，常加白茅根、泽兰、益母草等凉血止血而不留瘀；疮毒未解合五味消毒饮，增强清热解毒之功；尿血重者还可加用参三七粉或琥珀粉另调服，前者适用于尿色紫暗，或夹凝块，内有瘀滞者；后者用于尿色鲜红，短少赤涩灼热患儿。

（3）**清热利湿法**：用于湿热下注证。清利下焦湿热以四妙丸为主方。兼心经热盛，口渴心烦，小便赤涩，舌尖红者，合导赤散；还可加用荔枝草、白花蛇舌草、石韦、车前子等，增强清利之功；暑湿蕴阻中州者，芳化与利湿同用，如藿朴夏苓汤。有些肾功能不全患儿见到湿热浊气内结，中脘痞满、恶心呕吐等症，常取小陷胸汤加竹茹、枳实消痞除满降逆；大便不泻者配调胃承气汤通腑泄浊，有一定效果。

（4）**平肝息风法**：用于肝阳上亢证。邪热犯肝，肝阳上亢，则头晕头痛，面红目花，烦躁口苦，恶心呕吐，重者扰动肝风，蒙蔽心包，可见神昏抽搐，见于急性肾炎高血压及并发脑病者。治疗当予平肝降火，潜阳息风。平肝息风以羚羊钩藤汤为主方。轻者也可于宣肺利水等方中选配夏枯草、石决明、菊花、钩藤、牛膝、车前子、豨莶草等药；血压过高或有动风之兆者，以羚羊角尖清水磨粉，配以白芍粉调服，每收良效；已见惊厥神昏，则急用安宫牛黄丸或清心牛黄丸清心平肝，豁痰开窍。

............... 【 经 验 方 】 ...............


## 1. 金欣液

组成：炙麻黄 3 g，苦杏仁 10 g，生石膏（先煎）20 g，黄芩 6 g，葶苈子 10 g，炙桑白皮 10 g，前胡 10 g，虎杖 12 g。

用法：每日 1 剂，水煎服，每日 3 次。

功效：宣肺开闭，清热解毒，化痰止咳。

主治：小儿肺炎痰热闭肺证。

方解：小儿肺炎是临床常见病，其中痰热闭肺证占 75％～80％，病机为痰热闭肺，肺失宣肃。本方在《伤寒论》麻杏石甘汤的基础上研制。方中炙麻黄宣肺开闭；生石膏、黄芩清解肺热；杏仁、桑白皮、葶苈子、前胡宣肃肺气，化痰止咳；虎杖解毒活血。全方共奏开肺化痰，清热解毒之效。

## 2. 壮儿饮

组成：党参，黄芪，苍术，陈皮，牡蛎，茯苓等。

用法：水煎服，每日 1 剂。

功效：补脾，运脾，平肝。

主治：小儿疳证。

方解：方中党参、黄芪补脾益气；苍术、陈皮运脾开胃；牡蛎平肝抑木，诸药合用，共奏补脾运脾之功效。

# 主要论著 ·······························

汪受传，韩新民，任现志，等. 小儿病毒性肺炎 480 例中医证候学特点研究. 南京中医药大学学报，2007，23（1）：14～19.

汪受传，韩新民，任现志，等. 中医药治疗病毒性肺炎评价指标体系的研究. 中医儿科杂志，2007，3（3）：9～12.

汪受传，梁建卫，袁斌. 中西医结合治疗小儿急性肾小球肾炎 36 例临床观察. 江苏中医药，2007，39（5）：32～33.

汪受传，赵霞，刘书堂. 清热化滞颗粒Ⅲ期临床及实验研究总结. 中国临床实用医学，2007，1（1）：41～43.

汪受传. 中医儿科难点解析. 北京：中国中医药出版社，2007.

汪受传. 中医儿科学（全国高等中医药院校规划教材，第二版）. 北京：中国中医药出版社，2007.

汪受传. 中医儿科学（全国高等中医院校教材）. 北京：科学出版社，2007.

汪受传，王霖，陈超，等. 清肺口服液含药血清对呼吸道合胞病毒抑制作用的实验研究. 南京中医药大学学报，2008，24（1）：25～27.

汪受传，赵霞，任现志，等. 基于证候动态变化的病毒性肺炎疗效评价方法研究. 世界科学技术-中医药现代化，2008，10（5）：66～70.

汪受传，赵霞，任现志，等. 基于主症动态变化的病毒性肺炎疗效评价方法研究. 中华中医药杂志，2008，23（8）：66～70.

汪受传，艾军，赵霞. 小儿肺炎从热、郁、痰、瘀论治研究. 中国中西医结合儿科学，2009，1（1）：29～32.

汪受传,艾军,杨燕,等.基于关联规划的小儿肺炎热郁痰瘀相关病机分析.南京中医药大学学报,2010,26(2):97～101.

汪受传,陈争光,徐珊.小儿病毒性肺炎中医诊疗指南.南京中医药大学学报,2011,27(4):304～308.

汪受传.小儿急性上呼吸道病毒感染中医诊疗指南.南京中医药大学学报,2011,27(3):204～208.

# 参考文献

[1] 汪受传.小儿急性肾炎、肾病综合征证治体会.南京中医学院学报,1985,(3):22～24,10.

[2] 汪受传.研究和发展中医胎儿医学.海南医学,1991,(3):33～36.

[3] 汪受传.滋脾养胃法在儿科临床上的运用.中医函授通讯,1993,(4):36～37.

[4] 梁建卫,李江全,陈超.汪受传治疗儿童反复呼吸道感染经验.山东中医杂志,2006,(11):771～772.

[5] 徐珊,汪受传."脾主困"理论内涵及其在汪受传教授临证中的应用.辽宁中医药大学学报,2010,(8):180～181.

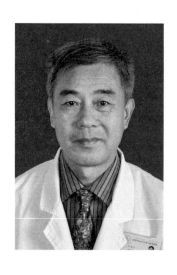

# 汪建民

········· 【 个人简介 】 ·········

汪建民,男,1952年出生,江苏南京人。南京中医药大学教授、博士生导师、主任中医师。曾任江苏省第二中医院推拿科主任、江苏省中医药学会推拿专业委员会副主任委员、澳大利亚自然疗法学院名誉教授。第五批全国老中医药专家学术经验继承工作指导老师。

毕业于南京中医学院中医系。1985年在南京中医学院与同事一起首开推拿专业,1991年因工作需要调至南京中医学院第二附属医院(江苏省第二中医院),开创并主持推拿科工作。在30余年的临床及教学工作中,长期从事针灸、推拿教学与临床工作,擅长运用现代整脊疗法与传统推拿手法相结合或配合针灸、中西药物治疗颈椎病、腰腿痛、高血压、失眠、精神紧张综合征、胃痛、头痛、痛经、带下病等内、妇、伤科疾病,以及婴儿腹泻、厌食、便秘、咳嗽等儿科疾病。发表十余篇专业论文。获评南京中医药大学"优秀外事教师"、江苏省中医药局"先进个人光荣称号"、江苏省高教工委"优秀党员"等称号。

**1. 倡导"筋骨同治"**

中医学认为五体内联五脏五腑,外络五官五华,同时各形体器官又依赖脏腑经络正常的生理为之提供气血津液等营养物质而发挥正常的生理作用。五体与脏腑经络的功能状态密切相关,其中关键是与五脏有特定的关系。五体与五脏这种对应关系被称为"五脏所主"。"筋骨同治"即是利用"皮、脉、肉、筋、骨"之间的生理联系以及五体、五脏之间的所主关系,在处理五体互为因果而导致的病变的过程中,以"筋、骨"关系为主,兼顾"皮、脉、肉",综合运用针刺、推拿、整脊手法进行治疗的方法。

汪建民认为,针刺的运用是"筋骨同治"的重要手段。从西医学的角度看,针刺相应夹脊穴的主要目的是用针破坏和刺激触痛点,引起强烈的脊髓反射,破坏了激痛点活化的脊髓中枢的感觉支配区,从而放松了张力带达到制痛。"扳机点"、压痛点或阿是穴同样是"筋骨同治"治疗取穴的要点,"以痛为腧"的治疗作用在临床上得到了大量的证实。对涉及筋骨病症的治疗,推拿手法是较传统的方法。推拿手法是解除肌痉挛、消炎止痛的有效手段。通过增加病变软组织的血供,以利消除炎症;提高局部组织的痛域;充分伸展痉挛的肌组织的综合功效,达到"松则通"的目的。

"筋骨同治"法在众多推拿治疗方法中有着明显的优势,通过针刺与手法的联合治疗,可起到行气活血、疏通经络、温养筋脉的局部作用以及调和气血的全身作用来产生治疗效应。运用"筋骨同治"法,可在较大程度上解决各类痛症发病机制中的多个问题,从而为从根本上达到治愈并防止复发提供了可能,对临床治疗痛症,减少患者的痛苦具有十分重要的意义。

**2. 提出推拿补泻三要素**

在中医学中,"补"乃补正气之不足,凡能补充人体物质之不足,或增强人体组织某一功能的治疗方法即谓补法。"泻"乃泻邪气之有余,凡能直接祛除体内病邪,或抑制组织器官功能亢进的治疗方法即谓泻法。汪建民认为关于推拿之补泻,古典医籍虽然论述不多,但长期的临床实践告诉我们,推拿通过不同手法作用于患者体表的特定部位或穴位,的确可促进机体功能或抑制其亢进的功能,使机体恢复到正常状态。然而在临床上推拿要真正地体现出补与泻,则常常要注意以下三个要素。

**(1) 患者的个体情况:**主要是指患者年龄的大小,体质的强弱,疾病的虚实和病变部位及其深浅等。例如同一手法和刺激量,作用于身强力壮的患者和年老体弱的患者,所起的作用就不尽相同,前者对刺激感觉较轻,为补;而后者则对刺激感觉较重,为泻。再如对体质虚弱的患者或邪气亢盛的患者,只要对其运用了适当的手法,就可起到不同的补与泻的作用。

**(2) 手法的轻重、时间、频率及方向:**从生理学的角度看,较长时间的轻刺激可活跃、兴奋生理功能,而作用时间短的重刺激则可抑制或阻止生理功能。从补泻的角度来讲,前者为补,后者为泻。例如:脾胃虚弱者,在中脘、神阙、气海、关元等穴位,用轻柔的较长时间的一指禅推或摩法,就可起到增强脾胃功能的作用。而胃肠痉挛者,则需用较强刺激的点法,在脾俞、胃俞上进行较短时间的重刺激,以起到解痉止痛的作用。从频率上讲,慢为补,快为泻。如每分钟120～160次的一指禅推法,常用来治疗一些内、妇科慢性疾患;而频率高达250次以上的缠法(动作要领与一指禅推相同,仅频率加快),则用以治疗疔疮痈肿等外科疾患。此外在推拿操作的方向上,各家学说不一,但多数则认为顺时针方向或顺经络的循行走向为补,逆时针方向或逆经络的循行走向为泻,例如推七节骨,七节骨是小儿推拿中的一个线状穴位,它位于督脉经上,自第四腰椎至尾椎骨端成一直线。推上七节骨,即从尾骨端推向第四腰椎,有温阳止泻的作用,为补;推下七节骨,即从第四腰椎推向尾骨端,有泻热通便的作用,为泻。《幼科推拿秘书》曰:"七节骨,水泻,从龟尾向上擦如数,立刻即止;若痢疾,必先从七节骨往下擦之龟尾,去肠中热毒。"

**(3) 治疗部位的选择:**推拿治疗的部位通常多选用相应的十四经俞穴。相对而言,在十四经俞穴中有许多穴位具有补与泻的作用,如足三里、气海、关元以及特定穴中的原穴、背俞穴等偏于补;而特定穴中五输穴的井穴、郄穴等则偏于泻。故在临床运用时皆需根据病情的虚实、体质的强弱、年龄的大小等加以选择。

汪建民认为在临床运用中,推拿要真正地体现出补泻,就必须将以上三个要素紧密结合加以考虑,即针对每个患者的具体情况,选择适当的手法,给予相应的刺激量,注意手法的操作时间、频率和方向,在相关的部位上进行施治,才能做到得心应手而病除。

······· 【 临床经验 】 ·······

**1. 针灸灵活选穴治头痛**

头痛是推拿科较为常见的病证。汪建民认为由于患者的个体差异以及致病因素等不同,临床证候也就随之各异,治疗时必须遵循辨证施治的精神,始方奏效。在推拿治疗上汪建民结合临床辨证,采取在基本处方的基础上加减运用,效疗颇甚。

头痛推拿基本处方:风池、风府、天柱、头维、印堂、鱼腰、百会等穴,以及头顶,前额和两侧等部位,施以一指禅推、拿、按、揉、推、抹等手法。但由于临床所表现的证不同,故治疗也就各异,基本方中也将有所侧重。

(1) **风寒头痛:**项背施以滚法,按揉肺俞、风门,重拿肩井,直擦及肘推背部两侧膀胱经,以祛风散寒。

(2) **风热头痛:**按揉大椎、肺俞,轻拿肩井,按拿两侧曲池、合谷,轻快地拍击两侧膀胱经,以疏风清热。

(3) **肝阳头痛:**推桥弓,头侧扫散法,按掐太冲、行间,直擦两侧涌泉,以平肝潜阳。

(4) **痰浊头痛:**一指禅推结合摩(顺时针)腹部,以中脘、天枢为重点,按揉两侧脾俞、胃俞、足三里、丰隆、内关,横擦背部脾胃区,以健脾化痰。

(5) **血虚头痛:**摩腹(摩逆时针,移顺时针),按揉心俞、膈俞、足三里、三阴交,横擦背部脾胃区,直擦督脉,以益气养血。

(6) **肾虚头痛:**摩腹,按揉气海、关元,直擦背部督脉,横擦肾俞、命门、腰骶部,以补气益肾。

(7) **瘀血头痛:**以揉带按太阳、前额、头侧部,以按带揉攒竹、角孙,以抹带按前额及头侧面,擦前额及两侧太阳,以行气活血。

**2. 推拿配合自我按摩治肩周炎**

肩关节周围炎(肩周炎),在中医学中称"冻结肩""漏肩风""肩凝症""五十肩"。本病常发生于单侧肩部,多见于 40~50 岁的中年和老年人,推拿治疗肩周炎疗效良好,操作方便。

推拿对本症的治疗,汪建民认为初期当以疏经通络、活血止痛为原则,手法要轻柔。后期当以松解粘连、滑利关节为原则,手法可适当加重。手法采用一指禅推,攘法、按法、拿法、摇法、搓法、抖法、擦法等。在取穴方面可选取肩髃、肩髎、肩贞、天宗、秉风、曲垣、肩外俞、肩内陵、曲池、合谷等。本症操作一般皆采用坐位,但对年老体弱以及症状比较严重者也可用卧位治疗。具体操作程序如下。

**(1) 坐位:**医者站于患侧,先以一指禅推法施于患者肩背部,重点在肩髃、肩内陵、臂臑、曲池、肩贞、天宗等穴;继而在肩背部,即冈上肌、冈下肌、大圆肌、小圆肌、三角肌等处施以滚法,并适当配合肩关节的内收、外展、内旋、外旋、前屈、后伸以及前上举等被动运动;再按揉肩外俞、天宗、秉风、曲垣、肩贞、肩髃、肩髎、臂臑、曲池、合谷、阿是穴;再拿三角肌、肱二头肌、肱三头肌;摇肩关节;搓肩关节及上肢;抖肩及上肢部;肩部痛甚者局部可涂冬青膏并施以擦法,或加湿热敷。

**(2) 卧位:**仰卧位,医者站于患侧,用滚法或一指禅推法施于肩前部及上肢内侧,往返数次,并可配合患肢的外展、外旋、内旋等被动运动,手法的重点在肩内陵穴处。健侧卧位,医生一手托住患肢肘部作患肢前屈、上举活动,另一手在肩外侧和腋后部用滚法治疗,配合按拿肩髃、肩贞、天宗、秉风等穴。俯卧位,医生站于患侧,在肩部及肩脚部用滚法或一指禅推法,配合按拿肩井、秉风、天宗等穴和患肢后弯上举的被动运动,并用摇、搓、抖肩部结束治疗。

在推拿的同时,汪建民指导患者做自我按摩,具体方法: ① 肩关节轻度活动数遍,然后按揉患侧的后溪、外关、曲池、肩髎、肩髃、阿是穴等。② 捏拿肩关节及其附着的肌肉,如三角肌、冈上肌及肱二头肌等,其中尤以肱二头肌为重点。③ 爬墙锻炼:即患者面对墙壁,用双手或单手沿墙壁缓缓向上爬动,使上肢尽量高举;然后再向下退回原处,反复进行。④ 体后拉手:双手向后,由健手拉住患肢腕部,渐渐向上拉动,反复进行。⑤ 外旋锻炼:患者背墙而立,双手握拳曲肘,做外展外旋动作,尽量使拳背碰到墙壁,反复进行。⑥ 摇膀子:患臂伸直,以肩关节为主动做上肢环形的旋转。⑦ 棍棒操:备木棍一根,两手握其两端,做前、后或上举活动。

### 3. 推拿取穴独特治小儿腹泻

汪建民认为小儿腹泻病因单纯,多为外感六淫,内伤乳食所致。其主要病位在脾胃。《幼幼集成·泄泻证治》云:"夫泄泻之本,无不由于脾胃。"加之小儿脏腑娇嫩,形气未充,故对外界的适应性及抗病能力都很差。但此时小儿正处在迅速生长发育之时,乃纯阳之体,所以只要稍加恰当治疗,就易趋康复。推拿疗法运用手法在患儿体表的特定部位或穴位施术,可使患儿免受针药之苦,又可扶正祛邪,调整阴阳,改善脏腑功能,从而达到祛病健体的功效。

**(1) 基本方:** 补脾经 200 次,补大肠 200 次,摩腹 5～8 分钟,揉脐 200 次,揉龟尾 200 次,推上七节骨 200 次。

**(2) 辨证加减:** 寒湿泻:大便清稀多沫、色淡、无臭味,或臭味较轻、腹痛肠鸣。加推三关 200 次,揉外劳宫 200 次。

湿热泻:腹痛即泻,急迫暴注,色黄褐热臭。去推上七节骨,加清大肠 200 次,清小肠 200 次,退六腑 200 次。

伤食泻:大便量多,酸臭如败卵,含有未消化残渣。加推板门 200 次、揉中脘 200 次、揉天枢 200 次、拿肚角 200 次。

脾虚泻:久泻不愈,时着时止,大便稀薄,夹有乳块或食物残渣。加推三关 200 次,揉脾俞 200 次,揉胃俞 200 次,揉足三里 200 次,捏脊 5 遍。

肾阳虚泻:久泻不愈,大便水样,次数频多,甚则泻下不止、完谷不化。加补肾经 200 次,揉肾顶 200 次,捏脊 5 遍,擦八髎 1 分钟。

以上手法每日 1 次,1～3 次为 1 个疗程。

·············· 【 经 验 方 】 ··············

### 1. 小儿腹泻经验方

推拿方法:补脾经、补大肠、推板门(板门推向横纹)、推三关,每穴 200～300 次;摩腹 5～8 分钟,振腹 1 分钟;按揉上巨虚、三阴交,每穴 1 分钟;揉龟尾、推上七节,每穴 200～300 次;捏脊 5～8 次。

功效:益气健脾,化湿助运。

主治:小儿腹泻证属脾气虚弱,健运失司。

### 2. 小儿咳嗽经验方

推拿方法:开天门,推坎宫,揉太阳,分推大横纹,掐摇总筋;清肺经,运内八卦,推小横纹,推三关,揉二扇门;分推膻中,揉肺俞,分推肩胛骨,搓胁肋,以上各穴 200～300 次。

功效:疏风散寒,宣肺止咳。

主治:小儿咳嗽证属外感风寒,肺气失宣。

### 3. 溃疡性结肠炎经验方

推拿手法：一指禅推法施于中脘、天枢、大横、气海，每穴 1 分钟；摩腹 8 分钟；振腹 1 分钟；按揉阴陵泉、上巨虚、足三里、三阴交各 1 分钟；背部膀胱经，以脾俞、胃俞、肾俞、大肠俞、八髎为重点，5 分钟；直擦督脉及膀胱经，以上述穴位为主，横擦肾俞、八髎，以透热为度。同时辅以中药，每日 1 剂。

功效：益气健脾，化湿助运。

主治：溃疡性结肠炎证属脾气虚弱，运化失司。

### 4. 便秘经验方

推拿手法：补脾经、清大肠、揉板门、按揉阳池、推三关，每穴 100～300 次；摩腹 5～8 分钟；按揉天枢、足三里、三阴交，每穴 1 分钟；捏脊 5～8 次。

功效：益气养血，润肠通便。

主治：便秘证属气血不足，传导失司。

## 主要论著 ···················································································

汪建民. 试论推拿之补泻. 江苏中医，1994，(8)：33.

汪建民. 肩周炎推拿治疗的经验. 中国民间疗法，1995，(2)：24.

汪建民. 从病例谈推拿适应症. 江苏中医，1998，(12)：36.

汪建民. 推拿——颈椎病的首选疗法. 黑龙江中医药，2000，(2)：55.

汪建民. 小儿推拿验案二则. 中国民间疗法，2001，(1)：9～10.

房晓云，汪建民，汪洋. 神经阻滞配合推拿治疗重症肩周炎 48 例临床观察. 江苏中医药，2005，(11)：46～47.

汪建民. 传统推拿结合现代整脊疗法治疗椎动脉型颈椎病 36 例. 中国民间疗法，2009，(9)：20～21.

汪建民. 推拿验案两则. 中国民间疗法，2009，(7)：16.

汪建民. 推拿治疗小儿腹泻 86 例. 中国民间疗法，2010，(8)：21～22.

王冬，汪建民. 推拿治疗小儿迁慢性腹泻研究. 吉林中医药，2010，(3)：241～242，276.

汪建民. 自我保健按摩. 中国民间疗法，2011，(8)：76～77.

江苏省中医院

# 干祖望

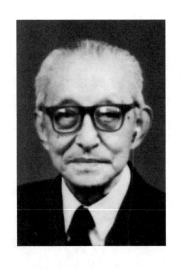

干祖望，男，1912 年出生于上海市金山县张堰镇(现属上海所辖)。江苏省中医院主任医师，南京中医药大学教授。第二批国医大师，全国名老中医，江苏省名中医。曾任国家中医药管理局厦门国际培训交流中心客座教授、中华全国中医耳鼻喉科学会主任委员、江苏省中医耳鼻喉科学会主任委员、江苏省中西医结合耳鼻喉科学会名誉主任。享受国务院政府特殊津贴专家。第一批全国老中医药专家学术经验继承工作指导老师。

5 岁幼时即被祖父干紫卿带到"江南四子"之一的姚石子家读私塾，17 岁时拜浙江嘉善县古塘名医钟道生为师习医，22 岁出师后悬壶上海金山，1951 年在上海松江县城厢第四联合诊所挂出全国第一块"中医耳鼻喉科"招牌，1956 年调入江苏省中医院工作。临诊 70 余年，执教 60 余载，一直从事中医耳鼻喉科的临床、教学及文献整理工作，为我国中医耳鼻喉学科的创始人之一。

干祖望在中医耳鼻喉科建设上做出了很大贡

献,尤其是在理论完善、人才培养等方面做了大量工作。为了建设从无到有的中医耳鼻喉科队伍,于 1980～1986 年内办了"中医耳鼻喉专科师资班"五期,培养了大批耳鼻喉科专业人才。1990 年主办"国际中医耳鼻喉科班",学员来自美国及东南亚国家及地区。1972～1991 年间用中医传统形式培养出临床人员 80 名左右,培养西学中 10 名。

干祖望编著书籍 35 部,如《中医耳鼻喉科学》《尤氏喉科》《孙思邈评传》《干氏耳鼻咽喉口腔科学》《茧斋医话》等,门生总结有《干祖望中医五官科经验集》《干祖望学术思想研讨会专集》《中医耳鼻喉科临床验案集》等著作。发表论文及医话有 320 多篇。1985 年获江苏省人民政府"优秀教育工作者"奖励,2011 年被授予江苏省"医师终身荣誉奖"及"江苏省中医药年度新闻人物奖"。

················【 学术思想 】················

### 1. 充实"三因学说"

在病因上,干祖望脱"三因"之窠臼,重新安排与充实,使三因学说更加完备。干祖望认为在中医传统的"三因学说"的外因中应补充"两害",内因应增设"衰退",不内外因中增添"意外灾害、异察过敏"。所谓"两害",即指毒邪与污染,毒邪具有传染性,如艾滋病、肝炎等病毒;污染为环境污染所致,由于工业的日益发展,有害物质的不断增加,环境卫生的破坏而导致人体发病,特别是导致噪音性耳鸣、耳聋患者日趋增多,更体现在耳机的使用盛行,从而造成耳鸣等耳部的很多病变。所谓"衰退",是指人体脏腑、器官的衰老与退化,常见于年老体弱者而为患。所谓"意外灾害、异察过敏",是指突然伤害人体的因素和特殊的体质差异,如车祸、地震、战争、花粉及青霉素等过敏。

### 2. 创立"中介"假说

干祖望将致病因素导致疾病之间联系的过程,名之为"中介症",并提出中介症假说。中介症在含义上隶属于"证",又不同于一般意义的"证",是疾病病理过程的抽象概括。中介症又有三级之分,反映病理发展的三个不同的层次。所谓中介症,是指从病因到证候表现之间的中间媒介,主要根据病邪对人体脏腑影响程度进行分类。具体地说,是把外感六淫直接致病者列为一级中介症;把内伤七情致病、六淫致病后转化而生的证候(例如风生燥、寒生热),以及继发致病因素

(痰饮、瘀血)致病者列为二级中介症;把病情重笃,处于弥留之际者(例如毒入心包、大汗亡阳、气随血脱等)列为三级中介症。在临床上,对疾病首先区分三个级别的中介症,这对我们认识疾病的轻重缓急无疑有帮助。中介症的三个级别包容有西医学中反映疾病程度的轻、中、重三个方面的含义,但又不完全等同,而前者具有显著的中医学特征。中介症假说在宏观上把握疾病病位的三个层次,其间的传变可以"顺传"或"逆传"或"跳传",采取何种形式取决于疾病的发展趋势。中介症假说还强调动态分析和从病因病机到治法遣方用药的一统性。对于一级中介症,治疗以祛邪为主;对于二级中介症,治疗以燮理脏腑功能为主;对于三级中介症亟待抢救,防止"阴阳离决"。中介症假说只是一种猜测性的陈述和假定性的说明,但它是中医学认识疾病病理发展现象的普遍性概括,它是否把握了疾病发展的客观规律,还有待实践的检验。

### 3. 倡导"查诊"新论

中医传统的诊疗方法仅是望闻问切四诊,而干祖望不拘泥于此,重视用现代一切方法对耳鼻喉部位的检查体征,这就是干祖望所倡导的"查诊"。所谓"查诊",是在四诊之外,借用现代化一切手段和方法,为辨证提供更多的依据。如孔窍黏膜红艳型充血为热;晦暗型充血属瘀;淡白者为气虚;苍白或惨白的属寒、阳虚等,均为传统的四诊所难得。又如鼻塞是鼻甲肿大、息肉、鼻中隔偏曲、肿瘤等多种原因引起的一个症状。干祖望变四诊为"五诊",不仅更加全面地提供了辨证依据和治疗措施,更重要的减少了误诊、漏诊的机会。

### 4. 建立"十纲"理论

干祖望通过长期临床实践和探索,认为八纲是辨证的准绳,但并不完美,有其不足,于是在八纲的基础上,提出"十纲"理论。其内容是以阴阳为总纲,寒热、表里、虚实、标本、体用为分纲。干祖望之所以主张将体用纳入辨证纲领,一方面体现了他具有现代辨病与辨证相结合的诊断思维,将目前流行并公认的新思维,通过"用夏变夷"的方式提炼为体与用的辨证关系,并转化为具有中医特色的表达形式;另一方面反映了他既正视中药治疗又不偏废手术的重临床疗效的思想。所谓"标本、体用",标本不叙便知而略。体即本体,指器官;用为功用,即功能。这对辨别功能性病变与器质性病变,确定治法,起着定性的作用。

### 5. 强调补土为本

干祖望提出了"七窍以脾为本"的论点,认为随着生活水平的提高,烟、酒、辛、辣、厚味成了人们的嗜好,热能摄入过多过盛,食用精谷、暴饮暴食而加重脾胃的负担,加之快节奏的工作方式,劳逸失当,而致伤脾。因此饮食失节是耳鼻咽喉科一些内伤疾病的主要病因。脾胃元气损伤,清阳之气下陷,浊气阴霾笼罩,于是耳鸣、耳聋、鼻塞、失嗅、咽干、失音等病而发。正如《脾胃论·脾胃虚实传变论》中说:"胃气一虚,耳目口鼻俱为病。"所以指出健脾补土、益气升阳之法是耳鼻咽喉科的重要治疗法则。

### 6. 完善养生理论

干祖望一生没有不良嗜好,而是十分重视养生,他不提倡药物进补,而重视从心态、习惯、起居、饮食等方面进行养生,创立了"养生八字诀":童心、蚁食、龟欲、猴行。

(1) **童心**:童心即赤子之心。所谓"童心",有五大特点:

纯洁无邪:因为无邪则心田宽畅开朗而没有烦恼,即谓"心宽出少年"。再则无邪之心,更没有损人、欺人、捉弄人、打击别人的邪念,"敬人者人恒敬之"。

简单易行:俗谓"要聪明难,要糊涂更难"。但难不等于做不到,只要有真正的童心就不难了。善于帮助别人,其乐无穷,算计他人则自寻烦恼。

乐观进取:童心都是无忧无虑的旁观者,很少为七情所伤,长期在"泰上忘情"的境界中,则真是"形全精复,与天为一"而长生了。

对七情刺激很不敏感,即使有所反应,但也很快就消失:"人生无苦乐,适意即为美。"所以不伤乎七情者,终朝适意为乐。

不考虑老与死:俗谚"想到老,一切了;想到死,穷到底"。因为想到老与死,心中必有"为日无多"之感,哪能再有雄心壮志。不想到老与死,才能有"少年负壮气,奋烈自有时"的朝气蓬勃和精神奋发。

(2) **蚁食**

不拣食:像蚂蚁一样什么都能吃,只要无害与身心的食物,并不需要求精、求细、求美味。卫生当然要讲,但也不必过于苛求。

吃得少:像蚂蚁一样吃得少。狼吞虎咽恣食饱餐为患的,早已众所周知。梁章钜《退庵随笔·摄生》的"所食愈少,心愈开,年愈益。所食愈多,心愈塞,年愈损",是食多与食少利弊的最好总结。

(3) **龟欲**:古人对"兆呈三策外,队列四灵中"的龟,视为祥瑞的象征。因为除了它能在任何恶劣环境可以长生不老之外,更使人尊敬的是"与世无争""一无奢望"两者。一者,不意气用事,遇事以退为务,以柔克刚。正如孔子强调"戒之在斗",是有深远意义的。二者,不争不闹。"欲壑难填"最是人身大贼。儒家的"知足常乐"、道教的"欲界六天"、佛门的"欲尘"学说,都极言"贪"与"欲"对人的危害性。"贪"与"欲"的基础是"想",如你是什么都不"想",那么也不会有"贪""欲"之念的产生。

(4) **猴行**:猴子反应敏捷,行动活泼轻快,终日无片刻之息,具有朝气与活力。要做到这一点,宜"勤劳不懒"。

多动:多动不一定指跑步、打拳,在日常生活中尽量少坐车子、乘电梯,以自己行走为主,而达锻炼目的。"流水不腐,户枢不蠹,动也"一语是至高无上的格言。

戒惰:多动与戒惰并非一回事,多动是偏重于机体(身),而戒惰是偏重于思想(心)。干祖望的戒惰,是平常少坐多立,乐于坐硬板凳,正襟危坐,一直可保持英姿焕发、精神饱满状态。

用脑宜动不宜懒。要在读书、学习、工作上多用脑,把多余的、不正当邪念的用脑空间,节约下来为读书、学习、工作用脑服务。

童心、龟欲、蚁食、猴行八字,内涵着重于养心与养身,而且都在"任真"中完成。童心、龟欲的养心是任真。蚁食的戒极、戒贪与食量适合天赋的容量相适应也是任真。猴行的多多活动、不懒不惰,这是天赋的本能发挥,这更是任真。这种养心养身的养生保健,适合于"有思想"的人。只有任真,才能达到《素问·上古天真论》所述的一种境界:"恬淡虚无,真气从之,精神内守,病安从来。"

以上养生八字诀,可以帮助与指导他人健康生活,也为干祖望本人长寿提供了理论依据,故他百岁之年,依然头脑清晰,思维敏捷,实属难得。

(5) **崇尚大医精诚**:干祖望对唐代医家孙思邈颇有研究,曾编纂《孙思邈传》,他对其大医精诚的思想极为推崇。故在日常临床与教学中,十分重视医德,他认为仁术是一个好医生所必备的。仁,乃儒家的一种含义极广的道德范畴。术,即指技术。仁术亦可指医术,而干祖望的仁术不但有高尚的医德医风,还具有高超的中医诊疗技术。做医生没有仁义道德是不会成为一个好医生,更不能成为名家。他常言:"医生往往不败于医之技,而将败于医之德。"因此,他处处以孙思邈的仁术为榜样,认为医生治病,就是要"先发大慈恻隐之心,誓愿普救含灵之苦""所以医人不得恃己所长,专心经略财物"。全心全意为患者服务,不接受患者礼物,这就是医德的一个重要方面。当然也有患者病治好了,出于感谢之情,无法推脱之下,干祖望常采取投之以桃,报之以李的方法。

【 临床经验 】

## 1. 治多涕症区分虚实

多涕症是干祖望所确立的一个新病种,以鼻涕多如清水或稀浊,遇寒冷或热气熏蒸鼻窍时即自淋外溢为主的病症。本病多见于儿童及老年人,或久病体虚者,好发于冬季,北方尤为常见。干祖望将多涕症分不同证型,治疗上区分虚实证型的不同,如肺气壅滞证,多为实证,常见于小儿或少数成人,治以宣泄肺气,方用葶苈大枣汤合泻白散化裁;肺卫不固证,多见于体弱多病、久病或后天脾胃失调,至肺卫气虚,卫气失藩篱之职,治以益气固卫,方用玉屏风散或补中益气汤加减;肾阳不足证,临床上多见于男子八八、女子七七之后,天癸已竭而阳气式微者,予以温补肾阳,方用金匮肾气丸合缩泉丸化裁。

## 2. 治喉源性咳嗽以祛邪为主

喉源性咳嗽是干祖望所定的病名,其主要临床表现是喉间作痒则咳,不痒不咳,无痰或少痰,甚则咳引胸痛。喉痒多因风、火、燥等异气侵袭咽喉所致,治疗以祛风、清火、润燥为先。

(1) **宣肺散邪法**:适用于风寒之邪上犯咽喉,以致肺气失宣,喉痒干咳,或有少量痰液之证。方用三拗汤加味,药如麻黄、杏仁、甘草、蝉衣、防风、桔梗、贝母。若痰色白者,加陈皮、苏子、僵蚕;痒咳剧烈,且咽喉黏膜充血者,系风寒化热之证,加薄荷、天竺黄、芦根、射干等。

(2) **清心泻火法**:适用于心火偏亢,循经犯喉所致之喉痒干咳,频作清嗓动作,咽干喜次,心烦失眠,咽喉黏膜充血、小血管网布,舌尖红,脉细弦。方用导赤散加减,药如生地、竹叶、茅根、灯心、玄参、牡丹皮、芦根、天竺黄、知母、杏仁、石膏。

(3) **滋阴降火法**:适用于肾阴不足,虚火上炎,循经犯喉所致之喉痒干咳,夜间卧则尤甚,口燥咽干,饮水不解,咽喉黏膜暗红干燥,咽后壁淋巴滤泡散在增生,舌红苔薄白,脉细数。方用知柏地黄汤加减,药如知母、黄柏、生地、山萸肉、山药、牛膝、牡丹皮、百合、麦门冬、玄参。

（4）**养阴润燥法**：适用于肺阴不足,燥火上冲咽喉而作痒干咳,甚则咳引胸痛,偶有黏痰带血,咽喉干燥,黏膜慢性充血,或部分黏膜萎缩,舌偏红苔薄,脉细。方用养阴清肺汤加减,药如沙参、麦门冬、生地、知母、石膏、桑叶、杏仁、茅根、天竺黄、川贝母。

（5）**活血化瘀法**：适用于气血阻滞,津不上承,致咽喉干燥作痒而咳,经久不愈,渴喜温饮,咽喉黏膜慢性充血干燥,咽后壁淋巴滤泡增生,舌有紫气苔薄,脉细涩。方用桃红四物汤加减,药如桃仁、红花、当归、生地、赤芍、蝉衣、干地龙、炙苏子、贝母、桔梗、甘草。

（6）**脱敏敛肺法**：适用于体质特异,异气刺激咽喉引动肺气上逆,咽喉作痒干咳,咳甚呕恶。方用脱敏汤加减,药如紫草、茜草、旱莲草、蝉衣、干地龙、金沸草、桑白皮、荆芥炭、乌梅、诃子肉、甘草。

### 3. 治嗓音疾病须重视"查诊"

干祖望创立并重视"查诊",对嗓音疾病强调要根据引起嗓音疾病的原因、病患的部分不同和检查结果而进行治疗。

（1）**声带充血**：声带充血大多表现为弥漫性或局限性充血,也有声带表面小血管扩张暴露者。根据病程及充血情况予以分析,凡起病短者属急性实证,为期久者属慢性虚证。声带充血颜色红艳者,多见于急性喉炎,属风热证,治以疏风散邪,清热利咽,常以银翘散加减,药如金银花、连翘、桔梗、薄荷、蝉衣、玉蝴蝶、桑叶、菊花、牛蒡子、荆芥、芦根、甘草;声带充血颜色晦暗者,多见于慢性喉炎,属瘀滞证,治当活血化瘀,清音利咽为主,方用破瘀清音汤加减,药如三棱、莪术、赤芍、川芎、丹参、鸟不宿、九香虫、枳壳、山楂、蝉衣、玉蝴蝶。

（2）**声带肥厚**：声带肥厚表现在声带失去固有光泽,明显增厚,边缘呈圆形浑厚与柱状粗隆,发音时声带不能靠紧,闭合不严。声带肥厚表面布有血管纹或弥漫性充血,色泽较红艳,后期渐成暗红色,属瘀滞证,以破瘀清音汤治疗;声带肥厚不充血,但见水肿,属痰湿相凝,脾运失健,治以健脾化湿,祛痰消肿为主,方用参苓白术散加减,药如太子参、茯苓、白术、陈皮、半夏、桔梗、山药、白扁豆、薏苡仁、僵蚕、玉蝴蝶、蝉衣;声带肥厚,表面无光泽无充血,但有弥漫增厚呈柱状,属气滞痰凝之证,治以理气化痰,若咽燥津亏者,当以润肺化痰法,方用六磨汤或利金汤加减,药如苏子、桔梗、白芥子、陈皮、莱菔子、竹茹、郁金、半夏、天竺黄、乌药、香附、瓜蒌、僵蚕;声带肥厚并不均匀,有隆起伴充血现象的属瘀热证,治拟化瘀清热消肿利咽,方用清咽利隔汤加减,药如连翘、栀子、黄芩、薄荷、牛蒡子、防风、荆芥、玄参、川芎、金花、乌不宿、黛蛤散(包)。

(3) **声带闭合不密**:声带闭合不密是因声带小结、息肉、赘生物及声带肥厚所导致。闭合不密呈竖缝,前后同样宽窄者,属肾虚,肾不纳气,治以补肾纳气,方用都气丸加减,药如熟地、山萸肉、诃子肉、五味子、枸杞子、菟丝子、肉苁蓉、坎脐等;声带闭合不密呈梭状缝者,为气血两亏或中气不足,以补中益气汤,十全大补汤加减,药如黄芪、党参、茯苓、白术、当归、熟地、川芎、白芍、肉桂、甘草、诃子肉等;闭合不密呈三角缝者,为肝肾不足,治以补益肝肾,方用左归饮加减,药如熟地、山药、枸杞子、白芍、山萸肉、牛膝、菟丝子、五味子、茯苓、牡丹皮、泽泻。

(4) **声带小结**:声带小结多发生在声带前中 1/3 处,呈对称性,色白僵化(俗称老茧)。中医认为"多言损气",气虚乏力,推动无力则气滞痰凝而成小结。治以软坚散结,消肿清音,方用响声丸、四海散加减,药如昆布、海藻、海浮石、海蛤粉、川芎、花粉、蝉衣、僵蚕、薄荷、玉蝴蝶、诃子肉、川贝母、郁金。

(5) **声带息肉**:声带息肉发无定处,多以单侧声带为患,基底较广,充血色红,质地柔软。多因痰气瘀滞而成,治以活血化瘀理气消痰,药用化瘀清音汤加用山楂,如息肉较大者以手术摘除为佳。

(6) **慢性肥厚性喉炎**:声带肥厚充血,两侧室带肥肿覆盖声带 1/2 以上,充血晦暗,病症较棘手。方用二甲散加减,常用药物为柴胡、红花、桃仁、鳖甲、龟板、穿山甲、九香虫、赤芍、乌不宿、僵蚕等。

(7) **声带麻痹**:为喉部神经病变或外伤所致。多用振痹汤治之,常用药物为防风、秦艽、络石藤、海风藤、油松节、海桐皮、落得打、首乌、黄芪、桂枝、豨莶草等。

(8) **癔性失音**:为精神神经病症,此属中医脏躁证,治以柔肝缓急,方用甘麦大枣汤加味。亦可配合针灸廉泉、人迎、合谷等穴。

### 4. 治慢性咽炎法则用药灵活

慢性咽炎发病率高、病程长,常导致患者抗病能力降低,对健康影响较大。本病的主要临床表现为咽喉干燥、疼痛、异物感。干祖望根据不同的临床表现进行辨证,灵活用药,采取"襄扶'藜藿'""培土生金""射马擒王""泻离填坎""以柔克刚""戏药'游击'"等方法。

襄扶藜藿:藜藿,原指藜芦和藿香两种植物,后转为指粗劣的饭菜与饮食,干祖望将藜藿喻为营养不良,身体虚弱的患者。本法是针对气虚较甚患者,宜用补气健脾法,选用补气药为主,佐以少量滋阴养血之品。

培土生金法:脾主运化水谷精微,肺主通调水道。肺虚则津亏,金充则水至。补益脾气,培土生金,咽喉干燥则可以得到缓解。干祖望采用培土生金有其特点,并不是只补脾气,而是补脾气和养肺阴并存,这也是培土生金法在治疗咽炎临床应用的特殊性。

射马擒王法:这是在肺燥、脾虚、肝郁诸证并见的情况下所采用的治法,因为慢性咽喉炎证候复杂,但重点着眼肝与脾的关系,必须抓住这一主要矛盾。临床上慢性咽喉炎主要表现为咽喉异物感及脘腹胀满,由肝气失调所引起,这是疾病产生的贼王,而抓贼必先擒王,用药上以柴胡、白芍柔肝为先,二诊再用太子参、白术以"实脾",最后以活血化瘀以收功,可谓用药如打仗,步步为营。

泻离填坎法:"离"是八卦中的火卦,"坎"是八卦中的水卦,泻离填坎实际上是泻心火、补肾阴的意思。干祖望的泻离填坎法与张仲景所创制的"黄连阿胶汤"不同,一是不用苦寒之黄连,而用甘寒的竹叶、灯心、茅根之类;二是不用阿胶、鸡子黄等血肉有情之品,只用生地、玄参、麦门冬之植物类中药。

以柔克刚:干祖望在治疗慢性咽喉炎用药时,常采用柔性药物,如补气用太子参,而不用党参,以防温燥太过。此外,在一些补气、活血、清热法中,还常配用滋阴养血的"柔肝"法。当然,柔与刚是相对的,干祖望并不拘泥,有时候也是该柔则柔,该刚则刚。

戏药游击法:戏药又称嬉药,出自清代赵濂的《医门补要·卷上·戏药》:"有病经久,初服此医之方一二贴颇效,再服则不效;又延彼医,不问药对症与不对症,初服一二贴亦有效,再服又不效;及屡更数十医皆如此,为戏药。"故而干祖望采取此"戏药游击法",不断更药,反而取得疗效。这一方面有两个特点:一是适用于慢性咽炎主观症状重,客观表现轻者;二是"方取先贤,术宗游击",证候变化快,处方用药灵活。

**5. 治口疮务必辨证识证**

干祖望认为口疮治疗之关键在于辨证识证,根据临床表现至少分为七个证型,使用不同的治则与方药。

**(1) 心脾积热证:**治宜清心凉脾,消肿止痛,方以导赤散加味。常用药是生地、竹叶、木通、灯心、茅根、芦根、生石膏、甘中黄(包)、连翘。如兼有食欲不振者,加鸡内金、山楂、六曲以消导和胃;如舌苔薄腻,兼有湿浊内蕴者,常加藿香、佩兰以芳香化湿。

(2) **胃火上炎证**:治疗重在清泻阳明,方用白虎汤加味,以清胃泻火,解毒祛腐。常用药为生石膏、知母、山栀、甘中黄(包)、川连、花粉、六一散(包)、金银花、煅人中白等。若诸症较重,大便秘结者,可加大黄(后下)、芒硝(冲服),以釜底抽薪。

(3) **湿邪困脾证**:治宜醒脾化湿,方用健脾丸加减。常用药如藿香、佩兰、砂仁、山楂、六曲、半夏曲、川朴、菖蒲、升麻。如脾虚明显者,加党参、白术、云茯苓、白扁豆以助健脾益气之功;如兼有湿热者,可加黄柏、碧玉散(包)、山栀等以增清热燥湿之力。

(4) **清阳不升证**:法当益气升清,治以益气健脾,升清降浊,方取补中益气汤或益气聪明汤加减。常用药为黄芪、党参、葛根、升麻、白术、茯苓、白扁豆、藿香等。若病之初期,脾虚症状不明显者,常用升麻、葛根、藿香、佩兰、菖蒲、山楂、六曲、竹叶等药以化湿升清。

(5) **中宫虚冷证**:治当温补脾阳,方用理中汤加减,使脾土健、中阳旺、阴霾散则口疮自愈。常用药为党参、白术、干姜、茯苓、补骨脂、白扁豆、山楂、六曲、甘草。如阳虚较甚,可加附片、肉桂以增温阳之力。并嘱患者常含漱肉桂(《丹溪心法》用官桂)。

(6) **阴虚火旺证**:法取滋阳降火,方取知柏地黄丸加减。常用药如知母、黄柏、生地、玄参、山药、茯苓、石斛、麦门冬、煅人中白、甘草等。

(7) **虚实夹杂证**:务须标本兼顾,如气阴两虚、热毒内盛,当以益气养阴与清热解毒并用,方取竹叶石膏汤加减。常用药为竹叶、生石膏、太子参、麦门冬、生地、玄参、白扁豆、石斛、灯心、甘中黄(包)、金银花等;少阴不足,阳明有余,肾阴不足,阴虚火旺,合胃热上攻,熏灼肌膜,而致口腔溃疡,选用张景岳所创之玉女煎加减。常用药为生熟地、生石膏、麦门冬、石斛、竹叶、牛膝、山栀、甘草等;中阳衰弱,热毒困遏,脾阳不运,中土虚衰而胃蕴热毒所致的口疮亦较为多见,治当温阳健脾、清热解毒两法合用以求其全,常用甘草泻心汤合连理汤加减。常用药为党参、干姜、白术、黄连、黄芩、半夏、甘草。

此外,心脾积热与胃火上炎两型,常配合珠黄散或养阴生肌散外用。湿邪困脾、清阳不升、阴虚火旺以及虚实夹杂各型,常外用养阴生肌散(生石膏、雄黄、青黛、龙胆草、黄柏、蒲黄、薄荷、甘草、儿茶、冰片,共研细末)。

### 6. 治口腔黏膜白斑归为"八法"

口腔黏膜白斑的诊断,大多有赖于组织病理切片检查。古医籍没有"白斑"这一病名,一般混迹于口干、口燥、口糜、口舌疮腐等病症中。由于本病容易导致癌变,常引起人们重视。干祖望以辨证为主,结合辨病分型,总结出八种常用治疗方法:活血化瘀、芳香化浊、健脾利湿、清心泻火、清热凉血、滋阴养血、温阳散寒,益气扶正。

一般而言,活血化瘀是治疗白斑主要方法。在白斑轻症及恢复期,患者没有明显自觉症状时,可单纯用活血化瘀法,或稍加一些益气扶正之品。局部有皲裂、糜烂,则应用芳香化浊及健脾利湿法为主;兼有局部充血,则加入清心泻火或清热凉血之品;兼有全身气、血、阴、阳不足,则少配合益气、养血、滋阴、温阳等法;若患者口臭甚者,往往要配合白虎汤、清胃散之类以清泻胃火;局部充血、黏液较多者,又可用草薢渗湿汤、四妙丸之类清热利湿;痰多、苔腻者又须用清气化痰丸之类除其痰热。此外,对于白斑糜烂型,还应配合使用绿袍散、锡类散之类外用药,有利于控制病情,缩短病程。

### 7. 治咽病创"十字秘诀"

干祖望创立治疗咽病要法即"十字秘诀":急性风热痰,慢性脾肾衰。此"十字秘诀"具体可以总结为五大纲,即疏风散邪法、清热解毒法、化痰消肿法、健脾益气法、补肾滋阴法。疏风散邪法:药用防风10 g,白芷10 g,桑叶10 g,菊花10 g,僵蚕10 g,蝉蜕10 g,桔梗6 g,甘草3 g;清热解毒法:药用金银花15 g,连翘10 g,赤芍10 g,牡丹皮10 g,牛蒡子10 g,芦根30 g,黄芩6 g,薄荷10 g;化痰消肿法:药用黄芩10 g,生石膏30 g,天竺黄10 g,浙贝10 g,竹茹10 g,前胡10 g,葶苈子3 g,射干6 g;健脾益气法:药用党参15 g,白术10 g,茯苓15 g,山药10 g,白扁豆10 g,炒薏仁15 g,桔梗6 g,甘草3 g;补肾滋阴法:药用生熟地、山茱萸、山药、茯苓、牡丹皮、泽泻、枸杞子、五味子、麦门冬、乌梅各10 g。

### 8. 慢性鼻炎强调审证求因

慢性鼻炎是常见病、多发病,其主要症状是鼻塞不通。鼻塞一症,其原因较多,若不辨证审因,即使治疗也难以收效。因此,干祖望治慢性鼻炎强调审证求因,在此基础上处方用药,如肺怯金寒,鼻失温养,则宜温肺通窍,常以党参、黄芪、白术、茯苓、炙甘草温补肺气,防风、桂枝、细辛温肺祛寒,桔梗、路路通、菖蒲宣通鼻窍;若气虚明显者,加紫河车。脾虚不健,痰湿泛鼻,则健脾通窍,常以党参、白术、茯苓、山药、白扁豆、炙甘草健脾益气,陈皮、法半夏利气化痰,藿香、菖蒲芳香通窍;因中虚多寒,用荜茇温中祛寒,且能通利鼻窍,桔梗引药上行,使诸药性能抵达鼻窍。清阳失举,浊积鼻窍,则升清通窍,常以升麻、葛根升举清阳之气,太子参、白术、茯苓健脾助运,藿香、佩兰、辛夷、苍耳子、菖蒲芳香化浊,鸭跖草清化湿浊,桔梗引药上行,且能宣通清窍。瘀血阻滞,鼻窍不利,则活血化瘀,以桃仁、红花、归尾、益母草、乳香活血化瘀,辛夷、白芷、菖蒲、路路通、桔梗祛邪通塞,乌药、陈皮顺气破瘀。若气虚者,加党参、黄芪;肺气壅滞,气壅逆鼻,则宣泄肺气,常以桑叶、桑白皮、黄芩、马兜铃宣泄壅塞之肺气,山栀、天竺黄、鱼腥草、桔梗、芦根清肺排脓涕,辛夷、路路通宣通鼻窍。气滞挟风,清窍闭塞,则顺气破滞,常以广木香、青皮、乌药、枳壳顺气破滞,蝉蜕、羌活、僵蚕祛风通络,防己、菖蒲、路路通通窍利鼻。

#### 9. 治过敏性鼻炎分五种证型

过敏性鼻炎,中医学称之为“鼽嚏”,随季节变化时发时止,有的终年而发。临床证型繁多,干祖望把该病分为 5 型而辨证施治。

**(1) 营卫不和,风寒袭肺:** 治当调和营卫,温肺开窍为法。方取桂枝汤加减。

**(2) 清阳不升,浊阴上犯:** 脾运失健,清阳不升,空清之窍被浊阴所扰者,常用补气固卫,升清化浊法。方选补中益气汤合玉屏风散加减。

**(3) 肺经伏热,上凌清窍:** 为肺经伏热所致,用清肺脱敏汤治之。

**(4) 肾阳不足,脾肺失温:** 肾阳为诸阳之根,温暖脾阳(气),使之升举有力,温煦肺气使之得朝百脉,方用金匮肾气丸加减。

**(5) 冥顽不灵,诸药无效:** 顽固性过敏性鼻炎,虽辨证无误,却诸药无效,在黔驴尽技、束手无策之时,投自拟的截敏乌梅汤,多获疗效。

【经 验 方】

#### 1. 截敏乌梅汤

组成:乌梅 12 g,防风 12 g,柴胡 12 g,五味子 12 g,甘草 12 g,蜂蜜 30 g。

用法:上药水煎,每日 1 剂。

功效:祛风润肺,理气通窍。

主治：顽固性过敏性鼻炎,无论虚实证型均可使用。

**2. 截敏汤**

组成：茜草,紫草,旱莲草,豨莶草,防风,柴胡,徐长卿,地龙,乌梅等。

用法：上药水煎,每日1剂。

功效：祛风脱敏。

主治：以过敏症状为主的典型鼻鼽发作期,而未见脏腑虚损、阴阳失调现象者。

加减：如脾肺气弱,卫表失固之鼻鼽,常合用玉屏风散或常加用稗豆衣;寒邪伏困,阳虚不得煊,经久不愈的鼻鼽,常合用阳和汤;截敏汤与桂枝汤治疗营卫不和之鼻鼽;与温肺止流丹合之,用于肺气虚弱、金寒不温之鼻鼽;与补中益气汤化裁愈中气不足、清阳不升之鼻鼽。还有少数患者属肺经郁热之鼻鼽者伍入桑白皮、龙胆草、黄芩等药。

**3. 干氏加减三甲散**

组成：三棱,莪术,穿山甲,鳖甲,蝉衣,昆布,海藻,桃仁,红花,落得打。

用法：上药水煎,每日1剂。

功效：攻结散癖。

主治：气滞、血瘀、痰凝三者长期损害而表现的咽喉部增生性病变,如声带肥厚而晦暗充血,室带披裂长期僵肿难消等病证。

方解：这是干祖望根据清代名医薛生白的"三甲散"加减,并经几十年临床经验结晶所凝集的经验方之一。干祖望认为这一类顽症,一般方药,毫无办法,只有峻剂猛药,才可激起它的反应,其"加减三甲散",正是为此而设。根据该方的功效,凡是属血瘀、气滞、痰凝的耳鼻咽喉增生性病变,采用"加减三甲散"治疗,多可收到满意效果。

**4. 耳聋治肺汤**

组成：麻黄3g,杏仁、葶苈子、防己、菖蒲各10g,甘草3g。

用法：上药水煎,每日1剂。

功效：宣泻肺气,开泄通窍。

主治：耳聋。

方解：本方特色在于麻黄、葶苈子合用,颇有一番深思。葶苈子配麻黄,可有三个功效：一是麻黄宣肺、葶苈子泻肺,两者合力,可荡涤聋葱痞塞,疏通经气,以助肺行使清肃之权。二是邪袭聋葱,热邪为多,葶苈子苦寒泄降,可针锋相对,扫荡邪热,还能利水祛湿,消除鼓室积液和引热下行,邪去正安。三是葶苈子与麻黄寒热并用,可纠正麻黄之燥烈,达到去性存用之目的。至于方中杏仁能降气润燥,降气以开泄肺气,助麻黄、葶苈子逐邪,润燥以刚柔相济,调和药性;防己苦寒泄降,利水清热,以除聋葱水湿;菖蒲开窍通经,前人有"利九窍,明耳目"之说。耳聋治肺汤药少力悍,配伍科学合理,疗效确切。

**5. 调压流气饮**

组成:木香 3 g,苏梗(或苏叶)、青皮各 6 g,枳壳、大腹皮各 10 g,乌药 6 g,菖蒲 10 g,柴胡 3 g,蔓荆子 15 g。

用法:上药煎服,每日 1 剂。

功效:行气开痞,通经启窍。

主治:非化脓性中耳炎。

方解:方中木香、苏梗、青皮、大腹皮、乌药、枳壳均能行气散郁,以通壅滞;菖蒲通经开窍;柴胡、蔓荆子非为散邪解表,意在引药上行,直抵聋葱。诸药共奏行气以开痞,通经以启窍之功。

**6. 活血开音汤**

组成:红花 5 g,川芎 3 g,赤芍、当归各 6 g,落得打、天竺黄、僵蚕各 10 g,桔梗 6 g,甘草 3 g。

用法:上药煎服,每日 1 剂。

功效:活血祛瘀,化痰利咽。

主治:嗓音疾病。

方解:本方为平剂,从四物汤与喉科六味汤化裁而得。

**7. 逐瘀开音汤**

组成:三棱、莪术、穿山甲各 10 g,土鳖虫 6 g,当归 10 g,赤芍 6 g,乳香、没药各 3 g。

用法:上药煎服,每日 1 剂。

功效:行气破血散结。

主治:声带肥厚日久不愈,用一般的行气活血剂疗效不著,但身体壮实,无虚羸之象者。

方解:本方为峻剂,从仲景之抵当汤、桂枝茯苓丸与三甲散相参而成。

## 8. 治声带小结方

组成：昆布、海藻各 10 g，瓦楞子 30 g，枳壳、赤芍各 6 g，当归尾、落得打各 10 g，桔梗 6 g，甘草 3 g。

用法：上药煎服，每日 1 剂。

功效：软坚活血散结。

主治：声带小结。

加减：本方在临床应用时，若见小结成形后，不透明、似有僵硬状，加三棱、莪术各 6 g；气虚加黄芪 10 g、白术 6 g；咽喉痰多加川贝母粉(冲服)3 g。

方解：本方中海藻与甘草同用，是属十八反之列，一般医者处方中是忌讳这样配伍的，但干祖望在治疗声带小结时却经常将此两药同时应用。

## 主要论著 ································································

干祖望. 中药化学制剂"升药"的介绍. 中医杂志，1955，(2)：34.

干祖望. 评"新编外科针灸治疗学". 中医杂志，1955，(7)：49.

干祖望. "阳和汤"之研究. 中医杂志，1955，(9)：30.

干祖望. 祖国宝贵医学遗产之一的膏药简介. 中医杂志，1955，(11)：34.

干祖望. 介绍我是怎样根治胼胝的. 江苏中医药，1956，(1)：37.

干祖望. 介绍"白降丹". 江苏中医药，1956，(S1)：45.

干祖望. 早期的外科学专著——鬼遗方. 上海中医药杂志，1958，(5)：46.

干祖望，邹维德. 酒皶鼻中医治疗初步报告. 江苏中医，1958，(5)：38～39.

干祖望. 我对几种喉科疾病的认识和几点经验. 上海中医药杂志，1958，(8)：41～42.

干祖望. 酒皶鼻中医治疗初步报告. 上海中医药杂志，1958，(9)：50.

干祖望. 过敏性鼻炎的辨证施治. 江苏医药，1976，(5)：47.

干祖望. 中医古典文献的分类法刍议. 浙江中医学院学报，1980，(2)：51.

干祖望. 中医喉科治法之一——擎拿. 辽宁中医杂志，1982，(3)：8～9.

干祖望. 中医喉科治法之一——擎拿. 辽宁中医杂志，1982，(3)：10.

干祖望. 耳鼻咽喉科运用经方的点滴经验. 江苏中医杂志，1983，(5)：9～10.

干祖望，干千. 简介中医耳鼻咽喉口腔科知识. 中国农村医学，1984，(2)：57～58.

干祖望. 中医对耳鸣、耳聋的认识及处理. 中级医刊，1984，(7)：58～60.

干祖望,申斌.浅谈"五脏之病皆能为暗"及其在临床的意义.黑龙江中医药, 1986,(2):13～14.

干祖望.嘶哑.山东中医杂志,1986,(5):46.

干祖望,申斌.口腔急症验案.四川中医,1987,(7):32～33.

干祖望.张仲景方在耳鼻喉科病的运用.福建中医药,1989,20(5):9～11.

干祖望.《医籍考》.江苏中医药,1993,(7):28.

干祖望.古医籍作者之谜.江苏中医药,1993,(8):27.

干祖望.话说《神农本草经》.江苏中医,1995,16(6):30.

干祖望.王清任与《医林改错》.江苏中医,1995,16(7):26.

干祖望.典型的儒医王肯堂.江苏中医,1996,17(1):25.

干祖望.四大家与金元四大家.医古文知识,1996,(2):40.

干祖望.中西医结合史.中国医药学报,1996,(5):4.

干祖望.不谈"脉"的古医籍.江苏中医,1996,17(5):26.

干祖望.中医对"思维产生之处"的认识.江苏中医,1996,17(12):24.

干祖望.答刘存华"谈谈基本方后的加减法"问题.中国中西医结合耳鼻咽喉科杂志,1997,5(3):147.

干祖望.《理虚元鉴》之谜.江苏中医,1997,18(2):27.

干祖望.《内经》里有两套"天人合一"观.江苏中医,1997,18(9):28.

干祖望.《千金》析疑——土气.江苏中医,1997,18(11):25.

干祖望.读《中医耳鼻喉科教学改革探讨》.中国中西医结合耳鼻咽喉科杂志, 1998,6(2):101.

干祖望.小议治疗疑难杂症.中医杂志,1998,39(8):507.

干祖望.江苏是中医喉科的发祥地.江苏中医,1999,20(2):38.

干祖望.张璐评中医的出版物.江苏中医,1999,20(3):36.

干祖望.君臣佐使.江苏中医,1999,20(5):29.

干祖望.《笠翁本草》.江苏中医,1999,20(7):35.

干祖望."动养"与"静养".江苏中医,1999,20(9):30.

干祖望.干祖望医话——春夏先治其标后治其本秋冬先治其本后治其标.辽宁中医杂志,1999,26(7):322.

干祖望.孙思邈生年考.南京中医药大学学报(社会科学版),1999(创刊号):20.

干祖望.《万国药方》.江苏中医,2000,21(6):35.

干祖望.学会读中医古文献.江苏中医,2000,21(10):42.

干祖望.干祖望医话(24)中西医结合史(1).辽宁中医杂志,2001,27(12):568.

干祖望.中医传统医德体系初探.湖南中医药导报,2001,7(6):282.

干祖望.单方、丹方、秘方不姓"中".江苏中医,2001,22(2):27.

干祖望.干祖望医话(32)中医丰富宝库独缺喉科学.辽宁中医杂志,2001,28(8):501.

干祖望.《银海精微》——伪书话题之二.江苏中医,2001,22(5):32.

干祖望.《疮疡经验全书》——伪书话题之三.江苏中医,2001,22(6):30.

干祖望.茧斋诗选.医古文知识,2002,(4):14.

干祖望.张子和倡导汗吐下法考释——张子和不像中医而像古印度吠陀医生.中医药学刊,2002,20(4):401.

干祖望.干祖望医话(39)医书外谈——耳朵和听觉.辽宁中医杂志,2002(3):173.

干祖望.漫谈辨证论(施)治这个词目.辽宁中医杂志,2003,(8):672.

干祖望.诊断治疗疑难杂症应做到稳准狠.中医药学刊,2003,21(4):485.

干祖望.《医话选粹》自序.中医药通报,2003,2(1):20.

干祖望.我的治喉法则.江苏中医药,2004,25(3):1～3.

干祖望.孙思邈评传.南京大学出版社,2011:4.

# 俞荣青

【 个人简介 】

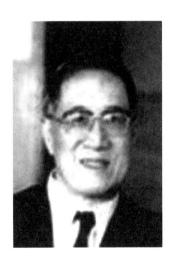

俞荣青,男,1924 年出生,江苏省太仓人。江苏省中医院主任医师,南京中医药大学教授、硕士研究生导师,江苏省名中医。曾任江苏省中西医结合学会肝胆病专业委员会名誉主任。第二批全国老中医药专家学术经验继承工作指导老师。

1947 年毕业于江苏医学院,1949 年在无锡市人民医院内科工作,1955 年起在北京中医研究院学习三年,1958 年到北京中医研院附院内科,1961 年到山西省中医研究所临床研究室,1982 年调入江苏省中医院内科。几十年的临床实践注重中西医理论相结合,擅长中西医联合方法治疗内科消化系病,尤对肝脏疾病进行了深入研究,首先采用虫胶包裹之症丸治疗鼓胀,使副作用呕吐减少50％,治疗肝硬化昏迷后存活时间延长 10 倍以上。通过长期临床实践与研究,对慢性肝炎各型病因、慢性胃炎及胃脘痛的影响因素、结石性胆囊炎与其合并症慢性胃炎的关系均得出了有价值的结论。1995 年主持课题"养肝平奥合剂治疗乙型慢性肝炎及清除乙肝病毒复制之临床研究"获江苏省科学技术进步三等奖。

## 【学术思想】

### 1. 肝炎病因责之湿热疫毒

俞荣青认为慢性病毒性肝炎的病机主要是湿热疫毒之邪入侵机体,缠绵羁留,损伤正气,无力达邪外出,致使脏腑、气血、阴阳出现虚损或失调。其病位在肝,常涉及脾肾。病理以湿热、气滞、血瘀为标实,以气血、阴阳、脏腑亏虚为本虚。初病以邪实为主,渐转虚实夹杂,终则正气虚衰为主。临床可出现多种证型,如肝气郁滞、肝胃失和、肝郁脾虚、湿热中阻、瘀血阻络、肝肾阴虚及脾肾阳虚等。但在具体临证时,由于病情错综复杂,往往不易划分清楚,故处方用药需随证而定。

### 2. 肝硬化腹水脾虚为关键

肝硬化腹水属中医学"鼓胀"范畴,一般认为其发病机理主要为肝脾肾三脏功能失调,导致气滞、血瘀、水停而成鼓胀。俞荣青认为在肝脾肾三脏中,脾气虚衰尤为关键,是肝硬化腹水发病的一个重要环节。脾为后天之本,气血生化之源泉,职司运化,若脾虚不运,水谷不能化生精微,气血生化之源匮乏,即可导致气血亏虚;气虚推动无权,则血脉瘀滞不行,血虚运行涩缓,又使气滞不畅;而脾运失健,津液停蓄,则化生水湿,出现鼓胀及水肿。故肝硬化腹水所表现出的气滞、血瘀、水停机制,实多由脾虚使然。况且本病因元气大伤,御邪乏力,六淫每每乘虚入侵。若邪气久留,病情缠绵,攻伐诸药迭送,每又使脾气更加衰颓,中气耗损。

## 【临床经验】

### 1. 先利湿热、再调气血、后温脾肾治慢性肝炎

俞荣青认为慢性肝炎病初症情大多尚实,湿热留恋不净,本元受损较浅,立法当以利湿清热为主。若湿胜,重用利湿,兼用清热;若热胜,重用清热,辅以利湿。有时残留黄疸,肉眼可见;有时黄疸消隐,但验血可知。故俞荣青在清利湿热的同时,每辅以消瘀活血之味,以利退黄。由于湿热阻于中焦,气机升降失司,

常佐用理气畅中或和胃降逆之品。病入中期，由于正不胜邪，疫毒入里，肝气受损，脉道不畅，则瘀血内停，肝络受阻；或肝郁化火，耗灼精血。可在疏泄肝气的基础上酌加养血活血之品，恢复肝之所藏，通畅肝经血络。若木旺乘土，使脾胃气虚，则宜益气健运，使后天健运，元气有充沛之机。病情日深，机体久遭病毒肆虐，正气固然耗损，病邪也趋衰退。为此时病机多以气血或阴阳虚损为主，虚则补之，此时祛邪当为次。若肾虚者，法当滋水涵木。若脾湿久遏阳气，命门之火式微，又需温肾益火，以暖脾胃之阳。

在治疗慢性肝炎的选方用药上，俞荣青认为若湿热疫毒入侵早期，可用茵陈四苓散或茵陈蒿汤出入，药如茵陈、白术、茯苓、猪苓、车前子、泽泻、栀子、大黄等。若舌苔白厚腻，湿困脾胃较重者，选用胃苓汤，以苍术为君，加厚朴、半夏、陈皮、茯苓等。此期虽然黄疸隐现不定，但仍宜随症重用或轻用茵陈、大黄清热利湿。有些患者，病程迁延日久，湿热已渐消隐，常以右胁肝经疼痛为主，应根据疼痛性质选择用药。若走窜胀痛，以疏肝为主，选用柴胡、香附、枳壳、青皮等。刺痛固定不移，选用玄胡、泽兰、地鳖虫、三七等活血祛瘀止痛。隐痛绵绵不休，选用当归、白芍、丹参等养血柔肝止痛，因当归润肠，若有便溏者不宜使用，白芍合甘草能敛肝止痛，白芍用量可达 30 g；丹参养血活血，也可用达 30 g。郁热入于中焦，胃气失于和降，运化失司，常有食滞胃脘之征，则取温胆汤之义，用枳实下气消食，竹茹清热止呕，半夏化痰散结，陈皮理气和中，更加白术、茯苓恢复脾气散精之职。若郁火尚盛者，可稍加黄连除胸中之烦。若脾胃衰瘀，肝木乘侮，或湿困日久，脾阳不振，应培土抑木，常用白术、茯苓、苡仁、山药、木香、柴胡、白芍、党参等，或加少量干姜温中逐寒；也可加黄芪补中益气，除非胸闷、胃满之实证，大多重用之。邪热灼伤肝肾之阴或儿童患者稚阳有余，稚阴不足，使疫毒深伏，驱之不净，常选用枸杞子、女贞子、旱莲草、桑椹子等以清肝补肾，或辅以清热解毒利湿之味，搜剔余邪。湿热久困，脾肾阳虚，则用仙灵脾、巴戟天等温肾壮阳，兼用黄芪、党参、白术、茯苓、山药等益气健脾。

乙型肝炎病毒感染是以肝病为主要病位的全身性感染，在治疗并发症时仍应抓住以治肝为主的基本原则进行辨证论治。湿热是乙型病毒性肝炎的主要病因，在病程中不论有黄无黄，常有湿热残留，故宜适当清利以除余邪。慢性肝炎大多邪恋正已虚，非扶正不足以御邪，故常重用补气药如黄芪辈以促阳生阴长。瘀血之征虽隐现不一，却又时常存在，俞荣青好用丹参、郁金养血活血、理气疏肝,取"瘀血不去,新血不生"之意,使气行则血行。湿困脾,热伤阴,慢性肝炎病程日久,常有脾气亏虚、肝阴不足,故应注意调脾柔肝。肝性刚强,宜柔不宜伐,用芍药甘草汤敛肝化阴,效果满意。湿阻气滞,可致血瘀之水停,治疗时不仅化湿,疏肝理气亦不可少。慢性乙型肝炎湿热残留不净,阴液易致耗损,故少用辛热重剂,以免出现灼阴助热之弊。在疏肝理气同时,又配合柔肝育阴,以期达到阴平阳秘之旨。

### 2. 依脏腑辨证治慢性乙型肝炎合并症

**(1) 合并慢性胃炎、消化性溃疡**:慢性肝炎常有消化系症状,多表现为湿热残留不净。如合并慢性胃炎、消化性溃疡,则有餐后脘痞、节律性胃痛、便溏,且多有冷餐不适、泛酸、脘痛、压之不舒等症状,脾胃偏虚偏寒。俞荣青将之分为肝胃不和、肝脾不和、脾胃虚寒等证型。

1) **肝胃不和证**:症见胁痛、脘痞,泛酸、嗳气,食生冷不适,舌苔薄白或腻,脉弦。治宜疏肝解郁、和胃降逆。药用姜半夏、陈皮、白芍、枳壳、炒白术、茯苓各10 g,干姜3 g,柴胡、炙甘草各5 g,海螵蛸15 g。

2) **肝脾不和证**:症见瘀软无力,胁痛,脘痞,脘痛,食生冷加重,腹胀,便溏,脉弦细,舌苔薄白或白腻。治宜疏肝健脾、益气温中。药用醋柴胡5 g,白芍、炒苍术、炒白术、茯苓、山药、姜半夏、陈皮、党参各10 g,干姜、炙甘草各3 g。

3) **脾胃虚寒证**:症见瘀软无力,脘痞,脘痛,遇冷不适或加重,纳呆,腹胀,便溏。治宜益气温中健脾。药用炙黄芪、党参、大腹皮、山药各15 g,炒白术、茯苓、苍术、广木香、陈皮各10 g,干姜、砂仁、炙甘草各3 g。

**(2) 合并胆囊炎、胆管炎、胆道结石**:三病各有其临床特点,与慢性乙型肝炎并存时,以轻型多见,或症状潜隐混淆,需认真辨别。治则应遵"胆腑以通为用"之古训。俞荣青将之分为肝郁气滞,肝胆湿热,气血瘀滞等证型。

1) **肝郁气滞证**:症见右胁下胀痛,胁痛固定不移,食减厌油,脘腹痞满,舌苔薄白,脉弦,食纳不慎或情绪波动可加重病情。治疗以疏肝解郁,理气活血,轻度通下为主。药用柴胡、黄芩、郁金、枳实(或枳壳)、玄胡、白芍各10 g,丹参30 g,茵陈、金钱草各15 g,生大黄(后下)3 g,炙甘草4 g。

2) **肝胆湿热证**:饮食不慎诱发,病情较前症为重。症见发热或不发热,右胁下及胃脘部疼痛拒按,口苦,呕恶,大便秘结,小便短黄赤,面目身黄,苔黄腻,脉濡数。治以疏肝利胆,通腑,清利湿热为主。药用茵陈、赤芍、丹参、金钱草各

30 g,栀子、连翘、郁金、柴胡、玄胡、枳实、姜半夏各10 g,大黄5~10 g(后下),车前子15 g。

3) 气血瘀阻证:此型多表现为肝炎症状经久不愈,胆系合并症也较沉重,湿热郁阻,气滞血瘀,邪气尚盛,渐露衰颓之兆。症见右胁下及胃脘部刺痛或剧痛,右胁下或胃脘部触及肿块,纳呆,泛恶,发热或四肢厥冷,或有黄疸,尿黄赤,舌淡,脉沉弦细。治以疏肝利胆通腑,理气活血为主。药用炒柴胡、郁金、玄胡、枳壳、青皮、泽兰、莪术、姜半夏、黄芩各10 g,赤芍、金钱草、丹参、太子参各30 g,生姜(后下)3 g。

**(3) 合并胰腺炎:** 乙型肝炎合并胰腺损害的患者并不少见,患重型肝炎者病变多累及胰腺。俞荣青在治肝病的同时,常结合下列病因加减施治。

1) **气滞证:** 症见胃脘痛涉及两胁及背心,恶心,纳呆,呕吐,口苦,直腰不适,舌苔薄黄,脉弦紧。治以疏肝理气,清热止痛为主。药用炒柴胡、青皮、玄胡、郁金、枳实各10 g,大黄(后下)、炙甘草各3 g,片姜黄5 g,丹参、茵陈各15 g,白芍30 g。

2) **湿热证:** 湿热弥漫三焦,症见脘腹胀满疼痛,局部拒按,恶心呕吐,发热,口干,便秘不爽,小便黄短而浊,黄疸鲜明,舌苔黄腻,脉滑数。治以清热利湿,疏肝止痛为主。药用茵陈30 g,栀子、黄柏、郁金、玄胡、枳实、竹茹、佩兰、藿香各10 g,生大黄(后下)5~10 g,丹参15 g。

3) **热毒证:** 湿热瘀毒,入于血分,本症病情凶险。症见胃脘剧痛拒按,痛引两胁及背心,壮热,黄疸,便干,小便短黄而浊,呕吐恶心频作,皮肤瘀斑,舌苔黄腻而厚,脉弦数。治以清热解毒,凉血通便为主。药用生大黄(后下)、黄芩、栀子、牡丹皮、丹参、生地、赤芍、郁金、枳实各10 g,黄连3 g,茵陈、连翘、金银花、仙鹤草、水牛角(先煎)各30 g。

**(4) 合并糖尿病慢性肝炎:** 合并糖尿病者较为难治,俞荣青认为其主要病机是脾被湿困,中州失运,阻滞三焦,湿从热化。多为留热重于湿所引起的变证,与单纯消渴病的热邪伤津不同。

1) **湿热偏于中上二焦:** 以多饮善饥为主症,症见胁肋疼痛,乏力,精神不振,舌苔黄腻微燥,脉滑数。治以养阴生津,清热疏利。药用北沙参、五味子、竹叶、生地、连翘、郁金、天花粉各10 g,麦门冬、丹参、车前子、茵陈各15 g,芦根30 g。

2) **湿热偏于中下二焦:** 以善饥多尿为主症,症见胁肋疼痛,尿频量多,瘀之无力,便溏或便秘,舌苔薄白或黄,脉沉滑。治以补益脾肾、清热育阴。药用生黄芪、北沙参、丹参、茵陈、车前子、车前草各 15 g,白芍 30 g,玉竹、石斛、仙灵脾、炒山药、五味子、山茱萸各 10 g。

**(5) 合并贫血:** 合并贫血多为气血两虚之证,治以益气养血,以期阳生阴长。

1) **脾虚不运:** 症见面唇淡而不华,头晕心悸,纳呆食少,脘腹胀满,舌淡苔白,脉无力。治以健脾补气养血。药用党参、茯苓、炒山药各 15 g,炒白术、何首乌各 10 g,炙黄芪 30 g,炒当归、陈皮、广木香各 5 g。

2) **失血过多:** 症见面唇不华,头晕目眩,心悸气短,舌淡,脉虚数。治以益气养血止血。药用阿胶、鹿角胶、当归、桑椹子、何首乌、生地、熟地、艾叶各 10 g,黄芪 30 g,人参 5 g,砂仁 3 g,仙鹤草 15 g。

3) **瘀血内停,新血不生:** 症见胁下症块刺痛不移,脘腹胀满,食欲不振,面唇淡而无华,舌淡微紫,脉沉弦或细涩。治以软坚祛瘀生新,补气养血。药用:丹参、太子参、生黄芪各 30 g,炙鳖甲、鸡血藤各 15 g,何首乌、泽兰叶、赤芍、玄胡、郁金各 10 g,当归、川芎各 5 g。

4) **损气耗血:** 症见形体瘦衰,精神萎靡,面白无华,胁肋疼痛,纳呆运差,舌淡苔白,脉细无力。治以益气健脾养血。药用党参、丹参、仙灵脾各 15 g,炒白术、茯苓、熟地、何首乌、桑椹子、陈皮各 10 g,黄芪 30 g,炒当归 5 g,砂仁 3 g。

### 3. 肝硬化腹水治当辨证施治、兼顾旁证

对肝硬化腹水患者,临床以辨证论治用中药为主,西药为辅,每每收效。俞荣青将肝硬化腹水分为气虚型、阴虚型、肝郁血瘀型和湿热型,根据不同证型予以辨证施治,并对有关兼症分清主次予以兼顾。

**(1) 气虚型:** 症见面色㿠白,气短少力,精神萎靡,纳呆,便溏,腹胀,尿少,下肢肿,舌质淡,苔薄白,脉沉细无力。盖肺为水之上源,肺气虚则水道不利;脾主水谷运化,脾气虚则水湿逗留,故气虚鼓胀应重用益气药,使水道通调,水谷正常运化,以资化生气血。治宜益气健脾,行气利水。药用黄芪、党参、当归、丹参、赤芍、郁金、虎杖、茵陈、大腹皮、茯苓、鳖甲、白术等药。

俞荣青认为不能单以治疗鼓胀为目的,而应补气健脾,养血活血,并能消除潜在之湿热病因,使肺脾之气重振,肝络血行复畅,因气为血帅,血为气母,气运复常,则气旺血生。方中重用黄芪、党参取其补气扶正功效。

**(2) 阴虚型:** 阴虚型腹水较为难治,乃因素体阴虚,或久病气血耗损,或阳虚,

及阴,若能及时消除腹水,阴虚可望转变。症见腹部胀满,口干唇红,齿枯,手足心烦热,大便干,尿少赤,舌质多红绛少苔,脉细数。治宜滋阴凉血,健脾利水之法。常用邹良材经验方兰豆枫楮汤加味。药用泽兰、黑料豆、路路通、楮实子、生地、赤芍、车前子、枸杞子、丹参、太子参、山药、郁金、茯苓、大腹皮等。

俞荣青认为肝硬化发展到阴虚阶段,既有阴虚见证,又兼有黄疸、苔厚湿热不清症状,故治疗既用滋阴凉血治其阴虚,又用清热利湿除其湿热,同时调理脾运,以固其本,做到利水不伤阴,补阴不碍湿,连续服药数月,使顽固性阴虚型肝硬化腹水获效。

**(3) 肝郁血瘀型:** 症见胁肋胀痛,脘腹痞满胀大,腹壁青筋暴露,面色晦暗,舌质紫暗,苔薄黄,脉弦。肝藏血,主疏泄,若湿热久困,可导致肝络郁阻,气滞血瘀,气血流行不畅,使三焦水道不畅,水湿泛滥。证属肝郁血瘀,水湿内停,宜用活血化瘀,行气利水之法,以下瘀血汤加减。药用大黄、桃仁、红花、䗪虫、丹参、赤芍、鳖甲、五灵脂、当归、牡丹皮、大腹皮、茯苓、猪苓、泽泻等。

## 【 经 验 方 】

### 1. 治慢性乙型肝炎(轻型)方

组成:柴胡10 g,枳壳10 g,白芍30 g,炒白术10 g,茯苓10 g,甘草3 g,砂仁(后下)3 g,丹参20 g,茵陈10 g,白花蛇舌草15 g,郁金10 g,大腹皮20 g,玄胡10 g。

用法:水煎服。每日1剂。

功效:疏肝理气,健脾化湿,养血活血。

主治:慢性乙型肝炎(轻型)证属肝气郁结,肝络瘀阻,脾虚失运,湿热不清者。

### 2. 育阴养肝解毒法方

组成:枸杞子15 g,桑椹子15 g,菟丝子15 g,女贞子15 g,五味子15 g,旱莲草15 g,白花蛇舌草15 g,虎杖15 g,板蓝根10 g,木贼草12 g。

用法:水煎服。每日1剂。

功效:清热解毒,育阴利湿。

主治:慢性乙型肝炎中后期证属邪热未清,肝肾阴虚者。

**3. 养肝澳平合剂**

组成：当归10 g,丹参20 g,赤芍20 g,牡丹皮10 g,白花蛇舌草15 g,茵陈10 g,茯苓10 g,砂仁3 g等。

用法：每日2次,每次口服60 ml(含生药10.759)。

功效：清热利湿,疏肝活血。

主治：慢性乙型肝炎证属湿热中阻,肝郁脾虚,瘀血阻络,或相互兼杂者。

**4. 治肝硬化腹水方**

组成：黄芪10 g,党参20 g,当归10 g,丹参20 g,赤芍10 g,郁金10 g,虎杖10 g,茵陈15 g,大腹皮15 g,茯苓10 g,鳖甲15 g,牡丹皮10 g,白术10 g,茜草10 g,白花蛇舌草15 g。

用法：水煎服。每日1剂。

功效：益气健脾,活血利水。

主治：肝硬化腹水证属气虚血瘀,肝络郁阻,水湿不化者。

**5. 治肝炎后肝硬化失代偿期方**

组成：泽兰10 g,黑料豆10 g,路路通10 g,楮实子10 g,当归10 g,白茅根15 g,车前子10 g(包),枸杞子10 g,白术10 g,芦根10 g,丹参30 g,生地炭10 g,牡丹皮10 g,大腹皮15 g,麦门冬10 g,茯苓10 g,郁金10 g。

用法：水煎服。每日1剂。

功效：滋阴凉血,调脾利水。

主治：肝炎后肝硬化失代偿期证属阴虚血热,湿热不清者。

**6. 治门脉性肝硬化失代偿期方**

组成：大黄5 g,桃仁10 g,土鳖虫10 g,丹参30 g,郁金10 g,赤芍20 g,鳖甲10 g,当归10 g,牡丹皮10 g,虎杖10 g,大腹皮15 g,茯苓10 g,猪苓10 g,茵陈15 g。

用法：服15剂,水煎服。每日1剂。

功效：活血化瘀,行气利水。

主治：门脉性肝硬化失代偿期证属气滞血瘀肝郁者。

**7. 益气养血育阴方**

组成：桃仁10 g,地鳖虫10 g,丹参30 g,郁金10 g,赤芍20 g,茜草15 g,鳖甲10 g,当归10 g,牡丹皮10 g,大腹皮15 g,黄芪皮10 g,茯苓皮10 g,茵陈10 g,阿胶 10 g。

用法：水煎服。每日 1 剂。

功效：益气养血，养阴利湿。

主治：肝硬化失代偿期证属肝郁血瘀，气阴两虚者。

## 主要论著

俞荣青,王宁,平全意,等.中医治疗 40 例慢性肝炎肝功能恢复规律探讨.新医药学杂志,1975,(1)：14.

俞荣青,王宁,白志富,等."胃痛Ⅰ号"镇痛作用的临床及实验观察.山西医药杂志,1982,11(6)：10～11.

俞荣青.肝硬化研究的回顾与现状.中医杂志,1983,(9)：73～76.

俞荣青,于文英,罗盛裕,等.中药合并压迫耳穴治疗胆石症的观察.中医杂志,1987,(8)：54～55.

俞荣青,王天龙.寒潮对胃脘痛之影响.中医杂志,1989,(4)：47～49.

俞荣青.慢性肝炎转氨酶长期不降的治疗.中医杂志,1989,(10)：14～15.

俞荣青,于文英,张梅涧,等.结石性胆囊炎活动期合并慢性胃炎辨证论治初探.南京中医学院学报,1992,8(4)：209～210.

俞荣青,毕建军,王前山,等.养肝澳平合剂治疗慢性乙型肝炎的临床及实验研究.中国中西医结合杂志,1997,17(3)：155～158.

## 参考文献

[1] 王前山.俞荣青治疗肝硬化腹水经验.山西中医,1993,9(8)：6～8.
[2] 常洁.俞荣青教授治疗肝硬化腹水经验撷菁.江苏中医,1993,(9)：3～5.
[3] 陈静.俞荣青治疗慢性病毒性肝炎经验.江苏中医,1998,19(6)：12～13.
[4] 陈静.俞荣青治疗慢性乙型肝炎合并症的经验.湖北中医杂志,2000,22(2)：3～4.

# 诸方受

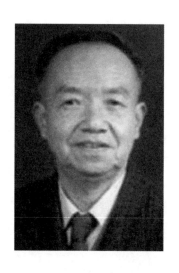

················ 【 个人简介 】 ················

诸方受，男，1926 年出生，上海青浦人。江苏省中医院主任医师，南京中医药大学教授，全国名老中医，江苏省名中医，著名中医骨科学家。曾任江苏省中医院骨伤科主任，南京中医药大学骨伤科教研室主任，中华中医药学会骨伤科分会常委，江苏省中医学会骨伤科专业委员会主任委员，中国中医研究院客座教授，光明中医函授大学骨伤科学院南京分院院长，南京市中医药学会常务理事兼骨伤科专业委员会主任委员，《中医正骨》《中国骨伤》《中国中医骨伤科》等杂志编委。享受国务院政府特殊津贴专家。第一批全国老中医药专家学术经验继承工作指导老师。

1943 年起师从上海骨伤科名医石筱山先生学习骨伤专业 4 年，学成后在青浦开业，1952～1957 年北京医科大学医疗系学习，毕业后来江苏省中医院骨伤科工作，此后一直从事中医骨伤科临床与教学工作。诸方受以颈椎病为科研重点，在动静结合理论指导下，研制支撑式可活动颈托，获

1993 年江苏省中医药局科技进步二等奖。继又研制中药颈枕治疗颈椎病，能有效地改善颈椎生理弧度，缓解症状，寓治疗于休息之中，很受患者欢迎，成果已转让投入生产。1995 年获江苏省中医药局科技进步三等奖。公开发表学术论文 40 余篇，参加编写、出版著作有《中医护病学》《中医学》《常见病中医临床手册》《中医学概论》《中医伤科学》《中医骨伤科学》等。

## 【学术思想】

### 1. 注重整体观念

骨科疾患看似局部病变，实与全身息息相关，实为整体观念。例如胸胁内伤由于病程的顺延，病机的转化所出现的虚实相兼证临床并非少见，审证求因多为失治或误治的必然结果。证情的虚实之变在调气治血的基础上，能够知常达变是掌握治疗主动权的关键。诸方受善以调摄气血趋向平衡的观点体现对胸胁内伤虚实之证的整体治疗的观念，也是其长期临证医治有效的经验。

### 2. 强调"动静结合"

诸方受在防治运动系统疾病的过程中，认为疗效的优劣，疗程的长短，除了正确的诊断、合理的治疗外，还取决于功能锻炼的及时与适度，也就是要做到动静结合。例如治疗骨折以应用小夹板固定为主，结合牵引或手术，均须贯彻"动静结合"，鼓励骨折患者适时恰当开展有益的功能锻炼，在循序渐进的功能锻炼中，促进骨折愈合，恢复良好功能，防止关节僵硬、骨质疏松等后遗症。

## 【临床经验】

### 1. 以散为主治腰椎间盘突出症

腰椎间盘突出症是骨科临床最为多见的疾患之一，占骨科门诊下腰痛患者的 10％～15％、因腰腿痛住院病例的 25％～40％。诸方受主张保守疗法，其机理不在于突出髓的"复位"，而主要在于松解粘连，使突出髓核的位置有轻微移动，从而松解对神经的压迫，使突出的髓核"无害化"，症状即可逐步消除。推拿手法是治疗之基础，痰瘀互结是病机之关键，祛瘀化痰为治疗之大法。无论急性期或慢性期，都有纤维环破裂、髓核突出等原始病变，推拿可以通调气血、理顺筋络骨缝。慢性期则局部续发水肿、渗出、炎性粘连等病变,推拿可以祛瘀消肿,松解粘连。诸方受将本病的病机特点总结为气血失和,血瘀凝滞而兼风寒痰湿入络,其中以血瘀痰凝为关键,治疗以散为主,祛瘀与化痰并举,常用当归、丹参、泽兰、川牛膝、鸡血藤、降香、独活、制南星、牛蒡子、茯苓、白术、雷公藤等。若寒湿偏重,可酌加制草乌、木瓜、防风、薏苡仁等;偏于热者,可酌加黄芩、山栀等。

### 2. 治骨折强调适度锻炼

诸方受擅长用小夹板治疗多种骨折,在选用夹板上,强调对症下"药",量体裁衣,根据骨折部位、骨折类型、骨折程度而选择合适的夹板。同时认为要坚持动静结合,适度锻炼,要将功能锻炼贯穿于整个治疗过程中。诸方受把骨折后的功能锻炼分为 4 个阶段,每个阶段大约 1 周。第 1 周,患者只做指、趾关节的微小活动,而患肢不宜活动,这阶段上肢宜悬吊,下肢需适当抬高,有利于末梢静脉血液及淋巴液的回流,以促进肿胀的消退。第 2 周,鼓励患者做受伤肢体的肌肉等长锻炼,并逐步增加锻炼的次数及时间。第 3 周,纤维性骨痂形成,钙质沉积,此时可在患者主动功能锻炼的同时,对骨关节加以徐缓、柔和的小角度被动活动,以患者能忍受为度。第 4 周,在通常情况下,骨痂已经钙化,软组织损伤也已全部修复,此时,应嘱患者多做自主运动,包括力所能及的器械运动。此外,还要注意严密观察,随时调整,认为在骨折发生后 3～4 日内,局部肿胀常逐渐加重,医者当随时注意观察扎带是否偏紧,并予以及时调整。对于肿胀严重,呈进行性加剧的伤肢,其观察频度当以小时为单位。

### 3. 外用化痰散瘀治肩臂足跟痛

诸方受认为本病的病机为痰湿瘀阻,痰涎水湿之害,随气升降,无处不到,入于经络则麻痹疼痛,入于筋骨则肩颈腰足隐痛而风湿滞于四肢骨节,痰瘀互阻,势必发生局部疼痛功能障碍,临床以化痰消肿膏外敷治疗,其主要成分为甘遂、白芥子、半夏等。

### 4. 手法、针药并用治急性腰扭伤

诸方受强调本病首先需与腰挫伤、腰椎间盘突出症相鉴别,治疗可酌情选用或联合应用手法治疗、针刺治疗和药物治疗等。手法治疗中,推荐使用侧卧位斜扳法。对于腰痛严重,行走困难,姿势佝偻,甚至不能坐或站立的急性腰扭伤患者,可针刺人中穴或腰痛穴(第 3～4 掌骨间偏于掌骨基底部,从手背侧进针,双侧同刺)。急性腰扭伤,辨证属气滞失宣,经络痞塞,治宜利气和络,常用青木香、

制香附、泽兰、延胡索、制乳香、炒白术各 10 g,桑寄生、当归尾各 12 g,红花 6 g,甘草 3 g。每日 1 剂,连服 3～5 剂。对于中老年患者合并有腰椎骨质增生者,常用温肾宣痹汤为主方。

### 5. 首创拔伸、屈伸锻炼法治扳机指

扳机指,又称手指屈肌腱鞘炎,主要表现为屈、伸指过程中,掌指关节掌侧酸胀疼痛,严重者出现弹响,甚至绞锁,导致屈、伸指功能障碍。诸方受在治疗扳机指上首创以体育锻炼治疗,疗效颇佳。具体方法如下:

**(1) 拔伸法:** 患指伸直,用对侧手握患指,向远端拔伸 2～3 次,以能发生 1 次弹响声为佳,不论有无弹响声,拔伸法并不加重患指疼痛,且可有轻松感为度。该手法是预备手法。

**(2) 屈伸法。**这是主要体疗方法,先充分屈曲患指(健指同时屈曲),做握拳状,然后迅速用力伸直患指(健指同时伸直),做手掌展开状,每次连续伸屈 30 下,每日上午、下午、晚饭后各做 1 次,每次先做拔伸法 2～3 下,继做屈伸法 30 下。重型患者,开始练习时可见疼痛较重,弹跳明显,当坚持练 30 下后,疼痛即可减轻。7 天后疼痛渐缓解,弹跳及弹响均减轻。症状逐步改善后,应坚持至症状不明显或完全消失。

### 6. 治痛风性关节炎立足清化

诸方受诊治痛风关节炎的特点在于早期诊断,及时治疗,治疗原则立足于清解热毒、化痰利湿,药选金银花、紫花地丁、生山栀、粉牡丹皮、雷公藤、制南星、青防风、制乳香、生薏苡仁、淮牛膝、白茯苓、生甘草。配合外敷的局部用药,用药同时,嘱患者忌服动物内脏及海鲜之品,平素清淡饮食可防止症状的再次复发。

### 7. 理气和络治海底穴损伤

海底穴损伤系会阴部软组织挫伤及其后遗症,诸方受临证此类患者,审证求因责之肝郁气滞,络脉失和,认为早期伤肿血瘀后,下焦湿热虽除,但络脉瘀滞未尽,肝络少腹,坠胀之症显而易见;久癖血虚,脉络空疏则海底部麻木不仁,血虚生内寒,寒主收引牵掣阴囊隐隐作痛;肝为刚脏,性喜条达,主藏血,因而心情抑郁、操作劳累及阴雨晦暝天气症状加重。通过辨证分析,确立以疏肝理气,和络止痛为原则。常用软柴胡、荔枝核、小青皮、台乌药、炙升麻、当归、延胡索、降香、山楂、茯苓等之类配伍成方,并随证加减。

### 8. 治脑震荡后遗症主张整体调治

诸方受认为治疗脑震荡后遗症不可头痛医头,固守一法,而主张整体调治,根据本病的成因,在具体治法上以祛瘀生新,益气活血,平肝息风,健脾宁心为法则。药物多选明天麻、香白芷、钩藤、白菊花、灵磁石、丹参、白蒺藜、茯神、夜交藤、细辛、川芎、升麻、绵黄芪、茯苓、山楂、白术、益母草等。

### 9. 治胸胁内伤从气血论治

诸方受治疗胸胁内伤,辨证分类以气血为纲,认为瘀血停积,气滞作痛,气瘀互阻,络脉破裂,内脏损伤均为临床较常见的气血伤。治疗当以散瘀止痛理气为先,多在散瘀止痛方药中重用郁金、青皮、降香、丝瓜络,配合柴胡,佐归尾、桃仁。久病调气血,多用益气养血活血之法,常用绵黄芪、党参、丹参、当归、白术、郁金之类,尤喜用丹参一药,几乎每方必有丹参,所谓"一味丹参,功同四物",酌加芪、参,有表本兼治之效。诸方受应诊宿疾之证,亦把理气破瘀视为重点,常用郁金、三棱、莪术、延胡索之药,但又同时相佐桂枝、姜黄、羌活、防风之类,反对使用寒凉药物逐瘀疏利。

························· 【 经 验 方 】 ·························

### 1. 疏风蠲痹汤

组成:独活10 g,五加皮10 g,桑枝10 g,川断10 g,桑寄生12 g,川牛膝10 g,炙乳香10 g,鸡血藤12 g,雷公藤(同煎)10 g,蜈蚣2条,白术10 g,茯苓12 g,甘草10 g。

用法:水煎。每日1剂,日服2次。

功效:祛风散寒,温经通络。

主治:腰椎间盘突出症之早期。

方解:方中独活、五加皮祛风湿止痹痛;桑枝温通经脉;川断、桑寄生、川牛膝补益肝肾,牛膝并有引药下行之功;炙乳香、鸡血藤和血通络定痛;雷公藤、蜈蚣祛湿搜风;白术、茯苓健脾利湿;重用甘草意在调和诸药,并以其解毒缓急之功降低雷公藤之毒性。

### 2. 消痰化瘀饮

组成:当归10 g,鸡血藤10 g,丹参10 g,泽兰10 g,川牛膝10 g,降香10 g,制南星 10 g,牛蒡子 10 g,独活 10 g,茯苓 10 g,白术 10 g,雷公藤 10 g(同煎),生甘草 10 g。

用法:水煎服。

功效:破瘀化痰,除湿通络。

主治:腰椎间盘突出症(痰湿瘀结)。

方解:方中当归、鸡血藤补血活血,化瘀止痛;丹参、泽兰破瘀生新通络;川牛膝通络破血,宣通关节;降香降气止痛,以上六味药,虽为破瘀之品,但均非峻烈之品,而是泻中有补,使瘀祛而不伤正;制南星、牛蒡子豁痰疏风;独活善行,通经和络,除湿止痛;茯苓、白术健脾利水除湿,驱邪而不伤脾土;雷公藤祛湿通络。诸药同用,可使瘀散痰化湿除。

### 3. 温肾宣痹汤

组成:淡附片 10 g,山萸肉 10 g,明天麻 10 g,北细辛 6 g,川桂枝 10 g,制狗脊 10 g,白茯苓 12 g,生薏仁 15 g,炒白术 10 g,广木香 10 g,泽泻 10 g,生甘草 10 g。

用法:水煎服。

功效:补益肝肾,强筋壮骨,祛风胜湿。

主治:慢性腰腿痛、骨性关节炎。

方解:方中以附、桂温肾助阳,散寒宣痹为主药;狗脊、山萸肉补肝肾、强筋骨;明天麻、北细辛温通经络,祛寒止痛;白术、木香健脾利气;白茯苓、泽泻利水除痰湿;生薏仁、甘草除痹缓急,调和诸药。

### 4. 洋金花伤膏

组成:洋金花,紫荆皮,大黄,当归,黄芩,防己,秦艽,白芷,甘草。

用法:制膏药外敷。

功效:祛风散寒,化瘀消肿。

主治:急性闭合性损伤及风湿痹症。

方解:方中洋金花,即曼陀罗花,所含的主要生物碱为东莨菪碱,能显著提高痛阈,有很强的中枢神经性镇静作用;紫荆皮,即昆明山海棠,具有明显抗炎、消肿作用;配大黄、黄芩等清热凉血,散瘀生新,当归等活血消肿止痛,防己等利水消肿,秦艽、白芷等祛风燥湿、和络止痛,防止和减少粘连与骨化性肌炎的发生;甘草具有中和毒性,减少皮肤过敏的作用。

**5. 治股骨头坏死经验方**

组成：生地,附片,桂枝,山药,吴茱萸,菟丝子,当归,补骨脂,杜仲,鹿角胶,丹参,葛根,川芎,赤芍,淫羊藿,甘草。

用法：水煎服。

功效：补益肝肾,活血化瘀。

主治：股骨头坏死。

**6. 二藤汤**

组成：鸡血藤 12 g,雷公藤 10 g(同煎),当归10 g,丹参10 g,地龙10 g,炒白术10 g,制南星10 g,羌活10 g,川牛膝10 g,生薏苡仁 15 g,白茯苓 12 g,生甘草10 g。

用法：水煎服。

功效：祛风胜湿,温经和络,消肿止痛。

主治：膝关节增生性关节炎。

方解：鸡血藤、雷公藤温经通络止痛;丹参、当归活血补血;羌活祛风散寒;生薏苡仁、炒白术可搜逐筋络湿邪,兼有健脾和胃之功;白茯苓淡渗利湿,以增退水湿之力;地龙为入络良药,通经和络,与牛膝合用,既可引诸药下行直达病所,又有补肝肾、强筋骨之效应;制南星为镇痛要药;甘草用量较大,意在借其和中解毒之功以减低雷公藤的毒性。

**7. 化痰消肿膏**

组成：僵蚕,泽漆,大戟,甘遂,半夏,南星,麻黄,白芥子。

用法：制膏药外敷。

功效：化湿宣痹,消肿止痛。

主治：急、慢性软组织损伤,肩周炎,网球肘,腱鞘炎,关节肿痛。

方解：方中僵蚕、泽漆祛风散结止痛;大戟、甘遂行水消肿,半夏、南星燥湿化痰;麻黄疏风宣痹;白芥子除寒暖中消肿。

## 主要论著 ·······································

诸方受,郑祖刚,李开金,等.小夹板为主治疗"难治型"肱骨干骨折的体会.新中医,1984,(3)：23～25.

诸方受. 外伤性癔病——癔病的特殊型. 南京中医学院学报,1984,(4):11～12,7.

诸方受. 非手术治愈"腰突症"的机理初探. 骨伤科通讯,1985,(1):42～45.

诸方受. 石筱山老师伤科临床经验点滴. 江苏中医,1986,(5):15.

诸方受. 化痰消肿方治肩臂足跟痛. 南京中医学院学报,1987,(4):71～72.

诸方受. 化痰消肿方治肩臂足跟痛的经验介绍. 骨伤科通讯,1989,(1):8～10.

诸方受,陈茂义. 综合治疗股骨颈骨折 80 例临床体会. 江苏中医,1990,(10):26～28.

诸方受. 隐性的第三腰椎横突综合征. 吉林中医药,1990,(1):19～20.

诸方受. 正确使用小夹板治疗骨折进一步提高临床疗效——为纪念方先之教授诞辰 85 周年而作. 中医正骨,1991,3(4):1～2.

诸方受. 腰椎后关节错缝诊治琐谈. 中医正骨,1992,4(3):1～2.

诸方受. 颈部外伤合并神经症状 11 例的治疗体会. 江苏中医,1995,16(10):20～21.

诸方受. 急性腰扭伤诊治琐谈. 江苏中医,1999,20(10):3～4.

诸方受. 扳机指的体育疗法. 中医正骨,2001,13(2):30.

# 参考文献

[1] 诸方受. 化痰消肿方治肩臂足跟痛的经验介绍. 骨伤科通讯,1989,(1):8～10.

[2] 李裕国. "消肿止痛膏"的临床应用体会. 江苏中医,1990,(10):28.

[3] 李宁. 诸方受教授从气血论治胸胁内伤证经验. 辽宁中医杂志,1992,(3):4～6.

[4] 梅炯. 诸方受教授从痰瘀论治腰突症之经验. 江苏中医,1992,(2):24～25.

[5] 许建安. 诸方受教授运用小夹板经验简介. 江苏中医,1992,(4):16～17.

[6] 许建安,诸方受. 二藤汤治疗膝关节骨关节病经验介绍. 中国中医骨伤科,1993,1(1):34～36.

[7] 李宁. 诸方受教授诊治伤科杂症拾萃. 辽宁中医杂志,1995,22(7):301.

[8] 诸方受. 急性腰扭伤诊治琐谈. 江苏中医,1999,20(10):3～4.

[9] 诸方受. 扳机指的体育疗法. 中医正骨,2001,13(2):30.

[10] 李志伟,诸方受. 洋金花伤膏治疗伤科急症 560 例. 南京中医药大学学报,2005,21(6):396～397.

[11] 魏学东. 诸方受教授治疗腰椎间盘突出症的临床经验. 中国中医骨伤科杂志,2010,18(9):60～61.

[12] 沈计荣,杜斌,孙鲁宁,等. 诸氏经验方加死骨清除植骨治疗股骨头坏死. 深圳中西医结合杂志,2011,21(2):108～110.

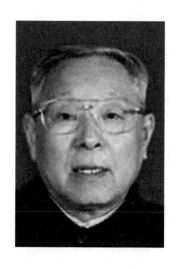

# 徐景藩

徐景藩,男,1928 年出生,江苏省吴江市人。江苏省中医院主任中医师,南京中医药大学教授、博士生导师。首届国医大师,全国名老中医,江苏省名中医,著名的中医脾胃病专家。历任江苏省中医院院长、专家委员会成员,江苏省中医药研究所所长。曾任中华中医药学会理事、内科脾胃病学组副组长、专业委员会顾问,江苏省中医药学会理事、副会长,江苏省委"333"工程选培专家组成员,江苏省药品审评委员兼中医药组组长,江苏省卫技高级职称审评委员会委员、主任委员,南京市中医学会副会长,《中医杂志》特约编审,《江苏中医药杂志》常务编委,《南京中医药大学学报》编委等职。享受国务院政府特殊津贴专家。第一批全国老中医药专家学术经验继承工作指导老师。

出身中医世家,13 岁从师学医,1947 年行医。1957 年毕业于北京医学院中医研究班。从事中医临床教学 40 余年,擅长脾胃病的诊疗工作。对食管病主张调升降、宣通、润养,创"藕粉糊剂方"卧位服药法。创"连脂清肠汤"内服和"菖榆煎"保留灌肠法。创"残胃饮"治疗残胃炎症。发表的 30 篇学术论文中,绝大部分为脾胃病专业性论文。著有《脾胃病诊疗经验集》等 2 部。参加编写《中医内科学》《现代中医内科学》等著作,代表著作为《徐景藩经验辑要》。获得国家中医药管理局、江苏省中医药局、江苏省卫生厅科技进步一、二等奖和甲级奖。1993 年被评为江苏省中医系统先进工作者,1995 年获全国卫生系统先进工作者称号,1996 年获全国白求恩奖章。

## 【学术思想】

### 1. 胃痛阴虚夹湿为多

徐景藩认为胃痛阴虚夹湿症状较多,其中有特征意义的就是舌质红而干、舌苔白腻,究其因有 3 种可能性:一是整体属阴虚,素体阴虚,肝肾阴虚,胃阴也虚,而局部脏腑之湿浊,一般源于脾胃,治疗可先从化湿为主,湿祛后重在养阴;二是由于肝胃气滞而生郁热,久则耗伤阴液,气滞津凝而成湿浊,治疗宜行气清热,佐以化湿,热清、湿祛而阴未复时,再予养阴;三是由于药物因素,辛燥过度,或某些化学药品"制酸"太过,导致阴虚,而原有的部分湿浊尚未尽化所致,治疗宜停服原来之药,先复其阴,阴液渐充,再化其湿。徐景藩强调用药必须注意养阴勿过滋腻,化湿勿过辛燥。一般来说,养胃阴以甘凉为宜,佐以甘平、甘酸之品。若湿渐祛而胃阴尚亏者,可据证以微辛微苦为主,参以甘淡之类。湿浊经久难化者,可用石菖蒲宣窍化湿。除汤剂外,也可配合"代茶剂",如用麦门冬 10~20 g,苡仁 20 g,陈皮 2~3 g,每日 1 次,开水泡焖,代茶饮服,可加强疗效。若阴虚而兼湿热久恋不祛,舌质红而苔腻逐渐加厚,饮食甚少,投药效果不佳者,其预后常难乐观。徐景藩认为有些病例转成恶性病变,在诊断上先见于舌,舌红而干萎,红而暗紫,舌苔腻不化,此乃不良之征,这也是消化道疾患的特点之一。

### 2. 胃痛反复发作多见虚寒兼瘀

徐景藩认为由于胃痛常呈慢性发作,病程中每见血瘀之证,尤以中虚(脾胃气虚)气滞证为多。中虚气滞证兼血瘀者,面色无华或萎黄,其唇色也常较前为暗紫,脘痛得食可缓,尤喜温暖,虽在夏季亦常喜热饮。治疗宜健脾益气化瘀,药宜甘温,用黄芪、炒党参、炒白术等,必要时加莪术。肝胃气滞证兼血瘀的患者,每当情志不畅则脘痛发作尤甚,有的可见心胃疼痛,嗳气不遂则胸脘懊憹,痞胀显著,面部微有色素沉着,脉弦或细弦而无涩征,治疗宜疏肝和胃,理气化瘀。化瘀必兼行气,药如延胡索、广郁金、降香,配加柴胡疏肝散加减。胃阴不足而兼血瘀者,常有瘀热之证,手足心热,脘部嘈热而痛,痛位固定,甚则及于背部,面有晦滞之色,指甲可见暗红。饮食宜热、易消化,以免寒凝气滞和食积。上腹部可用棉肚兜(或姜汁丝绵肚兜)外敷,勿令受寒,有利于气血运行,防止血瘀加重。治疗宜养阴益胃化瘀。药宜甘凉,于沙参、麦门冬、川石斛等药,加入丹参、桃仁、牡丹皮等。肝郁化火伤络,或阴虚郁热导致出血者,治疗宜止血化瘀,用水牛角片、赤芍、茅花等药。

### 3. 胃心同病须分主次缓急

徐景藩认为胃心同病在临床上多见胃脘疼痛、作胀、痞满不适,同时兼有胸闷心悸,甚则心痛彻背,失眠等,故临床应根据心或胃病的主次、轻重、缓急,四诊合参,整体辨证。然舌为心之苗,舌为胃之镜,心主血脉,胃气贯脉,胃心同病,舌脉易变,故在四诊时,尤应细心注意对舌象和脉象的观察。实者以气滞、痰饮、血瘀多见,虚者多为气、阴、阳虚。如胃心气滞,治以理气和胃,宽胸宁心,药如苏梗、枳壳、炒白芍、制香附、炙鸡内金等。胃心痰饮,治以通痞化饮,导滞祛痰,常选瓜蒌薤白半夏汤加减。胃心血瘀,治以活血化瘀,和胃止痛。常选失笑散合香苏散主之。胃心气虚,治以建中补虚,和里缓急,药如太子参或党参、炙黄芪、炒白术等。胃心阴虚,治以益胃护阴,滋养心脉,药有北沙参、麦门冬、肥玉竹、白芍等。胃心阳虚,治以温胃助阳散寒,降逆通络止痛,常选理中汤加味。胃心同病,注重调摄:饮食方面,吃饭要小口小口吃,温服,要吃得软,吃得慢,七成饱为宜。其次,一定要禁烟酒;保持性情平和,注意修身养性;适当运动,多练"呼呼吸"气功。

### 4. 胆胃同病湿阻中焦为多

胆胃同病的主症是上腹部痛胀。徐景藩认为有其明确的特点,当加以识别,以助辨治。部位在上腹心窝、上脘及于右胁下,自觉痛与腹部触痛、压痛基本相应,有的引及右背、肩部;疼痛性质一般为隐痛、胀痛。发作明显时出现剧痛、绞痛,有时改变体位可使症状减轻;疼痛一般无规律性,疼痛的发作或加重,常与饮食不当、情志不畅、劳累等因素有关。胆胃俱病者在病程中往往由于病理因素尚存在,未经妥为调养,更因种种原因而使疾病发展。故应分别轻重缓急,提高警惕,及时作出针对性的处理。

胆胃同病者,以湿阻中焦为多,故治疗当以祛湿为要,而祛湿力求务尽。否则,湿浊不祛,或祛之不尽,易致反复。胃宜降则和,胆亦属腑,胆随胃降,故和降之法亦为胆胃同病之主要治则,祛湿与和降应相辅运用。胆病祛湿,常与清热合法,因胆腑之湿多从热化,与热相搏,成为湿热病理因素,药用茵陈、碧玉散、青蒿、黄芩、厚朴、炒苍术、薏苡仁、金钱草、海金沙、茯苓、芦根之类。胆胃有病,必有气滞,一般宜选用苏梗、枳壳、陈皮等微辛微温药以理气,配用白芍、甘草,一则酸柔、和缓,制其辛温之味,以免耗气;二则舒挛定痛,可解脘胁之痛。慢性胆囊炎、胆石症或胆囊切除后,由于胆道功能障碍,伴有胆汁反流入胃者甚为多见,甚至从胃反流至食管,此乃引起慢性胃炎、食管炎之重要因素。徐景藩运用辨证施治结合降胆和胃方法,疗效较好。前述理气和降之法可以参考,而配用柿蒂、刀豆壳、旋覆花、代赭石、怀牛膝等,也颇有效验,可纠正胆汁反流。

·········· 【 临床经验 】 ··········

### 1. 从"三型"拟三方论治胃病

徐景藩通过多年的诊治经验,将胃脘痛分为3个主要证型,即中虚气滞证、肝胃不和证和胃阴不足证,并分别自拟方剂进行治疗。在病变过程中,上述3种证型常可夹有兼证,即血瘀证、湿阻证、胃寒证和食滞证。血瘀证和湿阻证可兼见于上述3种证型之中,胃寒证则多见于中虚证,食滞证在慢性病程中可短时间出现。在自拟三方的基础上,根据兼证随证加减。

**(1)中虚气滞证**:胃脘部隐痛,胀痛,空腹尤甚,得食则缓,痛时喜按,饮食减少,神疲乏力,大便溏,脉细。自拟调中理气汤治之。

**(2)肝胃不和证**:胃脘部隐痛,胀痛,痛及胁下(一侧或双侧),嗳气较多,得嗳则舒,嗳气不遂则胃脘胀痛尤甚,胸闷不畅,舌苔薄白,脉弦,症状加重或发作常与情志因素相关,且患者平素易急躁,善郁。自拟疏肝和胃汤治之。

**(3)胃阴不足证**:胃脘部隐痛、灼痛,病史久而经常发作,食少,消瘦,舌质干红,或多裂纹,或光红无苔,脉细带数或细弦。自拟养胃理气汤治之。

兼证:① 湿阻证。主要症状:胃脘痞胀,甚则隐痛,食欲不振,口黏或甜,不欲饮食,身体困倦,舌苔白腻,脉细濡。② 血瘀证。主要症状:胃脘痛经久时发,隐痛,刺痛,痛位固定,舌质紫暗,舌下脉络明显紫色,或有黑便史。③ 胃寒证。

主要症状：多见于中虚气滞证的病程中，胃中冷痛，痛势较重，喜热喜暖，舌苔薄白。④ 食滞证。主要症状：可见于上述 3 个主要证型中，因饮食不当，使胃痛、痞胀等症状发作加重，食欲不振，甚或不欲饮食，舌苔腻或薄腻，胃中食滞兼寒者苔白腻，食滞兼热者舌苔黄腻，大便不畅或秘结。

### 2. 创"十法"治疗脾胃病

（1）**补中理气法**：适用中虚气滞证。常以六君子汤加减。常用药如炒党参、炙黄芪、炒白术、炒山药、云茯苓、炙甘草、煨木香、炒陈皮、红枣等。补中理气当注意治虚防止滞气，理气须防伤阴，选药时不宜过温过燥，避免过于壅气滋腻，需虚实兼顾。

（2）**疏肝和胃法**：适用于肝胃不和证。方如柴胡疏肝散加减。常用药如炙柴胡或苏梗、白芍、炒枳壳、炙甘草、制香附、佛手片等。

（3）**滋养胃阴法**：适用于胃阴不足证。方用沙参麦门冬汤、益胃汤加减。常用药如北沙参、麦门冬、白芍、甘草、石斛、乌梅、绿梅花、木蝴蝶、佛手花等。临床用药勿过滋腻，避免滞气碍胃。

（4）**清胃泄热法**：适用于脾胃积热证。代表方化肝煎、左金丸。药如青皮、白芍、牡丹皮、栀子、竹茹、黄连、吴茱萸、香附、贝母、甘草等。

（5）**温胃散寒法**：适用中阳不振证。方用良附丸加减。药如高良姜、制香附、檀香、肉桂、吴茱萸等。

（6）**消食和胃法**：适用于饮食积滞证。方用保和丸加减。药如六曲、山楂、麦芽、鸡内金、陈皮、大腹皮等。

（7）**芳化胃浊法**：适用于湿阻中焦证。方用不换金正气散加减。药如藿香、佩兰、苍术、川厚朴、广陈皮、法半夏、云茯苓、薏苡仁等。

（8）**温中化饮法**：适用于寒饮内伏证。标实者可逐饮祛邪，用半夏、甘遂开结逐饮，佐以白蜜、芍药甘酸缓中，继则调理脾胃，扶正善后。虚者以助正为主，温阳化饮，可用苓桂术甘汤，以通阳运脾，淡渗除湿，化饮和胃。

（9）**化瘀通络法**：适用于瘀血内阻证。方选失笑散、膈下逐瘀汤加减。药如当归、赤芍、五灵脂、蒲黄、延胡索、九香虫、莪术、香附、枳壳等。

（10）**护膜止血法**：适用于出血证。常用药如参三七、白及、侧柏叶、地榆、紫草等。用白及粉加水(1∶8)调成糊状内服，不仅能止血，且能改善胃脘胀、痛、嘈杂等症状与炎症、溃疡病理变化，是胃病"护膜"的首选药，若与藕粉相调，卧位服药,还有改善食管黏膜病变的效用。

以上十法,常兼杂使用。临床用药,也常随证加减。

### 3. 健脾、抑肝、温肾、化痰治慢性下利

慢性下利,临床一般指下利病程在 3 个月以上,又可称为久利。下利包含泄泻、痢疾在内,临床有些疾病介于泄泻、痢疾之间,徐景藩认为诊为下利较为实际。慢性下利临床可见于慢性肠炎、肠易激综合征、溃疡性结肠炎慢性复发型等疾病,属常见疾病。

徐景藩认为慢性下利病位在脾,涉及肝肾,治疗以健脾化湿为主,抑肝温肾兼顾,自拟连脂清肠汤。临床上久利患者常见大便夹有黏液脓血、口苦、舌红、舌苔黄腻等肠腑湿热症状,为本病最多的临床兼证,治疗必须标本兼顾,寒热并用,治以连脂清肠汤中加用少量黄连,以清肠化湿。同时,徐景藩指出久利不愈,勿忘补脾阴,常以淮山药、太子参、扁豆(或扁豆衣)、石莲子等为主,白芍、石榴皮、甘草为辅,神曲、谷芽为佐。一旦出现脾阴虚衰之时,一般尚兼有脾气之虚,治疗上在补脾阴的同时,必须顾及补益脾气。临证善用“风药以胜湿”,在健脾药中佐以羌活、防风、秦艽等风药,每可提高疗效。

临床上还有一些慢性下利的患者,大便夹有黏液,或有慢性咳嗽痰喘伴泄泻,徐景藩提出“化痰止泻”的观点,即在辨证的基础上,配合化痰法。他认为痰、饮、水、湿本属同源,桔梗、半夏、陈皮等化痰止咳之品,不仅可治肺疾咳痰,亦可祛除大便中黏液或脓液,有利于控制久利。

对于慢性下利,特别是结肠炎症、溃疡所引起的久利,采用中药煎剂浓缩液保留灌肠的方法有利于药物直达病所,一般可保留 8 小时,对于肠道局部炎症、溃疡的愈合有较好的疗效。常用地榆30 g,石菖蒲 20 g,白及 10 g,三药相合具有清热解毒,凉血止血,收敛生肌之效。

### 4. 急者清肝利湿、缓者健脾理气治肝性胃病

慢性肝病易造成胃部疾患,表现胃部不适,疼痛,甚至出现呕血,黑便或便血。徐景藩认为肝病患者常不能正确对待疾病,情绪忧郁,忧思伤脾,再加上饮食不节,起居失常,年长日久,皆可耗其阴守,衰其阳运,清者不升,浊者不降,故致胃疾。

肝胃同病,当分急性、慢性。急性肝病,有胃脘不适,甚至呕吐等症状,当以治肝为主,清热化湿解毒,佐以和胃。胃部症状随着肝病的改善,能自行好转。

慢性肝病,治疗时当辨证,根据病变阶段,分别施治。若脾胃功能强健,肝病亦常常得以稳定。虚证,徐景藩常用归芍六君汤;气滞证,则常用柴胡疏肝饮合平胃二陈之意加减。二者均可加用赤芍药、当归、丹参、郁金等治肝活血。治疗特点:① 治肝区疼痛,活血化瘀是治本之道。用药如当归、桃仁、丹参、地鳖虫、五灵脂、生大黄、九香虫等,但需兼加利气药。治肝区疼痛常分步走:一步活血化瘀,二步加九香虫,三步加五灵脂、制乳香。② 肝胃同病之腹胀,端在于气,这种气滞乃由瘀血在肝所产生,常选用开利肺气之药物,达到通"三焦"之目的,药用桔梗、紫菀等。③ 治肝胃同病之食欲不振。肝病早期多由湿热之邪阻塞胃气而致,因此治宜清其湿热。如黄疸消退而仍食欲不振,则多属热去湿存,湿邪困脾,治疗应"芳香化浊"或"理脾燥湿",必须改善其食欲,否则饮食少进,或食入不化,令脘腹胀满,逐渐导致脾气衰弱。胃气衰败的食欲不振,多发在肝病晚期,证属"土败木贼",多预后不良,其治常用芳香开胃法,以四逆散或平胃散加减。食欲不振亦可由胃阴不足引起,当运用养胃开胃法,方药如沙参麦门冬汤、养胃汤等。

### 5. 益气养阴健脾、活血化瘀解毒治消化道肿瘤

徐景藩认为消化道肿瘤的病因是内外不良因素的长期刺激,使脏腑阴阳失衡,气血失调,升降失常,气结痰凝,瘀滞毒聚而成,病位在脾胃,与肝肾密切联系,属本虚标实之证。其病机主要是中虚气滞,痰瘀交阻,热毒蕴结。辨证应局部和整体相结合,辨证和辨病相结合。治疗重扶正兼祛邪,以益气养阴健脾、活血化瘀解毒为大法。

益气健脾用黄芪、党参、太子参、白术,养阴用玉竹、石斛、麦门冬、北沙参、白芍、山药、黄精等,主要用于胃肠道肿瘤各期,作为基础药物。理气化痰,散瘀解毒抗癌治标实,常用炒柴胡、枳壳、郁金、佛手疏肝理气,半夏、浙贝母、瓜蒌等化痰浊,黄连、黄芩、秦皮清热燥湿,三棱、莪术、丹参、桃仁、五灵脂、蒲黄化瘀,山慈菇、夏枯草、海藻、海浮石等软坚散结,红藤、败酱草、龙葵、白花蛇舌草、半枝莲、石见穿、藤梨根、薏苡仁等清热解毒抗癌。忌用大苦大寒药。

胃肠道肿瘤脾胃本虚,且抗癌中西药多易伤脾胃,故治疗时常须顾及胃气,即"有胃气则生,无胃气则死"。常于主方中辅以炒谷麦芽、鸡内金、焦山楂、焦神曲、焦麦芽、佛手等和胃健脾。手术大伤元气,放疗易伤阴,化疗伤气血,故应注意避免,用中药治疗可起到较好的减毒增效作用。如放疗期间配入生地、玄参、

麦门冬等,化疗期间配入党参、黄芪、何首乌、当归、枸杞子、黄精、阿胶、女贞子、鸡血藤,手术后配合冬虫夏草、人参、黄芪、当归、白芍等,祛邪而不伤正。在临床中,注意观察人的相貌、性格,采用心理疏导等方法。同时对慢性病、肿瘤患者尤其重视针灸、外治(如足浴、敷脐)等方法的运用,改善患者的整体状况,常能收到较好效果。

### 6. 治胃病用药经验总结为三条

徐景藩归纳出治胃病的三条用药经验:"杏蔻橘桔开泄法,养血柔肝用归芍,疏养和中麦谷芽。"认为开泄法属于"苦辛通降"之范畴,既有通降中焦胃府之功,又兼宣畅上焦肺气之效;而对于肝胃阴血亏虚者,常以当归、白芍同用,二药合用,养血柔肝,滋润胃腑,辛而不过散,酸而不过收;对于胃炎、胃溃疡辨证属脾胃气虚证或胃阴不足证者,临床当选用补益脾胃或滋阴养胃剂,并配麦芽、谷芽使补中寓消,补而防滞,符合"通补"的原则,临床验之多获佳效。

【 经 验 方 】

### 1. 调中理气汤

组成:炒党参(或太子参)10～15 g,炒白术10 g,黄芪 10～20 g,炒山药10～20 g,云茯苓 15～20 g,炙鸡金10 g,三棱10 g,当归10 g,炙甘草 3～5 g,炒陈皮5～10 g,煨木香10 g,红枣 5 枚等。

用法:上药煎服,每日 1 剂。

功效:健脾益气,佐以理气。

主治:慢性胃炎中虚气滞证。

### 2. 疏肝和胃汤

组成:炙柴胡 5～10 g(或苏梗 10 g),炒白芍 10～20 g,炒枳壳10 g,佛手片10 g,橘皮络各 6 g,制香附10 g,广郁金10 g,茜草10 g,红花 6 g,炙鸡金 5～10 g,甘草 3～5 g 等。

用法:上药煎服,每日 1 剂。

功效:疏肝解郁,和胃止痛。

主治:慢性萎缩性胃炎、消化性溃疡、胃下垂等肝胃气滞证。

### 3. 养胃理气汤

组成：北沙参10 g，麦门冬10 g，石斛(金石斛、川石斛或枫石斛)10 g，川百合20 g，玉竹10 g，炙乌梅10 g，生地10 g，山药15 g，绿萼梅6 g，佛手片10 g，佛手花6 g，木蝴蝶5 g，紫丹参10～15 g，青木香10 g，牡丹皮10 g等。

用法：上药煎服，每日1剂。

功效：理气养阴，和胃止痛。

主治：慢性胃炎、消化性溃疡、胃下垂等胃阴不足证。

### 4. 残胃饮

组成：炒白术、炒枳壳、制香附、柿蒂各10 g，五灵脂6～10 g，炒白芍、刀豆壳各15 g，石见穿15～30 g。

用法：每日1剂，分2次煎服，服药时间以上午9～10时、下午3～4时为宜。

功效：益气养胃，疏肝降胆和胃，祛湿泄热解毒。

主治：胃次全切除术后残胃炎。

### 5. 连脂清肠汤

组成：山药30 g，白术10 g，茯苓15 g，白芍15 g，焦山楂15 g，神曲15 g，防风10 g，补骨脂6 g，黄连3 g，甘草3 g。

用法：上药煎服，每日1剂。

功效：健脾化湿，抑肝温肾。

主治：慢性结肠炎。

加减：临证见湿重者加藿香、川朴，热重者加黄芩、败酱草。


### 附：诊治歌括

### 1. 食管之疾

咽系柔空接胃本，上为吸门下属责，久坐少动腹脂厚，情志失调食不慎。

忧患嗜欲烧酒饮，营泣卫除代谢混，胃气上逆常反流，功能失调兼炎症。

胸脘痞闷或灼痛，甚则吞咽不和顺，痰气交阻咽不利，郁气内生增其病。

久而成瘀致噎膈，查得巴管瘤疾近，理气化痰和降法，橘茹刀赭四七珍。

清热苓蒲贝连杷，胆邪逆犯蒿三金，实者疏瀹痰气瘀，虚则润养据其情。

沙麦石斛杏玉蜜，归地首杞或桑椹，润燥互配选君臣，升降伍用有分寸。

配入宣通效可增，娑通凤仙鹅留行，三七白及藕粉糊，卧位服药黏膜宁。

朴花甘桔冬蝴蝶，泡服代茶气逆平，煎剂日三夜一服，制成蜜丸口中噙。
灼灼沧沧勿入口，细嚼慢咽习惯成，调节代谢舒心怀，动静得宜善养生。

## 2. 脾病证治

微着左胁似马蹄，散膏半斤当属胰，俾助胃气化水谷，游溢布散成精气。
藏营裹血兼统摄，化为涎液藏意智，脾小则安主为卫，圆面多肉土形体。
食饮劳倦可致病，外内之湿困于脾，腹胀身重便溏泄，头痛耳鸣窍不利。
阳虚血亏及阴虚，此脏亏虚先伤气，统血失职血下溢，肝横木郁损戊己。
脾病及肾不制水，或肿或胀泻鸡啼，补虚泻实乃常法，甘缓苦泻甜补之。
六君子汤补脾气，东垣补中又益气，养真归脾与春泽，理中平胃明其意。
上下交损治其中，培土生金妙无比，未病先防葆生机，饮食有节少倦体。

## 3. 胃疾

水谷之海后天本，生生不息磨化勤，上清下浊纡曲屈，一胃三脘气血分。
飞户吸门加幽贲，胃下肉腽不称身，体阳用阴通为贵，宜降则和是本性。
起居失常加劳倦，饮食不当乃其因，情怀不畅肝失疏，传病之所岂安宁。
痞胀疼痛人各异，噫气吞酸或嘈心，肺心肝胆俱相邻，中老年人多兼病。
脾胃气虚宜通补，肝胃气滞疏和珍，胃用不足养其阴，湿热积滞须辨清。
戊几患疾血所生，久痛入络瘀血停，食管反流胆邪逆，下管不利胃下因。
醒消解醒特色明，多药伤胃叶氏论，螺旋杆菌当抑杀，过用苦寒中阳损。
针灸外治综合法，汤药濯足亦效珍，炎症溃疡或恶变，癌前之称宜审慎。
十人九胃发病多，潜心研究济众生，重视摄生节酒食，未病早防保康宁。

## 4. 残胃炎证治

胃部次全切除后，残胃疾病仍然多，存留胃体二三成，预后善恶各殊途。
手术创伤刀见红，气血损耗超半数，切割缝合组织戕，络脉瘀阻在腹肚。
毕氏Ⅱ式空肠接，胆汁反流成熟路，吻合口炎残胃炎，十之七八患此苦。
纳谷减少磨化难，精微不足阴不富，体重下降神力倦，脘膈胀痛口不和。
气滞血瘀普遍有，和降失司木乘土，浊阴易留湿化热，亦有癌毒似恶魔。
病机复杂虚实兼，治法归纳四句歌，益气养胃顾其本，胆胃宜降肝宜疏。
行其血瘀泄其热，化湿祛滞消化助，基本之方残胃汤，临证参酌自审度。
白术石斛太子参，芍药柿蒂豆壳多，枳薏甘草石见穿，神曲灵脂与香附。
湿胜苔白加苍朴，郁热芩蒲浙贝母，舌红少苔沙麦添，瘀显丹七归延胡。

鸡金焦楂谷麦芽，陈夏藿佩运中土，若系癌毒尚未尽，蛇舌白英红麦禾。
如有他病需兼治，咽物不利通其路，食饵调护心境宽，头位略高勿太过。
日久胃体稍扩大，食不过饱参粉糊，注重复查细观察，癌寐之前腹轻摩。

## 5. 肝病诊疗

黄疸脾湿瘀热行，湿从寒热两化分，邪毒入侵正气虚，肝胆失疏精汁升。
目肤爪甲溲色变，舌下络膜早察清，充斥三焦达营卫，肺金肾水亦遭损。
治湿必须利小便，鲜明阳证汤茵陈，山栀秦艽白鲜皮，苦参黄柏配将军。
鸡骨垂盆夏凤英，调理脾胃早回春，在表麻翘柴蒿饮，若由酒伤添解酲。
肝有瘀热当凉血，牛角丹地茜草根，胆府常道欠通顺，疏利甲乙配四金。
黄久不祛阳转阴，退阴复阳早辨明，运用温药掌分寸，健运中宫是准绳。
慢性肝损病程长，戊己症象更显呈，培土泄木是常法，参用柔养涵其阴。
气滞历久水瘀留，腹部膜胀鼓疾成，中满分消与春泽，如兼黄色佐二金。
更有舌红阴虚证，真水不足邪水盛，兰豆枫楮一贯煎，清金制木古法行。
敷腹外治可为佐，龈鼻出血栀子粉，中西互补随症施，加强预防是根本。

## 6. 胆囊术后病

胆囊手术日益多，微创剖腹各有数，中精之府一刀摘，仍然有人诉疾苦。
胆汁直下达肠管，亦可逆返入胃中，脘胁痞胀有气滞，切割出血留瘀阻。
术后鹜溏便次增，频欲临圊受折磨，疏泄太过宜敛摄，不必单纯扶脾土。
芍药山萸梅五味，良姜升术益智诃，寒加附子热加连，藿防楂曲共配和。
道中依旧可聚砂，总管扩张堵其路，肝内也有成小石，胁背胀痛言疾病。
四金四逆当归须，丝通梗通加皂戈，亮菌留行凤仙子，随症选用有尺度。
甲木胆府合乙木，余气下泄精汁窝，浓缩贮存是宝库，流入肠中能疏土。
越君尝胆珍其苦，此液历来用途多，开怀慎食善摄生，维护康健免风波。

## 7. 胰病证治

脾居中焦主运化，散膏半斤当属胰，与胃相合邻肝胆，胆胰管出壶腹谿。
腺中之液能化食，糖原代谢内分泌，胰腺炎症常见疾，病从口入发于里。
脾胃薄弱易患此，禀赋体质有关系，胆病波及需重视，湿热氤蒸损血气。
急发重症瞬息变，充斥营卫犯心肺，心存警惕确诊早，抢救及时中合西。
大柴胡汤清胰方，泻心保和随证提，若兼蛔虫当驱出，调整血糖防高低。
慢性炎症病程长，慢中防急勿麻痹，脾胃不和六君子，肝脾失调逍遥依。

肝胆湿热常清化，四金四逆随机施，积滞当消慎饮食，三棱莪术祛瘀滞。

快膈消食直指方，砂仁香附楂陈皮，如因酒伤参解醒，腹痛经久效方奇。

草果灵脂延没药，酌加姜黄白芍薏，上腹包块按之痛，即查 B 超或 CT。

局部坏死胰液渗，假性囊肿影像起，理气行瘀又清化，败酱瓜子多苡米。

打碎芒硝掺桂末，腹壁外敷效不欺，囊破膜损即开腹，术后调护心要细。

日久不消防恶变，注重复查莫忘记，饮食有节慎起居，健其中宫护脾胰。

## 主要论著

徐景藩.控涎丹治疗渗出性肛膜炎.江苏中医，1959，(5)：42～44.

徐景藩.对瘀血诊治的经验体会.中医杂志，1962，(7)：36.

徐景藩.治疗肠结核合并结核性腹膜炎.上海中医药杂志，1964，(1)：14.

徐景藩.中医治疗肾盂肾炎的初步探讨.江苏中医，1964，(1)：14.

徐景藩.妇女更年期慢性胃脘痛的诊治特点.江苏中医，1992，(12)：41.

徐景藩.慢性胃炎阴虚夹湿应如何处理？中医杂志，1992，(7)：41.

徐景藩，徐丹华.徐省三学术经验撷要.江苏中医，1994，15(1)：3～4.

徐景藩.对"胃风"的体会.中医杂志，1994，(3)：182.

徐景藩.开泄法与慢性胃炎.中医杂志，1994，35(2)：121～122.

徐景藩.张聿清诊治气郁证学术思想分析.江苏中医，1994，15(8)：39.

徐景藩，徐丹华.运用东垣解醒、化瘀方药的体会.中医杂志，1996，37(3)：141.

徐景藩.重视调补脾胃诊治经验举隅.江苏中医，1997，18(1)：3.

徐景藩.白及三七糊剂治疗上消化道出血.中国社区医师，1998，(10)：33.

徐景藩.徐灵胎研究文集.上海科学技术出版社，2001.

徐景藩.溃疡性结肠炎反复发作的防治对策.江苏中医药，2006，27(1)：14～15.

徐景藩.关于诊治胃食管反流病的几点管见.江苏中医药，2010，42(1)：1～2.

## 参考文献

[1] 邵铭.徐景藩教授论"肝性胃病".河北中医，2004，26(2)：88.

[2] 周晓波.徐景藩教授论治慢性胃脘痛经验.四川中医，2004，22(3)：7～8.

[3] 陈静，林智生，沈洪.徐景藩教授辨治胃病经验.吉林中医药，2006，26(1)：5～6.

[4] 陆为民.徐景藩教授诊治脾胃病用药经验拾萃.江苏中医药，2006，27(6)：14～15.

[5] 陆为民，徐丹华.徐景藩治疗胃痛兼证验案分析及辨治特色.江苏中医药，2008，40(12)：1～3.

［6］陆为民,周晓波.徐景藩治疗胃心痛病验案分析及辨治特色.江苏中医药,2009,41(9):10~13.

［7］陆为民,周晓波,周晓虹,周丹华.徐景藩治疗胆胃同病验案分析及辨治特色.江苏中医药,2010,42(3):1~3.

［8］庄鹰.徐景藩教授辨治胃肠道肿瘤学术思想探析.吉林中医药,2010,30(1):12~14.

［9］周晓波,陆为民,徐丹华.徐景藩治疗慢性下利验案分析及辨治特色.江苏中医药,2011,43(3):12~15.

# 朱秉宜

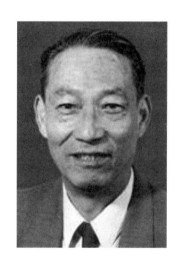

朱秉宜,男,1929 年出生,江苏苏州人。江苏省中医院肛肠科主任医师,南京中医药大学教授、博士生导师。江苏省名中医。曾任全国中医药高等教育会临床教育研究会肛肠分会副主任委员,江苏省中西医结合学会大肠肛门病学术委员会高级顾问,中华中医药学会肛肠分会名誉理事,江苏省中医药学会理事,江苏省中医药学会肛肠专业委员会副主任委员,《江苏中医》编委。享受国务院政府特殊津贴专家。第二批全国老中医药专家学术经验继承工作指导老师。

15 岁初中即将毕业时,其父让其拜苏州名医王寿康为师。自 1955 年以来,专攻肛肠病,在长期的临床实践中,对便秘的治疗积累了较为丰富的临床经验,擅长治疗痔疮、高位复杂性肛瘘、出口梗阻性便秘、慢性溃疡性结肠炎等肛肠疾病。主编 1957 年、1987 年肛肠专业进修班教材,1991 年主审肛肠专业大专班部分教材。发表论文 30 余篇。主持和指导江苏省省级课题 4 项,指导国家"十一五"科技支撑计划课题 2 项,国家和省级自然基金课题各 1 项,江苏省中医药局课题 4 项,院级课题 3 项。荣获 1987 年江苏省优质服务先进工作者、1988 年全国卫生文明建设先进工作者、1989 年南京市劳动模范、1990 年南京中医学院优秀党员等称号。1980 年以"消痔液注射疗法及其原理研究"为研究课题,发明"603 消痔液",治疗内痔、混合痔、肛裂疗效好,获得江苏省人民政府科技成果四等奖。

## 【学术思想】

朱秉宜在继承、发扬中医事业中,主张放眼百家,立足实践,衷中参西,融汇古今,不囿成说,勇于创新;崇整体观念,用内外二法,争取临床疗效,探讨治疗机制。其学术思想及特点主要有以下几个方面。

### 1. 规范并改进"枯痔散"

对肛门疾病,着重研究中医传统的各种外治法,运用现代科学方法,较好地继承、发展了中医治疗肛门病的特色。如枯痔散疗法治疗内痔疗效极好,但因用含砷药物,有其毒副反应,以致古今多有非议。朱秉宜据其治疗机制应用于已经感染坏死的绞窄性内痔,不仅可以迅速控制炎症,缩短枯痔日程,而且由于痔内已有血栓形成,血行阻断,外敷药物亦就不致随血行而发生毒副反应,可谓是速效、特效之法,并撰文将枯痔散疗法治疗绞窄性内痔推为首选。对枯痔散的研究,发现取用不同的药物剂量、插药方法,有着使痔组织大块坏死脱落和硬化萎缩的不同过程。前者时有继发感染、继发多量出血等并发症;后者是在纤维化作用下获得治疗效果,与国外现代普遍使用的硬化注射治疗同一机制。由此,总结了取硬化萎缩途径的用药剂量、规范操作等经验,并发表了临床使用枯痔散的新见解,成为我国研究硬化治疗内痔的最先学术报告之一。

### 2. 内痔治疗注重改善局部血液循环

在研究治疗内痔的各种外治法中,发现几乎多有不同程度的疼痛、继发感染、出血等并发症;又据古今文献,亦因有其并发症而有不同的评论。朱秉宜认为痔为常见、多发之病,寻求一种避免发生并发症的治疗方法实有必要。又据枯痔、结扎等传统外治法的治疗机制,多以阻断痔血流为法则,以致痔组织缺血坏死,创口继发感染。乃循审因求治的原则,痔既是血脉不行之因所致,取用改善痔血流之法,既合医理,又不致破坏组织而致有并发症。因而自 20 世纪 60 年代就致力研究作用于改善痔血流的药物和方法,直至 1980 年,经临床和实验研究,首创了以松弛肛管平滑肌,增加血管灌流量,抗血凝,改善局部血循环为治疗机制的"消痔液注射疗法",治疗内痔、混合痔、肛裂治愈率达 95% 以上。该药物制剂稳定,使用安全,操作简便。据 449 例临床验证观察无并发症、后遗症发生。这一科研成果,在理论上提出了新观点,在治疗方法上提供了新途径、新疗法。

### 3. 对难治性肛肠疾病进行疗法创新

对难治性疾病的诊治,朱秉宜积累了丰富的临床经验,在运用传统疗法的基础上,设计了"切除、结扎、注射综合疗法"治疗晚期环状混合痔;"切开、挂线、对口引流术"治疗高位复杂性肛瘘,有其创伤小、治疗彻底、治程短、痛苦少、不致肛门畸形、功能失常等特点。尤其是在运用挂线疗法中,首倡了松弛的挂线方法,应用于各种肛周脓肿,达到了一次手术治愈的目的,改变了中西医传统的初次手术排脓,成瘘后再次手术的治疗方法,明显减少了病者病痛,缩短了治疗时间。在学术上,对挂线疗法提出了新概念、新内容。对出口梗阻性便秘、非特异性慢性溃疡性结肠炎等大肠病亦颇有研究,如对出口梗阻性便秘的治法,认为此症的病位在直肠下段,若按一般便秘的治法没多少疗效,若常用泻剂病情将更为加重,如予以活血化瘀、益气升举、舒筋缓急等法辨证施治,则疗效显著。对溃疡性结肠炎的诊治,据此病的主症为脓血便,以清热利湿为主法,善用生黄芪、生苡仁等排脓泄毒之品是其特点;对已有炎性息肉异型增生的癌前病变,盛赞《医学传心录》所论"树生菌物,必因湿热而生"之说,在审因求治的原则下,每多药后获得异型增生逆转、息肉消失、黏膜病变恢复正常之功。

【 临床经验 】

### 1. 治痔疾多种外治法灵活选用

**(1) 运用枯痔散治疗痔核:** 枯痔散疗法是中医学治疗痔核的传统疗法之一,长期以来枯痔散处方与用法都是父子相传或师徒相授。朱秉宜在学习前辈的经验和临床运用中,认识到古医籍中谓枯痔散"诸痔皆效"实乃夸大之词,后学者若按此说而用药必犯错误,有必要全面、准确地认识枯痔散的处方、适应证、禁忌证、毒副作用及其防治。朱秉宜发现古医籍中的枯痔散处方众多,都是以砒、矾为主药,有的配有雄黄、朱砂、硫黄、硼砂、乳香、没药、冰片、乌梅肉、草乌、黄连、轻粉、黄丹等药,目的是为了减少治疗后并发症的发生。但历代仍不断有因并发症而反对使用该疗法者,这反映出复杂的配方并不能降低并发症的发生。因此认为枯痔散处方不宜复杂,减少并发症的关键是降低含砒量。为此,他向丁福华前辈建议,将原有丁氏祖传处方中的含砒量分别降低至原来用砒量的 40%、60%、80%,成为三个含砒量不同的处方,最初 2 天用含砒量较高的,中期次之,后期用最低的,这样一来使砒的总量有较大的减少。丁氏采纳其言,仍然取得了与原来处方相同的疗效,但并发症发生率明显降低。枯痔散疗法的全身并发症主要是肝肾功能的损害,甚至中毒死亡,局部并发症主要是疼痛剧烈。对此,朱秉宜提出的措施为:① 严格选择适应证,有肝肾疾病史及肝肾功能不良者为绝对禁忌证;若内痔无脱出或外痔大于内痔时则不适宜使用枯痔散。② 治疗过程中严密观察血、尿常规和肝肾功能的变化,出现异常者,要立即停止用药。③ 治疗期间,每日输液 1 500~2 000 ml;同时服用清热解毒的中药煎剂,主要药物有绿豆衣(重用)、防风、甘草、金银花、连翘、黄柏、生地、牡丹皮、茯苓、大黄、泽泻、车前草等。④ 在使用枯痔散期间患者多喝牛奶,多吃高蛋白饮食,多饮茶(水)。采取上述治疗措施后,观察使用枯痔散法治疗 1 000 多例内痔患者,治疗过程中出现尿常规或血常规异常而停药者不足 1%,无一例发生砒中毒,获得了满意的效果。故朱秉宜认为枯痔散是治疗已经溃烂的绞窄性内痔的最佳选择。

枯痔散一般治疗内痔,在枯痔阶段,要经过三个步骤:① 在药物作用下,发生急性无菌性炎症;② 阻断痔核局部的血液供应;③ 形成干性坏死。而绞窄性内痔已经发生炎症,且因嵌顿而发生血行障碍,药物吸收少,枯痔散有极好的杀菌作用,使坏死局限,并转变为干性坏死。嵌顿状态敷药操作很方便,因而对绞窄性内痔采用枯痔散疗法具有枯痔快、疗效好、用药量少、更安全、操作方便等优点。朱秉宜曾观察了 45 例患者,其中已接受其他保守治疗的 20 例,经最长 22 日、最短 5 日的治疗,均未见好转,而经枯痔散疗法治疗后,经最长 24 日、最短 16 天的治疗,均获得了治愈,无一例出现砒中毒症状。

**(2) 运用枯痔钉治疗痔疮:**枯痔钉疗法也是中医治疗痔疮的主要外治法。朱秉宜认为枯痔钉疗法的成败关键在于插钉操作,若操作不够妥当,不但不能取得应有的效果,还会导致肛门脓肿、大量出血等并发症;枯痔钉治疗内痔时,有的发生了坏死脱落,有的发生了硬化萎缩。术后发生继发性大量出血、感染而致脓肿的病例,绝大多数发生于坏死脱落的患者。因此,对插钉操作,应该达到萎缩、不发生坏死的目的。朱秉宜认为关于插钉的部位,一般要求将药钉以痔核的中心为重点,以齿线为下界插入内痔部分。发现插枯痔钉后,在钉周0.3 cm范围内都有炎症浸润的表现,因此提出应从齿线以上0.5 cm处以上插入药钉,这样既有效,又能防止疼痛和肛缘水肿的发生。关于插钉深度,一般要求将药钉插入到痔黏膜下层内,不得深达肌层,严禁贯穿肠壁。

朱秉宜认为不论任何类型的痔核,凡暴露于肛门外后,由于痔静脉的回流不畅,痔核体积有一定程度的膨胀增大,在痔核回纳肛内后,由于血液的回流,痔核体积随之有一定程度的缩小。因此,插钉深度不能以痔核暴露于肛门外时的体积为标准,也不能仅以不深达肌层为限,要根据痔核脱出及肿胀的状态进行相应的调整。以药钉纵轴与肠壁呈45°方向插入,深度控制在0.5~0.8 cm时,可以取得较满意的疗效。插钉深度至少距离肌层0.5 cm左右,才不致误入肌层,从而避免发生治疗后大出血和感染等并发症。关于药钉的插入间距,一般是根据痔核的大小来规定,间距多少则无明确认识。朱秉宜观察发现,药钉插入痔核内后,在其周围0.3 cm范围之内有炎症浸润,在插钉的孔眼部有轻度糜烂。如果用2根药钉在同一处插入,其深度在1 cm左右,则在其周围0.3 cm左右的痔组织出现坏死,炎症浸润亦随之扩大。因而明确提出,以萎缩为目的的插钉法,深插法(以1.5 cm计算)的钉间距在0.5~0.6 cm;浅插法(以1 cm计算)的钉间距在0.3~0.4 cm。

朱秉宜还提出应用枯痔钉疗法时应根据痔核的具体情况,对插钉部位、深浅度、稀密度方面进行调整。如痔核下部纤维化明显而上部未纤维化者,应尽可能地将药钉插在痔核的中部及上半部。由于此类痔核的体积一般较大,在痔核中部可取0.8 cm的深度,在上半部则要求浅一些,但不少于0.5 cm,这样可以取得比较理想的效果。

**(3) 以结扎法为主治疗混合痔:** 结扎法又称系痔法、缠扎法。朱秉宜认为结扎疗法的治疗原理是用药线或丝线结扎痔核或息肉,以阻断病变组织的血液循环,使被扎组织因缺血而坏死脱落,创面逐渐愈合。由于以线代刀,使痔组织下丰富的血管得以栓塞,克服了由于黏膜下血管丰富而易出血的缺点。结扎疗法用于体大蒂小、分界清楚的痔核,操作简便易于掌握,但对环状混合痔若单用结扎法则难达满意的疗效。针对这个问题,朱秉宜在应用中医传统的"结扎""割除"手术治疗的经验基础上,提出了以结扎疗法为主的环状混合痔的综合疗法。这种综合疗法的要点是:① 自外痔下缘至齿线作4~6个放射状切口(据痔核大小),切除剥离部分曲张静脉丛和增生的结缔组织。对肛管处尽量仅作切开不作切除,若必须作切除时,每个切口间必须保留肛管上皮不少于0.8 cm。这种放射状纵形多切口、少切除的方法旨在防止术后肛管瘢痕性收缩而造成的环形狭窄。② 按分段结扎法逐一结扎内痔并剪除部分痔核,分别留结扎线于肛外。③ 除老年性肛管松弛者外,均于截石位5点或7点切断内括约肌头,以避免术后痉挛性疼痛。④ 所留黏膜桥区注射消痔液2 ml左右,旨在畅通血流。⑤ 在外痔部分所留的皮桥下,若仍有明显隆起的曲张静脉,就于肛缘线部位作横形切开,钝性剥离曲张静脉,横向切除肛缘线外的多余皮瓣,并行横向皮瓣缝合。此法旨在既彻底切除痔核,又保持肛门外观平整。据临床观察表明,一次治愈率为100%,疗程最短11日,最长23日。术后疼痛、发热、尿潴留、水肿、出血显著减少或减轻,无肛门狭窄、黏膜外翻等后遗症发生。

### 2. 治便秘灵活辨证与用药

#### (1) 辨证用药

1)燥热内结型:症见大便干结成团状,数日一行,排便困难,腹胀满不适或胀痛,烦躁易怒,口干喜饮,面部易起粉刺或有油腻,舌质红,苔黄燥,脉弦滑。多见于形体较壮实的青、壮年女性。治宜清热导滞通便。方用增液承气汤加减,药用生大黄、玄明粉、炒枳实、生地黄、玄参、天门冬、麦门冬、黄芩、槟榔、厚朴、甘草等。

2)阴虚津亏型:症见大便干结难解,数日一行,口干欲饮,腹胀不适,精神欠振,舌质干红少津或有裂纹,苔薄,脉细或细数。多见年老体弱者。治宜滋阴润肠通便。方用麻仁丸或五仁汤,药用天门冬、麦门冬、玄参、生地黄、火麻仁、瓜蒌仁、生白术、生白芍、炒枳实、当归、郁李仁、柏子仁、莱菔子、决明子等。

3)血虚肠燥型:症见面色苍白少华,头昏心悸,大便干结难下,数日一行,口干欲饮,精神欠振,舌淡苔白,脉细弱。多见于产后失血较多或大出血术后患者。治宜养血润肠。方用四物汤合润肠丸加减;药用生熟地黄、当归、白芍、何首乌、生白术、火麻仁、枳壳、甘草、桃仁等。

4)气虚内结型:症见神疲气怯,面色苍白,大便干结或大便虽不干硬仍然难解,虽有便意,临厕努挣乏力,便后疲乏,或伴腹胀不适,纳呆食少,舌淡苔薄,脉细弱无力。治宜益气助运导滞。方用黄芪汤加减,药用黄芪、党参、白芍、生白术、升麻、柴胡、焦山楂、陈皮、枳壳、火麻仁、郁李仁等。

5)阳虚便结型:症见大便艰涩难下或不便,数日一行,畏寒怕冷,腰膝酸软,腹冷痛,小便清长,夜尿较多,舌淡苔薄,脉沉细。多见于老年体弱者。治宜温阳通便。方用济川煎化裁,药用肉苁蓉、胡桃肉、淫羊藿、制附片、泽泻、升麻、枳壳、当归、牛膝等。

**(2)随证用药:** 朱秉宜治疗便秘,用药十分灵活,如对便秘伴有腹胀、腹痛,常用炒枳(实)壳、槟榔、莱菔子、陈皮、乌药、延胡索等理气导滞止痛药;对肝郁脾虚所致的腹痛,则多用白芍、延胡索、青皮、香橼、陈皮等;对虚寒性腹痛,则多用炮姜、乌药、淡吴茱萸、煨木香、甘草等;对兼有瘀滞者则另加赤芍、当归等。另外,对腹痛者,还喜用乌梅10 g加入方中,以起活血通脉之功。在慢性结肠炎也有以便秘为主症者,这类便秘因脾胃虚弱,湿热阻滞,运化失司所致者为多,与燥热内结之实热便秘迥异,治疗应健脾助运与清热导滞并施。对此类便秘,喜用生白术(多用至20 g),另加用决明子、莱菔子、枳实(壳)、生山楂、生熟大黄、白芍等,每获良效。

### 3. 益气养阴治"便秘"型慢性结肠炎

慢性结肠炎多以腹泻、黏液脓血便为主症,治疗多以健脾化湿或清热化湿为法。但朱秉宜在长期的临床实践中发现,慢性结肠炎发展到一定阶段,以便秘为主症者并不少见,甚至部分患者的初始症状即为便秘。并认为慢性结肠炎患者多病史较长,久病伤阴,若因此而久服清热化湿等伤阴之品则阴亏尤甚,阴伤及气则气虚,阴伤及血则血亏。故对此类以"便秘"为主症的结肠炎,以益气养阴、润肠通便以治其本,临证每有良效。对部分炎症在远段大肠,表现为夹有黏液、脓血便的患者,朱秉宜自拟灌肠方,以地锦草、凤尾草、鱼腥草、黄柏、紫草清热消肿、祛瘀止血,药液直达病所,以治其标。慢性结肠炎多因精神刺激、饮食不节、外感寒凉等因素诱发或加重病情,因此朱秉宜特别重视患者的生活起居、精神状态、饮食习惯,并要求患者注意适当锻炼身体,增强体质,以促进此病的治疗并避免复发。

**(1)基本方药:** 朱秉宜在长期的临床实践中发现,慢性结肠炎患者中不少患者以便秘和腹泻症状间断出现为主症,单纯以便秘为主症者亦不鲜见。这类"便秘",或因脾胃虚弱、运化失司所致,或因湿热阻滞、肝郁乘脾为病,但病情发展到便秘阶段,阴虚肠燥、气阴两虚为其本,故治疗当以益气养阴、润肠通便为要。拟方:南沙参、生地、玄参、天门冬、麦门冬、川石斛、生黄芪各 20 g,枳实 15 g。

**(2) 辨证加减:**兼脾胃虚弱者,症见面色萎黄,少气懒言,食欲不振,舌淡苔白,脉细弱。当兼补气健脾,方选参苓白术丸加减:太子参、生白术各 20 g,怀山药、薏苡仁、茯苓、白扁豆各 15 g,升麻 6 g。兼湿热阻滞者,症见脘腹胀满,大便周围附有黏液或脓血便,肛门灼热,脉濡滑而无力。肠镜检查常发现远端结肠或直肠黏膜充血、水肿,甚至溃疡、糜烂。当兼清热化湿导滞,方选葛根芩连汤加减:黄芩10 g,葛根 15 g,秦皮10 g,白头翁 20 g,焦山楂、六曲、木香、枳壳各10 g。脓少血多加仙鹤草15 g,地榆炭 10 g,制大黄 5 g。此类患者如能加中药保留灌肠则疗效更佳。药用地锦草、凤尾草、鱼腥草、黄柏、紫草各 30 g,五倍子 5 g,浓煎 400 ml,每次 100 ml 保留灌肠,早晚各 1 次,温度以皮肤温度为度,每剂用 2日。兼脾肾阳虚者,症见形寒腹冷,喜温喜按,少食肢倦,腰膝酸软,苔薄白,脉沉细无力,或间有肠鸣腹泻,或五更泄泻。当兼温补脾肾,方用附子理中汤合四神丸加减:熟附子 5 g,肉桂10 g,淡吴茱萸、黄连各 5 g。兼肝郁脾虚者,症见胸胁胀满,嗳气少食,脉弦滑。当兼泻肝健脾、调和肠胃,方选痛泻要方加减:防风、广木香各10 g,青皮、陈皮各 5 g,炒枳壳 10 g;腹痛甚加芍药 15 g。兼阴血亏虚者,症见面色无华,神疲乏力,惊惕头晕,目眩耳鸣,舌淡脉细。当兼滋阴养血,药用:乌梅、当归、芍药各10 g,甘草 5 g,郁李仁、火麻仁、瓜蒌仁各 20 g。

### 4."健脾敛疮"法内外结合治溃疡性结肠炎

溃疡性结肠炎,又称慢性非特异性溃疡性结肠炎,是一种病变主要在直肠、结肠黏膜层,常形成糜烂、溃疡、原因不明的弥漫性非特异性大肠炎症性疾病。

**(1)"脾胃虚弱、湿浊内蕴"为慢性非特异性溃疡性结肠炎的发病之根本:**朱秉宜认为人体内在的元气充足,则疾病无从发生。元气充足与否,关键在于脾胃是否健旺。而人们往往由于饮食失节,寒温不适,劳倦过度,七情所伤等导致脾胃受伤。脾胃两虚,运化失职,湿浊不化,湿邪久蕴,多从热化,湿热下注大肠,伤络肉腐,乃致脓血。湿性重浊黏腻,易阻气机,气机不畅,气滞血瘀,导致腹痛、腹胀、后重。病程日久,脾气下陷,肾阳衰微,阴阳俱伤。本病属本虚标实,一般初期以邪实为主,多为湿热壅滞大肠和肝郁气滞,在症候转化过程中日久不愈,以致转化为脾肾阳虚,下关不固之虚证。故朱秉宜认为慢性腹泻乃脾虚为本,湿浊为标的本虚标实之证,"脾胃虚弱、湿浊内蕴"为其发病之根本。

**(2) 自创"健脾敛疡"法,随证加减,内外同治:** 朱秉宜通过几十年的临床实践,针对脾胃虚弱为本,湿热蕴结为标,提出标本同治,消补共举,寒热并用。自拟"健脾敛疡法"治疗本病,"健脾敛疡"法分内服和外用二方。

内服方药用生黄芪15 g,党参15 g,白术10 g,赤芍15 g,白芍15 g,川连5 g,木香10 g,吴茱萸3 g,陈皮5 g,焦山楂15 g,茯苓10 g,白头翁15 g,生薏仁15 g,枳壳15 g,炒槐花15 g。外用方药用地锦草15 g,凤尾草15 g,鱼腥草15 g,马齿苋15 g,茜草15 g,黄柏15 g,五倍子5 g(若灌肠后患者腹痛加剧,药液不能保留者,去五倍子改板蓝根15 g,黏液血便多者加地榆15 g)。具体用法见以下"经验方"。

朱秉宜在组方时予黄芪益气扶正,它既能健脾升阳助运,又能托毒生肌,可以起到修复溃疡的作用;陈皮、茯苓行气健脾,以防呆滞;白术、生薏仁宣化湿浊,吴茱萸入肝胃走少腹,枳壳行气机、利胃肠;吴茱萸、川连清热解毒,利湿止泻。生黄芪、生薏仁合用,有排脓解毒之功;白头翁性寒味苦而兼涩,凉血之中有固肠之力;再予党参、白术相配合,白芍、甘草同用,而达以甘理胃,以缓制肝之效。此即"阳明胃土已虚,厥阴肝风已动"之妙用。本方具有健脾和胃,清热化湿,调畅气血,排脓解毒,敛疡固肠,生肌护膜等功效。整方组合,健脾不忘行滞,温阳不忘固肠,调畅气机贯彻始终。使脾胃健运,湿邪去除,溃疡得以收敛。朱秉宜又认为对脓血黏液便用灌肠效果较好,故常选用地锦草、凤尾草、鱼腥草、马齿苋、茜草、紫草、黄柏、五倍子等药煎汁,每100 ml保留灌肠,可使药液直达病所,达到清热解毒、止血止痛、收敛生肌之功。

临证时,根据病情虚实寒热的不同,审因论证,随证加减。脾虚加砂仁(后下)、淮山药;肾虚加肉豆蔻;瘀阻加制乳没、干姜;肝郁加醋柴胡、防风;湿盛去黄芪,加川连、黄柏;粪中夹血加地榆、炒槐花。苔厚腻,湿浊停滞之象,宜芳香化湿之品(厚朴、藿香、砂仁),停用参芪。又有"治湿不利小便,非其治也",故无论湿热还是寒湿都可适当运用渗湿药如茯苓、泽泻等,以达"利小便而实大便"之功。以慢性直肠炎症为主的患者,多伴有肛门坠胀、便意不尽、里急后重等症。朱秉宜认为发生这些症状的原因,在于湿热阻滞,气机不利,可在用药时酌加清热燥湿行气导滞的苍术、川连、黄柏、枳壳、木香等药。对脾虚气滞所致之腹胀、腹痛,朱秉宜常用煨木香、陈皮、台乌药、延胡索等药。对兼有瘀滞者还要用赤芍、当归等药。

(3) **标本兼顾,注意用药特点**：本病病情缠绵,发作期以邪实为主,缓解期以正虚为主,日久可实证转虚,虚中夹实,但总以虚为本,实为标,形成虚实夹杂,寒热错杂等病机特点。治疗勿忘急则治其标,缓则治其本,当清热利湿以祛邪,健脾益气以扶正。湿为阴邪,"非阳不化,气滞则难消"。若过用苦寒,则戕伐阳气,致湿邪更盛,郁遏难化。若过用滋腻,则反助其湿,阻滞气机,成胶着难解之势。若误投苦寒攻下之品,必损伤脾阳,使脾气不能化湿反而直陷,形成滑脱不止之症。故朱秉宜常常注意祛邪勿伤正,扶正而不恋邪,祛邪扶正并施,攻补兼施,使得生化有源,气行则血行。因此,本病治疗注重标本兼顾,方能扶正不留邪,祛邪不伤正,取得满意的疗效。

(4) **健脾益气法贯彻治疗始终**：脾胃虚弱是非特异性溃疡性结肠炎发生之根源,为本虚。脾失健运,湿浊不化,内生水湿,导致湿盛,脾喜燥而恶湿,除湿邪外侵损伤脾胃外,湿盛又可阻碍脾胃运化,加重脾虚。脾运胃纳互相依赖,一升一降相反相成。一方受损,必影响他方,湿浊中阻虽有偏重,但应兼治,两者互为因果,相互影响。因此,脾胃气虚在发病及病变过程中起重要作用,并贯穿于病程始终,故健脾益气法也应贯彻治疗始终,只有脾胃纳化健运功能正常,后天之气才能不断地充养先天。由于脾胃健运才能保持"清阳出上窍,浊阴出下窍;清阳发腠理,浊阴走五脏;清阳实四肢,浊阴归六腑"的正常升降运动,从根本上消除溃疡发病的内在因素。

(5) **未病先防、善后调理、注意饮食**：溃疡性结肠炎病程长、易反复、愈而复发,其原因每与饮食不节、精神紧张、焦虑不安及药物使用不当等有关。因此,朱秉宜适时予以心理疏导,嘱咐日常生活中应注意饮食,以清淡易消化为佳,忌食油腻辛辣寒凉甘甜壅滞之物,应做到饮食有节,饥饱适度。牛奶过敏者慎食牛乳及乳类制品;保持情绪舒畅稳定;注意休息,劳逸结合,适量运动。

## 〔经 验 方〕

### 1. 治便秘方

组成：全瓜蒌 30 g,生白术 20 g,白芍 15 g,当归 20 g,玄参 20 g,天门冬 20 g,生地黄 20 g,莱菔子 20 g,黄芩 10 g,决明子 30 g,枳实 15 g。

用法：水煎服,每日 1 剂。

功效：滋阴润肠通便。

主治：便秘证属阴虚燥热内结者。

**2. 三黄凉血汤**

组成：黄芩10 g,黄柏10 g,生大黄(后下)5 g,赤芍15 g,牡丹皮10 g,生地黄15 g,炒槐花15 g,地榆炭10 g,大蓟15 g,枳壳10 g,甘草3 g。

用法：水煎服,每日1剂。

功效：清热泻火,凉血止血。

主治：内痔出血属血热妄行者。

**3. 治乙状结肠、直肠慢性结肠炎方**

组成：南沙参、生地、玄参、天门冬、麦门冬、生黄芪各20 g,枳实15 g,川石斛20 g,当归10 g,郁李仁、火麻仁、瓜蒌仁各20 g,焦山楂10 g。

用法：水煎服,每日1剂。

功效：滋阴养血、润肠通便。

主治：乙状结肠、直肠慢性结肠炎证属津伤肠燥,阴血不足者。

**4. "健脾敛疡"内服方**

组成：生黄芪15 g,党参15 g,白术10 g,赤芍15 g,白芍15 g,川连5 g,木香10 g,吴茱萸3 g,陈皮5 g,焦山楂15 g,茯苓10 g,白头翁15 g,生薏仁15 g,枳壳15 g,炒槐花15 g。

用法：上药浓煎200 ml,分2次服用,每次100 ml。1个月为1个疗程。

功效：健脾和胃,清热化湿,调畅气血。

主治：溃疡性结肠炎证属脾胃虚弱、湿浊内蕴者。

**5. "健脾敛疡"外用方**

组成：地锦草15 g,凤尾草15 g,鱼腥草15 g,马齿苋15 g,茜草15 g,黄柏15 g,五倍子5 g(若灌肠后患者腹痛加剧,药液不能保留者,去五倍子改板蓝根15 g。黏液血便多者加地榆15 g)。

用法：上药煎200 ml,每日2次,每次100 ml,灌肠,保留30分钟。1个月为1个疗程。

功效：排脓解毒,敛疡固肠,生肌护膜。

主治：溃疡性结肠炎证属脾胃虚弱、湿浊内蕴者。

## 主要论著

朱秉宜.常见病中医临床手册.北京：人民卫生出版社,1972.

朱秉宜.内痔注射疗法.江苏医药,1977,(9)：33～35.

朱秉宜,张仁福,丁义成,等.603消痔液治疗三期内痔、混合痔.江苏中医,1980,(1)：32～34.

朱秉宜,丁义成,唐能芳,等.消痔液注射疗法——附196例临床分析.江苏中医杂志,1986,(5)：8.

朱秉宜,潘丽芳,冯锦伦,等.中医药防治痔瘘术后疼痛和尿潴留714例临床观察.江苏中医杂志,1987,(3)：12～14.

朱秉宜.切开、挂线、对口引流术治疗复杂性肛瘘.中国肛肠病杂志,1993.

朱秉宜,巢玉秀.硬化注射治疗内痔机理的讨论.南京中医学院学报,1994,10(5)：23.

## 参考文献

[1] 巢玉秀,史仁杰.朱秉宜的痔科学术经验.南京中医学院学报,1994,(5)：27～28.

[2] 史仁杰.朱秉宜治疗慢性结肠炎的经验.中国中医药信息杂志,2000,(2)：72～73.

[3] 陈玉根.朱秉宜治疗便秘型结肠炎经验撷拾.辽宁中医杂志,2005,(8)：762.

[4] 何文玉.朱秉宜教授运用健脾敛疮法治疗溃疡性结肠炎经验.四川中医,2009,(12)：13～14.

[5] 史仁杰,谷云飞.朱秉宜痔病诊治经验.江苏中医药,2011,(1)：17～18.

# 刘再朋

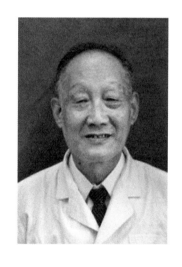

刘再朋,男,1930年出生,江苏省南京市人。南京中医药大学教授,江苏省中医院主任医师,江苏省名中医,全国著名中医外科专家。曾任南京中医学院外科教研室主任,江苏省中医院外科主任,江苏省中医学会外科专业委员会名誉主任,江苏省中医学会外科专业委员会副主任,卫生部教材编审委员会委员,《江苏中医》编委。享受国务院政府特殊津贴专家。第二批全国老中医药专家学术经验继承工作指导老师。

自幼跟从祖父学习外科。1948年毕业于南京国医传习所,1954年入南京市中医进修学校学习,次年考入江苏省中医进修学校,后分配至南京中医学院(南京中医药大学前身)、江苏省中医院工作。从事中医外科临床、科研及教学工作六十载,积累了大量的医疗经验,尤其对中医外科的疑难杂症有较深的研究。主编出版了《疮疡古论选读》《中医外科学及护理》,参加编写出版了《中医学概论》《中医外科学》《常见病中医各科临床手册》等医学著作 11 部。公开发表论文 30 多篇。1992 年 1 月获全国卫生系统先进工作者称号。

【学术思想】

刘再朋在医术上尊崇华佗,主张刀药并举,该刀则刀,该药则药。在诊断上强调西医辨病与中医辨证相结合,在治疗上重视发挥传统药疗特色。临床专攻外科杂病治疗,如溃疡、瘘管、窦道、囊肿、痛风、丹毒、外周血管病、乳腺病、甲状腺病等。治疗外科疾病以"消、托、补"三法为总则,以外治法结合中药内服为治疗手段,针对疾病不同阶段,选用不同的治则,达到了良好的治疗效。其学术思想及特点主要有以下几个方面。

**1. 外科疾病内服外治均以辨证论治为原则**

刘再朋认为在用内服药治疗外科疾病方面,以消、托、补三法为三个总则,一般适用于疮疡的初、中、后各期,但绝不是固定不变的,必须针对疾病的不同阶段,选用确切的治则。大体来说,肿疡初起多用消法,望能使肿疡消散于无形;中期正虚毒盛,不能托毒外达,则用补益气血和透脓的方法扶助正气,托毒外出,以免邪毒内陷;溃疡后期,毒势已去,精神衰疲,元气虚弱,则用补养的药物恢复其正气,助养其新生,使疮口早日愈合;但也有的病可能始终运用消法,而有的病可能开始就用托法或补法,但无不以辨证论治为原则,根据具体的证候来决定治疗方案。

同时,刘再朋认为外治法是治疗外科疾病的重要手段,与内治法一样,同样需要进行辨证论治。在治疗糖尿病肢端坏疽时,刘再朋根据病程的发展常将其分为以下几种:局部无明显红肿热痛或破溃;局部未溃,红肿热痛界限明显者;创口已溃,创面脓液较多者;创面脓液已尽,腐肉已脱;以及部分患趾感染,愈合无望者;坏疽严重,进行保守治疗无效者;经过全身和局部治疗后全身情况基本稳定,坏死组织逐渐局限,坏死界限清晰者,而分别予以中药熏洗、外敷药膏、药物浸泡、蚕食清创、外敷药物、手术等。对于外敷药物,刘再朋分别对药液纱布与油纱布两种制剂以及油纱布及重油与少油或纱布的厚薄有不同的观点。对于手术,刘再朋向来认为手术是中医外科必不可少的一个组成部分,主张"该药则药,该刀则刀",需要手术时决不含糊。

## 2. 外科疑难病主张内外合治

**(1) 内治以活血化瘀为主**：外科疾病最初的病机不外是由气郁、瘀血、痰凝、火毒等因素,引起经络阻隔、气血凝滞。普通外科疾病一般病程较短,经络阻塞较轻,只要通过疏风清热、清热解毒、疏肝解郁、理气通腑及利水消肿等治法,即可达到经脉畅通、肿消痛止的目的。而外科疑难疾病都有病程较长,局部或有固定的疼痛,或有饱绽的经络,或有黧黑的皮肤,或有明显的肿块,且大多有长时间治疗无效等特点。刘再朋根据"久病入络"及"怪病多痰"的理论,以为这些疾病,大多与瘀血阻滞、痰湿内停或痰瘀互结有关。在具体治疗措施上,刘再朋通过多年的临床实践,总结出治瘀10法,即温经活血法、凉血化瘀法、行气活血法、补气活血法、攻下瘀血法、活血舒筋法、破瘀通脉法、破瘀消肿法、通窍活血法、化瘀行水法;治痰10法,即燥湿化痰法、温经化痰法、疏风化痰与清热化痰法、清肝化痰法、软坚化痰法、行气化痰法、解郁化痰法、攻逐痰饮法、补益化痰法、破瘀化痰法。在治疗某一具体疾病时,则首先分析该病是属瘀、属痰还是痰瘀互结,然后分析是否有其他兼证,最后根据辨证的结论,采取一种、两种或多种治法相结合的方法,最终达到调和气血、疏通瘀阻、宣通气机、消肿止痛、消除肿块而治愈疾病的目的。

**(2) 外治以外用药疗为主、手术为辅**：刘再朋在外治上采用以外用药疗法为主的方法,他在长期的临床实践中摸索出了许多经验,如治疗溃疡、窦道、瘘管,将升、降丹配成不同浓度的系列制剂,根据不同的病情选用不同浓度的散剂或药捻,一般高浓度升丹具有较强的腐蚀作用,常用于脓腐较多的疮口或瘘管,低浓度升丹有提脓生肌的作用,用于脓腐将尽肉芽生长缓慢的疮口。降丹是有强烈脱腐作用的腐蚀药,一般用于较为顽固病症如结核性溃疡、皮肤癌等。值得一提的是,刘再朋用纯升丹、五五丹、九一丹药捻,治疗了10余例胸壁结核性瘘管,均收到了满意的疗效,他认为这与汞制剂对结核菌有强烈的抑菌、杀菌作用,并可溶解坏死组织、炎性肉芽和腐蚀瘘管壁。这种疗法在创伤、费用及远期疗效等方面,均明显优于西医的手术。在治疗肿疡方面：对消肿药的使用,强调区分阴阳,阳证用金黄膏、青敷膏;阴证用回阳玉龙膏、痰核膏;半阴半阳证则用冲和膏等,充分体现祖国医学"热则寒之、寒则热之"的治疗原则。刘再朋认为外用药疗法虽然在疑难病的治疗上有明显优势,但也有一定的局限性,不能完全替代手术疗法,有时因病情需要,还需适当辅助手术疗法。如在治疗褥疮、结核性冷脓肿、痛风性关节炎合并溃疡、血栓闭塞性脉管炎并发坏疽时,先配合手术清创,清除其坏死组织、脓液、痛风结石及切除坏死的肢端等,然后再使用去腐生肌收口的药物,即可明显减少并发症的发生,也可大大缩短疗程、提高治愈率。

**(3) 博采众人之长,治疗手段丰富:** 刘再朋除自己不断探索新的外用药疗法外,还善于吸取他人和民间疗法的经验,以不断丰富自己的外治手段。刘再朋吸取了民间验方用新鲜芫花根塞鼻治疗乳腺炎的优点,因此药采集困难,而自创了用丁桂散替代新鲜芫花根的塞鼻疗法,方中丁香、肉桂均为辛香行气之品,能行气散瘀、疏通乳络而达到治疗作用;另外还能克服配合内服药方中的苦寒药有碍气血运行的缺点,较原来的民间疗法又有了进步。他吸取了皮肤科外用药疗法优点,并将其运用到外科疾病中,如用皮炎洗剂冷敷治疗大面积丹毒、急性皮炎及急性湿疹等,该方法既方便清洁,又节约敷料,而且冷敷吸收热量快,消炎退肿迅速,疗效较敷膏药好。

········································ 【 临床经验 】 ········································

### 1. 外用药使用经验独到

**(1) 擅长丹药,配成系列:** 在外用药中,刘再朋尤为推崇丹药,因为他运用丹药治愈了许多疑难病症,在治疗的病例中有相当数量的疾病是慢性溃疡、窦道、痿管及顽固性感染,检查疮口大都有腐败组织的存在,到目前为止西医尚无理想的疗法。

中医认为腐肉不去新肉不生,丹药是理想的去腐肉药物,且到目前为止还无理想的、可以替代它的药物。在升丹制剂中,除了高浓度的丹药具有较强的腐蚀作用外,低浓度的丹药有较好的生肌作用,另据现代药理研究表明:八二丹、九一丹等有较强的杀菌和刺激肉芽生长的作用。为了适应不同病症的需要,刘再朋把升降丹制剂配成系列,主要有纯升丹、五五丹、七三丹、九一丹、50%白降丹、30%白降丹、10%白降丹等。

**(2) 运用消肿药强调区分阴阳:** 刘再朋认为阴阳辨证不仅是内科八纲辨证、脏腑辨证的总纲,也是外科辨证施治的总纲,他赞同《洞天奥旨》"疮疡最要分别阴阳,阴阳不明,动手即错"的观点。因为疮疡属性有阴阳,药物性质有寒热,所以对外科疾病的辨证,如果在辨别阴阳方面没有错误,则在治疗上就不会有原则性的错误。消肿药的使用则根据辨证的结论而选择不同的药物,一般阳证疮疡选用具有清热解毒止痛消肿的药物,阴证疮疡选用温经散寒、活血化瘀的药物。刘再朋常用的消肿药有适用于阳证肿疡的金黄膏、青敷膏、阳消膏等;阴证肿疡的阴消膏、八将膏、阳和解凝膏、痰核膏等;半阴半阳的有冲和膏等。

**(3) 选择生肌收口药必须切合病情:**刘再朋在吸取前人经验上摸索出一套行之有效的治疗溃疡的方法,即首先要注意区分是否已到需要生肌收口的阶段(即腐肉已脱、脓水将尽的情况),如果用之过早,轻则会延误病情,重则导致病情反复。其次要合理选择各种药物,根据各溃疡创面分泌物的多少,采用干长或湿长等不同的方法,对湿长法擅长用生肌玉红膏、京万红膏,这些药物具有活血化瘀、生肌长肉等作用,且对伤口刺激性小,一般使用后不会引起伤口疼痛,患者易接受,特别对因血管疾病引起的溃疡尤为适合。干长法又分为两种:① 使用掺药法:将药物粉剂直接撒布于溃疡面,通过药物与创面直接接触而发挥作用,如生肌散、八宝丹、枯矾散等具有收敛吸水、生肌长肉功用。② 使用药水纱布湿敷法:将一定配方的药物通过煎煮或用其他方法提取其有效成分制成药水,然后将无菌纱布浸泡在该药水中,使用时则根据创口的形状,把剪成大小合适的纱布敷于局部而发挥治疗作用。刘再朋常用的该类药物有疮宁液、外用1号液、饱和枯矾溶液等,它们都具有收敛生肌、减少疮面分泌,促进早日干燥结痂等功用。

### 2. 褥疮诊疗经验丰富

褥疮是因长期卧床不能翻身活动引起的并发症之一,各组年龄都可发生。在身体背面的骨突部位,因长时间受压,气血瘀滞,血脉不通,导致皮肤、脂肪、肌肉逐渐坏死,而形成褥疮。

**(1) 对褥疮观察需要注意的问题:**褥疮的诊断并不存在问题,但对褥疮的一些表现要注意观察:① 褥疮多发生在枕骨、肩胛骨、背脊骨、骶骨、髋关节和踝骨等骨骼突出部位。骶部承受的压力最重,故容易发生。一旦上述部位皮肤出现红斑,即是褥疮发生的先兆,应加强护理措施。按摩时应防止将皮肤擦破;擦破后不宜涂抹深色药水,如龙胆紫,以免影响观察。② 皮肤呈现紫黑时,不可轻易判断是浅表皮肤的坏死,因受压部位皮下脂肪最易坏死,故皮肤表面坏死时,实际深部组织已经坏死,这点最容易延误治疗。③ 在褥疮周围皮肤出现潮红、肿胀、灼热时,表示已经感染,甚至在皮下已形成脓肿。此时不宜用敷药勉强消肿,以免内部腐烂,使腔隙扩大。④ 背、骶部褥疮因受压的面积大,看上去表面疮口虽小,但因周围皮下脂肪组织已经坏死,皮下空腔常远远大于疮口。了解以上几点,对正确、及时处理褥疮会有所帮助。

**(2) 局部清创是治疗褥疮的主要措施:**褥疮的主要病变是受压部位的组织坏死,如何清除坏死组织是治疗褥疮的关键。所谓"腐肉不去,新肉不生"。

一是手术清除。褥疮一旦出现皮肤坏死,界限分明时即应切除,如皮下有脓肿时也便于引流。坏死组织与健康组织粘连时,一两次难以清除,可用"蚕蚀法"对坏死组织逐日修剪,特别是深藏在疮口里面周围坏死组织,应注意清除干净,避免表面组织愈合时形成窦道或脓肿。

二是药物清创。以升丹为主要成分的中药制剂,具有提毒化腐的作用,能使坏死组织(腐肉)溶解,并有灭菌解毒作用。手术清创不可能一次彻底,尤其是与正常组织粘连的部分,在手术清创之后,即时针对残留的坏死组织薄薄撒布一层五五丹粉(红升丹 50%,煅飞石 50%,或黄升丹 50%,青黛粉 50%),使坏死组织溶解(用药后脓性分泌物增多是正常现象),并便于一次换药时清除。上药后用黄连油膏纱布填塞覆盖。与手术清创有相辅相成的作用。

通过上述清创处理,坏死组织清除干净后,即用生肌药收口。溃疡分泌物少者,每日用生肌玉红膏纱布填塞覆盖。溃疡分泌物多者,用复方乌梅液纱布填塞覆盖,至溃疡愈合为止。如疮面肉芽凸起,影响皮肤生长,用饱和枯矾水纱布覆盖,以控制肉芽生长,有利溃疡愈合。

**(3) 辨证基础上的全身辅助治疗:**因为褥疮患者都是卧床不起的疾病,并有相应的全身药物治疗。在不影响原有疾病的治疗前提下,可以配合内服药治疗,尤其是坏死范围大的褥疮,对改善全身情况,排脓祛腐,促进溃疡愈合有一定作用。其辨证论治如下。

气血瘀滞证:褥疮早期,皮肤颜色红紫,组织尚未坏死。用活血化瘀法,疏通血脉,改善循环,可减轻坏死程度,方用桃红四物汤加味。

血凝肉死证:皮肤及皮下组织坏死,与健康组织分界不清,或行清创术,坏死组织粘连难以彻底清除。治以补益气血,托毒祛腐,方用托里消毒饮,以加速坏死组织溶解分离。

热毒浸淫证:褥疮继发感染,皮肤红肿,化脓溃烂,全身发热。治以清热解毒,方用连翘归尾煎合黄连解毒汤加减。

气血虚损证：坏死组织完全溶解脱离,溃疡肉淡白不红,愈合迟缓。治以大补气血,用八珍汤随证加味。

**（4）综合分析褥疮预后**：褥疮是可以预防的,褥疮发生后也是可以治愈的。由于卧床不起疾病的轻重程度不同,褥疮坏死范围的大小及深度的差异,对褥疮的疗效悬殊,预后的好坏就要根据具体情况,综合分析。各种原因引起的昏迷患者,全身处于瘫痪状态,完全不能活动,且不能自食,营养不良,一旦发生褥疮,预后很差。

1）半身不遂或截瘫,一侧或上半身体可以活动,但由于神经功能障碍,气血循环不畅,褥疮愈合就缓慢。瘫痪恢复快,褥疮愈合也快。

2）骨盆、股骨骨折,一般讲全身情况较好,随着骨折的愈合,肢体功能的恢复,褥疮就能迅速愈合。

3）褥疮坏死范围大,程度深,愈合就慢,反之则快。

4）褥疮坏死组织与健康组织长时期分界不清,或不易溶解脱离,脓水清稀,肉芽淡白不红,预后就差。这种情况多见于有糖尿病、贫血、营养不良和长期患有慢性病的患者。

**3. 顽固性口腔黏膜病注重辨证论治**

**（1）滋阴降火,引火归源法治疗复发性口疮**：本病属中医口疮、口糜的范围,又因好发于成人而称为"大人口破"。特点是在舌体、牙龈、颊部发生针头到豆粒大小的溃疡,表面常附有白或黄色苔膜。溃疡少的仅有数个,多的可满布口腔。一般病程较长,少则数年,多则十数年不愈,不定期的反复发作。

根据溃疡常在过度劳累、烦心过度、失眠、情绪波动及便秘、腹泻、消化不良等情况下发作。在治疗上或滋肾水,或以蜜附之类反而治之,或以加减地黄丸从治之法也等。通过长期验证,发现按肾经虚火理论辨证论治效果明显。治疗盛火之法,一是滋阴降火,一是引火归源,其辨证如下。

1）**阴虚火旺证**：溃疡数量多,溃疡面积大,颜色鲜红,被膜黄厚,周围黏膜充血明显,灼热疼痛,口干或有口臭,大便干燥,舌红苔黄或少苔,脉象细数。治以滋阴降火,方用知柏地黄汤。舌红口干阴虚明显,加二冬各 10 g,党参 10 g;苔黄、口臭、便秘,酌加大黄 6～10 g;失眠加五味子 10 g,枣仁 10 g;与月经周期有关加桃仁 10 g,红花 10 g,丹参 15 g。

2）**虚火上炎证**：溃疡数目少,溃疡小,疮面及周围黏膜淡红,被白色苔膜,疼痛轻微,口不干臭,舌淡苔白,脉虚无力。治以引火归源法,方用桂附地黄汤。脾虚食少便溏加党参 15 g,白术 10 g;虚烦不眠加远志 10 g;腰腿酸冷加补骨脂 10 g,仙灵脾 15 g;经前发作加重加当归 10 g,川芎 10 g。

以上两个证型均加黄连与细辛各 3～5 g,黄连苦寒清火,细辛辛温入少阴经,寒热并用,共奏引火归源之效,故为治口疮之要药。

六味地黄丸为补脾、肝、肾三阴之主药,能提高机体免疫功能及其应激性。根据肾阴亏或肾阳虚分别加知柏或桂附,有的证候差异不明显者,则知柏与桂附同用,阴阳平补,双向调节。

这种口疮有自限性,一般 10 日左右可以自愈。因此要向患者说明,间歇期仍要继续服药,超过病史中最长间歇期而不复发者方可认为有效,以后再服丸剂巩固,可免复发。对无明显自限性的口腔溃疡,应考虑与红斑狼疮、白塞综合征、干燥综合征等全身性疾病所引起的口腔溃疡相鉴别。

**(2) 活血化瘀法治疗口腔扁平苔藓:**此病是一种非感染性慢性炎症,具体原因不明。特点是口腔黏膜上为珠光色条纹或网纹,损害区可以有色斑或糜烂。如生在舌背上,多为白色斑片,损害区乳头消失而平伏。软腭部可发生透明粟粒状小水泡,颊部以网纹状损害为多见。唇部以下唇唇红部为多,呈弧形白纹。诊断可疑时,要行病理组织检查,与口腔白斑、盘状红斑狼疮相鉴别,同时个别癌变病例也可及时发现。

从西医学微循环显微观察,本病患者的唇、舌微血管形态改变,其扩张、瘀血者明显高于正常人,微血管血流的流态,亦较正常人组明显减慢。血液流变学检测,测定项目全部数值指标均有改变,表现全血黏度、血浆比黏度均有增高,红细胞电泳时间延长,红细胞压积亦增高。均说明本病与血瘀有关。受此启发,临床运用活血化瘀法,结合辨证论治,确实有较好疗效。

临床以桃红四物汤为主方,再辨证加减。若心脾积热,火灼血瘀证,症见病变处黏膜充血红赤或糜烂,灼热疼痛,舌红苔黄,脉数,加黄连 5 g,黄柏 10 g,玄参 12 g,生石膏 30 g;便燥加生大黄 6～10 g,以清泄心脾之火。脾胃阴虚,血燥而瘀证症见苔藓粗糙而厚,病变处黏膜干燥无津,口舌干涩,舌红苔少,脉象细数,加二冬各 10 g,花粉 12 g,知母 10 g,以养阴活血。

肝气内郁,气滞血瘀证症见苔藓处有麻木感,味觉异常,或有胸闷胁胀,烦躁易怒,舌红苔白,脉细弦,加柴胡 10 g,山栀 10 g,牡丹皮 10 g,川郁金 10 g,香附

10 g,以清肝解郁,行气活血。对病程长,苔藓面积大者,加用雷公藤,有清热解毒,化瘀消肿作用。经临床观察,以雷公藤多甙片疗效好。副作用少。此药在初服时,少数患者胃中有不适感。数目可适应,必要时减量或停服。

**(3) 口腔黏膜白斑从痰湿论治:** 本病原因亦未明确,一般认为与物理、化学刺激因家有关,尤其是吸烟、饮酒。

本病多见于中老年患者,男性多于女性,口腔中白斑因发生部位不同,表现亦不同,斑块状多发生在平面黏膜上,如颊面、舌背,为白色或灰白色质较硬斑块,稍隆起或高低不平。皱褶状多发生在舌下与口底一周,呈白色皱纸状,柔软无硬结。疣状多见于牙龈上,呈白色粟粒,米粒大小,集中呈多个乳头状隆起,由于食物摩擦易发生小溃疡。

刘再朋根据局部为白色斑片状损害,认为是湿痰凝聚所致,用二陈汤为主方随症加减。

1) 湿热痰凝证:白斑颜色苍老偏黄而厚,口干口臭,苔黄舌红,脉象滑数。加黄连 5 g,生石膏 30 g,天花粉 10 g,胆南星 10 g,海藻 20 g,海蛤壳 15 g,便燥加生大黄 6~10 g。

2) 寒湿痰凝证:白斑如雪或如粥糜,口淡无味,舌苔白腻湿润。加党参 15 g,苍白术各 10 g,炒干姜 10 g,白芥子 10 g,姜南星 10 g。

3) 血滞痰凝证:白斑附近黏膜暗红,并有瘀斑,舌质暗红或有瘀斑紫点,舌下静脉充血,周围多血丝,脉弦涩或细涩。加射干 10 g,山慈菇 10 g,桃仁 10 g,红花 6 g,赤芍 10 g,当归 10 g,丹参 15 g。

口腔病的局部常用药为西瓜霜、冰翻散、绿袍散、锡类散等,只适用于口腔、咽部的急性炎症,对慢性口腔黏膜病长期治疗病史中多已使用过,鲜有疗效。药粉在口腔中因异味的刺激,唾液增多,很快被稀释而被患者唾掉,不但作用短暂,而且患者常不能坚持使用。"外病实从内出",三者虽属局部黏膜病变。实由脏腑功能失调所引起。外用药对现有损害可能有些作用,但不能控制其生长和复发,故作者强调内服药的治疗。

### 4. 窦道处理尤重外治

**(1) 病因病机:** 刘再朋认为根据窦道的性质,其病因病机不外以下两个方面:一是无头疽(如附骨疽)、流注、流痰、瘰疬以及乳痈、肛痈等感染性疾病经治疗后虽然表面上大部愈合,但实际上深部坏死的肌腱、骨膜以及死骨等由于部位深在,或视野受限,腐败坏死组织未能彻底清除。此类情况以往较多。二是现在较常见的为:① 手术以后切口感染或脂肪液化,或产生线结排异反应,由于部位深在,术后气血亏虚,机体难以将线结等异物排出体外,切口表面虽大部痊愈,但却因此残留窦道,且病情迁延不愈。② 手术后胸、腹腔引流管拔除后由于种种原因引流管口迟迟不能愈合,致使形成窦道,不过这种情况较为少见。

**(2) 诊断要点:**常有手术或感染病史。局部有一小疮口,常有脓性分泌物流出,该疮口可以暂时闭合,但会反复破溃,久不愈合,有时疮口中可有坏死组织、死骨片或手术丝线等异物排出。破溃时可伴有急性感染症状。由于病程日久,窦道内形成一层管状的坚韧的纤维组织层(称为窦道壁),使得肉芽组织难以继续生长。X线窦道造影对明确窦道的位置、形态、数量、深度及与邻近脏器的关系等有较大的帮助。急性感染时可伴有血白细胞升高,中性粒细胞升高等。

**(3) 治疗方法:**刘再朋治疗窦道经验丰富,但总体来说,和其他疾病的治疗一样,也不外分为内治与外治,但尤重外治。

1) **外治:**刘再朋治疗窦道并不反对西医手术治疗,该刀则刀,该药则药,但认为中医治疗更具特色。他指出传统中医治疗窦道的方法不可拘泥使用,"刮""杀"二法只是对其方法的综合概括。何时用"刮",何时用"杀",似乎全凭医生一念之间,而实际临床上往往需要"刮""杀"并用,尤其是对一些病久复杂病例,常常在用血管钳或镊子清除深部肉芽组织及异物、坏死组织后,先用刮匙或其他器械搔爬窦道壁,尽可能地去除窦道壁,但开始往往不能尽去窦道壁从而使肉芽新鲜,因此随后再下入药捻,使窦道壁坚韧的纤维结缔组织坏死,并得以随着药捻逐渐排出,或二次换药时再用"刮"法去除,如此反复使用,窦道乃去,肉芽乃生,创面渐愈。而在换药时,创腔内应用碘伏、双氧水、生理盐水反复冲洗,碘伏棉球及干棉球反复擦拭,以清除腐败坏死组织和异物,促进新生肉芽组织的生长;创腔内用血管钳或镊子反复钳夹或镊去,意在尽早去除坏死组织和异物,病灶既去,而新肉可生。

2) **内治:**刘再朋根据多年治疗窦道的经验认为,窦道的辨证分型大多为湿毒内恋、气滞血瘀、气血不足、阳虚毒恋等,治疗大多利湿化毒、活血化瘀、补益气血、温阳托毒等,但必须注意的是窦道也有湿热瘀阻或热毒炽盛的证型,治疗时需要利湿化瘀或清热解毒等,因此辨证论治是关键。

湿毒内恋:患者年富力强,患病日短,正气不亏,原有感染病史。窦道口脓水淋漓,脓汁较稠伴异味,时有坏死组织或异物排出,不发热。治以清热利湿,活血解毒。方拟五神汤加减,药用茯苓、车前子、金银花、牛膝、紫花地丁、蒲公英、连翘、皂角刺、陈皮、法半夏等。

气滞血瘀:患者手术过后,正气亏虚不显,饮食如常,窦道口滋水较多或伴有少量脓水,脓汁较稀,无明显异味,可有线结等异物排出,不发热。治以行气活血,化瘀解毒。方拟桃红四物汤加减,药用桃仁、红花、当归、赤芍、川芎、生地、茯苓、泽泻、陈皮、忍冬藤等。

气血不足:患者大手术过后,或久病之后,心悸气短,乏力懒言,或形体消瘦,脸色苍白,窦道口时敛时溃,滋水清稀,量少无味,间有坏死组织或异物排出。治以补益气血,托里生肌。方拟托里消毒散加减,药用党参、川芎、白芍、黄芪、当归、白术、茯苓、金银花、白芷、皂角刺、桔梗、甘草等。

阳虚毒恋:患者久病气虚及阳,自觉畏寒怕冷,气短乏力,腰膝酸软,小便清长。窦道口久不愈合,滋水清稀,量少无味,坏死组织或异物排出少见。治以温阳益气,化瘀解毒。方拟托里温中汤加减,药用沉香、丁香、益智仁、茴香、陈皮、木香、甘草、羌活、干姜、制附子等。

**(4) 辨证调护:**刘再朋通过长期的临床观察,认为湿毒内恋或气滞血瘀等证,主要表现为实证,治疗以泻实为主,饮食应当以清淡为主,注意避免辛辣刺激、荤腥发物,平时注意锻炼身体,不要恋床,在适当的活动时肌肉的收缩有利于排出窦口内的液体和异物,可加快疾病的痊愈;而对于气血不足或阳虚毒恋等证,由于重在维护和补益正气,治疗以补益为主,则应该注意静养,适当减少活动,饮食仍应注意避免辛辣发物,但必须加强营养的补充,而其中又须注意食品的寒热问题,如甲鱼等为极阴之品,而鳝鱼之类则为极阳之品,千万不可混淆阴阳,比较理想而可靠的还是平补,如猪肉、乌鱼等。另外,应当注意引流的体位,尽量使窦道口处于最低位,依靠重力的作用维护引流,不使袋脓,促进肉芽生长,加快疮口的愈合。

## 5. 治早期乳腺炎塞鼻配合内服

急性乳腺炎中医称之为"乳痈",它是乳腺的急性化脓性感染,好发于分娩后3~4周、乳房发育丰满、乳汁分泌旺盛的初产妇。刘再朋运用中药塞鼻加内服汤药,治疗上百例早期(发病在3~5日内)哺乳期乳腺炎,无1例加用抗生素,均取得消散的满意疗效。

（1）**病因病机**：刘再朋认为乳头破损加上细菌感染，是发病的基本原因，如同时有乳头凹陷、畸形，影响婴儿吮吸；或因分泌过多，经常不能吸空；或因产育期情绪不顺，肝气郁结，均可导致乳汁淤积，乳络失宣，乳窍闭塞，一旦细菌入侵，极易发炎。这与传统认为是由于乳汁癖滞，乳络不畅，日久败乳蓄积，熟腐血肉而化脓的认识，是完全一致的。

（2）**塞鼻疗法**：刘再朋借鉴民间验方新鲜芫花根塞鼻治疗乳腺炎方法，自创丁桂散塞鼻疗法，方中丁香、肉桂均为辛香行气之品，能行散癖结、舒通乳络，符合中医治疗乳腺炎"以通为顺"的原则。具体方法为：选用大小适宜的棉片，裹入适量的丁香、肉桂药粉搓成球，塞在一侧鼻孔中，当鼻孔中辛香之味消失时，即将棉球取出，再用同样的方法塞对侧的鼻孔，两侧交替使用，连用4～5日。中医理论认为肺开窍于鼻、肺朝百脉，而塞鼻疗法是将药物经鼻腔进入肺，然后布散到全身发挥作用。

（3）**内治方法**：刘再朋认为，按中医辨证施治的法则，乳腺炎早期为郁乳期，病理为肝郁胃热，气滞络阻。内治当以疏肝清胃、通乳散结为法。方用瓜蒌牛蒡汤加味，常用药有金银花、连翘、蒲公英、牛蒡子、全瓜蒌、青皮、柴胡、黄芩、当归、漏芦、王不留行等，若伴有恶寒发热则加荆芥、防风；伴高热加石膏、知母；如肿块较大有化脓趋势则加红藤、皂角刺等。另外根据血乳同源的原理，对乳汁分泌旺盛者，酌加麦芽、山楂等健脾消食，以减少乳汁的产生，从源头上控制乳汁的过剩。

### 6. 清利排石配合外敷治痛风性关节炎

（1）**病因病机**：痛风性关节炎以跖趾关节或踝关节等处突发红肿疼痛及耳郭手足等处扪及痛风结石为其特征。其发病原因有二：其一为患者的自身嘌呤代谢紊乱、尿酸排泄障碍；其二为平时进食过多的高嘌呤食物，使机体嘌呤代谢过程中产生过多尿酸，导致血液中尿酸浓度升高，形成尿酸盐结晶，沉积在手足部血流迟缓的关节处，在一定诱发因素（如饮酒等）刺激下，而出现红肿热痛等症状。此外，反复发作的患者，其血液中高浓度的尿酸盐结晶可大量沉积皮下、软骨等部位形成痛风石，还可沉积在肾脏引起肾结石等。

（2）**清利与排石并重**：刘再朋认为本病是因过食膏粱厚味，脾胃运化功能紊乱，积湿生热，湿热下注，蕴于肌肤骨节，煎熬津液，日久形成砂石（尿酸盐结晶及痛风结石），继而妨碍局部气血运行所致。而尿酸盐结晶及痛风结石既是病理产物又是继发性致病因素,根据治病求本的原则,在吸取以往治疗下肢丹毒、足发背、胆结石及泌尿道结石经验的基础上,提出以清热化湿、利尿排石为本病的治疗法则,并创制了痛风定痛汤。方中用金钱草清热利尿排石,可治多种结石,故将之作为主药。辅以黄柏、泽泻、车前子、防己清热利湿;石膏、知母清脾胃湿热;生地、赤芍和营消肿止痛;地龙咸寒清热,并能攻窜经络,消肿止痛,山慈菇消肿散结。随症加减:若皮肤灼热范围较大者,加水牛角,并重用生地、赤芍以清热凉血解毒;疼痛剧烈,加蜈蚣、玄胡以镇静止痛;肿胀不消,加茯苓、苡仁利湿消肿。据现代药理分析认为,金钱草、车前子、泽泻有显著利尿作用,同时能增加尿酸、尿素及氯化物等排泄。山慈菇含有类似于秋水仙碱样物质,既能镇痛,也能促进尿酸排泄。而知母、黄柏、赤芍、生地黄等有清热消炎抑菌,降低毛细血管壁的通透性、改善微循环、改变局部酸性环境、有利于痛风石的溶解等作用,所以整个处方既符合中医原则,也符合现代药理学原理,故在临床上能收到良好的治疗效果。

(3) **配合外治疗法**:痛风性关节炎急性期,具有其他外科疮疡初起同样的症状,即有红肿热痛,按照异病同治的法则,凡用于治疗疮疡初起的外治法也适用于本病。如果单用内服药,虽也能使局部炎症消退,但收效相对缓慢,为迅速缓解局部症状,增强患者治疗信心,刘再朋主张发挥中医外科的外用药优势,积极配合外治疗法。在急性期常用如意金黄散或青敷散用蜜水调敷于局部,但对于症状严重、红肿范围较大者,则用三黄汤(黄芩、黄柏、生大黄煎出液)作冷湿敷。通过临床观察,配合外治者,红肿热痛症状消退速度明显优于单用内服药者。另外,对于痛风结石表面形成溃疡者,则必须采取局部换药治疗,由于泥沙样结石不断从创面中排出,创面很难愈合,所以在初期换药时,须用括匙尽量括去泥沙样结石,只有待结石彻底清除后,再采用常规换药方法,局部创面方能迅速愈合。

· · · · · · · · · · · · · · · · · · · · · · · · 【 经 验 方 】 · · · · · · · · · · · · · · · · · · · · · · · ·

## 1. 痛风定痛汤

组成:金钱草 30 g,车前子 10 g,泽泻 12 g,防己 12 g,知母 10 g,生地 15 g,地龙 10 g,金银花 15 g,连翘 15 g,薏苡仁 10 g,苍术 10 g,黄连 5 g,蜈蚣 3 条。

用法：每日 1 剂,水煎分服。

功效：清热化湿,利尿排石。

主治：痛风性关节炎湿热下注,关节疼痛者。

## 2. 接骨丹

组成：归尾,乳香,没药,自然铜,骨碎补,桃仁,大黄,雄黄,白及,血竭,地鳖虫,三七,红花,儿茶,麝香,朱砂,冰片。

用法：上药研末外敷。

功效：活血止痛,续断接骨。

主治：跌扑损伤。

## 3. 续断紫金丹

组成：酒炒当归,熟地,酒炒菟丝子,骨碎补,续断,制首乌,茯苓,白术,牡丹皮,血竭,淮牛膝,红花,乳香,没药,虎骨膝(狗骨代),儿茶,鹿角霜,煅自然铜。

用法：上药研末,开水送服,亦可水煎服。

功效：活血止痛,续筋接骨。

主治：筋伤骨折等症。


# 主要论著 ··········································································

刘再朋.略论阴阳学说在外科临床上的运用.江苏中医,1962,(6)：2～5.

刘再朋.皮肤常见疾病治法简介.江苏中医杂志,1964,(8)：16～18.

刘再朋.治疗乳痈 357 例的临床观察.江苏中医杂志,1982,(3)：20～21.

刘再朋.疮疡古论选读.江苏：江苏科技出版社,1984.

刘再朋.江苏历代医家对中医外科学的贡献.江苏中医杂志,1985,(5)：30～31.

刘再朋.外科学及护理.江苏：江苏科技出版社,1988.

刘再朋.手术切口窦道的治疗体会.江苏中医.1989,(2)：6～7.

刘再朋.体表囊肿内消治验.江西中医药杂志,1990,(5)：17～19.

刘再朋,吕威.地龙定痛汤治疗痛风 21 例.南京中医学院学报.1990,6(4)：11～12.

刘再朋.全面继承华佗医术,努力振兴外科事业.南京中医学院学报,1992,(4)：204～205.

刘再朋.常见病中医各科临床手册.北京：人民卫生出版社,1992.

刘再朋.常见三种顽固性口腔黏膜病的治疗经验.南京中医学院学报,1994,(4)：25～26.

万泰保,刘再朋."痛风定痛汤"治疗痛风经验.南京中医学院学报,1994,10(6)：18.

刘再朋.试谈中医外科现状与现代化问题.江苏中医杂志,1998,(5)：3～5.

# 龚丽娟

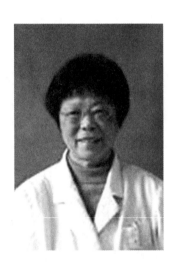

　　龚丽娟,女,1930年出生,江苏省无锡人。江苏省中医院主任中医师,南京中医药大学教授、博士研究生导师,江苏省名中医。曾任南京中医药大学内科教研室副主任,中华医学会中医学会老年医学研究会委员,江苏省中医药学会老年医学分会主任委员,南京市医疗事故鉴定专家。第三批全国老中医药专家学术经验继承工作指导老师。

　　出身于世医家庭,自幼随父龚士英老中医学习医术,后入江苏省中医进修学校学习。长期从事内科专业的教学与临床,治疗内科疑难杂病,尤擅长肾脏病、老年病,对肾脏系列疾病的诊治积累了丰富的经验,具有独到的见解,取得较好的治疗效果。前后编写教材、论著20余部,其中任副主编《全国中医内科函授教材》,主编《中国护理学》,协编的有《常见病中医临床手册》《中医学》《中医临证备要》《中医学概论》《内科学》等。主审的有《中医食疗与膳食》《中医护理诊断与施行指南》,

发表的论文有"50例慢性肾炎蛋白尿的临床观察""抢救10例尿毒症的总结""克淋证治""泌尿系统结石的中医辨证治疗""治肾漫谈"等。获江苏省科技成果进步奖二等奖1项、三等奖1项,江苏省中医药局科技成果进步奖二等奖1项。

·········································· 【学术思想】 ··········································

　　龚丽娟对各种肾病的诊治有许多独到的理论与见解,如急性肾炎以邪实为主,重在清热解毒;慢性肾炎本虚标实为多,应以扶正清利。慢性肾功能衰竭急则治标,和胃降逆,泄浊排毒;病势缓解宜标本同治,扶正培本,排毒活血。慢性肾盂肾炎长期菌尿多属脾肾亏虚,正不胜邪,须整体调治,健脾益肾,温补气阳,以提高人体免疫功能。

### 1. 肾系疾病宜辨别虚实、病证结合、重视调理

　　**(1) 辨别虚实:** 肾系疾病为多脏腑病变,正虚与邪实的病理贯串始终。龚丽娟认为,其本在肾,无可非议,但常兼肺、脾、肝、心、胃等脏腑病变,故不能单纯从肾辨治。如肾炎水肿病涉肺、脾、肾,蛋白尿脾肾同病,慢性肾功能衰竭病及多脏。在病程中往往出现邪实与正虚轻重不一的病理变化,如急性肾炎邪实居首,以后渐见正虚;慢性肾炎、肾功能衰竭正虚与邪实并存,仅有主次之别。邪实有外邪、水湿、湿浊、湿热、热毒之分,正虚则有脏腑气血阴阳亏损之异。不论邪实或正虚均可出现气血瘀滞的血瘀证候,治疗上需注意错综复杂的病理变化,正确把握邪正虚实,轻重缓急的关系,或祛其邪,或培其本,或标本兼治。

　　**(2) 病证结合:** 肾病病情复杂,但亦有规律可循,需参考检测指标指导治疗。如急性肾炎,感染所致多辨为邪实的热毒证,其治重在清热解毒利水。慢性肾炎蛋白尿,属气虚湿热的本虚标实证,龚丽娟认为宜用益气清利法,选用生黄芪、党参或太子参、白术、茯苓、淮山药、桑寄生、益母草、玉米须、白花蛇舌草为基本方,并随症加减。治疗中出现舌苔白腻、纳呆、腹胀等湿困脾运时,先从化湿运脾调治,脾运恢复再转基本方。慢性肾盂肾炎长期菌尿,反复发作,属脾肾气阳亏虚,正不胜邪,须从整体调治,健脾益肾,温补气阳,提高人体免疫功能,发挥自身抗菌能力,众多患者通过培本调治,体质增强,菌尿转阴。慢性肾功能衰竭氮质血症期,浊邪壅阻,上逆于胃,呕恶明显,先从标治,化湿和胃,泄浊降逆,通腑排毒,

方从个换金止气散、半夏泻心汤、橘皮竹茹汤加减,并加入大黄,使邪毒从肠腑而泄。病情稳定阶段,可从脏腑辨别气血,阴阳亏损培本调理,方中仍宜配合少量大黄泄浊通腑,使脏腑在病态情况下互相协调,相对平衡,以延缓肾衰进展。

急性肾炎辨病治疗是在辨证基础上进行,因上呼吸道感染诱发者,配用蚤休、板蓝根、金银花、连翘清肺解毒利咽。因皮肤感染诱发者,见湿疹疮疡,加蒲公英、紫花地丁、苦参清热祛湿解毒。狼疮性肾炎、紫癜性肾炎活动期,见皮肤红斑,紫癜,系邪热内蕴,可异病同治,用犀角(水牛角代)地黄汤加银翘、紫草凉血解毒消斑,但前者热毒深伏营血,还可配蛇莓、漏芦、蜈蚣、全蝎以毒攻毒;后者具有过敏特点,配用蝉衣、防风、牛蒡子、凌霄花、秦艽、蛇蜕等祛风活血,抗过敏。乙肝相关性肾炎,宜选蒲公英、垂盆草、土茯苓、贯众、虎杖等具有清解肝肾热毒双向作用的药物。尿酸性肾炎可选金钱草、丝瓜络、玉米须、威灵仙等祛湿渗利。肾性高血压或高血压肾病,以阴虚阳亢为主者,予杞菊地黄、天麻钩藤饮加减,虚阳上浮者亦可用二仙汤温肾敛阳。再从检测指标用药:蛋白尿持久不降,加用全蝎、水蛭、蜈蚣等活血化瘀剔络的虫类药,肝功能、白细胞总数正常者可使用雷公藤制剂;脓细胞多,用黄柏、土茯苓、荔枝草清利湿热;血尿,选用大小蓟、景天三七、茜草炭、白茅根;管型尿,重用猫爪草;免疫功能低下,气阳亏虚,用参、芪、仙茅、仙灵脾;微循环障碍,血液流变示高黏血症者,用赤芍、川芎、丹参、水蛭活血化瘀、抗凝通络。

非手术治疗的泌尿系结石,除辨证外还从结石部位辨治,不宜一味排石,徒伤脾肾正气。结石在肾,一时难下,以软坚化石为主,药用牡蛎、鳖甲、昆布、生鸡金、琥珀、西月石粉,体虚者配用扶正药;输尿管结石,以行气活血,攻坚排石为主,如木香、枳壳、金钱草、海金沙、延胡索、皂角刺、炮山甲等,并配合跳跃运动。结石在膀胱,应多饮水,使水蓄膀胱量多时,用力排尿冲击结石下行;肾绞痛发作期,加生大黄、元明粉攻逐通腑,增强肠蠕动,从而促进输尿管蠕动,二便畅通,结石因势利导排出体外。

**(3) 重视调理**

1) 调理脾胃:肾为先天之本,脾胃为后天之本,两者相互为用,互有影响。故治肾必须健脾,治脾又须益肾,有助于气血阴阳的生成敷布,营养脏腑。治疗肾病时应随时观察脾胃运纳变化,方中常配用陈皮、砂仁、神曲等助运药以保证脾胃正常功能,才可有利于肾病的恢复。一旦出现纳差、腹胀、便溏、苔腻等症,应及时转从调理脾胃,宗"脾健贵在运,胃和宜在降"的原则,予以化湿运脾、益气健脾、和胃降逆等法调治,待脾胃纳运恢复再转入治肾。慢性肾衰病情恶化常以脾胃证候为先导,如倦怠乏力、食欲不振、恶心呕吐、口有尿味等,若能及时祛除湿浊、湿热,恢复脾运,则对阻止病情恶化,延缓肾衰进展起到良好作用。

2) 调护心身:肾病是病程较长,病情缠绵的慢性疾病,后期可导致肾衰。故患者多数具有忧郁、恐惧、悲观、缺乏治疗信心的心理障碍,这些障碍不消除,不但影响治疗效果,相反引起内脏功能紊乱,促使病情加重、恶化。龚丽娟在诊疗中非常重视心理因素,掌握患者思想动态,循循善诱,排忧解难,消除障碍,鼓励治疗信心,医患合作,提高治疗效果。在养生保健上根据病种、病情轻重指导饮食宜忌,锻炼要求活动量逐渐增加,以不疲劳,不影响客观指标的变化为准则,有利于肾病的恢复;已婚者节制性生活,以免损伤肾精;平时衣服穿着要适应气候变化随时更换,避免感冒诱发疾病。

**2. 肾炎从肺、脾、肾调治**

龚丽娟采用以中医辨证为纲,西医辨病为目,结合实验室指标指导诊治肾炎。肾炎临床表现以水肿、蛋白尿、血尿或高血压等症为主,属于中医"水肿""尿血""虚劳""眩晕"等范畴。龚丽娟认为正气不足、脾肾亏虚是肾炎发病的内因,外邪侵袭是诱发、加重该病的重要因素,其病机主要涉及肺、脾、肾三脏。肾炎水肿,乃肺、脾、肾调节水液代谢功能失调所致。水肿退后或素无水肿症状以蛋白尿、镜下血尿为主者,则为脾肾固摄精微功能失常。肉眼血尿则由肺之热毒、脾之湿热、营血之邪热下蕴于肾,灼伤肾络,迫血下行为患。肺脾肾三脏既可一脏致病,亦可二脏、三脏同病。治疗上龚丽娟亦认为应以辨证施治为纲,辨病治疗为目;先治水肿,次治蛋白尿;既可单独从肺、从脾、从肾论治;亦可肺脾、肺肾、脾肾或肺脾肾同治,然以肾为本。当肾炎稳定或恢复阶段都要结合治肾,才能巩固疗效。

**(1) 从肺调治:**肾炎从肺调治适合于肾炎具有肺经证候和风寒热毒等外邪表现者。水肿,以头面部为剧,咽部干痛不适或扁桃体红肿热痛、溃疡,咳嗽多痰,或皮肤湿疮痒疹,尿黄热或肉眼血尿,可伴寒热表证。发病前多有上呼吸道、皮肤感染或过敏史,可见于急性肾炎、慢性肾炎急性发作期。具体治法有疏风宣肺利水、清肺解毒利水、祛风清热除湿、凉血止血清利等法。水肿退,血尿止,转用养肺滋肾清利法善后调理。

（2）**从脾调治**：肾炎从脾调治适合于肾炎表现有脾病与湿邪证候，症见舌苔腻，口黏，纳差，脘胀，水肿以腹部、四肢为甚，大便溏，脉濡等。发病前多有感寒、水湿浸渍或疲劳、饮食不当史。可见于急、慢性肾炎病程中，具体治法有燥湿运脾利水、益气健脾利水、清热渗湿利水法，肿退后，治疗分别用化湿（燥湿、清化）运脾、补气健脾、温补脾阳法。培本善后调理常从脾肾同治。

（3）**从肾调治**：肾炎从肾调治适合于肾炎反映在肾本脏（气虚、阳虚、阴虚）及水湿、火旺的证候表现。症见腰部疼痛，下肢乏力，水肿延久不退、腰以下为剧。肾气虚、阳虚者多伴水湿，怕冷，舌质淡胖，脉沉细；阴虚者多兼火或湿热，头昏头痛，面部升火或小便黄赤，苔薄黄舌偏红，脉细弦数。多见于慢性肾炎、肾病综合征、部分肾功能不全、肾性高血压等疾病。具体治法有温肾祛寒利水、温阳益气利水法；肿退后分别以温补肾阳、滋养肾阴或阴阳并调法。肾气、肾阳虚多兼治肝，伴肝旺者还应配用平肝、清肝法。

·········· 【临床经验】 ··········

### 1. 治慢性肾炎强调辨证、巧妙用药

慢性肾小球肾炎，简称慢性肾炎，是由多种原因引起的原发于肾小球的一组免疫性炎症性疾病。临床上以尿异常改变（蛋白尿、血尿及管型尿）和水肿、高血压、肾功能损害为特征。病程缠绵，常以年计。龚丽娟治疗慢性肾炎选方精当，用药独到。对于蛋白尿，认为以气虚湿热的本虚标实证多见，治宜益气清利。治疗脏腑之虚证，主张以平补为宜。对于湿热蕴结之证，擅用药对治疗。对病久瘀血内阻者，据情选用活血利尿药和虫类药。而湿邪留滞是慢性肾炎缠绵难愈的关键，主张根据湿与热的孰轻孰重选用清热利湿药。针对慢性肾炎迁延不愈与外感及合并症的关系，强调辨病辨证，有针对性地选药。

（1）**脏腑之虚平补为宜**：慢性肾炎蛋白尿一般病程较长，难以转阴，治疗蛋白尿是阻止肾功能衰退的主要措施。龚丽娟认为治疗蛋白尿应重视辨证，据其临床表现，虚实之分，虚者以脾肾气虚为多，实者为湿浊、湿热、瘀血停留，尤以湿热居多。一般多见气虚湿热的本虚标实证，宜用益气清利之法，选用党参或太子参、白术、茯苓、生黄芪、淮山药、益母草、白花蛇舌草等为基本方，并随症加减。肾虚腰痛加杜仲、川断、狗脊补肾利腰。肺虚外感加防风为玉屏风散补肺固卫实

表。脾虚失健,大便不实,加生、熟苡仁、白扁豆健脾祛湿助运。尿黄赤,加车前草、荔枝草。伴见阴虚,用太子参益气养阴,并分脏加味,肺阴虚加南北沙参、麦门冬、玄参、百合;肾阴虚,加生熟地、墨旱莲、女贞子,甚者用小量龟板、鳖甲;肝阴虚,加制首乌、桑葚子等。伴血虚加当归、枸杞子、白芍、制首乌、阿胶。伴阳虚加温而不燥之品如仙灵脾、巴戟天、鹿角片、菟丝子。尿频量多色清,肾气不固者,加用益智仁、金樱子、菟丝子、芡实。龚丽娟在临床中发现,现由于生活水平的提高、营养丰富及温室效应,患者单独出现阳虚证的现象非常少见。所以,临证运用温药时,量宜小,时间宜短,见效即减。

**(2) 湿热蕴结擅用药对:**龚丽娟认为慢性肾炎的病情演变,在本虚的基础上,以湿、热、浊、瘀之邪内蕴为其发生、发展、演变恶化的条件,故治疗之时,应抓住标本缓急的不同情况,急则治标。对于湿热蕴结者,她擅用药对。湿热蕴结中焦,症见恶心、呕吐,口干、口苦,苔黄腻或黄燥,舌质暗红,脉弦滑或滑数,主用苦辛通降之法,药用黄连—干姜、苏叶—黄连、苍术—黄芩、黄连—川朴,并加入化湿行气之藿香—佩兰、蔻仁—苡仁、制半夏—陈皮、枳壳、佛手等。邪在下焦,症见尿频,尿黄热,少腹急迫,用知母—黄柏—肉桂、苍术—黄柏—生苡仁,并选用土茯苓、蒲公英、白花蛇舌草、荔枝草、泽泻等。湿浊阻滞中焦,脾胃失运,症见腹胀,不思饮食,舌苔白腻,脉细,治以化湿泄浊为主,以不换金正气散为基本方加减,苔浊腻者,加小量温化燥湿药如草果 5~10 g—干姜 5 g,一般可以见效;若效仍不显者,改用制附片—干姜 5~10 g;苔白厚少津液者,加芦根—茅根、苡仁—杏仁以化湿升津。有些患者舌苔厚腻,但食欲正常,无腹胀乏力诸症,龚丽娟认为此乃脾虚生湿,治用补脾以绝生湿之源,加入香砂六君补脾调中,经过 2~3 月的调治,舌苔自化。

**(3) 血瘀内阻层次用药:**由于水湿、湿浊、湿热等邪留滞体内伤及肾络,或因脏腑气血阴阳亏虚,气阳无力推动血运,阴血涩少,不能畅行脉道,络痹血瘀,而致瘀血内停,故慢性肾炎病久多瘀。临床表现为舌质紫暗、舌有瘀斑瘀点、舌下络脉迂曲,脉涩等。龚丽娟认为慢性肾炎患者的临床表现没有单独的血瘀证,瘀总是与湿、热、浊邪兼夹为患的。因此应在辨证基础上加入二三味活血利尿药,如桃仁、红花、泽兰、刘寄奴、鬼箭羽、苏木、路路通、王不留行、益母草、虎杖等。效果不显著者,加入小量虫类药如全蝎 3~5 g,蜈蚣 1 条,水蛭粉 3~5 g,地鳖虫 3~5 g。运用虫类药时,要注意患者有无过敏现象,如有要立即停用。

**(4)清利之品贯穿始终:**慢性肾炎缠绵难愈,关键在于湿邪留滞。湿又易化热,每每湿热兼夹为病。基于对上述病机的认识,龚丽娟认为慢性肾炎患者无论有无水肿,自始至终均应运用清热利湿药,但要区分轻重不同而选用。湿重于热,苔白干,尿黄多泡沫,用茯苓、泽泻、生苡仁、滑石、车前草、玉米须等淡渗利湿;热重于湿,苔黄,口苦,尿黄赤,可用白花蛇舌草、石苇、地锦草、河白草、荔枝草、猫爪草;热毒深伏,苔黄,舌红,咽痛,尿赤黄浑,用蜀羊泉、墓头回、半边莲、龙葵、大黄等;在稳定期,除用扶正药外,依然要加用二三味清热利湿药如玉米须、车前子(草)、石苇、泽泻等,切不可纯用补益之法,以免邪无出路,余灰复燃。

**(5)辨病辨证针对选药:**龚丽娟认为慢性肾炎患者的免疫功能多有异常,抵抗力低下,抗感染力较弱,常易感染而致急性发作,尤以上感多见。此时要以治标为先,否则易致病情加重。慢性肾炎患者的外感一般来说既有风寒束表,又有肺热内蕴,治疗时宜辛温辛凉之品并用,如荆芥、防风、苏叶、豆豉、薄荷、牛蒡子等;伴上呼吸道感染者,可适量加入清热利咽之品,如板蓝根、射干、蚤休、山豆根。因皮肤感染诱发加重者,多有湿热疫毒的表现,宜选蒲公英、紫花地丁、河白草、苦参、金银花等清热化湿解毒药。狼疮性肾炎,多具有热毒蕴伏营血、损伤肾脏的病机,可选用蛇莓、漏芦、露蜂房、蜈蚣、全蝎、白花蛇舌草等清营凉血、以毒攻毒的药物。紫癜性肾炎具有过敏的特点,治疗中要配加蝉衣、荆芥、防风、僵蚕、生山楂、蛇蜕、乌梅、凌霄花等抗风、抗过敏药物。乙肝相关性肾炎,具有肝经热毒、肾经湿热并存的病机,应选用既能清肝抑病毒又能清肾利湿的具有双向作用的药物,如蒲公英、垂盆草、土茯苓、贯众、苦参、红藤、败酱草、白花蛇舌草、半边莲、虎杖、凤尾草等。高血压型肾炎患者亦多见,重点在于控制血压,以阻止肾动脉硬化的发生、发展,辨证多以阴虚阳亢为主,选用天麻钩藤饮合杞菊地黄汤加减,并选用夏枯草、六月雪、豨莶草、益母草、车前草等降压活血药物。龚丽娟坚持中西医相参,十分重视西医各项实验室检查的结果。镜下血尿或尿红细胞计数增高者,在清利方中除选用大小蓟、茜草炭、地榆炭、墨旱莲等外,并重用景天三七解郁止血,舌质红加乌梅炭酸敛止血;有瘀者配用云南白药、参三七等化瘀止血药;管型尿重用猫爪草;高脂血症选用泽泻、生山楂、荷叶、玉米须、决明子等;高尿酸者用丝瓜络、玉米须煎汤代茶饮。对于难以控制的蛋白尿用火把花根3~5片,日服3次,或雷公藤多贰片2片,日服3次,必要时加服强的松。雷公藤、火把花根与强的松同时服用,既能减轻强的松的反跳作用,又与后者有协同作用。

**(6) 明辨药性,精准选用**：黄芪是治疗肾病的主药,肾炎多见气虚湿热,故龚丽娟治肾炎多选用生黄芪,有补益肺、脾、肾三脏气虚之妙用,如舌红、肺胃有内热者,可配知母清热生津,缓减其温性。若气虚伴有高血压者,应慎用或少用、不用,以免助火升阳。对高血压有气虚表现者可用太子参、淮山药、黄精之类替代,或用少量生黄芪(10 g)试探性治疗,确无反应再逐渐加量。肾炎病本在肾,但补肾药不宜用得太早,因肾炎初起,以水湿或湿热为主,肾虚尚不明显,虽有腰酸腰痛之候,是湿留肾经,故不能从肾虚腰痛论治。此时,可用独活、苍术、薏苡仁、茯苓、干姜、牛膝燥湿利腰,或用苍术、黄柏、晚蚕沙、薏苡仁清热利湿,湿去始可用桑寄生、杜仲、川断、狗脊类平补益肾。如虚证明显,分别阴阳,投以补肾药。

龚丽娟还善用实验室指标来调整治疗用药。低蛋白血症选用阿胶、紫河车、鳖甲、龟板等血肉有情补益气血之品;高血脂选用生山楂、荷叶,并重用泽泻;血尿酸增高,用丝瓜络、玉米须煎水代茶;免疫功能低下者,多表现气阳不足,在食欲正常情况下重用参芪,并加用仙茅、仙灵脾、巴戟天、鹿角片等脾肾双补药;微循环障碍、血液流变学示高黏血症者,加丹参、川芎、红花、水蛭等活血化瘀抗凝药,也可配用脉络宁静脉滴注。肾炎蛋白尿常难转阴,从其临床表现亦有虚实之辨,虚者以脾肾气虚为多,实者为湿浊、湿热、瘀血的停留,尤以湿热居多,一般多见本虚标实、虚实夹杂证。故从益气清利立法,选用生黄芪、党参、白术、茯苓、淮山药、川芎、丹参、益母草、玉米须、白花蛇舌草为基本方进行随症加减;若湿热明显,加强清利药,如河白草、六月雪之类;伴脓细胞,用土茯苓、荔枝草、蜀羊泉、墓头回、黄柏等;无湿热者,可选用固涩药;镜下血尿或尿红细胞计数增多者,除选大小蓟、茜草、白茅根、荠菜花等一般止血药外,再配用云南白药或参三七粉;管型尿,重用猫爪草;尿常规无明显好转,肝肾功能正常者,可用火把花根片或雷公藤多甙片治疗。

此外,龚丽娟在治疗慢性肾炎的过程中,特别强调正确饮食的重要性。她认为慢性肾炎患者切忌暴饮暴食,诸如肥甘厚味及海腥发物等均在控制之列,饮食宜清淡,并且针对病情选择。血脂高者,应以素食为主,如青菜、萝卜、海带等;血尿酸高者,不宜食用菠菜、茭白、笋片、扁豆。对于体质弱者,强调每天要适量摄入蛋白,以鱼肉、鸡蛋白、鸡肉及瘦肉等优质蛋白为佳。对于大量蛋白尿患者,应控制蛋白质摄入量,因为高蛋白会加重肾脏负担,最好不要食用豆制品。

## 2. 分"三型"治尿路感染

尿路感染是指细菌侵犯尿路的总称,以小便频急,尿道灼痛,少腹坠胀,排尿不畅为主症,该病在中医学属于"热淋""血淋""劳淋"范畴,临床根据病位不同可分为上尿路感染(输尿管炎、肾盂肾炎)及下尿路感染(尿道炎、膀胱炎)两种。肾盂肾炎常由膀胱炎上行感染所致,而肾盂肾炎的菌尿必须经膀胱排出,可引起膀胱炎,故两者往往互为因果,同时并存。

龚丽娟指出尿路感染的病因主要分为有3种:① 下阴不洁,细菌由尿道入侵,上行膀胱、肾。② 它病及肾,感染性疾病致成败血症,热毒侵肾;或前列腺炎、糖尿病、妇科疾病等易受细菌侵袭致病。③ 劳欲无制,或妊娠期房事不节,致肾虚邪侵。急性期的病机为湿热蕴结下焦,膀胱气化不利,而致小便频急灼痛,排尿不畅;热伤血络则尿血;湿热阻肾则腰痛灼热,拒按;邪郁少阳则恶寒,发热,口苦作恶;内伏中焦则高热便秘;郁肝不解,甚则邪入营血,则见神昏,高热。慢性期的病机多属湿热伤肾,肾虚邪留,虚实夹杂。其病机变化为热郁伤阴(肾),由肾及肝,肝肾阴虚;或湿伤阳气(肾),由肾及脾,脾肾气虚、阳虚;亦可表现为气阴两虚和阴阳两虚。除了本虚外,常兼实邪,如湿热、水湿、阳亢等。对本病必须治疗彻底,如治疗失当,或反复发作,往往由急性期转变为慢性期。又可每因个人卫生不注意,或过度疲劳、受凉感冒、情绪不畅、房事不节等诱发急性发作。

龚丽娟将尿路感染分为三型来辨治:① 膀胱湿热证:见于急性尿路感染,慢性尿路感染急性发作期,治以清热利湿通淋,常以八正散加减用药。② 阴虚湿热证:见于急性尿路感染恢复期,急性转入慢性期,慢性尿路感染,治以滋肾清利,多以知柏地黄汤加减用药。③ 脾肾两虚证:多见于慢性肾盂肾炎,菌尿长期不转阴者,治以培补脾肾,常用四君子汤加味来组方。

## 3. 治肾性血尿补虚、化瘀、泄热、固涩

无症状血尿患者,多数为隐匿性肾炎,临床表现为肉眼或镜下血尿,或蛋白尿经治消失,而遗留镜下血尿反复迁延难愈,治疗棘手。龚丽娟认为肾性血尿属中医学"血证——尿血"范畴。血尿的病因一为"脾肾亏虚",一为"热伤络脉",其病理性质为本虚标实,虚实夹杂,以脾肾亏虚为本,湿热与血瘀为标。病位在肾与膀胱,病机总属肾络受损。其病因可为标实,可为本虚。标实者,以风热、湿热、心火为常见;本虚者,或气阴两伤,或阴虚内热,或气滞血瘀,阳气亏虚失于统摄也可产生尿血。

（1）**补虚**：尿日久必然气血阴阳受损，多以肺脾气虚，卫气虚弱或卫阳不固为主，临床多见神疲，气短乏力，易感冒，血尿反复。治疗上适当补虚，补益肺脾，固护卫气，以提高御邪能力，减少复发。常选用玉屏风散、参苓白术散等方加减。由于血尿常致血虚阴伤，亦易滋生内热，一般不宜过用温补，以防助热化燥，伤阴动血。肾阴受损者宜配用二至丸、六味地黄丸，气阴并治。

（2）**化瘀**：出血必致血瘀，瘀积不散，血不归经，致病情反复不愈，临床多见腰痛固定，舌质暗，舌底脉络青紫。故无论血尿病程长短，龚丽娟在治疗上多选用具有双向调节作用的化瘀止血药。常用景天三七、大小蓟、紫丹参、蒲黄、紫珠草、茜草等，瘀血征象明显者可用鬼箭羽、凌霄花、刘寄奴、莪术等效专力大之品。

（3）**泄热**：血尿患者在病理演变过程中常存在热邪，临床多见咽喉肿痛，心烦，舌红苔黄，脉数。邪在上焦可从咽、从肺论治，常选用玄参、麦门冬、金银花、白茅根、芦根等，金水相生，上下既济，每每可获良效。此外，常配用蝉蜕，其气味俱薄，轻清上浮，有疏散风热，利咽化痰，散结解毒之效，对控制上呼吸道感染，改善症状，减轻或消除血尿亦有较好的疗效。有时热与湿邪相合，而见口黏口甜、口干不渴、浮肿、苔黄腻等湿热郁遏证候。血尿的反复与湿热起伏不定有关，同时湿与热合，耗伤正气，正气虚弱，又极易招致外感，成为病情复发或加重的因素，且往往贯穿病程的始终。故治疗上常合用藿香、佩兰、制半夏、陈皮以化湿，亦可用白花蛇舌草、荔枝草、叶下珠、半枝莲等清利湿热之品。

（4）**固涩**：肾性血尿常常病情迁延反复，在病情相对稳定，本虚为主，邪实不甚时可选用一些炭类止血药，注意止血不留瘀。常用藕节炭、茜草炭、乌梅炭。乌梅亦是龚丽娟治疗血尿常用之品，《本草经疏》云："乌梅，味酸能敛浮热，能吸气归元。"其性温，温能通行，酸能入肝而敛虚热，气温而主补，味酸而主敛，故精气益则血尿自安。

【 经 验 方 】

## 加味交泰散

组成：黄连粉 2 g，肉桂粉 1 g，琥珀粉 2 g，珍珠粉 1 g。

用法：上药和匀，装入胶囊，分 2 次用温开水送服，1 次在晚饭后半小时，1 次在临睡前半小时，连续服 2～4 周，若睡眠有好转，可减去晚饭后服药，每天在临睡前服 1 次。

功效：清心降火，交通心肾。

主治：忧郁症、焦虑症和妇女更年期综合征引起的重度失眠。

方解：失眠病机复杂，有虚有实，治法不一。若忧郁症、焦虑症和妇女更年期综合征引起的重度失眠。当清心降火，交通心肾。方中黄连清心降火；肉桂引火归元，交通心肾；琥珀、珍珠镇心安神定惊，共起水火互济、镇心宁神之功。绝大多数失眠者多因学习、工作任务繁重，压力较大，久而久之出现心理障碍，影响睡眠，伴头昏、记忆力减退、心悸躁怒等症。故治疗本病应从两方面着手，心理疏导与中药汤剂辨证调理。失眠严重者加服加味交泰丸。临床上很多患者依赖西药镇静安眠药，通过中药调治后，睡眠改善，并可逐渐撤减西药。

## 主要论著

龚丽娟.祖国医学的食养疗法.江苏中医杂志.1981,(2)：56～57.

龚丽娟,朱雪芳.泌尿系结石的中医辨证治疗.南京中医学院学报.1982,(3)：15～17.

龚丽娟,邹燕勤,余承惠,等.中医辨证施治加肾炎合剂治疗慢性肾炎 90 例临床分析.南京中医学院学报.1984,(4)：13～15.

龚丽娟.加味交泰散.江苏中医药.1984,39(6)：6.

龚丽娟.热淋证治.广西中医药.1984,(4)：42～44.

龚丽娟.谈谈慢性肾炎无肿期的治疗体会.江苏中医杂志.1985,(9)：3～5.

龚丽娟.治疗慢性肾炎点滴体会.南京中医学院学报.1985,(1)：13～16.

龚丽娟,曹蓓蓓.曹鸣高的学术思想和医疗经验.江苏中医杂志.1987,(9)：1～3.

龚丽娟,赵化南,曹蓓蓓,等.吴门曹氏三代医验集.南京：江苏科学技术出版社,1988.

龚丽娟.正确使用膏方调补肾病.江苏中医药.2006,27(11)：8.

## 参考文献

[1] 郑新梅.龚丽娟教授治疗慢性肾炎的用药特色.江苏中医药,2000,21(10)：9～10.

[2] 戴云.龚丽娟治疗尿路感染经验.光明中医,2007,22(2)：30～31.

[3] 王晗.龚丽娟教授治疗肾炎经验探析.南京中医药大学学报,2010,26(5)：324～326.

[4] 许陵冬.龚丽娟主任治疗肾性血尿用药经验.吉林中医药,2010,30(11)：938～946.

# 夏桂成

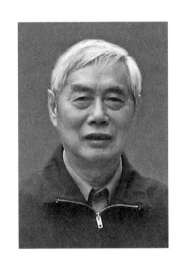

夏桂成,男,1931年出生,江苏省江阴人。江苏省中医院主任中医师,南京中医药大学教授、博士生导师,第二批国医大师,全国名老中医,江苏省名中医。曾任中华中医药学会中医妇科学会常委,江苏省中医药学会中医妇科学术委员会主任委员,《江苏中医》和《南京中医药大学学报》编委。享受国务院政府特殊津贴专家。第二批全国老中医药专家学术经验继承工作指导老师。

幼年聪颖好学,后立于江阴名医夏奕钧门下学习中医内科。1957年在江苏省中医进修学校(南京中医药大学前身)结业,1958年分配至江苏省中医院(南京中医药大学附属医院)妇科,拜黄鹤秋主任为师。从事中医妇科临床、科研及教学工作50余载,实践经验丰富,有"送子观音"之称,培养的中医妇科人才遍及全国各地,先后赴澳大利亚、美国、英国、意大利、爱尔兰、日本、中国台湾等国家和地区讲学。主编专著有《中医临床妇科学》《简明中医妇科学》《实用妇科方剂学》《胎产病症辑要》《简明中医妇科手册》等,参加全国高等中医院校中医妇科第1、第2、第5版教材的编写及《中医妇科诊断疗效标准》的制定。发表学术论文200余篇,多次获省、市、院级优秀论文奖。先后被评为江苏省中医院首届"十佳"医务人员、南京中医药大学优秀共产党员等称号,2005年获中国医师协会"中国医师奖",2007年获全国卫生系统先进工作者。2011年主持的"中医女性生殖节律创新理论及临床应用"科研项目获得江苏省科学技术进步一等奖。

## 【学术思想】

夏桂成擅长治疗不孕症、膜样痛经、更年期综合征、子宫内膜异位症等妇科病症。对妇科经、带、胎、产等疾病形成了自己独特的见解和辨证方法。他提出月经周期中阴阳消长转化以《易学》奇偶数律的关系,并应用中医辨证理论确定治疗方法,提出"调经必须调周""调周才能更好调经"的观点,创立了"分期分时调周法""运用奇偶数律调周法"的理论。同时,他根据中医治未病理论,提出的"肾—心—子宫"生理生殖轴的观点,反映出肾心合治的特点,形成治疗妇科病的特色。其学术思想及特点主要有以下几个方面。

### 1. 创立妇科疾病"补肾调周"新理论

**(1)补肾调理月经周期法:** 月经在女性的一生中具有重要的意义,它不仅表现在来潮时的量、色、质的变化,而且也表现在周期性的变化。夏桂成认为月经周期的演变,体现了太极阴阳的消长及两次明显的转化节律运动现象,与圆运动生物钟的关系密切,而体内月圆运动生物钟节律,在一定程度上亦受自然界圆运动生物钟规律的影响和制约。正如李时珍《本草纲目》"论月水"中所说:"女子,阴类也,以血为主,其血上应太阴,下应海潮,月有盈亏,潮有朝夕,月事一月一行,与之相符,故谓之月信、月经。经者,常也,有常轨也。"说明了月经的周期节律演变与天之月亮盈亏规律、地之海潮的涨落规律、行经期与经间排卵期等均有密切的关系。月经从行经期开始,除旧生新,新周期的月圆运动开始,进入经后期阴长阳消阶段,阴长至重引起转化运动,来纠正这种不平衡状态已达生理限度,就进入经间排卵期,重阴转阳,转化后开始阳长阴消的经前期,推动生理运动的发展,然后又进入阳长至重,重阳必阴的转化期,即又一次新的行经期,目的就在于纠正月圆运动中的阴阳不平衡的生理状态,再次开始新周期的运动。

月经的月圆运动生物钟节律总的演变以月为标准,按四期进行消长转化运动,所以夏桂成首先提出了用补肾调理月经周期法治疗妇科疾病,以期恢复患者正常的阴阳消长转化的节律,达到"阴平阳秘"的生理状态。补肾调周法不同于中药人工周期疗法,不仅理论不同而且治法用药亦有异。行经期活血调经,经后期滋阴养血,经间排卵期补肾活血以促排卵,经前期补肾助阳。而在补肾调周法中夏桂成更强调了经间排卵以及行经期这两个转化期的重要性,抓住了这两个转化期,使得从阴转阳和从阳转阴顺利,不仅可以调理妇女功能失调性疾病,而且对于某些器质性的疾病亦有较好的疗效。因为行经期,除旧生新,重阳转阴,为新的月经周期奠定基础,阴长充分,能够达到重阴,重阴转阳,顺利进入经间排卵期,对治疗多囊卵巢综合征、闭经等病症有效。而经间排卵期是从阴转阳的重要时期,转化顺利,到经前期阳长充分,气血旺盛,可以溶解瘀血浊液,不仅对于月经过多、经期延长等功能失调性疾病引起的出血有效,而且对于因瘀浊导致的器质性疾病,如子宫内膜异位症、子宫肌瘤、盆腔炎等也有较好的效果。

**(2) 补肾调周法的治未病思想:** 中医学"治未病"的思想源于疾病的预防观。《素问·四气调神论篇》曰:"圣人不治已病治未病,不治已乱治未乱,此之谓也。夫病已成而后药之,乱已成而后治之,譬犹渴而穿井,斗而铸锥,不亦晚乎!"《灵枢·逆顺》谓:"上工刺其未生者也,故曰:上工治未病,不治已病。"历代医家在此基础上不断有所发挥,尤以汉代医圣张仲景阐述得更为翔实、具体,此实开中医预防思想的先河。夏桂成"补肾调周"法中的"治未病"思想,主要体现在未病先防、有病早治、意在防变、病后防复等 4 个主要方面,而注重补肾调周、培扶正气以防病祛邪是各个环节中治未病的根本。这些理论和经验是中医学遗产的一部分,有其重要的科学价值和实践意义。

1) **未病先防:** 未病先防是指在疾病发生之前积极采取措施,以防止疾病的发生。夏桂成在临床实践中非常重视疾病的预防,如治疗月经过多、经期延长、痛经等病症,认为出血、疼痛发作时的治疗固然重要,但"未病先防",平时的治本方法更重要,亦即是补肾调周法,关键在经间排卵期的治疗,经间排卵期,重阴转阳,补肾促排卵,加强排卵的功能,恢复和提高阳长的功能,阳气旺盛,气血充足,从而有溶解瘀浊,推动血行的作用,瘀去则血止,血行则痛止。不仅如此,经间排卵期的补肾调气血,扶助阳水阳气,客观上还起到了促进子宫等生殖器官的生长和发育的作用,原发性痛经与生殖器官的发育以及天癸至不充有着密切的关系,所以助长发育提高癸水的水平,"未病先防"还是治疗原发性痛经的治本之法。此外,如子宫内膜异位症、子宫肌瘤、盆腔炎等器质性疾病,其病机为肾虚血瘀,瘀血内阻;或湿瘀互结,阻滞下焦。临床治疗时,夏桂成亦十分重视经间排卵期的治疗,因为转化顺利,阳长充分,阳气旺盛,有气化的作用,能够溶解瘀浊、湿热。

2) 有病早治,意在防变:早治已成之病,不但容易向愈,而且免生变化之弊。如已成之病,任病发展,必然坐失良机,难免有病情恶化或药不胜病之忧。多囊卵巢综合征是好发生于女性青少年的一种常见的内分泌与代谢性疾病,对婚后生育有影响,并且与糖尿病、心脑血管疾病、子宫内膜癌、乳腺癌之间存在一定关系,故及早治疗、防止病变十分重要。西药目前对此没有十分有效的方法,但中医药治疗有其特色,而补肾调周是治疗本病的基本法则。多囊卵巢综合征的主要病理在于肾阴癸水不足,卵子发育不能成熟,痰湿蕴阻,卵巢呈多囊样变化。患者月经稀发或闭经,所以本病长期处于经后期阶段,因此经后期的治疗尤为重要。一般经后期可以分为经后初、中、末 3 个时期,属于阴长演进及运动形式不同的过程,临证中常以带下的分泌来衡量阴长的程度。经后初期,尚无带下,在整个经后期的初、中期较长。多囊卵巢综合征始终停留在经后初期,或偶尔进入中期,又很快返回到经后初期。经后初期的治疗是养血滋阴,以阴药扶阴但需血中养阴,养阴的目的在于养精卵,临床上可选用归芍地黄汤。此外,多囊卵巢综合征患者有的伴有不同程度的痰湿病变,经后初期因为"静能生水",故不用或少用化痰湿药物,进入经后中期,轻用化痰湿的药,常选用滋肾生肝饮加减,药用炒当归、山药、山萸肉、熟地、茯苓、炒柴胡、川断、菟丝子、炒白术等。此时是治疗本病证最为关键的时期,当进入经后末期,带下较多,质稍黏,或有少量锦丝状带下,此时阴长运动已达到较高水平,时间短暂,很快就进入排卵期,否则将返回经后中期或初期,所以这时的治疗相当重要。临床上常用补天五子种玉丹加减,药用丹参、赤白芍、山药、山萸肉、熟地、茯苓、川断、菟丝子、杜仲、紫河车、五灵脂、山楂。这里把补阳的药加到几乎与阴药并重,不仅在于阴长运动,而且是因为运动较强的需要,在于维持近高水平之阴的需要,控制或杜绝因阴虚及阳、阳亦不足而致痰湿脂肪的滋长,从而促其进入经间排卵期,转化顺利,使得月经正常来潮。

3) 病后防复:疾病初愈,虽然症状消失,但此时邪气未尽,正气未复,气血未定,阴阳未平,必须调理方能渐趋康复。此时若不注意调摄,极易病复。夏桂成临床上十分重视妇科疾病治愈后的调理,而补肾调理月经周期法,恢复患者肾阴阳的平衡,对于预防病后复发起着至关重要的作用。功能失调性子宫出血,中医又称"崩漏",好发于青春期和围绝经期。"崩漏"血止后当以调理月经周期为治本之法。调理月经周期,必须重视肾,特别是肾阴癸水、肝脾气血、心脑神明。不仅纠正贫血,而且要恢复正常的月经周期。青少年的功血,常常是调节功能尚不足以协调所致,即肾气初盛,天癸既至而未充实,冲任虽达通盛但未趋坚强。对青春期功血控制出血后的固本复旧,夏桂成认为初潮2~3年内者,可按补肾养血,助长发育论治;而已属青春后期的患者,应用补肾调周的方法,以恢复排卵功能,建立正常的月经周期,达到真正控制出血的目的。对围绝经早期患者仍然需要运用补肾调周法,恢复排卵和月经周期,这样才能真正起到预防疾病复发的作用。

**2. 探索"数律"、看住"轴心"、明辨寒热防治更年期综合征**

**(1) 推导7、5、3奇数律,防治更年期综合征:**夏桂成在长期对女性生殖功能的研究中,发现7、5、3奇数律与女性生殖生理功能的活动有着重要的内在联系。

女子以阴血为主,经、孕、产、乳以阴血为用,但推动阴类物质活动的动力在于阳气,7、5、3阳奇数是推动阴发展的数律,掌握此数律的变化,不仅对妇科疾病的治疗,而且对预测医学、预防医学的"治未病"至关重要。更年期是妇女由性成熟期逐渐进入老年期的过渡时期,包括绝经前期、后期及绝经期,在此过程中,部分妇女会出现一系列的证候,中医谓之绝经前后诸证,即西医学的更年期综合征,更年期妇女约有2/3可产生程度不同的更年期综合征,其持续时间长短不定。

夏桂成认为月经周期节律的衰退,实际上是女性周期阴阳消长转化运动的衰退和终止,而阴阳运动的衰退与终止,与个体的体质、遗传、地区、气候等不同有关,归纳起来,是受内的7、5、3奇数律所支配,摸清7、5、3奇数律的生理病理,有着防治的重要意义。如《素问·上古天真论》所指出的7数律,属于厥阴、少阳体质类型者,则49~55岁为绝经期,那么42~48岁为绝经前期,或称更年前期,是防治更年期综合征的重要时间,而防治的重点在厥阴经肝。按照《洪范》五行论述,中土脾胃为5数律,属于太阴、阳明体质类型者,则50~54岁或46~50岁为绝经期,45~49岁或41~45岁为绝经前期,或称更年前期,是防治本病的重要时期;51～55 岁或 55～59 岁为绝经后期,称更年后期,防治的重点在太阴经脾。如按《素问·阴阳离合论》及《河间六书》之天癸未行、既行、既绝及太阳之数论指出的 3 数律,属于太阳、少阴体质类型者,则 48～51 岁或 45～48 岁、最早 42～45 岁或 51～54 岁为绝经或称更年期,39～41 岁或 42～45 岁或 45～47 岁为绝经前期,或称更年前期,为防治本病的重要时期;46～52 岁或 42～48 岁或 55～61 岁为绝经后期,或称更年后期,防治重点在于少阴经(肾)。3 数、5 数律尚有几种不同绝经年龄,但均按 3 数或 5 数波动,则也是阴阳运动在个体内部多样性的反应,但也有规律可循,同时还必须考虑到天、地、人三者间的影响和调节,这也是夏桂成近年来防治月经病、推导阴阳运动规律的要求论治未病的最大特色。

**(2) 抓住"心—肾—子宫"生殖轴,重在治心,结合滋肾调子宫:**更年期综合征在前人的著作中无系统论述,散见于月经不调、眩晕、心悸、失眠等有关病证中,夏桂成指出更年期综合征的发生是"心—肾—子宫"生殖轴紊乱所致,创造性地称其为"心—肾—子宫"综合征。患者表现心肝火旺的症状,如烘热出汗,心烦易怒,心悸失眠,抑郁焦虑;肾虚偏阴的症状,如腰酸腿软,五心烦热,头晕耳鸣;月经紊乱的症状,主要为期量的紊乱,渐至停闭。根据临床观察,更年期综合征90%以上属肾虚偏阴虚,肾阴、天癸衰退的过早、过快,持续时间过长,上影响心肝,下影响子宫,致心肝失养,气火偏旺,月经紊乱。"心—肾—子宫"轴在生理上通过冲、任、督、胞脉、胞络等互相协作,病理状态下亦互相影响,首先肾虚水亏,上不能既济心君,下不能涵养子宫,再者子宫与胞脉胞络下系于肾上通于心,月经量少或停闭,与月经有关的气火不得下泄,亦通过其固有的经络上冲扰心,下吸肾阴,引动肝火,因此,心肝之气火不仅与肾阴亏虚有关,而且与子宫闭塞亦关系密切,故形成"心—肾—子宫"轴综合征。由于本病为"心—肾—子宫"轴紊乱的病机特点,因此,临床上可见单治气火疗效欠佳的现象。由此夏桂成创制了"滋肾清心汤",为滋阴降火、交济心肾,兼调子宫的验方。药用钩藤、牡丹皮、莲子芯、黄连、紫贝齿、牡蛎、合欢皮、太子参、浮小麦、丹参、川牛膝、茯苓等。发作时治心,以心血(脉)心神为主论治,但要兼顾其肾,平时以调治肝肾为主,兼以调心。

**(3) 深入辨析寒热错杂,论治更需圆机活法:**更年期综合征虽以肾虚偏阴虚为主要病理改变,但其病理变化还是十分复杂的,其中寒热错杂尤为明显。夏桂成将其病证反应分为如下 3 种,以指导治疗。

1) **热多寒少,重在心肝气火偏旺**:一般来说,更年期综合征在于阴虚火旺,其表现形式有:① 上下热,中有轻寒,即阴虚心肾之火偏旺,兼有胃寒,可见月经偏多,烘热出汗频作,心烦寐差,口渴喜饮,心情不畅,时或烦躁,神不守舍,但又伴中脘作胀有冷感,喜热按,或有胃病史,因此,这种热多寒少的病理变化,在治疗上滋阴清热法中亦应照顾胃脘的寒性病变。② 上中热,下有轻寒,即阴虚心肝火旺,兼有轻度肾阳虚寒,可见月经愆期或闭止,烘热出汗频作,头昏头痛,烦躁失眠,胸闷心悸,口渴咽干,情怀不畅,但又伴有小腹作胀有冷感、腰酸尿频等,在治疗上,滋阴清热法中应照顾肾阳虚寒的一面。

2) **热少寒多,重在脾肾阳虚**:这类病证虽为少见,但临床亦有所见。热少者心肝气火偏旺尚可,而脾肾阳虚较为明显,其表现形式亦有:① 阳虚气化不利,水湿潴留或泛溢,可见浮肿尿少、经闭形寒、轻度烘热出汗、头昏烦躁、寐差、神疲等,治疗当以温阳利水中照顾到清心安神等。② 阳虚气滞,血行不利,凝结为血瘀者,可见经行腹痛,有膜样血块,腰酸,小腹冷感,轻度烘热出汗,胸闷烦躁,失眠等,治疗亦当补肾温阳法,佐入清心化瘀的治疗,才能更好地控制更年期综合征的发作。

3) **寒热参半,阴阳紊乱**:寒热参半,绝大部分是阴阳俱虚,肝热脾寒的复杂病变。除少数属于阴阳衰竭病情发展的终末阶段外,大多是病变过程中的短暂相持时期,随着病情的发展,将让位于偏阳虚寒为主,或偏阴虚热为主的偏胜状态。就本病证而言,阴虚偏阴虚占有主导地位,因此热为主者,极为常见,在处理上一般得同时兼顾,但在具体选用方药上尽可能避免相互间有冲突性即矛盾性,而且要注意到寒热间的脏腑归经学说,使滋阴清热不影响到祛寒,祛寒温阳不影响到清热的一面,才能获得较好的效果,免得带来医源性的副作用,这是分析处理更年期综合征错杂病变的要法。

**〔临床经验〕**

## 1. 辨证结合调周治免疫性不孕症

抗精子免疫在妇女不孕症中占较大比例。夏桂成在女性不孕症专科门诊中,采用辨证分型,结合分期调周法治疗此类患者,疗效满意。本病国外一般使用肾上腺皮质激素大剂量冲击和小剂量维持治疗。前者副作用大，且有禁忌证，而后者效果差。

**(1) 辨证施治**：按中医辨证论治的原则，分以下阴虚火旺和阳虚痰浊两个证型。

1) **阴虚火旺证**：多见月经先期，或正常，量偏少或多，色红有小血块，头晕耳鸣，心悸失眠，腰腿酸软，烦躁内热，口干，舌质红苔黄腻，脉细弦数。治以滋阴降火，调肝宁神。方用滋阴抑抗汤，药用炒当归、赤白芍、淮山药、山萸肉、牡丹皮、钩藤、地黄等，并根据兼症，随症加减。

2) **阳虚痰浊证**：多见月经后期或正常，量色质一般，腰腿酸软，小腹有凉感，大便易溏，神疲乏力，小便清长或频数，脉细，舌质淡红、苔白。治以补肾健脾，温阳化痰。方用助阳抑抗汤，药用黄芪、党参、鹿角片、丹参、赤白芍、茯苓、川断、山楂，并根据兼症，随症加减。

**(2) 治疗特色**

1) **突出主证，照顾次证、兼证**：夏桂成认为免疫性不孕症阴虚证，虽以补养肝肾为主，但必须与降火或清心肝之火相结合。他自拟滋阴抑抗汤，是从归芍地黄汤基础上加减而成，兼湿热、兼脾胃薄弱、兼气滞血瘀的，加入适量的针对性药物。少数属于阳虚证，从温土毓麟汤或健固汤基础上进退，把化痰浊调气血结合起来，针对不同的次证、兼证而选用适合药物，从而取得较好的效果。

2) **分期调周法**：夏桂成认为，依据月经周期中阴长阳长及其转化的特定时期，在辨治的基础上，能提高阴阳消长转化水平，使之在高水平上行其消长转化，从而增强免疫机能的调节能力。经后期到排卵期前，为阴长阶段，滋阴养血是重要时期，滋阴抑抗汤需在此时服用。经间排卵期，子宫由藏转泻，泻者子宫开放也。滋阴加助阳药中，尚须参入行气调血之品，促进受孕。

3) **特异性有效药物**：夏桂成认为阴虚者应本着"酸甘化阴"原则，选用赤白芍、山萸肉、当归、甘草为最好，经试用确为要药，用之有验。《傅青主女科》以四物汤去川芎加山萸肉，名曰养精种玉汤，有抗精转阴而达种玉之意。阳虚者则应本着"气中补阳"的原则，选用黄芪、鹿角片等为最合适。夏桂成用之临床亦有验，而成助阳抑抗汤的主药。

4) **关于疗程**：夏桂成认为治疗免疫性不孕症应选定3个月经周期为1个疗程，经临床观察表明是合宜的。

## 2. 经前期漏红传统辨治与调周辨证

凡在经前期出现阴道漏红,并随月经周期发作者,称为经前期漏红,或称经前期出血,西医学称为黄体期出血。本病亦为临床所常见。其特征为经前期阴道漏红,出血量少,点滴不净,少则3日,多则半月,与经间期出血相连接,与经期延长相混淆。夏桂成在长期临床观察中,发现本病不同于经期延长、经漏、赤带及经间期出血等病证,具有一定的特点,且有些病情复杂和顽固,常反复发作。

**(1) 传统辨治法:** 夏桂成传统的辨治方法,依据一般出血病的常规,从虚、热、瘀论治。虚者指气虚不能摄血;热者指血热迫血妄行;瘀者指血瘀血室,致血不得归经。经前期漏红亦不例外,亦应从虚、热、瘀论治。虚应为阳气之不足,乃脾肾之亏虚,以致子宫失于固藏,故见出血量少、色偏淡、无血块,伴有腰膝酸楚、腹胀、大便易溏、纳食不佳、神疲乏力,舌质淡红,脉细弱。治当健脾补肾,益气摄血。方选归脾汤加续断、菟丝子、紫石英等,必要时可加阿胶、鹿角胶等。热应为阴虚郁火证,故见经前期漏红,量稍多、色红、质黏腻,伴有胸闷烦躁,乳房胀痛,头昏头痛,口干舌燥,夜寐甚差,大便偏干,小便黄少,舌红绛,苔黄腻,脉弦数。治当滋阴养血,凉血清热。方选保阴煎加女贞子、旱莲草、桑寄生。瘀应为肾虚血瘀,故见漏红量少、色紫黯、质黏腻、有小血块,或有小腹或少腹胀痛,胸闷烦躁,大便偏黑,舌紫暗,脉细弦。治当补肾助阳,化瘀止血。方选加味失笑散加续断、紫石英等。

**(2) 调周辨治法:** 调周治法是夏桂成治疗经前期出血的特色辨治法,周期中4期均可采用。

1) **经后期:** 经后期属于周期中的奠基阶段,治以滋阴养血,佐以健脾助阳,方用归芍地黄汤合异功散。药用炒当归、白芍、山药、山茱萸、熟地黄、牡丹皮、茯苓、太子参、白术、陈皮、续断、菟丝子、炙甘草等。随着经后期的后移,还要逐渐加入杜仲、肉苁蓉、锁阳等,以阳中求阴,促进阴长。

2) **经间排卵期:** 经间排卵期,是重阴转阳的转化期,亦是本病治疗的重要时期,补肾调气血以促转化,方用自拟经验方补肾促排卵汤。药用炒当归、赤芍、白芍、山药、山茱萸、熟地黄、炒牡丹皮、茯苓、续断、菟丝子、鹿角、五灵脂等。经前期漏红,脾肾亏虚者多,故常加党参、黄芪;如有明显的阴虚血热现象者,经前在原方基础上去鹿角、当归,加女贞子、旱莲草、紫河车等,有利于经前期控制出血。

3）经前期：经前期是阳长的时期,也是漏红发作的时期,有相当部分患者,表现出心肝火旺的血热证候。因此,在经前期以补肾助阳的同时,必须佐以清热止血之法,方选健固汤或毓麟珠,合丹栀逍遥散加减。药用党参、白术、山药、牡丹皮、茯苓、续断、菟丝子、鹿角霜或鹿角胶、钩藤、栀子、炒荆芥、大蓟、小蓟等。但是病发时期,要在辨证的前提下,结合调周法。血瘀证者,可在加味失笑散合毓麟珠方上进退,因为补肾助阳有利于活血化瘀,或者限制血瘀的发展。血热证者,可在保阴煎的方药中加续断、紫石英、制香附等,不仅照顾到经前期的特点,而且亦有利于经期经血排泄之顺畅。脾肾气虚证者,仍当以健固汤加减,或偏于脾虚者,可以温土毓麟汤治之。

4）行经期：行经期是重阳转阴的转化时期,排泄经血有利于阳转阴,故经血的顺利排泄,标示转化顺利,故需用五味调经散（汤）加味。药用丹参、赤芍、五灵脂、山楂、益母草,再加入艾叶、制香附、茯苓、续断、牡丹皮等。如阴虚血热,表现月经过多者,上方去艾叶、丹参,加入大蓟、小蓟、生地黄等。如气虚脾弱,亦见月经过多者,上方去丹参、赤芍,加入炒白术、党参（重用）、砂仁等。

总之,调周法亦要针对各种证型进行辨证加减,但前提在于调整周期中阴阳消长转化的整体,以保障月经周期演变的正常进行,自无经前期漏红之疾也。

## 3. 滋阴健脾、补肾调周治青春期崩漏

青春期崩漏极为常见,在出血阶段常有出血、贫血相兼夹者,治疗有一定难度,夏桂成多采用滋阴健脾,补肾调周等方法,疗效显著。

**（1）滋阴清热,通涩合用：**《素问·阴阳别论》曰："阴虚阳搏,谓之崩。"历代医家大多承袭是说。夏桂成认为青春期崩漏主要是阴虚,阴虚之所以出血,是与阴虚不能涵养子宫及有关脉络,礼致子宫失藏,脉络呈现脆性,是以出血,火旺迫之出血增剧。因而重用炙龟板、二至、地黄,提高止血作用。但阴虚常及阳弱,血耗又致气少,阳弱气少既不能支持任冲以司子宫经血之通达、郁结而成瘀;又不能助脾胃以运化,以致湿浊下注,蕴而生热,故滋清法中兼当通涩,尚需顾及脾胃。

1）*滋阴清化,以涩为主*：症见出血量多或特多,呈持续性出血,色鲜红有小血块或无血块,头昏烦热,口渴,小便黄,大便或难,舌苔黄质红,脉细数或弦数。治当滋阴清热,固涩止血。方取固经汤重用炙龟腹甲、二至丸。药用炙龟腹甲（先煎）30 g,女贞子、墨旱莲各25 g,大黄炭6 g,大小蓟、生地、失笑散（包煎）各

10 g。另服云南白药,每次 0.5 g,每日 3 次;或者血安片,每次 4～6 片,每日 3 次,上述汤剂可改为每日 2 剂,每隔 4 小时服药 1 次,尽快止血,转用补肾调周法。

2) 滋阴清化,以通为主:症见出血量多或淋漓不净,阵发性出血,偶亦见崩冲,色紫红或鲜红,质黏稠,有较大血块,头昏、烦热口渴,腰酸尿黄,大便干结,舌红苔黄腻,边有紫瘀点,脉弦数。治当滋阴清热,化瘀利湿,或佐健脾通利。方取固经丸(汤)、加味失笑散加减,用炙龟板(先煎)30 g,黄柏、椿根白皮、大小蓟、川断、赤白芍各 10 g,薏苡仁、墨旱莲各 20 g,失笑散(包煎)、茜草、马鞭草、益母草、茯苓各 15 g。临床上如兼脾胃虚弱者,去黄柏、墨旱莲,加炒白术、焦山楂各 10 g,陈皮、六曲各 6 g,党参 15 g,另加服三七粉,每次 1.5 g,每日 2～3 次,尽快控制出血。

**(2) 补肾调周,促宫发育:**补肾而建立月经周期,乃治本之法。亦即前人所谓复旧的措施。但青春期乃是女性生殖器官的发育时期,因此巩固止血效果,必须应用补肾调周法,促进子宫发育,以司正常的藏泻才有可能。

1) 补肾调周,重在滋阴养精:一般调周,是按月经周期中阴阳消长转化所反映出的四期生理特点所制定。而崩漏已无周期,重点在于经后期,即阴长期的治疗及至关重要的经间排卵期的促转化。经后期阴长至重,是奠定月经周期演变的物质基础时期,崩漏患者的经后期,常常停留在经后初期或者中期时,阴精不能持续滋长,经间排卵期无法到来,或者阴精滋长至重,但无法转化,阴不转阳,只能停留在经后末期,用滋阴养精,调气血促转化,乃为本病能否建立周期,巩固止血效果的重要方法。夏桂成认为经后初期,一般应取归芍地黄汤合二至二甲,随着周期的后移,经后中末期加入补阳的药物,如菟丝子、肉苁蓉、紫河车等;接近排卵时,还应再加入适量的鹿角片、仙灵脾等。不仅仅有利于提高阴精水平,而且亦有利于阴阳间的转化。经间排卵期是短暂的,也是子宫行短暂的开放(泻),可出现明显的气血活动——絪蕴状,所以在治疗上,可用经后中、末期的滋阴补阳方中加入当归 10 g,川芎 6 g,红花 5 g,或者结合复方当归注射液肌内注射,一般 2 ml 1 支,2 支合用,每日 1 次,连用 5～7 次即可。

2) 补肾育宫,心肾子宫合治:本法在于补肾育宫,促进女性生殖器官的发育,与补肾调周、讲究 4 期用药、进行人工周期式的诱导治疗不同。大多适用于初潮 3 年内的崩漏证,或者妇科肛查见子宫幼小者。之所以要以补肾为主,结合心与子宫治疗，是由于子宫与心肾有着直接的关联，且子宫心肾生殖轴是调治不孕症的有效方法。一般用临床验方育宫汤，药用柏子仁、丹参、淮山药、干地黄、紫河车、川断、菟丝子、当归各 10 g，茺蔚子 15 g，琥珀 3 g。另外可加炙龟板(先煎)、肉苁蓉、墨旱莲、茜草等。如形体消瘦，气火偏旺者，可常服乌鸡白凤丸、六味地黄丸滋阴养血药，稍佐河车片或胚宝，使其肾气盛，天癸充，冲任流通，子宫藏泻有时，经血应期来潮。

**(3) 调理脾胃，兼顾心肝：**崩漏必耗气血，影响脾胃，脾胃不足，统血失职，又将加剧崩漏，倒果为因，临床常有所见。夏桂成在统计 50 例崩漏住院病例中发现 60% 涉及脾胃虚弱，除少数确是崩漏的直接原因外，其他大多数是继发因素，常在滋阴清化法中，参入归脾汤、补气固经丸一类方意，目的在于补脾健脾，有之药助阴及补气摄血、增加子宫归藏作用。重用党参、白术，止血较佳，而黄芪、茯苓应在止血后使用，生化气血较优。但必须注意脾胃虚弱者，常多夹湿浊、湿热的病变，因而调理脾胃，必须结合燥湿利湿或清热利湿，药如陈皮、谷麦芽、焦山楂、薏苡仁、碧玉散、煨木香等，以增强健运功能。在应用补肾调周法中，也不能忽略后天脾胃的作用。夏桂成认为经后期补阴为主，脾胃薄弱者，应选参芪白术散加入女贞子、炙龟板、制黄精等，健脾滋阴促进阴长，并以固涩之品行子宫之藏。经前期补阳为主，脾胃薄弱者，可运用补中益气汤，加入川断、菟丝子、鹿角先补脾助阳，促进阳长，并以升提而行子宫之藏，从而提高调周疗效。但值得注意的是，此期患者多是学生，中学功课多，用脑过度，精神紧张，往往涉及心肝，心肝气火偏旺，虽然没有更年期明显和复杂，毕竟对肾阴虚、脾胃不和有影响，因此，在调理脾胃法中，不能忽略宁心疏肝的治法，而且对子宫的固藏，亦大有好处。宁心疏肝除了在健脾、补脾、升脾、温脾法中加入合欢皮、钩藤、娑罗子、玫瑰花、炙远志、炒枣仁、荆芥等药外，心理疏导，减轻学习任务，保持充足睡眠，非常重要，否则将大大影响出血和调周的主要治疗措施，亦难于达到调理脾胃的目的。

## 4. 治老年妇科病多从虚论治

在更年期综合征专病门诊中，老年复经、老年阴痒、老年阴道干痛、老年小便失禁等病证常有所见，其病理机制上，均与肾衰精枯，气虚脾弱有关。治疗此类老年妇科病，夏桂成多从补虚出发。

**(1) 清温补调治老年复经：**老妇天癸已竭、经断复行者，在排除恶性肿瘤疾患之后,辨治从两方面入手:一是阴虚火旺,血管脆弱。辨证特点:出血色鲜红有小血块,形体清瘦,烦热口渴,寐差便艰,舌质红,脉弦。治法:滋清固经为主,方选固经汤。但老年期尚需加入太子参、黄精、炒枣仁、淮山药等心脾经药。二是气虚脾弱,脾肾不足。辨证特点:出血一般,色淡红无血块,形体较胖,纳欠,便易溏,神疲乏力,或伴浮肿,舌质淡红,脉细弱。治法:益气健脾,补肾固宫,方选归脾汤加味。但老年期尚需加入钩藤、川断、淮山药、炒牡丹皮等心肾清养之品。治疗同时,务必注意调节心理,适应春泄、夏藏、秋冬持满的季节调理,达到健康长寿的要求。

**(2) 滋阴温养治老年阴痒:** 老年阴痒以虚燥为主,虽有湿热,不宜清利。夏桂成认为老年阴痒,确有阴虚火旺,液燥风生者,辨证的特点在于头晕腰酸,烦热口渴,夜寐甚差,便干尿黄,脉细数,舌质红,少苔等全身症状。治法:滋阴养液,息风止痒,方选杞菊地黄丸。若脾虚血燥,虚风内生者。辨证的特点在于头昏心慌,面乏华色,神疲乏力,纳欠腹胀,大便易溏,脉细弱,舌质淡红等症状。治法:健脾养血,补虚息风,方选黑归脾汤。在治疗本病证时,尚需注意"心火"与"湿热"的兼夹问题。"诸痛痒疮,皆属于心",心火不静,阴痒不已,故莲子心、紫贝齿、黄连、黛灯心、夜交藤等,在不同证型中,选入 2~3 味,可提高止痒效果。阴痒与湿热亦有一定关系,虽不能利湿助阳,但稍稍参入茯苓、泽泻、薏苡仁者,亦有利于后天脾胃运化,气火下降,不无小补耳。

**(3) 益阴助阳治老年阴道干痛:** 老年阴痛一般呈阴道干涩疼痛,属于阴精亏虚,心肾火旺所致。肾主前后两阴,"诸痛痒疮,皆属于心"。因此,阴虚火旺是本病的主证型。治疗当以滋阴降火,宁心止痛,方选归芍地黄汤加减,主要加入钩藤 15 g,莲子心 3 g,琥珀粉(另吞)3 g,延胡 10 g,菟丝子 10 g,炙龟板 15 g(先煎),炒黄柏 9 g 等清心肾之火,宁神止痛的药品。但是临床上兼夹证型较多,如兼有心肝郁火,而见阴痛,阴内抽掣状或牵拉到后阴与少腹,或如辛辣火烫难受,同时伴有急躁忧郁状,治法加入清肝止痛,归芍地黄汤合逍金散汤治之,主要加入钩藤 15 g,柴胡 6 g,金铃子 10 g,醋炒延胡 10 g,莲子心 3 g。如兼有脾肾气虚,见阴道坠痛,伴有纳欠腹胀、神疲乏力等症状,治法加入益气举陷,归芍地黄合举元煎加减,主要加入黄芪 15 g,白人参 10 g,炙升麻 5 g,甘草 5 g,陈皮 6 g,白术 10 g,川断 10 g,巴戟天 10 g。如兼有明显的肾阳虚,见阴道干痛外,主要表现腹胀形寒,小便频数,大便欠实,治法加入温阳补阳之品,方用归芍地黄汤合二仙汤加减,主要加入仙灵脾9g,仙茅10g,菟丝子10g,巴戟天9g,炒黄柏9g。总之老年早期阴道干痛,不仅要解除阴道的"干"与"痛",增加分泌,而且要恢复部分性功能,有利于夫妻和谐。

**(4)益气固肾治老年遗溺:**老年妇女由于解剖生理上的特点,小便遗溺多于男子。盖气弱肾虚,不能主宰膀胱,膀胱失其约制,以致"膀胱不约为遗溺",轻则尿频有失禁之象。因此,老年妇女遗溺者偏于肾虚者多,辨证的特点在于腰酸及其房劳多产等病史,治疗以补肾固涩为主,应加入益气补阳之品,方选五子补肾丸合桑螵蛸散,药用覆盆子、菟丝子、枸杞子、淮山药、炙乌贼骨、黄芪各10g,五味子6g,韭菜子、桑螵蛸各9g,太子参15g。如偏于肾阴虚,上方去韭菜子、炙乌贼、黄芪,加入熟地10g,山萸肉9g,牡蛎15g,炙龟板15g。偏于火旺,需加入炒黄柏9g,炙知母6g。偏于气虚,辨证的特点在于有肺脾气虚的症状,或有脾胃薄弱及肺气不足的病史,治法以补气升提为主,佐以补肾固涩,补中益气汤加味,药用黄芪、党参各30g,陈皮、炙甘草各6g,炙升麻、柴胡各5g,白术、覆盆子、炒川断各10g,炙桑螵蛸9g。如夹有湿热,佐以清利,药用碧玉散10g,马鞭草15g。总之,既忌清利伤其肾气,又不可一味固涩,舍本求末,应细析病情,照顾特点。

········································ 【 经 验 方 】 ········································

## 1. 滋阴抑抗汤(又名抗精Ⅰ号方)

组成:炒当归10g,赤白芍各10g,淮山药10g,山萸肉9g,甘草6g,牡丹皮10g,钩藤15g,地黄10g。

用法:月经干净后开始服药,每日1剂,水煎2次分服。至排卵后,上方加川断、菟丝子、鹿角片(先煎)各10g,续服7剂。服药期间采用避孕套,戒烟酒,防感冒。

功效:滋阴降火,调肝宁神。

主治:免疫性不孕症证属阴虚火旺者。

加减:兼湿热者,伴少腹痛,带下量多,色黄白,加败酱草、薏苡仁各15g,碧玉散(包煎)10g。兼脾胃薄弱者,伴大便溏、腹胀矢气,去当归、地黄,加炒白术10g,砂仁(后下)3g,煨木香5g。兼心肝郁火者,伴乳房胀痛,胸闷忧郁,加炒柴胡5g,黑山栀、合欢皮各9g,绿萼梅3g。

### 2. 助阳抑抗汤(又名抗精Ⅱ号方)

组成:黄芪 15 g,党参 10 g,鹿角片(先煎)10 g,丹参 10 g,赤白芍各 10 g,茯苓 10 g,川断 10 g,山楂 10 g。

用法:一般在排卵期开始服药,每日 1 剂,水煎 2 次分服,至月经来潮停服,同时采用避孕套。

功效:补肾健脾,温阳化痰。

主治:免疫性不孕症证属阳虚痰浊者。

加减:兼湿热者,伴少腹痛,黄白带下偏多,加败酱草、薏苡仁各 15 g,五灵脂 10 g。兼脾胃薄弱者,伴院腹痞胀,大便泄泻,加炒白术 10 g,砂仁(后下)、炮姜各 5 g。

### 3. 治疗更年期综合征方(又名更年Ⅰ号新方)

组成:淮山药 10 g,山萸肉 10 g,牡丹皮 10 g,茯苓 10 g,钩藤 15 g,莲子心 5 g,紫贝齿 15 g(先煎)等。

用法:水煎分服,日服 2 次,8 周为 1 疗程。

功效:滋阴降火,交济心肾,兼调子宫。

主治:更年期综合征证属肝肾不足,阴虚火旺者。

### 4. 加减坎离既济汤

组成:山药 12 g,生地黄 12 g,炙鳖甲(先煎)15 g,牡蛎(先煎)15 g,川续断 10 g,菟丝子 10 g,牡丹皮 10 g,茯苓 10 g,五味子 6 g,莲子心 3 g,酸枣仁 15 g,钩藤 15 g。

用法:水煎分服,日服 2 次。

功效:燮理阴阳,交通心肾。

主治:围绝经期综合征、经行失眠等证属心肾不交者。

### 5. 补肾促排卵汤

组成:丹参 10 g,赤芍 10 g,白芍 10 g,山药 10 g,熟地黄 10 g,牡丹皮 10 g,茯苓 10 g,续断 10 g,菟丝子 10 g,紫石英 10 g,五灵脂 10 g,红花 10 g,山茱萸 9 g。

用法:经间排卵期,每日 1 剂,水煎分服。

功效:健脾补肾,温阳化湿,以促排卵。

主治:排卵功能障碍之不孕不育证,属脾肾不足、湿浊蕴阻者。

### 6. 补肾促排卵汤合通管汤

组成：丹参10 g，赤芍10 g，白芍10 g，山药10 g，山萸肉10 g，牡丹皮10 g，茯苓10 g，川续断10 g，红藤 15 g，土鳖虫 6 g，五灵脂12 g，路路通12 g。

用法：每日 1 剂，水煎分服。

功效：健脾补肾，化瘀通络，以促排卵。

主治：慢性盆腔炎及输卵管阻塞性不孕不育证属脾肾不足、气滞血瘀者。

## 主要论著

夏桂成.妇女"经闭"的病理机制及其辨证论治.江苏中医,1960,(11)：9～14.

夏桂成.简明中医妇科手册.山西：山西科技出版社,1988.

夏桂成.辨治妇女免疫性不孕症 50 例.中国医药学报,1990,(6)：43～45.

夏桂成.掌握时相阴阳规律运用分时分期调周法.江苏中医,1990,(4)：32～34.

夏桂成.辨治青春期崩漏的经验.陕西中医,1991,(5)：195～196.

夏桂成.补肾调周法治疗不孕症.南京中医学院学报,1991,(1)：1～2.

夏桂成.试论妇女心理调治的几种方法.中医药研究,1991,(6)：30～31.

夏桂成.实用妇科方剂学.北京：人民卫生出版社,1991.

夏桂成.辨治子宫内膜异位症之我见.天津中医学院学报,1993,(4)：2.

夏桂成.老年妇科病证的辨治经验.陕西中医,1993,(6)：257～258.

夏桂成.中医临床妇科学.北京：人民卫生出版社,1994.

夏桂成.辨治子宫内膜异位证的体会.天津中医学院学报,1995,(4)：1～2.

夏桂成.更年Ⅰ号新方治疗更年期综合征 120 例.中国医药学报,1995,(4)：8～11.

夏桂成.功能性痛经重在补肾调周期治未病.湖北中医杂志,1995,(6)：19～20.

夏桂成."七、五、三"奇数律与女性生殖机能中阴阳演变的关系.南京中医药大学学报,1997,(1)：6～8.

夏桂成.实用妇科方剂学.北京：人民卫生出版社,1998.

夏桂成.从太极八卦时辰钟结合图探析生殖节律.南京中医药大学学报,2006,(4)：250～251.

夏桂成.从太极八卦时辰钟结合图探析生殖节律(续 1).南京中医药大学学报,2006,(5)：277～281.

夏桂成.妇科方药临证心得十五讲.北京：人民卫生出版社,2006.

夏桂成.从太极八卦时辰钟结合图探析生殖节律(续2).南京中医药大学学报，2007,(1)：1～3.

夏桂成.从太极八卦时辰钟结合图探析生殖节律(续3).南京中医药大学学报，2007,(3)：137～140.

夏桂成.夏桂成实用中医妇科学.北京：中国中医药出版社,2009.

## 参考文献

［1］李文斌.夏桂成诊治经间期出血的卓识.辽宁中医杂志,2006,33(9)：1069～1070.

［2］钱菁.夏桂成教授运用"调周法"治疗不孕症的临证思路.江苏中医药,2010,42(7)：10～12.

［3］钱菁.夏桂成"补肾调周"法中的治未病思想.辽宁中医杂志,2010,37(8)：1443～1444.

［4］陆启滨.夏桂成教授论治更年期综合征临床探析.南京中医药大学学报,2010,26(4)：303～305.

# 陆绵绵

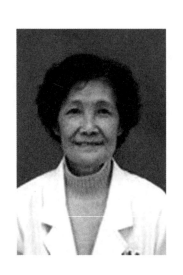

　　陆绵绵,女,1931年出生,浙江省温州市人。江苏省中医院眼科主任医师,南京中医药大学教授,著名中西医结合眼科专家,现代中医眼科主要奠基人之一。全国名老中医,江苏省名中医。曾任中华中西医结合眼科专业委员会副主任委员,中华中西医结合学会眼科专业委员会主任委员。享受国务院政府特殊津贴专家。第二批全国老中医药专家学术经验继承工作指导老师。

　　1954年于南京医学院(南京医科大学前身)本科毕业后留南京医学院附属医院(今江苏省人民医院)眼科工作,1959年进入南京中医学院(南京中医药大学前身)为期两年半的"西医离职学习中医"班,1961年结业后至南京中医学院附属医院(江苏省中医院)眼科工作,1984年任学院眼科教研室主任,1985年任附属医院眼科主任。从事中西医眼科的教学、临床、科研50余年,积累了丰富的眼科治疗经验,在中西医结合治疗眼科疾病方面有很高的造诣。主要负责的科研题有"中药膜治疗浅点状角膜炎"(省级)。公开发表论文 10 篇。出版著作 13 部,个人编著或点注 3 部,副主编 2 部,编委 2 部,参加编写 6 部以上。1975 年编写的《中西医结合治疗眼病》一书,首次系统地提出了在现代眼科检查基础上的眼底辨证方法。

## 【学术思想】

### 1. 外感眼病传变有规律、病因责之风火燥湿之邪

**(1) 外感眼病的传变因素与规律:** 陆绵绵认为,外感眼病的传变与感邪轻重、中邪部位、机体内在因素及气候有密切关系。

1) 感邪轻重:邪轻者可停留于眼的局部不引起传变,如一般的外感风热眼病;邪重者则易传变,体实者顺传到气分,体虚者可直入营血。

2) 中邪的部位:邪客结膜,严重的结膜(属肺)炎可致眼睑(属脾胃)红肿;如还出现口渴,便结,舌红苔黄者,则认为是卫表之邪传入阳明气分的现象。又如严重的角膜炎,可由浅入深,甚至引起葡萄膜反应,若还出现头痛,口干口苦,急躁易怒,舌红苔薄黄,脉弦数者,则认为是卫表之邪,化热入里,出现肝热证候。

3) 与机体内在因素的关系:① 素体偏热者:实热型(阳旺型),机体内热较重者,感邪时极易化火传里,腐肉伤血,而很快出现局部红肿痛热及全身火热证候,它以卫气营血的传变方式最为多见,一般多传到阳明气分即解,见于结膜炎、角膜炎等,阳明火热一清,邪气即退,病即可愈,有的则可波及血分而出现血管充血扩张及渗透性改变等,此时必须加血分药。虚热型,机体阴分不足而生内热者,感邪时易见虚中挟实现象,治疗时必须注意,因其本质为阴虚,而不是真正实热证。② 素体偏寒者:素体阳不足或内寒较盛者,易感寒邪或湿邪,阴邪能直中三阴而入里(不一定到眼内,而是指邪客胜腑而言,如角膜溃疡,也有三阴病),可反映脾湿、肾寒、肝寒等证候,故眼部有些炎症性病变,用苦寒清热、甘寒除热的方法无效,反而用温药取胜,如角膜溃疡、视神经炎等,都可以出现这种现象。③ 气血不足者:外邪易于入侵,症状虽轻,但不易痊愈,或时好时发,如一些多发性麦粒肿、慢性结膜炎、角膜炎等,都可以有这种类型,临床上治以补气血为主,常可见效。

4)与气候的关系：气候炎热、干燥则偏阴不足者易感阳邪；气候潮湿、寒冷则偏阳不足者易感阴邪。因此辨证用药也必须与当时的气候情况结合起来，气候干燥要多考虑温热之邪，气候潮湿要多考虑寒湿之邪。

**(2)外感眼病病因：**六注之中风、火、湿、燥之邪最易伤及眼睛，引起疾病。因病邪性质不同，导致的眼病也有差异。

1)**风邪：**临床表现为：①眼痛：多突然发生，呈刺痛、梗痛，甚至鸡啄痛(当然必须除外结膜囊异物及倒睫等因素)，常见于外眼病的早期。②流泪：由局部刺激造成反射性泪液分泌增加。③头痛：按经络辨证，太阳头痛，痛在眉棱或头顶，甚至牵连到后头痛、项强；少阳头痛，痛在两颞侧、太阳穴，甚至可牵连到耳根；阳明头痛，痛在眼眶、前额，甚至可牵连到颊部、牙部都痛，外风直中三阴经络而引起的头痛，辨证的重点在于头痛的性质，同时参考其兼证，厥阴头痛则头痛如劈如裂，因风性走窜，故不一定局限于巅顶，还可以牵连到目系；少阳头痛则头痛如锥；太阳头痛则头痛如裹、如压。④组织浮肿：风邪客于肌肤，经络阻滞，可导致组织浮肿。多皮色光亮或结膜透明水肿，有虚浮感，常见于外眼病的早期。⑤斜视：凡某条支配眼外肌的神经受损害所造成的麻痹性斜视，辨证多属"风"，它有外风与内风之别。⑥角膜翳：这里指的是早期的角膜浸润而言，中医认为"翳从风生"，即说明翳在开始时是由风邪所致。

2)**火邪：**张子和有"目不因火不病"之说，所谓火证，多为外感眼病向纵深发展的阶段。主要的病理变化在于形成以大量白细胞的集中为主的浸润灶，因此它严重的妨碍经络的交通而使气血瘀滞，其结果可以化脓、坏死，由于组织破坏较严重，故最后可以导致瘢痕形成，造成各种不同形式的功能障碍。如火热伤津，可出现口渴、尿赤、便秘等。火热入血则可使局部血管扩张、渗出，甚至出血。在眼科临床，凡严重的充血、肿硬、拒按、分泌物黄稠等都是火的表现，程度轻点属热。临床上还可以根据不同部位与脏腑辨证相联系。①肺火：如病变在结合膜，则出现严重的结膜充血，呈弥漫性，一片鲜红色外观，结膜肿胀，分泌物黄稠，甚至有血性分泌物，眼部灼痛感，如病变在巩膜，则呈局限性紫红色充血、肿胀隆起、疼痛、拒按。全身可出现鼻孔冒火或出血、咳嗽、便秘。②肝火：如为角膜病变，则有严重的睫状充血或混合性充血，角膜浸润、灰白色浓密、有隆起感，或表现组织迅速坏死脱落，形成溃疡，溃疡表面不清洁或角膜全面混浊。如为虹膜睫状体病变，除严重充血外，前房高度混浊或积脓、积血，虹膜充血肿胀、拒按，瞳孔缩小,视力高度障碍。全身可能出现口苦咽干、烦躁易怒、面部烘热、便干、苔黄等,常兼有侧头痛或眉棱骨胀痛。③ 脾火:如病在眼睑则眼睑红肿拒按,局部形成化脓性病灶;如在眼眶则表现为眼球突出,结膜眼睑红肿,眼部胀痛,病在结膜而出现眼睑红肿,假膜形成,不能睁眼,病在角膜或前葡萄膜,出现凝脂翳及前房积脓,色泽较黄。全身可见口唇干燥,口渴喜饮,大便秘结,舌苔黄燥等症。④ 心火:眼病心火见证较少,多为肝火或脾火兼夹心火者,局部表现目内眦充血、红肿、胬肉充血严重及眦部麦粒肿等,全身可有口干口苦、口腔糜烂、心烦不眠、尿赤痛、舌尖红而生刺等。

3)湿邪:湿邪最易与风或热结合同时犯眼,在病理特点方面,湿所致者与淋巴球的积聚,组织细胞的肿胀、增殖和纤维素的渗出等相关。在临床上主要根据眼部的客观症状,同时还要参考全身情况而作为辨证的依据。① 眼睑部水肿,皮色淡白或睁眼乏力,或眼睑重着感。湿肿表现肿而柔软,它与热肿的红肿而硬不同,湿肿发病缓慢,它与风肿的突然发病也有区别。睑缘起小水泡,流黏黄水,糜烂胶黏。② 结膜滤泡增生(包括砂眼的滤泡及结膜滤泡病),或白睛污秽黄色,为湿热有瘀。分泌物性质黏韧,甚至可拉成丝状,泪液亦发黏,或睑缘或眦部有白色分泌物。③ 某些角膜缘或角膜偏边缘部的浸润灶或慢性溃疡如虫蚀者。某些角膜实质层水肿混浊及某些虹睫炎症反应。

4)燥邪:"燥"所产生的眼部病变多在皮肤或黏膜的表层,极少出现深层病变,它与以组织变质为主的病理变化有密切的联系。在临床上它与由某些维生素缺乏所致的眼病有类似之处。① 眦部皮肤充血、干裂、出血。② 睑结膜面不光滑,比较粗糙,干涩不舒。③ 无眵泪的结膜充血,或眵干硬结,异物感较突出。外眼病,该有分泌物而没有,而眼又表现干涩、有异物感者,在辨证时应该想到有脏腑津液不足的一面,而眵结硬者表示已出现热的迹象。④ 某些角膜浅层的病变,如某些角膜上皮糜烂,某些弥漫性表层的角膜炎、角膜软化症的早期等。⑤ 有些小儿瞬目频繁而又查不出明显的眼部病变,亦为肺胃津液不足或脾胃消化不良导致轻度阴血亏虚所致。

## 2. 内伤眼病责之于用眼、情志、饮食与劳倦因素

(1)产生视觉是需要阴血、精气来保证的,储备不足或消耗过多,皆可产生影响。如体质偏虚,有慢性消耗性疾病或老年人,本身精血不足,阳气衰微,阴阳俱虚,阴阳处于极不稳定的平衡状态,阴血稍有减少,就可以导致平衡失调;或者

一些人为的原因,如阅读时照明不良,姿势不正,有屈光不正而未配适合的眼镜,持续过久地使用目力等,使消耗精血过多,超过了正常人所能自我调节的范围,都可能引起不同程度的眼部肌肉或精神上的疲劳,而出现眼胀、头痛、不耐久视、视物发花等现象,有些属功能性的,注意用眼卫生与劳逸结合,就可以得到改善,但持续下去,精血更加不足,到一定程度可以导致脏腑阴阳、气血失去平衡,就有可能成为发病的因素,或导致旧病复发,如血虚生风、阴虚火旺、肾虚肝旺等眼病,有许多与用目力过度有关。

(2) 从内伤疾病的发病学上来看,情志活动可影响机体内部脏腑气的活动的改变,如血管的舒缩、内脏平滑肌(包括眼内肌)的运动、内外各种腺体的分泌功能的变化等,如高兴时食欲增加,忧愁时食欲减退,大怒时面红耳赤,惊恐时脸色发白等。

中医也将情志活动具体地划分为七情,即喜、怒、忧、思、悲、恐、惊,它们与特定的脏腑有着密切的联系,如怒与肝、惊喜与心、恐与肾、思与脾、悲忧与肺等,提示不同质的情绪活动在脑部可能都有一定的代表区。以情志活动与表情肌的关系为例,如喜与颧肌,怒与米勒氏肌,悲与三角肌,忧与皱眉肌等。

眼科领域内,以思虑易出现脾的症状、怒易出现肝的症状而导致眼病者较为多见,如脾气虚弱、中气不足、脾虚湿重、脾虚肝旺、肝气郁结、肝火上炎、肝气上逆等,导致一些角膜病、视神经、视网膜病及青光眼的发作。此外,紧张、忧虑亦可因气机不畅而影响津液的代谢,是产生"痰"的原因之一。这也可能与脂质代谢紊乱有关。气有余便是火,久郁亦能化火,情志过度可引起内火,火性上炎,亦可影响眼部,尤其是痰火上逆,病情甚为严重。如某些类型的青光眼、视网膜血管栓塞、出血等。

(3) 饥饱不匀,不适当的忌口,尤其是肠胃炎后,小儿断奶后或大病之后调养不当,脾气虚弱,无力将精气上运于目,重则脾胃本身就不能执行"后天之本"的职责,脏腑的精血无从补充,眼失营养,所以可以造成某些类型的上睑下垂、角膜软化症及脉络膜、视网膜一些渗出性的病变。

平时喜食焦炒辛辣及烟酒之类食物,脾胃蕴热或湿热,眼部易感风热之邪,极易引起眼部红肿等感染性或变态反应性眼病,如麦粒肿、睑缘炎、细菌或真菌性角膜炎、急性虹膜睫状体炎等。

多食肥腻可以生痰生湿,这可能与血中脂类物质增加有关。脂肪过多可以储存于各组织及皮下而形成肥胖。中医亦有"肥人多痰湿"之说,胆固醇增加可沉着在被损伤的动脉内膜之下,形成动脉粥样硬化症,逐渐形成某种类型的痰的病理改变,在一定条件下,痰浊瘀阻可使有病变的心、脑、视网膜血曾出现临床症状,如视网膜血管栓塞等。

### 3. 治眼病须中西医结合、病证合参

对于眼科疾病,陆绵绵一贯坚持的看病原则是:诊治疾病的前提应该是明确西医诊断,尤其是对比较复杂的病情,一定要考虑做有针对性的检查,进行第一手资料的汇集,通过周密分析,尽可能早期作出明确诊断。在考虑治疗方案时,对于进行中西医结合操作是否对患者有利必须作出初步判断。对医者与患者来说,中西医结合治疗相对于单纯西医治疗,应该是一个可以选择的较好的治疗方案之一。而一旦选择中西医结合方案则必须对结合的深度、广度、方式、高低层次及先后程序进行认真的考虑,包括对中西医病因病理结合分析,落实到治疗的具体方法及中西医结合思路引导下如何选择药物等。中西医结合形式,各科虽有共同之处,但各科有各科的特色。眼科方面,西医诊断、中医辨证论治的辨病辨证治疗,这是最常用的结合方式。

**(1) 全身辨证为主,针对性用药:**陆绵绵认为在没有明显有效的抗微生物作用的中药外用眼药问世之前,尤其是感染性眼表疾病,逐渐走出过去唯一的局部用西药、全身应用清热解毒的方剂这种中西医结合的方式,全身治疗是以全身辨证为主,选用药物方面以其药理作用有抗炎、抗微生物及主要能调节机体免疫功能的药物作为首选,主要是增强抗病能力,它与局部西药内外治结合,使能更有效地作用于眼病病理不同环节产生协同作用而取效,它不同于机械的中药西用。如祛风清热药多具有抗病毒作用,薄荷、蒲公英能明显抑制单纯疱疹病毒的生长,鱼腥草亦有类似的作用,秦皮有直接杀灭 HSV(单纯疱疹病毒)作用,柴胡在体外有抑制单胞病毒的作用。在全身使用具有抗病毒作用的中药同时,常加扶正固本的中药,如黄芪、党参、当归、白芍等以增强免疫功能降低复发。

**(2) 在辨证基础上选用免疫调节药:**对一些反复发作的免疫性眼科疾病,陆绵绵采取在辨证基础上选用调节免疫功能作用的中药组成复方,在不同阶段或补或泻,配合西药进行调治,它可以减少此类眼病的复发机会甚至治愈或减轻症状。例如:葡萄膜炎是临床上常见的一种由机体免疫功能紊乱所产生的疾病,糖皮质激素为常用的治疗药物,但易引起眼压升高、库欣综合征及其他不良反

应,而且在激素使用过程中,常出现激素依赖,病情反跳等现象。中药与激素同用,可以减少激素用量,同时减少激素副作用。在炎症控制后中药可以调整机体状态,保持撤激素后病情稳定,减少复发。

**(3) 出血症状为主的眼病,治疗以中药为主,配合光凝治疗**:对一些以出血症状为主的循环障碍性疾病,对中医辨证为"瘀证"的中西医结合的辨病辨证治疗已沿用了几十年。现如今进口医疗仪器的引进,给中西医结合治疗此类眼病提高了一个层次,采取早期以中药为主促进出血的吸收,通过复查,对可以配合光凝的给予光凝治疗,以预防更多并发症的复发。与以前单纯以中药为主贯彻始终的治疗方法相比,明显地提高了治愈率。如糖尿病性视网膜病变、视网膜静脉周围炎、视网膜静脉阻塞、高血压性视网膜病变、老年性黄斑变性等引起的眼底出血或玻璃体积血。在积血吸收,眼底能看清,应及时行眼底荧光血管造影,必要时行眼底激光治疗,不可认为积血吸收,视力得以恢复,病就痊愈,尤其在糖尿病性视网膜病变或视网膜静脉周围炎中应注意。

### 4. 中医眼病辨证重视眼与五脏的关系

陆绵绵在长期的跟科临床实践中将西医眼科检查与传统的脏腑辨证、眼科五轮辨证及八纲辨证、六经辨证、卫气营血辨证等有机结合,开创了崭新的中西医结合辨证,取得很好的治疗效果。并认为人体是一个统一的有机整体,人的眼睛隶属于人体的一部分,但眼睛的任何病变都与人体脏腑、经络、气血等功能失调有关。眼病与全身表现的症状不可分割,要整体辨证论治。脏腑辨证首先抓住主要矛盾,先确定是哪一脏为主的病变,同时以八纲中的阴阳、寒热、虚实归纳证候,并联系精、气、血及津液及局部五轮进行辨证。

**(1) 眼与肝的关系**:"肝开窍于目""目为肝之外候""肝和则目能辨五色"。陆绵绵认为肝与眼的关系最大,肝主疏泄,肝气和顺,气机经络舒畅而不上逆阻塞脉道。如情志过激,特别是郁怒,可使肝气郁结,全身可见胁肋胀痛,胸闷嗳气,忧郁易怒等;脏腑气机失调,可直接导致眼部气机阻滞,发生青光眼、视神经炎及视网膜病变,出现眼胀痛、眼后部疼痛、视力下降等。情志不舒,气郁化火,或平时性情急躁,或喜嗜辛辣烟酒,导致肝胆生热化火,火性上炎犯目,眼部可出现视力急剧下降、充血、角膜溃疡、浸润、前房混浊、虹膜肿胀、瞳孔紧小、对光反应迟钝、眼痛拒按、视神经乳头充血水肿、视网膜有渗出水肿及如血等,可伴有头痛,面红,口苦口干,舌红苔黄等全身症状,多见于角膜炎、角膜溃疡、急性青光眼、急性虹膜睫状体炎、急性视神经炎、急性视网膜炎及急性视网膜血管病变。若情绪突然波动,引发肝气上逆,可出现头目胀痛,视力下降;气有余便是火,气火上逆迫血妄行,可导致眼内出血;肝气上逆还可生痰生风,风痰上扰阻络可导致急性青光眼、视网膜动脉阻塞、视网膜静脉阻塞等出现视力急剧下降。当饮食不节或外感湿热,肝失疏泄,湿热内蕴,上攻于目则可导致眼部以渗出为主要特征的病变,如角膜炎、虹膜睫状体炎、视网膜脉络膜炎等,出现眼部充血、角膜溃疡浸润、房水混浊、虹膜肿胀、瞳孔缩小、视网膜水肿、渗出等,全身伴见头痛,眉骨酸痛,大便干结,舌红苔黄腻等。肝主藏血,肝血充足,目能得养,则可察秋毫、辨五色;肝血不足,不能上充则可导致慢性角结膜炎、边缘性角膜溃疡、球后视神经炎、夜盲及视疲劳等,出现眼部干涩、抬举乏力、畏光、视物模糊、久视疲劳、眼睑痉挛、夜间视物不见等,伴头昏眼花、面色少华、舌淡苔薄。年老体弱或慢性眼病到后期,肝肾亏虚,出现头昏耳鸣、五心烦热、腰酸背疼、舌红少苔等。

**(2) 眼与脾的关系:** 脾主运化,脾气盛则运化有力,目得精气濡养,开合自如能耐久视;气机运行流畅,经络脉道疏通,水湿、痰饮、瘀血不易停留为患。陆绵绵认为饮食不节、思虑过度或病程日久,导致脾气虚弱,运化无力,水谷精微不能上输于目,可有眼胀不能久视、视力逐渐下降、上睑下垂抬举乏力、视网膜水肿、渗出等,全身伴见头昏眼花、面色少华、四肢无力、食欲不振、大便稀溏、舌淡等,多见于慢性角结膜炎、视疲劳、慢性内眼病、夜盲症、上睑下垂。脾主统血,脾气虚弱,气不摄血,则可导致眼部出血性疾病,如视网膜静脉阻塞、老年黄斑变性、中心性渗出性视网膜脉络膜病变等。若过食肥甘厚味辛辣之品,脾胃湿热内蕴,上犯于目,可发生结膜炎、角膜炎、虹膜睫状体炎、脉络膜炎及视网膜炎等,眼部出现眼睑皮肤充血糜烂、脓肿此起彼伏、睑结膜滤泡增生、球结膜色泽污秽、眼屎黏稠、角膜溃疡、前房渗出有积脓、玻璃体混浊、视网膜水肿渗出等,全身可见头痛如裹、胸闷、食欲不振、口苦口臭、小便黄赤、舌红苔黄厚腻。陆绵绵认为脾胃湿热辨证应分清湿重还是热重,热偏重则口干、便干、舌红苔黄;湿偏重则胸闷、头痛如裹、食欲不振、大便溏、苔腻。

**(3) 眼与肾的关系:** 肾主水,人体的水液调节与肺、脾、肾有关,但主要依赖肾的气化功能。肾藏精,藏命门之火。肾精中的后天之精是其他脏腑精血的来源,肾精充足则眼部各组织的生理活动有了物质基础,反之则引发各类眼病,如眼部先天性疾病、慢性内外障眼病等。肾精亏虚又分为肾阴不足和肾阳不足两类。肾阴不足可见头昏眼花、眼部干涩不舒、腰膝酸软、口干盗汗、失眠健忘、舌少苔等。肾阴亏虚还可导致肝阴不足肝阳上亢,临床可见头痛头昏、面部烘热、目眩眼胀;肾阴亏虚,虚火上炎可见口干、手足心热、小便赤、大便干、舌红少苔或苔薄黄。肾阳亏虚可见头昏怕冷、精神萎靡、气短自汗、大便稀溏、舌淡苔薄白。陆绵绵认为在疾病发展过程中,气机不利,痰湿内停阻于脾,导致脾气虚弱,脾阳不振,肾缺乏后天水谷精微的补充,日久导致肾阳亏虚,肾阳虚亏又无力推动脾的运化功能,加重脾阳不足,两者互相影响,临床导致脾肾阳虚。阴阳互根,肾阴或肾阳不足,均可导致另一方亏虚,最终出现阴阳俱亏。陆绵绵认为此类证型一般见于内障眼病后期或迁延不愈反复发作,预后较差。如葡萄膜炎、视网膜色素变性、视网膜静脉阻塞后期、视神经视网膜炎症后期等。

**(4) 眼与心的关系:**"夫目之有血,为养目之源,充和则有发生长养之功,而目不病。心有亏滞,目病生焉。""血养水,水养膏,膏护瞳神。"说明眼部的大小血管都与心密不可分。心气和顺,心血旺盛,血液在血管内运行疏畅,眼部的营养丰富,则目部正常的新陈代谢得以进行,眼才可发挥正常的生理功能。反之,心血不足则目失涵养,视物模糊眼部干涩,多伴面色无华、失眠心悸、健忘、精神萎靡等,常见于慢性内障眼病或眼病后期。当疲劳过度,心气盛则可导致心火上炎,血热妄行可导致眼部出血,如视网膜静脉阻塞,血壅于上,血流瘀滞,则出现血管阻塞或代谢障碍产生局部炎症,如视网膜动脉栓塞、视网膜血管炎、脉络膜视网膜炎症及一些如眦部结膜炎、翼状胬肉等外眼病。陆绵绵认为根据五轮辨证两眦属五轮中血轮,内应于心,心气平和,心血旺盛,血液在血脉内循环往复,营养眼部组织进行正常的新陈代谢,则眦部红活而有光泽。内外眦充血呈鲜红色,泪阜肿胀,刺痛为心经实火;充血淡红,干涩不舒为虚火。大眦充血为实火,小眦充血为虚火。眦部红肿流脓,多为心脾积热兼有瘀滞。

**(5) 眼与肺的关系:**"诸气者皆属于肺""肺者,气之本""肺主气,气调则营卫脏腑无所不治"。肺主气,肺气旺盛,全身气机调畅,五脏六腑精阳之气上输于目,目得其养则明视万物,肺气不足则脏腑之气不充,目失所养则视物昏暗,故《灵枢·决气》有"气脱者,目不明"。陆绵绵认为根据眼科辨证的五轮学说,白睛为气轮,为肺所主,病变部位多在眼前部的结膜、角膜、巩膜组织。肺气充沛,肺阴充足,则白睛色白而润泽。当风热犯肺,则白睛红赤、球结膜充血、水肿、结膜囊分泌物色黄黏稠;巩膜结节形成多为肺热郁结,气血瘀滞,如巩膜炎,白睛红赤隆起,辨证多为肺胃热盛,治疗采用清泻肺胃热邪,活血化瘀,用生石膏、知母、天花粉、贝母等。巩膜偏蓝色,变薄多为肺气不足或脾肺气虚。肺主气,肺统管一身之气,肺气调顺,则水谷精微能顺利地输布全身,保证眼部的正常生理活动。肺主表,肺气充足,体表肌肤腠理紧密,卫外功能强,外邪不易入侵,眼部不易外感疾病。肺气有通调水道,调节津液的功能,可使津液输布全身,下达膀胱,使水液不致停留体内为患。外感风寒或风热首先犯肺,外感风热眼病以充血为主,眼屎黏稠,伴见恶风发热、口干等;外感风寒,肺气不宣,以组织水肿多见,涕泪多而清稀,全身可见恶风怕冷、肢寒、舌淡苔薄等。临床常见为急性结膜炎、流行性角膜结膜炎等。病程日久,耗伤阴液,肺阴不足,则眼部常干涩,易感外邪,如感受风热后,结膜充血一般不严重或局限,患者自觉症状不重,临床多见于泡性结膜炎、慢性结膜炎等。

**5. 从瘀、热、湿论治急性内眼病**

中医急性内眼病包括视网膜出血、脉络膜出血、玻璃体积血、视神经乳头炎及脉络膜视网膜炎等,可由多种原因引起。这些内眼病大多来势猛,视力下降明显,甚至失明,如不及时采用中西医治疗,则预后不良。陆绵绵强调对于急性内眼病首先要诊断明确,然后进行辨证论治,局部辨证与全身辨证相结合。陆绵绵治疗中医急性内眼病主要从瘀、热、湿进行辨证。

**(1) 瘀证**:从瘀辨证是眼底出血性疾病最常用的辨证方法,并贯穿于各种内眼病的辨证之中。辨证依据:① 眼局部病变及局部血管病损的系列症状。瘀血阻络,血溢络外,则视网膜出血或玻璃体积血。同时可通过眼底荧光血管造影及吲哚菁绿脉络膜血管造影来观察视网膜静脉迂曲、扩张、狭窄程度,视网膜脉络膜新生血管形成及毛细血管无灌注区情况。这些血管性改变均由瘀所致。② 血液流变学方面的改变,包括血流速度及血液黏度等方面,表现为血流速度减慢,血液黏度增高。③ 舌质有瘀斑或紫气。治疗原则为活血化瘀,用桃红四物汤加减。当然依不同疾病、不同类型其治法有异,如视网膜静脉阻塞瘀滞型以活血化瘀为主,缺血型当活血缓和并加用补气之品,已行视网膜激光光凝者重用补气,兼黄斑水肿者佐以利水。瘀证常用药物有丹参、葛根、桃仁、红花、赤芍、益母草等。

**(2) 热证**:指里热证,从热证辨证是眼底炎症性疾患的常用辨证方法。辨证依据:① 急性炎症引起的系列症状,包括感染、变态反应及自身免疫性眼病。眼底可见视乳头边界不清,视网膜出血、渗出,眼底荧光血管造影显示视网膜血管渗漏。② 舌质红苔黄或黄腻。③ 全身可见肝热、肝胆湿热、阴虚火旺及血热证候。治疗原则为清热。清肝热或清泻肝胆湿热以龙胆泻肝汤加减,滋阴降火以知柏地黄汤加减,凉血清热之犀角地黄汤加减,清热解毒以五味消毒饮加减。热证常用药物有黄连、黄芩、黄柏、龙胆草、蒲公英、紫花地丁等。

**(3) 湿证:** 眼底渗出、水肿性疾患常辨为湿证。辨证依据为各种眼病具有明显渗出水肿;舌质正常或胖,苔白腻或黄腻。湿证常与瘀证、热证兼夹。因血不利则为水,故瘀证常伴湿证,而热胜则肿,故热证也可伴有湿证,并且湿性重浊而黏滞,为病缠绵难愈,日久即可化热,所以临床以湿热型为常见。治疗原则为祛湿。方用五苓散加减。常用药物有猪苓、茯苓、车前子、泽泻、木通、薏苡仁、白术、防己、萹蓄等。湿热者当清热利湿,方选龙胆泻肝汤或三仁汤加减,湿证与瘀证兼夹者当在祛湿同时佐以活血化瘀。

陆绵绵认为,中医急性内眼病瘀、热、湿三证之间常可兼夹,而瘀证贯穿于各种内眼病的辨证之中,热证夹瘀或湿证夹瘀可分别采用清热化瘀或祛湿化瘀,所以活血化瘀法用于各种内眼病中。不管是玻璃体积血、视网膜出血还是网膜、血管炎症引起的渗出、水肿均可用活血化瘀法。

〖 **临床经验** 〗

### 1. 治眼病重在祛瘀、健脾、补肾、治肝

根据眼病的成因及转化规律,陆绵绵认为在治疗上应重视祛瘀、健脾、补肾和治肝。

**(1) 祛瘀:** 眼部炎症高峰期,眼血管病及多种眼病的活动期、进行期,大多应当不同程度地配伍活血祛瘀药,必要时甚至可以采取其他改善微循环及血管功能的治疗方式。这是因为:① 炎症期或一些全身病导致的眼部病变,多伴有微循环障碍。② 眼内组织血管太脆弱(要么多血管,要么无血管),对代谢与血供要求很高,一旦失去治疗时机,多可以发生不可逆的病损而影响视功能,甚至失明。

**(2) 脾胃:** 除因脾胃功能影响气血,从而对缺血缺氧极为敏感的眼球至关重要外,另一方面是因为中药的给药途径大多仍以口服为主,须重视脾胃对某些药

物的承受能力。

（3）**补肾**：内眼病的恢复期，不论先前是哪一种证型，调整后的治本方法，应以治肾为主。理由是肾经药能帮助尚处在可逆范围内的视网膜病损向好的方面转化，挽救部分视力，即使是炎症病变的后期，亦以伤阴居多，滋肾可以减少其复发机会，同时肾经药也是中医防治老年性眼病与抗衰老的较好的治法之一。

（4）**治肝**：在眼科，治肝的最佳时机是未发展到器质性病变阶段。

### 2. 治干眼症及角膜上皮营养不良症辨证用药配合自血疗法

应用中医辨证治疗配合自血疗法治疗干眼症及角膜上皮营养不良是陆绵绵的又一独创疗法。干眼症属中医学"神水将枯"，又称"神气枯瘁"。《眼科大全》谓本病："目珠外，神水枯涩而不润泽""睛不清而珠不莹润"。正常情况下，结膜角膜的润泽光滑靠泪腺、副泪腺分泌泪液滋润。由于全身病或结膜角膜组织本身的病变，或因环境污染或滥点抗生素眼液，均可出现干眼及角膜上皮脱落。患者自觉双眼干燥或有烧灼感，或同时伴有口干、鼻干。初发病时角膜光滑或仅有稀少干燥斑点，检查泪液分泌量减少。本病多为脾胃虚弱，运化的失司，气血不足，精气不能上承，目失所养；或阴虚内热，虚火上炎，耗灼津液；或椒疮邪毒久郁，客于眼络，窍道瘀阻，泪液减少，因失濡润而致。

对本病的治疗，当在辨证论治的基础上，局部点不含防腐剂的眼液，以期促进角膜上皮的修复。陆绵绵独创的自血疗法即在表麻状态下，用针轻轻刺破上睑内外眦部血管，使其少量出血，取其血清的作用。以往取血清需抽取静脉血，这样多有不便，陆绵绵采用的自血疗法大大方便患者，并且临床效果满意。理论上说自身血清也是一种人工泪液，它含有多种生物活性成分，如 EGF、VitA、TGF‑β、纤维连接蛋白等，治疗效果明显。

### 3. 治组织水肿为主的眼病以局部辨病辨证为主

陆绵绵认为，对一些以组织水肿为主的眼病，应用局部辨病辨证为主（有明显全身症状者配合全身辨证）进行治疗，疗效颇佳。如黄斑囊样水肿并不是一个独立的眼病，而是许多眼病所产生的临床症状和后果。它是指液体积存在黄斑区外网状层或 Henle 纤维间的一种疾病，其形成的水肿呈特殊的蜂囊样外观，是引起视力减退的重要原因之一，可伴发于视网膜病和视网膜血管病，可继发于脉络膜的疾病或视网膜色素上皮的疾病，也可继发于眼前节手术后。对此，陆绵绵重视当代医学的检查手段，如 OCT 是一种新的影像学检查方法，具有非创伤性、非接触性,高分辨率横截面成像,图像直观清晰,可进行微米级的定量分析。部分患者眼底水肿不著,通过 OCT 或眼底荧光血管造影能清楚地显示出来,并且直观地进行治疗前后对照。此外,陆绵绵认为黄斑水肿多为水湿积聚所致,或因气滞血瘀,血不利则成水,或炎症邪热伤络,湿热蕴蒸。治疗当行气活血,利水消肿,方用桃红四物汤加五苓散。或凉血清热、利水渗湿,方用化斑汤加柴胡、黄芩、白茅根、茯苓、薏苡仁等。利水渗湿贯穿始终,这就是临床上全身症状不明显时,以局部辨证为主,取得实效。

### 4. 整体补虚、局部泻实治老年性黄斑变性明确分类、标本兼顾

老年性黄斑变性是一种眼底黄斑部发生慢性退行性病变而导致中心视力下降的老年眼病。多发生在 50 岁以上的人群,越老则发病率越高,是老年人致盲的重要原因之一。本病病因并不明确,可能为长期慢性光损伤、代谢免疫异常、动脉硬化、营养不良、中毒、药物作用等多种原因导致视网膜色素上皮代谢功能衰退。陆绵绵认为治疗老年性黄斑变性应分清病理分类,治疗上标本兼治。

**(1) 病理分类**:本病根据有无视网膜下新生血管的形成而分干性与湿性两大类型。前者又称非渗出性、非新生血管形成性;后者又称渗出性、新生血管形成性。

1)**干性**:早期以玻璃膜疣为主。玻璃膜疣为沉积于玻璃膜与视网膜色素上皮之间的代谢异常的产物,为透明物质。为黄斑部仅见淡黄色细小点状边界清楚的硬玻璃膜疣,它是一种老化现象并不列入老年性黄斑变性的体征。如出现边界不清的淡黄色斑者为软玻璃膜疣。它可以造成视网膜色素上皮层、玻璃膜—脉络膜毛细血管复合体的广泛性功能异常,为老年黄斑变性的体征之一,有孤立也有密集或融合成片现象。中后期可见视网膜色素上皮异常及萎缩斑。开始黄斑部色素上皮紊乱,随之稀薄、萎缩,与其相对应的脉络膜毛细血管萎缩,黄斑部可见一片脉络膜大血管,边界清楚的萎缩斑区内散在一些色素沉着,眼底荧光素血管造影(FFA)显示典型窗样缺损。萎缩斑逐渐扩大、融合,形成地图样萎缩斑,波及中心凹者视力严重受损。

2)**湿性**:根据病程早晚分为渗出期和斑痕期。① 渗出期,可见所谓脉络膜新生血管形成(CNV),意即在感光视网膜神经上皮或色素上皮下有来自脉络膜的网状新生血管组成的膜,它可以造成黄斑部表现渗出和出血。检眼镜下可见青灰色病损,常伴有视网膜下积液、视网膜下或色素上皮层下出血、黄斑囊样水

肿,故常不能直接看到新生血管本身。典型的新生血管形成,FFA 可以显荧光渗漏及其大小与部位,配合眼底吲哚青绿血管造影(ICG)更加清晰。太多的出血可进入玻璃体,使视力突然明显下降。② 斑痕期,经过漫长时间,出血与渗出逐渐吸收,黄斑区可见灰白色形状不规则的瘢痕。部分患者在某个部位又可出现新的新生血管,反复经历渗出、出血及瘢痕形成过程,新旧瘢痕相互连接,范围扩大,如涉及中心凹,则视力可高度受损。光学相干断层扫描(OCT)可以清楚显示脉络膜新生血管、出血、渗出及瘢痕的不同形态。

**(2) 辨治方法:** 采用中西医结合方法进行辨治。无论从年龄还是从慢性退行性病变的病理改变来考虑,本病都应属虚证。视网膜色素上皮层代谢异常的早期,相对来说,病变较轻,比较局限,治疗应以补虚为主。老年人除有明显的脾虚全身证候当以健脾为主来调治外,一般应以滋养肝肾、平补气血为主。用长期调养的方针,以预防或延缓病情的发展。补肝肾者以五子补肾丸、驻景丸、杞菊地黄丸之类方药加减;补气血者以逍遥散、归脾汤、人参养荣汤之类方药加减,方中可加入葛根或丹参,以加强改善局部微循环的作用。补肝肾与补气血的中药,多具有不同功能的生物活性物质和不同种类、不同含量的营养素,它们对调节新陈代谢、提高免疫功能、抗衰老等都有一定的作用。

当病情向纵深发展,造成视网膜色素上皮层、玻璃膜—脉络膜毛细血管复合体的广泛性功能异常,局部出现了干性的软玻璃膜疣的大量密集与融合,或湿性的脉络膜新生血管形成、渗出、出血等,也即中医辨证为痰、湿、瘀、热证候时,是虚证发展成了本虚标实证。其实这种标实证是局部的,与病理学上眼部病变进一步发展是一致的,对机体全身来说,虚证情况没有改变。

1) 治疗标实证:干性软玻璃膜疣或湿性以渗出为主者,法半夏、枳实、昆布、夏枯草、玄参、胆南星、浙贝母、生牡蛎、广郁金等皆可酌情选用;水肿明显者,如白术、苡仁、车前子、葶苈子、泽泻、猪苓、茯苓等酌情选用。至于出血量多且反复,舌胖色淡者,当补气摄血,用补阳还五汤去桃仁、红花,加仙鹤草、茜草等;突然出血,量多者用犀角地黄汤,量少者用知柏地黄汤加减,加用大小蓟、侧柏叶、茅根、旱莲草等。

2) 治本虚标实证:不能一味补虚,也不能泻实太过。尤其是 FFA 发现有脉络膜新生血管形成者,切不可过用、多用活血祛瘀药,以免造成反复大量出血。同时配合有经瞳孔温热治疗(TTT)或光动力治疗(PDT)在适当时机的介入以促使新生血管的闭塞、出血与渗出的较快吸收,无疑是个很好的治疗局部标实的方法。

本病患者在平时应做到饮食均衡,补充锌、硒、维生素 C、类胡萝卜素和维生素 E。外出时应佩戴能够过滤所有紫外线和可视蓝光的优质太阳镜,以保护眼睛。对于预后的判断,则视病程的长短、渗出、水肿及新旧瘀血分布的范围及组织破坏的程度,是否波及中心凹而定,晚期预后不良。

### 5. 治视网膜静脉阻塞辨证分型、辨病分期

陆绵绵治疗视网膜静脉阻塞,重视辨证论治,分为肝火型、阴虚火旺型、瘀滞型、痰浊型四型,同时辨病分早、中、后三期,分别选用合适药物。

#### (1) 辨证论治

1) 肝火型:肝火上炎,迫血妄行,血溢络外。症见颜面红赤,性情急躁,口苦咽干,大便干结,小便黄赤、舌红苔黄,脉弦数,视力急降,视网膜静脉粗大,扩张弯曲,视网膜水肿,出血量较多,色鲜红。治以清肝泻火,凉血止血,方用龙胆泻肝汤合犀角地黄汤加减。

2) 阴虚火旺型:阴虚火旺,灼伤脉络,血溢脉外。症见头目眩晕,面颧潮红,五心烦热,口干咽燥,少寐多梦,腰膝酸软,形体消瘦,舌红苔净,脉细数,视力缓降,视网膜静脉扩张,或有新生血管形成,出血量不多,但易反复出血。治以滋阴清热,凉血止血,知柏地黄汤合二至丸加减。

3) 瘀滞型:气滞(或气虚)血阻,瘀损脉络,血溢于外。全身无明显症状,或年老体弱,神疲乏力,舌有瘀斑,脉涩,视力不易提高,视网膜静脉怒张,出血斑较厚,色暗。治以活血理(补气),祛瘀通络,方用血府逐瘀汤或补阳还五汤加减。

4) 痰浊型:风痰上扰,或痰热阻络,血行失畅,溢于络外。素体肥胖,胸闷痰多,头晕,口不渴,或渴不欲饮,苔腻,脉弦滑。方用视网膜出血伴有较多的渗出,动脉硬化较明显。治以化痰祛瘀通络,温胆汤或合三黄汤加减。

#### (2) 辨病分期及用药

1) 早期:视网膜出血量多,色鲜红,视力继续下降者,应选加止血不留瘀的药物,如炒蒲黄、茜草、侧柏叶、大小蓟、参三七、茅根、藕节等。

2) 中期:视网膜陈旧性出血,色暗红,视力未继续下降者,应重用活血祛瘀药物,如桃红四物汤加味。

3) 后期:视网膜出血吸收过程中,出现渗出与机化物,应加入软坚散结之

品,如昆布、海藻、夏枯草、生牡蛎等。

### 6. 治中心性浆液性视网膜脉络膜病变分期与分型结合

陆绵绵治疗中心性浆液性视网膜脉络膜病变将水肿期分为阴虚火旺、心肝蕴热、湿浊上泛三型,渗出期分气血瘀滞、痰湿积聚二型。

**(1) 水肿期**

1)阴虚火旺型:症见头晕,病眼间歇性微胀、干涩,耳鸣,口干,手足心热,腰膝酸软,易醒,舌红绛、少苔或薄黄苔,脉细数。治以滋阴降火,利水消肿,方用知柏地黄汤加减。头痛眼胀较甚者,加石决明、钩藤,水肿甚者,加车前子。常用中成药:石斛夜光丸、知柏地黄丸。

2)心肝蕴热型:症见发病较快,眼前暗影较浓,黄斑部水肿较重,头痛头晕,眼胀痛、畏光、面红,急躁易怒,口渴、口苦,失眠,大便干燥,小便黄,舌红、苔黄或黄腻,脉弦数。治以清火泻热,利水消肿,方用龙胆泻肝汤合犀角地黄汤加减。便秘加大黄,口渴引饮加生石膏。

3)湿浊上泛型:症见发病较慢,病程较长,黄斑部水肿混浊,头重或头昏乏力,视物易疲劳,常欲闭眼,或情志不舒,泛恶,胸闷,纳少,或大便不实,舌淡苔白或白腻,脉细。治以调气除湿消肿,方用五苓散合逍遥散加减。眼睑欲垂重着,睁眼乏力,纳少,大便溏者,加升麻、黄芪、党参;情志抑郁,胸闷叹息者,加制香附、广郁金;怕冷,四肢不温,腰膝酸软者,去当归、白芍,加仙茅、仙灵脾、补骨脂。

**(2) 渗出期**:水肿期在治疗过程中大多逐渐演变为渗出期。

1)气血瘀滞型:患者除以渗出为主外,多由阴虚火旺或心肝蕴热型水肿演变后出现的局部瘀滞现象。此型眼前暗影未消,眼底黄斑部水肿基本消失,有较多黄白色渗出斑点,中心反射阴性,舌有瘀斑。治以培补肝肾,活血祛瘀,方用桃红四物汤合杞菊地黄汤加减。

2)痰湿积聚型:多由湿浊上泛型水肿演变后出现局部痰湿瘀阻现象。此型眼底黄斑部黄白色渗出斑点沉着,瘀积难消,舌质胖淡、苔白或腻,脉滑。治以平调气血,祛痰散积,方用二陈汤合逍遥散加减。苔厚腻,口淡者,加苍术、厚朴;渗出斑点多,视力难以提高者,加肉桂。

### 7. 从肝、肾、脾论治黄斑病变

黄斑部疾病范围广泛,属中医"视瞻昏渺""视瞻有色""暴盲"等范畴。它的发生与肾、脾和肝的功能失调密切相关。肾为先天之本,藏先天和后天之精气。根据五轮辨证,瞳神属肾,而黄斑属广义的瞳神,因此黄斑的退行性疾病与肾的虚衰关系密切。脾胃为后天之本、生化之源。根据六经辨证黄斑属脾,黄斑能否视物依赖于精气,而后天精气由脾胃化生。肝经上联目系,肝为血海,肝肾同源,肝开窍于目,"肝受血而能视",肝血的盛衰也影响黄斑的功能。因此陆绵绵在辨证中从肝、脾、肾入手,认为肝肾亏虚、脾气虚弱为发病之本,气滞血瘀、水湿内停等眼底出血渗出为标。

**(1) 肝肾阴虚:** 多为年老体弱,久病伤肾,耗伤气血津液;或情志内伤,暗耗肝肾阴血。肝藏血,肾藏精,肝肾亏虚,精血不能上充于目,目失所养则视力下降;水湿乘虚积滞目络,可见黄斑水肿;阴虚则热,热灼脉络可见黄斑出血;热灼津液,炼液成痰可见视网膜渗出。治以补益肝肾,滋阴明目,方选杞菊地黄汤加减。

**(2) 脾虚气弱:** 多为起居无常,饮食失调,劳倦过度,耗伤脾胃。脾气虚弱,运化乏力,水湿内停则眼底可见水肿,渗出;气虚则气血津液不能上注于目,目失所养,视物不清;气虚不能摄血,血液妄行可致黄斑出血。治以健脾益气明目,方选归脾汤加减。

**(3) 气滞血瘀:** 多为情志不舒,肝郁气滞而血瘀;或暴怒伤肝,气血逆乱,血不循经,上溯目窍,溢于脉外则见出血。瘀血阻络,津液不行则视网膜水肿;瘀久化热,炼液成痰则为渗出。治疗以清热疏肝、行气活血为主,方选丹栀逍遥散加减。

**(4) 湿热蕴结:** 患者多嗜食肥甘辛辣。湿热内蕴,水湿上犯聚于视网膜可见水肿,热灼津液成痰为渗出,热迫血妄、滋于脉外为出血。治疗以清热化湿健脾为主,方选三仁汤加减。

### 【经验方】

#### 1. 治疗视网膜静脉阻塞方(理血方Ⅰ号)

组成:赤芍,川芎,红花,苏木,广郁金,参三七等。

用法:水煎服,每日1剂。

功效:活血理气,祛瘀通络。

主治:视网膜静脉阻塞证属气滞血阻,瘀损脉络,血溢于外者。

### 2. 治眶上神经痛方

组成：当归10 g,赤芍10 g,白芍10 g,牡丹皮10 g,瓜蒌皮10 g,干地龙10 g,白芷10 g,川芎10 g,生地10 g,柴胡6 g,僵蚕6 g,郁金6 g,山栀6 g,甘草6 g。

用法：水煎服,每日1剂。

功效：养血柔肝,潜阳止痛。

主治：眶上神经痛证属血虚生风,肝阳上扰者。

### 3. 治干眼症方

组成：煅龙骨20 g,煅牡蛎20 g,煅石决明20 g,鬼针草15 g,生地10 g,当归10 g,枸杞子10 g,制首乌10 g,白蒺藜10 g,夏枯草5 g,川芎6 g,蝉衣6 g,黄连3 g,菊花3 g。

用法：水煎服,每日1剂。

功效：养血补肝,滋阴潜阳。

主治：干眼症证属肝血不足、阴虚阳亢者。

### 4. 治青光眼方

组成：天麻10 g,钩藤10 g,决明子10 g,焦山楂10 g,焦神曲10 g,生地10 g,当归10 g,川芎10 g,炒白芍10 g,干地龙10 g,荆芥6 g,防风6 g,制全蝎6 g,僵蚕6 g,制乳香6 g,白芷6 g,炙甘草3 g。

用法：水煎服,每日1剂。

功效：清热泻火,平肝息风。

主治：青光眼证属阴虚火旺、风阳上扰者。

### 5. 治中浆方

组成：煅牡蛎20 g,煅龙骨20 g,车前子30 g,生黄芪20 g,炙黄芪20 g,天麻10 g,钩藤10 g,制首乌10 g,枸杞子10 g,泽兰10 g,泽泻10 g,猪苓10 g,茯苓10 g,川芎10 g,柴胡10 g,甘草3 g。

用法：水煎服,每日1剂。

功效：健脾利水,潜阳明目。

主治：中心性浆液性脉络膜视网膜病变证属脾虚水泛,虚阳上扰者。

### 6. 治原田氏病方

组成：煅牡蛎20 g,煅龙骨20 g,薏苡仁20 g,钩藤10 g,首乌10 g,枸杞子10 g,补骨脂10 g,鸡血藤10 g,合欢皮10 g,藿香10 g,麦门冬10 g,五味子5 g,炙甘草 3 g。

用法：水煎服，每日 1 剂。

功效：滋阴潜阳，补肝明目。

主治：原田氏病证属肝阴不足，虚阳上亢者。

### 7. 治玻璃体积血方

组成：生黄芪 15 g，炙黄芪 15 g，党参 10 g，茯苓 10 g，白术 10 g，山药 10 g，甘草 5 g，当归 10 g，仙鹤草 10 g，白及 10 g，川芎 10 g，生地 10 g，侧柏叶 10 g，丹参 10 g，泽泻 10 g。

用法：水煎服，每日 1 剂。

功效：补气摄血。

主治：玻璃体积血证属气不摄血者。

## 主要论著

陆绵绵. 中西医结合治疗眼病. 北京：人民卫生出版社，1976.

陆绵绵. 外感眼病的病因病机及其辨证. 江苏中医杂志，1980，(3)：57～58.

陆绵绵. 内伤眼病病因病理的中西医结合理论探讨. 中西医结合杂志，1982，2(4)：228～229.

陆绵绵，赵亚滨，范玲，等. 辨证辨病治疗视网膜静脉阻塞. 中西医结合杂志，1984，4(10)：501～503.

陆绵绵. 中心性浆液性视网膜脉络膜病变 100 例证治小结. 江苏中医杂志，1984，(2)：20～21.

陆绵绵，范玲，丁淑华，等. 理血方Ⅱ号治疗视网膜静脉阻塞 30 例. 中国医药学报，1987，2(6)：32.

陆绵绵.《眼科秘诀》简介. 中国中医眼科杂志，1993，3(4)：234～235.

陆绵绵. 老年性黄斑变性的病理及辨治. 江苏中医药，2007，39(4)：2～3.

## 参考文献

[1] 王菁. 陆绵绵教授运用中医眼科五轮辨证经验. 湖南中医杂志，2012，28(3)：20～21.

[2] 杨兴华. 陆绵绵教授辨证治疗急性内眼病经验. 吉林中医药，2005，25(4)：7～8.

[3] 王菁. 陆绵绵教授辨证治疗黄斑病变. 吉林中医药，2005，25(11)：11.

# 邹燕勤

【 个人简介 】

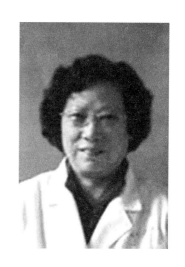

邹燕勤,女,1933 年出生,江苏省无锡市人。江苏省中医院主任医师,南京中医药大学教授、博士研究生导师。江苏省首批名中医。曾任南京中医学院中医系副主任,江苏省中医院副院长、党委副书记(主持工作),江苏省第六、第七届政协委员,中华中医药学会第二届理事,江苏省中医药学会第五、第六、第七届理事,江苏省中医肾病专业委员会首届主任委员,全国中医肾病专业委员会副主任委员,国家及省食品药品监督管理局药品审评专家。现任中华中医药学会肾病分会、世界中医联合委员会肾病分会、华东地区中医肾病专业委员会、江苏中医肾病专业委员会顾问。江苏省中医院全国中医肾病医疗中心暨中医肾病学重点学科学术带头人,南京博大肾科医院名誉院长。享受国务院政府特殊津贴专家。第二批全国老中医药专家学术经验继承工作指导老师。

曾先后就读于南京师范学院生物系、南京中医学院医疗系,获理学学士与医学学士双学位,师承其父我国著名中医学家、中医肾脏病学创始人邹云翔教授 20 余年,尽得其传,在中医肾病研究方面颇有造诣。长期从事肾脏病的理论和临床研究,医术精湛,学验俱丰。擅治各种肾脏疾病,如急慢性肾炎、急慢性尿路感染、糖尿病肾病、高血压肾损害、尿酸性肾病、狼疮性肾病、过敏性紫癜性肾病、多囊肾、慢性肾功能衰竭,肾系肿瘤等。特别是对多发病肾小球肾炎及肾脏的危急重症慢性肾功能衰竭的研究较深,有独到见解和较好疗效,达到国内中医界领先水平。对其他内科疑难杂症、老年性疾病的诊治也有很高的疗效。20 世纪 80 年代初期开始主持或以主要科研人员参加卫生部及省级科研项目多项,获江苏省人民政府科技进步二等奖 2 项,三等奖 2 项,四等奖 2 项。代表项目如卫生部课题:"慢性肾功能不全辨证论治的临床规律和原理研究"获部级二等奖。获南京中医学院科技先进工作者奖及江苏省卫生厅、江苏省中医药局授予的江苏中医药科技、教育先进工作者奖。科技成果由单位转让厂家,已获 2 个国家新药证书,即治疗慢性肾炎的黄蛭益肾胶囊(国药准字 Z20020086)、治疗慢性肾功能不全的参乌益肾片(国药准字 Z20100051)。发表学术论文 50 篇,出版学术专著《邹云翔医案选》《邹云翔学术思想研究选集》《中国百年百名中医临床家·邹云翔》《中华中医昆仑·邹云翔卷》《现代中医肾脏病学》《中国现代百名中医临床家·邹燕勤》等 9 部,参编著作 3 部。

## 【学术思想】

### 1. 从气论治肾病

肾脏病复杂多变,涉及气、血、阴、阳和五脏,邹燕勤临证治疗方法灵活多变,其中从气论治的思想的颇具匠心。

#### (1) 补四脏之气

1) 补肾气以治病求本:邹燕勤认为不论外感内伤,肾病的发病原因根本在于肾气不足。正常人体肾气充足,精气强盛,即使有病邪入侵,或常规使用肾毒性药物,也不足以损害肾脏。反之,肾气不足,则病邪药毒极易伤肾。肾气充足与否,实为肾脏发病的关键。此处所及肾气泛指肾脏正常的气化功能、气机的升降出入,结合西医学,大体指正常的免疫、代谢功能。

2) 补脾气以充养先天:脾为后天之本,化生气血以充先天之肾。邹燕勤认为脾不健运,先天失养,不足之肾更加亏虚。正如藕塘居士云:"善补肾者,当于脾胃求之。"

3) 补肺气以正本清源:肺居上焦,主一身之气,为水之上源,肾水之母。邹燕勤在临床中发现,若肺气不足,通调水道不力,则母病及子,常常影响肾脏气化主水功能。肺卫不固,外邪易侵,循经传变,会进一步引发或加重肾脏病变。故常用补肺固表之法,调理在外、在上之气机,俾肺气旺,御邪外侵,上源清则下流畅。

4) 补心气以调和坎离:心主火为离,居于上,肾主水为坎,居于下。《中藏经》云:"火来坎户,水到离局,阴阳相应,方乃和平。"历来医家均很重视心肾水火相济的关系,邹燕勤教授认为君命之火亦不得相失,命火为君火之根,君火为命火之用。常有患者肾气不足,阴寒内生,出现心悸、胸闷痛、失寐、脉结代等心气不足表现;心气虚馁,血脉不利,瘀痰内生,亦会影响到肾脏气化功能。

**(2) 行气以助利肾水:** 肾病气化失司,水液代谢失常,外溢肌肤,留着腔道,阻滞气机正常运行,而气机不畅会进一步妨碍水湿的祛除。邹燕勤教授认为行气利水为肾病水肿重要治法,常于扶正利水方中少佐行气之品,令"气行则水行""气行水自利"。

**(3) 宣气以助肾之气化:** 肾病常合并有外邪壅肺、胸膺痹阻之征。邹燕勤认为上焦不通,下焦闭塞,不利于肾脏正常气化。上焦心肺以宣通为补。若症见鼻塞流涕、咳嗽发热等肺卫表证,治宜宣肺祛邪为先。上焦心肺痹阻,见胸闷痛、心悸等心气不足、阴乘阳位之证,邹燕勤认为治当补火通心,配合宣痹通阳,恢复胸阳之旷达。俾上焦得通,津液得下,水道调畅,以助肾脏气化的恢复。

**(4) 降气以助肾之纳气:** 肾病急性期常有因外感六淫、犯肺及肾而致上焦壅滞、下焦闭塞之证,见恶寒发热,小便短少,胸膺闷滞,咳嗽痰多,气急心悸,甚至胸水停聚。对于此类急重证候,邹燕勤主张以降肺为先,采用三子养亲汤合葶苈大枣泻肺汤加减泄降肺气,通调水道,复佐宣肺之麻黄或三拗汤以加强肺气的肃降。肺气得降,水道通畅,则有利于肾纳气功能的恢复。

## 2. 肾脏疾病责之于脾肾

邹燕勤重视整体论治,强调脏腑间的相互关系。特别重视脾肾的相关性,补脾益肾法是其治疗肾脏疾病常用之法,在治疗肾脏疾病时强调补肾健脾,益肾实脾,以维护人之精气,以之作为治疗的基础。

(1) **慢性肾小球肾炎**：慢性肾小球肾炎是由多种原因引起的原发于肾小球的一组临床表现相似、而病变改变不一、预后不尽相同的免疫性疾病。邹燕勤认为该病与中医的水肿、水气、肿胀、腰痛、尿血、虚劳等诸病证候相似，其病因多为外感六淫、病毒、劳倦等。由于此病起病隐潜，病程迁延，临床多呈本虚标实、正虚邪恋之态。其病位主要在肾，正虚以肾虚为主，因肾为先天之本，主藏精，"五脏之阴气非此不能滋，五脏之阳气非此不能发"，故可同时损及其他脏腑。脾为诸气生化之源，脾气亏虚，运化失司，则脏腑百骸受气无源，必致正虚于内，百病变化而生。补气健脾则中土健运，诸气生化不息。脾肾关系密切，脾之生化、运化赖肾之元阳所鼓舞。肾主水，以固密封藏为贵，又赖脾之生化阴精以涵育，临床辨证以脾肾两虚为常见，脾肾气虚则气化无权，转输失职，水液潴留，发为水肿。蛋白质乃水谷之精微，由脾所化生，为肾所封藏。若脾肾气虚，则肾之开阖失司，封藏失职，脾运不健，不能升清，则谷气下流，精微下泄，出现蛋白尿。此外，脾肾气虚，封藏失职，固摄无权，血溢脉外，亦会出现血尿。脾为诸气生化之源，脾气亏虚，运化失司，则脏腑百骸受气无源，必致正虚于内，百病变化而生。补气健脾则中土健运，诸气生化不息。

(2) **慢性肾功能不全**：邹燕勤认为慢性肾功能不全的病机是肾元衰竭，水毒潴留。肾元衰竭是发病之本，水毒潴留是发病之标，为本虚标实之证。水毒上泛中焦则主要表现为消化系统症状。常见食欲不振，脘腹不适，恶心呕吐，疲乏无力，面色虚浮无华，苔白腻，脉沉弱。辨其病机为肾病日久、水湿不化、久而为毒、上碍脾胃，或肾病日久、脾虚生浊，或素体脾胃虚弱，水病侮土。临床上，慢性肾衰竭出现脾胃功能紊乱者十有八九，而消化系统症状的轻重与肾功能损伤程度及尿素氮数值的高低变化基本一致。同时人体营养与药物的敷布、转输，人体清浊升降都有赖于脾胃中焦之枢的功能，"有胃气者生，无胃气者死"在肾衰患者常有体现，所以调理脾胃、固护胃气在肾衰的治疗中是非常重要的原则。邹燕勤指出脾胃功能之盛衰为病变进退之枢机，补肾必用健脾。人以胃气为本，脾胃的强弱，决定了疾病的发生、发展及预后。此外，益气补血、滋肾养阴之品大多滋腻助湿，脾胃之气如不旺，则虚不受补。脾胃之气充足，则生化有源。临床除强调维护肾气外，还非常重视保护胃气，以后天脾胃充养先天之肾，反对使用败伤胃气之方药。

## 1. 治肾五法

邹燕勤对各型肾病均有很深的见地,其中治肾病五法值得学习与借鉴。

**(1) 清利咽喉法:** 急性肾炎中,与上呼吸道感染有关者占60%～70%,而咽喉部的红肿疼痛也是慢性肾病反复及蛋白尿、血尿增多的重要因素,并可导致肾功能损害的进一步加重。慢性肾病患者大多病程长,反复迁延,加之低蛋白血症、贫血及营养不良等因素,使机体免疫功能低下,卫外不固,极易遭致外邪侵袭。可见咽喉红肿疼痛,咽痒而干,扁桃体肿大,或伴发热、咳嗽等症。邹燕勤认为此乃风邪热毒蕴结咽喉,不可忽视。重者先祛邪,后扶正,方药专以清肺利咽,缓图治肾;轻则扶正化湿中兼以利咽祛邪。常选用玄麦甘桔汤及银翘散加减,药用金银花、连翘、黑玄参、麦门冬、桔梗、山豆根、泡射干、牛蒡子、蚤休、蝉衣、制僵蚕、芦根、生甘草。如肺经热盛,加用桑白皮、炒子芩、炒山栀。如为慢性咽炎,咽喉久痛隐隐,则用金银花、南沙参、生甘草、胖大海泡茶频频饮用。咽喉局部均可喷以西瓜霜或锡类散。

**(2) 补肾固精法:** 慢性肾脏疾患,特别是肾病综合征患者,尿中常有大量蛋白丢失,其病机可责之为肾元亏虚,固摄无权,精微下泄,然也有湿热之邪迫精下泄者。对前者宜补宜固,邹燕勤常以金锁固精丸合水陆二仙丹加减。金锁固精丸,顾名思义,乃固秘精关,原为肾虚精关不固所致遗精、滑精所设,此处借以补益肾精,固摄精微,治疗尿蛋白下泄。常用药有潼蒺藜、金樱子、芡实、莲子、菟丝子、怀山药、益智仁、桑螵蛸、煅龙骨、煅牡蛎。对肾小管—间质病变或肾小球病变波及肾小管—间质,而致浓缩功能减退出现多尿,特别是夜尿量多者,也常选用该法,或在辨证方中酌加益肾固精之品。邹燕勤擅以大量菟丝子及金樱子、怀山药治疗多尿,每可获效。也可配合生黄芪、潞党参、炒白术补气健脾,固摄精微。

**(3) 清利保肝法:** 肝肾之间有着密切的相互联系,肝、肾疾患既可同时并存,也可由此及彼,由彼及此,终至肝肾同病。如乙肝相关性肾炎、肝硬化肾损害、肝肾综合征乃肝病及肾,临床较为常见。肾病综合征及尿毒症也可出现肝脏损害,而激素、免疫抑制剂、雷公藤制剂等治肾药物出现的肝功能损害则更为常见。患者可出现食欲减退、恶心、呕吐、谷丙转氨酶升高,甚至可出现黄疸。乙肝相关性肾炎患者肾活检标本中,在肾小球基膜及/或系膜区可见乙肝病毒免疫复合物沉积。如其病毒得不到有效遏制,则其免疫复合物持续不断沉积肾脏,单纯治肾显然无济于事。对此类患者,邹燕勤常以清利湿热、解毒保肝之法治之,辨证与辨病相结合,药用垂盆草、马鞭草、鸡骨草、田基黄、茵陈、贯众、虎杖、土茯苓、半枝莲、白花蛇舌草等,并酌加当归、牡丹皮、丹参、赤芍、白芍养肝活血,以提高疗效。

**(4) 活血利水法:**肾脏病与血瘀的关系近年来越来越受重视,对肾小球疾病中血瘀的形成机理、临床表现及活血化瘀法的临床与实验研究不断深入,慢性肾脏疾患的血液流变学异常,特别是肾病综合征的高凝状态,均与血瘀病理密切相关。而从其病理改变来看,细胞增殖、基质增多、肾小球硬化、微血栓形成、纤维素沉积等无不与瘀血有关。有些患者即使临床无典型的舌质紫暗、肌肤甲错等血瘀表现,但仍存在着瘀血的病理,特别是久病患者。邹燕勤对肾病水肿健脾化湿、淡渗利湿等常法治疗不效者,常用活血利水法,方选当归芍药散加味。常用药如当归、赤白芍、泽兰泻、川芎、益母草、桃仁、牡丹皮参,配合健脾化湿利水的生黄芪、生白术、生苡米、猪茯苓、车前子等药。对肾病综合征患者腹水表现明显者,她认为辨证多属肝脾肾同病,存在着肝络瘀阻,脾运失健,肾失开阖,水湿内蕴,辨证方中常配合活血养肝之品,如当归、赤芍、牡丹皮、丹参等。

**(5) 醒脾和中法:**慢性肾病,特别是慢性肾衰,常存在不同程度的水湿与湿浊,并多因外感或饮食不节(不洁)诱发,而夏秋之季,水湿之气上蒸,潮湿充斥,则湿困中焦,脾胃失和更为明显。患者可见脘腹痞胀,恶心呕吐,口淡而黏或口有浊味,纳谷欠香,舌苔厚腻。邹燕勤临证擅以芳香化湿、醒脾和中之法治之。常用药物有荷叶、藿香、佩兰、紫苏叶,并配合健脾化湿之品,如制苍术、炒白术、广陈皮、法半夏、制厚朴、生苡米、茯苓等。对湿浊壅盛、胶结难解者可选砂仁、蔻仁、草果仁增其芳香燥湿、醒脾和中之功。邹燕勤尤其喜用荷叶,新鲜者更宜,认为荷叶可清热解暑,升发清阳,醒脾和中,而药性平和,无伤阴之弊。配合藿香、佩兰可芳香宣浊,调中化湿;紫苏叶理气宽中,降逆开胃,暑湿之令投之疗效尤佳。

## 2. 扶正祛邪治慢性肾小球肾炎

肾小球疾病多本虚标实证候,脾肾亏虚为本,水湿、湿热、血瘀、痰浊为标。邹燕勤临证中以补气健脾为基本治法,并根据不同标证酌加相应药物,以扶正祛邪。

**(1) 补气健脾,渗利水湿:** 水肿是本类疾病常见症,脾虚水停是其常见病机。治本同时,佐加淡渗利水之品,如泽泻、猪苓、车前子以甘淡渗湿;若兼腹水则用大腹皮、厚朴、赤小豆以理气宽中利水;若眼睑、头面肿甚者,用防己、防风之属,以疏风祛湿,使在表之水,从肌肤排泄;若足胫肿甚,则用牛膝、车前子、独活,使水由下分消。

**(2) 补气健脾,清利湿热:** 湿热是肾小球疾病常见病机,湿热壅滞,三焦气化失司则水肿;湿热伤及气分则生痰化浊,表现为蛋白尿;湿热伤及血分则见血尿(包括镜下红细胞)。邹燕勤观察到湿热蕴结表现,如咽喉肿痛、皮肤疮毒或全身其他炎性病变(如慢性胆囊炎、胃炎、肠炎等),多为急性肾炎发作或慢性肾炎反复的诱因。并注意到,同样是湿热伤人,因体质不同,而病情有别,指出:"中气虚则病在太阴,脾为阴土,在气为湿。湿热袭人,中气实则病轻、易愈、少传变;中气虚则迁延不愈,易内传脏腑。"认为临证中既要看到湿热为患的标证,又要透过现象看本质,认识到因虚致实的特点,而以甘平扶正、苦寒清热、淡渗利湿诸法合用,使补不助邪,攻不伤正。尿检异常、舌苔白腻或黄腻为湿邪或湿热为患的共同表现,但湿热交蒸,蒙上流下,三焦皆可为病,扶正健脾的同时,需辨明湿热侧重的病位而选加药物。在上焦则咽喉红肿疼痛,甚则溃腐成脓,可加金银花、蒲公英、蚤休、马勃、牛蒡子、制僵蚕、蝉蜕;在中焦则脘闷纳呆,腹胀,便溏不爽,可加黄连、竹茹、藿香、佩兰、白蔻仁、半夏、陈皮;湿热流注下焦,症见小便短赤,涩滞不畅,选用车前子、泽泻、鸭跖草、瞿麦;若湿热伤络,出现血尿者,酌加白茅根、大小蓟、茜草根以清利湿热,凉血止血。诸药合用,既可使湿热得中气之运,宣于上、化于中、渗于下,又可达湿热祛而正气不伤之效。

**(3) 补气健脾,活血化瘀:** "气为血之帅",素体气虚,或久病不愈,湿热之邪累损于气,致气虚推动无力,血凝为瘀;血水同源,瘀血不去,水渗脉外溢于肌肤,则水肿内生,持久不退;瘀血阻络,血渗脉外则见血尿经久不消;瘀阻脾肾气机,脾失统摄,肾失封藏,则精微不固,下流为蛋白尿,反复难愈。此时,邹燕勤多在补气健脾,清利湿热诸法中,佐加活血化瘀之品,以达瘀去新生,气机调达之效。并根据临床表现不同而有所侧重。若水肿反复难消,多加牡丹皮、丹参、益母草、泽兰以活血利水;若蛋白尿长期迁延不愈,则加地龙、赤芍、三七参、水蛭、怀牛膝以活血和络;若血尿顽固,可加茜草根、血余炭、紫珠草等活血止血。

江苏省中医院
——
邹燕勤

**（4）补气健脾，化浊和胃：**邹燕勤临证善从健脾益气入手，用药强调甘平清补，以免滋腻助邪。她认为在肾小球疾病中，气虚证虽是主要表现，但同时亦有邪实内蕴的一面，温补恐有助邪之弊，治用甘平之剂，则补而不腻，可达清补之效。以太子参、茯苓、白术、甘草、薏苡仁、黄芪为补气健脾基本方，本方即四君子汤加黄芪、薏苡仁而成。方中用太子参，以其味甘苦而性平，益气养阴而无滋腻之嫌；之所以不用人参，是因为人参性味甘温，补益之力较强，而肾小球疾病多夹有实邪为患，用之恐有助邪之弊。若气虚较甚，标实不显，多用党参。黄芪味甘，生者补气利水，适于脾虚而水肿之时；炙者补气健脾，适于标实较轻，扶正为要之际；若痰浊、湿热明显，则少用或不用，以免生痰助热。白术补气健脾，燥湿利水，虽有甘温之性，但与诸甘平淡渗之品同用，则温燥之性得制。茯苓甘淡，健脾利水，若水湿较重，常用茯苓皮以增强利水渗湿之功；若夜寐不佳，又可合用茯神以安神。薏苡仁甘淡性寒，渗利湿热而健脾，生则渗利之力强，炒则健脾之效优。甘草一味，用量宜轻，常在 3～5 g 之间，取其甘味益气，生者清热解毒而益气，炙则长于补气健脾，使用时，据热象之有无酌情选用。诸药合用，甘平补益，既可健脾益气，又无壅遏之弊。

### 3. 治慢性肾炎标本兼顾

**（1）健脾肾，清湿浊：**邹燕勤认为慢性肾炎病程长，多为虚实错杂，且标本呈互相促进，故治疗时，单纯的攻或补，均难有良效，提倡在辨证论治的基础上，标本同治。慢性肾炎的本虚多为脾肾两虚，常涉及其他脏腑。因脾为后天之本，有胃气则生，无胃气则死；诸湿肿满皆属于脾，中运乃升降之枢，故而在治疗上非常重视调理脾胃的功能，以强后天而养先天。临床常用黄芪、制苍术、土炒白术、茯苓、薏苡仁、神曲、谷芽、麦芽等调理脾脏，或加入少许制大黄以健脾胃。益肾则多用不滋腻碍脾之品，如旱莲草、女贞子、芡实、川断、金樱子、桑寄生等，其用益肾药常是药味少，量不重，以起引药入肾之功，而健脾之药则药味多、量重。邹燕勤认为慢性肾炎虽常有阳虚之征，但其水湿瘀血久宿易化热，使病情加剧，故慎用附子、肉桂等大辛大热之品，若病情需要，可选用性味较平之菟丝子、淫羊藿等。慢性肾炎的标实以水湿浊为主，其治当为利湿除浊，常选用茯苓皮、茯苓、猪苓、泽泻、薏苡仁、法半夏、苍术等。因水湿内蕴易化热，故临床表现虽无热象，也常选用一些清利湿热之药，如六月雪、半枝莲、车前草、白花蛇舌草等，以阻止湿热的产生。若水湿较甚，浮肿严重，则使用牵牛子等攻下逐水。

（2）**重视水、血、气的关系**：邹燕勤认为水湿与血、气相互影响，水湿内停可阻滞气血，水湿的运行赖气之推动，气虚则水停，气血瘀滞也可影响水湿运行而产生水湿浊邪。《丹溪心法》曰："气血冲和，百病不生。"故调理气血在治疗慢性肾炎中十分重要的，常选用丹参、川芎、赤芍、陈皮、大腹皮等以调理气血。

（3）**祛风除湿**：慢性肾炎的标实以水湿为主，且此水湿不易清除彻底，常因感受风邪而加重。《诸病源候论》云："风邪入干少阴则尿血。"故邹燕勤常以祛风除湿治疗慢性肾炎。她用治疗风湿关节炎、类风湿关节炎的雷公藤、昆明山海棠用于慢性肾炎取得明显疗效。并常于治疗慢性肾炎的方中，加入丝瓜络、僵蚕、防己等药，以祛风除湿，据观察对稳定病情、减少水肿的发作有一定的作用，特别丝瓜络一药，对慢性肾炎之肾功能不全血尿酸高者有作用。

（4）**治未病**：慢性肾炎有不少无临床症状及慢性肾炎经治疗临床症状已消失，而其化验检查异常者，中医此时无症可辨，随着病情的发展，可出现水肿、虚劳、关格等，且多为脾肾亏虚，水湿溢泛，据此规律，邹燕勤常在临床症状出现之前，用药物先固实脾肾，阻止病情的发展。因有时水湿浊邪的出现较隐潜，临床表现不明显，故也常加用渗利之药。邹燕勤常选用健脾肾除湿之法，仍以实脾为主，顾护后天，以后天养先天。同时调理气血。常选用的药为黄芪、党参、苍术、白术、茯苓、薏苡仁、泽泻、淮山药、陈皮、丹参、赤芍等，并常让患者将药制成膏，以便长期服用。

### 4. 补虚固本、解毒祛邪治泌尿系肿瘤术后肾功能衰竭

泌尿系恶性肿瘤由于根治手术，且术后并发症较多，往往术后、放化疗后出现肾功能损害，最终导致肾功能衰竭。邹燕勤认为本病属于中医学"尿血""腰痛""癥积""肾劳"等病的范畴，治疗上总的原则是补虚固本，解毒祛邪，标本兼顾，意在保护肾功能，延缓肾功能进展，提高机体免疫力，防止肿瘤复发转移，提高患者的生活质量，根据患者的标本虚实而分别治之。

（1）**脾肾气虚，水湿内蕴证**：症见倦怠乏力，气短懒言，食少纳呆，腰膝酸软，脘腹胀满，大便不实，口淡不渴，面肢浮肿，舌质淡有齿痕或水滑，脉沉细。治以健脾益肾，渗湿解毒，方用六君子汤加减。常用药党参、生黄芪、白术、茯苓、生薏苡、车前子、泽泻、川断、菟丝子、积雪草、六月雪、白花蛇舌草、龙葵、半枝莲、山慈菇等。

（2）**脾肾气阴两虚，湿热蕴结证**：症见倦怠乏力，腰酸膝软，口干咽燥，五心

烦热,夜尿清长,舌淡红有齿痕,脉沉细。治以益气养阴、清利解毒,方用参芪地黄汤合二蛇汤加减。常用药:太子参、生黄芪、生地、山萸肉、山药、枸杞子、制首乌、茯苓皮、泽泻、猪苓、白花蛇舌草、蛇莓、龙葵、半枝莲、半边莲。

**(3) 脾肾阳虚,瘀毒蕴结证:**症见畏寒肢冷,倦怠乏力,气短懒言,食少纳呆,腰酸膝软,腰部冷痛,脘腹胀满,大便不实,夜尿清长,口淡不渴,舌淡暗有齿痕,苔薄黄腻,脉沉弱。治以温补脾肾,和络解毒,方用二仙二蛇汤加减。常用药仙灵脾、仙茅、地黄、山萸肉、山药、茯苓、泽泻、白花蛇舌草、蛇莓、龙葵、半枝莲、丹参、川芎、怀牛膝等。

**(4) 阴阳两虚,瘀血内结证:**症见面色晦暗,畏寒肢冷,五心烦热,口干舌燥,腰膝酸软,腰痛,肌肤甲错,夜尿清长,大便干结,舌淡有齿痕,有瘀点瘀斑,脉沉细或细涩。治以温扶元阳,补益真阴,活血化瘀,泄浊解毒,方用全鹿丸合二蛇汤加减。常用药鹿角片、巴戟天、菟丝子、炙鳖甲、龟甲、茯苓、黄芪、熟地、当归、怀牛膝、白花蛇舌草、蛇莓、龙葵、半枝莲、赤芍、丹参、川芎、红花、参三七等。

邹燕勤治疗本病注意标本兼顾,整体调治。扶正之时,根据气血阴阳的虚损而各有补气、滋阴、温阳之侧重,但补气而不壅滞,温阳而不燥烈,滋阴而不滞腻,遣方用药着重补益肾元,喜用菟丝子、制首乌、川断、寄生、黄芪、太子参之属,且用药平和,平调阴阳。同时,解毒祛邪之法贯穿病程始终,各类证型的治疗中均有兼顾,或渗湿解毒,或泄浊解毒,或和络解毒,或化瘀解毒。常遣二蛇、二半汤,药如白花蛇舌草、蛇莓、半枝莲、半边莲、龙葵、山慈菇等清热解毒之品,此类药物具有抗肿瘤、抗炎、促进免疫的药理作用,虽药性偏于苦寒,但与扶正药物合用,配伍遣药得当,可使邪祛而正气不伤,消补兼施,共取稳定肾功能,提高免疫力,防止肿瘤复发转移的作用。

## 〖 经 验 方 〗

### 1. 治慢性肾小球肾炎方

组成:太子参20 g,生黄芪30 g,制苍、白术各12 g,生薏苡仁20 g,法半夏10 g,陈皮10 g,制僵蚕15 g,蝉衣5 g,川断15 g,桑寄生15 g,枸杞子20 g,制香附10 g,川石斛20 g,茅、芦根各20 g,制大黄10 g,怀牛膝15 g。

用法:水煎服,每日1剂。

功效：益肾清利,和胃通腑。

主治：慢性肾小球肾炎证属肾气亏虚、湿热内蕴者。

**2. 治疗慢性肾小球肾炎、慢性肾功能不全(氮质血症期)方**

组成：太子参 20 g,生黄芪 20 g,制苍术 10 g,姜半夏 6 g,陈皮 10 g,姜竹茹 10 g,谷、麦芽各 20 g,枳壳 10 g,佛手片 10 g,川断 15 g,枸杞子 20 g,制大黄 3 g,生牡蛎 40 g,积雪草 20 g,土茯苓 20 g,制僵蚕 10 g,茯苓皮 40 g,车前子(包煎) 30 g,泽兰、泽泻各 15 g,茅、芦根各 20 g。

用法：水煎服,每日 1 剂。

功效：健脾和胃,益肾泄浊。

主治：慢性肾小球肾炎、慢性肾功能不全(氮质血症期)证属脾肾气虚、湿浊内蕴、胃气上逆者。

**3. 治泌尿系肿瘤术后肾功能衰竭方(Ⅰ)**

组成：川断 15 g,桑寄生 10 g,枸杞子 20 g,大金钱草 30 g,冬葵子 15 g,海金沙 15 g,太子参 20 g,生苡仁 30 g,茯苓皮 40 g,猪苓 30 g,车前子 30 g(包),泽兰泻各 15 g,白花蛇舌草 20 g,半枝莲 20 g,龙葵 15 g,积雪草 30 g,土茯苓 30 g,制军 10 g,生牡蛎 40 g,六一散 10 g(包)。

用法：水煎服,每日 1 剂。

功效：益肾清利解毒。

主治：泌尿系肿瘤术后肾功能衰竭证属肾虚湿热者。

**4. 治泌尿系肿瘤术后肾功能衰竭方(Ⅱ)**

组成：川断 15 g,桑寄生 15 g,制首 20 g,菟丝子 15 g,太子参 20 g,生黄芪 30 g,生苡 30 g,茯苓 30 g,猪苓 30 g,丹参 20 g,赤芍 15 g,积雪草 20 g,土茯苓 30 g,制军 10 g,生牡蛎 40 g,白花蛇舌草 30 g,蛇莓 15 g,半枝莲 20 g,龙葵 15 g,蒲公英 20 g。

用法：水煎服,每日 1 剂。

功效：益肾健脾,泄浊解毒。

主治：泌尿系肿瘤术后肾功能衰竭证属脾肾阳虚、瘀毒蕴结者。

**5. 治泌尿系肿瘤术后肾功能衰竭方(Ⅲ)**

组成：川断 15 g,桑寄生 15 g,制狗脊 15 g,厚杜仲 20 g,怀牛膝 10 g,丹参 20 g,赤芍 15 g,太子参 20 g,生黄芪 20 g,生苡仁 30 g,茯苓 30 g,积雪草 15 g,土

茯苓 20 g,六月雪 20 g,制军 10 g,生牡蛎 40 g,半枝莲 20 g,白花蛇舌草 30 g,车前子 30 g(包),炒芡实 20 g,谷、麦芽各 20 g。

用法:水煎服,每日 1 剂。

功效:益肾和络,泄浊解毒。

主治:泌尿系肿瘤术后肾功能衰竭证属肾虚浊毒者。

## 主要论著

邹燕勤.慢性"肾衰"治验两则.湖南中医学院学报,1985,(2):27～28.

邹燕勤.慢性肾功能衰竭的辨证治疗.南京中医药大学学报,1985,(4):7～10.

邹燕勤.邹云翔教授治肾学术思想简介.江苏中医杂志,1986,(6):1～2.

邹燕勤,章永红.中医对老年肾脏病的辨证治疗.实用老年医学,1990,4(2):63～65.

邹燕勤,章永红.保肾丸结合辨证治疗对肾炎患者 LPO 水平的影响.中西医结合杂志,1990,10(7):404～405.

邹燕勤.肾炎的中医辨证治疗.南京中医药大学学报,1990,6(2):17～19.

邹燕勤,周迎晨,王钢.中医多途径给药延缓慢性肾衰病程进展的远期疗效.南京中医药大学学报,1995,11(3):8～10.

邹燕勤,曾安平,周迎晨.中国现代百名中医临床家丛书介.北京:中国中医药出版社,2009.

## 参考文献

[1] 孔薇.邹燕勤治疗慢性肾衰竭思路与方法,山东中医药大学学报[J].2000,24(1):46～46.

[2] 史伟.邹燕勤教授治疗慢性肾功能衰竭经验介绍,新中医[J].2007,39(3):17～18.

[3] 李华伟,周恩超,易岚.邹燕勤补脾益肾学术思想探微,中医药导报[J].2011,17(9):7～11.

# 盛灿若

【个人简介】

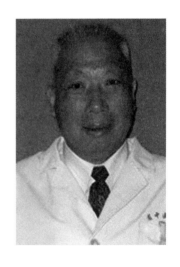

盛灿若,男,1933年出生,江苏南通人。南京中医药大学教授,江苏省中医院主任医师。江苏省名中医,全国著名针灸学家。曾任南京中医学院针灸治疗学教研室副主任,江苏省中医院针灸科主任,中国针灸学会理事,江苏省针灸学会副秘书长、名誉会长,国家自然科学基金会评审委员,全国高等中医药院校针灸教材编审委员,《中国针灸》杂志编审委员,卫生部教育部高校针灸教材编审,江苏省高级医疗职称评委,江苏省中医医疗事故鉴定委员。第二批全国老中医药专家学术经验继承工作指导老师。

1948年跟师毕业于上海国医学院的张文炳先生,1954年毕业于江苏南通医科班后参加江苏省中医院筹建。1955年秋转入针灸科,承淡安、邱茂良、李元吉先生为其针灸启蒙老师。1957年在江苏省中医进修学校(南京中医药大学前身)医科班进修学习,先后跟随中医内科叶橘泉、马泽人等先生襄诊抄方。1970年作为中国医疗队成员赴坦桑尼亚、桑给巴尔工作三年。先后应邀去五大洲 29 个国家和地区进行针灸医疗和教学,深得所在国卫生主管部门和当地媒体的好评,被誉为"东方神针"。曾获中国台湾针灸学会优秀论文奖、中国针灸学会优秀干部奖、江苏省教委教材编写优秀奖。撰写论文 40 余篇,主编《中国针灸荟萃》治疗学分卷,此外,出版的专著还有《临床针灸学》《实用针灸临床手册》《实用针灸治疗手册》《实用针灸学》《急症针灸学》《针灸医籍选》《针灸临床手册》《实用针灸治痛手册》。"针灸治疗急性细菌性痢疾的临床研究"获全国科技大会授予的科技成果奖,"针刺治疗急性细菌性痢疾的实验研究"获中央卫生部科技成果乙级奖,"针刺对胆道收缩功能的影响"获江苏省科技成果二等奖。

## 【学术思想】

盛灿若从事针灸教学、科研、临床工作 50 余载,擅长治疗中风偏瘫,颈或腰椎病引起的肢麻、腰腿痛,肩周炎,痉挛性斜颈,带状疱疹后遗神经痛,各种不同原因引起的疼痛性病症,外伤性截瘫,突发性耳聋,顽固性呃逆,慢性腹泻等神经系统、泌尿生殖系统中的疑难杂症。

盛灿若教授医术精湛,临床疗效显著,取穴少而精,能抓住重点,善用特定穴,深刺透穴,一针数穴,单手进针。自创"面三针"治疗面瘫,疗程短,效果好;"咽四穴"治疗声带麻痹(包括甲状腺手术、食管癌等手术)以后引起的声音嘶哑。善治神经系统疾病,如各种不同原因引起的瘫痪、麻痹、疼痛等,其中针灸治疗痛症(证)尤为擅长。对于一些疑难杂症的治疗有独到之处,如针灸治疗不孕不育、顽固性呃逆、声带麻痹、声带小结、贲门痉挛、术后尿潴留、突发性耳聋等。其学术思想及特点主要有以下几个方面。

### 1. 针刺取穴合理、手法独特

盛灿若提倡针灸时要认真辨证,合理取穴,正确施行手法。其中辨证是基础,取穴是手段,针法是关键,而针刺手法又是关键中的关键。他苦练指力,指力遒劲,运用单手捻转进针,驾轻就熟,不同于常见的单手快刺进针法,乃是一种多方向动作结合的复式手法,即在腕力下插的同时结合大指的快速捻转,将进针与行针融为一体,整个操作过程平和稳健,故而疼痛轻,得气快,针感强,且便于掌握针刺的方向、深浅、幅度,便于医生用指下感觉来指导行针,便利导气和补泻手法的操作,避免了其他针刺手法导致的将进针、行针分阶段操作的缺点,和因针刺进针不慎而易出现的对周围组织的损伤。单手进针法姿态优美,雍容大方,颇具针中大家风范。

单手进针手法的特点是:① 四指配合,悬空持针而针立如玉树临风—直立、平稳、凝重。② 快速捻转,使针尖在捻转中快速穿过皮肤,而达到"无痛进针"的目的。

**2. 胃病久痛责之于心**

胃痛病机为胃失和降,不通则痛,和脾、肝关系密切,针灸以和胃运脾、疏肝理气为主。取任脉、足阳明胃经、足太阴脾经及足厥阴肝经等经穴。盛灿若治胃病常用胃之募穴中脘扬刺、胃之下合穴"合治内腑"足三里、运脾升清三阴交等穴。而对于胃病疼痛,反复发作,久治不愈者,多见焦虑、抑郁及失眠等,盛灿若认为胃病久痛,久病及心,还应从心论治,配合取手少阴心经或手厥阴心包经穴,以提高疗效。

**(1) 胃阳不足、寒凝血泣、痰瘀阻络是胃病久痛之病理基础:** 胃为阳土,为五脏六腑之大源,主受纳和腐熟水谷,和降为顺。胃痛为胃失和降,不通则痛。究疼痛之因以寒为多,寒为阴邪,易伤阳气,胃之受纳和腐熟水谷,须胃之阳气之温化,胃痛久治不愈,多为感寒严重,或重复感寒,致胃阳不足,温化无力,此久病多虚。久病阳虚,水液失运,津液凝滞,痰浊内生,此久病多痰。寒邪凝滞,易致血泣,胃病久痛,入络入血,瘀血阻络,此久病多瘀。

**(2) 心神失养、瘀血阻脉或心火上扰是胃病久痛之病理环节:** 胃病久痛多为本虚标实、上热下寒、寒热虚实夹杂之病,经久难愈。胃心相关,心主神、主血脉,心之气血,得于胃水谷精华之充养,心之神得于心血之所藏,血之脉得于心阳之温通。胃病久痛,久病及心。胃病久痛,生化乏源,气血不足,血脉空虚,心失所养,神无所藏,出现心悸及抑郁等。心气不足,无力运行,血脉瘀阻,脉象以涩而弱为主。胃病久痛,可出现心火上扰致烦躁、易怒、失眠等。其因一是寒从热化;二是胃病久痛,中虚心火乘土;三是胃病日久,气血亏虚,后天之本不能充元气;或天癸将竭之年,肾水不足,心肾失交,心火上扰。

**(3) 从心论治可提高针灸治胃病久痛之疗效:** 从心论治,一是温通阳气,二是通瘀止痛,三是养心清心安神以治胃,四是调整整个脏腑功能,尤以肝、脾两脏。从心论治,取手少阴心经外,还用手厥阴心包经。取其原穴等特定穴为主。

江苏省中医院　盛灿若

胃病久痛,胃阳不足,胃隐痛得温则缓。胃病久痛,中焦虚弱,心火乘土;天癸已竭,肾水亏虚;忧思过度,气结化火,均致心火上扰,出现心烦、失眠、头痛、咽干等。脾胃虚则火邪乘之,而生大热,当先于心分补脾之源,盖土生于火,兼于脾胃中泻火之亢甚,是先治其标,后治其本,取胃之募穴中脘温胃止痛。上脘、下脘及梁门即胃之募穴扬刺以和胃通络,关元益气培中,胃之下合穴足三里和胃,三阴交运脾养血,神门安神通脉,手厥阴心包经荥穴劳宫"荥主身热"以清心除烦(用外劳宫可减轻针刺时疼痛),百会醒神定志。诸穴合用,温胃运中以治本,清心降火以治标,胃之久痛可除。

························ 【临床经验】 ························

### 1. 治周期性瘫痪"独取阳明"

周期性瘫痪是一种与钾代谢障碍有关的发作性疾病,大多数患者血清钾浓度较病前有不同程度的降低,以青年人为多见。盛灿若在患者瘫痪发生后用补钾法治疗,瘫痪症状很快消失,但由于缺钾原因未明了,所以无法控制其瘫痪的再次发作,即采取对症治疗。针刺治疗的原则是"治痿独取阳明",其意义有二:一为阳明主润一宗筋,主束骨,利机关,今患者弛缓性瘫痪,宗筋不利,机关不灵;二则阳明为多气多血之经,针刺阳明经穴,可以增强气血的运行,有利于瘫痪的恢复;同时阳明属胃,胃与脾相表里,脾胃为后天之本,气血生化之源。根据上述原则,我们取曲池、合谷、中脘、足三里、上巨虚、解溪为主穴,同时辅以脾俞、胃俞、气海任选其中一穴,均采用提插结合捻转补泻法中的补法,隔日治疗 1 次,每次留针 20～30 分钟,静留针。其中中脘、足三里针后加用艾条灸 3 分钟,10 次为 1 个疗程,1 个疗程治疗结束后,患者休息 1 周,再做第 2 疗程。

### 2. 托举补虚治胃下垂

盛灿若认为患者胃下垂,无论在功能方面,还是胃液的分泌方面,与正常人并无明显差别,所以它是可以逆转的一种疾病,可采用多种针灸法。

(1)毫针针灸法:针刺鸠尾、阴都为主,配合中脘、天枢、足三里,以中等刺激手法逐日进行,一般只针主穴,酌情佐以配穴,1 个月为 1 个疗程。这种方法一般在临床上为大多数医者所采用,特别对于年老体弱和疼痛敏感的人更为适宜。盛灿若认为如能再加灸气海穴,疗效更为理想。胃下垂患者绝大多数属虚证,所以用补法是理所当然,而运用泻法应该慎重,尤其不能作为常用手法。

用烧山火的补法针双侧足三里,得气出针后,在下脘、天枢、气海、关元、水道等穴施灸,各灸 20 分钟,分别经过 10 次和 13 次的治疗,患者都能收到良好的效果。盛灿若认为针足三里穴,施用烧山火补法,使针下之热力循经上行入腹达胃腑,能温通胃经之经络气血,升举下陷之中气。胃部附近的经穴用灸,能温煦胃腑,改善症状,气海、关元等穴施灸后,能温暖下焦,使下陷之阳气得以升举。而运用烧山火手法治疗胃下垂,在足三里穴经针刺后,对胃的功能确有增强作用,盛灿若在 X 线下针刺足三里穴,发现胃的蠕动功能明显增强,有的人随着针刺时间的延长,下垂的胃也逐步上升,此种作用一般在针后 15～20 分钟时最明显。盛灿若认为在针刺以后再配合灸法,更有助于提高疗效。灸法确有独到之处,国内外(如日本)有专门采用灸法(以艾住直接灸为多)治疗胃下垂报道,都有相当好的疗效。根据"陷下则灸之"的原则,灸法不但治疗胃下垂有其广阔的前景,对其他一些慢性虚弱性的疾病,同样有良好的作用,因为灸可以促使气血运行旺盛,并有升举之功。

(2) **穴位指压法**:以足太阳膀胱经、足少阳胆经为主,配合其他经络,寻找皮肤过敏点,采用指压等方法治疗胃下垂。这种指压法极为简便,对胃下垂患者稍作指点,即可自行治疗,不受时间与条件的限制。

(3) **双穴透针法**:在单穴进针的基础上,逐步发展为双穴透刺和多穴透刺的针刺法,以扩大刺激面,增强刺激量,促使腹肌收缩。盛灿若认为根据胃下垂多为中气不足、胃中虚寒的特点,采用补中益气与对症治疗相结合的原则,对胃小弯位置在髂嵴连线 1.5 cm 以下的,取中脘透下脘、梁门透关门、足三里,用补法,留针 10～20 分钟,以补中益气,促进运化;对胃在髂嵴下 4 cm 以下者,配天枢透外陵、气海透关元,用补法,留针 10～20 分钟,以培元固本。经 10～20 次的治疗,胃下垂的程度与疗效是成正比的,下垂程度越重,疗效越差。这种下垂程度重的患者往往表现为腹壁松弛,肌肉菲薄,形体消瘦,见于先天性无力型患者,所以其疗效往往低于其他型患者。

(4) **长针透穴法**:盛灿若认为用 26～28 号的 6～7 寸长的毫针,在巨阙、肓俞二穴上透刺。方法是在巨阙穴上进针,针尖刺入皮下后,针体沿皮下刺至左侧肓俞穴,然后手握针柄与皮肤呈 45°慢慢上提,此时患者感觉脐周与下腹部有上提感为好,如无针感,须重复进针,稍捻转再提针,提 2～3 分钟后,捻转针柄,缓缓出针,隔日针刺 1 次,10 次为 1 个疗程,如 1 个疗程后,症状改善不明显,可继续治疗。盛灿若认为这种方法具有调整经络,补益气血,调理脾胃功能的作用,此外还能加强腹壁肌肉的收缩,增强腹壁的弹性,使腹腔保持一定的压力,从而使下垂的胃逐渐回升到正常位置。患者治疗后,肠鸣音明显亢进,排气增多,饮食增加。这说明针刺可以调节植物性神经,增强胃的消化与排空功能。南京中医学院附院针灸科也采用一针提胃法治疗本病,选用 28～30 号、7 寸长的毫针,在鸠尾与巨阙穴之间进针,进针后针体呈 20°～25°,沿肌肉层直透神阙穴上 2 分处,先用普通捻转法,接着针体向一个方向捻转 4～6 次后,紧紧上提,持续 45 分钟后出针,术后卧床休息 3 日。相比前者,后者疗程短,只需 1 次,但留针时间长;前者疗程长,但留针时间短。从临床疗效看,两者均有较好的效果,差别不太明显。其共同特点是,患者通过治疗后,自觉有饥饿感,进食量明显增加,由于饮食量增加,多数患者在短期内见有体重增加,这是治愈胃下垂的有利条件。但需要注意的是透穴提胃法治疗胃下垂,针刺入皮肤后,必须沿腹壁肌肉层向下,过浅则患者疼痛厉害,且不易进针,稍深则针尖容易进入腹腔,不但有损伤内脏的可能,且无法牵引上提,达不到提胃的目的。

**(5) 双针治疗法:** 应用建里穴双针治疗胃下垂(重度胃下垂),方法是在建里穴同时刺入双针,先后进针到皮下 2～3 寸,有针感后,随即双针提插数次,再留针 20 分钟,出针后用 0.3 cm 左右的厚布带,环腰束缚至临睡前取去。10 日为 1 个疗程,一般休息 2～3 日,再续下一疗程。治疗及巩固过程共 1 个月左右。针前要求空腹,并适当休息,对含水分较多的食物应加控制。

**(6) 多经透穴法:** 用主穴胃穴(剑突下 2 寸、任脉右旁开 5 分)、下垂穴(脐下 2～2.5 寸、任脉左旁开 1 寸)以 7.5～8 寸长的 28 号毫针,自胃穴进针 3 分后刺向下垂穴,并向一个方向捻转,针尖被组织纠缠后再向上提;以左手按压胃下界,待胃脘部隆起,患者自觉胃脘饱满时取针。隔日针 1 次,不计疗程。待症状消失 3 日后,行超声波初查,1 个月后 X 线钡餐复查。取胃穴透下垂穴,一针透三经(肾、任、冲),可有鼓舞肾气,温煦脾阳,健胃、升举下陷之中气,调整气血,疏通经络之功。本法虽同样为多穴透针,唯不同的是多经透刺,且直达脐下。

针刺治疗胃下垂,虽有较好的效果,但如能给予一些必要的辅助治疗与生活上的适当注意,更可提高和巩固疗效。如在思想方面,患者保持心情舒畅,情绪稳定。在饮食上吃容易消化、体积较小、富有蛋白质与脂肪类的食物,切忌暴饮暴食。平时应加强锻炼,使肌肉(特别是腹肌)能保持一定的张力,晨起及晚卧时做医疗体操,或在治疗后短期内放置胃托,均对提高疗效有所帮助。

### 3. 运脾和胃治胃病胃气上逆证

(1) **机制**：胃属腑阳,位于中焦,主受纳和腐熟水谷,宜降则和。胃病胃气上逆证是各种胃病致胃失和降、胃气上逆,出现嗳气、呃逆、噎膈、呕吐等。其病机除胃病外,和脾最为密切,还涉及其他脏腑病变。脾胃同居中焦,脾主运化,宜升则健。由此可见脾胃为气机升降之枢纽。若脾失运化,脾气不升,则胃气不降。故脾胃升降失常是胃气上逆证的发病关键,也是涉及其他脏腑病变之因。若肝气犯胃,则胃失和降;心为胃之母,心火上扰,则胃逆不降;胃病及肺,则肺失宣降;病久及肾,肾阳不足,则胃失温煦;或肾气虚衰,失于摄纳,则胃气上逆。

(2) **方法**：针灸治疗胃病胃气上逆证:一是治胃(和胃);二是治症(降逆);三是辨胃病与脏腑经络关系以辨证施治。针灸取穴:中脘为胃的募穴,八会穴之腑会,用以和胃,是为主穴;足三里为胃之下合穴,"合治内腑"可引胃气下行用以降逆。若脾胃同病,运化失司,升降失常,治当运脾升清,取足太阴脾经三阴交。盛灿若认为足三里所处足阳明胃经由头到足主降,而足三里为降中有升;三阴交为足太阴脾经之足之三阴经交会穴,由足至脾主升,而三阴交为升中有降。阳不降则阴不能升,阳之降,阴之引也;阴之升,阳之伸也。一升一降,维持脾胃升降平衡,此二穴为治疗胃气上逆证之要穴。如肝胃同病,当疏肝理气,取足厥阴肝经原穴太冲;如心火上扰,当清心降逆,取手少阴心经原穴神门,或手厥阴心包经络穴内关以心胃同治;胃病及肺,当宣肺降气,取手太阴肺经合穴尺泽,或任脉天突或气会之膻中;如胃病及肾,当温肾纳气,取足少阴肾经井穴涌泉。足少阴肾经脉"其直者,从肾上贯肝、膈,入肺中……主肾所生病者……上气"(《灵枢·经脉》),"病在脏者取之井"(《灵枢·顺气一日分为四时》),故取涌泉能治肾病,还有引气归元、纳气降逆之功,治疗胃气上逆证,用之得当,有立竿见影之效。胃病属实证用泻法,胃虚寒用补法、灸法,胃病久治难愈加用中药。这样治疗条理清晰,层次分明,既突出治疗重点,又体现针灸治病的整体性。

### 4. 治急症泻法为主、标本兼顾

急症患者一般发病快,来势凶,变化多,如不及时救治,轻者增加患者痛苦,重者危及生命。因此抢救急症患者,必须分秒必争。针灸由于操作简便,不受时间与条件的限制,故救急时常用针灸疗法。

急症用针灸治疗有很好的疗效,如艾灸关元穴抗休克;内关穴的强心与改善心肌缺氧缺血;胆囊穴消除胆道痉挛,制止胆绞痛,梁丘与足三里治疗胃与十二指肠溃疡引起的胃痛大发作,同时还有控制胃酸的分泌作用等。另外,内关穴治疗心绞痛其效果要优于硝酸甘油脂。此外,在临床治疗急症患者时,还有不少行之有效的针灸处方,如针刺乳根、少泽治疗早期急性乳腺炎;针刺天枢、曲池、上巨虚治疗急性细菌性痢疾,翳风、合谷治疗急性腮腺炎;曲池、合谷、印堂治疗小儿惊厥;阴陵泉、三阴交治疗急性尿潴留;中极、三阴交治疗痛经;耳穴神门、肾上腺治疗输液反应;内关、太冲治疗癔症性瘫痪和失语;迎香透四白治疗胆道蛔虫引起的胆绞痛;灸百会,针风池、神门、太冲治疗眩晕综合征;后溪治疗落枕;内关、神门、三阴交、心俞治疗心律不齐;行间治疗鼻出血;太冲治疗血管神经性头痛;天枢、内关、足三里治疗急性胃肠炎;大椎、曲池、合谷、委中清除外感引起的发热;百会、人中、神门、中冲、委中治疗中暑;采用经外奇穴抢救昏迷患者等,均效果良好。

盛灿若认为针灸治疗急症必须辨病结合辨证,标本兼顾,在手法上以泻法为主,但在某些证候和某些穴位上采用补法,也是不可忽视的。

在经验用穴的基础上,盛灿若结合辨证施治,如治疗脑出血患者由于肝风夹痰上扰、蒙闭清窍所引起的昏迷,症见面红发热,喉间痰声漉漉,两手握固,牙关紧闭,舌质红,苔黄腻,脉象弦滑,症属中风闭证。其发病原因大多为精血亏耗,以致水不涵木,木少滋荣,故肝阳偏亢,夹痰上逆。治疗时除了一般常用的急救穴,如人中、十宣、少商、少泽、涌泉等穴外,还应加取平肝息风补肾之穴,补太溪(肾水)、泻太冲(肝木),这二穴均为原穴,可以疏通三焦原气,调正内脏功能,达补肾泻肝的作用。反之,如脑血栓形成的患者,由于风痰流窜,瘀阻血脉,气血瘀滞,营卫失调所引起的昏迷,症见头痛,头晕,肢体瘫痪,口渴,语言謇涩,脉滑,苔白腻,属于中风的中经络。分析其原因,大多由于饮食不节,劳倦内伤,或素体肥胖,多湿多痰,日久痰郁化热,痰热与肝风上逆所致。治疗应以化痰开窍为主,取人中、丰隆、三阴交、行间,用泻法,可以化痰开窍,去瘀生新,泻火醒脑。

### 5. 治中风辨病与辨证结合

中风属于现代医学的脑血管病变,临床以起病急骤,语言不利,口角歪斜,半身不遂,甚至突然昏倒,意识障碍,神志昏迷等一系列神经系统症状为特征。针灸治疗中风患者有其一定的疗效,如苏醒昏迷、制止抽搐、降低血压等方面,特别对半身不遂、瘫痪肢体功能的恢复,疗效更为显著。

盛灿若认为,中风闭证患者,表现为神志昏迷、失语、血压正常者,上述俞穴针刺后,效果比较明显。反之,如患者昏迷不醒,烦躁不安,血压偏高,针刺上述俞穴,不但不见效,有时促使病情趋向恶化。要想疗效显著而持久,必须采取辨证与辨病相结合的方法,也就是标本结合的方法。这要求在临床上,首先要辨别脑血管病变的原因,如属脑出血病的中风闭证,大多为精血衰耗,以致水不涵木,木少滋荣,肝阳偏亢,夹痰上逆。治疗原则应以平肝息风补肾为主,取穴补太溪(肾水),泻太冲(肝木)。这两个穴位,从辨病上来说,有降低血压的作用;脑出血患者,血压不降,出血随时均有可能发生,整个病情难以稳定。从辨证上来讲,这两个穴位均为原穴,前者属足少阴肾经,后者属足厥阴肝经,二穴具有疏通三焦原气,调正内脏功能,起补肾泻肝的作用。如果属脑血栓形成的风中经络之症,由于风痰流窜,瘀阻血脉,气血壅滞,营卫失调所引起的昏迷,大多由于饮食不节,劳倦内伤,或素体肥胖,多湿多痰,日久痰郁化热,痰热与肝风上逆所致。治疗原则应以化痰开窍为主,取穴人中、丰隆、三阴交、太冲,均用泻法。从辨病上来说,这些穴位,有扩张血管,加快血液循环的作用;从辨证上来讲,这些腧穴又有化痰开窍,去瘀生新之功。因为风痰不去,瘀阻不除,疾病难以恢复。而丰隆为足阳明胃经的络穴,脾胃为表里,脾健则湿痰自去;三阴交为足之三阴经的交会穴,可以治疗肝、肾、脾三经的病变,有平肝息风,健脾益肾之功;行间为肝经的荥穴,肝属木,泻行间穴,是实则泻其子也。实验研究证明,人中有醒脑开窍的作用。

又如脑栓塞患者所引起的四肢痉挛抽搐,治疗取穴应以内关为主。因为形成本病的病机,常见的为气血不足,心阳不振,血脉阻瘀,而内关为心包经的络穴,又是八脉交会穴之一,对心脏有特殊作用,能扩张血管,疏通心阳,可以治疗心胸部疾病。而脑血管痉挛所引起的肢体痉挛抽搐,应以泻行间为主,因为这类疾病的发生,往往由于情绪过于激动,加之劳累过度,肝风暴戾所致,而行间为肝经的荥穴,有平肝、息风、镇静的作用。

在临床上还有一部分患者,虽然同属脑血管病变,但由于致病因素不同,临床症状的表现亦不相同。如同为脑血栓形成的患者,有的表现为头昏,头痛,肢体瘫痪,脉象弦滑有力,舌苔白腻;有的则表现为头重,头痛,肢体瘫痪,失语,脉滑,舌苔厚白腻或厚黄腻。前者应以平肝为主,取曲泉、太冲等穴,后者以化痰为主,取丰隆、三阴交等穴。

一般不管脑出血或脑血栓形成，凡出现神识昏糊，面色苍白，肢冷汗出，脉细欲绝等中风脱证的，均宜回阳固脱，应用大艾炷灸气海、关元、百会、足三里等穴，也可以针刺内关、足三里。

关于偏瘫、语言不利等后遗症的治疗，在辨证与辨病的关系上，虽然没有卒中期那样重要，但也有一定的意义，对于病程较短的半身不遂患者，除了取手足阳经的穴位，如肩髃、曲池、手三里、外关、阳池、合谷、中渚、后溪、环跳、风市、伏兔、委中、阳陵泉、悬中、承山、解溪等穴外，同时还必须取一些阴经的穴位，如极泉、曲泽、少海、内关、箕门、阴陵泉、三阴交、太溪等穴。这对于手足拘挛、上臂内收、握拳、五指不易伸直的患者尤为重要。因为中风刚形成后遗症，绝大多数的患者表现为阳亢(实)、阴不足(虚)，所以在针刺手法上，采用泻阳经的穴位(深刺透穴)，补阴经的穴位，使其阴阳平衡，气血通畅，营和卫调。如果单取阳经的穴位，泻其阳亢，而未合理地调正阴虚，收效往往非常缓慢。如果通过上述的取穴治疗，疗效仍不显著时，可以先针健侧、用泻法，后针瘫痪侧、用补法，以提高疗效。古代的缪刺与巨刺法，就是通过健侧的针刺，来激发瘫痪侧的功能恢复。

有些中风偏瘫患者，由于病程日久，出现肌肉消瘦，关节废而不用，表现为软弱无力或拘急强硬，像这种情况，可以参照"痿症"的治疗方法。从经络的正常生理功能来说，阳明为多气多血之经，针刺该经的穴位，可以疏通气血，达到"血行风自灭"的目的。从脏腑的功能上来说："阳明者，五脏六腑之海，主润宗筋，宗筋主束骨而利机关也"。因为营养人体的精微来源于后天的脾胃，而肝肾的精血亦有赖于脾胃的生化，若脾胃功能不足，精微与精血生化之源亏乏，筋脉失去其濡养，于是肌肉消瘦、肢体不用，亦难以恢复，所以在治疗时还应兼取一些与脾胃有关的穴位，如足三里、三阴交、中脘、建里、脾俞、胃俞等穴，促使脾胃运化功能转健，饮食得增，精液气血充沛，脏腑功能转旺，筋脉得以濡养，这样有利于疾病的恢复。在针刺手法上，以补法为主，一般不宜刺激过强，反之，会促使机体的功能衰减，不利于疾病向愈的方向转化。

对此症如能加用灸法，效果可以更佳，因为风寒外袭，络气下陷，宜灸以温散之。古有"陷下者灸之"，就是说灸有升举的作用，可以促使气血运行旺盛。因此遇到那些病程较久的偏瘫患者，呈现气血不足，经脉失养时，每多针后加灸。

人身元气对人的健康有决定的作用，而元气充足与否，取决于脾胃之气的强弱。除了偏瘫外，常见到的后遗症，还有失语或语言不利，针刺应以廉泉、通里、照海为主。因廉泉为任脉与阴维脉之交会穴,直刺一寸五分,可以驱除舌根部的风痰,促使营卫脉络的和调。通里为手少阴心经的络穴,有豁痰开心窍的作用;照海也为八脉交会穴,可以治咽喉部的疾患,其中以失音效果最为明显。

治疗中风后遗症,在针刺手法上,如采用泻法的患者,一般以深刺透穴为好,如曲池透少海、外关透内关、阳陵泉透阴陵泉、悬钟透三阴交、地仓透颊车等,也可采用肩髃透臂臑、足三里透上巨虚等。如病程短,每日治疗1次,用提插结合捻转的补泻手法。如病程超过3个月者,一般隔日针刺治疗1次,以平补平泻法为主。

此外,针灸治疗中风患者的疗效好坏,与病程、病情、功能锻炼、饮食等因素亦有很大关系。一般说,病程短,疗效好,早期治疗很重要。但对脑血栓形成与脑栓塞合并有明显脑水肿或颅内压增高的患者通常不宜用针刺,要尽可能保持患者安静待3~5日后,病情趋向于稳定时,方可采用针灸治疗。后遗症的患者,在病后3个月内疗效最显著,首先恢复的是下肢,如病程超过半年收效即缓慢,超过1年者恢复的可能性就很小。在治疗期间,应强调患者的功能锻炼,锻炼不但可以帮助肢体功能的恢复,还可以防止肌肉、骨骼、关节等产生失用性萎缩,保持关节、韧带、关节囊的正常伸展活动。在临床上往往见有部分患者并发肩、髋关节疼痛,这种疼痛的产生,是由于血液循环和局部营养的改变,以及屈伸肌张力不匀,牵扯关节囊所致。治疗可以针刺肩内陵、肩髃、肩髎、后溪、居髎、髀关、侠溪等穴,采用补法,每日1次,针后加拔火罐。中风患者发病后,绝大多数血压渐趋正常,但也有少数患者在中风后血压持续不降,或降后复升,升降不定,同时伴有头昏眩晕等症状,这有复中的可能,必须引起重视。其常见的原因为肾阴不足,肝阳偏亢,针灸取穴补太溪、复溜,泻太冲、曲泉。

## 6. 以"咽四穴"为主治咽喉疾病

根据中医学理论和西医学解剖学知识,结合多年来临床上治疗咽喉疾病或以咽喉部为主要症状的疾病的经验总结,盛灿若以"咽四穴"为主穴,配合辨证选穴,用于治疗声音嘶哑、声带麻痹、咽喉部肿瘤放疗所致的发音困难、声带小结、舌咽神经痛、癔症性失语、急慢性咽喉炎等,疗效显著,不少患者声音嘶哑而来,针后高歌引吭而回。

咽喉与五脏六腑、十二经脉关系密切,尤其是肺胃肾三脏。咽喉是司饮食、行呼吸、发声音的器官,上连口腔,下通肺胃,喉为肺系所属,与肺相通,手太阴肺经入肺脏,循经喉中;咽为胃系之所属,与胃相通,上水谷之能道,足阳明胃经,从上齿中,出挟口环唇,循下颌角前,沿咽喉入缺盆;肾为藏精之脏,其经脉入肺中,循喉咙,挟舌根。其局部解剖有皮肤、皮下组织、颈阔肌、颈固有筋膜浅层、胸锁乳突肌的前缘、颈固有筋膜深层、肩胛舌骨肌、咽缩肌等,外侧为颈总动脉,浅层布有颈前浅静脉、颈横神经、面神经颈支,深层有甲状腺上动、静脉的分支或属支、舌下神经的分支、交感神经等。

"咽四穴"既不属于十四经穴、经外奇穴,古今文献中也无记载,故自定为"咽四穴"。位置在喉结旁开二寸,上、下各五分,甲状腺外侧,胸锁乳突肌内缘,呈外八字形。其邻近足阳明胃经,有改善局部血液循环,可起到除痰祛瘀之效。此穴应注意角度,因其后为颈总动脉,危险极大。

### 7. 治面瘫选"面三针"

盛灿若用"面三针"透刺,配合常规取穴治疗面瘫,疗效卓著,早期患者经治后病程明显缩短,一般在 10 日左右即可治愈,对于那些病毒侵犯面神经的部位较高(上)的面瘫患者,治愈也只需 25 日左右。即使是一些陈旧性或有严重后遗症的顽固性面瘫,应用此法也能获得满意的治疗效果。

面瘫多因风寒之邪客于面部经络,以致气血运行不畅,经络失于濡养,弛缓不收所致。因"头为诸阳之会",面部经络密布,运用"面三针"透刺,通过多经穴位透穴,可以使脏腑与经络、经络与经络、腧穴与腧穴之经气得以沟通交融,三针首尾相接,与常规取穴点面结合,弥补了常规取穴之不足,增强了经络之间的联系,使多经同时得气,提高了临床疗效。从局部解剖来看,"面瘫 1"相当于与面神经下颌缘支伴行,以刺激其支配的下唇诸肌;"面瘫 2"横刺面神经颊支,以刺激其支配的口轮匝肌;"面瘫 3"能刺激面神经颥支及其所支配的眼轮匝肌。三穴长针透刺能加强祛风活血通络的作用,有利于祛邪外达,祛风牵正。

"面三针"是以中医学经络学说及西医学神经学说的理论为依据,结合数十年临床经验总结出来的,又经过临床实践反复验证,具有独到之处,是治疗面瘫的有效方法。

············ 【 经 验 穴 】 ············

### 1. 胃脘痛处方

穴位组成:百会,中脘,上脘,下脘,梁门,关元,神门,劳宫(或外劳宫),足三里,三阴交。

针法:中脘、关元、足三里用补法,神门、劳宫用泻法,其余平补平泻法,中脘加火罐,每次 30 分钟,每日 1 次,每周 6 次。

功效:温阳通络,清心和胃。

主治:胃脘痛证属胃阳不足、痰瘀阻络、心火上扰者。

**2. 嗳气症处方**

穴位组成:中脘,内关,气海,足三里,三阴交。

针法:常规针法,留针 30 分钟。每日 1 次,每周 6 次。

功效:顺气化痰,降逆止嗳。

主治:嗳气证属劳伤心脾、痰气中阻、胃气上逆者。

**3. 呃逆处方**

穴位组成:印堂,尺泽,中脘,气海,足三里,三阴交,涌泉。

针法:中脘用 0.30 mm×40 mm 毫针斜刺 20 mm,加温灸盒灸,温度以患者适宜为度;涌泉直刺 30 mm,用搓针提法,右手拇指向前单向捻转针柄,使针身与组织缠绕至轻提针时能将针下组织一同提起,握住针柄用力上提,轻向下,再上提,反复 6 次(频率约 1 Hz)后留针;起针时,反方向捻转至针与组织无缠绕后出针。其余穴位常规针法,留针 60 分钟。

功效:温阳化浊,和胃止呃。

主治:呃逆证属浊毒伤中、痰浊内生、犯胃动膈者。

**4. 神经性呕吐处方**

穴位组成:印堂,神门,中脘,足三里,三阴交,太冲。

针法:常规针法,留针 30 分钟。每日 1 次,每周 6 次。

功效:泄肝安胃,清心降逆。

主治:神经性呕吐证属肝木犯胃、胃失和降、化火扰心者。

**5. 噎膈处方**

穴位组成:印堂,天突,膻中,中脘,足三里,三阴交,涌泉。

针法:针刺方法:天突用 0.30 mm×40 mm 毫针向下平 3 mm,膻中向下平刺 10 mm,中脘向下斜刺 10 mm,加温灸盒灸,涌泉直刺 10 mm。其余穴位常规针法,留针 30 分钟。每日 1 次,每周 6 次。1 周后处方去涌泉,加关元,针法同前。配合汤剂口服,益气养胃、解郁化痰剂:党参 10 g,茯苓 10 g,白术 10 g,薏苡仁10 g,姜半夏10 g,竹茹8 g,黄芩6 g,瓜蒌皮10 g,杏仁6 g,桔梗6 g,柴胡6 g,苏梗6 g,茯神10 g。水煎服,每日1剂。

功效:化痰解郁,通畅胃腑。

主治:噎膈证属痰气郁阻、胃腑不通、生化乏源者。

## 主要论著

盛灿若.胃下垂的针灸治疗.江苏中医杂志,1981,(1):60~63.

盛灿若.针灸治疗中风的探讨.江苏中医杂志,1981,(5):41~43.

盛灿若,李梅芳,石燕华.平补平泻法对585个穴次皮温变化观察.南京中医学院学报,1983,(3):31~32.

盛灿若,祁晓华.尿路结石的针灸疗法概况和我们的几点意见.江苏中医杂志,1986,(9):26~27.

盛灿若.针灸治疗急症漫谈.江苏中医杂志,1987,(10):24.

盛灿若.实用针灸临床手册.南京:江苏科技出版社,1988.

盛灿若,裴改玲.针刺治愈周期性瘫痪11例小结.江苏中医,1992,(9):19.

盛灿若.实用针灸治痛手册.南京:江苏科技出版社,1992.

盛灿若.临床针灸学.南京:江苏教育出版社,1993.

盛灿若.急症针灸学.南京:江苏教育出版社,1999.

盛灿若.实用针灸学.北京:人民军医出版社,2001.

## 参考文献

[1] 姚文龙.盛灿若以"面三针"治疗面瘫的经验.江苏中医,1998,(8):37.

[2] 李芳莉."咽四穴"临床治验.湖北中医杂志,1999,21(增刊):117~118.

[3] 胡津丽.盛灿若主任经验一对穴治痛.针灸临床杂志,2006,(5):43~44.

[4] 夏晨.盛灿若针灸治疗胃病胃气上逆证经验.四川中医,2011,(6):8~10.

[5] 夏晨.盛灿若从心论治针灸治疗胃病久痛经验.四川中医,2012,30(3):9~10.

# 许芝银

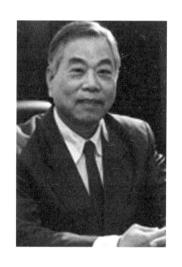

许芝银,男,1939 年出生,安徽省来安人。江苏省中医院外科主任医师,南京中医药大学教授、博士生导师。先后任中华中医药学会外科分会副主任委员,中华中医药学会甲状腺专业委员会主任委员,江苏省第六、第七、第八届中医药学会常务委员,江苏省中医药学会外科分会主任委员,江苏省中医药科学技术委员会委员,全国新药评审专家,江苏省高级卫生技术职务评审委员会委员。第四批全国老中医药专家学术经验继承工作指导老师。

1964 年毕业于南京中医学院中医系(六年制),分配在南京中医学院附属医院(江苏省中医院)外科,长期从事中医外科临床、教学、科研工作,后专攻乳腺、甲状腺疾病。主编参编《甲状腺疾病中医治疗》《外科疾病中医治疗全书》《疡科医论选》等著作。在省级以上刊物上发表论文 60 余篇。主持国家级课题 2 项、省级课题 1 项、省中医药局课题 3 项,获 2 项国家专利,获江苏省中医药科技成果二等奖、省科技进步四等奖各 1 项。主编的《临床方剂丛书·外科病实用方》获华东地区科技图书一等奖,《克乳痛胶囊治疗乳腺增生病的临床实验研究》获江苏省科技进步三等奖,开发国家三类新药。

## 【学术思想】

### 1. 乳腺增生责之于肾

《内经》有足阳明胃经行贯乳中;足太阴脾经络胃上隔,布于胸中;足厥阴肝经上隔,布胸胁绕乳头而行;足少阴肾经上贯肝隔而与乳腺关联;冲任二脉皆起于胞中,任脉循腹里,上关元,至胸中;冲脉挟脐上行,至胸中而散。说明足厥阴肝经、足阳明胃经及冲任二脉皆与本病的发生发展有密切的关系。许芝银则认为乳腺增生病临床表现多样,其本在肾,若肾之阴阳不足,则肝体不充,肝阳亦有所不及,疏泄不及,肝郁乃成,郁久化火,气郁及血,致使乳房脉络失畅,肝与脾胃有关,肝郁气滞,水湿津液不运,酿成痰湿,痰湿与肝郁气滞相合,本虚标实,形成乳腺增生病。经血来潮,气随血泄,故乳房脉络等亦告暂时缓解,继而经前期来临,阳长至重,又将激发肝气之偏旺而郁结。肾水不足,水不涵木,肝气郁结,日久气滞血瘀,痰瘀互结。故宜培植肾元以治本,兼疏肝解郁,理气行滞,化痰和血以治标。乳腺增生病病位在乳房,病机以肾阳不足,肝郁气滞,血瘀痰凝为主。

### 2. 自身免疫性甲状腺炎病在脾肾

许芝银认为,自身免疫性甲状腺炎相当于中医瘿病(肉瘿、石瘿)的范畴,一般认为多由体质因素及内伤七情,使肝气郁结,条达不畅,气滞痰凝血瘀,交阻于颈前所致。但在本病的中期及后期,可出现甲状腺弥漫性对称性肿大,气短乏力,面色少华,不耐疲劳,自汗出,纳差等症状,部分患者还可见肢体肿胀、面色萎黄、肢寒、浮肿等。此系脾肾不足,阳气虚衰所致。甲状腺为肝经所属,肝经循行"起于足大趾,上行绕阴器,过少腹,挟胃,属肝络胆,贯隔布胁肋,循喉咙之后,上吭嗓,系目系,上出额,与督脉交于颠"。肝主疏泄情志与气机,若肝木疏泄不及,致脾肾功能减弱,进而导致脾肾亏虚,阳气不足,机体代谢功能降低,故出现一系列脾肾不足的临床表现,治疗要考虑健脾补肾。此类患者若单用理气活血、化瘀祛痰药,疗效较差,且常导致病程延长或愈后复发。

### 1. 固护脾肾、温阳化痰治自身免疫性甲状腺炎

许芝银在分析自身免疫性甲状腺炎病情时特别重视脾肾虚衰对发病的影响,认为自身免疫性甲状腺炎后期可分为气阴两虚和阳虚痰凝两型进行辨证论治。对气阴两虚型,以益气养阴为治疗原则,药用党参、天门冬、麦门冬、五味子、玄参、生地、夏枯草、丹参、川芎等;对阳虚痰凝型,则以温阳化痰为治疗原则,方用阳和汤加减,常用药物有麻黄、肉桂、鹿角胶、白芥子、当归、陈皮、桔梗、熟地等。诸药配合,疗效满意。

许芝银认为本病不同于一般的甲减,病因可能为阳虚、脾虚,除治以益气健脾外,还应温阳化痰,才能尽量消除病因,减少复发。临床常重用阳和汤加减,常用药物有:鹿角胶、桂枝、麻黄、炮姜、熟地、党参、黄芪、白术、茯苓、山药、生薏苡仁、白芥子、法半夏、陈皮、当归、牡丹皮、赤芍等。鹿角胶、桂枝、麻黄、炮姜配熟地温阳散寒而不伤阴;党参、黄芪、白术、茯苓、山药、生薏苡仁、甘草益气健脾以扶阳;白芥子、法半夏、陈皮温化寒痰;当归、牡丹皮、赤芍活血消肿。诸药合用,使阳气得复,阴寒自散,则药到病除。

### 2. 化痰消积治甲状腺瘤

许芝银继先贤理论并结合自己多年临床经验认为本病多由忧思郁怒,湿痰凝结而成。因情志抑郁,肝失条达,遂致气滞内结,肝旺侮土,脾失健运,不能化生精微,形成湿痰内蕴。因气郁湿痰内生,随经络而行,留注于结喉,气血为之壅滞,聚而成形,而成肉瘿。他将甲状腺瘤分为两种证型:气滞痰凝与痰瘀内结。前者表现为颈部肿块,质地坚韧,表面光滑,局部胀闷不适,舌淡红,苔薄白,脉弦滑。治则:理气化痰,消肿散结。方用:逍遥散合海藻玉壶汤。药用:香附、郁金、青皮、陈皮、法半夏、茯苓、白芥子、昆布、海藻、牡蛎、山慈菇。后者表现为颈前肿块,质地坚韧,表面光滑,舌淡暗,边有齿痕,脉弦滑。治则:理气化痰、活血消瘀。方用:海藻玉壶汤合桃红四物汤。药用:郁金、昆布、海藻、牡蛎、桃仁、红花、当归、丹参、三棱、莪术、山慈菇等。随证加减:脾虚者加党参、白术;气血虚者加当归、熟地黄、丹参、太子参、黄芪;月经不调者加鹿角片、肉苁蓉、益母草、菟丝子等。

许芝银对理法方药研究透彻,师古法而不泥于古方,且善于创新,遣方用药常有"神来之笔"。如治疗甲状腺腺瘤,善用山慈菇,其性味辛、寒,有小毒,具有化痰解毒、散结消肿的作用。现代药理研究表明,其有抗组织增生的作用,书载常用剂量为3~6 g,但许芝银在临床上常根据患者的体质与病情先从常规量用起,逐渐加量,并久煎,一般用10~20 g,少数患者用至30 g,其促使腺瘤缩小作用明显。结合使用丹参、桃仁、红花等破瘀散结药物,及石见穿、白花蛇舌草、八月札等具有肿瘤抑制作用药物的联合应用,临床常可取得满意治疗效果。许芝银打破古人十八反的禁忌,把古人认为不能共用的法半夏和附子合用治疗桥本病脾肾阳虚证,取之温补脾肾、化痰散结之功,疗效卓著未见毒副作用。

### 3. 通乳散结为主、清热解毒为辅治乳痈

许芝银认为乳痈病因虽各不相同,但其初起的病理机制却是相同的,即各种致病因素破坏了气血的正常运行,导致乳络不畅,乳房气血凝滞,发为本病,故治疗上以通乳散结为主,辅以清热解毒为治则,采用内服方剂配合外治法,以收疏通乳络气血之功。许芝银不主张过用苦寒之药,或一味清热解毒,药多味杂,既会妨碍脾胃运化,又可攻伐正气。据此,许芝银自拟乳痈散结汤治疗乳痈初起,每获良效。基本方为:金银花、连翘、漏芦、皂角刺、路路通、蒲公英、牡丹皮、赤芍,每日1剂,3日为1个疗程。并强调治之宜早,初起肿块不消者加鹿角霜。方中金银花清热解毒、消痈散结,连翘号为"疮家圣药",与金银花合用有协同作用;漏芦清热解毒,消痈下乳;皂角刺辛温,既可托毒排脓,又可活血消痈;蒲公英清热解毒利湿;牡丹皮清热凉血,活血散瘀;赤芍清热解毒;路路通可和营消肿。

**【 经 验 方 】**

### 扶正消瘿方

组成:麻黄10 g,鹿角片10 g,熟地黄10 g,制附片10 g,肉桂6 g,防己10 g,丹参10 g,夏枯草10 g,党参12 g,黄芪12 g,桃仁10 g,红花3 g,牡丹皮10 g,赤芍10 g,甘草3 g。

用法:每日1剂,水煎分2次服。

功效:益气活血,温阳散寒,破瘀散结。

主治:桥本甲状腺炎(脾肾阳虚型)。

方解：方中麻黄、鹿角片、制附片、肉桂温阳散寒，熟地黄滋阴补肾，阴中求阳；党参、黄芪、丹参、桃仁、红花益气活血，防己、夏枯草、牡丹皮、赤芍软坚消肿，甘草调和诸药。全方共奏益气活血，温阳散寒，破瘀散结之功。

## 主要论著

许芝银，陈进，刘再朋.用拔毒祛腐药治疗软组织窦道118例.江苏中医杂志，1981，(2)：40～41.

许芝银，李道坊.中医中药治疗甲状腺机能亢进症.上海中医药杂志，1983，(4)：29～31.

许芝银.略述张山雷先生的外科学术思想.南京中医学院学报，1984，(4)：24～26.

许芝银，朱永康.《外台秘要》与中医外科的外治法.南京中医学院学报，1984，(1)：31.

许芝银，李道坊，刘梦光.116例甲状腺肿块临床治疗总结.上海中医药杂志，1985，(7)：25.

许芝银.《诸病源候论》对创伤外科学的贡献.江苏中医杂志，1985，(8)：21～22.

许芝银，潘立群.口服天花粉引起过敏2例报告.南京中医学院学报，1986，(1)：15～16.

许芝银，黄树纲，范玉明.活血化瘀法治疗急腹症的体会.南京中医学院学报，1988，(2)：23～24.

许芝银.外科疾病中医治疗全书.广州：广东科技出版社，1999.

许芝银.甲状腺疾病中医治疗.南京：江苏科学技术出版社，2002.

## 参考文献

[1] 邹浩生.许芝银论治乳癖述要.辽宁中医杂志，1992，(4)：16～17.
[2] 吴晓霞，卢子杰，贾红声.许芝银辨治甲状腺腺瘤经验.中国中医药信息杂志，2002，(2)：58.
[3] 李荣娟.许芝银治疗乳痈经验.山东中医杂志，2002，(10)：625～626.
[4] 孟达理，许芝银.许芝银教授治疗自身免疫性甲状腺炎经验.江苏中医药，2007，(5)：18～19.

# 吴 旭

【个人简介】

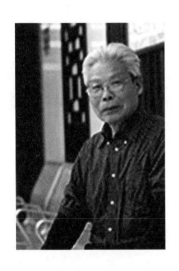

吴旭,男,1939 年出生,江苏省南通市人。江苏省中医院针灸科主任医师,南京中医药大学教授、博士生导师,江苏省名中医。曾任中国针灸学会常务理事,江苏省针灸学会副会长,《中国针灸》编委,省中医学会急诊专业委员会委员,海内外中医药学术发展研究中心理事,南京市针灸学会常务理事,江苏省针灸重点实验室主任,以及省针灸重点实验室学术委员会副主任委员。享受国务院政府特殊津贴专家。第四批全国老中医药专家学术经验继承工作指导老师。

1959 年考入南京中医学院医疗专业,1965 年毕业后即被江苏省卫生厅录选,1966 年由卫生厅委托江苏省工人医院(现人民医院)代培,1967 年转至江苏省中医院代培并工作,以内科为主,转经外、妇、儿、骨伤、药材、检验等科室。1976 年转为针灸科。1991 年 7 月,吴旭师从著名针灸学家邱茂良教授,为全国第一批名老中医学术传人。先后出版针灸著作 5 部,发表学术论文 30 多篇,主持部省级、厅局级课题 10 余项，获国家专利 5 项，1998 年获江苏省科技进步三等奖 1 项。获得过南京市劳动模范称号。

【 学术思想 】

### 1. 创立"活子振荡"假说

吴旭在中医学术理论上，对中医学的"气学"理论和"经络"实质的研究有较深的体会，先后在《南京中医学院学报》和《中国中医药报》上发表其创立的"活子振荡"说。他提出"活子振荡"说，源于其对博大精深的中医文化的深刻理解，尊古而不泥古，创造性地与现代物理学、分子生物学等前沿知识相结合，同时在临床上活学活用。他认为该假说的精髓在于"活子"，在于"振荡"；其"活子"缘自然之"道"而化生，循自然之"道"而"振荡"；它自成一个开放式的非平衡系统，而又不断自调和维持平衡这个多层次的非平衡系统；不仅调衡与天地大自然非平衡巨系统，又要调衡与生活于社会大环境的非平衡系统。维持人体这种系统的存在和调衡能力，就在于"活子"的升降出入——"活子"的有序振荡。伟大的数学家、电子计算机理论的奠基人图灵（A. M. TURING）证明，生物形态有序性是由化学反应与扩散并行发生的多重定态的结果与表现，而持续的振荡过程在形态发生中起有关键作用。任何影响"振荡"的噪音或涨落，都会影响到系统状态的跃变。疾病是系统的另一种定态。来自宇宙自然的，来自社会环境以至自身的等等因素都可以构成振荡的涨落而影响系统的状态，临床治疗学上的推拿、针灸、理疗、中药等都是"振荡"的涨落因素，可以使系统从不健康的定态跃变到健康的定态。

### 2. 确立"通督温阳"治法

在创立"活子振荡"假说的基础上，吴旭提出了"通督温阳"理念。他认为临床上提倡"综合激荡"，每一个刺激的方法与指数，如其所说"涨落与激荡"的参数，都须要仔细摸索。而"通督温阳"法，正是在此理论指导下摸索出来的产物。

"通督温阳"的含义，是以经络学说为指导，并结合藏象理论，通过刺激督脉、太阳经为主的相关穴位，以疏通督脉及诸阳经经气，激发和加强阳气的温煦，推动气血在体内的运行，从而畅通气机，调和气血，恢复机体生理功能。其关键内涵是：温阳不是一味地使用温补或者火灸的方法，而是采用通督的手段，重在通调督脉之气。

"通督温阳"法正式提出后,临床上首先用来治疗颈椎、腰椎等脊柱相关疾病,后来发现该方法在治疗诸多脏腑功能低下的疾病,甚至在生殖系统疾病、肥胖、慢性疲劳综合征、顽固性面瘫的某一阶段调治,确能取得很好的疗效。

"通督温阳"法经吴旭提出来后,并且运用与临床,在其弟子们的总结、提炼下,已将其作为一种针灸临床的治疗大法广泛使用。

······ 【 临床经验 】 ······

### 1. 针刺治疗急性痛证

(1) **急性胆绞痛**:急性胆绞痛患者在腓后点的敏感、压痛较胆囊穴强烈。腓后点对胆绞痛有明显的解痉镇痛作用,有的病例在用手指按切该点时,其绞痛即有若失之感。腓后点敏感压痛之有无,有助于急性胆绞痛的诊断。

(2) **急性肾绞痛**:急性肾绞痛取背部腧穴为主,仿偶刺法,配用电针中强刺激,久留针(30～40分钟),基本处方是肾腧、归来。备用腧穴:三焦穴、大肠腧、天枢、三阴交、足三里。针灸治疗肾绞痛的效果即时止痛者达 77.3%,不能即时止痛,但能缓解者亦有 22.7%,取效关键在于针刺方法,背腧穴的针刺方向斜向脊柱,要求刚好擦其骨缘,进针可达 2.0～2.5 寸(成人),有时针刺到位,患者有疼痛若失之感,有时针虽"到位",但疼痛减而未已,仍感疼痛不舒,只需稍加调针即可。要求患者配合,肌肉松弛,医生手法宜巧,宜慢宜稳,不可因求效心切猛然下针。针后取效,一定要有足够时间留针,并且留针期间要经常行针,如通电脉冲,则要经常变换频率、强度。

### 2. 独特的针刺手法

吴旭的手法融合了历代多种复式手法而自成一体,根据病气采用的补泻及导气手法,摘其精髓如下。

(1) **形为单手,实不离双**:单手持针,以拇、示二指夹持为主,中指为辅,但中指尚有下列作用。① 代押手功用,避免进针疼痛,控制针感传导方向。② 控制捻转进针深度,便于浮刺、赞刺等点刺手法。③ 方便盘、摇、努、摆等手法。

(2) **动如太极,力在针锋**:动如太极,是指运针时,腕、指关节活动配合,施行提插捻转与盘、摇结合呈圆周运动,可融盘旋、摇头、摆尾于一体;同时用力用意皆在圆外方内。柔和其外,力寓针锋,意达病所。此可谓外圆内方法。

**(3) 导气为主,补泻随缘:** 导气为主,徐进徐出,意在平和,忌急忌猛,避免过强刺激,原因是今时人多不是古人所说的"布衣"之体,补泻之法在此基础施行。

**(4) 触和古今,不离宗谱:** 不离宗谱,是指历代共识的补泻规则,诸如向内按添为补,向外抽提为泻;远随为补,近迎为泻;呼内吸出为补,吸内呼出为泻,以及问补开泻等。具体操作模式如下:① 按诊后处方,令患者选择相应体位,暴露局部,循按定穴,常规消毒。② 单手持针法,拇、示指持针,中指指腹抵住针身,露出针尖约一分,快速点触患者皮肤,一刺绝皮,再刺入进肌肉,三刺徐徐进入应到深度,得气置之,按序针毕复酌情行针。③ 若行补法,紧按慢提寓于外圆内方法中,行针 20～30 秒,纯补则结束于紧按时再按豆许,顺势伴之于飞法可加强内纳。阳中隐阴者则行针结束于慢提时,再提豆许,以加强泄力。④ 欲行泻法,紧提慢按寓于外圆内方法中,行针 20～30 秒,纯泻结束于紧提时再提豆许,中指努几下,强化泄力。阴中隐阳者,行针结束于慢按时,再紧按豆许,以加强内纳。⑤ 以上行针在留针期间可重复 1～2 次,留针时间 20～30 分钟。⑥ 出针时,补法在拇指前转顺势下按豆许,徐徐退针,中指随按针孔;泻法在拇指后转,同时顺势退针,不按针孔。⑦ 对明显表现麻痹、厥冷、陷下、针下空虚或感觉迟钝等现象,拇指反复向前搓按,令患者知酸知麻或酸似麻似辣明显者,再按豆许静置。⑧ 发热、红肿、疼痛者,局部阿是穴可刺血拔罐,其他穴位可以拇指反复后转提抽。痰、瘀、气滞、硬结者可以拇指反复前转搓按,针感明显后再直插深层,复提回原处静置。

### 3. 面神经麻痹的选穴

对一般周围性面瘫吴旭强调在早期治疗中应把取穴施术的重点放在茎乳突孔附近,临床上不少患者在发病之初多伴有耳后乳突部分明显压痛,故取穴以翳风(瘫痪彻底病位深者必用)、完骨、瘛脉、风池为主,特别在翳风附近施以针灸,其目的就是祛风活血通络,改善乳突孔的局部血液循环,加速面神经水肿的改善,促进分泌物的吸收,改善神经被压迫状态,从而对迅速缓解改善症状、缩短疗程有很好的促进作用,若早期就在远处取穴,则炎症分泌物吸收缓慢,患者的病程延长,易留后遗症。疼痛明显者,可酌用中药龙胆泄肝方加减。尽管耳后无压痛或味觉缺损,耳内疼痛,甚见耳内疱疹亦可以取上法医治。

吴旭认为早期面瘫的患者不宜强刺,对深刺、透刺或施以电针或加用激素等都应谨慎。根据临床观察,用激素的结果,如理想的话则恢复尚好,一旦不能恢复,则会留下后遗症,调治相当困难,故不提倡用激素。

## 主要论著

吴旭.经络实质试探——关于"活子假说"的设想.南京中医学院学报,1982,(3):9～11.

吴旭.浅议"肺朝百脉".南京中医学院学报,1983,(1):14～15.

吴旭.针灸临床辨证与手法之探讨.上海针灸杂志,1983,(4):41～42,13.

吴旭.谈几种呼吸系统疾病的针灸治疗.南京中医学院学报,1984,(1):19～21.

吴旭,杏元.以针刺腓后点为主治疗胆绞痛 43 例疗效观察.南京中医学院学报,1986,(2):33～34.

吴旭.积极开展针灸治疗急症.南京中医学院学报,1987,(2):7～8.

吴旭,杏元.针灸治疗急性肾绞痛 22 例.南京中医学院学报,1988,(1):31.

## 参考文献

[1] 崔如珍.吴旭针灸治疗面神经麻痹经验拾萃.内蒙古中医药,1996,(3):29.

[2] 卢勤妹.吴旭教授通督温阳法临床应用.辽宁中医药大学学报,2011,(11):16～17.

# 单兆伟

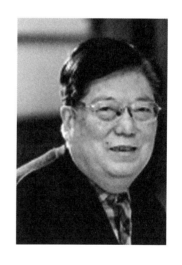

## 【 个人简介 】

单兆伟,男,1940 年出生,江苏南通市人。南京中医药大学教授、博士生导师,江苏省中医院主任中医师。曾任中华中医药学会脾胃病分会名誉主任,南京市中医药学会副理事长,国家优秀中医人才专家指导委员会委员,《中国中西医结合脾胃杂志》副主编,《新消化病杂志》编委,《南京医学》常务编委,南京中医药大学学位委员会委员。第四批全国老中医药专家学术经验继承指导老师。

1965 年于南京中医学院医疗系毕业,曾师从于全国著名脾胃病专家孟河医派传人张泽生教授 20 余年,尽得其传,1991 年至 1994 年又拜国医大师徐景藩教授为师苦学三载,兼收并蓄。在他们的谆谆教导和培养下,中医诊疗技术日渐精湛,结合多年临床实践,积累了较为丰富的经验。长期从事中医脾胃病临床、科研、教学工作 40 余年,是江苏省重点学科中医消化病专科的创建人之一。每年都担任研究生、本科生、外国进修生的课堂教学和临床带教,已培养硕士研究生、博士研究生、博士后近百人。参加《中医内科学》《实用中医内科学》等教材的编写工作。主持了包括国家自然科学基金课题在内的省部级以上课题 8 项,获得部省级奖项 12 项,其中"中医药治疗幽门螺杆菌相关性胃病的临床和实验研究"获 1994 年国家中医药管理局(部级)科技进步二等奖,"益气清热活血法逆转胃癌癌前期病变的基础与临床研究"获 2002 年江苏省科技进步二等奖。2007 年 8 月取得国家发明专利 1 项(发明专利证书号:ZL031583687),2009 年 5 月 31 日国家食品药品监督管理新药证书局授予"益气和胃胶囊"新药证书(证书编号:Z20090050,药品批准文号:国药准字号 Z20090731)。

···················· 【学术思想】 ····················

### 1. 虚弱之病皆宜调补脾胃

脾为后天之本,气血生化之源,肾为先天之本,天赋所成,非药物、食物调补所能变化其性、其功能与生理定势,但其虚弱之性仍可以后天调养弥补。单兆伟秉承孟河医学诊疗用药特色,多以调补脾胃、食补后天、健旺气血、调理营卫、平衡阴阳为治,以平淡之药食达神奇之疗效,总以诊治脾胃机枢为学术特色。治疗上无论是脾胃之为病,还是以脾胃虚弱为主证之诸疾,涉及老年心脑疾患、妇孺体虚之人、重症诸疾恢复后期、各种术后恢复期、术后并发症、综合征、各科疑难杂症,无不赖以诊治调理脾胃功能而康复。认为营卫调和、气血旺盛、阴阳平衡、调治百病,全赖后天谷气生化、营养充足、泉源不竭;后天足方可诊治五脏六腑四肢百骸之患,调理各种虚损劳伤之疾。正所谓"有胃气则生,无胃气则死",是其故也。

### 2. 治病务求脾胃升降和畅

斡旋气机升降,务求调气复平,勿使中焦壅滞,寒热温凉勿予偏颇,是单兆伟运用孟河医学思想诊治用药于病的一大特色。脾胃位居中焦,脾胃受损,气机升降失司,则百病丛生。气机斡旋,升降功能复常,方能自行仓廪之职。处方用药遵吴鞠通"中焦如衡,非平不安"之旨,处处以维护脾胃之生理功能为要,务求其平,不可偏执。

若脾胃升降功能失常,则可发生水谷受纳、腐熟、运化功能障碍,可见脘腹痞满、疼痛、呕吐、呃逆、泄泻等病症。《素问·阴阳应象大论》曰:"清气在下,则生飧泄,浊气在上,则生䐜胀。"脾为阳土,升为健运,胃为阴土,降为和畅,故治疗脾胃病须注意调节脾胃升降功能,勿使中焦壅塞。

### 3. 辨证重在察舌验苔

单兆伟在诊察脾胃疾患时,十分重视舌象的诊察情况,往往舍脉从舌,或舍证从舌。《形色外诊简摩·舌质舌苔辨》中说:"苔乃胃气熏蒸,五脏皆禀气于胃,故可借以诊五脏之寒热虚实也。"舌为脾之外候,太阴脾经连舌本、散舌下,阳明胃腑,多气多血,常夹邪气上潮于舌,故古人又有"舌为胃镜"之语,所以察舌验苔,是诊察脾胃疾病之重要手段。单兆伟还通过舌诊结合内镜和患者的临床症状,如揭示溃疡病的治疗情况及推测预后、萎缩性胃炎的病情进退情况、胃动力功能的改善情况、胆汁反流的情况等,大大提高了此类疾病的治愈率。

单兆伟还十分重视舌下络脉的改变情况,尤其是对萎缩性胃炎的诊断有很大的帮助,经长期的临床观察及研究,可从舌下络脉的色泽、脉络的延伸度、充盈度、脉络的增粗情况、扭曲度及脉络的分支的等几个方面来观察。如舌下脉络色淡紫而滞、延伸度较差、充盈不佳、细小等可诊断为虚证,结合舌象、内镜下黏膜象及病理学表现、临床症状可分别诊为气虚、血虚、阳虚、阴虚和兼夹等;如舌下脉络色深紫而滞、延伸过度(有时达舌尖)、充盈急胀、增粗,扭曲度大等可诊断为实证,或为热证,或为血瘀,特别是对血瘀性的诊断帮助极大。单教授经过临床观察可分为3个等级来诊断血瘀证的轻、中、重不同程度,为临床运用活血化瘀之法提供了依据,结合内镜下黏膜象的改变及病理学表现来推断其病情的变化。

········································【 临床经验 】········································

### 1. 益气活血治慢性萎缩性胃炎

单兆伟通过多年的研究提出,慢性萎缩性胃炎的主要病理关键是脾胃气虚,气滞血瘀,故以益气活血为旨治疗此疾,疗效满意。中医学认为"久病必虚",慢性萎缩性胃炎病程迁延,多由饮食不节、情志所伤和劳役失当而致,久则脾胃损伤,脾胃既损,中气亏虚,推动无力,气血运行不畅则血行瘀滞。故脾胃气虚血瘀是萎缩性胃炎的主要病理表现。而辨血瘀不应拘于疼痛固定、刺痛及舌质有瘀斑等,临床上尤其重视舌下络脉的望诊,萎缩性胃炎患者普遍存在着舌下静脉瘀紫增粗或曲张,这就是脾胃血瘀的重要标志。结合西医学检查萎缩性胃炎患者大多数都有免疫功能失调和血液黏稠度增高,胃镜示胃黏膜红白相间或苍白以及肠上皮化生、不典型增生,单兆伟认为这些都提示气虚血瘀的存在。针对这一病理表现,常选用黄芪、党参、白术三药相配伍,仿李东垣补中益气汤之法,扶正固本,达到气充血行,血行则瘀去,意在"助之使通"。气虚日久,必致血亏,加当归、白芍与黄芪相伍,补气养血活络。用丹参、檀香二味药取丹参饮之意,此为治血瘀胃脘痛历验有效之方剂,丹参破宿瘀而利生新血;檀香入气分,逐冷除郁理气,并制丹参寒凉之性。选仙鹤草健脾补中,行瘀止痛,再用莪术、红花意在增强化瘀之功。复加佛手片、香橼、枳壳等使气行则血行,同时使补而不壅,无碍气机。以上药物组方,标本兼治,旨在补虚活血消痞。

## 2. 升补、固证、清化治泄泻型肠易激综合征

泄泻型肠易激综合征以排便次数增多,粪质稀塘或水样便,腹部不适或疼痛,病程超过 1 年为特点,属于中医学"泄泻"范畴,乃湿热不清,余邪未尽,脾胃亏虚而成。《内经》云:"清气在下,则生飧泄。"单兆伟认为脾胃气虚,清气下陷,若单用黄芪、党参、白术等守补中土,甘温壅气,可致中土气滞,所以兼用升补之法,补中有升,清气得升,脾运复来,则浊阴自降。常于补中的黄芪、党参、白术之外,加入升麻、葛根或荷叶等,引清阳之气上行阳道。久泄之患者,由于病情累月连年,久久不止,有滑脱不禁之势者,当考虑"固涩"之法,可选诃子肉、罂粟壳等,但用量不宜过大,时间不能太长,尤其是罂粟壳,用量以 5 g 为宜,且中病即止,以防成瘾。《本草纲目》称罂粟壳为"涩肠止泻之圣药""罂子粟壳,酸主收涩,故初病不可用之。泄泻既久,则气败不固而肠滑肛脱……故俱宜此涩之、固之、收之、敛之"。而久泄既有正虚的一面,也有邪滞的一面,单兆伟在升补的同时,注意"清化","清"为清余邪,常用地榆、石榴皮。地榆,《本草求真》载"既能清降,又能收敛,则清不虑其过泄,涩不虑其滞……"实为久泄之良品。石榴皮涩肠止泄清邪,现代研究其对痢疾杆菌和阿米巴原虫有良好的抑制作用。"化"即化积消滞,常用炒楂曲、白芍、木香,所谓"行血则便脓自愈,调气则后重自除"。

## 3. 治呃逆降气不忘升提宣肺

呃逆,以气逆上冲,喉间呃呃连声,声短而频,不能自制为主证,古称之"哕"。一般认为,呃逆由胃失和降,胃气上逆动膈而成。临床常用降逆之品,然有时疗效并不满意,单兆伟认为脾胃升降,升降相因,脾气不升可引起胃气不降,同样胃失和降亦可影响脾气升清。所以,在治疗呃逆,尤其是久治不愈的顽固性呃逆

时,在注意和降胃气的同时,宜根据病情稍佐升提脾气之品,如升麻、柴胡、荷叶、桔梗等,可利于胃气的和降。另外,肺的宣通也有利于呃逆的治疗。《医部全录·呃门》陈梦雷注:"阳明所受谷气,欲从肺而表达,肺气逆还于胃,气并相逆,复出于胃,故为哕。以草刺鼻,取嚏以通肺,肺气疏通,则谷气得以转愈而哕逆止矣。"单兆伟在多年的临床中也发现,呃逆跟肺气的宣通有密切的联系,故而治疗顽固性呃逆时,常加入宣肺的桔梗、杏仁等,宣通肺气,以降上逆之胃气,此也寓"升"之意。如此降中有升,升降相因,则逆气可降,顽呃能止。

### 4. 塞因塞用治习惯性便秘

对于老年、久病、产后等习惯性便秘,多为虚秘,单兆伟常用塞因塞用法,即用补塞的方法,治疗闭塞不通之病证。便秘因虚所致,不外气、血、阴、阳之虚也,虚则补之,可施益气、养血、滋阴、温阳等法,并配润肠之品,常用润肠药有决明子、莱菔子、当归、郁李仁、肉苁蓉等,同时佐以益气升清之补中益气汤、参苓白术散治气虚便秘;配用归脾汤、当归补血汤等治血虚便秘;合用增液汤、益胃汤等治疗阴虚便秘;同施济川煎、右归丸、半硫丸等治阳虚便秘。

### 5. 扶正祛邪治幽门螺杆菌

幽门螺杆菌(HP)是一种重要的胃病致病因素,属中医"邪气"范畴,根据其所导致的胃部疾病临床表现看,其病因病机不出本虚标实两端,脾胃虚弱、正气不足为其本,热郁、湿阻为其标,在宏观与微观辨证相结合的基础上,以扶正祛邪为基本原则,立益气健脾、清热除湿之法。以党参、白术健脾益气,黄连、黄芩、薏苡仁、仙鹤草清热除湿,木香理气化湿,标本兼顾。此外,针对幽门螺旋杆菌致病多具有"热""毒"变现的性质,结合现代药理研究成果,适当佐用清热解毒药,取其杀菌、抑菌作用,以提高疗效,如黄芩、黄连、大黄、蒲公英、槟榔等,均有明显的抑杀 HP 功效。但若将幽门螺杆菌感染归之湿热壅盛一途,迳投清热解毒之剂,则有失偏颇,易致苦寒败胃,中气受戕,缠绵难愈,而犯虚虚实实之戒。"正气存内,邪不可干""邪之所凑,其气必虚",单兆伟认为脾胃之气不虚,则 HP 也无以生存,或即使存在也不致病。

### 6. 温润结合治胃病

善补阴者必以阳中求阴,则阴得阳生而泉源不竭。一般在补肾阴之时,常于滋阴药中少佐温阳之品,如附桂八味丸之属,然对于胃阴虚之证,则很少用或不用性温之药,恐其温燥伤阴。单教授不拘泥于此,在养胃阴药中,少佐温阳之菟丝子、肉苁蓉等,以助胃阴来复。菟丝子,性味辛甘平,具有补阳益阴之功,为平补之品,《本草汇言》曰:"菟丝子,补肾养肝,温脾助胃也。但补而不峻,温而不燥……"《本草正义》亦云:"菟丝子,为养阴通络之上品,其味微辛,则阴中有阳,守而能走,与其他滋阴诸药之偏于腻滞者绝异……于滋阴之中,皆有宣通百脉,温运和阳之意。"肉苁蓉,味甘酸咸,性微温,单兆伟认为酸甘能化阴,性温能兴阳。《本草汇言》认为其"乃平补之剂,温而不热,补而不峻,暖而不燥,滑而不泄,故有苁蓉之名"。《本草求真》亦云:"肉苁蓉,诸书既言峻补精血,又言力能兴阳助火,是明因其气温,力专滋阴,得此阳随阴附,而阳自兴耳。"且胃阴虚液耗,无以下溉,常见肠道失润而便秘,肉苁蓉滑而不泄,能润肠通便。所以,在养胃阴诸药中稍加肉苁蓉、菟丝子,阴得阳助,津液升腾,化源不竭,且可滋而不腻,无碍气机,相得益彰。

### 7. 益气养阴治吐酸

吐酸者,临床以湿热辨治者为多,但临床也不乏证属胃阴不足型。若气阴不足,脾津无以上升,胃腑失于和降,上逆则为吐酸。治当滋阴养胃为要,兼以益气,用药忌刚宜柔。胃阴一复,脾胃气虚之象当现,再从补益脾气治之。单兆伟提出"益气养阴"可以制酸的观点,用药如沙参麦门冬汤、益胃汤、慎柔养真汤等。津液来源于脾胃运化水谷,脾胃气旺,则脾可升,胃可降,诸证自愈。

### 8. 临证擅用药对

药对的使用,由来已久,单兆伟在临证之时除以"君、臣、佐、使"的原则组方外,还擅用药对,以增强治疗效果。

**(1) 黄芩配仙鹤草:**黄芩苦寒,乃清上焦之热证,善清胃热,仙鹤草苦、涩、平,除能清热、和血外,还能健胃补虚,二药相伍,乃相辅相成,增强清泄中焦之力,又无连、柏苦寒败胃之弊,单兆伟常以此品用于抗幽门螺杆菌。

**(2) 太子参配白术:**太子参甘、平,清补脾胃之气;白术苦、甘、温,健脾益气,能助脾胃之健运以促生化之源,二药同用,善补中焦脾胃之气,使脾健而阳升,补而不峻,温而不燥。凡中焦脾胃之气虚者单兆伟必用之,虚寒者再配姜附;阴虚者,可加麦门冬、百合等。

**(3) 白术配白芍:**白术苦、温、刚燥,补脾益气擅长;白芍酸、寒、柔、润,微苦能补阴,略酸能收敛,敛肝之液,收肝之气,而令气不妄行,为养肝柔肝之要药,二者合用,一阴一阳,刚柔相济,柔肝安神,健中和胃。

（4）**人参配莱菔子**：为单兆伟、张泽生所喜用之，单兆伟继承之，他们认为多数脾胃病证反复迁延，日久脾虚，脾失健运，胃失和降，则可夹湿、夹滞。人参本恶莱菔子，历来被列入配伍禁忌，然临床当知常达变。人参有大补元气之功，莱菔子消食除胀，顺气化痰。二者相伍，人参得莱菔子补而不滞；莱菔子的人参消食降气而不耗散。临证之时每以党参、太子参易人参，或平补或清补。

（5）**黄连配苏叶**：黄连苦、寒，善清中焦之热；苏叶味辛，散寒止呕。二药相合，相反相成，辛开苦降，寒温相济，化湿畅中，清热止呕。如遇外感寒邪犯胃，内有胃之郁热而致胃痛，或恶心欲吐者，可以二药少量泡饮，可收"轻可去实"之功。

（6）**莱菔子配决明子**：莱菔子甘、辛而平，善入肺胃二经，功在下气定喘，消食化痰，通降胃气；决明子苦、甘、微寒，入肝肾经，清肝明目，润肠通便。二药同用，则肺气得下，胃气得降，肾元得充，气机调畅，大肠传导正常，大便自下，乃属润下之属，单兆伟常遣二品用于老年、体弱患者。

（7）**半夏配麦门冬**：麦门冬甘、微苦、寒，养阴润燥，益胃生津，"为补益胃津之专品"（《本草正义》）。半夏辛、温，功在和胃降逆，化痰止呕。盖麦门冬配半夏养胃生津而无滋腻之弊；半夏伍麦门冬降逆止呕而无温燥之嫌。两药刚柔相济，润燥相宜，具有生津养胃，醒脾开胃，降逆止呕之功。

（8）**枳实（枳壳）配白术**：枳实（枳壳）苦、寒，具有行气消胀、导滞、泄浊、除满等功效，以走以泻为主；白术甘、苦、温，味甘补脾，运中燥湿，以补以守为主。二药配用，一泻一补，一走一守，一急一缓，消补兼施，补而不滞，攻不伤正，急不破削，缓不留邪，相反相成，共奏健脾开结、消除痞满之功。单兆伟认为在临床应以其症状为准绳，或消多于补，或补多于消。

（9）**夜交藤配百合**：夜交藤入心肝肾经，性味苦、甘、平，有养心益肾安神定志之功；百合入心肺胃三经，气味甘、微寒，养阴清心，宁心安神，《日华子本草》："安心，定胆，益智，养五脏。"如患者心阴不足，虚火内扰，心烦不得眠，肝无血藏，肾精不足，水火不能相交，阴阳不能和合而失眠作也，单兆伟以此二品相合，以交通心肾，清心养阴，通达阴阳，乃相辅相成也。

（10）**白花蛇舌草配薏苡仁**：白花蛇舌草味苦而甘，性寒，生长于南方，有清热散瘀、消痈解毒之功，现代药理表明有较好的抗癌之效。薏苡仁甘淡而凉，具有"健脾益胃，补肺清热祛风胜湿"（《本草纲目》）、利水消肿等效，"煎服之破五溪毒肿"。单兆伟认为癌肿之生成乃正虚湿痰瘀阻、阴毒蓄聚所为，故临证时常遣白花蛇舌草或加用半枝莲等以抗癌解毒,配合薏苡仁健中益气化湿以祛阴邪,痰湿无以生成,阴毒无以聚生,则癌肿渐消。

· · · · · · · · · · · · · · · · · · · · 【 经 验 方 】 · · · · · · · · · · · · · · · · · · · ·

### 1. 和胃胶囊

组成:百合 30 g,乌药 5 g,桔梗 5 g,炒枳壳 10 g,莱菔子 15 g,炙紫菀 5 g,炒白术 10 g,石菖蒲 5 g 等。

用法:上药制成胶囊,每次 4 粒,每日 3 次,食后 0.5～1 小时用温开水送服。

功效:益气和胃,运脾通降。

主治:功能性消化不良、反流性食管炎等上消化道动力障碍性疾病,器质性胃病伴有动力障碍者,可作辅助治疗。

方解:方中百合、乌药相配即百合汤,主治气机不畅所致的胃脘痛。百合性味甘平,和降肺胃,配以乌药温通疏散;桔梗、枳壳调理气机升降;莱菔子、紫菀润肠通便;白术益气健脾,菖蒲醒脾开窍,二药相配,温中开郁,清利水湿。本方组方立意于中焦气郁而痞胀不适之症,旨在通过养胃和中、顺气开郁而使中焦纳化功能恢复正常。

### 2. 理气和胃口服液

组成:柴胡,枳壳,白芍,佛手,甘草等。

用法:每次 10～20 ml,每日 3 次,饭后口服。

功效:疏肝理气和胃。

主治:肝胃不和之胃脘痛。

方解:方中柴胡苦、辛、微寒,入肝、胆经,功能疏散退热,疏肝解郁,升阳举陷,为君药;枳壳、白芍为臣药,枳壳下气破结,京柴胡合而升降调气,白芍益阴养血,与柴胡合而疏肝理脾,使得疏肝理气而不伤阴;佛手等为佐药,加强理气止痛之效;甘草为使药,一方面与白芍酸甘化阴,缓急止痛,一方面甘温益气健脾,调和诸药。诸药合用,共奏疏肝理气、和胃止痛之功效。

## 主要论著 · · · · · · · · · · · · · · · · · · · · · · · · · · · · · · · · · · · · · · ·

单兆伟,张梅涧,周贞富,等.胃痛辨证论治 106 例分析.南京中医学院学报,

1985,(1)：24～25.

单兆伟,方晓华,周贞富,等.中药口服液治疗急性胃痛175例报告.南京中医学院学报,1986,(4)：12～15.

单兆伟,沈洪.老年胃病病机探讨—附84例临床资料分析.江苏中医,1988,(11)：6～9.

单兆伟,张梅,洞陈静,等.益气活血清热法治疗幽门螺旋菌感染性胃病的临床研究.南京中医学院学报,1991,7(3)：142～145.

单兆伟.从肾论治泄泻的临床体会.南京中医学院学报,1991,7(4)：220.

单兆伟,沈洪,翟亚春.老年心悸治法述要.中医杂志,1992,(6)：15～16.

单兆伟,喜新.胆囊炎胆石症辨证施治体会.中国中医急症,1993,2(1)：25.

单兆伟,叶柏.董氏胃苏冲剂治疗慢性胃炎临床分析.中国中西医结合脾胃杂志,1993,1(1)：8～10.

单兆伟,叶恒,汪达成,等.牛黄胰胆通胶囊治疗胆囊炎、胰腺炎临床小结.中国中医急症,1993,2(2)：18～19.

单兆伟.徐景藩教授论治食管病经验.南京中医学院学报,1993,9(3)：17～18.

单兆伟,喜新.益气活血方治疗慢性萎缩性胃炎气虚血瘀证36例.南京中医学院学报,1994,10(5)：7～8.

单兆伟.慢性萎缩性胃炎癌前病变治疗体会.中国中西医结合脾胃杂志,1997,(4)：193～195.

单兆伟.医苑撷英话仓廪.江苏中医,1997,18(8)：3～4.

单兆伟.中医临证与方药应用心得.北京：人民卫生出版社,2000.

李乾构,周学文,单兆伟.实用中医消化病学.北京：人民卫生出版社,2001.

单兆伟,杨建平,吴连恩.国外临证88例辨治体会.北京中医,2003,22(2)：51～52.

单兆伟.内科多发病中西医综合治疗.北京：人民卫生出版社,2003.

单兆伟.透法在脾胃病中的应用.中医杂志,2003.44(1)：17.

单兆伟.膏方调补脾胃病精要.江苏中医药,2006,27(11)：7.

单兆伟.中医内科临床思维与方法.北京：人民卫生出版社,2006.

单兆伟.慢性萎缩性胃炎及其癌前病变的治疗体会.江苏中医药,2007,39(8)：4～5.

李乾构,王自立,单兆伟.中医胃肠病学.北京：中国医药科技出版社,2008.

## 参考文献 ·················································································

［1］李涯松.单兆伟教授治疗习惯性便秘验案.南京中医药大学学报,1998,(6)：66.

［2］麦文安.单兆伟教授运用药对治疗慢性萎缩性胃炎经验.天津中医,2002,(3)：58～60.

［3］王媛媛.单兆伟教授运用升降出入法治疗脾胃病经验.吉林中医药,2003,(3)：5～6.

［4］吴连恩,杨建平.单兆伟教授治疗脾胃病学术思想简析.中医药学刊,2003,(8)：1255～1259.

［5］张小琴.单兆伟教授治疗泄泻型肠易激综合征经验拾萃.黑龙江中医药,2005,(6)：2～3.

［6］李秀源.单兆伟教授诊治慢性萎缩性胃炎的特色浅析.中医药学报,2009,(1)：29～30.

［7］郑亮,王媛媛.单兆伟教授从"气"论治脾胃病经验浅析.中医药通报,2009,(4)：16～18.

［8］梅惠文,李春婷.单兆伟教授治疗慢性萎缩性胃炎的学术思想与临床经验研究.南京中医药大学,2012.

# 徐福松

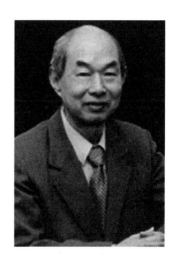

　　徐福松，1940年出生，江苏江阴人。江苏省中医院主任医师，南京中医药大学教授、博士生导师，全国名老中医，江苏省名中医，著名中医男科专家，现代中医男科学创始人和奠基人之一。曾任江苏省中医药学会男科专业委员会主任委员、名誉主任委员，华东地区中医男性学分会副主任委员，中华中医药学会中医前列腺疾病专业委员会主任委员，中华中医药学会男科分会主任委员、名誉主任委员，中国性学会理事，中国传统性医学专业委员会副主任委员，亚太地区中医男科学会副理事长，国际中医男科学会副主席，享受国务院政府特殊津贴专家。第四批全国老中医药专家学术经验继承指导老师。

　　出身于中医世家，师带徒，尽得其父（著名儿科专家惠之公）及舅父（全国名老中医许履和）之薪传。1958年7月进入南京中医学院针灸训练班学习，师从针灸学家邱茂良，毕业后分配到江苏省中医院针灸科工作。1962年9月从针灸转入外科工作,从师许履和,1980 至 1981 年到上海中医学院到全国外科高师班进修,得到了顾伯华、顾伯康二位外科大家的亲授。

长期从事中医男科临床、教学和科研工作,善治男子不育、性功能障碍、前列腺疾病及各种疑难杂症。先后主持省级课题 6 项,出版专著 30 余部如主编《不孕不育诊治》《许覆和外科医案话集》《增评柳选四家医案》《实用中医泌尿生殖病学》《男性病治疗》《男科纲目》《男科基础与临床》《徐福松实用中医男科学》,其中《男科纲目》被认为是中医男科学界里程碑式的著作。发表学术论文 200 多篇。获得过江苏省中医院十佳医务人员称号、江苏省科技进步奖、全国优秀图书奖等。

## 【学术思想】

### 1. 男科病机责之于肾

男科学是以研究男子性和生殖功能为主体的专门学科。徐福松认为,男科病的病机无论阴阳寒热虚实,皆责之于肾。中医的肾,既主生殖功能,又主性功能。如《内经》所说的"肾藏精""肾为先天之本",即指生殖功能;肾"司作强",出"伎巧",实指性功能和性行为在内。肾为精之关,主开阖,精关开阖失度,常造成同房时不射精,同房后遗精。肾者,男科病病机之枢要也。或肾先病,旁及他脏他经;或他脏他经之病,累及于肾,故言男科病之病机,总不离乎肾也。

### 2. 首创男科研究之纲目

徐福松首创"腺、性、精、育"四大主症为男科研究之纲,其下所辖诸病(症)为目。男科四大主症既互相区别,又互相联系,其中腺是基础,性是外象,精是物质,育是结果。四者存之与共,缺一不可。

### 3. 男科病虚实治则有别

徐福松确立男科疾病实则治肝、治膀胱、治心为主;虚则治肾、治脾、治肺为主。强调男科病的辨证以全身和局部相结合,诊断以宏观和微观相结合,治疗以辨证和辨病相结合,大凡病发于肝、膀胱、心者,以实证居多;病发于肾、脾、肺者,以虚证居多。

男科病的又一病理特点是正虚邪恋,虚实夹杂,故常用扶正祛邪、消补兼施法施治,较之单一扶正(补)或单一祛邪(消)有更多的优越性。消中有补,不会克伐正气;补中有消,毋虑留滞邪气。

**4. 治男科病注重整体观念**

徐福松认为,男科病看似局部病变,实与全身息息相关,所谓整体观念是也。男科病总的病理概念是阴阳失衡,宜审其阴虚阳虚之孰轻孰重而施治之。如阳痿一症,临证多见阴虚者,阳虚者较少,治疗时切莫一见阳痿,便妄投壮阳之品,临床每见越壮阳越阳痿者,犹禾苗缺水(阴虚)则萎软(阳痿),宜添水(滋阴)不宜烈日暴晒(壮阳)一样。此"天人相应"之理也。

**5. 治男科病强调治肝、疏心**

徐福松认为,男性患有生殖系疾病,特别是阳痿、早泄、不育、多伴有郁症,心理障碍者司空见惯,故常从肝论治者。在药物治疗的同时,注重心理疏导,并要求患者配偶合作,以收相得益彰之效。

······················ 【 临床经验 】 ······················

**1. 前列腺疾病**

**(1) 分五型治慢性前列腺炎:**慢性前列腺炎为中医男科多发病,约占男科门诊 40%,中医学属于"精浊"。由于前列腺胞膜的屏障作用,药物不易渗透前列腺上皮脂膜而进入膜内,达不到治疗目的。徐福松将慢性前列腺炎分为:湿热肾虚并重、湿热为重、瘀血为重、肝郁为重和肾阴不足五型,分别自拟草菝汤、前列腺 1 号方、前列腺 3 号方、前列腺 2 号方、酸甘化阴汤,并随症加减。

**(2) 清热利湿、化瘀散结治前列腺痛:**徐福松认为,前列腺痛病因病机为湿热下注,血与邪结,或瘀血阻滞或肝气郁结等导致不通则痛;日久肝肾阴亏,气血不足,络脉失养,不荣则痛。对于湿热瘀结,治以清热利湿,化瘀散结,常用碧玉散、蒲公英、车前子、瞿麦、泽兰、泽泻、延胡、郁金、夏枯草等治疗;瘀阻脉络证治以行气活血,化瘀通络,常用桃仁、红花、赤芍、丹参、青陈皮、白芷、王不留行、皂刺、三棱、莪术等治疗;肝郁气滞治以疏肝解郁,舒筋活络止痛,常用柴胡、白芍、枳壳、延胡、金铃子、穿山甲、香附、赤芍、陈皮、当归等治疗;肝肾阴虚治以滋补肝肾,柔筋止痛,常用黄柏、干地黄、山萸肉、枸杞子、茯苓、知母、白芍、木瓜、延胡、川楝子、煅龙牡;气血亏虚的治则为补气健脾,养血舒筋止痛,常用党参、炙黄芪、白术、山药、陈皮、白芍、桑枝、当归、桂枝、柴胡等。

（3）**补肾化瘀软坚治前列腺增生**：徐福松认为，前列腺增生的临床证候变化多端，阴阳、寒热、虚实常可互见。虚证，肾之虚，有阴虚阳虚之分，阴虚生内热，则表现为阴虚火旺证；阳虚生外寒，则表现为肾阳虚衰证。脾之虚，多为脾气虚弱证。实证，或为湿热下注，病在膀胱；或为肺气郁闭，病在上焦；或为浊瘀阻塞，病在气血，以扶元补虚治其本，化瘀软坚治其标。

治疗前列腺增生补肾化瘀软坚为常用之法，在辨证的同时加入海藻、昆布化痰软坚。《本草从新》云"海藻，苦能泄结，咸能软坚，寒能涤热，消瘰疬结核、瘿瘤阴溃之坚聚"。昆布多服能"令人瘦削"。前列腺增生属癥积，用此二味，能起到泄结、软坚、瘦削的作用。甘草、海藻虽为十八反之一，但临床合而用之，不仅没有见到副作用，反而提高了疗效，加快了肿块的消散。东垣早有海藻、甘草同用治瘰疬、马刀之经验，取其"激之以溃坚也"，此为佐证。对于阴虚火旺型，常用酸甘化阴法，多加入乌梅、天花粉，生津又能消肿。

徐福松在临床中常用药对，如五味子与车前子相须为用，补肾祛浊，补泻兼施，化湿不伤阴，益肾不留邪；升麻升清举陷与牛膝引药下行，升清降浊，则水湿升降复常，小便自调；滋阴药加乌药、小茴香以通阳化气，促进膀胱气化功能恢复；三棱、莪术相配，可增强行气破血，消积止痛之功；黄芪、苦杏仁以升提开肺，使上下升降有节，气化开阖有度。

### 2. 男性性功能障碍

（1）**分六型治阳痿**：徐福松认为，患者所愿不遂，忧思郁怒，肝气郁结，宗筋所聚无能，遂致阳痿；胆气素虚，惊恐伤肾，肾气逆乱，阴痿无用；湿热、瘀血、痰湿、寒邪等实邪内结，阻滞宗筋，宗筋失养而不用；阴虚火旺，阴精耗损，或肾阳不足，命门火衰，或心脾两虚，中气不足，均可导致宗筋失养，阳道不振，终致阳痿。阳痿的发生与肝肾心脾四脏功能失调和气血经络失和有密切关系，基本病机为肝郁气滞，实邪内阻，宗筋失于充养而不用；或脏腑虚损，精血不足，宗筋失养。

徐福松将阳痿分为六型，分别治之。阴虚火旺型治以滋补肝肾，养阴活血，方选二地鳖甲煎；命门火衰型治以温补肾阳，方选还少丹；肝郁气滞型选沈氏达郁汤；湿热下注型选用柴胡胜湿汤加减；心脾两虚型选归脾汤；血脉瘀滞型选用活血散瘀堂加减；痰浊阻窍型选用温胆汤。

（2）**分五型治遗精**：徐福松认为，遗精与心、肾关系尤为密切，心肾不交是其一，常因劳神过度或情志失调，心阴被灼，心阳独亢，心火久动，汲伤肾水，水不济火,君火动越于上,肝肾相火应之于下,以致精室被扰,有梦而遗。心脾两虚是其二,或平素操持过度,或思虑过度,以致心脾两虚,气不摄精,同时导致肾气亏虚;精关不固而致遗精。

徐福松将遗精分为五型,心肾不交型,方用黄连清心饮合封髓丹加减;阴虚火旺型选大补阴丸加减;肾气不固型选济生秘精丸加减;湿热下注型选萆薢汤加减;心脾两虚型选归脾汤加减。

**(3) 理血、清源、固本治血精:** 血精是指精液中有血,血量多时射出的精液呈鲜红色或深棕色或黄色,或精液中夹有血块,量少时仅为血丝,或仅在显微镜下才见到红细胞。血精患者就诊时徐福松每详询相关病史,重视血精发生的经过,包括血量、血色、血精的性质、复发情况、伴随症状等。血精的病位在下焦,与肝肾关系密切,涉及脾胃、心、肺,病理性质可虚可实或虚实夹杂。虚者为肾气亏虚,封藏固摄失职;肾阴亏虚,阴虚火旺,扰乱精室;气血虚弱,统摄无力,血不循经,造成血精;肺阴不足,虚热内扰等。实者为肝经湿热,循经下注;跌扑损伤,气滞血瘀,或会阴部手术,血络受损,血不归经,溢入精室;心热下移,火动精室皆可导致血精;血虚致瘀,血溢脉外或因实致虚。

徐福松将理血、清源、固本为治疗血精大法。理血者,安络止血养血,血热则凉血止血,选用大小蓟、侧柏炭、白茅根、地榆等;血瘀则化瘀止血,选用生蒲黄、血余炭、失笑散等;血虚致瘀则养血活血,选用当归、鸡血藤、何首乌等;气不摄血则健脾益气统血,选用归脾汤或补中益气汤加入芡实、麦芽、神曲、鸡内金等使气血生化有源,血归脾统而安。清源以清利为主,肝经湿热则清热利湿,选用程氏萆薢分清饮加入三妙丸、碧玉散、土茯苓、车前子、荔枝草等;心经火热下移尿道,则清心利水,选用导赤散等。固本者,以肾为先天之本,肾虚不能藏精,坎宫之火无所附而妄行,当壮水制火,选用二至地黄汤加入黄精、金樱子等,不用或少用止血之品;肾气不固者,少火生气而归封蛰之本,方用金匮肾气丸加入沙苑子等,至于虚实夹杂者则消补兼施。

### 3. 固本治标治不育症

徐福松认为,不育症病机在于患者素体不足,肝肾亏虚,引动下焦湿热,湿热循肝经结于精道,气血不和,日久精血瘀滞;或有局部损伤,伤及先天屏障,与湿热互结,精血瘀滞;或肺脾气虚,易于外感,邪热入于营血,归于精室,阻滞精道。病位首在肝肾,次在肺脾;体虚为本,损伤或感染为标。病机实为正虚邪恋,本虚标实。肝肾阴虚湿热型,方选六味二碧散加减;肺脾气虚易感型选参苓香连汤加减。对于男子免疫性不育的治疗,徐福松认为,西药免疫抑制剂对抗体的消除不具有特异性,并且副作用较大。而中医按本虚标实,虚实夹杂辨证论治,临床疗效较好,患者乐于接受。"精泰来"颗粒是徐福松在中医辨证论治的基础上,根据辨病论治思想研制而成。对不同证型及无证可辨的无症状患者,均可选用。

## 【经 验 方】

### 1. 萆菟汤

组成:萆薢、菟丝子、茯苓、车前子(包)、泽泻、续断、沙苑子各10 g,石菖蒲(包)、生甘草各3 g等。

用法:水煎服,每日1剂。

功效:补肾导浊,补消兼施。

主治:慢性前列腺炎肾虚湿热型。

方解:方中萆薢、菟丝子除湿而不伤阴,补肾而又不腻湿;茯苓、车前子、泽泻渗利导湿,分清去浊;续断、沙苑子益肾填精,滋阴和阳;石菖蒲豁痰开窍;甘草调和诸药。

加减:若性功能障碍加枸杞子10 g;会阴下坠明显加补中益气口服液;睾丸胀痛明显加川楝子、枸橘各10 g;口干欲饮加天花粉10 g。

### 2. 前列腺1号方

组成:金银花藤、紫花地丁各30 g,荔枝草、黑山栀各15 g,车前子(包)10 g,淡竹叶6 g,野菊花30 g,三棱、莪术、牡丹皮、丹参各10 g。

用法:水煎服,每日1剂。

功效:清热解毒,活血化瘀。

主治:瘀热型前列腺炎。

方解:方中主要以清热化湿解毒之金银花藤、紫花地丁、荔枝草、黑山栀、野菊花、车前子等;同时加入丹参、三棱、莪术以活血化瘀通络,使前列腺之肿痛得以改善。

加减:若伴有血精加女贞子、墨旱莲各10 g;睾丸酸胀明显加宣木瓜、汉防己各10 g;滴白明显加金樱子、芡实各10 g。

### 3. 前列腺 2 号方

组成：青皮、陈皮、延胡索、川楝子、枳壳各 10 g，香附 6 g，龙胆草 3 g，当归 10 g，小茴香 6 g。

用法：水煎服，每日 1 剂。

功效：疏肝理气，清热活血。

主治：前列腺炎疼痛明显者。

方解：方中青皮、陈皮、延胡索、川楝子、枳壳均有疏肝解郁之功；龙胆草泻肝清热；当归养血活血；小茴香温通理气。

加减：若阳痿加九香虫 6 g；腰酸明显加枸杞子、菟丝子各 10 g；阴茎胀痛加赤芍 10 g；夜寐不安伴有轻度神经衰弱加酸枣仁 10 g，牡蛎 20 g。

### 4. 前列腺 3 号方

组成：丹参 10 g，红花 6 g，炙乳香、炙没药各 10 g，赤芍、泽兰、川楝子各 10 g，香附 6 g，王不留行(包) 10 g，小茴香 6 g。

用法：水煎服，每日 1 剂。

功效：活血化瘀，理气通淋。

主治：气滞血瘀型慢性前列腺炎。

方解：方中丹参、红花、炙乳香、炙没药、赤芍活血化瘀；泽兰、川楝子、香附理气通淋；王不留行理气散结；小茴香温通经络，引药归经。

加减：若腰酸明显加杜仲、怀牛膝各 10 g；纳食不香加炙鸡内金 10 g；小便分叉加陈葫芦 30 g。

### 5. 酸甘化阴汤

组成：乌梅、五味子、白芍、天花粉、生地、黄精、制首乌、海藻、昆布各 10 g 等。

用法：水煎服，每日 1 剂。

功效：养阴生津，软坚散结。

主治：慢性前列腺炎、前列腺增生等属阴虚火旺者。

方解：方中乌梅、五味子酸甘化阴；白芍、天花粉、生地、黄精滋阴生津；制首乌养血生津；海藻、昆布软坚散结。徐福松认为凡酸性药物，如乌梅、五味子，从西医角度来看，均有较强的抗菌作用，对金黄色葡萄球菌尤为有效。

加减：若早泄加莲须、芡实各 10 g；阳痿加露蜂房 10 g；会阴肛门下坠明显加黄芪、党参各 10 g。

### 6. 二地鳖甲煎

组成：生熟地黄各 10 g，菟丝子 10 g，茯苓 10 g，枸杞子 10 g，五味子 6 g，金樱子 10 g，生鳖甲（先煎）20 g，牡蛎（先煎）20 g，牡丹皮、丹参各 10 g，天花粉 10 g，川断 10 g，桑寄生 10 g。

用法：水煎服，每日 1 剂。

功效：滋阴降火。

主治：阴虚火旺型阳痿。

### 7. 精泰来颗粒

组成：生地黄，桑寄生，泽泻，生蒲黄，益母草，牡丹皮等。

用法：上药制成颗粒。每次 20 g，每日 3 次，饭后冲服。

功效：补肾益精，化瘀利湿。

主治：男、女免疫性不孕不育。

### 8. 六味二碧散

组成：生地黄 10 g，泽泻 10 g，牡丹皮 6 g，碧桃干 10 g，碧玉散 20 g，知母 6 g，茯苓 10 g，鳖甲 20 g，牡蛎 30 g，枸杞子 10 g，车前子 10 g，白芍 10 g。

用法：水煎服，每日 1 剂。

功效：滋阴降火，清热利湿。

主治：阴虚湿热型免疫性不育。

## 主要论著 ······

许履和，徐福松.许履和外科医案话集.南京：江苏科技出版社，1980.

徐福松，高鸿程.男性病治疗.南京：江苏科技出版社，1987.

徐福松.实用中医泌尿生殖病学.济南：山东科技出版社，1987.

徐福松，黄馥华.徐福松男科纲目.南京：南京大学出版社，1993.

徐福松，黄馥华.男科四大主症.中医文献杂志，1994，(3)：5～7.

徐福松，黄馥华.试论男科四大主症.贵阳中医学院学报，1994，(3)：4～7.

徐福松.阳痿治疗须全面辨证.湖北中医杂志，1994，(4)：9～10.

徐福松.从中医观点探讨男科疾病的发病规律.实用男科杂志，1995，(1)：61～64.

徐福松,时永华,何映,等.保精片治疗慢性前列腺炎218例.南京中医药大学学报,1996,(3):17～18,64.

徐福松,时永华,何映,等.聚精丸治疗精液异常所致男性不育症246例.江苏中医,1996,(2):21～22.

徐福松.慢性前列腺炎与男子不育症.实用男科杂志,1996,(2):125～134.

徐福松,王劲松.活血补肾为主治愈斑蝥中毒致干性射精1例.实用男科杂志,1997,(1):61.

徐福松,王劲松.中医药治愈口服斑蝥中毒致无精液症.四川中医,1997,(9):37.

徐福松,王劲松.中医药治愈口服斑蝥中毒致无精液症1例.中医杂志,1997,(5):270.

徐福松,翟亚春,王劲松.泌尿生殖系沙眼衣原体感染疾病流行病学临床诊治研究进展.实用男科杂志,1997,(3):198～203.

徐福松,王劲松.试论睾丸(卵巢)藏精主生殖.男科学报,1998,(3):196～197.

徐福松.略谈中医男科四大主症.江苏中医,1998,(2):3～5.

徐福松.中医治疗前列腺增生所致急性尿潴留28例.男科学报,1998,(1):57～60.

徐福松,王劲松.试论睾(卵巢)藏精主生殖.南京中医药大学学报,1999,(1):8～9.

徐福松.辨证与辨病论治慢性前列腺炎.男科学报,1999,(1):9～14.

徐福松.中医男科学术经验述略.男科学报,1999,(4):242～243.

徐福松.中医男科学术经验述略.中医药研究,2000,(1):38.

徐福松,时永华,刘承勇,等.精泰来治疗男性免疫性不育的疗效和安全性.中华男科学,2001,(1):67～70.

徐福松.不育症的中医辨证观.中医药研究,2001,(2):7～9.

徐福松.从中医观点探讨男科疾病的发病规律.中医药研究,2001,(6):1～2.

徐福松.内肾外肾论.南京中医药大学学报,2005,(6):7～11.

徐福松,莫蕙.不孕不育症诊治.上海:上海科学技术出版社,2006.

徐福松.慢性前列腺炎治疗以补肾导浊为主法.江苏中医药,2006,(5):1～2.

徐福松.论中医男科之诊治思路.南京中医药大学学报,2008,(5):289～291.

徐福松.男科临证指要.北京:人民卫生出版社,2008.

徐福松.马培之男科医案赏析.江苏中医药,2009,(8):61～62.

徐福松.徐福松实用中医男科学.北京:中国中医药出版社,2009.

徐福松.徐福松男科医案选.北京:人民卫生出版社,2011.

## 参考文献

［1］徐咏健，王劲松.徐福松教授辨治男子免疫性不育经验.新中医,1997,5(29)：7～8.

［2］林宏洋.徐福松教授男科学术特点和药用心悟.新中医,1998,3(30)：11～12.

［3］孙建明.徐福松辨证治疗慢性前列腺炎的经验.辽宁中医杂志,1999,4(26)：153～154.

［4］刘承勇.徐福松辨治前列腺痛经验.新疆中医药,1999,4(17)：42～43.

［5］周翔.徐福松教授诊治血精经验精萃.中医药学刊,2003,6(21)：861,868.

［6］周翔.徐福松教授辨治前列腺增生经验简介.新中医,2010,4(42)：93～94.

［7］黄健.徐福松教授关于勃起功能障碍的学术思想总结.四川中医,2011,1(29)：6～7.

［8］孙志兴.徐福松教授治疗遗精的学术思想初探.云南中医中药杂志,2011,4(32)：7～8.

# 唐蜀华

唐蜀华,男,汉族,1941年出生,重庆市人。江苏省中医院主任中医师,南京中医药大学教授,博士研究生导师。江苏省名中医。曾任江苏省中医院院长,中华中医药学会内科学会委员、心病学会常务委员,中华中医药学会江苏分会常务理事、内科分会副主任委员、心血管病研究会主任委员,江苏省卫生厅中医药科技委员会副主任委员,江苏省科技进步奖评审委员,江苏省新药评审委员会副主任委员,江苏省中医医疗事故鉴定委员会主任委员,江苏省医学继续教育委员会副主任委员。享受国务院政府特殊津贴专家。第四批全国老中医药专家学术经验继承工作指导老师。

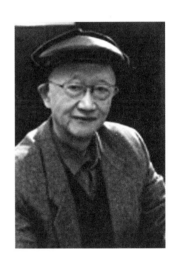

1958年考入南京中医学院医疗系,1964年毕业留在江苏省中医院工作后,长期从事中医临床、科研、教学工作,学验俱丰,尤其擅长中医内科心血管疾病的诊治。发表"谈谈中医辨证""中医药治疗充血性心力衰竭的临床体会""关于中西医结合若干问题的思考""现代中医与双重诊断""针箭

颗粒改善高血压病胰岛素抵抗的临床研究"等学术论文 30 余篇。参编《中医学》《中医内科学》《中医内科临证备要》《中医病历书写及质量管理释义》等专著,并任《中西医结合内科研究》《常见病中医临床手册》副主编,主审江苏省中医继续教育教材《中医内科学》《中医急诊与操作技能》和《江苏省基本医疗保险目录指南》。作为主要负责人研制了"病窦灵""强心合剂""养心托毒颗粒""降压益肾颗粒""针箭颗粒""舒心颗粒"等院内制剂。"针箭颗粒剂治疗高血压病胰岛素抵抗的临床及实验研究""养心托毒颗粒剂治疗病毒性心肌炎的临床研究"于 2003年、2004 年分别获得江苏省科技进步三等奖。

············【 学术思想 】············

### 1. 动脉粥样硬化责之虚、瘀、热、毒

唐蜀华认为动脉粥样硬化的发生与虚、瘀、热、毒密切相关。阴虚是动脉粥样硬化发生发展的病理基础,而脉络瘀阻后壅瘀生热化毒为害,为动脉粥样硬化进展过程的关键环节。他据此总结了具有养阴活血、清热解毒作用的芦黄颗粒(由何首乌、黄精、姜黄、红花、虎杖、漏芦组成),用于治疗动脉粥样硬化,取得了较好的疗效。

### 2. 心律失常多属虚实夹杂

唐蜀华认为心律失常多属虚实夹杂,临证当详辨。病机总属气血(阴阳)失调,心神失养与心神不宁。治宜调和气血(阴阳),宁心安神。根据基础病并结合心悸、怔忡之病机要点,辨证施治,灵活处置。在辨证施治的基础上,可结合辨病和现代药理研究,加用具有抗心律失常作用的中药,力求做到整体调节与强化针对性的最大统一。

### 3. 慢性心衰责之虚、瘀、水

唐蜀华认为,心力衰竭病位在心,以心为本,他脏为标,五脏相关,所谓"动则五脏六腑皆摇"。心与肺同居上焦,心气虚损,无力推动血脉,使肺治节无权,久则肺气自虚。肺朝百脉失司,气虚血瘀。肾为元阳之根本,心气阳虚,久必累及于肾。母病及子,火不暖土,脾阳不振,健运失职,复加肺气亏虚,水道失其通调,瘀血、水湿内停,肾阳虚衰,膀胱气化不利,水饮泛滥,甚至水气凌心射肺。肝失疏泄,津液失布,瘀血内生,最终五脏精髓俱耗,阴阳两竭,病势重笃;或致喘脱、

厥脱而阴竭阳亡,生命危殆。

心衰的病机认识已基本趋于一致,即心衰为本虚标实之证,以心之气阳亏虚为本,血瘀、水饮为标。本虚(心阳气亏虚)是心衰的病理基础,贯穿整个病理过程的始终。唐蜀华认为由于阴阳互根,或原发病阴虚在先、治疗中利尿伤阴、饮食化源不足等,也可出现气阴匮乏、阴阳并损的情况。标实(血瘀、水饮)是心衰主要的病理因素,为本病发展过程中某一阶段的兼证。疾病过程中,血不利则为水,水饮停聚,阻滞经络气血运行,血瘀与水饮又互相影响。此外,因正虚而反复感受外邪,六气皆从火化,或脏腑功能紊乱产生痰浊、痰热等其他病理因素。急性发作期偏于标实,缓解期偏于本虚。故将心衰的病机概括为"虚""瘀""水"三者,临证可执简驭繁。

〔临床经验〕

### 1. 治心悸辨证施治加宁心安神

唐蜀华认为心悸的病机总属气血(阴阳)失调,心神失养,心神不宁。临证治宜调和气血(阴阳),宁心安神。一方面,根据基础病机并结合心悸、怔忡之病机要点,辨证施治,灵活处置,区分心胆(气)虚怯、心脾(气血)两虚、气阴两虚、阴虚火旺、心阳不振、水饮凌心、痰浊阻滞、痰火扰心、心血瘀阻等不同,分别采用镇惊定志、补益心脾、益气养阴、滋阴降火、温补心阳、化气利水、豁痰理气、清化痰热、活血化瘀等治法。一方面,宁心安神当贯穿治疗之始终,如血虚而心悸者,或见耳鸣,选用灵磁石;肝逆而心悸者,或见头痛呕吐,选用代赭石;肝热而心悸,选用珍珠母;心火亢心悸者,选用紫贝齿、朱砂;咳喘气逆伴心悸者,选用紫石英;血瘀而心悸者,选用琥珀;肝阴虚心悸者,选用酸枣仁;心胆虚怯而心悸者,见失眠、抽搐,选用龙齿;心阴不敛伴心悸者,选用龙骨、牡蛎。

### 2. 治慢性心力衰竭巧用益气温阳

唐蜀华将心衰的病机概括为"虚""瘀""水"三者,关于立法遣药的体会,他总结为:益气贵运脾,温阳须斟酌,滋阴不可过,活血不宜凉,利水需常流,肺肾须兼匡。

唐蜀华将补益心气作为治疗心衰的主法,常以黄芪(30~60 g)为首补气升阳、利水消肿,认为其治心衰更优于人参(人参长时间服用对改善心肌重塑不利）。白术甘温，为补脾胃、益中气之要药，常为黄芪之辅。心衰病程中常可出现脾胃虚弱或健运失常，见恶心纳呆、胃脘胀满等症状，故补脾不忘助运，常配以小量运脾理气之品，如枳壳、陈皮等，并推荐长期应用谷芽、麦芽、六曲等。

一般治心衰凡温振元阳必用附子，但附子的主要强心成分为去甲乌药碱，通过兴奋β受体途径而增强心肌收缩，在强心的同时血压升高，心率加快，故唐蜀华认为除阳气虚脱者可短期使用附子，余须审慎应用。他用温阳药首推桂枝（5～10g），桂枝，辛甘温，可温通经脉，助阳化气利水，还能平降逆气、活血。

心衰虽以气阳不足为本，但由于阴阳互根，故治心衰之本虽以益气温阳为主，亦每辅以滋阴之味。滋阴有浅补、壅补之别，需分深浅。浅补多用气清味薄之品，多归肺胃；壅补则用气浊味厚之品，多归下焦肝肾。唐蜀华常于麦门冬、天门冬、北沙参、玉竹、石斛中择其一二。如苔少、舌红，甚至光绛者，可选生地、白芍。如因长期利尿或外邪蕴热而伤阴，舌质一过性红绛或少苔者，可用《温病条辨》方五汁饮。至于阿胶、龟板、鳖甲类滋腻之品，心衰时少用。

### 3. 治高血压分风阳偏亢与肝肾阴虚

唐蜀华认为高血压主要分为两型：风阳偏亢型与肝肾阴虚型。风阳偏亢型多见于中青年患者，起病多急，病程多短，表现为眩晕耳鸣，头痛且胀，急躁易怒，少寐多梦，情绪激动，劳累后症状加重，舌红苔黄腻，脉弦。治以息风潜阳，兼滋养肝肾，方选天麻钩藤饮加减。如肝阳化火头痛烦躁，可选加龙胆草、山栀、黄芩、牡丹皮；兼见眼花、腰酸、口干等阴虚之证，可酌加生地、白芍、阿胶、龟板等；肝风入络见肢体麻木、手足抽动者，酌加地龙、蝉衣、僵蚕等；肝热风动见头痛欲吐、半身麻木者，酌选地龙、全蝎等；夹痰热口苦者，可加胆星、竺黄、竹茹等；夹痰湿口腻、食欲不振者，酌选半夏、陈皮、茯苓、菖蒲等；若兼便秘，选加决明子、大黄；若兼胸痛，选加丹参、川芎、赤芍、降香等；若兼浮肿，则加泽泻、粉防己、车前草、玉米须或鸡血藤、天仙藤等。

肝肾阴虚型多见于老年患者，病程长，反复发作，症见腰膝酸软，健忘，精神委靡，遗精耳鸣，食欲欠佳，口干少津，舌红少苔，脉小弦细数。治以滋养肝肾，兼平肝潜阳，方选杞菊地黄汤加减。口干、口苦虚火较甚者，酌加龟板、黄柏、知母；兼气短乏力气虚者，酌减生地、玄参等过于寒凉滋腻之品，酌加太子参、生黄芪、山萸肉；晚期阴虚及阳者，酌配熟地、当归、仙灵脾、苁蓉、杜仲等温而不燥之品，慎用熟附片、肉桂、巴戟天、仙茅等；兼肢体麻木者，酌加桑枝、鸡血藤、丹参、牛膝;若兼大便干结,选加当归、胡麻仁;若兼失眠,酌加夜交藤、柏子仁、酸枣仁等。

························【 经 验 方 】························

**芦黄颗粒**

组成:制首乌20 g,制黄精15 g,姜黄10 g,红花10 g,虎杖30 g,漏芦30 g。

用法:每日1剂,早、晚分2次服。以免煎颗粒开水冲服或中药煮沸200 ml服用。2个月为1个疗程,可间歇7~15日,继续第2疗程。

功效:滋养肝肾,活血通脉,清热解毒。

主治:动脉粥样硬化症、冠心病、脑梗死肝肾阴虚、瘀热内结证。

方解:中老年人"阳常有余,阴常不足",好发动脉粥样硬化症,常伴冠心病、脑梗死等,中医辨证多为阴虚瘀热证。方中首乌、黄精为君,滋养肝肾之阴,又能清热,可杜瘀之源;姜黄、红花通利血脉为臣,既可化瘀,又可行气;漏芦、虎杖为佐,既可清热解毒,又可入血行瘀。全方共奏补益肝肾、活血化瘀、清热解毒之效。脂质浸润及慢性炎症是导致动脉粥样硬化症形成的关键,方中大多数药物具有降脂、抗炎作用,据临床观察,本方确能缩小斑块、减轻炎症。动脉粥样硬化症、冠心病、脑梗死均为慢性疾患,需长期间断服药。感冒、腹泻及脾运素弱者不宜本方。

# 主要论著 ························

唐蜀华,李七一,周仲瑛.周仲瑛教授论辨证五性.江苏中医,1992,(6):1~4.

唐蜀华,刘晓航.静脉注射汉防己甲素终止阵发性室上性心动过速1例.中国中西医结合杂志,1993,(4):204.

唐蜀华.浅谈组合脉象的若干问题.江苏中医,1993,(1):36~38.

唐蜀华,李七一,周仲瑛.关于"肺阳实".江苏中医,1994,15(6):37~38.

唐蜀华,蒋卫民,陈晓虎. Clinical Study on Zhenjian Granule(针箭颗粒)in Improving Essential Hypertension and Insulin Resistance. Chinese Journal of Integrated Traditional and Western Medicine,2000,20(4):511~517.

唐蜀华,蒋卫民,陈晓虎.严冬针箭颗粒改善高血压病胰岛素抵抗的临床研究.中国中西医结合杂志,2000,20(7):511~512.

唐蜀华.关于"中西医结合"若干问题的思考(上).江苏中医,2000,21(3):1～2.

唐蜀华.关于"中西医结合"若干问题的思考(下).江苏中医,2000,21(4)1～2.

唐蜀华.中医药治疗充血性心力衰竭的临床体会.上海中医药杂志,2003,37(1):23～24.

唐蜀华.如何把握中医药治疗高血压病的相对优势.江苏中医药,2007,39(10):4.

## 参考文献

[1] 刘福明,赵东杰,范群丽.唐蜀华教授治疗高血压病撷萃.江苏中医药,2002,(6):8～9.

[2] 刘春玲.唐蜀华治疗慢性心力衰竭经验.辽宁中医杂志,2011,(7):1291～1292.

[3] 刘春玲,唐蜀华.唐蜀华治疗心律失常经验撷萃.江苏中医药,2012,(2):10～11.

# 刘沈林

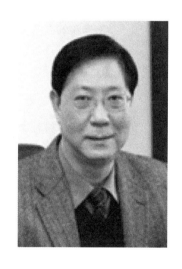

刘沈林,男,汉族,1949 年出生,江苏省南京市人。江苏省中医院主任中医师,南京中医药大学教授、博士生导师。江苏省名中医。曾任南京中医药大学副校长,江苏省中医院院长,江苏省第五届省科技进步奖评审委员会委员,江苏省中医药学会副会长,江苏省中医药学会脾胃病专业委员会主任委员,卫生部"健康 2020 战略"中医专家组成员,江苏省卫生厅"135"医学工程重点学科(消化病学)学术带头人,全国人大代表。享受国务院政府特殊津贴专家。第四批全国老中医药专家学术经验继承工作指导老师。

1975 年毕业于南京中医学院后,分配到江苏省中医院工作。曾作为全国首批名老中医药专家学术经验继承人跟随徐景藩抄方侍诊先后 7 年,获益良多,打下深厚的中医学术基础。90 年代两度负笈东瀛,研习消化肿瘤的诊疗技术。回国后担任医院的行政工作的同时,始终没有放弃研习医术,技术日益精深。主编《现代中医临床手册》

等著作 3 部,发表临床医学论文 20 余篇。主持国家级及省部级课题多项,获部省级科技进步奖数项。长期师从徐景藩,2007 年获中华中医药学会"全国首届中医药传承高徒奖"。

········································ 【学术思想】 ········································

### 1. 倡"癌毒"之说

刘沈林认为由于历史条件的限制,缺乏各种仪器和实验室检查,古代中医没有系统而完整的肿瘤论述,但是中医对肿瘤的认识却源远流长,最早在《灵枢》中就有"瘤"的记载。刘沈林认为肿瘤的发病正如《素问》所说:"正气存内,邪不可干。""邪之所凑,其气必虚。"《医宗必读》有云:"积之成者,正气不足,而后邪气居之。"《景岳全书》云:"凡脾不足及虚弱失调之人多有积聚之病。"肿瘤发病与正气不足和邪气所胜有关,其中正虚为本,邪实为标。刘沈林将致癌邪气理解为癌毒,不能仅仅停留在气滞、血瘀、痰凝、水湿等病因上,因为这些常见的病因不能体现肿瘤病难以治愈,容易复发、转移,预后差的特点。肿瘤病在病变机制上有其特殊性,唯有"癌毒"才能体现其耗损正气,毒邪难清,广泛侵袭的特点。在肿瘤病治疗过程中,即使患者一般状况很好,运用中医传统的四诊方法已无症可辨,我们也不可以说患者痊愈,而应该将西医检测的结果,包括肿瘤微小转移灶检测的异常、甚至基因检测的肿瘤易感性等都应该纳入中医广义望诊的范畴。从辨证上来说,应当看到其癌毒存在的一面,进行抗癌中医中药的治疗。

刘沈林针对肿瘤正虚为本、邪实为标的特点,临床重视扶正培本的治疗法则,重视扶助正气,调补后天,扶正祛邪,治疗时攻邪"衰其大半而止"。临床上反对治疗肿瘤"见瘤不见人",偏重瘤体控制,忽略患者机体的整体情况,专用峻猛、攻伐之剂,或重用苦寒清热之品,盲目以毒攻毒,活血化瘀,软坚散结,反而造成患者体质的下降,免疫功能的减退,影响患者的"带瘤"生存。

### 2. 注重舌诊、甲诊

刘沈林认为典型舌象一望便知,但常中有变,凡诊治疾病,都应以察舌、问症为主,从舌质变化,分清疾病本质,据苔之变化观察疾病现象。医者诊病,不仅看苔,更应细察舌质。而舌诊时既要守常,又要知变,既要分别掌握舌质、舌苔的基本变化及其主病,又要注意舌质与舌苔的相互关系,将二者的变化互验、合参,并结合临床症状、体征，参以望色、切脉，作为辨证施治的依据，以此分析病因病机和证候，则阴阳表里、寒热虚实、标本缓急，皆了然于心，对于正确诊治疾病，提高疗效，具有十分重要的意义。

刘沈林在诊治肿瘤患者的时候还特别重视对指甲的观察，由此来判断患者的寒热虚实。"皮之部输于四末，四肢皆察气于胃"，指甲与脏腑的关系密切，指甲的荣枯有赖于脏腑精华的输布。同时人体十二经脉都在四肢的指、趾交接，爪甲则成为经络输布的枢纽，故诊察甲象不仅能了解脏腑的气血变化，也能间接地知道十二经脉走行之处的病变。望甲诊病的主要内容有望甲印、指甲颜色、指甲形态。

### 3. 脾胃病治疗重在甘温健脾、慎用苦寒

脾胃学说奠基于《内经》，阐发于《金匮要略》，成说于李东垣，而历代医家对其各有发挥，形成完整的理论体系。刘沈林指出，在脾胃病的发病机制中，脾胃虚弱为发病之由，而健脾益气则为治疗之本。脾胃为气血生化之源，元气之母，精气升降之枢纽，多种病因如饮食不节、情志内伤、外感时邪等，均可内伤脾胃而致脾胃气机失调，升降失司，百病由生。临床上又多以隐痛、纳差、面色少华、口淡、便溏、舌质淡、冬春季节加重为特点，或诸症同见，或见其一二，故而脾胃虚弱为病机之关键。因"胃者卫之源，脾者荣之本……健脾必甘为主……卫为阳，不足者益之必以辛；荣为阴，不足者补之必以甘。甘辛相合，脾胃健而荣卫通"。故遣方用药重在甘辛温补，脾胃健旺而气之升降有常，则胀、逆、湿、滞自去。

刘沈林还认为既然脾胃虚弱为病机之本，则苦寒之药的使用当在辨证准确的基础上，慎之又慎。因苦寒伤阳，苦燥伤阴，脾胃本虚，再以伤阴伤阳之品伐之，则变证百出而治之殊难。目前随着生活水平的提高，补益及肥甘之品摄入较多，确会导致酿生湿热，蕴于胃肠，然诸证之出现均以脾胃内伤为本。目前有些医家治疗脾胃病，动辄言火，投之以大量苦寒清化之品，势必犯虚虚之戒而损伤脾胃，加重症状。

【 临床经验 】

### 1. 行气降气、甘凉濡润、化痰祛瘀治食管癌

依据食管癌的病因病机及长期的临床实践，刘沈林提出行气降气、甘凉濡润、化痰祛瘀是治疗晚期食管癌的中医综合治法。食管癌最主要的临床表现就是进食梗阻，改善患者的生活质量就是要解决进食梗阻。进食梗阻的原因不外

乎气结、津亏及痰瘀。食管津液干涸失濡，导致食管狭窄，饮食不下，则需用甘凉濡润药，以补养阴血，使食管得以濡养，黏膜恢复功能。有形之块必痰瘀为患，且痰瘀又会生热，伤阴耗液，更加重津亏气结，故化痰祛瘀，缩小肿块后梗阻症状必会缓解。而食管癌之痰瘀为气结而来，气结痰凝，气滞血瘀，食管为胃气所主，以降为和，行气降气可恢复食管向下运送食物的正常功能，在治疗中不可缺少。治疗噎膈的代表方五汁安中饮、启膈散、通幽汤可佐证以上治法。刘沈林认为晚期食管癌气结、津亏、痰凝、血癖相互夹杂，在同一患者上同时体现，只是其中 1 种或 2 种病机占主导地位，因单一治法难以奏效，复法治疗在所难免。

**2. 辛开苦降治消化道肿瘤**

刘沈林指出，胃肠道肿瘤患者，无论是早、中、晚期，也无论是手术前或手术后，化、放疗前或化、放疗后，都可因脾胃功能紊乱，阴阳失调阻碍气机的升降而致"心下痞"，出现虚实互现、寒热错杂、胃失和降的证候，临床皆可仿半夏泻心汤意而治之。半夏泻心汤是集辛开苦降、寒热补泻于一体的代表方剂。半夏、干姜味辛性温，行走散通，可助脾气上升，相须为君，以辛助辛，辟阴通阳，开泻湿浊，通畅气机。辅以黄芩、黄连苦寒沉降，下气燥湿。两药寒凉，既可遏制辛燥之药化热之势，又可救弊于已成，清泻湿热内蕴中焦之证。其中，黄连配干姜能泻能开，黄连清泻邪热为主，配干姜直入中焦，于清泻中卫护中阳。且又借宣开湿邪之机达热于外，致使热从中散，胃阳旋转而无助湿留热之弊。正如叶天士说："湿热，非苦辛寒不解。"半夏、干姜、黄芩、黄连 4 药相合，辛开苦降，燥湿和胃，协同燮理中焦。且在重剂祛邪的同时，兼以扶正补虚，顾护胃气，以人参、甘草、大枣为佐使，补中和胃健脾，可迅速恢复受损之胃气。全方配伍，辛开苦降甘调，泻不伤正，补不滞中，可使气机通畅，升降复其司职，清浊归还本位。仲景《伤寒论》中载有 5 个泻心汤，临床可据寒热轻重及主症变化灵活投之。

**3. 通因通用、塞因塞用治便秘**

便秘虽属大肠传导功能失常，但与脏腑气血关系密切，发病原因多变。《景岳全书》云："大便秘结一症，在古方书有虚秘、风秘、气秘、热秘、寒秘、湿秘等说，而李东垣又有热燥、风燥、阳结、阴结之说。"《谢映庐医案》在《便闭》中也说："治大便不通，仅用大黄、巴豆之药下之，奚难之有？但攻法颇多，古人有通气之法，有逐血之法，有舒风润燥之法，有疏行肺气之法，气虚多汗，则有补中益气之法；阴气凝结，则有开冰解冻之法，且有导法，熨法二无往而非通也，岂仅大黄、巴霜已哉。"可见,便秘一症病机复杂,临床经常有顽固难愈者,须仔细辨证,对证用药方能取效。刘沈林认为便秘一症,病位在肠,涉及脾胃,肝肾多脏,性质可分寒热虚实,风痰燥湿多端,与气血津液关系密切,治法有通因通用、塞因塞用等。具体运用须灵活辨证,不可拘泥一法。

### 4. 治慢性泄泻配用辛散风药

在慢性泄泻治疗中,刘沈林每常配伍辛散之风药,取其升阳、祛风、胜湿、辛散之功,往往增色不少。① 升阳:脾主升清,脾虚失运则清阳不升,"清气在下,则生飧泄",又"下者举之",风药如升、柴、羌、葛之类,能鼓舞胃气上腾,则注下自止。② 胜湿:脾虚湿盛为泄泻病机之两端,缺一无以致泄。而"湿为土病,风为木药,木可胜土,风亦胜湿",故方中配用防风、羌活、葛根等,祛湿以健脾,使邪去正安。③ 祛风:土虚则肝木乘而侮之,风属木,木盛而肠内风动,症见肠中鸣响,作泻作痛,此时配用柴胡、防风等可调肝祛风而扶土,以厚肠止泻。④ 辛散:湿邪久蕴,易生郁热,临床所见,患者舌质淡而苔微黄,此脾虚而有郁热之象,不可清之,恐伤脾阳。故此热非以风药散之而不能去,方中伍以葛根、防风、羌活开郁发散,使热从表去。

### 5. 擅用药对

刘沈林临证尤善运用药对,通过对药灵活配伍组方,以获最佳协同治疗功效,事半功倍。如党参配黄芪,具益气健脾、扶正固本之功,用于正虚气滞、脾胃虚弱见倦怠乏力、腹胀纳少者;乌梅配白芍,酸甘化阴,柔肝缓急,用于肝胃郁热、阴液耗伤见胁部隐痛、胃部嘈杂灼热者;五灵脂配九香虫,行气解郁,活血化瘀,气血并治,对肝郁气滞,夹有血瘀而见脘腹疼痛者有较好止痛作用;川楝子配延胡索,理气解郁,清肝和胃,用于肝经郁热,胃气不和而肝区胃脘胀痛者;三棱配莪术,具有破血行气、消坚除瘀之效,用于肝癌气滞血瘀重证者;金钱草配郁金,疏肝利胆,清热解郁,用于湿热蕴结肝胆而见黄疸胁痛者。刘沈林遣方用药,配伍精当,法度严谨,思路清晰,组方用药鲜有超过 16 味者。

······· 【 经 验 方 】 ·······

### 健脾实肠汤

组成:党参 15 g,白术 10 g,炮姜炭 5 g,煨木香 10 g,吴茱萸 3 g,乌药 10 g,肉豆蔻 5 g,厚朴 10 g,炒白芍 15 g,炒防风 10 g,炙甘草 5 g,焦神曲 15 g。

用法：每日 1 剂，水煎 2 次，上、下午各服 1 次。

功效：温阳健脾，实肠止泻。

主治：慢性腹泻(脾阳虚证)。

方解：慢性腹泻患者病势缠绵，"久泻脾虚"，以脾阳不振或阳虚及肾者居多。方中党参、白术甘温益气，培土燥湿；炮姜炭、吴茱萸、肉豆蔻温肾暖脾，固肠止泻；煨木香行气宽中；炒防风振奋脾气，"风能胜湿"；乌药、厚朴散寒顺气。焦神曲消食化积，使补中有运，敛而不滞；白芍配防风抑肝扶脾；配甘草缓急止痛。诸药共奏温阳健脾，实肠止泻之功。该方药性平和，治疗脾虚泄泻患者多例，疗效确切，能有效地控制病情，缓解症状。

## 主要论著

刘沈林，徐景藩.水蜈蚣治疗乳糜尿 22 例小结.南京中医学院学报，1983，(3)：16～18.

刘沈林.下法在流行性出血热少尿期的运用.南京中医学院学报，1985，(2)：19～20.

刘沈林，单兆伟.番泻叶冲剂治疗便秘 40 例疗效观察.江苏中医，1992，(12)：31～32.

刘沈林.徐景藩治疗胃病痰饮中阻引起呕吐的经验.江苏中医，1994，15(7)：5～6.

刘沈林.徐景藩教授久泻证治琐谈.实用中医内科杂志，1995，9(2)：4～6.

刘沈林.徐景藩教授论脾阴虚和胃阴虚的辨治特点.南京中医学院学报，1995，11(1)：16～17.

刘沈林.消化道疾病的外治法经验——徐景藩教授用药经验拾零.中国中医急症，1996，6(6)：269～270.

刘沈林.现代中医临床手册.南京：江苏科学技术出版社，2001.

刘沈林，熊宁宁，刘芳，等.复方蛇床子制剂临床试验不良反应的伦理审查.中国临床药理学与治疗学，2004，(2)：34～36.

刘沈林，熊宁宁，邹建东，等.癃闭舒胶囊治疗良性前列腺增生症出现肝功能损害的报告.中国循证医学杂志，2005，(3)：31～32.

刘沈林，余江毅，滕士超，等.维糖平对糖尿病大鼠脂质代谢的干预作用.江苏中医药，2005，26(4)：44～46.

刘沈林,汪秀琴,熊宁宁,等.临床试验的伦理审查:妇女和孕妇.中国临床药理学与治疗学,2006,(4).

刘沈林.漫谈慢性萎缩性胃炎及其癌前病变的治疗要点.江苏中医药,2007,39(8):5～6.

刘沈林.酸甘濡润法治疗慢性萎缩性胃炎.江苏中医药,2007,39(7):44～45.

刘沈林.大型中医院的发展之路在何方——人才战略的实践与思考.江苏中医药,2008,40(2):1～3.

刘沈林.乌梅丸法治疗慢性难治性肠病临证心悟.江苏中医药,2009,41(7):34～35.

刘沈林.进展期胃癌临床证治特点探析.江苏中医药,2011,43(11):1～3.

# 参考文献

[1] 刘沈林,单兆伟.番泻叶冲剂治疗便秘40例疗效观察.江苏中医,1992,(12):31～32.
[2] 陈玉超.刘沈林教授治疗消化道肿瘤经验介绍.新中医,2003,(8):12～13.
[3] 舒鹏.刘沈林教授治脾胃病经验.南京中医药大学学报,2003,(3):178～179.
[4] 徐艺.刘沈林教授治疗脾胃病常用药对集锦.江苏中医药,2005,(9):34～35.
[5] 安祯祥.刘沈林从脾论治慢性泄泻经验.辽宁中医杂志,2006,(7):783～784.
[6] 商洪涛,刘沈林.刘沈林辨证论治消化道疾病心法.辽宁中医杂志,2007,(12):1683～1684.
[7] 朱超林.刘沈林中医治疗肿瘤病经验.辽宁中医杂志,2009,(10):1657～1658.
[8] 彭海燕.刘沈林教授治疗食管癌经验.南京中医药大学学报,2011,(2):178～180.

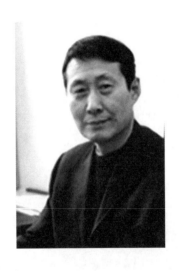

# 李七一

【 个人简介 】

李七一，男，1951 年出生，北京市人。江苏省中医院主任医师，南京中医药大学教授、博士生导师，江苏省名中医，江苏省有突出贡献的中青年专家。曾任江苏省中医院副院长，全国中医药高等教育学会临床教育研究会副理事长，江苏省中西医结合学会心血管病专业委员会主任委员。享受国务院政府特殊津贴专家。第四批全国老中医药专家学术经验继承工作指导老师。

1975 年起从事中医临床、教学和科研工作。1984 年结业于全国第二届中医内科进修班，1988 年获得南京中医学院内科专业硕士学位，1994 年圆满完成了继承全国老中医药专家周仲瑛学术经验工作，经考核获得国家人事部、卫生部与国家中医管理局颁发的"出师证书"。三年多的跟师学习，基本掌握了周仲瑛导师治病首重探明病机、辨证规范、灵变、立法复合、工择方药等学术思想，使其中医临证水平得到提升，治疗效果明显提高，撰写的 4 万字的"周仲瑛从痰瘀论证疑难病证的经验"论文赢得专家们一致好评。出版《心脑血管疾病中医诊治》《中医老年病学》等专著 15 部,其中主编 6 部、副主编 4 部、参编 5 部,发表"益心气法在急性病毒性心肌炎中的应用""冠心平治疗冠心病心绞痛 56 例分析""心衰 1 号配方颗粒剂对慢性心力衰竭大鼠神经内分泌相关指标的影响"等论文 90 余篇。

········· 【 学术思想 】 ·········

**1. 痰瘀互结是心脑血管病基本病理**

痰、瘀分别是人体津液、血液代谢失常的病理产物,两者既可单独又常常同时致病,心血管病的发生与痰瘀互结关系密切。

**(1) 原发性高血压:**李七一认为痰瘀互结是原发性高血压的启动和促进因素。一般年轻患者以痰浊、瘀血为主,如高脂血症、肥胖、烟酒过量等导致气血津液代谢紊乱,津停为痰,血留为瘀,痰瘀互结,损伤络脉,又进一步导致气血运行逆乱,痰迷瘀闭,最终导致眩晕,久致脏腑虚损,进一步加重痰瘀互结和对络脉的损伤。原发性高血压起病隐匿,病程较长,证候复杂,涉及多脏腑,且病机以痰瘀互结、损伤络脉为核心,病性错杂,涉及多脏腑功能紊乱,虚实互动、痰瘀互结、损伤络脉。又心主血脉,而原发性高血压发生的主要病理生理基础是血管内皮细胞的凋亡破损及其功能失调,因而认为痰瘀互结、毒损心络是原发性高血压的核心病机。

**(2) 慢性充血性:**李七一从心衰的发生、发展、转归等方面分析,认为痰瘀互结是心衰的基本病理环节。血瘀在各类心脏病引起的心衰中,虽然类型、病因不同,但临床有共同症状、体征,如青紫发绀、脏器瘀血等。人之一身,气血清顺,则津液流通;气血浊逆,则津液不清,熏蒸成聚而变成痰。痰可分为有形之痰和无形之痰,痰来自于津,因津液停滞、气血失去清顺所致;瘀源自于血,生理上津血同源,病理上因痰致瘀,因瘀致痰,因此痰瘀互结与心衰密切相关。中医学认为心气不足,心阳不振,脉络瘀阻,血不利则为水,水饮内停,上凌心肺而为心痹。心主血脉,血脉运行全赖心中阳气的推动,心之阳气亏虚,推动无力,血行滞缓,血脉痹阻,阳虚血瘀,则见心悸气促,胸中隐痛,咳唾血痰,唇紫,爪甲紫绀,颈部舌下青筋显露,胁下痞块,舌质黯紫。

## 2. 心脑血管病要培护中焦

冠心病发病率上升的原因之一,与人们生活方式中膳食结构的改变不无关系。李七一认为心主血脉,赖心气心阳以鼓动推行,心气资始于肾气,资助于宗气,心气在一定程度上依赖脾胃化生的宗气以资助,心血赖脾胃化生的营气以充养。脾胃与心之间有经脉相通,《内经》云脾经"其支者复从胃,别上隔注心中""胃之大络曰虚里,贯肠络肺,注于心前。"脾胃盛损,不仅宗气、营血化生不足,且可累及于心,导致心气、心血不足;而且脾胃运化失常,产生的痰浊水饮,可循经上逆,注入心中,从而痹阻心阳,阻滞心气,以致心气不畅,心脉瘀滞,发为胸痹、心痛,痰饮上逆,损伤心阳,导致心脉挛急闭阻,致使心痛大作,故而冠心病应从脾胃论治。

································· 【临床经验】 ·································

### 1. 治扩张型心肌病重在益气养阴、活血化痰

李七一认为扩张型心肌病根据其临床表现可归属于中医学"心悸""怔忡""喘证""心水"等范畴。其病机变化为本虚标实,虚实夹杂。在正虚方面,患者气血阴阳俱可亏,尤以气阴两虚为多见,故扶正补虚首重益气养阴。多用苍术、白术、党参、太子参助黄芪以健脾补肺,益气生津;山茱萸、白芍、麦门冬、玉竹、当归、生地黄滋阴养心宁神、收敛耗散之心气,使心体得养,心神安宁,心用复常。在标实方面,以痰瘀互阻为主,李七一善用活血化痰以祛邪,常用桂枝、赤芍、当归,随证选用苏木、失笑散、丹参、鸡血藤、泽兰、川芎、益母草、郁金、虎杖、水蛭、牛膝、制大黄、莪术等,与黄芪、党参或太子参、苍术、白术相伍益气以活血,亦常伍枳实、枳壳、青皮、陈皮、路路通、柴胡理气以行血。化痰常以海藻、石菖蒲、陈皮、莪术、半夏、紫苏子、僵蚕为主。

### 2. 治急性病毒性心肌炎以补心气为主

李七一认为急性病毒性心肌炎的基本病理是正虚邪侵,即肺卫功能失调,心气不足,时邪病毒乘袭,循脉舍心,心脏之气不得其正,其中尤以心气虚弱为重要。李七一认为本病的治疗原则是扶正祛邪,而以扶正为基础,以补心气为主导。其意义有四:其一是补其不足,其二益心气以达邪,其三为益心气以护心,其四为益心气以固卫。补心气药主要用人参、黄芪、炙甘草、五味子、刺五加等,

其中人参大补元气又可定惊,刺五加有类似人参之功,黄芪善补胸中大气,能显著改善本病的胸闷、气短等宗气不足之症,炙甘草为补气复脉之主药,五味子酸收,能防心气之耗散。此外,用桂枝以加强补气之功,取其温通血脉,通阳化气之用。若气虚较重,可加仙灵脾等以温肾助心。

### 3. 治冠心病从中焦入手

冠心病是由于冠状动脉粥样硬化或痉挛而致心肌供血不足,心肌缺血、缺氧所致,属于中医"胸痹""心痛"范畴。李七一治疗冠心病从中焦入手。

**(1) 心胃同治:**患者常见胸闷胀痛,脘腹痞胀,纳差,乏力,餐后腹胀加重,或进食后易诱发心痛等心胃同病症状,此类患者平素态食肥甘厚味,少劳多逸,以致胃弱不化,痰湿内生,气机不畅,痰瘀互结于中焦,进而阻塞心脉,不通则痛,而发胸痹。治疗必须心胃兼顾,养心和胃,祛瘀化痰,随胃之气得以转复,宗气得以贯注心脉,心脉气血和则胸痛、脘痞胀满诸症缓解。

**(2) 心脾同治:**脾为心子,心为脾母,心主血需脾运化水谷精微以充养。冠心病患者每有心脾两虚证,此类人多思虑过度,劳伤心脾,气血不足,而见心悸气短,健忘不眠,盗汗虚热,食少体倦,面色萎黄,腹胀便溏,舌淡嫩、苔薄白,脉细弱。此型患者多形体偏胖,嗜食烟酒,且病程日久,缺少运动。脾胃气虚,运化失司,饮食不能化气化血而聚湿生痰,痰浊上犯,停于胸中,阻滞心脉,气血运行不畅而生血瘀,痰瘀互结而发心悸气短、心胸痞闷不舒、心痛等症。

**(3) 心肝同治:**心肝共同调血和脉,调畅情志。若七情过极,情志不遂,肝气郁结,心之气血受阻,心络不和,即可发为胸痹。肝气郁结,日久不解,必损及血,多致瘀血阻络,此谓"肝气通则心气和,肝气滞则心气乏"(《薛氏医案》)。本证患者发病与情志密切相关,平素情绪多易怒易抑郁,因此,胸痹常从肝胆论治,其中疏肝与柔肝多联用,肝气郁结者,疏肝解郁以行气血,治之以刚,心肝阴虚者柔肝养心以养阴血,治之以柔,刚柔相济,气血调和,则胸痹自除。

**(4) 心胆同治:**《灵枢·经脉》篇云:"胆足少阳之脉……以下胸中,贯膈……循胸,过季胁。"明确指出胆心两经之脉交互联系。《医学入门》亦称"心与胆相通"。此外,胆属木,内寄相火,心属火,内藏君火,二者母子相关,"相火炽则君火亦炎,君火衰则相火亦败"。肝胆湿热,可致痰火上攻,扰及心君;心之气血阴阳不足,心火亢盛,亦可致胆道疏降失常,故生理上也相互影响。

江苏省中医院

李七一

【 经 验 方 】

**1. 冠心平**

组成：黄精30 g,当归10 g,三七10 g,瓜蒌皮10 g,甘松9 g。

用法：每日1剂,水煎2次,上、下午各服1次。

功效：益气养阴,活血祛瘀,化痰通络,行气止痛。

主治：冠心病心绞痛气阴两虚、痰瘀互阻证。

方解：本方源自古方当归补血汤(《兰室秘藏》)加减。方中黄精易黄芪既补中益气,又益精气,润心肺,补肝阴,为君药;当归养血活血,补中有行,补而不滞;三七活血化瘀通脉,两味共为臣药;瓜蒌皮宽胸化痰、开痹散结,为佐药;甘松理气止痛,与三七同入心经,可治"卒心腹痛满",同为使药。全方药物味平和,攻补兼施,标本兼顾,补而不滞,攻而不峻,药有侧重。甚切冠心病气阴两虚、痰瘀互阻之病机。

**2. 止泻散**

组成：炒五倍子10 g,吴茱萸6 g,公丁香3 g,莱菔子3 g,干姜3 g,肉桂5 g,苍术3 g,藿香5 g。

用法：各药研干粉分为6份备用,同时取1份醋调外敷患儿肚脐,用纱布或胶布固定,每日换药1次,3日为1个疗程。

功效：祛风散寒,健脾化湿。

主治：脾胃虚寒之泄泻。

方解：方中肉桂、干姜、吴茱萸、公丁香诸品之性偏温,具有助阳以增强脾的活动之功能,脾健则消化吸收,运湿作用平衡,达到固本之目的;佐用苍术、丁香加强祛湿之力;五倍子涩肠,固脾而止泻。脐是任脉神阙穴所在。任脉为"阴经之海",主治胃肠之病,通过药物在穴位上的刺激、吸收,起到调节脏腑功能、健脾止泻的作用。

**3. 养心托毒颗粒**

组成：人参6 g,黄芪10 g,甘草9 g,桂枝6 g,赤芍10 g,当归6 g,麦门冬12 g,紫草9 g,桂枝9 g。

用法：每包15 g,每次1～2包,每日3次,2周为1个疗程,一般服2个疗程。

功效：益气温阳,养心活血。

主治：急性病毒性心肌炎。

方解：方用人参、黄芪、炙甘草补益心气,其中人参大补元气,又可定惊;黄芪擅补胸中大气,能显著改善本病的心悸、胸闷、气短等中气不足之症;炙甘草为补气复脉之主药,用桂枝以加强补气之力,取其温通血脉、通阳化气之用;对于病毒用紫草、生甘草以清解之;因急性病毒性心肌炎患者每夹有显性和隐性的阴(血)虚和血瘀,故用清润补而不腻之麦门冬滋阴,养血通脉则用当归、赤芍,当归为血中之气药,补中有行,赤芍阴柔又可定悸,两药合用补血通脉之力较强。

### 4. 心衰Ⅰ号经验方

组成：生炙黄芪,山肉,麦门冬,海藻,桂枝,生蒲黄,路路通等。

用法：水煎服,每日1剂。

功效：益气养阴,通脉利水。

主治：慢性心功能衰竭。

方解：方中生炙黄芪补肺健脾,益气固表,利水消肿以为君,因肺气旺既能助心血运行,又可司宣发肃降之职以布散津液滋养全身,通调水道下输膀胱,脾气旺运化健,气血生化有源,水津上归于肺,不致停聚而成痰为水浊;山萸肉、麦门冬滋阴养心宁神,收敛耗散之心气共为臣;生蒲黄祛瘀通脉,利水消肿,路路通行气宽中,通络利水,海藻软坚化痰,共为佐药;桂枝和营通阳化气利水以为使。全方标本兼顾,气血痰水瘀同治。补虚泻实,以补为主,益气滋阴,通脉化痰,消痰利水,补虚不敛邪,攻邪不伤正。

## 主要论著

李七一. 新加香薷饮加味治疗小儿夏季感冒 150 例. 安徽中医学院学报,1989,(2)：30.

李七一,唐蜀华. 周仲瑛治疗冠心病经验简介. 南京中医学院学报,1994,10(3)：22～23.

李七一. 痰瘀同病与痰瘀同治探源. 安徽中医学院学报,1994,13(4)：8～9.

李七一. 三拗汤合三子养亲汤治疗小儿哮喘 54 例. 辽宁中医学院学报,

1999,1(1)：54.

李七一,童茂清,唐蜀华.养心托毒颗粒剂治疗急性病毒性心肌炎临床观察.福建中医药,2001,32(4)：7～8.

李七一.小儿咳喘从痰辨治体会.长春中医学院学报,2001,17(2)：42～43.

李七一,方祝云.心脑血管疾病中医诊治.北京：人民卫生出版社,2001.

李七一,童茂清.养心托毒颗粒剂治疗急性病毒性心肌炎 50 例临床观察.中医杂志,2002,43(2)：121～122.

李七一,李莉莉.消食散外敷肚脐治疗小儿厌食证 136 例.中医药学刊,2003,21(7)：1188.

李七一,张洪兵.冠心平治疗冠心病心绞痛 56 例分析.中医药学刊,2003,21(10)：1752～1753.

李七一,韩旭,王淑云.中药注射剂治疗冠心病研究现状.江苏中医药,2006,27(11)：76～78.

李七一.敷贴散防治小儿咳喘 286 例疗效观察.中医儿科杂志,2007,3(6)：13～14.

李七一,韩旭.化痰祛瘀合法治疗眩晕.江苏中医药,2008,40(9)：44～45.

李七一,韩旭,夏卫军,等.赖通心络胶囊对载脂蛋白 E 基因敲除小鼠冠状动脉粥样硬化的影响.南京医科大学学报(自然科学版),2009,29(9)：1237～1241.

李七一,朱波,司晓晨,等.夏心衰Ⅰ号配方颗粒剂对慢性心力衰竭大鼠神经内分泌相关指标的影响.中华中医药学刊,2009,27(5)：908.

李七一.喜炎平注射液治疗小儿病毒性肺炎 60 例疗效观察.中医儿科杂志,2009,5(6)：13～14.

李七一主编.中医老年病学.北京：中国中医药出版社,2009.

李七一,韩旭,夏卫军,等.通心络胶囊对载脂蛋白 E 基因敲除小鼠血脂与冠状动脉粥样硬化的影响及其机理研究.中医学报,2010,25(5)：896～890.

李七一,韩旭,夏卫军,等.心络胶囊干预载脂蛋白 E 基因敲除小鼠 MMP-1、MMP-9 及 TIMP1 的研究.南京中医药大学学报,2010,26(6)：431～433.

李七一.止泻散敷脐治疗小儿秋季腹泻 60 例.中医外治杂志,2010,19(1)：12～13.

李七一,朱萱萱,严士海.冠心平片对人血管内皮细胞的保护作用.中医杂志,2011,52(20)：1771～1777.

# 参考文献 ··················································································

[1] 宋郁珍.李七一从中焦论治冠心病四法.江西中医药,2003,34(251)：7～8.

[2] 王道成,李七一.李七一教授从脾胃论治冠心病经验介绍.中医药导服,2010,(4)：11～13.

[3] 刘福明.李七一从痰瘀辨治高血压病的经验.江苏中医药,2011,43(2)：12～13.

[4] 刘福明.李七一从痰瘀辨治慢性充血性心力衰竭经验.山东中医药大学学报,2011,35(4)：327～328.

[5] 高红勤.李七一治疗扩张型心肌病经验.中医杂志,2011,52(23)：1998～1999.

[6] 赵惠,李七一.李七一治疗剂型病毒性心肌炎经验.辽宁中医杂志,2011,38(6)：1069～1070.

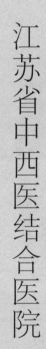

江苏省中西医结合医院

# 朱秀峰

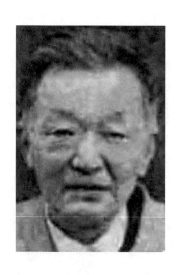

【个人简介】

朱秀峰,男,1923年出生,江苏省泰兴县西雁岭乡人。江苏省中西医结合医院(江苏省中医药研究院)主任医师,江苏省名中医。曾任江苏省中医学会理事、《江苏中医杂志》编委,江苏省暨卫生部中成药评审委员会成员,江苏省防治慢性支气管炎中西医结合诊断分型研究协作组成员,卫生部"133"工程人才培养指导老师。享受国务院政府特殊津贴专家。全国第二批老中医药专家学术经验继承指导老师。

自幼随其父——当地名医朱衡芝先生侍诊。1941年18岁的朱秀峰正式随父习医四载后,即悬壶于乡里及上海等地,名噪一时。1957年已有12年临床实践的他考入江苏省中医进修学校(南京中医药大学前身)学习,毕业后留在南京中医学院方剂教研组任教,3年后调入江苏省中医研究所(江苏省中医药研究院前身)工作。从事中医药临床、教学、科研工作50余载,擅长中医内科、妇科及儿科诸证,尤精于呼吸系统疾病的中医药诊治。

多次被评为先进工作者和优秀共产党员。

········································· 【学术思想】 ·········································

**1. 治糖尿病不拘"三消"、以通瘀泄热预防并发症**

临床上治疗糖尿病多采用"三消"分证论治,但朱秀峰认为,临床上患者即便有"三多"症状也难以截然分开孰轻孰重,许多人"三多"及消瘦均不明显。对于糖尿病初起即见脾气不足为主证的患者,朱秀峰采用参苓白术散或香砂六君丸治疗;脾虚夹湿者用平胃散加味;脾肾阳虚常用肾气丸加淡苁蓉、菟丝子、鹿角片等。这些用药方法表明,朱秀峰治疗糖尿病,主要立足于从实际出发,抓住主要的病理变化,而不必为阴虚燥热的病理机转所拘执。

朱秀峰认为瘀和热是糖尿病并发症形成的重要病理因素,因阴虚热淫,煎熬津血可成瘀;阴津不足,脉道涩滞可成瘀;久病阴损及阳,阳气虚衰,推动无力亦可成瘀。此外热的形成也较为错综复杂,如瘀血内阻,气血壅遏,变为瘀热;甘肥壅脾而成湿热;燥热灼津成痰可变为痰热等,诸热皆可伤阴,从而形成了"燥热愈盛则阴愈虚,阴愈虚则燥热愈盛"的恶性循环。因此,在滋阴润燥以固其本的同时,治瘀与泄热就成了预防糖尿病并发症的重要治则。

**2. 论相兼脉须具位、数、形、势四大要素**

针对诸多教材、专著中所提到的"脉弦滑"的说法,朱秀峰认为不存在弦滑脉,因为脉象均是通过位、数、形、势四个方面来体察的。二十八脉在临床上经常多脉同见,称之为相兼脉或合脉,有二合脉、三合脉及四合脉等。相兼脉必须由具有位、数、形、势四大不同要素的脉象组合,如"脉浮滑"是表示位、形的脉象组合;"脉浮大滑数"是表示位、数、形、势的脉象组合。而四大要素中属于相同要素中的脉象是不可能同时出现并组成相兼脉的,如同属表示位的浮脉和沉脉,同属表示数的迟脉和数脉,同属表示势的虚脉和实脉等均不可同见。因此,同属表示形的弦脉和滑脉也是不可能同时出现的。

朱秀峰认为之所以产生"脉弦滑"一说,其原因不外乎:一是有些医者不明脉理,不懂脉诊的技巧和要素。二是有些人轻视脉诊,诊脉时想的却是如何组方遣药,或将诊脉视为必走的过场。三是在发现痰饮病的其他见证后主观臆造而成,并未细心切脉。

······················· 【临床经验】 ·······················

## 1. 治慢性支气管炎明辨标本、分清缓急

慢性支气管炎(简称"慢支")是以咳嗽、咯痰为主要症状的呼吸系统常见病,属中医学"咳嗽""痰饮""气喘"等病的范畴。朱秀峰认为治疗"慢支"一定要究其根源,明辨标本缓急,权衡虚实寒热,分清缓急轻重,判断病位所在,防止发展变化。

**(1) 慢支急性发作期,首先应当控制感冒:**慢支感邪大多为病毒感染,初发治疗以疏风解表、抗病毒为要,而桑白皮等寒降之品不宜早用,防其敛邪,迁延难愈。若表证已解,治当分清寒热。寒证则予自拟寒痰合剂,药用干姜、细辛、半夏配收敛肺气止咳的五味子散中寓收,防其辛散耗气之弊;以矮地茶合茯苓健脾利尿,蠲饮降浊。全方配伍严谨,共奏温肺化饮、化痰止咳功效。若属痰热之证,则自拟痰热合剂。选用金荞麦、鱼腥草、黄芩、海浮石清热化痰,百部、兜铃镇咳,善嚏加辛夷、苍耳子、紫花地丁宣通鼻窍,痰多不易咯出加冬瓜仁、薏苡仁、芦根清热排痰,使痰祛咳止。呼吸道反复感染致支气管痉挛伴发喘息,治疗常用平喘合剂(麻黄、钩藤、石苇、乌梅、老鹳草、甘草、地龙等)解痉、脱敏、平喘。

**(2) 慢性迁延期正虚邪恋宜标本同治:**慢性迁延期患者多见脏腑功能失调,正虚与邪实错杂。常分为五种证型论治:寒痰证治宜温肺化痰,予寒痰合剂加减;痰热证治以清肺化痰,以痰热合剂加减;湿痰证治以健脾化痰,常用药物陈皮、茯苓、制半夏、白术、厚朴、紫菀、苏子、杏仁、甘草等;痰浊伏肺、肺气不宣证,治宜宣肺化痰平喘,药予麻黄、葶苈子、石苇、老鹳草、钩藤、平地木、蛇床子、甘草、前胡;痰瘀阻肺,脾肾亏虚证(即虚喘证),治之以补正活血化痰,常用药物为南北沙参、补骨脂、仙灵脾、黄芪、丹参、红花、赤芍、苏子、前胡、甘草等。咯痰黄浓,舌质红,苔黄者,加鱼腥草、金荞麦、海浮石;伴有喘息、肺部有哮鸣音者,加麻黄、钩藤、石苇等。

**(3) 临床缓解期扶正固本尤重补肾:**慢支临床缓解期,主要病理改变是由于肺、脾、肾三脏功能失调,致使肺气不足,卫外不固,脾失健运,生痰生饮;肾失温润,肾不纳气,久咳必耗气伤津,而正虚外邪更易反复入侵,形成恶性循环。故扶正多从肺、脾、肾三脏着手,特别着重于治肾。肺气不足治宜益气固表,常用药物

黄芪、白术、防风、党参、五味子、甘草;脾气虚弱治以补气健脾为主,常用药物党参、白术、茯苓、山药、扁豆、苡仁、桔梗、甘草、莲肉、砂仁等;肾阳不足治以温补肾阳,常用药物仙灵脾、补骨脂、菟丝子、苁蓉、巴戟天、附子、肉桂、熟地等;肺肾阴虚治以滋肾润肺,常用北沙参、麦门冬、熟地、五味子、山药、菟丝子、枸杞子、山萸肉等。

**2. 治阻塞性肺气肿分清虚实、发时治标**

阻塞性肺气肿临床表现主要为活动后气短、少气不足以息,属中医"虚喘"范畴。朱秀峰认为治疗上宜分清虚实,发时治标。

**(1) 分辨虚实,治宜补正为先:**病因由肺肾多虚,久之气病及血,心阳不振,常兼有痰、热、瘀等实邪,故多表现为虚实错杂的证候。常以补正合剂为治疗阻塞性肺气肿的基本方,药用南北沙参、补骨脂、淫羊藿、丹参、赤芍、红花等。

**(2) 发时治标,着重控制感冒:**因肺肾俱虚,卫阳不充,易受六淫之邪侵袭,导致肺主气、肾纳气功能失常,病情往往因之加重。一旦感邪,及时控制感冒是治疗本病的关键。

**(3) 伴有实喘加用宣肺平喘:**对于体质较弱的患者不宜宣散过度,否则表虚腠理不密,外邪易乘虚而入,使病情反复。治疗上常用平喘合剂。

**(4) 合并肺源性心脏病兼以强心活血:**本病久咳肺肾俱虚,肺失通调,肾失温化,痰饮自生;加之肺失治节,肾阳无以温煦心阳,瘀血内停,从而形成痰浊、水饮、瘀血内阻,虚中挟实的病理机制,因此治疗以扶正祛邪为主,配合强心合剂(红参 5 g,炮附片 3 g,玉竹 15 g,茯苓皮 30 g)以强心利尿。

**3. 治糖尿病通瘀、泄热、降糖**

朱秀峰认为治疗糖尿病当以通瘀泄热为原则,并应根据瘀滞性质的不同,采用不同的活血方法,如凉血散瘀法,药用牡丹皮、丹参、水蛭等;补气行血法,方选四君子合桃红四物汤;温经活血法,药用桂枝、当归等。泄热则要分析燥热、湿热、痰热、瘀热的不同,分别予以润燥清热,常用生地、玄参、知母等;清化湿热,选栀子、茵陈、玉米须等;化痰清热,常加竹茹、僵蚕、瓜蒌等;活血清热,牡丹皮、水蛭、茺蔚子等。

朱秀峰对糖尿病治疗,在立足于中医辨证论治的同时结合西医知识,参考中药药理研究的最新成果,适当选取一些既符合中医辨证,又具有降糖作用的中药,如地锦草、鬼箭羽、黄芪、怀山药、玉米须、生地、漏芦、苍术、麦门冬、茯苓、泽泻、葛根、三白草、天花粉、石斛等,同时舍弃了一些临床效果不太明显、含糖量高、糖尿病患者不宜多用的药物,如党参就是其中之一,动物实验也证明其有升高血糖的作用。

······· 【经 验 方】·······

**1. 肺心片**

组成:太子参10 g,黄芪15 g,补骨脂6 g,丹参15 g,赤芍10 g,制附片3 g,玉竹、虎杖、仙灵脾各15 g,红花6 g。

用法:上药醇提制成糖衣片,每片0.3 g。每服6片,每日3次。

功效:补肺益肾,温阳强心。

主治:慢性肺源性心脏病缓解期。

**2. 脱敏平喘汤**

组成:麻黄,钩藤,老鹳草,葶苈子,乌梅,甘草。

用法:煎汤服,每日1剂。

功效:脱敏平喘。

主治:支气管哮喘。

方解:方中麻黄宣肺平喘,葶苈子泻肺(气)化痰,老鹳草、乌梅脱敏解痉,钩藤解痉抑菌。

加减:寒喘型,加细辛、川椒、干姜,见恶寒,发热,头痛,加荆芥、防风、白芷、贯众、豆豉、桂枝等;热喘型,加苡仁、冬瓜仁、鱼腥草、金荞麦、虎杖、海浮石等;肺肾阴虚型,加天麦门冬、青果、蝉衣、玉蝴蝶;肺肾气虚型,加南北沙参、补骨脂、仙灵脾、丹参、降香、紫石英。

**3. 咽炎片**

组成:元参,麦门冬,蝉衣,木蝴蝶,板蓝根,青果,桔梗,百部,冬花,薄荷,甘草等。

用法:上药醇提制或糖衣片,每片0.3 g,每服5片,每日3次。

功效:养阴清肺利咽。

主治:慢性咽炎。

方解:方中元参、麦门冬养阴清肺,蝉衣、青果、薄荷等清利咽喉,桔梗利咽祛痰,引药上行。配合板蓝根清热解毒,百部、冬花镇咳以治其标。

**4. 补正合剂**

组成:南北沙参各 12 g,补骨脂 9 g,淫羊藿 12 g,丹参 30 g,赤芍 12 g,红花 10 g,水蛭 6 g,甘草 3 g。

用法:上药水煎,每日 1 剂,日服 2 次。

功效:补肺纳肾、养血活血。

主治:阻塞性肺气肿。

方解:方中南、北沙参补肺阴养肺气;补骨脂、淫羊藿补肾纳气;丹参、赤芍、水蛭、红花养血活血,改善肺通气功能。

## 主要论著

朱秀峰.有关哮喘的几个问题.江苏医药(中医分册),1979,(2):1~3.

朱秀峰,陆士元,于国华,等."肺心片"治疗慢性肺原性心脏病缓解期 64 例临床初步观察.江苏中医杂志,1981(2):28~30.

朱秀峰,朱启勇,于国英,等.治疗慢性咽炎 61 例的临床观察.江苏中医杂志,1982,(3):24~25.

朱秀峰,于国华,陆士元.中药治疗支气管哮喘 95 例临床观察.江苏中医杂志,1982,(6):22~24.

朱秀峰,朱启勇,于国华,等.肺心片治疗肺原性心脏病缓解期 192 例临床观察.黑龙江中医药,1984,(4):35~37.

朱秀峰,朱启勇,朱戈宁."脱敏平喘汤"治疗支气管哮喘 100 例疗效观察.江苏中医,1990,(11):10~11.

## 参考文献

[1] 朱启芳.朱秀峰治疗疑难杂症经验.江苏中医,1995,16(11):3~4.

[2] 宋耀鸿.朱秀峰话弦滑脉.浙江中医杂志,2001(2):66.

[3] 宋耀鸿.朱秀峰辨治糖尿病经验.浙江中医杂志,2002(1):28~29.

[4] 朱启芳,宋耀鸿.朱秀峰治疗阻塞性肺气肿经验撷菁.江苏中医药,2002,23(2):14.

[5] 朱启芳,王静,宋耀鸿.朱秀峰治疗慢性支气管炎临证拾粹.中医药学刊,2004,22(6):977~979.

[6] 宋耀鸿,王静.朱秀峰治疗阻塞性肺气肿经验.中国中医药信息杂志,2007,14(9):84.

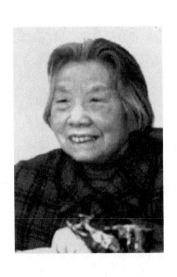

# 徐荷芬

······【 个人简介 】······

徐荷芬,女,1932 年生,江苏省江阴人。江苏省中西医结合医院主任医师,江苏省名中西医结合专家。曾任中华中医药学会肿瘤分会委员,江苏省中医药学会肿瘤专业委员会主任委员,江苏省中西医结合学会肿瘤专业委员会副主任委员。享受国务院政府特殊津贴。全国第五批老中医药专家学术经验继承指导老师。

1951—1956 年就读于江苏省医学院医疗系(南京医科大学前身),1958—1961 年于南京中医学院西学中研究班学习,1961—1966 年担任南京医科大学第一附属医院内科主治医师及内基教研组讲师,1966 年起于江苏省中医药研究院(现江苏省中西医结合医院)工作。

从医 50 余年,在中西医结合防治肿瘤的工作中积累了丰富的经验,形成了自己的学术思想。发表学术论文 40 余篇,主持和参与槐耳冲剂、宁猴片、香云片等课题的研究,曾获得国家、省、市科技成果奖,槐耳冲剂于 1995 年获得国家中医药管理局科技进步二等奖。

**肺癌病机多为肺肾亏虚、癌毒互结**

传统中医对肺癌致病的特殊性缺乏深刻和系统的阐述，往往仅以证候特征出现于一般的内科疾病之中，如咳嗽、咯血、悬饮等，如《难经》云："肺之积，名曰息贲……令人洒息寒热，咳嗽，发肺壅。"徐荷芬根据《内经》所谓"人年四十而阴气自半"，结合多年的临床观察，认为本病的发病虽与肺、脾、肾三脏相关，但肺、肾两脏亏虚是关键因素，因为肺为气之主，华盖之脏，布津液，为病之本脏；而肾为气之根，主水藏精，为后天之本，与肺"金水相生"，加之肺癌多发于 40 岁以上成人，既病之后又常常接受包括手术、放化疗在内的多种治疗措施，气阴耗伤较重，癌毒之邪久羁，精气重伤；肾阴不足，不能上滋肺金，肺气亏虚，不能布散精微下泽肾阴。而且肺癌患者多长年吸烟，热灼津液，阴液内耗，气随阴亏，升降失调，外邪得以乘虚而入，羁留肺窍，积聚成痰，日久致痰湿瘀血凝结，形成瘤块。故正虚毒结为肺癌的主要发病机制，癌毒内生是肺癌的始动因素，正气不足、肺肾亏虚是肺癌发生的内在条件，贯穿肺癌病变过程的始终，从而在理论上阐明了肺癌发病机制上的特殊性。

**1. 治肿瘤重在扶正固本**

**(1) 扶正固本贯穿始终：**肿瘤是全身疾病的局部表现，主要由于脏腑阴阳气血的失调，在正虚的基础上，外邪入侵，或痰、湿、气、瘀等搏结日久，积滞而成。《素问·刺法论》云："正气存内，邪不可干"；《灵枢·百病始生篇》曰："壮人无积，虚者有之"；《医宗必读·积聚》强调"积之成也，正气不足，而后邪气踞之"，以上论述都说明了癌症的发生，多是在正虚的基础上产生的，正虚是构成积症发病的条件。在治疗上，《内经》曰："虚者补之""损者益之"，明代王履曰："治虚邪者，当顾正气，正气存，则不致有害。世未有正气复而邪不退者，亦未有正气竭而命不倾者。"故扶正培本是中医治疗肿瘤的最大特色。

徐荷芬一直倡导扶正为先,益气养阴、健脾益胃、补益肝肾等固本之法贯穿在肿瘤治疗全过程。临床与实验研究证明中药之所以能延缓肿瘤发展或抑制肿瘤,主要是通过提高机体的功能状况,如提高免疫功能,激活机体固有的抗癌因素的活性去控制或抑制肿瘤。

1) 健脾益胃,顾护后天:在治疗肿瘤过程中,化疗、放疗以及长期服用苦寒攻伐的中药,都可造成脾胃的损伤,出现面色少华,气短乏力,食欲下降,恶心呕吐,腹胀,腹泻,腹痛等脾胃气虚之症。如果不及时纠正则胃气受损,脾气虚弱,则后天失养,身体日益虚弱,先天之本则失去生化之源,久病及肾,导致脏腑俱虚,治疗可能被迫中断,肿瘤未能被有效控制而发展,促使病情恶化。中医认为"纳谷则昌""绝谷则亡""有胃气则生,无胃气则亡"。所以徐荷芬强调在中西医结合治疗肿瘤时,权衡利弊,根据患者病情、体质及胃气盛衰而定何种治疗方案,只有满足个体化治疗方案才能收到较好的效果。这时应维护患者后天之本,调理脾胃,脾胃健运,升降相宜,患者能进水谷,气血才得以化生,常用药物有白术、山药、白扁豆、焦山楂、焦神曲、鸡内金、砂仁、佛手、香橼、谷芽、麦芽等,以达消食化积,生发脾胃之气。

2) 补益肝肾,壮健先天:肾乃"先天之本",主骨生髓,主一身之阳气。张介宾说:"五脏之伤,穷必及肾。"一方面,肿瘤放化疗后导致脱发、齿松、骨髓抑制及腺体破坏等肝肾亏虚;另一方面,在肿瘤的后期,多发生了转移,久病及肾,故在治疗上徐荷芬十分重视从肝肾入手,以补益肝肾为主,给予桑寄生、枸杞子、桑椹子、旱莲草、女贞子、杜仲、何首乌、黄精、枸杞、菟丝子、补骨脂、狗脊等药。

3) 养阴益气,增强免疫:机体免疫功能与肿瘤的发生、发展及转移、预后密切相关,恶性肿瘤患者机体免疫功能常处于紊乱状态。徐荷芬在临床中常选用南沙参、北沙参、天门冬、麦门冬、黄芪、党参、仙鹤草、白芍、枸杞、桑椹子、女贞子、五味子、黄精、生地、甘草。研究显示,由益气养阴为主组成的方药具有良好的调节免疫功能的作用。

4) 调节情志,疏导心理:精神心理因素对于肿瘤患者有着重要的影响,在临床中发现,心理因素直接影响癌症的病程演变过程,因此,心理疏导应贯穿于抗肿瘤治疗的全过程,所谓"善医者,必先医其心,而后医其身"。乐观、自信的心态有助于癌症的康复,许多肿瘤患者之所以能战胜癌症,与他们能够配合医生并保持良好的心态有着密不可分的关系。在这方面,徐荷芬对每一位患者都能做到耐心开导,说服患者及家属,要战胜癌症,就必须积极地配合医生治疗,增强他们战胜疾病的信心和勇气。有条件的患者可以参加癌友俱乐部,通过其中的活动增进病友间的相互交流并树立信心。总之,通过医患之间和病友之间的沟通、互动,在临床上常常收到较好的效果。患者的心结打开了,思想负担减轻了,心情也愉快了,因而免疫功能得到了提高,增强了抗病能力。

5)**循序渐进,强身健体**:肿瘤患者由于经过手术、放化疗等治疗,机体处于较弱状态,为了尽快恢复身体,徐荷芬认为只要身体许可,可以进行循序渐进的康复锻炼,如散步、打太极拳、气功锻炼等。尤其在气功锻炼方面,徐荷芬有自己独特的见解,并著有《气功养生学》和《实用中医气功学》等专著,其认为,气功锻炼后通过大脑皮层主动性的抑制作用,能动地改善人体的功能活动,来达到调整阴阳,疏通经络,调和气血,改善循环,使内环境各个系统之间的关系得到调节和改善,逐步恢复和达到平衡,提高免疫功能,增强防病的活力,提高抵抗力,达到整体治病的目的。徐荷芬曾经多次组织举办了郭林新气功培训班,受到了患者及家属的积极响应和好评。研究表明,练功组超氧化物歧化酶(SOD)均值明显高于未练功组($P<0.01$)。

(2)**扶正固本,善用药对**:中药相须相使配对能发挥协同作用。徐荷芬在临证中善于运用药对,常多个药对联合使用,以发挥扶正抗癌的整体作用,提高疗效。如益气养阴用黄芪与党参、南沙参与北沙参、天门冬与麦门冬,健脾益胃用山药与白扁豆、焦楂曲与鸡内金、白术与白芍,消食化谷用谷芽与麦芽,补益肝肾选用枸杞子与桑椹子、杜仲与续断、枸杞子与补骨脂、黄精与首乌,养阴清热用玄参与金银花,清热解毒用白花蛇舌草与仙鹤草,活血化瘀选用三七与白及、当归与川芎、桃仁与红花,降逆止呕选用竹茹与半夏、旋覆花与代赭石、半夏与陈皮、半夏与厚朴、陈皮与竹茹,清肺止咳用金荞麦与鱼腥草,止咳化痰用桔梗与半夏、杏仁与浙贝,芳香化湿用藿香与佩兰,利水渗湿用猪苓与茯苓,收涩止泻用诃子与芡实、五味子与五倍子,理气用香橼与佛手、青皮与陈皮,失眠用夜交藤与合欢花,益气固表用黄芪与防风,止痛用徐长卿与玄胡。并根据不同的病变部位有的放矢,如食管癌加急性子与威灵仙,胃癌酌加石见穿与山慈菇、急性子与石见穿,肝癌加石打穿与山慈菇、半枝莲与八月札,甲状腺加海藻、昆布,乳癌加山慈菇、露蜂房,肺癌加杏仁与浙贝,颅内肿瘤酌用白芷与僵蚕、全蝎与蜈蚣、天龙与地龙、菖蒲与远志,肠癌用山慈菇与凤尾草等。

**(3) 癌毒伤阴勿忘养阴益气**：元代朱丹溪倡"阳常有余,阴常不足"之说,徐荷芬认为癌毒之性属阳易伤阴,且既病之后常常接受包括手术、化疗、放疗在内的多种治疗措施,这些治疗措施或为损伤性,或为以毒攻毒之法,常损伤气血阴精,故从总体来看,癌肿患者的体质以气阴两虚居多。因此,气阴两虚是恶性肿瘤患者的重要病理特点,这为使用益气养阴法提供了佐证。常用药有北沙参、天麦门冬、白芍、枸杞子、女贞子、黄精、玉竹、桑椹子、黄芪、太子参、党参、怀山药、生薏苡仁等。研究表明,养阴益气药除了有调节免疫功能的作用外,还有促进肿瘤细胞分化、诱导和促进肿瘤细胞凋亡、抗肿瘤细胞转移、逆转肿瘤细胞的多药耐药性等功效。

## 2. 治肺癌三大法则

**(1) 补肺滋肾为基本原则,驱邪解毒贯穿始终**：徐荷芬在肺癌的治疗上以补肺滋肾为基本大法,在益气养阴、补肺健脾的同时,更注重滋肾养阴,以求金水相生。临床常用药为南沙参、北沙参、天门冬、麦门冬、黄芪、太子参、女贞子、旱莲草、枸杞子、石斛、黄精、桑椹子等。即使对一些临床症状、四诊辨证气阴亏虚并不明显的患者,也以补肺滋肾作为扶正的基本方法,再结合患者的具体情况随症加减。

徐荷芬重视扶正不忘祛邪解毒,因为癌毒是致病之因,只有毒去,才能正安。无论是疾病初期,还是病重晚期,祛邪解毒贯穿治疗始终。但在临证用药时各有侧重。如患者在手术、放化疗中,少用驱邪重剂;如失去放化疗机会、尚能耐受攻伐重剂者,可偏重于驱邪解毒,攻补兼施。汤方中常用的草药有白花蛇舌草、仙鹤草、金荞麦、鱼腥草、杏仁、贝母、山慈菇、蜂房等。更有自拟验方消瘤胶囊,方中以蜈蚣、全蝎、斑蝥等为主药,以毒攻毒。临床使用多年,处方几经修改,疗效满意,且无明显毒副反应。

**(2) 分期而治、顾护脾胃**：徐荷芬临证用药根据肺癌的不同治疗阶段,依据其临床特征、病机特点的不同,相应的治疗方药亦有不同。并在整个治疗过程中,特别重视保护脾胃,禁忌一味苦寒攻伐之品,强调补而不腻,补中有运,攻图以缓,攻不伤正。

对肺癌切除术后患者,见邪衰正虚征象,应以扶正为先,健脾益气、补肾养阴,以恢复和提高机体免疫功能、抑癌、抗炎、促进食欲等。常在基本方上加用红景天、山茱萸、杜仲、土茯苓、紫丹参等。

若放疗时,患者多表现为干咳、咯血、口干咽燥、胸痛、心慌等症,乃放疗后阴伤明显表现。此时当重用沙参、麦门冬、石斛、玉竹、瓜蒌、何首乌等药,同时注重预防放射性肺炎的可能,适当选用活血化瘀药,如丹参、川芎、当归等。

化疗期间,患者以纳呆乏力、恶心呕吐、舌胖大、苔腻、脉细为主症,此乃痰浊困脾,胃气上逆所致。常选用佩兰、苍术、白术、谷芽、麦芽、鸡内金等药。若脘腹饱胀加青皮、陈皮、八月札,大便溏薄加诃子、芡实、凤尾草。同时,尤其注重顾护骨髓的造血功能,临证处方往往加用鸡血藤、茜草、阿胶等药。临床观察,大多数患者的消化道反应及骨髓抑制等情况均有明显的改善。

**(3) 心理干预,战胜癌肿:** 徐荷芬在长期的临床工作中发现,肿瘤的发生、发展、治疗效果及预后与精神心理因素密切相关。中西方学者很早就发现,肿瘤患者在发病前,大多数皆有长期情绪抑郁、精神创伤和家庭纠纷等情况。

有些肿瘤患者在长期存活15～20年后突然复发,很多人是在复发前6～12个月内有过严重的应激情绪。所以徐荷芬面对患者,总是竭力给患者以温暖和鼓励,去除他们的焦虑,增强他们战胜疾病的信心和勇气,保持精神的愉悦和心情的放松,使他们重燃生存的希望。

## 〔经 验 方〕

### 养阴补肺解毒汤

组成:南北沙参15 g,川石斛12 g,生黄芪15 g,白术12 g,仙鹤草15 g,白花蛇舌草15 g,金荞麦20 g,杏仁10 g,浙贝母12 g,枸杞子15 g,桑葚子15 g,淮山药15 g,制黄精15 g,红景天15 g,茯苓15 g,白茅根20 g,谷麦芽各12 g,生甘草3 g。

用法:上药水煎,分2次服。

功效:补肺滋肾,化瘀解毒。

主治:肺癌。

方解:肺癌的发病与肺、脾、肾三脏相关,肺肾两脏亏虚是关键因素。肺为气之主,肾为气之根,金水相生。外邪乘虚而入,羁留肺窍,积聚成痰,日久致痰湿瘀血凝结,形成瘤块。既病后常接受手术、放化疗等多种治疗,耗伤气阴,癌毒久羁。肺肾亏虚是肺癌发生的内因,癌毒内生是始动因素。治以补肺滋肾,益气养阴,并重视保护脾胃。药用南北沙参、天麦门冬、石斛、黄芪以益气养阴,女贞、旱莲、枸杞、黄精、桑椹等以滋补肾阴,苍术、谷麦芽等健脾和胃,用白花蛇舌草、仙鹤草、金荞麦、鱼腥草、杏仁、贝母、山慈菇、蜂房等祛邪解毒。放疗后出现干咳、咯血、口干咽燥等症,当重用沙参、麦门冬、石斛、玉竹、瓜蒌、白茅根等;出现纳呆乏力、恶心呕吐、舌胖苔腻等,用佩兰、苍白术、法半夏、竹茹、谷麦芽等。

## 主要论著

徐荷芬.突破中医基本理论第一关"阴阳五行",江西中医药,1958,(12):9.

徐荷芬.扶正培本法在治疗肿瘤方面的应用,江苏医药,1981,(5):23~24.

徐荷芬,薛慧宁.祖国医学对肿瘤的治法,南京中医学院学报,1985,(4),13~14.

徐荷芬,张珊珊,倪瑾.消化道肿瘤舌象细胞学的初步观察,江苏中医,1985,(7):44~46.

徐荷芬,陆正兴,王国民,等.气功对淋巴细胞酯酶活性的影响,南京中医学院学报,1987,(3):25.

徐荷芬,张文杰,周克芳,等.恶性肿瘤病人 200 例舌象观察,江苏中医,1987,(4):44~46.

徐荷芬.气功养生学,南京大学出版社,1989.

徐荷芬,等.实用中医气功学,上海科学技术出版社,1992.

徐荷芬,薛慧宁,王墨荣.槐耳冲剂治疗原发性肝癌 128 例临床分析,中国实用外科杂志,1993,13(8),509.

徐荷芬,徐宝昌.消症益肝灵治疗恶性肿瘤 50 例临床总结,实用中医内科杂志,1994,8(4),45.

徐荷芬·养阴补肺解毒汤,江苏中医药,2014,46,(2).

## 参考文献

[1] 张成铭.徐荷芬治疗恶性肿瘤的经验,江苏中医,1998,19(1):14~15.

[2] 方志军.徐荷芬治疗肿瘤经验,时珍国医国药,2001,12(3):253.

[3] 方志军.徐荷芬教授治疗肿瘤学术思想探析,辽宁中医药大学学报,2009,11(5):20~21.

[4] 邢海燕,王小宁,方志军,等.徐荷芬教授治疗肺癌经验,四川中医,2011,29(11):7~8.

[5] 樊敏,霍介格,曹鹏,等.徐荷芬论治肺癌经验探析,上海中医药杂志,2013,47(6):1~2.

[6] 聂冬辉、霍介格.徐荷芬教授治疗晚期胃癌的经验研究,南京中医药大学硕士学位论文,2013.

# 何熹延

【 个人简介 】

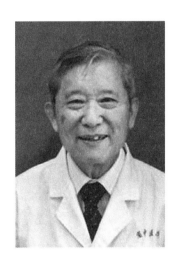

何熹延,男,1934 年生,江苏南京人。江苏省中西医结合医院主任医师,江苏省名中西医结合专家。曾任江苏省中医研究所副所长,江苏省中医院副院长,中国中西医结合学会心血管病专业委员会委员,江苏省中西医结合学会心血管病专业委员会主任委员,江苏省中西医结合学会理事、江苏省中医药科学技术委员会委员,《实用老年医学》杂志常务编委,《江苏中医》杂志编委。享受国务院政府特殊津贴。全国第二批老中医药专家学术经验继承工作指导老师。

1956 年毕业于江苏医学院(现南京医科大学)医疗系,毕业后在江苏省连云港市人民医院从事内科临床工作。1961 年参加南京中医学院首届西医离职学习中医班结业,获中央卫生部颁发的西医离职学习中医优秀成绩二等奖奖状。1966 年被调至江苏省中医研究所(江苏省中医药研究院)后长期从事中西医结合临床及科研工作。在 40 年的临床实践中,擅长中西结合诊治心脑血管病,主持中成药"舒冠片"的研制,发表论文 30 余篇,编著及参编出版书籍 6 本。

····· 【学术思想】 ·····

何熹延具有丰富的中西医基本理论及心血管内科临床经验,在科研与临床工作中一直保持创新意识,不断思考中西医结合的新视野与新见解,提出新观点。

**1. 痰饮是心血管病的主要原因**

何熹延认为在中医学中痰饮既是病理产物又是致病因素,在心血管疾病的发病中占有一定地位。他通过文献研究并结合临床实践,提出痰与心脏疾病存在密切关系,除冠心病、高血压外,痰饮是心律失常、心衰、肺心病、心肌疾病、心包炎等其他心脏疾病发病的重要因素之一,精确地辨证,合理地从痰论治,往往可获得较好疗效。何熹延从事"痰"与"痰证"的课题研究,了解和研究相应治疗的药物分类,对中医学痰证的进一步认识以及探求化痰药物的药理实质具有重要价值。

**2. 治心血管病活血为要、灵活配伍**

何熹延认为活血化瘀法治疗心血管疾病已获得公认的良好疗效,但临证之时,仍需加以辨证运用,灵活配伍他法。

(1) **益气活血法**:由于心、脑血管病患者往往有气虚血瘀征象,同时基于中医的气血相关理论,益气可加强活血化瘀疗效,故本法最为常用。

(2) **理气活血法**:中医认为"气行则血行,气滞则血瘀",故理气与活血法常配伍应用。

(3) **温通活血法**:中医认为,痛证与寒凝关系密切,因此部分冠心病等心血管疾病表现为寒凝血脉的,可以运用温通活血法。

(4) **化痰活血法**:根据临床观察,冠心病心绞痛患者中,约有 1/5 属于痰浊血瘀型,并且部分化痰药能提高心肌耐缺氧能力、扩张冠脉、保护心肌缺血、抗心律失常能功效。

(5) **养血活血法**:心脑血管病特别是老年心脑血管病表现本质阴虚,标象血瘀者并不少见。部分养阴活血药能改善血黏度、抑制血小板、改善微循环等功能。

**1. 用活血化瘀药细分类别**

何熹延在临床上常将治疗心血管疾病的活血化瘀药分为四类：第一类为养血活血药，此类药物品种最少，如当归、鸡血藤、骨碎补等；第二类为祛瘀生新药，药品最多，如红花、川芎、益母草、丹参、赤芍、参三七、降香、五灵脂、蒲黄；第三类为攻瘀散血，如玄胡、郁金、姜黄、水蛭等；第四类，破癥祛瘀药，是活血峻品，如乳香、血竭、三棱、莪术等。在治疗冠心病的时候，四类活血化瘀药均有使用，但以第二类应用频率最大。另外，还有一些有活血化瘀作用的草药，如毛冬青、秃毛冬青、灯盏花、卫茅、长白瑞香、徐长卿等，亦常用于治疗心绞痛等类型冠心病。

对于有人认为久服活血化瘀药会耗伤正气，出现邪去正伤的局面，何熹延认为第一、第二类活血化瘀药长期服用，或可无明显毒副作用，因祛邪可补血，祛瘀可生新，可谓"消中寓补"；第三四类活血化瘀药，用久可伤正气，不宜多用、久用，宜配伍补虚固本类药使用。至于活血化瘀药的促使肿瘤扩散作用，并无足够临床证据。

**2. 治冠心病重视兼证与配伍**

冠心病大多为本虚标实证。何熹延认为标实除主血瘀外，还有气滞、痰浊、寒凝和热结，本虚则有阴虚、气虚、阳虚(脱)等表现。标实证虽可单独出现，但常伴随血瘀而表现为兼证。各型冠心病按照辨证分型原则，分别应用化痰活血、温通活血、养阴活血和益气活血等法，可取得比单用活血化瘀法更好的疗效。

急性心梗患者大多数是以气虚(阴虚)为本，血瘀为标，应以益气养阴活血为法，常用配伍有黄芪、党参、黄精、丹参、郁金等，或红参、麦门冬、丹参、红花等。

心绞痛的治疗，临床多应用通法，如活血、化痰、清热、温通祛寒等，或取通补兼施原则。如瓜蒌、薤白加活血化瘀药配伍，以加强行气宽胸散结止痛之功；山奈、冰片、丁香、细辛、乳香、没药等配伍，用以温通活血。

## 主要论著

何熹延.对中医学中肾脏功能的探讨.江苏中医药,1959,(6)：14.

何熹延.急性纤维素性支气管炎与病机初探.江苏医药,1977,(2)：51.

何熹延.痰和痰症.南京：江苏科学技术出版社,1978.

何熹延.甲状腺片治疗病态窦房结综合征引起心房纤颤发作2例报告.陕西医学杂志,1981,(10)：38.

何熹延.泽泻与高脂血症、动脉粥样硬化和脂肪肝.中国中西医结合杂志,1981,(2)：52.

何熹延,王德春,顾景琰,等.舒冠片治疗冠心病的临床观察.南京中医学院学报,1983,(4)：17.

何熹延.冠心病的活血化瘀治疗.南京中医学院学报,1985,(2)：60.

何熹延.冠心病及其相关病症从痰论治概述.江苏中医药,1985,(6)：44.

何熹延.冠心病心绞痛寒凝发病机理与温通祛寒药治疗的研究概况.中医中西医结合杂志,1985,(11)：64.

何熹延.活血化瘀药物治疗冠心病的疗效原理探讨.南京中医学院学报,1985,(3)：56.

何熹延.痰与心脏疾病.南京中医学院学报,1987,(1)：62.

何熹延.补阳还五汤治疗心脑血管病和疗效原量研究进展.陕西中医,1988,(8)：42.

何熹延.活血化瘀法配伍治疗心脑血管病研究进展.陕西中医,1988,(8)：61.

何熹延.活血化瘀及其配伍治疗冠心病和脑血管病的进展（二）.实用老年医学,1988,(2)：20.

何熹延.活血化瘀及其配伍治疗冠心病和脑血管病的进展（一）.实用老年医学,1988,(1)：29.

何熹延,方蕴春.瓜蒌薤白及其复方治疗心肺疾病和疗效原理研究概况.陕西中医,1991,(7)：44.

何熹延.活血化瘀法及其配伍治疗老年脑血管病进展.南京中医学院学报,1991,(3)：59.

何熹延.21例自发性及变异性心绞痛的中医证候特点分析.中国中西医结合杂志,1992,(1)：5.

何熹延,何呤锦.冠心病心绞痛中医治疗法则及其疗效原理研究进展（续）.中医药信息,1997,(4)：8.

何熹延,何呤锦.冠心病心绞痛中医治疗法则及其疗效原理研究进展.中医药信息,1997,(3)：8.

何熹延.黄芪治疗心脑血管病的现代研究.南京大学出版社,1998.

何熹延,何呤锦,娄彬,等.他汀类药物在心脑血客疾病中应用进展.临床荟萃,2004,19(1)：48.

# 王 德 春

【 个人简介 】

王德春,男,1939 年 4 月生,江苏省南京市人。江苏省中西医结合医院主任医师,省名中西医结合专家。第三批全国老中医药专家学术经验继承工作指导老师。

长期从事中西医结合临床工作,擅长用中西医结合方法诊治心血管病,有丰富的临床经验,对冠心病、心力衰竭尤有研究。主持研制的调血脂新药"五味首乌片",课题"必通煎剂降低高血压病血浆内皮素的研究"获南京市 2005 年度科技进步奖。

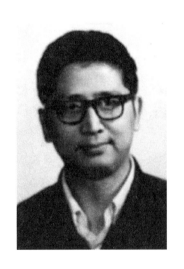

【 学术思想 】

## 1. 高脂血症肝肾阴虚为本、痰瘀阻滞为标

中医古代文献虽无高脂血症的病名。但对脂质的认识却源远流长,中医认为"膏是脂也,凝者曰脂,释者曰膏"。根据"津血同源"理论,明代医家张景岳指出:"津液和合为膏,以填补于骨空之

中,则为脑为髓,为精为血。"由此可知,膏与津液同一源流。《灵枢·五癃津液别》云:"五谷之津液和合而为膏者,内渗入于骨空,补益脑髓而下流于阴股。"故津液与膏脂同源。王德春认为高脂血症多见于老年人,人年过半百,阴气自半,肾气不足,气不化津,清从浊化,变生痰浊,肾阴亏虚,灼津为痰,痰浊壅塞脉道,血滞成瘀。故本病常属本虚标实,本虚为肝肾阴虚,标实为痰瘀阻滞,治疗当标本兼顾。

### 2. 心力衰竭乃心之阴阳两虚

中医学认为"心主血脉,而气血通荣脏腑,遍循经络……心统领诸脏,其劳伤不足,则令惊悸,恍惚是心气虚也"。心脏的正常搏动,依赖于心之气阳的鼓动和温煦,心之气阳为心脏功能的基本动力。心力衰竭的本质为心之气阳不足。大量的研究业已证明,心气虚证心功能减退。气阳同属一性,心阳虚是心气虚程度的加重,为心气虚证候的基础上,因四肢肌肤不得阳气的温煦而合并寒象也。

王德春通过观察 145 例充血性心力衰竭患者心功能状态,探讨中医虚证分型与心功能分级的关系,为中西医结合综合诊治提供依据。

本组结果心力衰竭心虚证各证型间心功能分级有显著性差异,心气虚、心气阴两虚、心阳虚和心阴阳两虚证与心功能分级型显著正相关。心力衰竭心气虚(兼阴虚)心功能主要在Ⅰ级,心阳虚(含心阴虚)主要为心功能Ⅱ级和Ⅳ级,进一步说明心力衰竭心阳虚为气虚的加重。心力衰竭心虚证各证型间心功能减退程度虽有明显差别,但又相互重叠。这恰恰符合中医学中气阴阳间的转化规律。王德春认为心力衰竭心虚证从心气虚和阴损及气的心气阴两虚始发,心气阴两虚进一步发展阴损及阳则转化为阴阳两虚。心气虚可伤阴发展成气阴两虚,损阳则发展为心阳虚,进一步阳损或阴伤而表现阴阳两虚证。因此,阴阳两虚证为心力衰竭心虚证之最终发展,为心力衰竭的重晚期阶段。总之,心力衰竭的严重程度与其心虚损的程度量显著的正相关。因此,可以从中医辨证分型上,反映出心力衰竭的严重程度,有助于预后判断。同时,又可从西医心功能分级来协助中医心虚证的客观辨证和论治。

······【临床经验】······

### 1. 大补阴阳治心力衰竭

心力衰竭中医病机虽以心肾气阳虚衰为主,但阳损及阴,亦可气阴两虚。气虚则血不行而瘀血,阳虚则水饮泛滥肌肤,射肺凌心。治病必求于本,治拟大针、阴阳。方用参附强心汤(党参 30 g,制附片、麦门冬、五味子各 10 g,玉竹、葶苈子、车前子各 20 g,赤芍 15 g)。参附强心汤立方以参、附为君,峻补阳气,盖温阳则利水,益气则活血,水饮、瘀血等阴寒之邪随之而消;但善补阳者于阴中求阳,辅以麦门冬、五味子、玉竹养阴护阳;佐以葶苈子、车前子泻肺利水、平喘消肿,赤芍活血化瘀,调畅气血,起到益气温阳、利水活血、阴阳兼顾、标本同治的作用。经临床研究发现参附强心汤明显增强心肌收缩力和泵功能。

## 2. 滋补肝肾、祛瘀消脂治高脂血症

中医辨证高脂血症属肝肾阴虚证,主症为头晕、腰膝酸软,次症为口干、耳鸣、健忘、少寐、手足心热、舌质红、少苔、脉细数。高脂血症多见于中老年人,人年过四十,阴气自半,肾之气阴不足。肾与膀胱相表里,肾虚则津失布化;肾虚及脾,气不化津,清从浊化,变生痰浊;肾阴亏虚,水不涵木,虚火上炎,灼津为痰。痰浊浸淫血脉,壅塞脉道,血行黏滞,血滞成瘀。故本病常属本虚标实,本虚为肝肾阴虚,标实为痰瘀阻滞,治疗当标本兼治,故用五味首乌片、心安宁胶囊或首乌降脂片治疗。

心安宁胶囊由何首乌、珍珠粉、山楂、葛根组成。何首乌性味苦甘、涩、温,归心肝肾经,《本草备要》记载何首乌"补肝肾,涩精,养血祛风,为滋补良药",是为君药;珍珠性甘咸寒,入心肝经,有镇心安神、养阴祛风作用,可消灼津之虚火,是为臣药;山楂性味酸甘微温,归脾胃肝经,能消食积散瘀血,辅助君臣,使补中有通;葛根性甘凉平,可生津液,升发清阳,《本草拾遗》记载"葛根生者破血,合疮,堕胎",辅助山楂活血行滞,是为使药。上药合用,配伍合理,切中病机,具有养阴宁心,化瘀通络功效,对肝肾阴虚,兼夹血瘀的高脂血症患者尤为适用。现代药理研究证实,何首乌有效成分含蒽醌衍生物可有效减少和阻止肠内类脂质的吸收,促进脂类物质的转运和代谢,阻止类脂质在血中滞留或渗透到动脉内膜。生山楂有降低胆固醇及甘油三酯,降低血液黏稠度,改善血循环的作用。有报道葛根黄酮有扩张冠状动脉的作用,可明显降低血清胆固醇,对饮酒大鼠所致血清载脂蛋白 AI 降低以及 TG 升高。葛根口服液均有明显拮抗作用。临床研究也证实,高脂血症中医辨证属肝肾阴虚是临床常见证型,心安宁胶囊具有滋补肝肾、消导脂浊、活血通脉作用,是标本兼治的纯中药制剂。通过对 62 例高脂血症患者的临床观察,该药不但能显著地降低血清 TC、TG 的含量,同时也能明显提

高 HDL - C 的含量并降低 AI 值。对血浆纤维蛋白原含量也有明显的改善,疗效令人满意。

首乌降脂片由制首乌、熟地、淫羊藿、生山楂、牛膝等药组成。制首乌,入肝、肾,有滋补肝肾,填精养血,乌须发,抗衰老的作用。药理证实何首乌及其提取药均有显著的降血脂和抗动脉粥样硬化作用,这可能与其益精血之功效密切相关,是为君药。干地黄苦甘凉,亦入肝肾,熟者为滋补肝肾之要药,可加强首乌滋补肝肾,填精养血,调脂抗衰之作用,是为臣药。肾为水脏,内寓真阴真阳,阴阳互根,故阴虚每可导致阳虚;中年以上之人,肝肾阴虚每伴。肾阳不足,故取淫羊藿温肾助阳,以冀阳中求阴,阳生阴长;研究表明淫羊藿具有扩张血管,减少钙内流抑制血管平滑肌细胞增殖和诱导血管平滑肌细胞凋亡,从而抑制由高脂血症导致的动脉粥样硬化病变作用。生山楂入脾胃肝经,有消食散瘀,消肉积作用,有助于消导食源性脂质;其药理亦证实,山楂具有显著的降低血清胆固醇和甘油三酯的功效;二者既可辅佐君臣补益肝肾,调节血脂平衡,又具有一定的活血通脉的作用,故为佐药。怀牛膝可补肝肾,兼能活血,且有降压、降脂、抗氧化、清除自由基的作用,能引诸药下行以补益肝肾,助山楂活血,有利于痰瘀的清除,是为使药。

## 【 经 验 方 】

### 1. 五味首乌片

组成:制首乌,熟地,淫羊藿,生山楂,牛膝等。

用法:每次 5 片,每日 3 次,口服,疗程 6 周。

功效:滋补肝肾,消导脂浊,活血祛瘀。

主治:高脂血症之肝肾阴虚证。

### 2. 参附强心汤

组成:党参 30 g,制附片、麦门冬、五味子各 10 g,玉竹、葶苈子、车前子各 20 g,赤芍 15 g。

用法:每日 1 次,每次 1 剂,水煎服。

功效:益气温阳,利水活血。

主治:慢性心力衰竭属心肾阳虚者。

## 主要论著

王德春,吴悦,章凤杰.左心室舒张期时相的超声心动图研究.江苏医药,1984,(3):18.

王德春,吴悦,何熹延.正常人与冠心病人左心功能的超声研究.南京中医学院学报,1984,(3):56～59.

王德春,刘光元.溃疡性结肠炎治验一例.南京中医学院学报,1987,(2):50.

王德春,钦秋毫,祝光礼,沈建平.参附强心汤治疗心力衰竭138例的临床研究.江苏中医,1994,15(8):42～43.

## 参考文献

[1] 娄彬,王德春.心安宁胶囊治疗高血脂血症及对纤组蛋白原血小板聚集影响的研究.中医药学刊,2002,(1):89.

[2] 娄彬,王德春,徐重白,等.首乌降脂片治疗高脂血症临床疗效观察.中华中医药学刊,2007,(2):315～316.

# 王德明

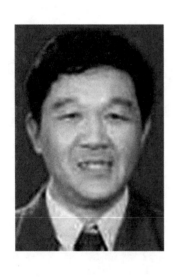

【个人简介】

王德明，男，1943 年出生，江苏省高邮市人。江苏省中西医结合医院主任医师，南京中医药大学教授、博士生导师。全国名中医，江苏省名中医。曾获得江苏省中青年有突出贡献专家称号，担任过江苏省中医药学会常务理事、肝胆病专业委员会副主任。第四批全国老中医药专家学术经验继承工作指导老师。

1962 年在南京中医学院（医疗系）读书，1968 年起在江苏省海安县医院行医，1978—1981 年在上海中医学院（研究生）攻读硕士学位研究生，1982 年起一直在江苏省中西医结合医院从事中医内科临床工作。主持省级课题 4 项、参加 12 项，获得江苏省科技进步三等奖 1 项，国家科技发明奖 1 项。创制治疗慢性萎缩性胃炎的"胃萎灵胶囊"和治疗慢性乙型病毒性肝炎的"克澳冲剂"2 项院内制剂。发表学术论文 30 余篇。

**1. 重视掌纹诊断学**

王德明认为中医掌纹诊断学的理论依据为中医的整体观念、阴阳理论、五行学说,以及经络理论、全息理论和易学。手掌是手三阳经和手三阴经的交汇处,共有六条经脉在这里交汇,包括:手太阴肺经、手阳明大肠经、手厥阴心包经、手少阳三焦经、手少阴心经和手太阳小肠经。中医认为人体局部与整体是辩证统一的,每一局部都与全身脏腑、经络、气血有密切联系。"司外揣内、见微知著"也是中医掌纹诊断学的基本原则。

中医掌纹诊断学主要为中医诊断学中望诊之"望手诊",其次为"触手诊""按手诊"和"动手诊"。望手诊,是对患者手部的不同部位进行详细的观察,包括望手的神、色、形、态多个方面;触手诊,是对患者手部的温度、痛觉、触觉进行的检查;按手诊,是对患者手指、手掌、指甲等部位异常变化(如凹凸、硬结等)或异样感觉(如寒、热、酸、麻、胀、痛等)的检查;动手诊,是对患者手部关节主动和被动活动范围的检查。望手诊主要是"望掌纹""望掌色"和"望掌形"。异常的掌纹包括米字纹、十字纹、三角纹、岛纹、并字纹、矩形纹、星型纹、链状纹等特征;异常的掌色包括手掌某区域出现白斑、红斑、掌色发黄等特征;掌形有细长形、四方形、横短形 3 种。

**2. 临证善用"易经辨证"**

《素问·阴阳应象大论》曰:"善诊者,察色按脉,先别阴阳。""阴阳者,天地之道也,万物之纲纪,变化之父母,生杀之本始,神明之府也。"张景岳指出:"天地之道,以阴阳二气造化万物;人生之理,以阴阳二气而长养百骸。易者,易也,具阴阳动静之妙;医者,意也,合阴阳消长之机。"《周易》曰:"一阴一阳之为道,夫易开物成物,昌天下之道,乾称父,坤称母。"王德明善用"易经辨证",认为脾土原本为坤土卦,而慢性萎缩性胃炎初病为艮土卦,仅伤及脾阴;中病为巽木卦,不仅耗脾阴,亦伤脾气;后期为乾金卦,而金克木,使润泽厚载之"脾土"演变成津枯血凝之"金木",由脾胃之疾演变成脾肝肾等多脏腑病变,由耗气伤阴演变成血瘀痰凝的病理结局,因此导致肠上皮化生,甚至癌变。

### 3. 肠易激综合征本质为心肾不交

王德明认为肠易激综合征无论临床表现为腹泻还是便秘,均为"脾失健运"所致,脾失健运源于脾虚致肠道传导失调,脾虚致气滞者则便秘,脾虚致失固者则腹泻。而"肝木克土,肝郁脾虚"为病机关键。但是王德明认为本病的内在本质是"心肾不交"。肠易激综合征是慢性病,一年中至少发病 3 个月,久病及肾,而肾为坎宫,水火之脏,故需补肾火(阳)以温煦脾土,补肾水(阴)以济心火滋肝木,实为调和肝脾治本之法也。《素问·灵兰秘典论》称"心者,君主之官,神明出焉""故主明则下安,主不明则十二官危"。《医学正传·秘结》亦曰:"肾主五液,故肾实则津液足而大便滋润,肾虚则津液竭而大便燥结。"心肾相交,才能协调全身脏腑功能;心肾不交,则变生诸症。肠易激综合征临证常见失眠、多梦、健忘、焦虑等"心肾不交"表现。中医病机十九条亦曰:"诸痛痒疮,皆属于心",肠易激综合征时有腹痛作泻之症与心之功能有密切联系。

### 〖 临床经验 〗

#### 1. 疏肝理气、化痰和胃治胆汁反流性胃炎

胆汁反流性胃炎是以上腹灼痛,口干口苦,胆汁样呕吐,嗳气泛酸为临床特征的一种慢性胃炎。胆汁反流性胃炎,症见呕恶、口苦、胃脘胀痛伴灼热感,一派胆胃不和,胆火上逆之象。究其原因,王德明认为肝郁脾虚是内在的主要病机,胆胃同病是主要临床症状。肝郁脾虚,胆胃不和,胆汁不循常道,上逆犯胃,日久痰热互结。故以疏肝理气、和胃降逆为其大法,适当佐以清热化痰,故常选用降逆和胃之半夏厚朴汤、清肝解郁之左金丸、清化痰热之小陷汤为主方加减,有时虑及肝为刚脏,体阴而用阳,宜柔为补,切忌攻伐,常加入养阴柔肝之药,取一贯煎之意。临证药选法半夏、厚朴、紫苏、黄连、吴茱萸、柴胡、枳壳、白芍、白术、全瓜蒌等。

#### 2. 疏肝健脾、化痰行血治脂肪肝

王德明认为脂肪肝治疗的重点主要是针对肝不条达、脾失健运以及由此所产生的痰浊瘀血的病理状况,采用疏肝健脾、消壅散滞、化痰行血等方法,自拟消脂益肝饮。基本药物组成:柴胡、陈皮、白芍、枳壳、半夏、茯苓、炒白术、紫苏梗、神曲、山楂、荷叶、制何首乌、莪术、茵陈、生牡蛎、砂仁、女贞子、甘草。随症加减:

痰热偏重,加决明子、黄芩、虎杖;气滞偏重,加延胡索、香附、乌药;脾虚偏重,加山药、薏苡仁;久病致肝硬化,加鳖甲、三棱、莪术等。方中柴胡、紫苏梗、枳壳、陈皮疏肝理气;茵陈入肝经,为治肝经湿热之要药;白芍、制何首乌、女贞子养阴柔肝;白术、茯苓、泽泻、荷叶、神曲、砂仁、半夏健脾升清降浊,消食导滞;山楂甘酸入血分,善化瘀消肉积,能增加胆固醇的排泄;莪术善行气破血,消积止痛,与山楂同用,共奏活血化瘀之功;牡蛎软坚化痰。上述诸药合用,标本同治,使肝气得以条达,脾胃得以充养,痰湿无滋生之地,肝络无瘀滞之患,临床用之确能迅速改善脂肪肝患者的临床症状,并具有确切的降脂作用,疗效满意。

### 3. 治脾胃病从络病论治

王德明认为胃为多气多血之海,脾胃之病不出两途,一为气病,二为血病,气血之病又相互影响,导致脾胃病反复发作,呈病久入络之势。王德明认为现代快节奏生活方式常致脾胃升降失司,日久易使胃气阻滞,气结血癖。临床辨证中,有时虽瘀血症状表现并不很明显,但从久病入络入手,适当运用莪术、三棱,则瘀去气生,顽症可除。叶天士亦言"胃病久而屡发必有凝痰聚瘀"。莪术性温,味辛、苦,功效行气破血、消积止痛;三棱味苦、辛,性平,入肝、脾经,具破血、行气、消积、止痛之功效,两药为常伍之药,不仅是治疗瘀血疼痛、癥瘕积聚的要药,也是开胃助消之品。莪术、三棱少量应用可以开胃进食,中量可以行气消滞,大量可以破血消积。

### 4. 清利养阴柔肝治病毒性乙型肝炎

王德明治疗病毒性乙型肝炎常从清利温热、养阳柔肝入手。

**(1) 清利湿热,贯穿始终:** 化湿有三法:① 清热燥湿法。本类药物性味苦寒,清热之中,燥湿力强。多用苦参、败酱草、鱼腥草、龙胆草、茵陈等。② 芳香化湿法。此类药辛香温通,芳香悦脾,脾运复健,气行湿化。选用去舌苔浊垢之要药藿香,重者加佩兰、荷叶以升清降浊燥湿化浊。为免日久碍胃滞脾,每喜加砂仁、白豆蔻。③ 淡渗利湿法。常用苡仁、猪苓、茯苓、淡竹叶等使湿浊从小便而出。此三法中首选清热燥湿法,可兼用淡渗利湿法,往往化湿清热,效若桴鼓。

**(2) 养阴柔肝,护肝为要:** 治疗肝炎王德明极为重视"肝者体阴而用阳"的生理特性,认为肝居肋下,内藏阴血,故其体为阴;肝司疏泄,性喜条达,内寄相火,主升主动,故其用为阳。正所谓肝为刚脏,以血为体,以气为用,体阴而用阳。因此论治肝炎需顺其体用之性,重视扶正祛邪,柔养肝阴。俾阴血充足,方能化气为用,司疏泄之权。而阴虚则火旺,火旺则液亏,正不御邪,病难痊愈。慢性肝炎病情发展,多呈阴虚邪恋之候,阴虚则病长,阴足则邪退。处方用药处处以柔肝、养肝、护肝为要。临床常选用南沙参、北沙参、百合、麦门冬、生地黄、白芍、熟地黄、龟板等。

## 【经验方】

### 1. 肠康方

组成:防风15 g,炒白术15 g,生白芍30 g,陈皮10 g,熟地15 g,菟丝子15 g,炮姜3 g,神曲10 g,生山楂10 g,秦皮15 g,白头翁15 g,木香10 g,生甘草6 g。

用法:每日1剂,水煎,分2次服。

功效:疏肝运脾,化湿清热,益肾补脾。

主治:肠易激综合征。

方解:本病由肝木克土,脾失健运,水谷不化,蕴生湿热,肠腑功能失司所致。方中防风发散舒脾;白术燥湿健脾和中;芍药泻肝,缓中和急;陈皮利气醒脾;熟地、菟丝子补益肾之阴阳;炮姜暖脾,神曲、生山楂消食导滞;秦皮、白头翁清热利湿;木香利气,甘草调和诸药。

### 2. 胃萎宁胶囊

组成:黄芪,高良姜,白花蛇舌草,枸杞子等。

用法:每次4粒,每日3次,饭后口服,疗程60日。

功效:益气健脾,温阳和胃,行瘀化痰。

主治:慢性萎缩性胃炎伴肠上皮化生。

方解:本方以黄芪益气健脾;高良姜温阳行气、活血化瘀;白花蛇舌草清热化湿解毒,与诸温药配伍,寒热并用,调和胃肠;枸杞子甘温柔肝养胃,取悦木以疏土之意,兼制温药香燥伤阴之弊。全方共奏益气健脾、温阳和胃、行瘀化痰之效。

### 3. 消脂益肝饮

组成:柴胡,陈皮,白芍,积壳,半夏,茯苓,炒白术,紫苏梗,神曲,山楂,荷叶,制何首乌,莪术,茵陈,生牡蛎,砂仁,女贞子,甘草。

用法:水煎服,每日1剂。

功效:健脾疏肝。

主治：脂肪肝。

方解：方中柴胡、紫苏梗、枳壳、陈皮疏肝理气；茵陈入肝经，为治肝经湿热之要药；白芍、制何首乌、女贞子养阴柔肝；白术、茯苓、泽泻、荷叶、神曲、砂仁、半夏健脾升清降浊，消食导滞；山楂甘酸入血分，善化瘀消肉积，能增加胆固醇的排泄；莪术善行气破血，消积止痛，与山楂同用，共奏活血化瘀之功；牡蛎软坚化痰。上述诸药合用，标本同治，使肝气得以条达，脾胃得以充养，痰湿无滋生之地，肝络无瘀滞之患，临床用之确能迅速改善脂肪肝患者的临床症状，并具有确切的降脂作用，疗效满意。

## 主要论著 ·········································································

王德明，李仪奎. 下法代表方对几种病理模型的不同作用. 中国药理学通报，1986，(2)：55～56.

田耀州，王德明. 辛开苦降法治疗胃脘痛 68 例疗效观察. 中国中医急症，1996，(2)：59～60.

田耀洲，常复蓉，王德明，等. 胆胃胶囊治疗胆汁反流性胃炎的临床观察. 中国中西医结合杂志，1999，(3)：21～24.

王德明，常复蓉，沈明勤，等. "愈肝龙"治疗乙肝病毒携带者 60 例及其实验研究. 江苏中医，1999，(8)：45～46.

靳娅，余国扬，王德明. "肠康冲剂"治疗肠易激综合征 60 例临床观察. 江苏中医，2000，(8)：26～27.

王德明. 麻仁丸抗腹部手术后腹腔粘连作用的研究. 药学进展，2000，(1)：45～47.

王德明. 三物备急丸、十枣汤抗腹部手术后腹腔粘连的实验研究. 南京中医药大学学报(自然科学版)，2000，(3)：162～163.

陆敏，王德明，肖庆龄，等. 急性肠炎寒热辨证与炎症关系. 中国中医急症，2001，(1)：39.

陆敏，田耀洲，王德明，等. 胃萎宁胶囊治疗萎缩性胃炎伴肠上皮化生的临床研究. 中医药导报，2008，(9)：21～23.

陆敏，王德明. 浅谈《内经》之"脾为之使，胃为之市". 时珍国医国药，2010，(12)：3371.

# 参考文献 ·······················································

[1] 陆敏,王德明,奚肇宏. 王德明论中医掌纹诊断学. 辽宁中医杂志,2010,2:247~248.

[2] 魏兰福,王德明. 王德明教授治疗脂肪肝经验. 吉林中医药,2010,11:936~937.

[3] 陆敏. 王德明教授治疗脾胃病经验. 河南中医,2010,10:963~964.

[4] 魏兰福,王德明. 王德明教授治疗病毒性乙型肝炎的经验探析. 中医药导报,2010,8:9~10.

[5] 陆敏,王德明. 王德明治疗慢性萎缩性胃炎伴肠上皮化生经验. 山东中医杂志,2010,11:791.

[6] 陆敏,王德明. 王德明以心肾不交论治肠易激综合征经验. 辽宁中医杂志,2011,1:37~38.

[7] 魏兰福,王德明. 王德明治疗胆汁反流性胃炎经验. 辽宁中医杂志,2011,6:1068~1069.

# 杨桂云

杨桂云,女,1946年出生,湖北省汉阳市人。江苏省中西医结合医院主任医师,南京中医药大学教授、博士生导师。江苏省名中医。曾任中华中医药学会、中国中西医结合学会妇产科分会委员,江苏省中西医专业结合学会妇产科分会主任委员、生殖医学分会副主任委员。第三批全国老中医药专家学术经验继承工作指导老师。

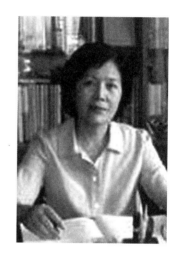

1970年本科毕业于南京中医学院医疗系后,分配到金湖县黎城医院任中医师;1983年上海中医药大学妇科专业硕士研究生毕业,分配到江苏省中医药研究院。长期从事中医及中西医结合妇科临床和科研工作,具有较深厚的中医学理论基础和丰富的临床经验,并在某些妇产科疾病如不孕症、子宫内膜异位症、月经不调、习惯性流产、更年期综合征、子宫肌瘤等的诊治方面有较深的研究和独到的疗效。曾师从上海名老中医沈仲理教授,对中医中药治疗子宫肌瘤、卵巢囊肿进行了临床及实验研究,总结了"清热化瘀消瘤法"治疗子宫肌瘤的理论依据和临床疗效,并探讨了其作用机制。到江苏省中医药研究院工作后又跟随全国著名中西医结合专家孙宁铨主任,重点致力于女性不孕症及月经失调类疾病的中医药诊疗及研究,探索中医药对女性生殖生理轴的调节作用。1991年至1992年曾公派至日本国熊本大学医学院妇产科进修一年。主编及参编《中医妇科学》《中华家庭调补大全》《中成药临床手册》等著作,在国内外医学杂志和学术会议上发表专业论文40余篇。主持完成多项科研项目,其中主持完成的国家中医药管理局重点研究课题"中药补肾活血汤对小鼠体外受精及早期胚胎发育的作用研究"获江苏省科技进步三等奖。

## 【学术特点】

杨桂云在妇科的调治中,依据女子的生理病理特点,研究方药的运用规律,形成了自己独特的辨证思维模式与用药特色。

**1. 妇科疾病以补肾调周为先**

**(1) 补肾调周治疗不孕症:** 下丘脑—垂体—卵巢轴功能异常导致无排卵和黄体功能不健,表现为功能性子宫出血、闭经、不孕等病证。西医常用诱发排卵,改善黄体功能的方法治疗排卵功能障碍性不孕症。中医认为,"种子之法,即在于调经之中","调经"是"种子"的重要手段,杨桂云通过分经后期、排卵期、黄体期、月经期四期周期性治疗,调整月经周期,恢复正常卵巢功能,治疗不孕症临床每获良效。

**(2) 补肾调周治疗慢性盆腔炎:** 慢性盆腔炎是妇科的常见病,可见小腹一侧或两侧作痛,腰酸带下或多,色黄白质黏稠,慢性盆腔炎瘀热湿虚的病理变化是不孕的原因。采用补肾调周的方法标本兼治,有助于调节内分泌,增强免疫功能,促进炎症的吸收。临床中要根据炎症的轻重选择清热利湿化瘀。

**(3) 补肾调周治疗功能性痛经:** 痛经除经行疼痛外,常是不孕的原因,疼痛发作时以通则不痛为治法,平时疼痛未发作,需从本论治,补肾调周,重点放在月经后半期的调治。首先卵子要顺利排出,继之要有良好的黄体功能,维持阳气的旺盛,经血才能顺畅排出。

**2. 从脏腑、气血、阴阳调理月经**

**(1) 补肾调肝,顾护脾胃:** 杨桂云认为,肝肾在月经病论治方面尤为重要。

精气是人体生长发育及各种功能活动的物质基础,包括月经的生理活动。精能生血,血能化精,精血同源,同为月经产生物质基础。同时,精能化气,肾气盛衰主宰天癸的生理活动,天癸是月经产生的必不可少的物质基础。《傅青主女科》云:"经水出诸肾。""经原非血,乃天一之水,出自肾中。"肾是月经产生的根本,肾气的盛衰主宰着天癸的至与竭,只有肾气健旺,才能使天癸成熟,任通冲盛,月经正常;只有肾气充盛,子宫才能发育正常,完成月经、胎孕功能。杨桂云认为肾中精血不充、肾中之气不盛是导致月经病的根本原因,调经之本在于肾。女子以肝为先天,肝藏血而主疏泄,主升发。《素问·六节藏象论》言:"肝者,罢极之本……以生血气。"肝又为冲任两脉之研系。肝气条达,气机条畅,则脏腑安和,气血津液生生不息;肝血充足,则冲任脉通盛,月事得以时下。反之,气郁不达,肝气不得疏泄,则气血失调,势必影响冲任而引起月经病变。前人有"调经肝为先,舒肝经自调"及"调经不先理气,非其治也"之说。脾主运化水谷,脾气升清,把水谷精微上输心肺,化生气血,营养全身,下至胞宫,生成月经。脾又主统血,能统摄控制血液在经脉中运行,使经行正常。而先天之精气只有依靠后天水谷之精气的不断充养,才能保持"实而不满"的充盈状态而发挥正常的生理功能。故临床中应注重后天脾胃的调理,即使肝肾亏虚,亦应重视调理脾胃,因为只有资助后天,才能滋养先天。

**(2) 气血同治,化瘀止血:** 月经的主要成分是血液,治经必治血,然气为血帅,气行则血行,气滞则血凝,气升则血升,气降则血降,故治血必理气,气机疏利,则血行正常,经候如期。若肝气郁结,气机郁滞,血行亦不畅,常导致月经不调,甚或经闭不行,或经行乳房胀痛,经行情志异常等证。治血者,杨桂云常用四物汤加减,盖四物汤养中有行,补而不滞,故为治疗血证的专剂。活血常用当归、益母草、丹参。当归功善补血活血,补中有动,行中有补,血中之气药与圣药;益母草为妇科经产之要药,药性平和力缓,具有行瘀血而不伤新血,养新血而不留瘀滞的妙用;丹参生新血而补血虚,有祛瘀生新的作用,很少使用峻猛攻逐耗损气血之品,而是多选用祛瘀不伤正,既补血又活血的调血之品,寓消瘀于补血。月经病常表现为异常的出血,如月经过多、经期延长、崩漏、经间期出血、经行吐衄等。出血之时,止血是治疗的首要任务,但止血用药不当,常有留瘀之弊。如离经之恶血不清,残留阻塞胞脉,新血不得归经,可使血止后再出血;肝经、胞脉气血阻滞不通,则出现少腹、小腹刺痛,甚则日久成癥,腹中积块。杨桂云在治疗上强调止血不可留瘀,用药上注意选择既能止血又能化瘀之药,如三七、炒五灵脂之类;若出血较多,瘀血之症尚轻,可用止中有化之品,如茜根、大蓟、小蓟、海螵蛸、生地榆;若瘀血较甚,而出血量已少,可用化中有止之辈,如益母草、泽兰等。

**(3) 调理月经,病证结合:**中医认为正常月经规律如月之盈亏,经水期,月满盈,满则溢,按周期循环不已,周而复始,如环无端,周期变化。月经周期的变化与阴阳二气的转化关系密切。阴阳互根,阴极则阳生,阳极则阴生,阴消阳长,阳消阴长,由满而溢,藏泻有期,月经周期的变化,亦即子宫的一种阴阳转化过程。杨桂云认为这与现代医学所研究的月经产生的机制不谋而合,西医认为月经是受下丘脑—垂体—卵巢—子宫这一性腺轴的调节,使子宫内膜发生增殖期、排卵期、分泌期、剥脱期的周期性变化。因此,杨桂云在治疗上主张随月经周期的阴阳消长,调补肾之阴阳,协调气血之盛衰,使经期阴阳得以顺利转化。

····· 〖 临床经验 〗 ·····

## 1. 治月经病严格分期

**(1) 经后期滋肾益阴养血:**经后子宫、胞脉相对空虚,属于在肾气作用下血海空虚渐复,蓄积经血之期,呈阴长的动态变化,血需依赖阴精以化生,精血同源,所以在经后期填补精血是基础,滋阴养血,兼理脾疏肝,取其精血互生,气血相生,使肾阴逐渐滋长,为经期到来奠定物质基础。在此期治疗用药上选用地黄丸、四物汤以补肾填精养血,兼用菟丝子、肉苁蓉、续断以温补肾阳,以奏阳中求阴之效。

**(2) 经间期补肾活血行气:**经过经后期的蓄养,阴精充沛,冲任气血充盛,重阴必阳,在肾中阳气的温煦下,阴阳转化,阴精化生阳气,当阳气足以蒸腾阴精,则出现氤氲之候。此期是肾中阴阳转化的关键时期。故此期治疗应温阳通络,佐以行气活血,使阳气升发,阴阳顺利转化。故处方上又酌加桃仁、红花、川牛膝、皂角刺、桂枝等活血调经通络之药及柴胡、枳壳等疏肝行气之品,使气血和顺,顺利排卵。

**(3) 经前期温补肾阳滋阴:**经间期以后,阳气经过一段时间的逐渐增长,已达到"重阳"的状态。此期阴精与阳气皆充盛,阴阳气血俱盛,为行经或孕育做好准备。如胎元已结,则肾气封藏,子宫继续藏而不泻;若未孕育,则在阳气的鼓动下,子宫、胞脉通达,泻而不藏,经血得以下泄,开始下一个月经周期。此期调经治法以疏肝理气、温肾活血为主。但肾为水火之脏,治疗虽着重于温阳,但宜阴中求阳,不能温燥,只有阴平阳秘,才能冲任健旺。

**(4) 行经期活血行气**:经期血海由满而溢,血室正开,子宫泻而不藏,通过阳气的疏泄,胞脉通达,推陈出新,使经血从子宫下泄,气亦随血而泄,冲任气血骤虚,重阳必阴。此期的"泻"是为了下一个周期的"藏",故气血均以下行为顺。治宜因势利导,以通为主,引经下行。唐容川云:"瘀血不去,新血断无生理。"通过活血祛瘀,使新血再生。

**(5) 辨病论治**:月经先期宜清(先期多热证,以清热固冲);后期宜温(后期多虚多寒,宜温宜补);闭经病定时而攻(采用周期疗法,定时用活血化瘀、理气通经之品);崩漏以塞流(止血以治标),澄源(审证求因,辨证施治以治本),复旧(扶脾健胃,滋肾补肾,以恢复机体自身的功能),三法在辨证的基础上乘时而用。在治疗月经过少中,用六味地黄丸为主方随月经周期女性体内阴阳盛衰的变化进行随症加减。

## 2. 治不孕用人工周期疗法

中药人工周期疗法是在中医学关于"肾藏精""肾主生殖"和女子血海盈亏有期,且生殖有赖于肾气—天癸—冲任—胞宫之间的平衡这一理论基础上,并吸收西医学相关理论而创立的周期性序贯式周而复始的用药方法。本法依据中医学中月经周期不同时期肾气和气血的变化,结合西医学的性腺轴中卵泡发育的不同阶段,以补肾为根本,给予周期性用药。肾为先天之本,主生殖,主藏精,女子生殖生理的全过程是以肾为中心,只有当肾气旺盛,气血充沛,任通冲盛,月事如期,两精相搏,方能成孕。而月经周期的四期的转化即是肾中阴阳气血转化的结果。

**(1) 经后期(增殖期)**:为月经周期的第4~14日。中医学认为此期为阴长期,经后"血海空虚",此时胞宫应在肾气的作用下行使"藏精气而不泻"的功能,使精血充盛、气血和调,为真机期打下良好的物质基础。西医学认为此期是卵泡逐渐发育及子宫内膜修复、增生的时期,由于雌激素水平逐步升高,促使子宫内膜增生、变厚,为排卵作准备。本期的治疗应以养阴、调气血为主,补肝肾之阴精,调脾胃之气血,促使肾阴增长,脾胃气血和调,使脾(胃)肾更好地发挥功能。

江苏省中西医结合医院　杨桂云

**(2) 真机期(排卵前期及排卵期)**：为月经周期的第 14 日左右。中医学认为此期为"重阴必阳"期，是由阴转阳阶段，即肾之阴精发展到一定程度而由阴转化为阳的时期。西医学认为此期子宫内膜受雌激素的不断刺激而日渐增厚，同时卵泡发育成熟，并在垂体促性腺激素作用下卵泡破裂排卵。本期治疗应因势利导，以温阳通络、行气活血为主，促使由阴转阳，以利卵子顺利排出。

**(3) 经前期(分泌期)**：从排卵后到行经前(月经周期的第 15～28 日)。中医学认为此期为阳长期，是由阴入阳阶段，即在肾阴充盛的基础上通过转化为阳而发挥阳的功能。西医学认为此期是排卵后由于卵巢黄体的形成，子宫内膜在增生的基础上受雌、孕激素的影响出现分泌现象，内膜继续增厚，腺体继续变长、弯曲，为胚胎着床做好准备。本期治疗以阴阳平补、气血双调为主，使肾阴肾阳在基本平衡的基础上又得气血和调的支持，从而发挥作用。

**(4) 行经期**：行经意味着新的月经周期的开始。中医学认为此期为"重阳必阴"期，即肾的阳气增长到一定程度而转化为阴的阶段，也即血海满盈后在阳气的推动下而"泻"的结果。此期胞宫的功能类似于"腑"，表现为"泻而不藏"。西医学认为此期是由于排出的卵子未受精，黄体萎缩，雌、孕激素水平随之下降而使子内膜得不到性激素的支持发生坏死、剥脱，则月经来潮。本期治疗应本着通因通用、因势利导的原则，以行气、活血、调经为主，使经血通畅，旧血去而新血生。

······················· 【 经 验 方 】························

### 养阴清热调经汤

组成：太子参 15 g，生地 12 g，北沙参 10 g，牡丹皮 10 g，女贞子 10 g，墨旱莲 15 g，百合 10 g，地骨皮 12 g，制香附 10 g，莲子心 3 g，车前草 10 g，川牛膝 10 g。

用法：水煎服，每日 1 剂。

功效：滋阴清热，凉血润肺，调经止血。

主治：月经前后咳血、咯血、衄血者等子宫内膜异位症。

## 主要论著 ·······················

杨桂云. 闭经医案拾零. 江苏中医，1989，(8)：15～16.

杨桂云.中医药治疗子宫肌瘤的研究进展.河南中医,1990,10(59):41~43.

杨桂云,顾奎兴.白细胞介素对小鼠体外受精及早期胚胎发育的影响.生殖与避孕,1994,14(2):86~91.

杨桂云.益肾为主治疗室女崩漏的临床体会.江苏中医,1996,17(8):27~28.

杨桂云,顾奎兴.补肾活血法治疗卵巢功能失调性不孕症92例.南京中医药大学学报,1998,14(3):56.

杨桂云.中医妇科学.南京:东南大学出版社,1998.

杨桂云,王佩娟,贾晓斌等."补肾活血汤"对小鼠早期胚胎发育的作用.江苏中医,2000,21(11):50~51.

杨桂云,王佩娟,贾晓斌等.补肾活血汤对小鼠体外受精及其早期胚胎发育的影响.中国中西医结合杂志,2001,21(7):522~524.

杨桂云;刘红林.补肾活血方对子宫内膜异位症不孕腹腔液微环境改善作用的实验研究.中医药学刊,2003,21(1):57~59.

杨桂云.补肾活血汤治疗卵巢功能失调性不孕的临床观察.中西医结合学报,2004,2(2):138~139.

杨桂云.不孕症的中医调周治疗及其作用机理初探.江苏中医药,2004,25(3):17~20.

杨桂云.养阴清热调经汤.江苏中医药,2007,39(3):8.

# 参考文献 ·······································

[1] 邢玉霞.杨桂云应用补肾调周法治疗妇科病经验举隅.山西中医,2006,22(5):12~13.
[2] 黄美华.杨桂云论治月经病经验.湖北中医杂志,2010,32(11):27~28.

# 朱启勇

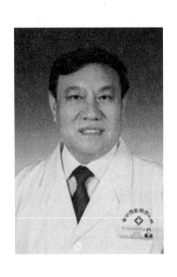

朱启勇,男,1952年出生,江苏省泰兴人。江苏省中西医结合医院主任中医师,南京中医药大学兼职教授、博士生导师。江苏省名中医。曾任江苏省中西医结合学会呼吸分会副主任委员,江苏省、南京市医疗事故鉴定专家成员,国家食品药品监督管理局专家组成员。国务院政府特殊津贴获得者,第五批全国名老中医学术经验传承工作指导老师。

出生于中医世家,师从江苏省著名老中医朱秀峰,并经过南京医科大学医学教育。从事中西医结合临床与科研工作30多年,擅长用中西医结合治疗内科疾病,对急慢性支气管炎、支气管哮喘、慢性阻塞性肺气肿、肺炎诊治尤有体会。承担国家级、省部级科研课题近20项,研制新药5种,并实现成果转让。获国家科技进步奖1次,江苏省科技进步奖4次。

**1. 治支气管哮喘宜病证结合(西医辨病、中医辨证)**

朱启勇在支气管哮喘疾病诊治方面有丰富的经验,主张辨病与辨证相结合、中药复方和现代药理研究相结合,并摸索出治疗支气管哮喘的有效方法。其治法既能体现辨证论治的整体性和灵活性,又能针对支气管哮喘的发病特点起到针对性治疗作用。病证结合即西医辨病与中医辨证相结合,借助于西医检测手段、西医学理论、思维方法对患者做出疾病诊断,在此基础上运用中医辨证思维进行辨证,确定治法,可以使中西医学在病证结合理论上得到有机结合。

**(1) 病证结合治疗支气管哮喘的理论基础:**支气管哮喘(简称哮喘)是一种慢性炎症导致气道高反应性的疾病,通常出现广泛多变的可逆性气流受限,并引起反复发作的喘息、气急、胸闷或咳嗽等症状,常在夜间或清晨发作、加剧,多数患者可自行缓解或经治疗后缓解。支气管哮喘是呼吸系统常见病、多发病属于中医学"哮证""喘证"范畴,早在《内经》中即有"喘鸣""喘呼"的记载,与本病的发作特点类似。中医理论认为,哮喘的病理因素以痰为主。

朱启勇认为在临床诊疗疾病的过程中,对于单病种运用病证结合诊疗方案具有较好的优势,临床应用后疗效明显。将传统中医思路与现代科学设计融合,是病证结合研究的特色,也是中西医结合治疗优于单纯中医或西医治疗的优势所在。

**(2) 对于支气管哮喘的分型:**传统中医哮病辨证较为复杂,不便于临床掌握,朱启勇根据江苏地区支气管哮喘的发病情况,分为4大常见证型,即寒哮、热哮、肺肾两虚证、肺肾气虚证。

寒哮证:喘息反复发作,喉中有哮鸣声,咳嗽咯痰稀白苔白脉细或弦。治以温肺化痰平喘为主。

热哮证:喘息,咳嗽咯痰黏稠或黄浊如脓,口渴欲饮身热苔黄腻质红,脉滑数或弦滑。治以清肺化痰平喘为主。

肺肾阴虚证:喘息干咳无痰或痰少而黏,咽干咽痒,脉细数,舌红少苔。治以养阴润肺平喘为主。

肺肾气虚证:喘息反复发作伴有气短,咳而无力,咯痰不爽精神疲惫,舌质紫气,脉虚无力。治以温肺益肾,降气平喘为主,根据不同证型加减用药。

**(3) 组方的选择：**朱启勇在既往临床和科研工作的基础上结合中药现代药理研究进展，选择以下 6 种药物作为经验方的基础，即麻黄、钩藤、老鹳草、葶苈子、乌梅、甘草。采用辨病与辨证相结合的原则，根据上述的不同证型及兼证(热哮、寒哮、兼肺肾阴虚、兼肺肾气虚)加减用药。热哮证基本方加苡仁、冬瓜仁、鱼腥草、金荞麦、虎杖、海浮石等；寒哮证基本方加细辛、川椒、干姜；兼肺肾阴虚基本方加天麦门冬、青果、蝉衣、木蝴蝶；兼肺肾气虚基本方加南北沙参、补骨脂、仙灵脾、降香、紫石英等。

## 2. 慢性支气管炎瘀血为本、痰热为标

朱启勇在防治慢性支气管炎研究过程中，认识到引起慢性肺心病原因虽多，但以久咳而致者为多见。盖咳嗽不离于肺，久咳必传脾肾，肾为先天之本，主纳气，为气之根，脾为后天之本，为气血生化之源，脾虚则运化无权，聚湿生痰，发为咳喘诸症。且心主血，肺主气，"气为血之帅，血为气之母"。心血得肺气而营运不息，肺气又赖心血为基础，两者相辅相成，久咳不仅肺、脾、肾俱伤，出现咳嗽、咯痰、气短等症。亦可导致心阳不振，血循瘀滞，出现心慌、唇紫、肝大、水肿等症。由于久病正虚，易召外感，痰热阻肺，气血运行受阻，甚至邪入心包，肝风内动，血热妄行，出现昏迷、抽搐、出血等危象，而肺心病缓解期的主要病机乃肺、心、脾、肾俱虚，痰浊阻肺，气滞血瘀，属本虚标实之证。根据缓则治本的原则，肺心病缓解期，采用补正活血、清热祛痰的治则，选用附子、玉竹养心；补骨脂、仙灵脾温肾；黄芪、党参补肺健脾；丹参活血祛瘀；虎杖清热祛痰。长时间服用，以冀逐渐改善心肺功能，增强体质，从而达到改善症状，阻止或减慢病情发展，减少急性发作，降低死亡率的目的。

---

〔 临床经验 〕

---

### 1. 抗菌消炎、宣肺平喘治慢性喘息性支气管炎

慢性喘息性支气管炎是指气管、支气管黏膜及其周围组织慢性非特异性炎症。临床上以咳嗽、咳痰、喘息反复发作的慢性过程为特征，分为急性发作期、慢性迁延期、临床缓解期 3 期。多见于老年人，与吸烟、感染、气候、过敏等多种因素有关。朱启勇采用中西医结合治疗，取得良好疗效。

在常规西医治疗的基础上，采用中药宣肺平喘的治法，具体药物有：麻黄6 g，钩藤 15 g，石韦 30 g，葶苈子、苏子各 10 g，老鹳草、薏苡仁各 30 g，冬瓜仁

15 g，平地木 30 g，苦参 15 g，甘草 6 g。咳嗽严重加杏仁、桔梗；热重加鱼腥草、石膏、黄芩。每日 1 剂，分 2 次餐前温服。

朱启勇认为慢性喘息性支气管炎，属于中医学"喘证"之范畴，多为本虚标实，在肺、脾、肾虚基本上，诸邪诱发形成痰热蕴结于肺，使肺之宣降失司，造成喘病。病在气分，病变脏腑主要涉及肺、脾、肾，痰热蕴肺、肺脾气虚是本病发作期的核心和主要证候。外邪侵袭，肺失宣降，肺气胀满，呼吸不利而致喘促。故在治疗中，祛邪与平喘是其中的两个中心环节。方中麻黄、苏子、葶苈子、平地木平喘；石韦、苦参清热解毒；冬瓜仁化痰；薏苡仁不仅能化痰，且能健脾。现代药理研究显示，钩藤有解痉平喘的作用，肺与大肠相表里，在老年人急性发作期间易发生肠痹，苏子除了能平喘，也能发挥清热通下之功效，缓解肠痹。该方通过抗病毒、抗菌、化痰、平喘的综合效应达到治疗目的。

## 2. 清肺消炎为主治急慢性支气管炎痰热咳嗽

慢性支气管炎的主要临床表现为咳嗽、咯痰、气喘，属中医学"咳嗽""痰饮""喘证"等病的范畴。引起咳、痰、喘的原因，明代张介宾指出外感六淫、内伤七情、饮食起居失调等因素均可引起。其急性发作的诱因多属外感诱发。"肺主皮毛"。外邪侵入人体，首先犯肺。"肺司呼吸""肺为娇脏""主肃降""喜宣降"，外感风热之邪或寒郁化热，或肺素蕴痰热，复感外邪，则肺失清肃，发生咳嗽。热邪灼津为痰，则咯吐黄浓或黏稠痰，不易咯出。故慢性支气管炎急性发作痰热咳嗽主要病机是痰热客肺，肺失清肃。朱启勇根据"治病求本""热者清之""实则泻之"的原则，采用清肺消炎为主的方法，用清肺饮治疗，该方由板蓝根、贯众、鱼腥草、矮地茶等组成。

## 3. 补肾益阴止血治支气管扩张咯血

支气管扩张咯血，病因与"火、气"两者有关。《景岳全书》说："血动之由，惟火与气耳。故察火者，但察其有火无火；察气者，但察其气虚气实……"本病以慢性咳嗽、咯痰、反复咯血为特征，属阴虚虚火上炎，络伤迫血外溢之证。对此症的治疗，陈修园认为忌用辛热、苦寒，主张治用甘润至静之品，补阴配阳，以大剂六味丸为主。朱启勇针对肾阴不足、虚火上炎、迫血妄行之支气管扩张引起的咯血，治以补肾潜阳止血之法。药用炒生地 15 g，牡丹皮、泽泻各 9 g，山药 15 g，茯苓 12 g，磁石 30 g，侧柏叶 10 g，仙鹤草、女贞子各 15 g，旱莲草 12 g，甘草 3 g；血止后加以金荞麦 30 g 继服。方中生地、萸肉、山药补阴；牡丹皮、泽泻清泄肝肾之虚火；加磁石补肾潜阳;佐炒侧柏叶、仙鹤草止血以治标。肾阴充则虚火平,火降则血止。

················· 【经验方】 ·················

### 1. 清肺止咳丸

组成:野马追 62.500 g,黄芩 9.375 g,虎杖 31.250 g,板蓝根 31.250 g,牡荆油 50 ml。

用法:上方经加工制成片剂(18 片),内服,每次 6 片,每日 3 次,开水送服,小儿酌减。

功效:清肺化痰止咳。

主治:急性气管炎及慢性支气管炎急性发作之痰热证,症见咳嗽,咯痰质黏或黄痰。

方解:急慢性支气管炎主要临床表现为咳嗽、咯痰、气喘,属中医学"咳嗽""痰饮""气喘"等病范围。外感或内伤所致的咳嗽,均病位在肺。若外邪久羁,化生痰热,久咳正虚,复受外邪,痰热蕴肺,肺失清肃而致咳嗽者均用本方。方中野马追清热解毒,祛痰定喘为君;辅以黄芩清肺泻火,除湿热为臣;虎杖、板蓝根清热解毒,牡荆油祛痰止咳为佐使药。合方共奏清肺化痰止咳之效,用于急性气管炎、慢性支气管炎急性发作痰热证患者,疗效较佳。

### 2. 清肺饮

组成:板蓝根,贯众,鱼腥草,矮地茶。

用法:上药制成合剂,每服 30 ml,每日 3 次,10 天为 1 疗程。

功效:清肺消炎。

主治:急慢性支管炎痰热咳嗽。

加减:方中板蓝根、贯众、鱼腥草等清热解毒,治痰热壅肺;矮地茶等,止咳化痰平喘,适用于肺热咳嗽喘促痰多或发热等症。诸药相合,镇咳、祛痰、平喘。

## 主要论著 ·······················

朱启勇.补肾益阴治咯血.江苏中医杂志,1986,(2):23.

朱启勇.温肾活血汤治疗肺心病缓解期 213 例.辽宁中医杂志,1997,(3):

21～22.

朱启勇,陈新亚.清肺饮治疗急慢性支气管炎痰热咳嗽 321 例.辽宁中医杂志,1998,(4)：21.

朱启勇.辨证分型治疗慢性支气管炎 632 例.辽宁中医杂志,1999,(9)：401～402.

# 参考文献 ·················································

[1] 朱启勇·清肺止咳丸.江苏中医药,2008,(1)：12.

[2] 谌晓莉.朱启勇主任病证结合治疗支气管哮喘经验.内蒙古中医药,2014,(13)：17～18.

江苏省中西医结合医院

朱启勇

江苏中医当代名家学术思想与临床经验

下册

主编 陈仁寿

上海科学技术出版社

南京市

# 丁泽民

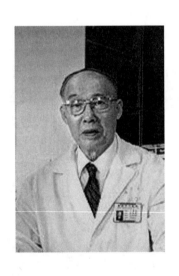

【 个人简介 】

丁泽民,1919年出生,江苏江都人。南京市中医院主任医师,南京中医药大学兼职教授,全国名老中医,江苏省名中医。国家及江苏省非物质文化遗产传统医药项目代表性传承人。历任南京市中医院痔科主任、技术顾问,中华全国中医学会肛肠学会会长,第五届亚太地区肛肠学术会议大会执行主席。享受国务院政府特殊津贴专家。第一批全国老中医药专家学术经验继承工作指导老师。

出生于中医痔科世家,幼承家学,17岁就随父行医,成为"丁氏痔科"的第八代传人。1943年在扬州行医,1945年起在南京行医,1948年就读于南京国医专科学校(中央国医馆)。1956年将祖传的专科器械及验方献给政府,创建了南京市中医院肛肠科,该科室于1994年成为我国最早的一所全国中医肛肠专科医疗中心,2001年成为江苏省首批135医学重点学科和国家中医药管理局重点中医专科和重点专科。1959年、1990年两次被评为全国劳动模范,被授予"南京市科技功臣"称号。1983 年获全国卫生先进工作者称号。撰写《丁氏痔科学》等专著,发表学术论文 50 余篇。

【学术思想】

### 1. 继承创新的开拓思想——改良枯痔散

丁泽民出身于中医肛肠世家,丁氏痔科有近百年的历史,其声誉响彻大江南北。丁泽民天生聪颖,光凭家传的秘方及技艺行医,就足够丁泽民全家生活,也不会承担太大风险。但丁泽民并未满足于此,他深知要做一名好的医生,必须要有扎实的医学功底,仅凭家传的秘方和技艺还不能满足临床工作的需要,他专门拜扬州名医朱霞林为师,系统学习了中医经典及内外妇儿各科,拓宽了知识面,为将来独立行医打下了坚实的基础。

从对痔疾治疗方法的演变即不难看出丁泽民的不断创新思想。丁泽民开始学医时,对痔疾的治疗主要是采用枯痔疗法,他完全掌握了枯痔疗法以后,觉得有砒枯痔散具有一定的毒性,于是开始研制无砒枯痔液,并获得成功。在实践的基础上,丁泽民不断创新,又将无砒枯痔液改制成可低浓度大剂量注射、副作用更小的矾黄消痔液,这二项改进和创新,分别获得国家卫生部及南京市卫生局的奖励。

### 2. 减轻痛苦的受伤观念——发明微创技术

微创技术是现代外科学中的一大革命,它相对传统手术而言,具有四大特点:切口小、创伤小、恢复快、痛苦少。在丁泽民的诊治痔疾过程中,自始至终都体现了一个爱伤观念和微创思想。丁泽民的微创思想体现了他的人文关怀的爱伤观念,具体微创技术有分段齿形结扎法、半闭锁疗法;肛瘘旷置疗法、缝合套管引流疗法;肛裂的侧切疗法等,对后学影响很大。现在南京市中医院近年引进的大肠疾病的腹腔镜下治疗、肠镜下的 EMR 治疗、痔的多普勒超声结扎等术式,都是这一思想的延伸和继续。

### 3. 衷中参西的融会思想——引进现代技术

丁泽民是一名正宗的老中医,但从来不排斥西医学。早在 20 世纪 40 年代,他就开始系统学习西医学,积极吸收引进西医学知识与先进技术为我所用。丁泽民在 20 世纪 80 年代初,就赴日本学习、考察,与国外建立了一定的联系。他在全国最早将激光、微波、冷冻等新技术,将慢性便秘的各种动力学检查技术引进中医肛肠学科中,使南京市中医院肛肠学科以不断的发展,并对全国中医肛肠学科产生了一定的影响。

【 临床经验 】

### 1. 治痔病清肺泻下

丁泽民治疗痔病常采用清肺泻下法,对实证痔核脱出、嵌顿、大便不通,肛门肿痛,舌苔黄腻,治拟清上通下法,常用泻白承气汤、麻杏石甘汤。肺与大肠相表里,肺系疾病常可通过经络的传导导致肛肠疾病。临床上常常见到慢性久咳之患者,由于腹压增加而脱肛,治疗时,可采取下病取上、肠病治肺的方法。本法以麻杏石甘汤为主辛凉泻肺,辅以黄芪、升麻益气升提,佐以芍药、甘草缓急止痛,柴胡既能发散风热,又能升举阳气,诸药合用能使肺之气道通畅,肠之经脉调和,肛之脱出渐入。

### 2. 治虚证便秘益气宣肺

虚证便秘系脾气虚弱,推动乏力,肠道传导失职,故而大便困难。丁泽民认为,虚证便秘仅仅益气,恐难奏效,肺与大肠相表里,上气不宣,则下气不通,故治疗时当辅以宣肺方药方能取效。便秘有虚实之分,而以虚证为多,特别是老年体弱者,往往虚实夹杂,而以虚证为主。凡大便不通,肛内肿物脱出、肛门不痛、指检肛门括约肌松弛者,可诊断为气虚便秘。常用方为黄芪汤。常用药黄芪、白术、当归、枳实、车前子、火麻仁、杏仁、紫菀、桔梗等。

### 3. 治肛瘘扶正祛邪、内外并治

部分肛瘘患者手术后伤口久延期、不愈合的原因,系湿毒不净,正虚邪恋。丁泽民认为此类肛瘘治当扶正祛邪,内外并治。在手术清创,拔根塞源治疗的同时,结合患者体质进行辨证诊治。通常脓肿后期正虚邪恋,治疗应扶正祛邪,包括西医学的营养支持,都是扶正的方法。中药常用党参、黄芪、白术、当归、首乌、熟地、枸杞子等。

### 4. 治肛裂重在润燥泻火凉血

丁泽民认为,肛裂之肛门疼痛常由于热盛肠燥所致,因此润燥泻火、凉血是治疗的关键。若单用润肠通便之品,而不加泻火凉血之剂,大便虽能软化,但燥热不能解除,肛门疼痛也不能缓解,故润燥与泻火兼顾,对肠燥便结疼痛者最为适宜。常用药如金银花藤、连翘、天门冬、麦门冬、大生地、黄连、灯草、莲芯、绿豆、玄参、生山栀、生草等。

### 5. 治肛门坠胀、失禁补气疏气并用

肛门坠胀是肛肠科常见的症状之一,可由多种疾病所致,多见于中老年女性,丁泽民在诊治这类患者时强调两点,一是要诊断明确,排除器质性疾病;二是要注意患者的体质变化,因为肛门坠胀机制复杂,本质因气虚,脾肾不足,治疗时既要补气,又要疏气,中医学强调整体辨证,还要注意患者的心理(情绪)变化,应抓住脾肾不足这一本质,适当加以调理脾肾之剂,既不可一味益气升提,也不可一味疏肝理气。肛瘘术后,肛门括约肌受损,或年迈体弱肛门舒缩无力导致肛门失禁。肾主二便,脾主肌肉,治疗当从补肾健脾升提入手。常用补益合剂,药如黄芪、党参、肉桂、枸杞子、升麻、柴胡、当归、炙草、陈皮、白芍、白术等。

【 经 验 方 】

#### 1. 丁氏脱肛散

组成:煅龙骨、煅牡蛎、五倍子各 15 g,枯矾 10 g,冰片 2.5 g。

用法:视病情按比例加倍,先将前 4 味药研极细末,过筛,再与冰片研匀,装瓶密闭,随配随用。使用时将药粉适量撒在柔软便纸上便后轻按直肠脱出部分,使药物均匀黏在直肠黏膜上并使之回纳。

功效:收敛固脱。

主治:直肠脱垂。

#### 2. 丁氏止痒洗剂

组成:苦参、蛇床子、地肤子、白鲜皮、土槿皮、土茯苓、防风各 15 g,明矾 20 g。

用法:水煎外用。

功效:清热解毒利湿止痒。

主治:肛门湿疹瘙痒。

#### 3. 复方珠黄散

组成:大黄 100 g,牛黄 40 g,五倍子 10 g,珍珠粉(水飞)40 g,冰片 10 g。

用法：共研细末，水飞晒干，再入冰片研匀，清洗创面后涂撒。

功效：清热祛湿，活血生肌。

主治：肛瘘、痔、肛裂等开放性伤口。

### 4. 清凉膏

组成：青黛，血竭，乳香，没药，冰片等。

用法：上药共研细末，用麻油或凡士林调成膏剂，外敷患处。

功效：清湿热，消血瘀，止肿痛。

主治：肿痛型外痔。

### 5. 消炎膏

组成：飞甘石 15 g，滑石 15 g，血竭 3 g，朱砂 3 g，儿茶 3 g，乳香 1.5 g，铅丹 6 g，梅片 0.9 g。

用法：上药研细末，用凡士林调成 20％～30％ 的油膏，外敷患处。

功效：凉血消肿。

主治：痔疮及肛裂术后。

### 6. 矾黄消痔液

组成：明矾 15 g，黄连 20 g，鞣酸 0.7 g，普鲁卡因 6 g，甘油 100 ml，注射用水。

用法：内痔、混合痔，痔黏膜下层高低位注射法，适当大剂量注射消痔液。三期内痔、混合痔，同时取用四点注射法。肛裂，用四点注射法。将消痔液与 0.5％ 普鲁卡因注射液 1∶1 稀释，于截石位 2、5、7、10 点作四个注射点，从距肛门缘中心约 2 cm 处，作肛门外皮肤穿刺，以放射方向至肛管直肠环平面稍下方的内，外括约肌之间，然后注射经稀释的消痔液，每点 4 ml。

功效：使痔核硬化而萎缩消失，并有止血作用。

主治：各期内痔、混合痔的内痔部分，以及Ⅰ、Ⅱ度直肠黏膜脱垂。

## 主要论著 ·········································································

丁泽民.治疗复杂性肛瘘的经验体会.江苏中医,1959,(5)：32～33.

丁泽民,雷同声,陈贵川.矾黄消痔液治疗内痔 200 例.上海中医药杂志,1981,(11)：16～17.

丁泽民,李柏年.对痔核结扎疗法术后并发症的探讨.上海中医药杂志,1982,(10):26～27.

丁泽民,丁义江,王业皇.丁氏痔科学.上海科学技术出版社,1989.

# 参考文献

[1] 丁泽民,雷同声,陈贵川.矾黄消痔液治疗内痔 200 例.上海中医药杂志,1981,(11):16～17.

[2] 段海涛,曾庆祥.丁氏脱肛散治小儿直肠脱垂 12 例.江西中医药,1995,3(26):22.

[3] 丁义江,郑雪平,丁泽民 等.复方珠黄霜促进肛门术后伤口愈合的临床研究.中医杂志,2003,(44):200～202.

[4] 吴崑岚,尹长恒.丁氏止痒洗剂治疗肛门湿疹疗效观察.承德医学院学报,2003,4(20):318～320.

[5] 许学玉.消炎膏用于痔疮及肛裂术后 110 例临床疗效观察.山西中医学院学报,2007,4(8):34.

[6] 郑雪平,王业皇,丁义江等.清凉膏治疗肿痛型外痔的临床观察.中国中西医结合杂志,2007,8(27):719.

[7] 王业皇.丁泽民学术思想与临证经验研究,南京:东南大学出版社,2007.

南京市

丁泽民

# 谢昌仁

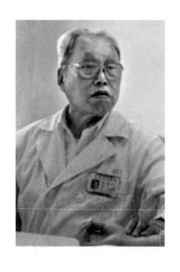

谢昌仁,字怡生,男,1919 年出生,江苏南京人。南京市中医院主任医师。全国名老中医,江苏省名中医。先后担任南京市中医院内科主任、江苏省中医药学会理事,江苏省中医学会内科分会副主任委员、急诊学术研究会主任委员,《江苏中医》杂志社编委,南京市中医学会副会长。曾任南京市第八、九届人大代表及科教文卫委员,多次被评为省市先进工作者和劳动模范。享受国务院政府特殊津贴专家。第一批全国老中医药专家学术经验继承工作指导老师。

出生于南京一中医世家,自幼秉承其父谢浩如亲传,16 岁考入素有"南张北施(施今墨)"之称的一代名医——张简斋创办的南京国医传习所学习,后因战乱停学,1942 年在南京悬壶济世。1945 年抗战胜利后复学,以优异的成绩完成了 5 年学业,1946 年毕业。1951～1953 年进入江苏中医进修学校(现南京中医药大学)再度学习,并与张简斋亲传四大弟子之一、著名中医傅宗翰一同深造研修,故其中医理论功底深厚,也了解一些西医知识。1956 年 3 月将祖传基业捐献给国家,同年进入南京市中医院工作,其后一直从事中医内科临床工作。

谢昌仁不拘门派,博采众长,善用经方化裁治疗时令病以及心、脑、肺、肾等多种疑难杂症,选方用药颇为顾护胃气,尤其擅长脾胃病诊治,临床经验丰富,对妇儿病的诊疗亦是经验独到。曾发表论文论著 30 多篇(部),其中"通腑法的临床运用"1979 年获南京市优秀论文奖;"中风病治疗 510 例小结"获 1997 年南京市卫生局科技成果奖。他亲自研创的验方愈疡止血散治疗消化道溃疡、糜烂性胃炎伴出血,宗圣止痛汤治疗急腹症,消渴十三味治疗糖尿病,治崩汤治疗功能性子宫出血等,临床均获得满意的疗效。

## 【学术思想】

### 1. 四诊合参尤重舌诊

望、闻、问、切是临床诊断的必要依据,谢昌仁临证重视四诊合参,又更强调舌诊,从舌象辨其寒热虚实,定其治则。如肝硬化患者,如果苔少而净、舌紫绛而少津,是为阴伤正衰、瘀血内结,预后欠佳,治宜养正化瘀;若舌质红绛,则示阴虚火旺,易于动血;又若苔现黄厚浊腻,为湿热浊毒蕴蒸之征,有蒙窍昏变之虞。临床还有少数肝病,原本舌光紫晦,或舌如猪肝,迨至神昏之剂,其苔瞬息而垢浊矣。又如尿毒症,苔虽少,但舌质正常,则示肾实质损伤尚轻,预后尚好;若舌胖而紫,满布浊腻之苔,则提示肾损害甚重,乃浊毒冲心蒙窍之兆。又如中风患者,若舌红少苔,是为肝肾阴亏,治宜滋阴潜阳;若舌质红嫩,舌苔薄白,乃心气不足,无力推动血液所致,预后欠佳,治应侧重补益心气;若舌质红绛,舌苔黄腻,乃肝阳痰火,胃腑失清之征,病势虽重,但预后较好,治当平肝化痰,清胃通腑。又有舌色一日数变,或红或紫或淡者,是正气衰竭之危象,预后极差。再如心力衰竭患者,舌多紫晦,苔多浊腻,乃正衰胃败之征,亟宜养正强心,切不可见其有浊苔,而投以芳化,恐散其将亡之真阳而速败矣。

### 2. 通腑祛邪为治病之要

谢昌仁认为临床有很多疾病与腑实不通有关,因此治疗必须通腑以达祛邪,有的专用通腑即可奏效,多数则是兼用通腑,总结出平肝通腑、清胃通腑、温阳泄浊通腑、逐饮通腑、化瘀通腑、逐虫通腑等十法,引申运用于数十种疾病,仅常见病就有20余种。如大便不通,新陈代谢发生障碍,则会导致病情增重,对之宜驱除多余,减轻负担,吐故而能纳新。在通腑法的运用上,有的专用通腑,多数则是兼用通腑。例如高血压病,肝阳痰火偏旺,大便不通,须平肝通腑;胃火重,口咽破痛,大便干结,须清胃通腑;温热病,阳明里实,须泄热通腑;寒热腹痛,表里俱急,则须发表通腑;湿热偏盛,发黄便秘,须清利通腑;积滞困中,腹痛便秘,须导滞通腑;尿毒症,浊气犯胃,呕恶不食,须温阳泄浊通腑;痰饮积聚于胁下,或湿热浊水中阻,须逐饮通腑;瘀蓄下焦,小便不利或瘀凝气滞,腹痛肠痈,须化瘀通腑,以及虫积腹痛,大便困难,则须驱虫通腑等。

### 3. 顾护脾胃为用药原则

谢昌仁重视脾胃养护,在临床指导患者养生过程中,告诫患者不可暴饮暴食而致脾胃损伤,在辨治过程中经常问患者食欲、食量及大便等情况。认为胃乃多气多血之腑,主受纳、腐熟水谷,宜通不宜滞,宜和不宜逆。胃脘痛往往因中焦壅遏、肝气横逆、胃气失和,不能受纳而出现饮食积滞内困、气机失畅、痰热内生的病理变化,关键在于痰热中阻,气机壅遏不降。因此治疗以苦降辛通为大法,功在调畅气机、和胃降逆,尤其推崇加味连苏饮合温胆汤加减。治疗中焦气虚,谢昌仁认为治疗上倘一味补中则壅气机,宜配用理气化湿药,做到通补结合,切忌过于壅补而忽视通降之法。谢昌仁用药不喜庞杂,力求简练,多在10~12味之间,且药量轻灵,煎煮后药液不至于过多,患者易于接受,同时脾胃也能承受。谢昌仁认为胃以通为补,切忌早补、峻补,即使中气不足者,也很少用党参,而用太子参;阴津亏虚者往往仅用沙参、麦门冬、白芍等不腻之品,特别慎用熟地、山萸肉、桂圆等以防壅补碍胃。加味连苏饮、黄连温胆汤均有苦寒之黄连,但谢昌仁用黄连药量仅为3 g左右,同时多加吴茱萸1~2 g寒热相配,以防黄连苦寒伤胃。

### 4. 治疗急症首选经方

谢昌仁擅长诊治内科急性热病,临证常按温热病卫气营血不同阶段,根据致病因素和发病季节的差异,机体的反应和病理变化的不同而细心辨证,采用不同的治则和方药。其中擅用经方治疗急症为其特色,如用葛根芩连汤治疗细菌性痢疾、急性肠炎;用四逆散治疗急性胆囊炎、胆石症急性发作、胆道蛔虫症、急性阑尾炎、急性尿路感染、肾绞痛、肋间神经痛、疝气等;用麻黄连翘赤小豆汤治疗急性荨麻疹、急性肾炎、急性黄疸型肝炎等;小青龙汤治疗慢阻肺急性发作;承气汤治疗急腹症,如胰腺炎、急性肠梗阻等;桃仁承气汤治疗癃闭(尿潴留),临床均取得较好疗效。

<hr style="border: 1px dashed;" />

## 【临床经验】

### 1. 治急性脑血管病变以清肝化痰为法则

脑出血为临床常见病、多发病,大多数患者表现为头痛,昏晕,面赤,半身不遂偏瘫,口角歪斜,舌强语謇,大便秘结和舌苔厚腻,脉多弦劲、弦滑,谢昌仁认为多因肝阳暴涨,阳生风动,挟痰挟火,横窜经隧,蒙蔽清窍所致,治疗上大多采用"清肝息风、化痰通腑"之法为原则,以求其痰火能化,大便通畅,肝阳渐平,内风自息,神志得以清爽,诸症日渐消除,处方常用天麻钩藤饮、蒌贝温胆汤和凉膈散三方化裁。如神志不清者,加菖蒲、郁金,另服牛黄清心丸或至宝丹;半身不遂者,加桑枝、秦艽、地龙;口角歪斜者,加全蝎、僵蚕;身热者,加连翘、黄芩、川连;大便不解者,加大黄、火麻仁;有痰湿者,加胆星、茯苓;呕恶者,加左金丸;阴虚者,加生地黄、白芍、麦门冬、石斛;血瘀者,加归尾、赤芍、丹参、桃仁、红花。

### 2. 治急性肌衄以养阴凉血为原则

急性肌衄多因温邪入内,或热毒内伏营血,或阳明胃热炽盛,灼伤络脉而致,证属热迫营血或阴伤血燥。谢昌仁根据"在卫汗之可也,到气才可清气,入营犹可透热转气,入血就恐耗血动血,直须凉血散血"为指导原则,针对病因论治,采用养阴凉血法,凉血在于消除病因,养阴为维持人体生命活动的必需物质而设。"养阴"与"凉血"药物配伍,根据疾病的不同阶段,不同情况有所侧重,如偏于热盛,侧重在凉血;阴伤液涸为主,则宜养阴为先。常用犀角地黄汤、清营汤、化斑汤等灵活运用,疗效显著。

### 3. 治高热从膜原而透

谢昌仁临床治疗病程时间长,主要症状见往来寒热、缠绵不已,或伴呕恶、脘腹胀满等的高热患者,根据《瘟疫论》"邪在膜原,正当经胃交关之所,故为半表半里""此邪不在经,汗之徒伤表气,又不可下;此邪不在里,下之徒伤胃气,宜达原饮"之理论,选用达原饮加减以和解疏利,破戾气,除伏邪,使邪气溃败,速离膜原,而发热得退。热盛者常与清脾饮合参;往来寒热明显者,多与小柴胡汤合用;兼表者,配豆卷、连翘以透达;湿重者加杏苡仁、蔻仁以芳化,奇效颇彰。

### 4. 治胃脘痛分清虚实

胃痛多系慢性胃炎和消化性溃疡,谢昌仁根据临床症状表现分为实证、虚证、虚实兼证三类。实证病机多为肝郁气质,木失疏泄,横逆犯胃,胃失和降,或因感寒饮食不调而诱发,治以苦辛通降,多选加味连苏饮加减;虚证多为禀赋不足,饮食失调,中阳不运,脾胃虚寒,久痛入络,脉络损伤,治以温运脾胃,多选黄芪建中汤加减;虚实兼证属中阳不运,运化力弱,又兼肝木乘土,胃失和降,治宜温阳和中,苦辛通降,方用建中汤合连苏饮复方。

### 5. 治肝炎分期立法

谢昌仁辨治肝炎常采用清热利湿法、解表清利法、健脾助运法、滋阴疏肝法、和肝化瘀法。清热利湿法使用于急性黄疸型肝炎,方选茵陈蒿汤加味;解表清利法适用于肝炎初起,夹有表证者,方选麻黄连翘赤小豆汤加味;健脾助运法适用于肝炎恢复期或慢性肝炎,常选方六君子汤或参苓白术散加减;滋阴疏肝法适用于肝炎恢复期或慢性肝炎,方选一贯煎加减;和肝化瘀法适用于肝炎病程日久者,常自拟和肝化瘀之剂,常用太子参、白术、黄芪、茯苓、陈皮、枳壳、丹参、桃仁、赤白芍、鳖甲、石见穿等。

### 6. 治慢性泄泻用药独特

(1) **擅用风药**:谢昌仁认为风药具有胜湿止泻作用,又能鼓舞胃气,振奋脾胃功能,健运升清,还可以祛肠中之风,使肠腑传化正常。因此,列风药为治疗慢性泄泻的要药。

(2) **寒温并用**:谢昌仁喜将川连配炮姜治疗泄泻,川连苦寒,能燥湿健脾厚肠,并清化湿热;炮姜辛温,温运和中止泻。二药合用,川连制炮姜之温,炮姜化川连之寒,使之苦而不寒,温而不燥。二药用量相等,临证时可根据病情偏寒偏热而酌情加减。

(3) **炭药止血**:谢昌仁擅用地榆炭、槐花炭、炮姜炭三炭合用是有收敛止血之功,能消除大便黏液。大便黏液之成因,有寒湿与湿热之区别,皆与肠腑不清有关。古人用榆、槐、连治肠风脏毒,谢昌仁用榆、槐清热理肠,炮姜炭散寒祛湿,亦含寒温并用之意。

(4) **脾阴论治**:脾阴不足医家较少论及,谢昌仁认为久泻患者并不少见,久泻则阴伤。若予滋补,易于腻滞,阻碍脾气,又可造成润药滑肠之弊,故脾贵运不贵补;若用香燥,则更伤脾阴,正气难复,只宜平补淡渗,健脾助运,使脾胃功能恢复,泄泻得止,脾阴亦自然恢复。

根据以上理论,谢昌仁总结出祛风胜湿法、升阳益胃法、调和肝脾法、补脾温肾法等治疗慢性泄泻的四大法则,临床应用收效颇佳。

### 7. 治功能性胃肠病重视护理

谢昌仁诊治功能性胃肠病,在审证求因、辨证论治方面有独到的见解,遣方用药也独具特色,形成了自己的诊疗特色和学术思想。谢昌仁善于发挥中药汤剂的优势,处方精炼灵活、配伍严谨,尤其善用经方化裁,顾护脾胃,升清降浊。用药轻清甘淡、精纯不杂,应合时令季节气候特点和脏腑病证演化规律,不喜药多庞杂,不喜重浊滋腻。药食并举,心身并治,湿热、痰热偏盛的患者,劝戒烟酒,少食肥甘厚味和辛辣食物;寒湿、暑湿为病者,提醒冬季防寒保暖,夏季少用空调、少食生冷;脾胃虚弱的患者,饮食宜清淡、易消化,适当食用红枣、莲子、藕、姜、醋等健脾开胃。情志不畅、思虑过度的患者,处方用药的同时,适当予以心理疏导,使其正确对待疾病,树立治愈的信心。

·········· 【经 验 方】 ··········

### 1. 宗圣止痛汤

组成:柴胡,枳实(壳),青皮,陈皮,木香。

用法:水煎服。

功效:疏肝理气止痛。

主治:急腹痛。

方解:方中芍药配甘草和里缓急止痛,枳实(壳)、青皮导滞通腑以止痛,陈皮、姜半夏、枳实(壳)、黄芩化痰利理以疏利气机止痛。本方寒温并用,相辅相成,共奏理气、化湿、活血、通腑、止痛之功效。

### 2. 消渴方

组成:石膏20 g,天花粉15 g,沙参、石斛、地黄、山药、茯苓、泽泻各12 g,麦门冬、知母各10 g,鸡内金6 g,甘草3 g。

用法:水煎服。

功效:清热养阴,滋肾生津。

主治:糖尿病。

### 3. 溃疡止血方

组成：**(1) 溃症止血汤**：黄芪 15 g，太子参 12 g，白术 6 g，炙甘草 5 g，当归 6 g，白芍 10 g，阿胶珠、地榆炭、侧柏炭各 10 g，海螵蛸 12 g，煅龙骨、煅牡蛎各 15 g。每日 1 剂，水煎服。

**(2) 溃疡止血粉**：乌贼骨、白及、参三七(3∶2∶1)。

用法：溃疡止血方每日 1 剂，水煎服。溃疡止血粉三药共研极细末，每日 5～10 g，每日 2～3 次，温开水和服。两方同时服用，7 日为 1 个疗程。

功效：益气健脾，凉血止血，制酸止痛。

主治：上消化道出血。

方解：溃疡止血方中参、芪、术、草药性甘温，补脾益气；白芍酸苦微寒，敛阴和营，当归、阿胶珠养血止血，和营定痛；地榆炭、侧柏炭二药微寒，凉血止血；乌贼骨收敛止血，并具护膜制酸止痛之效；煅龙骨、牡蛎固脱止血。此方不温不燥，不寒不腻，具有健脾益气、养血止血、和营定痛之作用。溃疡止血粉方中乌贼骨功能收敛止血，制酸止痛，对胃脘疼痛伴有吞酸嗳气、便血者颇有功效；白及收敛，药性黏涩，止血效佳；三七既能止血，又可活血散瘀定痛，使血止而无留瘀之弊。三药合而成方，具有收敛止血、活血化瘀、制酸止痛、生肌护膜之作用，益增止血之效果。

### 4. 清化和胃汤

组成：川黄连 3 g，吴茱萸 2 g，陈皮 6 g，姜半夏 10 g，茯苓 12 g，甘草 4 g，枳壳 10 g，炒竹茹 6 g，浙贝母 10 g，乌贼骨 12 g，神曲 12 g，蒲公英 12 g。

用法：水煎服。

功效：行气解郁，清热化痰，和胃降逆，制酸护膜。

主治：胃、食管反流病属肝胃不和、痰热内蕴，症见胸部或胃脘部灼热疼痛，泛酸，嗳气，舌苔黄厚，脉滑数等。

### 5. 清哮汤

组成：南沙参，麻黄，杏仁，黄芩，桑白皮，紫菀，百部，前胡，蝉蜕，僵蚕。

用法：水煎服。

功效：清肺祛痰，止咳平喘。

主治：小儿咳嗽变异性哮喘。

方解：方中麻黄宣畅肺气，止咳平喘，杏仁降气止咳，前胡辛散苦降，长于降气化痰;桑白皮、黄芩清痰止嗽,泻肺平喘;紫菀、百部甘润苦降,温而不燥,润肺止咳,为久嗽必用良药;蝉蜕、僵蚕祛风痰,抗过敏;南沙参味淡体轻,专补肺气,同时可牵制麻黄之温;甘草调和诸药。全方药性平和,不温不燥,标本兼顾。

**6. 丹橘胶囊**

　　组成:丹参,橘皮,山楂,何首乌,决明子。

　　用法:胶囊剂,每次 4 片,每日 3 次,疗程为 4 周。

　　功效:滋补肝肾,活血化瘀,化痰祛浊。

　　主治:中风先兆证之痰瘀阻络型。

# 主要论著

　　濮青宇,谢昌仁.治疗风湿病的初步体会.江苏中医,1959,(12):20～21,26.

　　谢昌仁.用清肝熄风化痰通腑法治疗脑溢血的体会.江苏中医,1965,(5):24～28.

　　谢昌仁.治疗胃脘痛的经验介绍.江苏中医,1966,(4):8～10.

　　谢昌仁.清热滋阴法治疗糖尿病 11 例疗效观察.四川中医,1981,(4):25～26.

　　谢昌仁.肝硬化腹水 31 例疗效观察.江苏中医杂志,1983,(2):24～25.

　　谢昌仁.急性肺炎的证治体会.江苏中医杂志,1983,(6):14～17.

　　谢昌仁.内科血证证治经验浅介.中医杂志,1983,(6):15～17.

　　谢昌仁.温胆汤及加味方的临床运用.南京中医学院学报,1983,(2):13～15.

　　谢昌仁,张菊萍.中医药治疗高热的病例介绍.江苏中医杂志,1984,(1):24,44.

　　谢昌仁.通腑法在急性脑血管疾病中的运用.南京中医学院学报,1984,(2):14～15.

　　谢昌仁,李浩然.四逆散的临床应用.新疆中医药,1985,(3):38～39.

　　谢昌仁.养阴凉血法治疗急性肌衄的体会.江苏中医,1985,(8):3～5.

　　谢昌仁,陈宏儒.脑血管意外伴运动性失语.江苏中医杂志,1986,(7):3.

　　谢昌仁,李果烈,武紫,等.中风证治体会.江苏中医杂志,1986,(1):16～18.

　　谢昌仁,魏启泽,张钟爱.审时用药小识.南京中医学院学报,1986,(4):25.

　　谢昌仁.萎缩性胃炎应用黄连温胆汤治验.江苏中医杂志,1986,(9):17.

　　谢昌仁.谈谈当归临床运用的禁忌.江苏中医杂志,1987,(10):18～19.

　　谢昌仁.达原饮加减治疗高热的经验.南京中医学院学报,1988,(1):46,50.

　　谢昌仁,张钟爱.心衰证治三法.吉林中医药,1993,(2):2～3.

# 参考文献 ·········································································

［1］谢英彪.谢昌仁学术思想及临床经验简介.辽宁中医杂志,1986,(6)：1～3.

［2］徐蕾.谢昌仁主任自拟"宗圣止痛汤"治疗急腹痛.镇江医学院学报,2000,10（1）：189～190.

［3］周玉麟.名老中医谢昌仁治疗慢性泄泻经验.四川中医,2002,20(11)：3～4.

［4］谢晓枫.清哮汤配合灸法治疗小儿咳嗽变异性哮喘.湖北中医杂志,2005,27(2)：44.

［5］徐蕾,张钟爱,奚智蕾等.丹桔胶囊对痰瘀阻络型中风先兆证患者ET－1水平的影响.白求恩军医学院学报,2005,3(4)：222～223.

［6］程彬彬.谢昌仁对功能性胃肠病的辨治特色.光明中医,2007,22(3)：17～19.

［7］谢昌仁.名医长廊.江苏中医药,2007,39(8)：10.

［8］周玉麟.谢昌仁老中医辨治肝炎经验.中西医结合肝病杂志,2010,20(4)：237～238.

# 高淑华

高淑华,女,1928 年出生,江苏镇江人。江苏省南京市中医院中西医结合主任医师,南京中医药大学兼职教授,省市名中西医结合专家。曾任江苏省中医妇科学术委员会副主任委员,江苏省中医学会南京分会及中西医结合研究会理事。享受国务院政府特殊津贴专家。第二批全国老中医药专家学术经验继承工作指导老师。

早期从事西医妇产科,其后参加中医班学习中医理论,掌握了中西医妇科理论与技术。从事中西医结合妇科临床、科研、教学等工作数十年,擅长应用"活血化瘀,清热利湿"法治疗急、慢性盆腔炎症,有效率达 93.5％。此外用"中药外治清利湿热"法治疗妇女外阴、阴道部细菌及真菌感染性疾病,应用中西医结合法治疗子宫内膜异位症、功能性子宫出血、子宫肌瘤、更年期综合征等,且均得到较满意疗效。曾参加《妇产科学》的编写工作,先后总结经验发表论文如《对盆腔炎的发病机理与治疗探讨——附 102 例分析》及《谈中医脏腑

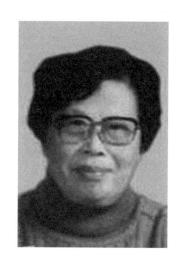

辨证与辨病治疗妇科疾病》等十余篇,科研成果曾获南京市卫生局科技成果二等奖、南京市卫生局科技成果三等奖,论文获得过华东五省一市学术交流优秀论文奖。

············· 【学术思想】 ·············

高淑华运用中西医结合方法治疗不孕症,思路新颖,方法独特,其学术思想及特点主要在体现对该病的病机认识与临床诊治方面。

### 1. 不孕症病因多责之以肾

高淑华认为不孕症病因尽管复杂多样,但其本质与肾关系密切。肾气充盛,天癸成熟,任通冲盛,月事以时下,则受孕有望。中医肾主生殖,概括了脑、天癸、冲任、胞宫间功能的控制和调节。若先天肾气不足,胞宫虚冷,或房劳多产伤肾,精血不足,冲任脉虚,抑或阴虚火旺,血海蕴热,皆不能摄精成孕。而"经水出诸肾",肾亏精少,必致月经失调。其次,情志抑郁,肝气郁结,疏泄失常,致气血不和,冲任不能相资,则无以受孕。再者,经行产后调摄失宜,湿热之邪入侵,与冲任气血相搏,阻滞胞脉,两精不能相合;或因余瘀留阻,冲任受损,胞脉不畅,聚久成癥。

### 2. 不孕症治疗宜辨病辨证结合

高淑华认为治疗不孕症宜探病究源,审病求因。她擅长运用中西医结合诊疗手段,辨明病因与病机,辨证的同时结合辨病,以增强疗效。如治疗排卵障碍引起的不孕症,用补肾调周为法则,再根据检查情况,相应采取促排卵、促黄体、促子宫发育及降低泌乳素等措施;治疗输卵管梗阻性不孕,大多以清利活化剂治疗为主,急性感染明显者适当配服抗生素;治疗子宫内膜异位症、子宫肌瘤,则在辨证的基础上,加破瘀消癥之品,且多配合假孕、假绝经疗法,达到治愈局部病灶,促进生育的目的。

### 3. 对不孕症患者注重心理疏导

高淑华认为不孕症患者大多求子心切,情绪焦虑,而精神因素会严重干扰下丘脑—垂体—卵巢轴的功能,从而影响排卵,与中医认为不孕不仅责之肾不作强,而且与肝不生发有关同理,因而在补肾调经的基础上,佐以疏肝理气及心理疏导,调和气血,调动机体能动性,故配合心理疏导是其治疗不孕症的重要环节。

## 不孕症治疗重在补肾调经、辨证施治

**（1）补肾调经思路：** 高淑华认为补肾调经为治疗不孕症之首要,且补肾应遵循阴中求阳,阳中求阴的配伍原则,忌一味阴柔滋腻或纯用辛热温燥之品。调经方面,她主张按周期分期治疗,经后期血海空虚,阴血不足,卵泡处于发育阶段,治以滋阴益肾,少佐助阳,二至丸合左归丸主之。经间期血海充盈,阴精盛而化阳,治以温阳通络,行气活血,促排卵汤主之,药用紫石英,当归,赤白芍,丹参,香附,鹿角片,枸杞子,茺蔚子,桃仁,仙灵脾,川芎,此方于经间排卵期服用。经前期治以阴阳平补,以补阳为主,兼调气血以暖宫待孕,毓麟珠汤主之。通过补肾调周,使肾气旺盛,精血充足,阴阳协调,建立正常月经周期而达受孕之目的。对湿热为患的慢性盆腔炎症,以清热利湿,行气活血为主,兼以养血调经;瘀血阻滞成癥,则侧重于活血化瘀,软坚散结,消癥通络,辅以益肾调冲,可望胎孕自成。

**（2）辨证分型施治：** 根据产生不孕的原因不同,高淑华将之分为肾虚、气血亏虚、温热蕴结、瘀血阻滞四型予辨证施治。

1）**肾虚：** 多见于排卵功能障碍的不孕。表现婚久未孕,初潮较迟,月经后期,量少色淡,甚则月经稀发不行,腰膝酸软,小腹冷痛,带下清稀,性欲淡漠,舌淡苔薄,脉沉细。偏肾阴虚者,月经先期,量少色红质稠,形体消瘦,心悸失眠,腰膝酸软,舌红苔薄,脉细数。兼肝郁者,月经先后无定期,量时多时少,色黯有块,乳胀胸闷,苔薄,脉细弦。治以补肾填精,温养冲任。药用仙茅、仙灵脾、鹿角片、巴戟天、菟丝子、枸杞子、当归、熟地、白芍、川断、香附。肾阴虚者滋阴益肾,药用女贞、旱莲、白芍、龟板、枸杞、菟丝子、当归、熟地;夹肝郁者,药用柴胡、郁金、陈皮、牡丹皮、茯苓、川楝子等。每日 1 剂,分 2 次服。每于月经中期予促排卵汤。

2）**气血亏虚：** 多见于子宫发育不良之不孕。表现婚久未孕,月经周期正常或延长,经行量少,色淡质稀,或量多如注,面色少华,神疲乏力,头晕心悸,纳少便溏,舌淡脉细弱。查子宫 1/3～1/2 大小,宫颈细长,常并发内分泌功能失调。治以养血益气,补肾调冲。药用太子参、黄芪、白术、白芍、当归、熟地、枸杞、阿胶、山药、仙灵脾、菟丝子、香附。每日 1 剂,分 2 次服。月经中期予行气活血促排卵汤。

3) 湿热蕴结：多见于输卵管梗阻性不孕。表现多年未孕,下腹时痛,腰骶酸痛,带多黄稠,经行不畅,色黯有块,纳谷不思,苔黄腻,脉弦滑。妇查子宫多后倾固定,活动差,附件可触及增厚甚则包块,压痛。治以清热利湿,活血化瘀,行气通络。药用柴胡、黄芩、蒲公英、车前草、赤芍、丹参、生薏苡仁、路路通、泽兰、香附、归尾、鳖甲。并配合中药保留灌肠方：蒲公英、车前草、鸭跖草、黄柏、红藤、赤芍,每晚 1 次,一般不配用西药治疗,待输卵管通液示通畅后,借助辅助检查而促孕。

4) 瘀血阻滞：多见于子宫内膜异位症之不孕。表现婚久不孕,月经量多,紫黑有块,经期腹痛剧烈,进行性加剧,腰痛肛坠,影响日常工作,舌质紫黯边有瘀点,脉细弦。查子宫均匀增大,活动受阻,骶韧带增粗,后穹窿扪及痛性结节。治以活血化瘀,软坚散结。药用赤芍、丹参、三棱、莪术、昆布、海藻、鳖甲、黄芩、菟丝子、黄芪。每日 1 剂,分 2 次服。

## 【 经 验 方 】

### 1. 消积冲剂

组成：赤芍 12 g,红花 6 g,三棱 12 g,莪术 12 g,地鳖虫 10 g,香附 10 g,黄芪 15 g,蒲公英 10 g,生薏苡仁 15 g,昆布 12 g。

功效：活血化瘀,清利湿热。

主治：慢性盆腔炎湿热瘀阻型。

用法：每日 1 剂,水煎取汁,早、晚分服。

方解：本方以赤芍、红花为君,重在活血化瘀;三棱、莪术、地鳖虫为臣药,以助君药破血化瘀;生薏苡仁、蒲公英为佐药,健脾利湿,清热解毒;昆布软坚散结,利水消肿,香附调畅气机,理气止痛,两者合用,消瘀散湿;生黄芪益气健脾,扶正培元。诸药合用,共奏活血化瘀,清利湿热之功。

### 2. 促排卵汤

组成：紫石英 20 g,当归 10 g,赤白芍 10 g,丹参 10 g,香附 10 g,鹿角片 10 g,枸杞子 10 g,茺蔚子 10 g,桃仁 10 g,仙灵脾 10 g,川芎 6 g。

用法：经间排卵期,水煎 250 ml,每日 1 剂,分 2 次服。

功效：温阳通络,行气活血。

主治：不孕症经间排卵期。

## 主要论著

南京市中医院妇科.对盆腔炎的发病机理与治疗探讨——附102例分析.江苏中医杂志,1976,(3)：11～12.

熊庆和,高淑华.中药治疗霉菌性阴道炎疗效观察.中医杂志,1979,(12)：32.

高淑华.治疗阴道横膈术后瘢痕粘连1例.江苏中医杂志,1983,(1)：1.

## 参考文献

张晓甦.高淑华中西医结合治疗不孕症经验.中国中医药信息杂志,2000,7(5)：73～75.

南京市

高淑华

# 李果烈

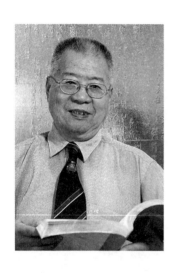

【个人简介】

李果烈,男,1931 年出生,江苏省南京市人。江苏省南京市中医院中西医结合主任医师,国家及省名中西医结合专家。曾任江苏省中西医结合学会常务理事,南京市中西结合学会副理事长及脑血管病专业委员会主任委员。享受国务院政府特殊津贴。全国第五批老中医专家学术经验继承工作指导老师。

1950—1955 年在浙江医学院就读本科,1955—1957 年在辽宁省千山结核疗养院工作,1959—1961 年在辽宁中医学院西学中二期学习中医理论,1961—1965 年在辽宁本溪市中医院工作,1965 年后一直在南京市中医院工作。1961 年始从事临床中西医结合工作,1972 年起从事心血管及老年病临床,对中西医结合治疗高血压冠心病、中风等有所体会。1987 年曾创用颈动脉注射复方丹参液等治疗缺血性及出血性中风取得良好效果。先后发表医学论文 30 余篇,曾获省、市科技进步奖及南京市卫生系统先进工作者称号。

李果烈从事中西医结合临床工作 50 余年,尤其擅长心系疾病,对疑难病的诊治,辨证精细,治法灵活,思路新颖,不拘于传统,善辟蹊径,形成了独特的辨证思路和论治规律。

**1. 论胸痹重视从脾而治**

李果烈认为胸痹的病机与心脾、痰瘀密切相关,主张调脾护心,故在治疗上一贯重视从脾论治。从脾论治,又称"心胃同治法",首载于《金匮要略·胸痹心痛短气病脉证治》:"胸痹心中痞,留气结在胸,胸满,胁下逆抢心,枳实薤白桂枝汤主之,人参汤亦主之。"盖因心、脾为母子关系,心属火,脾属土,心为脾之母,脾为心之子。脾胃为后天之本,气血生化之源,心所主之营血全赖脾胃运化水谷精微而化生,脾胃功能失调可影响气血生化及运行。此外,脾胃与心有经络相连,《灵枢·经脉》曰:"脾足太阴之脉,起于大指之端……复从胃,别上膈,注心中""足阳明之经……属胃,散之脾,上通与心";《素问·平人气象论篇第十八》云:"胃之大络,别名虚里,贯膈络肺,出于左乳下,其动应衣,脉宗气也。"宗气贯穿于心脉,能推动血液运行,其正常运行依赖于脾胃功能的协调。若脾胃功能失调,宗气失源,无力推动血液运行,轻则血瘀,甚至宗气不下,脉中之血凝而留止。因此,若因饮食失节、思虑劳倦过度、情志失调等因素导致脾胃内伤,运化失健,酿生痰浊,宗气乏源,心脉运行不利,阻遏胸阳,从而致心脉痹阻,不通则痛,发为胸痹。

在辨证论治上,李果烈主张将胸痹分为脾胃虚弱、痰浊中阻、肝脾不调三种证型。同时运用相关治脾药物如人参、黄芪、茯苓、白术、山楂、半夏等健脾理气之品与活血通络药相配伍,以达到标本兼治的目的。

**2. 治胸痹主张四法同用**

李果烈认为胸痹一证总属本虚标实。在病因病机上,虚主要指气血阴阳的不足,但以心气虚为基本病理改变;实主要指寒凝、气滞、血瘀、痰浊等,但以血瘀为主;由于"气为血之帅",气血不足则瘀血内生;"血为气之母",血不载气则致气虚;"气主煦之",气虚甚者可致阴寒内生,寒凝则血滞。因此,气虚、血瘀、寒凝常互为因果。其中以阳气亏虚为本,血脉瘀阻为标。

在胸痹的治疗上,李果烈提倡"宽胸宣痹、活血化瘀、芳香开窍、益气(阳)养阴"四法不可偏废,四法在针对胸痹的不同阶段,不同症状时,各有治疗主要方法,但可互相联合应用,以急则治标,缓则治本为原则,注重顾护正气,扶正以祛邪。由于胸痹辨证分型呈现多样性,但心血瘀阻、寒凝心脉、痰浊痹阻、气阴(血)两虚占大多数。因此,气虚血瘀仍为常见证型,在胸痹的辨证治疗中,除结合临床常见的基本证型确立基本治法以外,还需根据证型间的相互兼夹及转化,各治法之间还要互相融通。胸痹发作时,以祛邪扶正,通阳去浊,行气化瘀为主;缓解期则以调和五脏气血阴阳为主,重在扶正。结合胸痹的具体临床症状,常运用"活血化瘀,行气通脉""补气行气,祛痰化浊""中西结合,临证用药"等方法。

### 3. 治诸疾强调辨病确诊

辨病是指对疾病的辨析,是以确定疾病的诊断为目的的,从而为治疗提供依据;辨证是对证候的辨析,以确定证候的病因、病性为目的,从而根据证来确立治法。辨病与辨证都是以患者的临床表现为依据,区别在于一为确诊疾病,一为确立证候。李果烈认为中西医结合不局限于中西药的联合,更体现在诊疗上的相互补充与完善。例如眩晕一证,中医认为多因肝阳上亢、气血亏虚及痰浊内阻等所致的头晕眼花、视物旋转感的一种病症;西医则认为由于平衡器官如内耳、听神经、脑干及小脑内庭核及其联系通路、眼等病变或功能紊乱所致的自身平衡觉和空间位象觉的自我感知错误。

李果烈主张对眩晕患者应当详细询问病史及眩晕的特点,同时选择性的做相关检查如血常规、血压、心电图、Holter、电测听、眼震电图、颈椎 X 线摄片、脑血管超声、头颅 CT、MRI 等以明确病因,便于作出准确的诊断。李果烈在针对由梅尼埃病、药物性眩晕、椎基底动脉供血不足等所致的眩晕首先明确病因,然后根据具体临床症状进行辨证,常予以平肝潜阳、补益肝肾等法配合天麻注射液等综合施治。

### 4. 治便秘注重"濡润"

李果烈对历代医家的著作进行了深入学习和探究,并结合自身多年对老年便秘患者的临床诊治经验,认为便秘的基本病机为大肠传导失司,其病位在大肠,但同时与脾、胃、肝、肺、肾等脏腑关系密切。由于脾失健运,糟粕内停;或因脾肺气虚,中气下陷,大肠传导无力;或因年老体虚,真阳不足,导致肠道无以温运,津液不能正常敷布,寒凝成燥;或因脾气已虚,运化失常,推动无力,致使大便困难;或因肝郁气滞,则腑气不通,气滞不行,甚或气郁化火,灼伤津液,肠失濡润;或因胃热炽盛,下移大肠,内灼津液,燥屎内结;或因肺热肺燥,下移大肠,致肠燥津枯;或因肺气不降或失于清肃,肺与大肠相表里,致大肠传导失职,糟粕内停;或因劳倦过度,损伤阴精,肠失濡润而成阴虚秘;或因肾阳不足,则大肠失于温煦,传运无力,大便不通……皆可导致便秘。

在治疗慢性功能性便秘中,李果烈强调便秘治应突出一个"润"字,除选药应使用润肠通便之品以外,在治疗时必须注重补脾、养阴、清肺、温肾,通过对脾肺肾三脏的调理,促进肠道分清泌浊的正常生理功能,以达到补气养血润燥、缓下导滞通便的治疗效果。例如老年便秘患者病程较长,临床少见单纯实证,多见虚实夹杂。纵观其病理过程多以气虚为本,气阴(津)两伤贯穿始终,可携湿、热、瘀等多种病理产物。治疗上当以润肠通便之外配合益气养阴,补阳养血。养阴则津复,养血则肠润,这本身也是一种濡润肠道的治法。同时,李果烈不主张过多使用刺激性泻下药如大黄、芦荟、番泻叶等,认为此类药物性质大多苦寒,败胃的同时,也可损伤患者的阳气,脾阳亏虚则无力运化水谷精微,肾阳亏虚则失以温煦,无力传运,导致便秘加重。

{ 临床经验 }

### 1. 胸痹从治痰论治

**(1) 痰瘀同治,兼顾温阳:** 胸痹本虚标实的病机中,本虚即以心阳虚为主,心阳虚是胸痹的主要病理基础,由于心阳不振,鼓动血脉无力变生瘀血,津液不得输布聚湿成痰,痰浊瘀血痹阻心阳。《金匮要略·痰饮咳嗽病》亦指出:"病痰饮者,当以温药和之。"根据"治病必求其本"的治疗原则,在治疗胸痹的过程中,针对其本虚标实的病因病机,李果烈强调活血化痰中加以温阳之品,使阳温助于活血化痰。

**(2) 痰瘀同治,兼顾调气:** 津血的运行输布全身赖于气之推动,故气滞或气虚均可致津液及血液运行不畅,液聚为痰,血凝为瘀;同时,痰凝及血瘀又可加重气滞及气虚的形成与发展。因此,气、血、痰在胸痹的病因病机上,相互为患。朱丹溪曰"善治痰者不治痰而治气,气顺则一身津液亦随之而顺矣";李用粹也指出"痰随气升者,导痰先顺气,积痰阻气者,顺气先须逐痰,理气而痰自顺"。两位医家都强调化痰必须理气。因此,李果烈在采取痰瘀同治时,兼顾调气,气行则血行,气行则痰消,气机通畅有利于痰瘀等阴邪的消除。

**(3) 痰瘀同治,兼顾清热:**胸痹患者的病程一般均较长,且反复发作,痰瘀之邪在体内郁结日久必然化热,热邪又会灼津成痰,痰热互结而致瘀,加重痰瘀阻滞。西医学认为胸痹患者多伴有肥胖和血脂升高,而肥胖、血脂升高多与饮食不节有关,如嗜食肥甘厚味、嗜好烟酒等。中医学认为肥胖之人易生痰湿内热,嗜食肥甘之品又能助湿生热,热灼津液而生痰,导致痰热互结。因此,李果烈认为痰瘀之邪常与热邪交结。治疗时常在基础方上加黄连、竹茹、知母、麦门冬等清热化痰或滋阴清热的药物。

### 2. 治胸痹调脾三法

李果烈对胸痹一病强调从脾论治,将相关证型分为脾胃虚弱、痰浊中阻及肝脾不调三种。

**(1) 健脾益气:**适用于脾胃虚弱证,症见心前区疼痛隐隐发作,时作时止,伴心悸,气短乏力,食少纳呆,便溏,舌淡边有齿痕,舌苔薄白,脉细弱或三五不调。治以健脾益气,参苓白术散为主方加减,药用人参、茯苓、白术、桔梗、山药、甘草、白扁豆、莲子肉、砂仁、薏苡仁等。若清阳不升,中气下陷,则用补中益气汤加减;若气血两虚,心神失养,则用归脾汤加减;若脾胃虚寒,失于温煦,可仿仲景用人参汤(即理中汤)加减。

**(2) 豁痰泄浊:**适用于痰浊中阻证,症见胸部闷痛如窒,伴见胸脘痞闷,纳呆呕恶,形体肥胖,头晕耳鸣,苔腻脉滑。治以豁痰健脾泄浊宣痹,以瓜蒌薤白半夏汤为主方加减,药用瓜蒌、薤白、半夏、佛手、陈皮、白豆蔻等。若瘀血内停明显,则加用血府逐瘀汤或丹参饮;若眩晕较甚,可合用半夏白术天麻汤加减。

**(3) 扶肝益脾:**适用于肝脾不调证,症以胸部闷痛为主,发作与情志变化有关,伴两胁或胃脘部胀痛,嗳气,不思纳食,肠鸣,腹痛泄泻,舌淡红,脉弦。治以扶脾抑肝,以柴胡疏肝散为主方加减,药用方取柴胡、枳壳、芍药、甘草、香附、川芎等。临证对气郁明显者,常选用越鞠丸加减以达到流通气血的目的,从而痹通而痛止。

### 3. 治眩晕从肝论治

对于眩晕一证,李果烈主张辨病与辨证相结合,根据前人"无痰不作眩""无虚不作眩""无火不作眩""无风不作眩"等说,在治疗上注重平肝潜阳与补益肝肾。

（1）平肝潜阳：适用于肝阳上亢证，方用天麻钩藤饮加减。药用天麻、钩藤、石决明、珍珠母、杜仲、牛膝、桑寄生、栀子、黄芩、益母草、茯神、夜交藤。李果烈喜用天麻，天麻性平，归肝经，既息肝风，又平肝阳，为止眩晕之良药。临床研究证明，天麻注射液治疗各种眩晕综合征有效率92.2%，对梅尼埃病、药物性眩晕、椎基底动脉供血不足等有效率为95.5%。珍珠母、石决明为常用对药，既可平肝潜阳，又可清肝泻火。

（2）补益肝肾：适用于肝肾不足证，方用镇肝息风汤或天麻钩藤饮化裁。药用川牛膝、代赭石、菊花、生地、石斛、炙甘草、熟地、制首乌、玄参、沙苑子、枸杞子、肉苁蓉。如心中热甚加生石膏以清热，尺脉重按虚者加山茱萸以补益肝肾之阴，眩晕欲仆、颈僵、肢麻加天麻、龙骨治之。

**4. 治慢性便秘宜综合考虑、补虚为要**

在便秘治疗上，李果烈认为针对个体的综合治疗应该是便秘治疗的总原则，其内容除了对排便本身的关注外，还包括向患者推荐合理的饮食和运动，改善患者的精神状态，调整患者的心理状态，改善患者的生活习惯，建立正确排便习惯等，目的是缓解症状，恢复正常肠动力和排便功能。对有明确病因者应尽早针对病因治疗，尽量减少泻药的使用；长期依赖药物排便的患者，应避免滥用各种刺激性泻剂；若多日无法自行排便，可临时使用开塞露纳肛等方法以缓解症状。内科保守治疗无效的，可考虑外科治疗，但应严格把握手术适应证，并对手术疗效做出客观预测。

对于慢性便秘，中医认为"久病必虚""久病及肾"，故治疗上李果烈仍以虚则补之为治疗大法，可选用济川煎加味以补肾益精，润肠通便。方中肉苁蓉、锁阳为君药，补肾益精，同时润肠通便；当归养血润肠，怀牛膝补肾强筋骨，同时善于下行均为臣药；枳壳宽中下气而助通便，升麻轻宣升阳，清阳得升，浊阴自降，且有欲降先升之妙；肾虚气化失职，水液代谢失常，以致浊阴不降，故用泽泻甘淡泻浊，又入肾补虚，与升麻、枳壳合用共为佐使。合而用之，成为温补通便之剂，寓通于补，寄降于升，故可见奇效。

【 经 验 方 】

**胸痹汤**

组成：全瓜蒌30 g，法半夏10 g，桂枝10 g，枳实10 g，川芎10 g，红花10 g，延胡索10 g,鬼箭羽10 g,地鳖虫5 g。

用法：每日1剂,水煎服。

功效：通阳宣痹,化痰通络。

主治：胸痹证属痰阻胸阳,气滞血瘀。

方解：方中瓜蒌涤痰散结,半夏化痰降逆,桂枝温经通阳,枳实破气化痰,四药共祛胸中痰饮,通阻痹之胸阳;川芎、红花、延胡索、鬼箭羽等活血化瘀,地鳖虫搜剔阻痹之经络增其活血化瘀之功效。临床若患者胸膺剧痛超过10分钟不能缓解,或胸痛加重伴四肢厥逆、大汗淋漓、唇指紫绀、血压下降等危象者,应采取进一步检查及抢救措施,以免耽误病情。

## 主要论著

李果烈,马传礼,龙庆余,等.颈动脉注射复方丹参液治疗30例脑血管意外.上海中医药杂志,1987,(10):26~27.

武紫,李果烈.复方丹参液经颈动脉注射治疗中风病30例.南京中医药大学学报,1995,(4):49.

## 参考文献

[1] 黄燕,李果烈.李果烈治疗冠心病心绞痛的经验.四川中医,2012,30(10):10~11.
[2] 李果烈.李果烈·胸痹汤.江苏中医药,2012,44(6):8.
[3] 黄燕,李果烈.李果烈从痰瘀论治冠心病心绞痛的经验.四川中医,2014,32(1):18~20.
[4] 陆艳,李果烈.李果烈治疗老年性便秘经验.河南中医,2015,(3):503~504.

# 李柏年

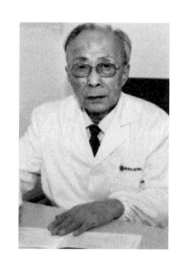

李柏年,男,1933 年出生,江苏省江都市人。南京市中医院主任医师,南京中医药大学兼职教授,江苏省名中医。曾任江苏省中医学会理事、肛肠专科学会主任委员,南京市中医药学会理事、肛肠分会主任委员。享受国务院政府特殊津贴专家。第四批全国老中医药专家学术经验继承工作指导老师。

1956 年进入江苏中医学校中医班学习,同时带授部分课程,1960 年毕后分配到南京市中医院肛肠科工作。从事中医肛肠科临床教学工作 50 余年,擅长肛肠病诊治,对高位复杂肛瘘、环状混合痔肛门缺损、肛门狭窄、肛门失禁、肛门炎性疾病、出口梗阻等疾病的诊治,有很高的造诣,并研制开发适合肛肠临床数中药制剂 20 余种,发表学术论文 30 多篇。获得过 4 项省、市级科技成果奖。曾获全国卫生系统模范工作者称号。

【学术思想】

**1. 溃疡性结肠炎虚损为本、湿热为标**

古代医家对于溃疡性结肠炎并无论述,李柏年考证文献,据其症状将其归为中医"肠澼""休息痢""泄泻"的范畴。本病多因感受外邪、饮食所伤、情志失调、脏腑虚弱等因素导致脾胃运化失职,湿浊之邪内生,蕴久化热,下注肠道,以致肠腑气血凝滞,肠膜血络受损,大肠传导失司而成。李柏年认为本病病机总属本虚标实,脾肾亏虚为本,湿热蕴结为标,气滞血瘀贯穿始终。本病可分为活动期和缓解期两期,活动期以邪实为主,湿热、积滞之邪壅滞肠中与气血相搏结,化腐成脓,脂膜血络损伤,气血壅滞,肠腑传导失司。缓解期以正虚为主,或脾气亏虚,或脾肾阳虚,但也有余邪存在。脾肾亏虚,正气不能抗邪外出,而邪气留恋,损伤正气,故致反复发作。

**2. 湿热毒火为肛瘘主因**

肛瘘成因,传统医学大致分为五个方面:痔久不愈成瘘;风湿燥热之邪太过,过食醇酒厚味,劳伤忧思,房劳过度;局部血液循环欠佳;肛痈溃后余毒未清,不能托毒外出,久不收口。李柏年认为以上成因的关键在于体内湿热毒火,下注于肛门而致,因此治疗应着眼于清湿热,去毒火,同时兼顾辨证论治,而不仅仅是局部治疗。

【临床经验】

**1. 虚症便秘以补虚通滞为要**

(1) **气虚便秘**:补益脾胃为主,理气导滞为辅。李柏年常用生白术、黄芪、太子参等健脾益气,白术归脾胃经,苦而甘温,味厚气薄,为补气健脾第一要药,黄芪、太子参归脾肺经,既能健脾补中又能生津润肺,黄芪为补药之长,能补一身之气;在补益脾胃的同时还应理气导滞,李柏年喜用炒枳壳、炒枳实、青皮、陈皮、乌药、延胡索、桔梗等行气导滞,其中青皮、陈皮理气健脾,除积导滞,常相须为用;气滞轻,肝郁气滞为主者用炒枳壳,气滞重,肠腑积滞为主者用炒枳实;乌药行气导滞,温肾散寒,入肺而宣通,入脾而宽中,用于素体阳虚伴有腹痛者;延胡索行气、活血、止痛,能行血中之气滞,气中之血滞,用于兼有气滞血瘀的便秘,桔梗归肺经,辛温升散,主利肺气,通咽隔,宽中理气,通利二便。

**(2) 血虚便秘:** 对于虚证便秘的患者,忌用通腑泻下药力峻猛的药物,以防虚脱。李柏年常用火麻仁、郁李仁、柏子仁、决明子、瓜蒌仁、肉苁蓉、何首乌润肠通便。其中火麻仁、郁李仁归脾、大肠经,润肠通便,常相须为用;柏子仁润肠通便兼以养心安神;决明子润肠通便兼以清泻肝火;瓜蒌仁润肠通便兼以润燥化痰;肉苁蓉归肾、大肠经,温肾助阳,润肠通便,用于肾阳虚的便秘;何首乌归肝、肾经,补益精血,润肠通便,用于肾阴虚之便秘。阴血亏者,李柏年喜用玄参、生地、天门冬、麦门冬滋阴生津。天门冬、麦门冬归肺经,养阴润燥,清肺生津,常相须为用,滋肺阴以润大肠;玄参、生地归肾经,清热凉血,养阴生津,相须为用,用以肾阴虚者。

**(3) 阳虚便秘:** 久病患者,形寒怕冷,面色㿠白,小便清长,腰膝酸冷,大便秘结。证属肾阳亏虚者,则应温肾助阳,先后天同补。李柏年喜用肉苁蓉、牛膝,其中肉苁蓉温肾助阳,润五脏,益精血,滑肠,牛膝补肝肾,强筋骨,配合补益脾肾的白术、黑芝麻、龟甲共治肾阳虚之便秘。久病患者,命门火衰,温肾助阳的同时应兼顾补益脾胃,脾胃充盛,水谷精微充盈全身,益于肾气充盛。

## 2. 治脓肿内外结合

李柏年认为脓肿早期不主张一味地保守治疗,应当根据情况及时切开引流,但要施以内服中药,以改善脓肿局部的肿胀情况,减轻后期瘘形成的深度。同时用自制的消肿洗剂局部熏洗。

## 3. 治高位肛瘘以保护肛门功能为前提

内口的定位:在肛瘘的治疗中内口的处理很大程度上决定了治疗的成败。李柏年大量的临床病例不仅证实了索罗斯定律,并总结出寻找内口的一套方法。对于内口未与直肠相通,但内口处黏膜很薄,探查时可触及探针的末端,或对于内口已闭合,但切开全部管壁时,在末端有纤维化组织凹陷、硬结、糜烂点、脓腔充血、分泌物、肛乳头肥大等征象,可当作疑似内口。对于少数肛瘘内口无法找到,且管道较深的,为了能更好控制创面生长,可于肛瘘处进行人工造口,并在管道同一垂直方向上挂线,这样也可防止原始内口封闭处仍残留遗患。

直肠环区组织的处理:直肠环区组织的处理直接关系到肛门功能好坏,影响着患者的生活质量。目前多数学者认为应尽多地保留一些组织,以防止肛周组织缺损,影响括约肌的功能。然而,李柏年在处理挂线区域内直肠环区组织时,采取只保留黏膜及少量肛管上皮,对于挂线位置低于 5 cm 的,一般紧线 1 次,2～3 日就可脱落,由于线内肌肉组织少或基本无肌肉组织,紧线时患者均无太大的痛苦,也由于保留了黏膜及少量肛管上皮,愈合保持了肛门外形,减少肛门缺损,从而避免了肛门漏水、漏气,稀便不能自控等后遗症的发生。

术式的选择:术式的选择决定了治疗的成败。李柏年认为对于内口明确且高于肛管直肠环的肛瘘,或内口不明确,但瘘管位置较高,为防止在创腔愈合过程中引流不畅以致外口缩小,均应采用切开挂线术。对于瘘管深且肛缘以外范围大的高位肛瘘,采用部分缝合术,并改良为开窗改道术,不但大大缩短了病程,而且可以使肛内的排泄物和创腔的分泌物从新开的创口流出,从而保护了缝合创口。对于不与直肠相通的高位肛瘘,李柏年首创切开旷置术,此术式对肛外距离较长的支管也同样适合。而对于外括约肌深层以上的旷置区,术后须采用适当的引流物,如凡士林纱条、橡皮片等。对于瘘管深 5～6 cm 的,亦可采用旷置术,只是将瘘管的内口以下部分挂线,以上部分旷置,但须注意紧线的时机,一定要等深部的肉芽生长至挂线橡皮筋平行的位置,方可开始紧线,还须多次紧线方可。对于肛外距离较长的支管的旷置可以有效防止瘢痕过大引起的肛门变形、移位,因为它只是将瘘管的分段呈放射状切开,通过切口将两切口之间的瘘管剥离干净,而保留皮桥,但皮桥不宜太厚,也不宜太薄,以便于术后加压包扎,也不会因局部缺血而坏死。

## 主要论著

丁泽民,李柏年.对痔核结扎疗法术后并发症的探讨.上海中医药杂志,1982,(10):26～27.

丁义江,李柏年,丁泽民,等.注射法为主综合治疗直肠脱垂30例.上海中医药杂志,1990,(5):21.

张苏闻,李柏年,刘永年.微波结合中药治疗老年痔瘘伴前列腺疾病68例临床分析.实用老年医学,1996,(3):30～31,33,50.

陈贵川,李柏年.内痔注射疗法的原理与临床.江苏中医,1996,(4):43.

王业皇,李柏年,欧阳强,等.长效止痛剂治疗肛肠病术后疼痛102例.中国中西医结合杂志,1998,(6):354～355.

章蓓,李柏年.高位复杂性肛瘘 30 例的诊断和术式探讨.实用全科医学,2005,(3):207~208.

许天殊,杨定刚,李柏年.肛肠病手术超前镇痛加长效止痛效果的临床研究.亚太传统医药,2012,(6):124~126.

# 参考文献

[1] 杨溪琳.李柏年治疗高位肛瘘手术方法的临床经验介绍.云南中医中药杂志,2004,(4):12~13.

[2] 张春霞,王水明,金黑鹰.李柏年教授治疗溃疡性结肠炎经验.辽宁中医药大学学报,2011,(5):166~167.

[3] 金黑鹰,张春霞,王水明.李柏年治疗虚证便秘的经验.辽宁中医杂志,2011,(7):1280~1281.

# 刘永年

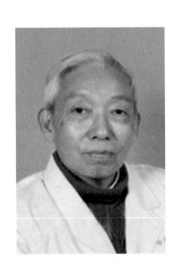

刘永年,男,1934 年出生,江苏省南京人。江苏省南京市中医院主任中医师,南京中医药大学兼职教授。江苏省名中医。曾任中国中医药学会名医学术研究会理事,江苏省中医药学会理事,江苏省中医痛证学会研究会主任,南京中医药学会副会长及内科专业委员会主任委员,南京自然医学会副会长,江苏省第七届政协委员。享受国务院政府特殊津贴专家。第二批全国老中医药专家学术经验继承工作指导老师。

1963 年毕业于南京中医专科学校,后又师从全国名中医傅宗翰习业。从事中医临床及科研工作 40 余年。主编及参编专著有《中医疑难病方药手册》《干燥综合征的中医诊治与理论研究》等,发表论文 60 余篇,获各级科技进步奖 12 项,"六五"期间获南京市优秀科技工作者称号。

## 【学术思想】

刘永年擅长治疗内科常见病如萎缩性胃炎、神经症、血小板减少症、类风湿性关节炎、干燥综合征、红斑狼疮等,有自己独特的学术见解。其学术思想及特点主要有以下几个方面。

### 1. 肾实证多因气郁水聚

刘永年总结了自古众医家认为"肾无实证"的原因并提出肾实证的机制,首先因禀赋雄厚,肾气(阳)充旺而易亢,常可表现出一派实热腾扰征象;其次,五脏之气皆能由郁而痹,一旦肾气被郁,久而化火,即为"郁则少火变壮火"。且肾为水脏,主二阴,职司尿液之泌别,而二阴之开阖,多关乎水(湿),一旦水湿聚积,又可由于禀赋阳盛阴盛之别,而有湿热、寒湿之异,故其不仅易为湿热之邪所充填,又能被寒湿之邪所困扰。再者,肾脏自身功能变动,代谢失常,可使人体内周流之津液精血变生聚积之水邪、瘀血而酿成有形之实邪,在病理上影响其他脏腑,互为因果。脾土壅滞,不能健运,则水液输运失调而致关门不利,使水聚为肿,肺主气而为水之上源,上源阻塞,肺气失肃,通调失司,则源头水聚必泛溢于下,遂使下游失于决渎而成水肿;肾为封藏之本,伎巧出焉,每与肝疏泄相关,肝气(火)郁亢,每易导致肾中龙火腾越,扰动精关则阳强遗泄。既往讳言肾之实证,故常将上述肾实之象归咎于水湿困脾、肺气壅塞、雷火亢旺,而归并于他脏疾病之中。

### 2. 辨病需辨体、治病务求本

体质是人群中的个体在其孕育和生长发育过程中形成的结构、功能和代谢上的特殊性,正是这种特殊性,决定其对某种致病因素的易感性以及产生病变类型的倾向性。刘永年认为体质与治疗关系密切,强调临床对疑难病症情错杂、治疗方向难辨者,可明察体质之差异,因人施治,同病异治,或异病同治,务求治病求本。正如徐灵胎在《医学源流论》中指出:"天下有同此一病,而治此则效,治彼则不效,且不唯无效,而反有大害者,何也?则以病同而人异也。夫七情六淫之感不殊,而受感之人各殊,或身体有强弱,质性有阴阳,生长有南北,性情有刚柔,筋骨有坚脆,肢体有劳逸,年龄有老少,奉养有膏粱藜藿之殊,心境有忧劳和乐之别,更加天时有寒暖之不同,受病有深浅之各异,一概施治,则病情虽中,而于人之体质迥乎相反,则利害亦相反矣。"

### 3. 失眠多因肝失疏泄、气血瘀滞

人的正常睡眠是阴阳之气运动转化的结果,如《灵枢·口问篇》云:"阳气尽,阴气盛,则目瞑;阴气尽,而阳气盛,则寤矣。"心藏神,对睡眠起主导作用,故失眠一症,人多责之于心。然而刘永年认为失眠之因非仅此一端,"随神往来者谓之

魂"，魂发于心而受于肝，以肝血为依托。《血证论》又云："肝藏魂，人寤则魂游于目，寐则返于肝"，故刘永年强调肝对人的睡眠的调控作用，认为如肝的生理功能失调，则容易导致人的睡眠障碍而失眠。

刘永年认为随着社会发展生活节奏加快，工作压力增大，学习负担加重，竞争日益加剧，人际关系复杂，使人们更容易受到来自社会、心理等诸多因素的影响，因此而引发的失眠更为常见。其次，情志因素作用于脏腑，首先影响脏腑气机，使其气机升降出入失常，所谓"怒则气上，喜则气缓，悲则气消，恐则气下，惊则气乱……思则气结"是也。肝主疏泄，调畅气机，肝的疏泄功能正常，则气机调达，气血和顺，脏腑器官的功能活动也就正常。如果肝的疏泄功能异常，则可出现气机不畅，气血紊乱，使阳不潜于阴，阴阳失交而不寐。气滞日久，郁而化火，火性炎上，扰乱神明则不得卧。郁火或灼液为痰，痰热内扰；或横逆犯脾，脾运不健，聚湿凝痰，痰浊内扰，皆可导致失眠。气滞则血瘀，瘀血扰动神明而不寐。七情不畅，肝失疏泄产生气、火、痰、瘀等病理产物，扰乱神明以致失眠发病。失眠日久不愈或抑郁或烦躁，反过来又加重肝气郁滞。两者互为因果，是失眠发病难愈的主要原因。对于失眠患者，除入寐维艰之外，常伴有寐短易醒，梦多纷扰，胸闷肋胀，头昏耳鸣，情绪不稳，或郁或躁，频喜太息，脉弦或细等肝郁神伤的见症。

### 4. 阳痿病常"因郁而痿""因痿而郁"

阳痿病证首见于《内经》，其病因与"气大衰而不起不用"和"热则筋弛纵不收，阴痿不用"有关。此后隋唐诸家多从劳伤、肾虚立论，自明后各家多有发挥。刘永年认为随着生活水平明显提高，体质不断增强，劳伤所致阳痿日少，肝郁气滞已成为阳痿病机的关键，即所谓"因郁而痿"。至于其他原因引起的阳痿，既病之后也常常存在肝郁气滞的病机。再者，肝郁日久常可导致血随气滞而为瘀；肝郁化火，暗耗元阴，肝肾同源，而致肝肾精血亏虚；肝郁克脾，脾失健运，一则气血生化乏源，再者又可酿湿生痰化热，湿热下注，宗筋弛纵而痿。因此，肝郁除了导致肝的疏泄不及、肝血不能荣阴茎而成阳痿外，郁久还可影响其他脏腑功能失调而导致和加重阳痿的发生。可见，肝郁气滞存在于阳痿的各种证型之中，实为阳痿病机的关键所在。抑郁情绪一方面可引起阳痿，另一方面阳痿又可加重抑郁情绪。"因郁而痿""因痿而郁"两者互相影响，形成恶性循环，治疗更加困难。如《明医杂著》说："男子阴痿不起，古方多云命门火衰，精气虚冷，固有之矣。然亦有郁火甚而致痿者。"《景岳全书》指出"多由命门火衰，精气虚冷，或七情劳倦，损伤生阳之气……亦有湿热炽盛,以致宗筋弛纵""若以忧思太过抑损心脾,则病及阳明冲脉……气血亏而阳道斯不振矣"。《杂病源流犀烛·前阴后阴源流》曰:"有失志之人,抑郁伤肝,肝失条达,肝木不能疏达,亦致阴痿不起。"明确指出了情志不遂、肝郁气滞是阳痿的成因。

**1. 治阳痿需达郁兴阳、调适心理**

阳痿是指成年男子由于阴茎痿软不举,或举而不坚,或坚而不久,无法进行正常性生活的病症,刘永年认为病因病机多属肾虚肝郁,治疗补肾同时,勿忘舒肝达郁,并配合心理疏导。

**(1) 达郁兴阳贯穿治疗始终:**阳痿虽有虚实之分,阳痿患者大多为青壮年,此时肾气天癸最为充盛,单纯肾虚并不多见,温肾助阳自非所宜。刘永年通过临床观察体会到,阳痿多为虚实夹杂,肾虚肝郁,肾虚为本,肝郁为标,本虚标实。针对多数阳痿患者肾虚肝郁的特点,应用补肾兴阳、舒肝达郁进行治疗。在整个病程中,无论阳痿的病机如何转变,都有肝郁气滞存在,达郁兴阳应贯穿治疗始终。舒肝解郁常用柴胡、白芍、当归、郁金、陈皮、合欢皮、景天三七等,其中柴胡、白芍、当归、郁金、陈皮从四逆散、逍遥丸而出,可疏肝达郁,且白芍、当归兼可养肝柔濡宗筋;合欢皮、景天三七尚可活血安神,为治疗肝郁血瘀之要药。补肾兴阳,习用九香虫、仙灵脾、巴戟天、肉苁蓉、菟丝子、山萸肉等,以上诸药均具有温阳益肾填精之功效,且温润不燥,故无劫夺阴精之弊,暗合"善补阳者,必于阴中求阳,则阳得阴助而生化无穷"之理。其中九香虫为虫类之品,具有蠕动之性,温而微咸,气味清香,善入肝肾之经,功善理气化滞、温中助阳,其性走窜,疏通力强,对脏腑经络内外、气血凝结之处皆能开之。此外,方中常配伍龙骨、牡蛎之属,安神镇静收涩,兼治遗精早泄。兼肝郁化火,酌加牡丹皮、栀子、黄芩等;兼心神受扰,加莲子心、酸枣仁、茯神、远志等;如伴有前列腺炎、前列腺增生而见湿热之象时,则配伍生薏苡仁、黄柏、炮山甲以清热利湿、化瘀散结;兼厥阴肝寒而见少腹时痛、肢寒怕冷、小便清长者,酌加乌药、小茴香、吴茱萸等温肝散寒。大多阳痿患者,除阳事不举以外,常无其他脏腑形证可辨。适应本法的患者多具如下特点:① 患者多为中青年人,病程长短不一,时好时坏,经常寐中阳举精遗。

② 心理素质较差,多有忧思恼怒、失意郁愤、多疑猜忌、精神压力过重、同房不利恐惧等诱因。③ 体检及理化检查结果,生殖系统无器质性病变。④ 排除冠心病、糖尿病等全身性疾病以及药物所致的阳痿。

**(2) 心理治疗务必高度重视:** 由于精神因素是主要病因,因此在临床上刘永年对在症治疗外,还注意对肝郁的病因进行治疗。根据不同患者所处的环境、经历、文化程度、心理状态及性格特点不同,进行开导,增强信心。

## 2. 治系统性红斑狼疮清热毒、通气血、护阴阳、施专方、防反复

系统性红斑狼疮是一种自身免疫性疾病,病情复杂,病势沉重,疾病发展常呈现"发作→缓解→复发→缓解"的慢性迁延形式,单纯西医治疗很难理想控制病情,而在激素递减的过程中,病情常易发生反跳现象。刘永年经过多年的临床实践认为,通过积极的中医药治疗,能有效控制病情的发展,减轻疾病对脏腑的侵害,改善患者生存质量。本病患者初诊时毒热炽盛表现并不严重,但仍可见舌边尖红、脉细滑数等阳热表现,遵"伏其所主而先其所因"之旨,治拟清营凉血,解毒剔邪,予犀角地黄汤加减。因邪毒内陷,肾气耗伤,出现面浮、指胀、血尿、蛋白尿,故参以益肾清利。复诊时初见效机,邪毒未尽,继循原法,解毒活血益肾。疾病明显缓解,转而扶正固本为主,以六味地黄丸为主方,但不忘清毒热之邪,于健脾益肾中,参以玄参、黑豆、白花蛇舌草等清热解毒。

**(1) 毒热为患,清剿为先:** 从临床特点看,系统性红斑狼疮似属"阴阳毒""日晒疮""蝶疮流注""温病发斑"等范畴。刘永年认为本病的病机为体禀不足,毒热为患,瘀滞脉络,毒热是关键所在。毒热的产生可以源于先天父母禀赋,也可以是平素摄生不慎,冒受温热邪毒,或日光暴晒,热毒内侵,或饮食失节,过食辛辣,或药毒久蕴,或五志化火,诸邪留滞经络,伏而不去,蕴久热盛成毒。本病虽然在病程多数阶段表现为毒热入营,但与温病的热入营血不同。本病先是由于素体血中伏热蕴毒,复因风热日晒,或恣食腥膻发物,或情志内伤,两阳相合,内不能疏泄,外不能发越,燔灼营血,充斥体肤,怫郁肌腠而发。毒热入络,随经络流注变化,脉络受损,瘀滞不通。毒热熏灼血络,充斥肌肤,则见面颊部蝴蝶状赤红斑疹,迫血妄行则见便血、尿血,手掌足趾瘀点。毒热滞于关节肌肉,则关节肌肉酸痛,活动不利;毒热滞于心络则心悸胸闷气短,甚则昏谵烦乱、肢冷脉微;毒热滞于肝络,肝胆疏泄不利则胁痛目黄;引动肝风,可见手足抽搐;毒热滞于脾胃之络

可见口舌生疮；毒热滞于肺络，肺失宣肃，咳嗽气喘；毒热滞于肾络，肾不制水，水邪泛溢肌肤为肿，热伤气阴则乏力、倦怠。针对毒热为患，其治要在祛邪，因其毒热据潜营血深僻之处，故应掌握清营凉血，解毒剔邪的原则。藉以挫其嚣张之势，断其传变之源，始可控制病程发展，冀以减少脏腑正气之损伤，乃祛邪所以安正也。对于系统性红斑狼疮早期或活动期，一派阳热亢盛之象，主张清剿为先，前人所创之犀角地黄汤、清营汤有一定的代表性。其中水牛角寒而不遏，直入血分，具有清热解毒、凉血化瘀的作用，入煎剂量须重，当在 30～60 g 之间，此时常配大黄、鬼箭羽、贯众、重楼、大青叶、白花蛇舌草、甘草等。其中大黄具有泄热、解毒、泻浊之功，常用为解毒之要药，用之恰当，确能起到撤毒祛邪之效；鬼箭羽亦有解毒、通络、活血作用，与雷公藤、昆明山海棠等为同一科属，据文献报道有调整免疫功能的作用。而重楼、贯众、大青叶、白花蛇舌草等均为清热解毒要药，合用有协同增效之作用。若症见气营两燔征象，则可酌加石膏、知母、金银花、连翘等。

**（2）祛瘀通络，贯彻始终：**毒热客于络脉，与络中气血相搏结，则很容易阻碍气机成滞，熏蒸血液成瘀，影响络中气血的输布环流，导致络中气滞血瘀。若毒热蕴久而不解，又势必伤阴耗气，气虚行血无力则血液瘀滞更甚。毒热之邪耗损肝肾之阴，阴液耗伤，血液黏稠则络中血液浓浊更易凝滞。病久阴损及阳，阴寒内盛，寒凝亦会引起络中血瘀。终至毒瘀胶结不解，深入脏腑之络，使得系统性红斑狼疮病程漫长，久而不愈。临床所见反复发热（高热或持续低热），面颊及皮肤红斑赤缕，关节肌肉疼痛麻木，肌肤肿胀，指端苍白、紫暗、溃疡，毛发枯燥脱落，龈血，鼻衄，月经量少或闭止，舌质暗紫或瘀斑、瘀点，脉细涩不畅等，结合血中多种自身抗体之存在及血液流变检测之异常，均提示瘀血阻络存在。由于毒瘀滞络贯穿于系统性红斑狼疮病程的全过程，所以祛瘀通络亦当贯彻治疗始终，清络中之毒邪，通络中之瘀滞，俾瘀去而热孤。具体而言，系统性红斑狼疮初期毒热亢盛，络中瘀滞，故首当清透络中毒热之邪，在清热解毒药物基础上，配以散瘀通络之品，药选赤芍、牡丹皮、丹参、紫草等。若病情由活动期进入缓解期，但毒瘀胶结久而不解，气阴耗伤，可以适当在原来治法的基础上配合益气养阴。气虚者补气通络，常选用的药物有太子参、白术、山药；阴虚者养阴通络，可酌选黄精、南沙参、麦门冬、玉竹、石斛、女贞子等。病至后期，阴损及阳，络中寒凝，则以温补脾肾为主，常用药物有菟丝子、淫羊藿、鹿角、鹿衔草、桂枝、熟附子等，且总宜适当配伍散瘀通络之品,如鬼箭羽、丹参、红花、三七、桃仁、红藤、鸡血藤等。

**(3) 重视护肾,补阴顾阳**:肾为先天之本,内寓元阴元阳。系统性红斑狼疮系毒热之邪为患,热灼津伤,肾阴必当受累。验于临床,这与系统性红斑狼疮患者容易发生肾损害相一致。毒热伤肾,相当于西医学中系统性红斑狼疮伴有狼疮性肾炎。系统性红斑狼疮患者25%~50%在临床早期就有肾脏功能的异常,而晚期患者可达60%。系统性红斑狼疮起病后5年内几乎所有患者均有不同程度肾小球异常,导致狼疮性肾炎者高达40%~75%。最虚之处,便是容邪之地。肾阴不足既是本病之关键,滋阴护肾当是重要治疗原则。在疾病稳定期,多表现为正虚邪恋或邪退正虚的虚象,此时应以扶助正气为主,更加强调滋肾固本。滋补肾阴,首推地黄,临床上一般邪毒阳热甚者用生地黄,本虚肾亏为主者多用熟地黄。滋补肾阴除地黄外,常用药物尚有天门冬、石斛、女贞子、枸杞子、龟甲等。肾为水火之宅,阴阳互根,病程日久,阴损及阳,出现气阴两伤证候,表现为神疲乏力、心悸气短等症,重则可出现气虚阳微、阴阳两虚的证候。另外,大剂量或长期使用皮质类固醇和免疫抑制剂也可导致阳气虚衰。病情发展到阳虚气衰,治当益气补阳,药物常用党参、白术、黄芪、山药、黄精、菟丝子、桑寄生、淫羊藿等。

**(4) 提炼专方,抑邪化斑**:系统性红斑狼疮病情复杂,其证候缓解与恶化常常交替出现,有鉴于系统性红斑狼疮在发病学上的特点,刘永年结合长期临床观察积累,针对该病急性活动期毒热炽盛的证候特点,从常用方药中提炼出专方"抑狼饮",其组成药物有水牛角、生地黄、牡丹皮、赤芍、鬼箭羽、玄参、甘草等。其中水牛角为君药,清热解毒,凉血散瘀;生地黄清热凉血,养阴生津,动物实验证明,生地黄能对抗连续服用地塞米松后血浆皮质酮浓度下降,并能防止肾上腺皮质萎缩,促进肾上腺皮质激素合成;玄参滋阴降火,清热解毒;赤芍、牡丹皮凉血散瘀;鬼箭羽味苦性寒,破血散瘀祛风;女贞子滋补肝肾。多年来以此为基本方用于临床,收到较好的疗效。但在临证时,既强调有针对性地辨病论治,又注意根据整体病情的不同表现辨证选药,灵活化裁。如发热明显者,常加石膏、知母等;低热绵绵不退者,常加南沙参、青蒿、鳖甲、银柴胡、地骨皮等,以增强滋阴清热之力;颜面部红斑皮疹者,加紫草、升麻、连翘、土茯苓;出血明显者加白茅根、墨旱莲、景天三七、侧柏叶;口干明显者,加石斛、玉竹;四肢关节疼痛明显者,加三七、(制)没药、乌梢蛇、海风藤等;周身肌肉酸痛者,加鸡血藤、当归、木瓜、金刚刺等;腰部酸痛者,加续断、(炒)杜仲、桑寄生、怀牛膝;疲乏无力者,加太子参、黑豆、枸杞子;水肿明显者,加泽兰、玉米须、猪苓、茯苓;闭经者,加当归、益母草、凌霄花;伴见肢凉怕冷等脾肾阳虚者,加黄芪、菟丝子、桑寄生、淫羊藿、鹿衔草;结合化验检查,若尿蛋白阳性者,加黄芪、玉米须、六月雪、覆盆子、金樱子;尿中有红细胞者,加大蓟、小蓟、藕节炭、墨旱莲、白茅根;白细胞、血小板减少者,加虎杖、鸡血藤、卷柏、黄芪、熟地黄;转氨酶升高者,加醋柴胡、五味子、赤芍、白芍、郁金、平地木、糯稻根。

(5) **撤减激素,严防反复**:系统性红斑狼疮对激素敏感性高,但长期服用极易出现副作用。刘永年在长期的临床实践中发现,在疾病急性活动期,激素配合中药治疗,不仅可以较快改善症状,控制病情发展,还可以减少激素用量,减轻激素的副作用。在稳定期,配合中药治疗,能够巩固疗效,达到平稳撤减激素,减少病情反复的目的。从临床应用后的反应来看,激素颇具阳热之性,有似中医大辛大热之药,"壮火食气",久用必伤阴耗气,进而导致阳气耗散,据研究此与长期或大量口服激素,产生下丘脑—垂体—肾上腺皮质—胸腺轴功能抑制,引起垂体、肾上腺皮质储备能力下降有关。因此,在疾病活动期,激素初治或冲击阶段,临床多表现有阴虚内热症状,治疗上亦应注重清热泻火滋阴,以减少阳气的耗散,药用大青叶、黄柏、栀子、牡丹皮、白花蛇舌草、青蒿、鳖甲、龟甲、生地黄、女贞子等;随着疾病转入稳定期,激素用量应逐步减少直至停用。为避免因激素减量导致病情反复,在激素撤减之前,应在方中参以益气温阳之法,常用药物有黄芪、党参、白术、制黄精、巴戟天、淫羊藿、补骨脂、杜仲、桂枝、菟丝子等,总宜温润平和,"微微少火,以生元气",补阳而不劫阴,不悖本病治疗滋阴解毒之要旨,以利于激素撤减。激素撤减务必慎重,不可操之过急。在撤减激素前,应对患者病情作细致观察和全面评估,既要重视激素的副作用,更要注意系统性红斑狼疮的发病特点和当前病情的稳定状况。另外,中药作用温和缓慢,需要经过一段时间才能显现出疗效,所以对于长期应用激素治疗的患者,在接受中药治疗时不宜立即撤减激素,更不可立即停用激素,否则容易出现病情反复。

### 3. 治干燥综合征益气养阴、润燥解毒

干燥综合征是自身免疫性结缔组织病之一,根据临床表现可归属中医学"燥证""燥痹""虚劳"等范畴。其起病隐蔽,病程冗长,多发生于中年以上女性,其发病率仅次于类风湿关节炎。本病临床表现复杂,变化多端,除口眼干燥、关节肌肉疼痛、腮

腺肿胀、多发龋齿外,还常见有发热、疲乏、月经失调等症状。刘永年认为本病的发生多由人体禀赋的缺陷和燥毒侵袭,使津液代谢障碍,敷布失调,脏腑筋脉、四肢百骸失于濡润所致,属燥毒滞络,气阴亏虚证。以益气养阴,解毒润燥,祛瘀通络为治疗大法,方用燥毒清治疗,组方:黄芪15 g,玉竹15 g,丹参12 g,白芍10 g,生甘草5 g,紫草10 g,鬼箭羽15 g。每日1剂,分2次煎,早、晚饭后1小时服用,3个月为1个疗程。方中以黄芪、玉竹为君药,黄芪甘而微温,善治气虚血瘀;玉竹性味甘平,滋阴生津润燥,两药合为君药,阴阳相济,重在益气养阴而治其本;辅以丹参、紫草、鬼箭羽活血化瘀、解毒清燥;白芍合甘草酸甘化阴,增强滋阴生津润燥之力。

## 【经验方】

### 1. 燥毒清

组成:黄芪15 g,玉竹15 g,丹参12 g,白芍10 g,生甘草5 g,紫草10 g,鬼箭羽15 g。

用法:水煎服,每日1剂。

功效:益气养阴,解毒润燥,祛瘀通络。

主治:干燥综合征属燥毒滞络、气阴亏虚证者。

### 2. 治慢性萎缩性胃炎方(Ⅰ)

组成:苏梗10 g,青皮6 g,陈皮6 g,半夏10 g,枳壳10 g,黄连3 g,吴茱萸2 g,苏噜子10 g,沉香曲10 g,凤凰衣5 g,佛手片6 g,玫瑰花3 g。

用法:水煎服,每日1剂。

功效:辛开苦降,疏肝和胃。

主治:慢性萎缩性胃炎证属气滞中脘、郁而化热、胃失和降者。

### 3. 治慢性萎缩性胃炎方(Ⅱ)

组成:苏梗10 g,木香6 g,砂仁3 g,枳壳10 g,郁金10 g,佛手片6 g,徐长卿10 g,橘皮5 g,橘叶5 g,半夏10 g,黄连3 g,楂曲各10 g。

用法:水煎服,每日1剂。

功效:清热理气,疏肝和胃。

主治:慢性萎缩性胃炎证属肝气犯胃者。

**4. 狼疮性肾炎方**

组成：玄参10 g，生地黄10 g，牡丹皮、丹参各10 g，水牛角15 g，猪苓、茯苓各12 g，泽兰10 g，山药12 g，黑豆10 g，女贞子10 g，墨旱莲10 g，秦艽10 g，三七3 g，白茅根12 g。

用法：水煎服，每日1剂。

功效：凉血散瘀，解毒益肾。

主治：系统性红斑狼疮、狼疮性肾炎证属血分蕴毒、肾气耗伤者。

**5. 狼疮性肾炎方**

组成：玄参10 g，生地黄、熟地黄各10 g，牡丹皮10 g，赤芍10 g，水牛角20 g，黑豆15 g，泽兰、泽泻各10 g，土茯苓12 g，猪苓12 g，鬼箭羽10 g，鸡血藤10 g，三七3 g，女贞子12 g，杜仲12 g，甘草3 g。

用法：水煎服，每日1剂。

功效：益肾解毒活血。

主治：狼疮性肾炎。

**6. 治阳痿方**

组成：柴胡5 g，白芍、香附、郁金、仙灵脾、茯神各10 g，橘皮、橘叶各6 g，九香虫5 g，景天三七12 g。

用法：水煎服，每日1剂。

功效：疏肝达郁，温肾兴阳。

主治：阳痿病证属肝郁不达、气血不流畅、宗筋弛纵者。


# 主要论著

刘永年，潘文奎. 温病后阳气耗伤案. 江苏中医杂志，1982，(6)：59～60.

刘永年. 面𥊵、形羸、周身懈惰、脉虚弦数大案. 江苏中医杂志，1982，(3)：47～49.

刘永年. 浅谈郁证的临床特征. 辽宁中医杂志，1982，(2)：26～29.

刘永年. 视物昏蒙腰部束痛肢软麻木. 上海中医药杂志，1983，(6)：12～13.

刘永年. 肾实证探析. 江苏中医杂志，1984，(6)：1～3.

刘永年. 玉屏风散为主治疗血管性头痛. 南京中医药大学学报，1985，(4)：

32～33.

刘永年.两地汤的验案数则.新中医,1986,(1):16～17.

刘永年.疑难病的中医治疗思路与方法探讨.江苏中医,1989,19(11):3～5.

刘永年.疑难病的辨证思路和方法初探.中医药研究,1996,(3):4～6.

## 参考文献

[1] 陶寰.刘永年运用疏肝解郁法治疗阳痿经验.中医杂志,2001,(1):18.

[2] 吴同启.刘永年从肝论治失眠.辽宁中医杂志,2011,38(6):1057～1058.

[3] 吴同启.刘永年治疗系统性红斑狼疮经验.中医杂志,2012,53(1):20～21.

# 莫燕新

【 个人简介 】

莫燕新,男,1941 年出生,江苏省武进人。江苏省南京市中医院主任医师,南京中医药大学兼职教授、博士生导师,江苏省名中医。曾任南京市中医院副院长,南京中医学会理事,江苏省中医学会老年医学会副主任委员。获得过南京市文教系统先进工作者、全国卫生文明先进工作者、南京市先进工作者、医院先进工作者等称号。第三批全国老中医药专家学术经验继承工作指导老师。

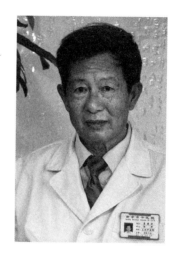

1965 年毕业于南京中医学院,分配至南京市中医院工作,一直从事中医内科临床、教学与科研工作 40 余载,精研《内难》《伤寒》《金匮》等中医经典,勤于临床诊疗工作,学验俱丰,治学严谨,学验俱丰,擅长用消补兼施、扶正祛邪方法治疗消化系统、泌尿系统病症。其在治疗常见病、多发病的基础上,致力于肾病研究,确立了益肾治络法治疗慢性肾炎,在慢性肾病治疗中采用补消结合、扶正化瘀、益肾活血的治疗方法,取得了较好的疗效;对脾胃病、肺系病和神经系统疾病疼痛,运用"柔肝

法",治疗胃炎、结肠炎、神经功能紊乱等方面效果显著。

## 【学术思想】

### 1. 从肾论治内科杂病

临症中莫燕新喜用"参芪地黄汤"加减治疗多种疾病。"参芪地黄汤"出自清代名医沈金鳌《沈氏尊生书·卷三》大肠病方,该书作者自序云:"实由予悯人生命,思有以尊之而成,故不妨直为已书也。沈氏尊人之生而成书。"方在肠痈十三方居后,云:"或溃后疼痛为甚,淋漓不已则为气血大亏,须用峻补,宜参芪地黄汤。"参芪地黄汤以补益为主要功效,主药为人参、黄芪、茯苓、熟地、山药、山萸肉、牡丹皮和姜枣,由六味地黄汤加补气药而成。其中有滋肾之熟地黄,补肝渗湿之怀山药、茯苓,温肝之芋肉,兼有泄浊清肝之泽泻与牡丹皮,在补肝肾的基础上再伍以人参、黄芪以益气补脾。临床运用时将党参(太子参)易人参,姜枣为本方使药,随证取舍。使本方在补肾阴的基础上加强了益气补脾的功能,构成了益气补脾滋肾,脾肾同补先后天兼顾之剂,从而拓展了六味地黄丸的使用范围。

### 2. 以"走""守"之性灵活选药

对中药的"走"与"守"的特性,莫燕新颇有研究。在掌握"走""守"之性的基础上,做到灵活选药,以提高临床疗效。"走"是药物或方剂"动"的作用特性,如辛散、逐泻、渗利、活血等,多用于实证;"守"具有"静"的特性,如酸涩温补等,多用于虚证。

#### (1) "走""守"的具体运用

1) 决定某些药物用量的大小:如四物汤,功在补血调血,乃妇科常用方,多用于妇人营血虚滞之月经不调。若经前腹痛,量少延期,色紫成块,可重用川芎,或加入丹参、红花等药以活血调经(重用川芎则加强活血作用)。

2) 组织方剂的需要:如解表剂中的参苏饮,疏散(走)与益气(守)药配伍,功在益气解表(用于气虚外感),加减葳蕤汤则是疏解(走)与滋阴(守)药配伍,功在滋阴解表(用于阴虚外感)。

3) 中药的炮制不同,"走""守"特性随之变化:如同一味大黄,生大黄通腑(走),大黄炭则止血(守)。又如荆芥,生者解表散风(走),荆芥炭则温经止血(守)。再如姜,生姜发散风寒(走),炮姜温中止血(守),干姜温中散寒(又走又守)。

4) 药物的入药部分不同,"走""守"性能迥异:如同一当归,归尾活血破血(走),归身补血养血(守)。又如人参芦用作涌吐(走),人参则大补元气、补脾益肺(守)。

5) 辨证用方的需要:如治气病,半夏厚朴汤以理气开郁为主(走),补中益气汤则益气补中、升举中气(守)。又如寒证,麻黄汤辛温解表(走),参附汤则补气回阳固脱救逆(守)。

**(2)"走""守"的临床意义**

1) 突出"走""守"特性,纠正药物的偏胜:辨证论治是中医学的精髓,辨证是方法,论治是目的。治疗选方用药时,必须根据药物的性味、功用组成方剂,针对疾病的属性(寒热虚实,阴阳表里),在处方时注意药物的"走""守"特性,以防止药性的偏胜。如血分药的配伍,芍归合用(佛手散),功用通经祛瘀(走而不守),芍地同用,养血和血(守而不走)。每一药物都有它治疗的一面,使用或配伍不当,又有其不利的一面,后者是需要防止和克服的。但在治疗中,有时也需要发挥药物"走"或"守"的单一作用的特点,如独参汤、大承气汤等即是。

2) 确定方剂的功用特性:我们在选择方剂时,既要知道它的组成,还要明了它的功用特点。如四君子汤,为健脾益气常用方。若脾虚而有气滞者,可在其中加陈皮行气(异功散),以健脾理气和中,方能恰中病机。而四君子汤与异功散仅一味之差,功用也就有所不同了。

3) 知晓药物的"走""守"特点,适当择药,提高疗效:如上消化道出血患者,常有气血不足,中阳不振的病机和证候特征,其出血的治疗,每用温中止血之剂,方中常加入一味炮姜,盖生姜辛散动血,用之不妥,而炮姜温中止血,选择用之颇合机宜。

· · · · · · · · · · · · · · · · 【 临床经验 】· · · · · · · · · · · · · · · ·

### 1. 治胃脘痛以"和"为主、以"运"为要

莫燕新认为胃脘痛的发生,多与饮食、情志、六淫变化等有关,临证之机,应辨别其疼痛部位、性质、时间、诱发因素、伴随症状、舌苔、脉象等,进行综合分析,归纳辨证。莫燕新根据多年的临床经验,将胃脘痛分为 4 种常见的证型,分别

施治。

**(1) 肝胃气痛**：临床表现为脘痛或胀,牵及两胁,嗳气、矢气可松,或有口干口苦,吐酸,舌苔薄白,脉弦。证属肝胃不和,气机不利。治拟疏肝理气和胃。予以金铃子散加和胃之品,或以四逆散加味(药选姜夏、陈皮、郁金等)治疗。

**(2) 虚寒痛**：临床表现为空腹时痛,进食可缓,得温得按可松,怯冷或便稀,舌苔薄白,脉细。证属中焦虚寒,温运不足。治拟温运中阳。予以小建中汤加减。

**(3) 虚实夹杂**：临床表现为痛无定时,脘痞,嗳气吐酸,进食似缓,似嘈非嘈,绵绵不断,反复发作,舌苔薄黄,脉细。证属虚实夹杂,中焦不和。治拟辛开苦降。予以左金丸加味(药选川连、吴茱萸、苏梗、砂仁、炒枳壳、法夏、陈皮、凤凰衣、苏罗子等)治疗。

**(4) 久痛入络**：临床表现为胃脘疼痛,历时日久,治殊棘手,多法不效,兼见舌有紫气,脉细涩。证属瘀阻中焦、不通则痛。治拟理气和血止痛。予以丹参饮加减(药选丹参、砂仁、白松香、延胡索、玫瑰花、白芍、甘草等)治疗。

上述诸症,疼痛甚者,加延胡索、苏罗子、徐长卿、乳香、没药,甚则可酌加罂粟壳;嘈杂灼热者,加蒲公英、炒川连、金银花、连翘等;吐酸者,加煅瓦楞、煅乌贼骨、煅龙牡;胃酸少者(如萎缩性胃炎),加白芍、乌梅;呕吐、呃逆者,加代赭石、姜竹茹、刀豆壳、姜夏等;胃纳不振者,加炒二芽、焦楂曲、砂仁、荷叶等;腹胀便溏者,当消补兼施,以香砂枳术丸加减;气血不足者,加黄芪、党参、当归、白芍等;黑便者,加藕节炭、茜草炭、参三七粉(另吞)等,属虚寒者还可酌加炮姜炭;舌红少津者,加麦门冬、石斛、玉竹、北沙参等。

莫燕新在治疗胃脘痛的过程中,时时顾及脾胃的生理功能和病理表现,选用药物以"和"为主,以"运"为要,多用轻灵之品,慎选苦寒之味,更忌峻猛或攻伐之品。

1) 理气不宜过于辛燥,以免伤及胃阴,可选用轻清理气之品如佛手片、陈皮、金橘叶、苏梗、绿梅花、代代花等。

2) 清胃不宜过于苦寒,以免苦寒败胃,可适当选用炒川连、蒲公英、连翘等。

3) 补气不宜堆积,一二味药即可,用量也不宜过大,以免呆胃,可选用黄芪、党参、太子参等;因脾胃以膜相连,脾为阴土,胃为阳土,共司受纳运化,用药当以运为主,适当调补,以免补而不受,腻而嫌滞。

4)选用活血之品时,当以和血为要,忌攻伐逐瘀,可选丹参、玫瑰花、八月札等。

5)注意保护胃黏膜,可选用白及、青黛、凤凰衣等。

## 2. 治慢性肾炎益肾健脾活络

慢性肾炎属于中医学"水肿""虚劳""腰痛"等范畴。本病的发生主要是外邪伤及日久,脏腑功能受损,尤其是脾肾虚损所致;或体虚复感外邪;或因房室劳倦,损伤脾肾而成。若遇外感或饮食、劳倦等因素,则可诱发。本病的病理特点总属"本虚标实"。本虚者常见脾肾气(阳)虚、肝肾阴虚、气阴两虚、肺肾气虚;标实者多为外感、水湿、湿热、血瘀、湿浊诸邪。莫燕新认为临证之际应始终掌握正虚为本、邪实为标的原则,并注重"湿"和"瘀"这一病理症结。常采用益肾健脾活络法治疗慢性肾炎,基本方为党参、黄芪、地黄、淮山药、连皮苓、泽泻、益母草、芡实、杜仲、当归、泽兰、凌霄花、骨碎补。方中以党参、黄芪、地黄、淮药、芡实、杜仲等健脾益肾;连皮苓、泽泻渗湿消肿;益母草、泽兰、当归、凌霄花、骨碎补活血化瘀通络,诸药合用,共奏益肾活络之功。尿中有蛋白者,加地龙、冬虫夏草、乌梅等;尿中有红细胞者,加小蓟、白茅根、茜草根、炒蒲黄等;浮肿者加玉米须、车前子、冬瓜皮、荔枝草等,或用二丑末1.5~2 g顿服,或用蟋蟀一对研末装胶囊服用;血压升高者,加罗布麻、钩藤或加用西药降压;腰痛甚者,加金毛狗脊、川断、寄生等;恶心呕吐者,加代赭石、姜夏、炒竹茹等;肾功能损害者,加木贼草、淡竹叶、大黄等;脾虚者,加太子参、白术、薏苡仁等;肾阴虚者,加二至丸、龟板、黄精等;肾阳虚者,加菟丝子、仙茅、仙灵脾,或用附子、肉桂等。

## 3. 治慢性肾盂肾炎以滋肾清利法为要

本病病位主要在膀胱和肾,且与肝脾有关。其基本病机是湿热蕴结下焦,导致膀胱气化不利。本病初起多为实证,病久则从实证转虚,见虚实夹杂,如此形成恶性循环,迁延难愈。根据中医"实则泻之,虚则补之"的理论,针对本病肾虚湿热的病因病机特点,莫燕新采用滋肾清利法治疗,以知柏地黄汤为主方加减,药用炒知母6 g,炒黄柏6 g,生地10 g,牡丹皮10 g,山萸肉10 g,山药12 g,泽泻10 g,白茅根15 g,车前子(包)10 g,淡竹叶10 g。下焦湿热证较甚者,见尿频尿急,尿道灼热刺痛,尿色黄赤,加入白花蛇舌草15 g,鸭跖草15 g,萹蓄10 g,荠菜花15 g,白茅根15 g,凤尾草15 g以加强清热利尿之功;少腹胀痛,加入台乌药

6 g,荔枝核(打)10 g以助膀胱气化而达到理气止痛之效;腰痛剧,加入川断12 g,杜仲12 g,牛膝12 g以补肾壮腰;泌尿系统结石,加入金钱草15 g,威灵仙15 g,鸡内金10 g,海金沙10 g以加强通淋排石之功;大便秘结,加连皮槟榔(打)10 g,全瓜蒌(打)12 g,莱菔子12 g以通便去邪;恶心呕吐,加姜竹茹10 g以清热止呕;血尿者合用小蓟饮子清热通淋,凉血止血;合并糖尿病者,加鬼箭羽20 g,马齿苋10 g,玉米须15 g以滋肾降糖利尿;合并糖尿病出现便秘者,舌红、苔少,肾阴虚为甚,加增液汤以增液润肠通便。

### 4. 治高尿酸血症分缓急辨治

高尿酸血症是指血尿酸水平持续升高,是由于嘌呤代谢异常,尿酸排泄障碍引起,临床主要表现为急性痛风发作期和高尿酸血症。

**(1) 急性期祛邪为主**:莫燕新认为痛风急性发作期关节红肿热痛明显,屈伸不利,好发于下肢小关节,尤以第一跖趾关节和趾间关节居多,常有舌红苔黄或黄腻,脉滑数,属中医"热痹"范畴。中医辨证以湿热、痰瘀、浊毒闭阻经脉,流注关节为主,治疗宜清热利湿,解毒化瘀散结为主,方选三妙丸加忍冬藤、薏苡仁、败酱草、制胆南星、赤芍、虎杖、土茯苓、延胡索等治疗。方中黄柏清下焦湿热,苍术健脾除湿,可减轻局部炎症反应,缓解关节肿痛;薏苡仁健脾化湿,治湿痹拘挛;土茯苓、车前子利湿解毒消肿;忍冬藤、败酱草清热解毒,虎杖、赤芍清热凉血化瘀,延胡索活血止痛。诸药合用,共奏清热除湿、利关节、消肿止痛之功,使毒瘀解除,关节滑利。外用活血散则是南京市中医院自制制剂"活血散",具有活血化瘀、消肿散结的作用,主要药物有红花、当归、三七、骨碎补(炒)、续断、乳香(制)、没药(制)等。其中乳香、没药同为疮家之要药,张锡纯认为"用之以消疮疡,或外敷疮疡",可治"一切疮疡肿疼,或其疮硬不疼",能"解毒、消肿、生肌、止疼";红花、当归具有活血化瘀之效,三七、骨碎补、续断为伤科要药。诸药合用,共同发挥消肿止痛的功效。将"活血散"和蜜调和,外敷局部,对于局部红肿热痛具有良好的缓解作用。

**(2) 缓解期标本兼治**:莫燕新认为肾气亏虚、湿浊血瘀内蕴是高尿酸血症的主要病机,因此治疗上提出缓解期益肾、升清、泄浊、和络为本病的治疗大法。益肾以六味地黄丸加减变化以治本虚,药用熟地黄、山茱萸、山药、茯苓、牡丹皮,其中熟地滋肾阴、益精髓,山药补脾益气,茯苓、泽泻淡渗祛中州之滞,山茱萸温肾益肝,牡丹皮辛寒清少阴之火,再加入甘温益气之黄芪、辛苦温健脾燥湿之苍术、共同达到维护肾气,扶正固本的作用。升清泄浊即化湿渗湿以泄浊,于方中加入土茯苓、萆薢、荷叶、丹参、忍冬藤、牛膝等药以治标,其中土茯苓甘淡性平,除湿、利关节,解毒,萆薢利湿化浊、活血舒筋,两药合用具有渗湿泄浊之功。另配荷叶,取其轻清祛湿之效。三味药合用,共达升清泄浊化湿之力。和络即活血化瘀,药用丹参、忍冬藤、牛膝、丹参活血祛瘀,排脓止痛,其中忍冬藤甘寒,清热解毒通络;牛膝甘苦酸平,生用散瘀血,消痈肿。现代药理研究认为,土茯苓、萆薢可降尿酸,生薏苡仁、泽泻、车前子、茯苓可增加尿酸的排泄。上药合用,共达益肾、升清、泄浊、和络之功。

## 【 经 验 方 】

### 1. 加味参芪地黄汤

组成:党参10 g,黄芪12 g,生地10 g,泽泻10 g,茯苓10 g,炒牡丹皮6 g,山药12 g,山茱萸10 g,仙鹤草15 g,灵芝10 g,六神曲10 g,炒麦芽15 g。

用法:每日1剂,水煎,分2次服。

功效:健脾益气,滋补肾阴。

主治:慢性肾炎、慢性肾功能不全、早期糖尿病肾病、尿道综合征、更年期综合征等属脾肾两虚证者。

方解:参芪地黄汤出自清代沈金鳌《沈氏尊生书》。本方以补益为主要功效,主要药物为人参、黄芪加六味地黄汤。"脾为后天之本,肾为先天之本",先天之本有赖于后天之本的滋养,慢性病日久脾肾两虚,故选用本方加味治疗。方中党参、黄芪健脾益气;六味地黄汤滋补肾阴;仙鹤草、灵芝补益正气;六神曲、炒麦芽健脾和胃,并防补药碍胃。全方共奏补益脾肾之功。

### 2. 治慢性肾炎方

组成:党参,黄芪,地黄,淮山药,连皮苓,泽泻,益母草,芡实,杜仲,当归,泽兰,凌霄花,骨碎补。

用法:每日1剂,水煎,分2次服。

功效:益肾健脾活络。

主治:慢性肾炎属本虚标实兼有湿瘀者。

## 主要论著 ·······················································································

莫燕新.谈谈中药的"走"与"守".新中医,1985,(1):58.

莫燕新.加味参芪地黄汤.江苏中医药,2013,45(1):23.

## 参考文献 ·······················································································

[1] 吴素玲.莫燕新.益肾健脾活络法治疗慢性肾炎经验谈.时珍国医国药,2005,19(11):1187.

[2] 虞鹤鸣.莫燕新辨治胃脘痛的经验.江苏中医药,2005,26(12):7~8.

[3] 李鸣.莫燕新教授从肾论治内科杂病经验拾萃.辽宁中医药大学学报,2011,13(9):136~137.

[4] 郑艳辉.莫燕新治疗高尿酸血症经验.吉林中医药,2011,31(9):851~852.

[5] 朱成英.莫燕新诊治慢性肾盂肾炎的经验.江苏中医药,2011,43(9):14~15.

# 丁义江

【 个人简介 】

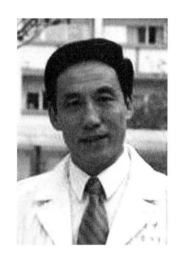

丁义江,男,1946年出生,江苏省南京人。金陵"丁氏痔科"第九代传人,江苏省名中医,南京市中医院副院长、主任医师,南京中医药大学兼职教授、博士生导师,江苏省名中医,全国中医肛肠学会名誉主任委员兼江苏省中医肛肠学会主任委员,江苏省中医药学会常务理事,《中国肛肠病杂志》副主编,《结直肠肛门外科杂志》编委,江苏省有突出贡献的中青年专家,日本高野大肠肛门病医院顾问。享受国务院政府特殊津贴专家。第三批全国老中医药专家学术经验继承工作指导老师。

1970年毕业于南京医科大学,为1991年第一批国家级名老中医师承带教学员,师承其父丁泽民教授,并曾在江苏省肿瘤医院、日本高野大肠肛门病医院、新加坡总医院、香港中医院、美国克立夫兰临床医学中心(CCF)研修及访问。从事中西医结合肛肠外科工作近30年,在继承和发扬丁氏痔科的基础上,运用中西医结合方法诊治肛肠疾病。擅长应用中西医结合的方法治疗痔、高位复杂性肛瘘、直肠脱垂、大肠炎性疾病、出口梗阻性便秘、大肠肿瘤等肛肠疑难杂症。

丁义江在 20 世纪 90 年代初成为南京市中医院新一代的肛肠科主任,在他的领导下,肛肠科成为江苏省首批"135"医学重点学科和国家中医药管理局重点中医专科,是国家中医药管理局肛肠医师培训基地。2006 年,南京市中医院全国中医肛肠专科医疗中心还成为江苏省中医临床医学中心。主编出版了《丁氏肛肠病学》《中医肛肠病临床最新进展》等书,主持多项国家、省、市课题,获江苏省科技进步奖三等奖 3 项,南京市科技进步奖二等奖 1 项、三等奖 5 项。曾获江苏省劳动模范、江苏省白求恩式卫生工作者、江苏省有突出贡献专家、南京市医德标兵等称号。

## 【 学术思想 】

丁义江对肛肠疾病的诊断研究颇有经验,其治疗在继承前人的基础上,进一步对疾病情况中西合参,通过手术及针药配合,控制疾病的恶性发展。其学术思想与特点可归为以下几点:

### 1. 功能性便秘宜辨证为先

**(1) 重视脏腑辨证:** 丁义江认为功能性便秘病位在大肠,与肺、脾、肝、肾关系密切。肺气不足,上焦失宣;脾虚运化失常,糟粕内停;肝郁气滞或化火伤津;肾虚气弱、血亏津少;此外,饮食不节,动少静多,致积湿生痰,腑气不通,久服峻下,津伤液枯,均可发为本病。其病理过程以气虚为本,气阴两伤为主要特点,可挟湿、热、瘀等邪实。

**(2) 辨证辨病结合:** 现代研究表明,功能性便秘的中医证候表现与西医病因病理之间存在关联性。丁义江认为在中医辨证过程中要善于利用现代检查结果,作为中医微观辨证的依据,并结合辨病综合考虑患者的病因病机及辨证,如虚证患者呼氢试验口—盲通过时间延长等。因此,在继承中医学对便秘传统的辨证理论基础上,将辨证与辨病结合,中西医双重诊断,将有助于提高辨证的准确性,指导治疗,提高中医治疗疗效。

**(3) 四诊合参,审因求证:** 问诊为首,重视切诊。丁义江认为功能性便秘的辨证过程中要突出整体观,望、闻、问、切四诊结合,详细收集病情资料,参通机变,审因求证。四诊当以问诊为首,询问病史时,注重分清主次,逐步询问。首问粪便情况:便意有无、频次、性状、量、颜色、气味等;二问排便情况:费力程度、有无直肠肛门堵塞感、是否手助排便、有无排便不尽感;三问伴随症状:如腹胀、食欲不振、倦怠乏力、烦躁、失眠等全身症状;四问发病过程:起病时间、演变过程、治疗及缓解情况;五问特殊病史:是否伴有其他疾病、有无长期服用某种可致便秘的药物或依赖泻剂、有无腹部及会阴部手术史等;六问心理社会因素:研究表明,心理因素与本病有关,许多便秘患者有明显的抑郁、焦虑、强迫、偏执等症状。此外,对病情资料的收集,除问诊外,还要非常重视切诊。这里的切诊,不单指诊脉,还包括专科检查。充分利用现代技术,不断丰富治疗手段,生物反馈疗法是根据操作性条件反射原理并借助生物反馈治疗仪建立起来的一种治疗方法,盆底生物反馈是生物反馈领域中的一个特殊分支。国内的研究起步较晚,丁义江在国内较早开展了便秘生物反馈治疗。他认为便秘生物反馈治疗前应对便秘患者的病情进行全面评估,针对病因作出正确诊断选择恰当的适应证,并针对性地选择治疗训练方法,是取得良好治疗效果的关键。

**2. 高位复杂性肛瘘宜拔根、护肛、挂疗、药术并用**

高位复杂性肛瘘病势缠绵,病情反复,手术困难,术后复发率高,可导致肛门括约功能障碍,日久则有恶变之虞,在欧美有"良性的癌症"之谓。丁义江长期从事肛肠专业的临床、科研及教学工作,在高位复杂性肛瘘的治疗方面积累了丰富的临床经验。

**(1) 重视内口,力主拔根塞源:** 在对上百例高位复杂性肛瘘术后复发的病例回顾性分析之后发现,除外特异性因素如结核、克罗恩病等,复发的原因虽然有合并支道未清除干净,但均存在内口未处理好的情况。在参阅大量国内外文献的基础上,结合自己30余载的临床经验,丁义江提出了"重内口,轻支道"的指导思想,这在高位复杂性肛瘘的治疗学上意义重大。丁义江认为内口既是发病的途径,也是预后的关键因素,因此,在治疗上一定要做到拔根塞源,则毒散窠实,即使遗留部分支道未除,也会机化充实,而无复发之虞。

**(2) 强调功能,微创护肛:** 高位复杂性肛瘘临床常见经多次手术,肛瘘已愈,然肛门失禁,患者追悔莫及、痛苦一生。因此,1994年丁义江提出,肛肠专科医生必须建立功能重于疾病的指导理念,如何在清除瘘管,治愈肛瘘的情况下,能保证括约功能的完备？除外众所周知的保留肛直环,微创是重要的措施。其法有二:一是主支道切口引流通畅即可,无需将管壁组织完整切除;二是中药药捻引流,药捻取材桑白皮,药粉取自九一丹,适用于内口所在主管道的引流和支道之间的引流,有化腐生肌、清脓排毒之功。丁义江认为中药药捻引流是中医学在高位复杂性肛瘘治疗中微创理念的具体体现,其不只有引流之力,尚有内口化腐生肌之效,对于局部热毒不显的患者,可用中药药捻通过外口从内口引出,待瘘道腐化肌生(约在治疗后2周),将药捻抽出,肛瘘屡可治愈,而肛门括约功能得以保全。

**(3) 挂线疗法,虚实相兼:** 丁义江在长期的临床实践中发现,全程实挂后患者的括约功能在肌电图和压力测定下仍显示轻度下降,而实挂后随内口下移至齿线以下,即可抽去挂线,内口可愈,因此,创新地提出"半实挂疗法"。该疗法的原理是先以实线慢性切割至齿线以下,内口避开了齿线高压区,粪污不会压入,内口可闭,肛瘘得愈,而肛管括约功能几近保全。相对于实挂,"虚挂"也是一种治疗高位复杂性肛瘘的挂法,其作用不在切割而在于引流,主要用于主管道与支道、支道与支道间引流。复杂性肛瘘管道之间存在的炎症坏死组织属中医"湿热毒邪"范畴,手术完全切除显然损伤太大,虚挂引流则泄毒于无形,温存于有形。

**(4) 全身辨证,药术并用:** 肛肠专科医生往往以为高位复杂性肛瘘只是局部病变,与全身无关。丁义江则认为高位复杂性肛瘘的发生与预后大都与某些全身性因素有关,不能仅"肛病医肛",而应有全局观念,发挥中医整体辨证的优势,药术并用,进一步提高高位复杂性肛瘘的疗效。通过对临床高位复杂性肛瘘的辨证分型,发现大多数属湿热下注型,少数属气血两虚型。前者单纯手术后局部往往存在硬结聚集不散,肿痛不适,假愈而发;后者单纯手术后往往出现创口胬肉虚浮,色淡乏泽,经久不愈。针对前者,口服黄连、黄柏、苍术、蒲公英、皂刺、紫草等清热利湿之品,同时局部外敷丁义江的经验方乌蔹莓软膏,以清湿热、散肿结。针对后者,口服八珍汤等益气补血之品,同时创口外敷丁义江经验方复方珠黄霜(珍珠粉、牛黄、五倍子),以益肌敛疮。"从局部而观全身,由施术而为大法",丁义江治疗高位复杂性肛瘘的辨证观极具深意,值得临床借鉴。

### 3. 肛门及其周围疾病须诊断明确

丁义江认为肛门及其周围疾病,所涉及的疾病是多方面的,也牵涉到些"边缘性疾病"(学科之间),若不加强多方面认识,就可能使一些患者辗转多科,使肛肠专科范围内疾病难以得到及时正确的治疗。ICD10 编码中肛门及其周围疾病就有四十余种,结合我们参考国外肛肠外科经典书籍所涉及的广度与深度,足以证明加强肛门及其周围疾病诊断的重要性和迫切性。

肛门及其周围疾病根据症状大致分为五类:便血、疼痛(锐性、钝性痛)、肛门部流脓液、肛门内及其周围肿块、排便障碍(便秘、失禁)等。从这些常见症状入手诊断疾病时,必须重视鉴别诊断。就以常见肛门病就诊的原因便血而言,常仅满足于痔的诊断,而忽视导致便血多种疾病(腺瘤、大肠癌等)的鉴别诊断。又如:肛门部及周围流脓液,不仅仅有肛周脓肿、肛瘘,还须与肛周脓肿鉴别的一些疾病(骶前囊肿、畸胎瘤并发感染脓肿、坐骨骨髓炎、克隆病等)。肛门局部出血、疼痛的多发性肛裂,很可能并非是常见的肛裂,而是克隆病在肛门部的表现,或为肛门部结核等。还有一些感染性疾病,如坏死性筋膜炎,早期也表现肛周感染,但可在极短时间内引起腹壁、会阴部坏死,病情凶险。在诊断中,排便功能障碍性疾病,尤其是出口梗阻性一类疾病(直肠前突、盆底失弛缓综合征、直肠内脱垂、直肠子宫内膜异位症、肠疝等)诊断更为复杂。其中一些疾病的诊断标准尚不够完善,还有待于进一步研讨。此外,还要将一般肛门皮肤病与肛门及其周围的性病加以鉴别,否则将会贻误治疗。

因此,要及时正确的诊断,必须重视专业基础理论、基础知识学习,必须重视临床实践以及高新技术诊断技术的应用(如电子肠镜、腔内超声、压力测定、肌电及诱发电位、MRI 等),必须重视吸取相关学科的知识,从而使我国肛门及其周围疾病的诊断水平提高到一个新阶段。

【 临床经验 】

## 1. 治功能性便秘以益气养阴调气为本

功能性便秘是肛肠疾病治疗难点之一,其病因及病理表现复杂,发病与人体整体功能失调关系密切。丁义江在肛肠动力性疾病领域潜心研究,颇有心得。他认为功能性便秘整个病理过程以气虚为本,气阴(津)两伤贯穿始终,可挟湿、热、瘀等邪实,证多兼夹,但本在气虚,气阴(津)两伤是主要特点,当以益气养阴调气求本,具体治则治法包括:健脾助运,调和升降;滋阴增液,润肠通便;清热润肠,滋养阴液;肃肺降气,润肠通腑;益气温阳,养血生津等。

结肠慢传输型便秘为常见病,临床很多患者长期依赖刺激性泻剂,严重影响生活质量。病机为脾气虚弱,推动无力,加之阴液不足,肠失濡润,大便干结,发为本病。症见缺乏便意,常7日甚至10日不欲解便,大便干结如羊屎,腹胀或痛,舌红少苔,脉细数。根据上述症状,丁义江拟经验方益气润肠汤,药用生白术30 g,黄芪20 g,生地10 g,玄参10 g,青陈皮各10 g,柴胡10 g,升麻6 g,焦楂曲各6 g。每日1剂,水煎服,每日2次。此方益气润肠,养阴通便,适用于结肠慢传输型便秘。方中大剂量生白术、黄芪健脾益气,生地、玄参养阴滋润,青陈皮行气除胀,柴胡、升麻调理气机,焦楂曲消食导滞。全方共奏益气滋阴,润肠通便之效。随症加减:兼见气郁者,可加用柴胡、白芍、香附、郁金、枳实、厚朴等;兼见阳虚者,可加用肉苁蓉、制附子、锁阳等;挟湿者,可加用泽泻、茯苓等;兼瘀者,可加用桃仁、红花、鸡血藤等。研究显示,虚证便秘患者直肠感觉功能明显减退,肛管括约肌反应性降低,益气润肠汤水煎液能有效改善直肠感觉功能,并提高肛管括约肌反应性。治疗以辨证施治及针灸治疗为主,并充分发挥生物反馈在治疗功能性排便障碍方面的优势。

## 2. 肛肠动力性疾病用综合疗法

### (1) 便秘

1)一般治疗:生活习惯、饮食因素、健身运动等改变,心理障碍疏导。

2)中药:根据中医辨证论治原则,主要应用益气养阴、行气润肠法,治疗结肠慢传输性便秘、肠易激综合征等疗效较好。

3)生物反馈治疗:即行为康复训练法,采用压力或肌电信号装置,训练患者盆底肌肉的运动及感觉协调。

4)西药:用促肠道动力药如西沙必利,选择性作用于肠神经系统,改善胃肠排空时间。膳食纤维如葡甘聚糖、欧车前凝胶等,渗透性泻药如乳果糖、聚乙二醇等均可改善大便性状,利于排空,且使用安全。胃肠选择性钙通道阻滞剂如得舒特可有效缓解肠易激综合征腹痛等症状,5-羟色胺受体部分激动剂替加色罗能刺激蠕动反射,调节内脏感觉。

### (2) 腹泻

肠动力障碍伴有肠道菌群紊乱所致腹泻可应用生态制剂,如整肠生、丽珠肠乐等,也可采用中药和针灸的方法。

### (3) 肛门失禁

1)中药:中医学认为,肛门失禁多由气血衰退,中气不足,气虚下陷,肛门不能收摄或损伤失治所致。凡中气不足,气虚下陷者,治宜补益中气,用补中益气汤加减;脾虚肠滑而遗者,治宜健脾固涩,选方常用理中汤加诃子;因火盛逼肠而遗者,治宜清热缓急,选方常用芍药甘草汤加黄连。

2）针灸、按摩:按摩两侧臀大肌、提肛穴和长强穴等;早晚各作提肛运动1次,每次30分钟。针灸背部俞穴及承山、百会、关元、气海等穴。

3）生物反馈:训练增强肌力,加强直肠容量耐受,恢复运动功能。

## 【 经 验 方 】

### 益气润肠汤

组成:生白术30 g,黄芪20 g,生地10 g,玄参10 g,青陈皮各10 g,柴胡10 g,升麻6 g,焦楂曲各6 g。

用法:每日1剂,水煎服,每日2次。

功效:益气滋阴、润肠通便。

主治:结肠慢传输型便秘。

## 主要论著

丁义江,李柏年,丁泽民,等.注射法为主综合治疗直肠脱垂30例.上海中医药杂志,1990,(5):21.

丁义江.肛肠病治疗与研究第八届中华全国中医药学会肛肠学术会议论文选编.南京:东南大学出版社,1995.

丁义江,李进,丁曙晴,等.多媒体计算机技术在肛肠专科专病教学中的应用研究.大肠肛门病外科杂志,2000,6(4):31～34.

丁义江.肛肠动力性疾病的治疗进展.大肠肛门病外科杂志,2001,7(1):61～63.

丁义江.高位复杂性肛瘘的诊治进展.大肠肛门病外科杂志,2002,8(3):138～139.

丁义江.重视"肛门及其周围疾病"的诊断.大肠肛门病外科杂志,2003,9(3):149.

丁义江,哈楠林,丁曙晴,等.结肠慢传输型便秘与突触素和P物质及血管活性肠肽的临床研究.中华胃肠外科杂志,2004,7(6)：485～487.

丁义江,杨伯林.肛周克罗恩病的诊断与治疗.中华胃肠外科杂志,2005,8(4)：376～378.

丁义江.丁氏肛肠病学.北京：人民卫生出版社,2006.

丁义江.挂线疗法在盆底失弛缓综合征所致便秘治疗中的临床应用.江苏中医药,2006,27(8)：5～6.

丁义江.中医肛肠病临床最新进展"十五"全国中医肛肠重点专科病成果精萃.北京：中国中医药出版社,2006.

丁义江,丁曙晴,孙明明,等.肛门功能评估在高位复杂性肛瘘治疗中的价值.临床外科杂志,2007,15(2)：92～94.

丁义江,丁曙晴.慢性功能性便秘的中医诊治策略.中国临床医生,2007,35(3)：18～19.

丁义江,金洵.慢性功能性便秘中医药疗效评价体系探讨.辽宁中医药大学学报,2010,12(4)：19～21.

丁义江.盆底疾病的诊治进展.中国普外基础与临床杂志,2010,17(2)：109～111.

## 参考文献 ···············································································

[1] 郑雪平.丁义江教授治疗高位复杂性肛瘘的经验.江苏中医药,2009,41(6)：13～14.

[2] 赵斌.丁义江教授辨治功能性便秘思路初探.中医药通报,2011,10(6)：22～24.

[3] 吴崑岚,薛雅红,郑雪平.丁义江教授治疗脾肾阳虚型便秘的经验.吉林中医药,2011,31(10)：950～951.

苏州市

# 王寿康

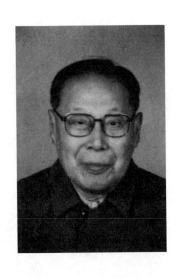

············ 【个人简介】 ············

　　王寿康,男,1919 年出生,江苏省苏州人。苏州市立医院主任医师,全国名老中医。曾任江苏省中医学会外科专业委员会主任委员,苏州市中医学会副理事长。第一批全国老中医药专家学术经验继承指导老师。

　　少年时拜无锡名医章志方老先生为师,研习古籍,临证抄方,打下了扎实的理论与临床基础。后就读于江苏省立医政学院,从而掌握了一定的西医学理论。在苏州开业行医,由于他技术精湛,对患者服务周到,态度可亲,且经常为贫病之人免费诊治,因此登门求治者络绎不绝,很快成为社会名医,深受群众的信赖。1952 年参加苏州市中医诊所的工作,1956 年到苏州市中医院工作任外科主任。1979 年,被调至苏州市地区医院(苏州市第四人民医院的前身)工作。王寿康师从名医,加之敏而好学,治学态度严谨,故学识渊博,精通经典,加之性秉名家之长,注重临床实践,重视理论研究而成一方名医。对后进学子总是循循善诱,诲人不倦,培养了很多中医外科人才,遍及全省各地,有的已成为学科带头人或技术骨干。主编《中医外科临证手册》《中医外科讲义》。

········· 【 学术思想 】 ·········

### 1. 重外病内治

王寿康认为病虽分内外,但异流同源,外科刀针围贴,俱有衣钵相传,立法用药。不出内科之理,所以临床上常以外病内治,而奏捷效。

### 2. 倡刀药并重

王寿康不拘泥于古道,大胆改革,推陈出新,在中医辨证施治的前提下,取西医之长,补中医之不足,主张该药则药,该刀则刀,刀药并重,不精于刀圭,中医外科就不能跟上时代的步伐。在临床上以擅治痈疡著称,对周围血管病、乳房病、皮肤病的治疗有独到之处。

········· 【 临床经验 】 ·········

### 1. 治痹证注重痰瘀与肾虚

痹证各家多从风、寒、湿三者着手,王寿康经数十年临床实践,反复揣摩,自创"顽痹饮"治疗顽痹,除了着眼于风湿寒外,更注重于痰凝血瘀之疏化及肾虚之补益。

### 2. 治瘰疬强调分期而治

瘰疬即指西医学颈淋巴结核,王寿康治疗这类疾病颇有心得,认为瘰疬早期,邪盛正实,病者体质大多壮实,属肝胆气滞火郁,治宜疏肝理气,清热化痰,常选用柴胡、郁金、淡黄芩、山栀、夏枯草、金银花、陈皮、制半夏、浙贝母、猫爪草、紫背天葵等清肝解郁,化痰散结之品;瘰疬病程较长,邪盛伤阴者,主要为肺肾阴虚,治宜滋阴降火,软坚化痰,常用生地、麦门冬、玄参、煅牡蛎、地骨皮、夏枯草、浙贝母、山慈菇、金银花、猫爪草等;邪却正虚或余邪留恋而气血两亏者,治宜调补气血、健脾养胃,常用党参、炙黄芪、炒白术、茯苓、当归、金银花、生地、石斛、香谷芽、甘草等。

### 3. 治乳癖疏肝补肾并用

乳腺增生病(故称"乳癖"),实质上包括乳腺小叶增生及乳房囊性增生病,西医学认为与卵巢功能失调有关,黄体素分泌减少,雌激素量相对增多所致。王寿康认为其发病原因为肝气郁结及冲任失调,治疗之大法为疏肝理气及调摄冲任,但决不可将其两法断然分开,以免使初学者误入歧途。故其自拟"疏肝散结汤",即疏肝理气药与补肾固元、调摄冲任服药并用。他还主张服药当待症状减轻后,自排卵期至月经干净止为好。

### 4. 治甲亢以养阴益气为本

王寿康认为甲状腺功能亢进的本质属虚,病者多为体质素虚,气阴不足,又因七情内伤,正不胜邪,从而导致肝气郁结,痰湿内蕴,气滞血瘀,肝阳上亢等本虚标实之证。其早期多表现为阴虚火旺,后期则渐露气阴两虚之候。故王寿康以养阴益气法贯穿于全过程,以求养阴制阳,维持阴阳平衡,其自拟"气瘿汤",即益气养阴为治本,平肝、化痰、散瘀为其治标。

### 5. 治痛风性关节炎宜分清标本实质

王寿康认为痛风性关节炎发生之内因为肾虚精亏,外因则为寒、湿、痰、热等所致。在急性发作期,王寿康采用急则治其标的方法,选用通用痛风方(黄柏、苍术、制南星、威灵仙、桂枝、防己、桃仁、红花、龙胆草、川芎、炒白芷、羌活、神曲)治疗,取得较好效果。发作期后,强调采用温肾壮阳、健脾益气之法扶正固本,常以金匮肾气丸、人参健脾丸、金水宝等调治,以巩固疗效,防止复发。

········· 【 经 验 方 】 ·········

### 1. 顽痹饮

组成:制南星 5 g,白附子 3 g,白芥子 5 g,当归、赤芍各 10 g,桑寄生 12 g,羌活独活、防风、防己各 10 g,青风藤 30 g,乌梢蛇 10 g。

用法:水煎服。

功效:祛痰通络,益元补肾。

主治:痹证。

方解:方中南星燥湿化痰,白附子祛风化痰,白芥子化痰利气,消肿散结,三药相互配伍,相得益彰。羌独活、防风己、青风藤祛风燥湿通络;当归、赤芍、桑寄生养血活血;乌梢蛇搜风通络;熟地、白芍养阴补血;仙灵脾、苁蓉益元补肾,标本兼顾,故收效较佳。

加减:阴虚者加熟地、白芍各 10 g;肾虚者加仙灵脾、苁蓉各 10 g。

### 2. 疏肝散结汤

组成:柴胡 10 g,当归 10 g,赤芍 10 g,白芍 10 g,郁金 10 g,青皮 6 g,橘叶 10 g,莪术 10 g,仙茅 10 g,仙灵脾 10 g,苁蓉 10 g,巴戟天 10 g。

用法:水煎服。

功效:疏肝理气,补益肾元,调摄冲任。

主治:乳腺增生疾病。

方解:方中以柴胡为主药,以其疏肝理气,顺其条达之性,开其郁遏之气。辅以当归、赤芍,和营调血,以血行通畅,气自条达;白芍养血敛肝,使肝血充足而有藏敛,肝气不致怫郁;再以青皮破坚癖、散滞气,莪术通月经、消癥积,郁金行气解郁、活血止痛,以上三药为佐药,用以加强柴、归、芍之调理气血之功。又使以橘叶,既治胁胀痛,又直入肝经,为引经药,加入仙茅、仙灵脾、苁蓉、巴戟天等补益肾元,调摄冲任。

加减:胃气不舒加玫瑰花、香橼皮;结节加牡蛎、夏枯草、山慈菇;血虚加熟地;冲任失调重者加鹿角霜。

### 3. 气瘿汤

组成:党参,黄芪,麦门冬,生地,五味子,夏枯草,牡蛎,丹参。

用法:水煎服。

功效:滋阴清肝,软坚化痰。

主治:甲状腺功能亢进属气阴不足之证。

方解:方中党参、黄芪、麦门冬、生地、五味子等扶正之品,既能提高机体抗病能力,又能调节人体之免疫功能,对甲亢之治疗起到釜底抽薪的作用,为气瘿汤之主要组成部分。夏枯草苦辛而寒,清肝明目,散风消瘿;牡蛎成涩而凉,敛阴潜阳,软坚化痰;丹参活血化瘀,又为调经要药。以上 3 药合用具有平肝清热,软坚化痰,活血化瘀之功,在气瘿汤中起到良好的辅助作用。

## 主要论著

顾伯华,王寿康.中医外科学讲义.北京:人民卫生出版社,1960.

王寿康.中医外科临证手册.江苏：江苏人民出版社出版,1965.

## 参考文献

[1] 童经陆,陈剑平.王寿康治疗乳腺增生病经验介绍.光明中医杂志,1994,(1)：19～20.

[2] 童经陆.王寿康老中医"顽痹饮"治验举隅.江苏中医,1994,8(15)：4～5.

[3] 童经陆.王寿康治疗瘰疬经验.江苏中医,1999,2(20)：13.

[4] 童经陆.王寿康痛风性关节炎验案.江苏中医,1999,7(20)：25.

[5] 童经陆.王寿康治疗原发性甲状腺机能亢进症验案.吉林中医药,2000,(2)：10.

# 郑绍先

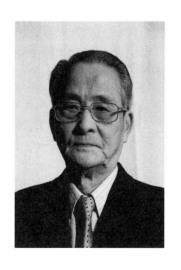

郑绍先,男,1920年出生,江苏省昆山市人。江苏省昆山市中医院主任医师。全国名老中医,江苏省名中医。曾任昆山县第一至七届政协常委,苏州地区中医学会常务理事,苏州市中医学会理事兼妇产科学组副组长,昆山县(市)医学会第一、第二届副会长,昆山市中医学会首届名誉会长、昆山中医院名誉院长。

出身于著名中医妇科世家,宋末郑亿年五世孙郑公显得其妻之外祖父薛将仕所传医术,专精女科,后裔遂累世业医,代代相承,无有间息,迄今已近八百年的悠久历史,堪与著名的"江南何氏廿九代世医"相媲美,成为中外医学史上罕见的奇迹。

郑绍先系长子,为郑氏女科第二十八代传人。11岁时就边读私塾,边受庭训,师从父亲学医,后至苏州国医专科学校深造,毕业后曾至上海岳父陆志远中医诊所襄诊。为江苏省昆山中医院主要创始人。作为郑氏妇科传人,郑绍先克承祖业,孜孜不倦,潜心探索,积累了非常丰富与宝贵的医疗经验,取得了精深的学术造诣。他对月经不调的治疗,注重清泄法,调其所不调;对大出血的治疗,调理冲任督,通补奇经,从不见血止血;在治疗子宫肌瘤、卵巢囊肿方面,常以祖传方"芩连四物汤"与活血化瘀、软坚散结的鳖甲配伍,攻补兼施,理法切合实用。经其治愈的不孕症不计其数,故有"女科圣手"之称。

## 【学术思想】

### 1. 精究辨证、尤重舌诊

郑绍先行医50年,勤求古训,学验俱丰,察承家学之真传并有新的发挥。治病最讲究辨证分析,精细审慎,一丝不苟,突出病因和脏腑气血辨证,尤注重舌诊。常谓医不精究辨证,何以言治,毋谈其效。

### 2. 用药处处顾护胃气

郑绍先认为临床用药既要有法度,又要处处顾护脾胃之生机,才能克其制胜。认为妇女以血用事,但因经、孕、胎、产的关系,往往阴血暗耗,心失血养,心火偏亢,强调以心肾、冲任为中心,兼顾整体的辨证思维,处方用药轻灵清透,不主攻伐,不伤胃气,疗效显著。

## 【临床经验】

### 1. 从心肾论治青春期功血

青春期功能性子宫出血属中医"崩漏"范畴,临床上常表现为月经淋漓不净,口干,潮热盗汗,虚烦少寐,舌边尖红,脉细数。根据患者青春期的生理特点,其发病机制是肾的精气不充盛,天癸不够成熟,致肾阴亏虚,心火亢旺,冲任失调,胞脉失宁,血液沸溢。诚如《傅青主女科》:"胞脉胞络上通于心,下系于肾";又如李东垣:"妇人血崩是肾水阴虚,不能镇守胞络相火,故血走而血崩也。"所以郑绍先进一步指出:"少女月经失调,见崩漏之证,多责之于心肾,是水亏火旺也,水亏则冲任不固,火旺则血液沸溢,治宜滋肾宁心,轻清其火。"所以常从心肾论治,调节心肾阴阳升降,滋肾宁心,涵濡心液,俾经血下行,胞脉流畅而行归藏之功,水火互济则血海得以宁静,而不能一味地补气摄血或补肾固冲。

## 2. 治人流与置环漏下当审因论治

郑绍先认为人工流产、宫内置节育器后不规则出血,主要机制是冲任受损,但由于患者体质差异和术者的水平关系,导致冲任损伤的原因诸多。常见证型及治法如下。

**(1) 肝郁湿热:** 郑绍先善以泻肝经之火而清肝经湿热,配以三黑:地榆(炒黑)、黄芩(炒黑)、蒲黄(炒黑),俾使气畅火宁,湿热俱去,则冲任自安。

**(2) 气虚血瘀:** 郑绍先认为非大补脾胃以培其本,刚病难愈,即所谓"调冲任首重脾胃",但因该病由中医学从未经历过的治疗手段行造成,金刃所伤,必有余血留滞,在大补药中加一、二味行滞药,方无后患。若专事用固涩、凉血之药,以求速效,贻害不浅。

**(3) 肝肾阴虚:** 郑绍先认为人流或置环,初期血络受损,胞脉不利,血不归经,出血既久,必然累及冲任乃至肝肾。故每在滋补肝肾中,加一、二味化瘀不伤正、止血不留痕之品,动静结合,从而起到增强冲任胞宫的调节和固摄功能,巩固疗效的目的。

**(4) 脾肾亏虚:** 郑绍先善在大补血气药中加一二味涩药止之,再用一二味辛温之药以散内寒,则补者自补,行者自行,虽体质素弱之人,不至危殆。

## 3. 治产后病宜固护气血

郑绍先认为妇人产后,多表现为"血不足而气亦虚"的病理特点,临床上多见气血两虚的证候,或因气虚卫外不固而遭外邪侵袭,故产后宜固护气血为先。常表现为面色少华,头晕倦怠,心悸,失眠多梦,腰膝酸楚,舌苔薄,脉细软。若不及时调养其营卫、精血之气,则羸弱之体难以康复,故治疗产后常以养血调营固卫气为主。

## 4. 治子宫肌瘤宜清、温、攻、补

子宫肌瘤是西医学的病名,临床常见月经过多或经期延长、腹痛等症。属中医学"崩漏""血癥"范围。但中医所称的崩漏,是指各种子宫出血的总称,并不就是单一的子宫肌瘤病。对子宫肌瘤的治法,同样不能拘泥于一法,一般不宜见血止血,见痛止痛,宜清宜温,宜攻宜补,须在辨证的基础上随症立法。郑绍先认为以下三个类型为多见。

(1) 湿热下蕴,阴络受损,瘀滞胞宫,或者前医投以性激素和止血等药,使涩之愈涩,结瘀更著,宿瘀不去,新血不宁。郑绍先以破瘀润血,清热利湿之法治之,方选复元活血汤加减。

(2) 情志怫郁,肝失疏泄,郁结化火,下迫冲任因而月经紊乱,漏红淋漓。郑绍先以疏理清泄之法治之,方选丹栀逍遥散加减。

(3) 病久失血过多而阴虚阳搏,迫血下走而经血妄行。郑绍先治以滋阴降火,方选三甲复脉汤加减。

郑绍先还认为,肌瘤已成,尚须软坚散结,根据辨证分型在不同的选方中配入炙甲片、昆布、海藻、生牡蛎、王不留行子等软坚散结之品。或虽有肌瘤存在,但因长期耗血过多,临床出现肝肾亏虚冲任两脉交损,必须病证相参,先以血肉充养,温通奇经,栽培精血,善用鹿角霜、龟板、鳖甲、黄芪、熟地。下元虚惫加用葫芦巴、苁蓉、巴戟天温摄以固下真,以收咸寒固肾,消瘀滞,疗癥瘕,凉心热,逐阴虚热蒸,填精以充八脉之气,温通交阴阳之功,再以攻补兼施,通中有塞,塞中有通。

······ 【经 验 方】 ······

### 1. 功血经验方

组成:生地黄、熟地黄各 12 g,山茱萸 9 g,炙龟板 12 g,炒当归 6 g,炒白芍 9 g,胡黄连 6 g,黄柏 6 g,知母 6 g,艾叶炭 3 g,蒲黄炭 9 g,地榆炭 12 g,桑寄生 12 g,续断 12 g。

用法:上药煎服,每日 1 剂。

功效:滋阴降火。

主治:青春期子宫功能性出血症。

方解:方中生地黄、熟地黄、山茱萸、龟板、当归、白芍益肾滋补肾阴,养血和营,宁心涵濡心液;胡黄连、黄柏、知母清心降火,心火不亢则血脉自无沸溢之患;桑寄生、续断补肝肾,强腰膝,固冲任;艾叶炭、蒲黄炭、地榆炭止血而不留瘀。

加减:心烦易怒加柴胡 6 g,生山栀 9 g;少腹隐痛加柴胡 6 g,制香附 9 g,炙升麻 3 g;气短乏力加党参 10 g,生黄芪 15 g,炙升麻 3 g。

### 2. 置环漏下经验方

组成:炒柴胡 6 g,炒当归 6 g,炒白芍 12 g,炒牡丹皮 6 g,炒山栀 9 g,生地黄 12 g,女贞子 12 g,旱莲草 12 g,蒲公英 12 g,苦参片 9 g,碧玉散 15 g(包),炙升麻 3 g。

用法：上药煎服，每日 1 剂。

功效：滋肝泻火。

主治：宫内置节育器后不规则出血。

方解：方中炒柴胡、炒牡丹皮、炒山栀清肝泻火；生地黄、炒当归、炒白芍、女贞子、旱莲草滋肝和营；蒲公英、苦参片、碧玉散泻热渗湿，每方必用升麻一药，取升清降浊之意。

加减：肝肾阴虚加天门冬 9 g，山茱萸 9 g，炙鳖甲 12 g；脾经湿热下注，少腹坠胀加苍术、白术各 9 g，白芷 9 g，生薏苡仁 12 g。

### 3. 产后经验方

组成：桂枝 3 g，炒白芍 10 g，炮姜炭 2 g，生黄芪 12 g，炒当归 6 g，枸杞子 10 g，黑大豆 12 g，炙甘草 2 g。

用法：上药煎服，每日 1 剂。

功效：调营固卫。

主治：产后虚证。

方解：本方由桂枝汤中易生姜为炮姜，以祛血中之风，合当归补血汤化裁而成。方中桂枝、炒白芍、炒当归、枸杞子、黑大豆养血和营；生黄芪、炙甘草益气生血，固卫护阳；炮姜炭祛血中之风。

加减：产后盗汗加郑绍先祖传秘方黑白汤(即黑大豆 12 g，焙白薇 9 g)；产后身痛加羌活、独活各 5 g，防风、防己各 6 g；腰酸腰痛加续断 12 g，狗脊 12 g；四肢麻木加鸡血藤 12 g，菟丝子 10 g；产后发热加荆芥炭 3 g，焙白薇 6 g；产后咳嗽加杏仁 10 g，桔梗 5 g，川贝母、浙贝母各 6 g，紫菀 5 g；失眠多梦加炙远志 5 g，珍珠母 15 g。

## 参考文献

[1] 吴纪祖. 郑绍先治疗妇科病经验. 辽宁中医杂志,1993,3：7～8.

[2] 许柏泉. 郑绍先治疗人流置环不规则出血的经验. 中医文献杂志,1995,2：35～37.

[3] 毛纯漪. 郑绍先妇科经验集粹. 上海科学技术出版社,1996.

[4] 洪刘和. 郑绍先妇科经验举隅. 中国民间疗法,2007,11(15)：3～4.

[5] 洪刘和. 郑绍先治疗妇科病经验举隅. 中医杂志,2009,2(50)：113.

苏州市 · 郑绍先

# 汪达成

【 个人简介 】

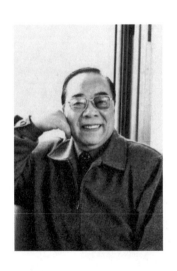

汪达成,男,1923 年出生,江苏省苏州市人。苏州中医院主任医师。全国名老中医,江苏省名中医。曾任苏州市中医院大内科主任,苏州市中医院学术委员会主任委员,江苏省中医学会理事,苏州市中医学会理事长,《江苏中医》杂志及《苏州医学杂志》编委,全国中医药学会脾胃病专业委员会顾问、委员等。享受国务院政府特殊津贴专家。第一批全国老中医药专家学术经验继承工作指导老师。

18 岁投于苏州名医宋爱人、丁慎伯门下,习中医内外科,1947 年经国家考试院高等医务人员考试合格,1949 年参加苏州市新医进修班学习西医。1950 抗美援朝开始,即报名参加康复医院工作,1957 年调入苏州市中医院。从事中医临床工作60 余年,学识渊博,临床经验丰富,始终保持继承中医、探索中医、发扬中医的思想,早年致力研究温热病、血吸虫病等疑难病的临床研究,晚年则致力于脾胃病、中医肿瘤的研究,学术颇有建树。先后多次荣获省、市先进工作者,优秀共产党员和省、市劳动模范称号。1990年由他主持研制的"香菊感冒冲剂"荣获江苏省科技成果二等奖。并先后发表论文"晚期肿瘤扶正固本之我见""老年与肿瘤""急性胃痛的证治""中医中药与肿瘤免疫"等数十篇,1990年及1991年被苏州市卫生局授予记功和记大功奖励。

## 【学术思想】

### 1. 重视辨证辨病结合

辨证论治是中医的精髓,证是反映疾病过程中某阶段的本质或内部联系,它是由病因、病位、病势、病情、病机等因素综合和抽象而成。辨证论治的优点在于体现出整体观念,对疾病宏观的把握,并能采取同病异治或异病同治的方法,这是汪达成临证时必定坚持的原则。但辨证的不足之处是对病位相对不确切,对疾病的微观认识不足,因此,汪达成常常以辨证为主,辅以辨病,把辨证与辨病有机地结合起来,既不有悖辨证论治的原则,又明显地提高了临床疗效。

### 2. 组方用药重视理气

在汪达成的大量处方中可以看出,理气药的应用十分频繁,说明他在用药思路中十分重视调畅气机。汪达成认为理气中药不仅可调理脾胃,减轻脾胃气滞,增强脾胃的消化吸收功能,而且有助于化痰消积,如古人所说:善治痰者,不治痰而治气,气顺则一身之津液亦随气而顺矣。在扶正祛邪方中,配伍理气中药还可防止补剂之壅滞,使补而不滞。如在胃癌的处方中,几乎均有理气药。治疗胃癌,常以枳术丸配伍于方中,此方出自《脾胃论》,白术二倍于枳实,而汪达成则以枳壳组方,且枳壳用量接近白术。因枳壳辛散行气,宽中除满,其性和缓,不偏寒热,祛邪而不伤正,是治疗气滞的要药。

### 3. 治胃癌注重扶正护胃

汪达成认为胃癌患者常存在胃气虚弱,其临床表现为胃纳减少,饮食不馨,恶心欲呕,四肢乏力和形体消瘦等。引起胃气虚弱的原因很多,如肿瘤对胃的直接侵犯,胃癌手术的影响,化疗药物的毒副作用等。胃气虚弱则五脏六腑得不到水谷精微滋养,五脏六腑之气也随之不足;反之,胃气旺,则正气足。胃癌患者如胃气伤而未绝,尚能少量进食,则还可医治,如胃气败绝,水谷不入,化源断绝,则难以医治。汪达成治疗胃癌强调扶正,且提出宜先扶助胃气,攻邪需顾护胃气,始终贯穿"脾胃健则百病可治"的观点。

### 4. 治肿瘤着重祛邪化痰

肿瘤的产生与痰的形成密切相关,痰聚于体表可形成瘰疬,痰积于乳房可形成乳岩,正如《丹溪心法》所言:凡人身上、中、下有块者,多是痰。胃癌患者,脾胃虚弱,水湿不化,聚而为痰,日积月累,形成肿瘤;肿瘤形成后又可进一步损伤胃气,以致痰湿积聚加重,肿块愈来愈大。汪达成认为胃癌的形成是痰湿积聚的结果,痰湿化则胃气易康复,痰湿除则肿块可缩小,祛邪应着重化痰,故二陈汤、导痰汤是汪达成常用的化痰软坚消肿方剂。

【临床经验】

### 1. 治胃癌重补养

汪达成将胃癌患者之胃气虚弱证归纳为脾胃气虚、脾胃虚寒和胃阴不足三种证候,依据不同临床表现,而采用不同的补益之剂。若脾胃气虚者,以四君子汤为主方;如有阴虚表现的,易党参为太子参或西洋参;气虚明显者,加黄芪等。若脾胃虚寒者,以理中汤为主方;寒气盛者,则以附子理中汤为主方。若胃阴不足者,常选用沙参、麦门冬、石斛、玉竹等益胃养阴之品为君药。

### 2. 理气以枳术丸加味

汪达成治病善用理气药,且以枳术丸为基本方,再配以陈皮、苏梗、香附、香橼等,则理气作用更强。若兼脾胃有寒者,加白檀香、甘松等理气和中,温胃散寒;若脾胃有热者,加寒性理气药,如川楝子、青木香等;若两腋胀痛者,加柴胡、青皮、绿萼梅等疏肝理气;伴血瘀表现者,酌加郁金、莪术、三棱、生蒲黄等行气活血。

### 3. 治慢性乙肝以实脾为先

慢性病毒性乙型肝炎是临床常见顽疾,至今未有特效良药。汪达成认为乙肝乃由人体免疫功能下降,湿热疫毒感染而致,病位在肝。但肝病日久,疏泄不利,则脾胃运化功能紊乱,即木旺克土。故乙肝患者临床常以脾气不振,邪湿内阻为主要表现,常见倦怠乏力,腰膝酸软,纳食不振,舌苔厚腻等症。汪达成治乙肝时,往往侧重调理脾胃,以实脾而治肝。宗《金匮要略》"见肝之病,知肝传脾,当先实脾"之旨,通过补益脾气,脾运得复,邪湿得化,肝得后天之本之滋养,其疏泄功能自然恢复,即培土抑木之愈。实脾之法,不是一味补脾,而是以健脾助运,化湿清利为主,忌滋补太过,阻碍气机。一般忌用黄芪,常以枳实丸为主方。其中白术能健脾开胃,枳实疏导湿滞,取其一补一消,既补又疏之功,常能收到较好效果。

### 4. 治肝硬化以滋肾柔肝为本

肝病失治,迁延不愈,最终将导致肝硬化腹水,属中医癥积、臌胀重证。汪达成认为,肝硬化的形成,是由肝胆失疏,肝郁化火,肝阴、肝血被劫。肝阴不足,久必及肾,故肝肾阴虚为病之本,气滞湿阻,水湿内留为其标,临证应以治本为主。肝藏血,肾藏精,肝肾同源;肾者水脏,为肝之母,虚则补其母,滋水能涵木,常以一贯煎为主方。该方滋肾柔肝,养阴而不滋腻。方中辅以川楝子疏肝解郁通络,调畅气机,实为补中有行,补而不滞之治疗肝病的良方。治肝硬化时汪达成忌用柴胡,认为柴胡香燥,劫伤肝阴,而以防风、佛手、香附、绿萼梅代之。用一贯煎必见舌质偏红、脉细软,而纳食不振,大便稀薄者不用。如有腹水,常与猪苓汤并投,药证相符,效如桴鼓。

### 5. 治肝癌要攻而有度

肝癌属中医"肝积"范畴,病势凶险,变化较快,患者生存期短。汪达成认为此病深重,难见显效,但治之得当,可延长患者生命。其病机为癌毒内居,气滞血瘀,瘀血聚而成积,气血暗耗,正气受损,阴血不足,属本盛标实之证。治疗立法时,汪达成认为患者盛不受补,先宜祛瘀化积,邪祛则正安,但要攻而有度,祛邪而不伤正。攻伐太过,则有出血、虚脱之变。汪达成喜用大黄䗪虫丸,取其祛瘀生新,养阴润燥,缓中补虚之功。吴昆《医方考》曰:"腹胀有肿块,按之而不移,口不恶食,小便自利,大便黑色,面黄肌错者,血证谛也,此丸与之。"该方用大黄、䗪虫、水蛭等蠕动唼血之物,佐以干漆、生地、桃仁,行而去其瘀血,略兼甘草、芍药以缓中补虚,待瘀血行尽,然后纯行缓中补虚收功,实为邪祛则正安。因其攻中有补,邪正兼顾,临床运用得当,常有意想不到的效果。

### 6. 治高脂血症用重剂祛除痰浊

西医学高脂血症与中医学"痰浊"之证相似,汪达成根据多年的临床经验,认为痰浊的生成与肝、脾、肾的关系最密切,肝气郁滞,气机不畅,气不化津,聚而成痰;脾失健运,清浊不分而生痰湿;此外,肾主水,肾虚气不化水,水液代谢紊乱,水湿内生。由此三者,久而痰浊成脂成瘀,阻遏脉道而成此病。因此,临床治疗主张先"实者去之",一是从肝、脾、肾三脏同时用药,先去痰脂,二是药量要重,痰、瘀、脂胶结日久,非重剂不足以祛邪,用自拟泄浊化瘀方。

### 7. 治肺心病从痰论治

对于慢性肺源性心脏病(简称"肺心病"),汪达成从临床学角度认为,由于肺受外邪反复感染,致肺功能日益不良。肺气虚则心气亦虚,心气虚则心脉瘀滞,气血循行不畅。而血脉瘀滞更加重肺气失宣和气血运行障碍,发生气虚—气滞—痰凝—血瘀诸症,导致长期缺氧和二氧化碳潴留,形成肺心病的变化和发展,故临床常见痰饮、水气、瘀血交织,胸闷气急,咳痰,喘逆,心悸、紫绀等症悉见。本病虽较复杂,病情轻重不一,但主要症状均以咳、痰、喘三者普遍常见。汪达成提出的"肺心病从痰论治"的观点,用之临床,每获良效。

··············· 【 经 验 方 】···············

### 1. 泄浊化瘀方

组成:泽泻,生蒲黄,片姜黄。

用法:水煎服。

功效:泄浊化痰,活血化瘀。

主治:脂肪肝。

方解:本方由蒲黄、姜黄、泽泻三药组成,三药物对应脾、肝、肾三脏。泽泻利水化湿,通肾之开合,为君;蒲黄化痰脂,活血脉,升清而泌浊;姜黄理气疏肝,活血化瘀,共佐泽泻化痰祛瘀,去脂通脉之效,而此三药禀性中庸,又非大热大寒之味,适合久服。现代实验研究证实泽泻醇有显著的降胆固醇、甘油三酯作用,对内源性胆固醇有抑制作用,生蒲黄、片姜黄既降血脂,又能活血,降低血液黏度,三药组合确是治疗脂肪肝、高脂血症的妙方。

### 2. 复方克敏汤

组成:炙麻黄,炙紫菀,白前,防风,陈乌梅,五味子,干地龙。

用法:水煎服。

功效:祛风清热,止咳平喘。

主治:支气管哮喘。

### 3. 伤寒协定方

组成：川连,淡芩,川朴,红藤,败酱草,地榆,制军。

用法：水煎服。

功效：清肠化湿,通腑祛邪。

主治：伤寒病。

### 4. 防风四皮饮

组成：防风,地骨皮,粉牡丹皮,白癣皮,桑白皮。

用法：水煎服。

功效：祛风除湿止痒。

主治：荨麻疹。

### 5. 解毒消瘀汤

组成：黄芪,金银花,连翘,牡丹皮,赤芍,丹参,鸡血藤,乳香,没药。

用法：水煎服。

功效：清热解毒,益气活血。

主治：面颈部皮下组织放射损伤。

### 6. 桑根地黄汤

组成：地黄,知母,天花粉,葛根,山药,苍术,玄参,桑根皮。

用法：水煎服。

功效：滋阴润燥。

主治：2型糖尿病非胰岛素依赖型。

方解：方中苍术、玄参、桑根皮有降血糖作用,且玄参与苍术配合,润燥互补,以玄参之润制苍术之燥,用于糖尿病舌苔厚腻者,既燥湿又不伤阴。

### 7. 舒肝理脾汤

组成：黄芪,白术,白芍,山药,柴胡,升麻,防风,煨木香,诃子,赤石脂,炙甘草。

用法：水煎服。

功效：疏肝和脾,调理脏腑。

主治：肠易激综合征。

方解：方中白术、黄芪、山药配升麻、柴胡,健脾益气以升清阳,防风、白芍、炙甘草、陈皮疏肝以缓急,得煨木香之辛燥,更可增强制止痛泻效能,诃子与赤石脂通用对久泻耗失体液者有塞流之固涩作用。综合诸药性味,主要是疏肝和脾,调理脏腑功能,使腹泻或便秘诸症趋平,已达到治疗肠易激综合征之效。

## 主要论著

汪达成.肝痛证治的介绍.江苏中医,1963,(1):13～18.

汪达成.治愈急性胃扩张的体验.江苏中医,1963,(4):14～16.

汪达成,何焕荣.肾盂肾炎辨证论治的初步探讨.江苏中医,1964,(1):16～20.

汪达成.瘀血证治的介绍和体会.江苏中医,1965,(10):20～22.

汪达成.运用补中益气汤的体会.江苏中医,1980,(6):42～43.

汪达成.低血钾麻痹治验.江苏中医,1984,306:8.

汪达成.脑震荡后遗症治验谈.江苏中医,1990,178:34.

汪达成.自身免疫反应性关节病治验两例.江苏中医,1990,(3):3～4.

汪达成.舒肝理脾汤治疗肠易激综合征68例.江苏中医,1993,(5):11.

## 参考文献

[1] 汪达成.舒肝理脾汤治疗肠易激综合征68例.江苏中医,1993,203(5):11.

[2] 赵子敏,叶家栋.汪达成老中医临床经验拾贝.江苏中医,1993,(12):3～4.

[3] 赵子敏.汪达成治疗肺心病的临床经验.陕西中医学院学报,1994,4(17):18～19.

[4] 王明武,汪正利.汪达成辨治头颈部肿瘤放疗副反应的经验.江苏中医,1998,12(19):11.

[5] 赵笑东,汪正利,王明武.汪达成老师临症时中西医结合思路介绍.苏州医学院学报,2000,20(8):757.

[6] 赵笑东,王明武,汪正利.汪达成老中医治疗慢性肝病的经验.吉林中医药,2000,(4):8～9.

[7] 王明武.汪达成辨治胃癌的临床经验.江苏中医药,2006,9(27):18～19.

[8] 赵笑东.汪达成教授经验方(泄浊化瘀方)治疗高脂血症的临床观察.中华中医药学会心病分会第十一届学术年会论文集(浙江杭州),2009.

# 蔡景高

············【个人简介】············

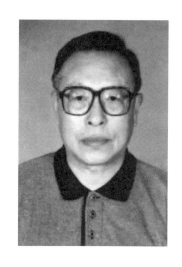

蔡景高,男,1928年9月出生,上海人。苏州市中医医院中西医结合主任医师,南京中医药大学兼职教授,江苏省名中西医结合专家。曾任苏州市中医医院院长,江苏省中华医学会理事,江苏省中西医结合学会虚证与老年医学专业委员会主任委员,苏州市中西医结合学会副理事长。第三批全国老中医药专家学术经验继承工作指导老师。

1953年毕业于上海第二医科大学医疗系,后结业于卫生部上海中医研究班。一直从事中医药医疗、教学、科研和管理工作,擅长中西医结合治疗心血管及消化系统疾病,对老年病及抗衰老方面有特长。发表学术论文40多篇。1959年获卫生部颁发的"整理发扬中医学"奖状及银质奖章,领导的科研组在"中西医结合对肺心病的研究"方面获1979年苏州市科技成果四等奖。1983年以苏州市中医交流考察团团长身份,在日本国金泽市国际学术交流会上作了题为"冠心病的中医治疗"的学术报告。主持的"健忆口服液对老年人学习和记忆作用的临床与实验研究"成果获 1993 年江苏省中医药科技进步二等奖。

### 1. 心脑血管疾病责之气虚血瘀

蔡景高认为心血管疾病产生的根本在于气虚血瘀,治疗当以补气活血为本,然后根据气虚与血瘀的程度与进展调整治法。

**(1) 气虚血瘀治以补气活血:** 人到中年脏器渐衰,气血阴阳逐渐衰退而失衡,气血运行与津液输布发生阻遏,加之情志郁结,脾失健运,肝气郁结而导致气滞痰凝,瘀血内生,阻遏心气、心阳则为病。正如《温病条辨·治血论》所说"血虚者,补其气而血自生;血滞者,调其气而血自通""善治血者不求有形之血,而求无形之气"。临床多用于治疗中风偏瘫及冠心病心律失常,此类患者大多本虚标实,气虚为本,血瘀、痰浊为标,治疗上如不重视气虚,而只重于攻伐痰浊瘀血,则病情往往易于反复。方选补阳还五汤合参蛭散加减。

**(2) 气虚血瘀,寒邪内盛,治以补气活血,温通心脉:** 蔡景高认为心主火为阳中之太阳,阳气充盛则血脉通畅,阳气虚少,寒邪内盛则血凝。故常用补气活血、温通心脉法治疗窦性心动过缓、病窦综合征及传导阻滞。此类患者脉症表现大多为心肾阳虚,病位在心,其本在肾。方选补阳还五汤合麻黄附子细辛汤加减。现代药理研究表明,附子能够增加心肌收缩力,改善窦房及房室传导阻滞,有类似受体兴奋剂异丙肾上腺素的作用。全方通过温阳益气活血改善血流滞缓,使缓慢的心率增加,从而达到治疗目的。

**(3) 气虚血瘀,心脉痹阻,治以补气活血,搜风通络:** 心脑血管病恶化的主要因素是实邪等病理产物,而最主要的实邪是痰瘀。本病好发于中老年人,由于老年人气虚体衰,脏腑功能减退,阴阳气血失调,情志抑郁,气机逆乱,导致气滞血瘀,痹阻心脉,形成本虚标实的病理机制,正所谓"久病入络",对阵发性房颤、中风后遗症、帕金森病等,蔡景高好用此法。方选补阳还五汤合祛风通络之品。

**(4) 气滞血瘀治以理气活血:** 心为脾之母,脾为心之子(火生土),心藏神主血脉,赖脾胃运化水谷精微而化生,而脾胃运化之气又需要心血濡养,心神主宰,脾胃与心经络相通,《灵枢·经脉》篇"脾足太阴之脉……其支者,别上膈,注心中""足阳明胃经……属胃,散之脾,上通于心"。两者在生理上的密切相关必然决定其在病理上的互相影响,且肝气失疏,子盗母气,亦能影响心的功能。运用理气活血法治疗冠心病及心脏神经官能症往往能取得意想不到的疗效。药用理气活血剂加苏噜子。

**(5) 益气活血,补养肝肾法**：心脑血管病为老年慢性疾病,大多数患者都伴有腰膝酸软、头晕头痛、失眠健忘、夜尿频数等肾虚症状,多见肝肾阴虚及肾阳不足,尤以肾阳不足为多见,因肾阳不足,心气已虚,气化不利,则血滞成瘀,可用本法。临床多用于治疗冠心病缓解期、慢性脑供血不足(包括中风后遗症、帕金森病等)、病窦综合征及传导阻滞。方选健忆方(自拟)。

**2. 心脏疾病责在阴阳失调**

蔡景高认为,心脏病原因虽多,但究其根源,总是由于心之阴阳失调所致,故治疗重在调整阴阳。

**(1) 阳虚气衰**

1) 心阳不振,痰湿痹阻证：阳气不振,则阴寒内聚,湿聚为痰,痰湿痹阻心胸,气血流行不畅,可致心胸猝然而痛。该证可见于冠心病心绞痛。治法可用芳香温通以缓其心痛之急,宣痹化痰以化其痰湿,宣通血脉。芳香温通最效者莫过于苏合香丸,由此而变化出来的制剂不少,冠心止痛丸、麝香酮含片等均系此属。冠心止痛丸由徐长卿、青木香、檀香、荜拨、丁香油等组成,每次半至一丸,即刻服或每日 2 次,有芳香温通止痛作用,与冠心首乌丸配合应用,症状总有效率可达 85%。

2) 阳虚气衰,血脉瘀滞证：心阳不振,心气虚衰,则鼓动无力。气为血帅,气旺则血行畅通,气弱则血流徐缓,甚则瘀滞。治疗大法为活血化瘀。考虑到冠心病是一种本虚标实的中老年慢性病,其所以发生血瘀脉痹,根本还在于气衰,因气行则血行,气弱则血滞。故治血勿忘治气,化瘀必须益气,着重使用益气化瘀法,方如补阳还五汤。其特点在于用大剂黄芪,在补气助阳的同时,配以化瘀通络的药物,可达到气旺血行、瘀去络通的目的。

3) 心肾阳虚,水气内停证：心阳不振,肾阳衰微,阴寒凝聚,则饮邪水气内停,上逆射肺凌心。该证多见于充血性心力衰竭。治法当以温阳利水为主,佐以行气化瘀之法。

4) 肺肾两亏,肾不纳气证:肺主气,肾纳气。肺病日久,必累及于肾,肾虚摄纳无权,喘促气短,心悸怔忡,动则更甚。该证大多属慢性肺原性心脏病。治法以益气纳肾为主,常用皱肺汤、肾气丸、人参胡桃汤、人参蛤蚧散、黑锡丹等调治。其中以皱肺汤为主方,不但发作期可加减使用,尤宜于缓解期服用,此方以《百一选方》所载主治久嗽咳血的"皱肺丸"(人参、五味子、紫菀、款冬花、杏仁、白石英、羊肺)为基础加减制成片剂。服药 3 个月为 1 个疗程,1 年内连服 2～3 个疗程。观察其结果(包括心电图及 X 线片的变化),确有增强体质,改善心肺功能,减少发作的效果。

**(2) 阴虚血少**

1) 脾虚气弱,心血虚少证:久病体虚,失血过多,或思虑过度,劳倦伤脾,皆损及后天之本、生化之源,导致阴虚血少。《证治汇补》云:"人之所主者心,心之所养者血,心血一虚,神气失守。"阴虚血少则心络失养,神不潜藏,心主不宁矣。该证常见于贫血性心脏病、心神经官能症、心律失常等。治法当以益气养血,心脾同治。方用归脾汤、炙甘草汤加减。

2) 肾阳素虚,虚火妄动证:素体阴虚,肾阴亏损,水火不济,则心火妄动而动悸不安。该证可见于各种原因所致的心律失常。治法为养阴清火,补益心气。方用生脉散合炙甘草汤加减,或天王补心丹加减,阴虚而火旺者可加小川连仿朱砂安神丸意。

· · · · · · · · · · · · · · · · 【 临床经验 】· · · · · · · · · · · · · · · ·

## 1. 创制"安律胶囊"补气活血治阵发性心房颤动

心房颤动是心律失常中较特殊与常见的一种类型,根据临床表现将其归属中医学"心悸""眩晕""虚劳"等范畴。本病形成常由心之气血不足或心阳衰弱,致心失所养,心脉不畅,瘀血阻络。其病位在心,涉及五脏,为本虚标实之证。虚则多指脏腑气血阴阳亏虚,实则多与痰饮、瘀血、风动、火邪有关。治疗应遵循"扶正祛邪""急则治其标,缓则治其本"原则。蔡景高通过数十年的临床实践,并参考众家之长研制"安律胶囊"用于治疗阵发性房颤取得了较好疗效。"安律胶囊"由人参、丹参、苦参、参三七、水蛭、桂枝、茯苓、琥珀、血竭、全蝎、西红花等组成,是治疗心房颤动通用方剂,但以治疗阵发性房颤为主。为提高疗效,蔡景高在临床运用时常结合辨证施治配伍或辅以相应的药物或方剂,如阴虚者常以麦门冬、玉竹煎汤送服;阳虚者常以细辛、附子煎汤送服。在服用"安律胶囊"同时,结合服用辨证汤剂:益气固表、养心通脉法常用玉屏风散、生脉散;益气活血通脉法用补阳还五汤、炙甘草汤;益气活血、养阴安神法用天王补心丹、黄芪生脉散、柏子养心丸;补养肝肾、调摄冲任法用杞菊地黄汤、桃红四物汤及二仙汤等。

蔡景高认为阵发性房颤所以会失去正常的节奏,关键在于心气不足,鼓动无力,血滞脉中。宋代杨士瀛《仁斋直指方》述:"盖气者血之帅也,气行则血行,气止则血止,气有一息之不运,则血有一息之不行。"根据气血理论,采用"益气活血"法则的同时,蔡景高考虑到房颤的发生,不单是动悸、结代,而是一种颤动,从中医理论来看,应属"风动"。因此安律胶囊中以人参补气,推动血脉的运行;桂枝、茯苓、琥珀宁心活血通脉;佐以大队活血化瘀之剂,再加入虫类药水蛭、全蝎以疏通脉道,搜风平颤。全方共奏补气活血,宁心安神,通脉除颤的功能。

**2. 治腹痛分辨气滞、血瘀、虚寒、虫积**

腹痛患者来诊,蔡景高先按传统诊法问、望、闻、切,了解有否恶寒发热,疼痛久暂,固定或移动,性质系刺痛、钻痛或绞痛,与饮食关系,有否恶心呕吐,喜按拒按,及察舌切脉按腹等,必要时还需配合现代理化检查方法。通过了解腹痛部位,明确寒热虚实,分辨是气滞还是血瘀,有否急腹痛危象等进行辨治。

**(1) 气滞腹痛治以疏肝和胃、理气止痛**:气滞腹痛是最常见的原因。蔡景高认为脾主升,胃主降,肝主疏泄条达,气以流通为顺,若升降失司,肝气失疏,则气机逆乱、肝郁气滞、两胁脘腹作痛。辨证要点为疼痛为胀痛,无定处,或攻窜不定,或伴两胁胀痛。常伴有胸闷不舒、嗳气等症状,嗳气或矢气之后常觉舒适,往往与精神因素有关,常因情绪波动而发作或加重。舌苔薄腻或薄白,脉象弦或软。当疏肝和胃,理气止痛。方用柴胡疏肝饮、四逆散、金铃子散、大柴胡汤、橘核丸加减。药用柴胡10 g,青陈皮各6 g,白芍10 g,制香附10 g,制半夏10 g,厚朴6 g,甘草3 g。如两胁疼痛重时,加郁金10 g,延胡索10 g;疑有胆石加四川大叶金钱草30 g;疼痛不止,大便秘结时,加生大黄(后下)10 g,玄明粉(冲)10 g;腹痛泄泻时,加木香6 g,防风10 g,白术10 g,陈皮6 g,或木香6 g,黄柏10 g;小腹痛引及睾丸处时,加小茴香6 g,橘核10 g,荔枝核10 g,乌药10 g;如舌苔厚腻,嗳酸吞腐,有食积内停时,加炙鸡金10 g、楂曲各10 g,或保和丸(包煎)30 g。

**(2) 血瘀腹痛治以理气活血,化瘀止痛**:血瘀腹痛一般病程较前者为长,病情较重。因气为血帅,血随气行。气滞日久,必致血瘀,所谓"久痛入络",瘀滞内停,不通则痛,故疼痛较剧。辨证要点为病程较长,或有外伤史,疼痛部位较为固定,疼痛性质多为刺痛或钝痛,腹部按诊有时可摸及肿块,舌质青紫或有瘀痕,脉细弱,舌脉亦可无异常。治则理气活血,化瘀止痛。方药可选用血府逐瘀汤、隔下逐瘀汤、失笑散加减。当归10 g,丹参10 g,赤芍10 g,青皮10 g,生蒲黄10 g,五灵脂10 g,炙乳没各10 g,延胡索10 g,参三七粉(分2次吞)6 g。胀痛时加莪术6 g,木香6 g,厚朴6 g。若痛在隔下,或有癥块时,加桃仁(研泥)12 g,香附10 g,红花6 g,枳壳10 g,䗪虫10 g,或大黄䗪虫丸6 g(分2次吞服)。

**(3) 虚寒腹痛治以温中补虚、和胃止痛:**中气虚寒,不得温煦,《经》云"血气者喜温而恶寒""温则行,寒则凝",故腹痛绵绵。辨证要点为多数表现为胃脘疼痛反复发作,腹部隐痛,喜暖喜按,饿时痛增,得食则减,呕吐清水,肢冷畏寒,大便溏薄,常伴有面色少华,神疲乏力,饮食不多,舌质淡,脉象虚软。治则当温中补虚,和胃止痛。方用黄芪建中汤、理中汤、香砂六君子汤等加减。药用黄芪9 g,肉桂(后下)6 g,白芍15 g,炙甘草6 g,干姜6 g,大枣7枚。中虚气滞,见腹胀,食少时,加木香6 g,砂仁(后下)3 g,枳壳10 g,陈皮6 g;中虚下陷,见食后痛甚,卧位减轻时,加炙升麻6 g,柴胡6 g,枳壳10 g;虚甚,面㿠脉细时,加党参10 g;寒饮内滞,见呕吐清水,腹中漉漉有水声,苔白滑,脉沉弦时,加吴茱萸2 g,川椒2 g,法半夏10 g,制附子6 g。

**(4) 虫积腹痛治以安蛔驱虫,理气止痛:**辨证要点为痛在脐周,反复发作,或有吐蛔、便蛔史,面色不华,或有异嗜,苔薄或薄腻,痛剧时脉弦。治则安蛔驱虫,理气止痛。方用乌梅安蛔丸、化虫丸等加减。药用使君子10 g,苦楝根皮15 g,槟榔15 g,鹤虱10 g,木香6 g,川椒3 g,乌梅10 g。右胁下钻顶痛、绞痛,伴呕恶,为胆道蛔虫症,方用验方胆蛔汤。药用使君子12 g,槟榔18 g,榧子肉15 g,乌梅(去核)5枚,苦楝根皮15 g(先煎)。

### 3. 治胆道疾善用大柴胡汤

大柴胡汤是张仲景《伤寒论》方,该方由小柴胡汤变化而来,也可以说是小柴胡汤合小承气汤的加减方,作用在于和解少阳兼泻阳明实热。所以,方内保留了柴胡、黄芩、半夏、生姜等和解少阳,退热止呕的药味,除去了人参、甘草等甘温药物;增加了大黄、枳实、芍药三味用以清里热、泻燥结及缓和上腹部的拘急疼痛。应用该方化裁治疗胆道疾患(胆石症、急性胆囊炎、胆囊术后综合征),获得较显著的疗效,具存消炎退热、畅通胆汁排泌、调整肠胃功能作用。药用柴胡 10 g,赤芍 10 g,半夏 10 g,枳实 10 g,黄芩 10 g,生大黄 10 g。加减:胸闷,叹息,气机不利,加香附 12 g,郁金 12 g,枸橘李 10 g,厚朴 6 g,青皮 10 g;黄疸时加茵陈 10~15 g,山栀 10 g,金钱草 30 g。呕吐频时加左金丸(吞)2 g,姜竹茹 10 g,配合针灸;便秘不通时加玄明粉 10~12 g(冲);胁胀痛甚,加川楝子 10 g,旋覆花 6 g,延胡索 10 g,木香 10 g;炎症严重,有化脓倾向,加牡丹皮 10 g,生薏苡仁 30 g,紫花地丁 30 g,败酱草 15 g,蒲公英 30 g;舌边紫有瘀,加桃仁 12 g,红花 6 g,五灵脂 10 g,丹参 10 g。

### 4. 治阑尾脓肿化瘀清解、排脓攻消

阑尾脓肿是急性阑尾炎的一种并发症,蔡景高认为治则当化瘀清解、排脓攻消。方药:制香附 12 g,川楝子 12 g,桃仁泥 12 g,牡丹皮 15 g,赤芍 15 g,丹参 12 g,冬瓜仁 30 g,败酱草 30 g,生米仁 30 g,紫花地丁 30 g,金银花 30 g,大黄䗪虫丸 4 g(吞服,分 2 次)。若腹膨气胀,加枳壳 10 g,木香 10 g;肿块坚硬不消时,加三棱 10 g,莪术 10 g;热盛者,加川连 5 g,黄柏 12 g,黄芩 15 g,生地榆 30 g;呕恶者,加陈皮 6 g,玉枢丹 0.6 g(吞);便闭时,加生大黄 10 g,全瓜蒌 15~30 g;便泄时,金银花炒炭、红灵丹 0.6 g(吞);本虚者,加太子参 15 g,黄芪 12 g,白术 12 g。若腹膜刺激症状明显、包块较大有扩展趋势者,可用桐油、石膏各 200 g 左右,调成糊状,局部外敷。

### 5. 治阑尾穿孔性腹膜炎辨热盛、气滞

阑尾穿孔性腹膜炎是急性阑尾炎的严重并发症,治疗不当能危及生命,在治疗过程中,应密切观察病情变化,随时准备改变治疗方案,以免贻误病情。蔡景高参考古代肠痈的治法,通过实践,制订了以下辨证分型与治疗法则。

**(1) 热盛型(包括局限性腹膜炎、弥漫性腹膜炎的发展阶段):**主症:腹中懊恼不舒,气息急促,腹部阵阵作痛,腹壁板实,压痛拒按,口干,便溏,苔白腻或黄腻质红,脉小数。系湿浊交阻,热壅瘀滞,火盛毒深。治则:清火解毒,行瘀排脓法。方药:川连 4 g,黄芩 10 g,生地榆 30 g,当归 10 g,金银花 15~30 g,生薏仁 30 g,赤芍 10 g,桃仁 12 g,牡丹皮 10 g,枳壳 10 g,生大黄 10 g,蒲公英 30 g,冬瓜仁 30 g。热盛阴伤加玄参 13 g,麦门冬 10 g;恶心时玉枢丹 0.6 g(吞);便泻时去生大黄、枳壳,加马齿苋 30 g。

**(2) 气滞型(多见于弥漫性腹膜炎合并中毒性肠麻痹):**主症:身热盛壮,胸

闷懊恢,气息短促,偶有恶心,腹部膨胀,按之满腹皆有压痛,叩之咚咚,矢气则腹胀较松,大便鸭溏或下黏冻,舌黄脉小数。系气滞瘀凝,湿热内蒸。治则:行气破结,解毒排脓法。方药:制香附 12 g,广木香 6 g,川楝子 10 g,玄胡索 10 g,枳壳 10 g,乌药 10 g,赤芍 10 g,牡丹皮 10 g,桃仁 12 g,金银花 30 g,紫花地丁 30 g,败酱草 15 g,生薏仁 30 g,白术 10 g,九香虫 10 g,川连 6 g,黄芩 10 g,川朴 6 g。以上二型均配合外治法,腹部桐油生石膏外敷。

### 6. 治慢性肺心病须关注兼证变证

慢性肺原性心脏病,中医本无此名称,但从该病一系列临床表现来看(主要为长期咳嗽、痰多、喘促、心悸、浮肿等),同中医学的"痰饮""水病""虚劳""胸痹"等病症有类同之处,尤其与"喘证"中的久咳伤肺、由肺及肾的"虚喘"颇为相似。蔡景高将本病分型治疗,分为两类:一是肺脾肾气(阳)虚型,二是肺肾气阴两虚型。其次是关注兼夹证及变证,多在急性发作期中出现,共 5 种:一是气虚外感证,相当于肺功能不全合并呼吸道感染,下分"风寒"与"痰热";二是阳虚喘肿证,以心功能不全为主;三是痰蒙心窍证,相当于肺性脑病;四是瘀阻伤络证,表现为缺氧紫绀明显,或伴有出血倾向;五是元阳欲脱证,有循环衰竭的临床征象。针对本病的兼夹证及变证有以下几种主要治法。

**(1) 解表清热法:**适用于兼夹证中的气虚外感证(肺功能不全合并呼吸道感染)。其中风寒为主(合并感染较轻者),可用宣肺化痰、止咳平喘法,方剂选用小青龙汤、射干麻黄汤、三拗汤合三子养亲汤、杏苏散、定喘汤等加减。痰热为主(合并感染较重)者,可用辛凉宣泄、清肺平喘法,方剂可选用麻杏石甘汤、银翘散、贝母饮、桑白皮汤等加减。偏气阴二虚而有外感者,可在以上方剂的基础上,与桑杏汤、沙参麦门冬饮、清燥救肺汤等配合应用。若痰稠如黄脓或有腥臭,可用千金苇茎汤加味。除以上辨证治疗外,曾以中草药改良剂型应用于肺心病合并感染。用鱼腥草(水煎蒸馏,酒精沉淀法)、射干、金荞麦(均水煎酒精沉淀法)、2‰黄芩素等,制成针剂静脉内滴注。中药雾化吸入是一种较好的局部给药方法,既能使呼吸道保持湿润,有利于排痰,又能提高药物在呼吸道局部的浓度。超声雾化吸入每次 20~30 分钟,每日 1~2 次,使用药剂有肺心Ⅰ号喷雾剂(内含冰片、杏仁、前胡、麦门冬、洋金花、竹沥等)或上述中草药制剂,观察到对改善症状有一定效果,一般痰量增多,痰液转稀,胸闷气急好转,可作为综合性治疗中的一项措施。

（2）**强心利尿法**：适用于兼变证中的阳虚喘肿证(以心功能不全为主)。症见浮肿尿少,咳喘痰鸣,不能平卧,心悸,气短,心下痞坚,颈脉搏动,唇甲紫绀,舌质淡胖或紫色,苔白腻,脉沉微数或沉弦或结代。可用温阳行水、泻肺理脾法,兼以镇纳肾气、化瘀行血法。方剂可选用真武汤为主,合葶苈大枣汤、五紫汤、消水圣禹汤等。对于高度水肿、腹满喘急者,可临时加用己椒苈黄汤以泻肺行水,或用十枣丸、控涎丹、舟车丸等攻泻逐水以缓其急。

（3）**豁痰开窍法**：适用于兼变证中的痰蒙心窍证(肺性脑病)。可用豁痰开窍、清心息风法,常用方剂有导痰汤、涤痰汤、黄连温胆汤、羚角钩藤汤、大定风珠等。深昏迷可加用安宫牛黄丸或至宝丹,喘急痰鸣可加用鲜竹沥、珍珠粉、排痰散等。

························· 〔 经 验 方 〕 ·························

**1. 加味参蛤散**

组成：人参(红参、生晒参、西洋参)60 g,参三七60 g,水蛭30 g,藏红花15～20 g,琥珀20 g。

用法：共研细末,和匀,装胶囊;或以散剂水蜜调服。每次服1～2 g,每日3次。

功效：益气养心,活血通络。

主治：冠心病、心律失常、心功能不全症见心悸怔忡等。

方解：方中以人参配伍水蛭为主药,补益心气,化瘀通络,其中人参大补元气(一般以红参为主,可根据患者体质,与生晒参、西洋参适量搭配);水蛭性咸、苦平微寒、有毒,功能破血癥积聚,利水道;伍以祛瘀生新的参三七、养血活血的藏红花、宁心安神的琥珀。本方既扶正培本,补益心气,又活血逐瘀,搜剔络邪,使心气得充,血脉得通,共奏益气养心,活血通络的功用。治疗心脏疾患,症见心悸怔忡等症,疗效较好。

**2. 健忆方(读书丸加味)**

组成：生地黄15 g,五味子10 g,菟丝子15 g,地骨皮10 g,菖蒲5 g,远志5 g,川芎6 g,葛根10 g,丹参10 g。

用法：水煎服,每日1剂。

功效：补肾益气，活血开窍。

主治：冠心病缓解期、慢性脑供血不足（包括中风后遗症、帕金森病等）、病窦综合征及传导阻滞症见头晕头痛，失眠健忘等。

## 主要论著

蔡景高.论急性白血病的发热.江苏中医,1961,(2)：9～13.

蔡景高.辨证和辨病的结合.中医杂志,1962,(9)：31～33.

蔡景高.大柴胡汤治疗胆道疾患.江苏中医,1962,(1)：14～17.

蔡景高.对阑尾脓肿治疗的探讨.江苏中医,1962,(8)：19～20.

蔡景高.学习命门学说运用温阳补火法的点滴体会.江苏中医,1966,(3)：4～7.

蔡景高.中医中药治疗慢性肝炎的体会(附45例临床分析).浙江中医学院学报,1978,(3)：29～33.

蔡景高.慢性肺原性心脏病的治疗.浙江中医学院学报,1981,(6)：13～14.

蔡景高.腹痛的辨证施治.医师进修杂志,1985,(7)：27～29.

蔡景高.心脏病证治用药体会.江苏中医杂志,1987,(6)：3～5.

蔡景高,任光荣,江国荣,等.健忆口服液改善老年人学习记忆功能的临床与实验研究.中国中西医结合杂志,1994,14(4)：203～206.

## 参考文献

[1] 鲍荣琦.蔡景高治疗阵发性心房颤动经验举隅.南京中医药大学学报,2006,22(6)：395～396.

[2] 吕凯.气血学说在心脑血管疾病治疗中的应用.甘肃中医,2007,20(12)：1～2.

# 陈益群

【 个人简介 】

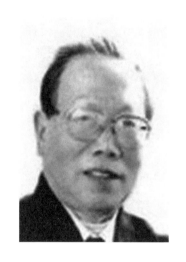

陈益群,男,1928 年生,江苏无锡人。江苏省苏州市中医院中西医结合主任医师,南京中医药大学兼职教授,江苏省著名中西医结合与中医骨伤科专家。曾任江苏省中西医结合学会骨伤科分会副主任委员,苏州市中西医结合学会常务理事、骨伤科专业委员会主任委员。第二批全国老中医药专家学术经验继承工作指导老师。

应用中医与中西医结合理论指导骨科临床实践逾 40 余年,尤其擅长老年性股骨骨折的非手术治疗,其应用自行研制的牵引外展架,配以中药调治,治愈率达 85%,此外,在中西医结合治疗腰椎间盘脱出症、急慢性骨髓炎、多种类型关节炎等方面亦有独特的治疗方法,均取得较好疗效。对各种外伤性骨折的治疗,采用自制的特型夹板,既疗程短,后遗症亦少,受到患者赞誉。主持的"外展牵引固定器治疗股骨颈骨折"课题获得江苏省科学技术进步二等奖。

陈益群擅长用中西医结合方法治疗骨关节及各类软组织损伤,特别是非手术治疗股骨颈骨折、腰椎间盘突出症、急慢性骨髓炎疗效卓著。其学术思想及特点可以总结为以下方面:

## 1. 创伤骨折筋伤血瘀为标、气血肝肾不足为本

陈益群认为创伤骨折的治疗原则为及时正确的复位,有效的固定,贯彻始终的功能锻炼,内外兼顾的施治方法。中医药内治法强调整体观念,以辨证施治为原则,临床一般分为早、中、后三期治疗。创伤骨折筋伤都以血瘀为标,气血肝肾不足为本,故各期内治均以补肾祛瘀为原则。

(1) **早期(1～2周内)**:骨折早期为血肿机化期,骨断筋伤,血离筋脉,瘀积不散,气血凝滞,经络受阻,气血不得宣通,脏腑功能亦相应有损。这一阶段,骨折端与邻近软组织有血肿出现,并在断端间形成血凝块,周围的软组织迅速发生炎性反应,随着成纤维细胞、吞噬细胞、异物巨细胞的侵入,血肿机化,使骨折端初步连接而成为纤维性骨痂。此期使用活血止血内治法可以防止由于出血太多,否则血肿过大影响骨折两断端新生骨痂的融会。

(2) **中期(3～6周内)**:骨折中期相当于原始骨痂期,此期外骨痂、内骨痂和软骨骨痂的形成而产生新骨,骨痂中的血管、破骨细胞和成骨细胞侵入骨折端,一面使骨样组织逐渐钙化而形成新骨,一面继续清除坏死组织。此期瘀肿虽消而未尽,骨尚未连接,治当以接骨续损为主,兼以活血祛瘀。

(3) **后期(7～10周内)**:骨折后期相当于骨痂改造期,通过原始骨痂进一步改造,成骨细胞增加,新生骨小梁亦增加,骨折端坏死部分经过血管、成骨细胞和破骨细胞的侵入进行清除而形成新骨的爬行替代过程,从而形成骨性骨痂。此阶段已有骨痂生长,而因固定的影响,常伴有不同程度的骨质疏松现象,治以养气血、补肝肾之法。

骨折后及其愈合过程中,在某些骨可出现缺血性、无菌性骨坏死。中医学认为此为瘀血内留、经脉阻滞、骨失去营养而致。在正确应用外治方法后,运用中药活血化瘀之剂(复方丹参片)长期内服,往往使坏死骨组织能够得以修复。

## 2. 慢性骨髓炎急病多阳、久病多阴

慢性骨髓炎中医称之为"附骨疽"，南方亦称"窨骨流注"。多数是由于急性骨髓炎治疗不及时或不彻底发展而成。由于其病情顽固，病程漫长，因有许多问题尚待解决。

（1）急性发作期多属阳证，热毒蕴盛，治当清热解毒，佐以凉血消瘀。临床表现为恶寒发热，汗出口渴，食欲不振，舌红苔黄腻，脉数；局部红肿热痛，窦道脓液增多。证属热毒内蕴，正邪相搏。治当清热泻火，排脓解毒。

（2）慢性期多属阴证，气血亏损，邪毒稽留，治当从温补通络着手，以扶本祛邪，提高机体抗病力，改善病灶区血运状况，

（3）术后临床多见气血两虚，脾胃不振之象。治当益气养血，培补脾土。

---------------------- 〖 临床经验 〗 ----------------------

## 1. 骨折内治化瘀消肿、补肾壮骨

**（1）早期：** 预防出血，促进血肿消散。活血祛瘀药物有增强吞噬细胞功能，促进炎性病变的转化和吸收，以及改善微循环、抗缺氧的作用，有利于血肿的局限和骨折断端残渣的清除，用药如骨折Ⅰ号、参三七片、云南白药等。骨折Ⅰ号方中运用泽泻能增加尿量，增加尿素和氯化钠的排出；木香对多种球菌和杆菌具有较强的抗菌作用，从而有效地达到残渣的排泄和预防血肿感染的目的。

**（2）中期：** 以接骨续损为主，兼以活血祛瘀。内服接骨丹、续断紫金丹等制剂。在此阶段内服的中药复方制剂中均含有相当成分的自然铜。目前认为自然铜在骨折愈合过程中起到激活酶的作用，促进骨骼代谢。

**（3）后期：** 以坚骨壮筋为主要治则。治以养气血，补肝肾之法，方用六味地黄丸、金匮肾气丸、十全大补丸等。

**（4）因证加减。** 临床所见骨折往往出现合并症和并发症，均可辨证施治，如第 12 肋骨折或其他腰胁的挫伤，合并肾挫伤时，可出现腰胁部酸痛，小便短赤或不利。证属下焦热结，治宜清热凉血法，方可选用小蓟饮子。在胸腰段脊柱骨折时，常可并发腹部胀痛，便结等症。证属实热下结，腑气不通，治宜理气通腑、攻下逐瘀，方选桃核承气汤等。小蓟饮子具有缩短凝血时间、促进血凝和抗菌利尿

的作用,桃核承气汤具有分解氢氰酸、刺激大肠增加推进性蠕动和阻碍肠内水分吸收、解除内脏平滑肌痉挛而缓解腹痛的作用,在治疗骨折合并肾挫伤、胸腰椎骨折并发腹部胀痛、便结等有相当的作用。

### 2. 慢性骨髓炎明辨阴阳、内外同治

(1) **急性发作期**:以热毒之证为多,局部肿胀疼痛,当清热解毒为主,可用五味清毒饮合黄连解毒汤加减。药物组成:金银花30 g,连翘10 g,黄芩10 g,赤芍各10 g,蒲公英30 g,川连6 g,黑山栀10 g,天花粉10 g,生地30 g,生草6 g。便秘者加生军(后下)10 g,玄明粉(冲)10 g;小便短赤加泽泻10 g,车前子(包)10 g。

(2) **慢性期**:临床表现为形容消瘦,面色无华,神疲乏力,食少,舌淡苔薄白,脉细,窦道流脓清稀。证属久病体虚,气血两亏,邪毒稽留。治当补益气血,扶正祛邪。用阳和汤合八珍汤加减。药物组成:生熟地各20 g,鹿角胶10 g,炮姜6 g,生草5 g,白芥子10 g,麻黄5 g,附子10 g,党参10 g,黄芪15 g,白术10 g,土茯苓30 g。不思纳食者,加砂仁(后下)3 g,陈皮5 g。

(3) **术后**:临床表现为体虚乏力,面色萎黄,证型气血不足,方用十全大补丸加减为佳,药物组成:党参10 g,炙黄芪10 g,熟地黄10 g,当归10 g,茯苓15 g,淮山药10 g,炒白术10 g,陈皮5 g,阿胶10 g,制附片5 g,稽豆衣10 g。急性发作、全身症状严重时结合抗生素及补液治疗。

(4) **局部处理**:若无死骨或仅有细小死骨者,可用五五丹、九一丹换药。若合并病理性骨折,须按骨折处理,给予牵引及小夹板固定。有死骨形成者,先予清除病灶,再用抗生素明胶海绵填塞。

(5) **手术治疗**:若有明显死骨、新骨增生足以替代支持、硬化性慢性骨髓炎需用手术治疗。术前X线摄片以了解骨质病理情况,如死骨的大小、方位及新生骨的形成程度,以便设计切口和确定清除范围。实验室常规检查,窦道口细菌培养和药敏试验。贫血者宜术前输血或中药纠正。

### 3. 类风湿关节炎重温阳、祛湿、蠲痹

类风湿关节炎病久而难愈,局部血运欠佳,肌肉萎缩及不全强直,或局部酸痛或隐隐作痛,皮肤色白,关节僵凝,阴雨天加重之象。属寒湿痹证,治拟辛热发散,温里祛寒,活血通络。方用制附子10 g,配麻黄6 g,鹿角胶10 g,炙全蝎8 g,全当归10 g,熟地15 g,炙黄芪10 g,雷公藤10 g,寻骨风20 g。若证显阳证、实证

则不宜使用,否则加重病情,耗伤津液,倍伤元气。救治重危患者的虚脱厥逆,必用附子,可回阳救逆,转危为安。

### 4. 慢性关节痛仿乌头汤意立方

日久劳损或风寒湿痹阻所致的慢性腰痛、关节痹痛、腰椎间盘突出症,若久病不愈,酸楚持久,肢体麻木,尤其针对肢体麻木不仁、腰背肌肉僵凝、压痛有时痛引下肢者皆拟祛风散寒,活血通络,仿乌头汤意,药用麻黄为主药,配以细辛、炙全蝎、杜仲、川续断、川乌、草乌、独活等。方以麻黄为主药,取其疏风通络作用,使久瘀凝阻的经脉得以流通。麻黄用量一般在 6 g 左右。

### 5. 腰椎间盘突出症温通不忘固本

腰椎间盘突出急性期可见慢性腰痛、肢体酸楚等症,风寒湿阻兼气滞血瘀为标,肝肾亏虚为本,自拟方祛瘀渗湿汤,以祛风渗湿,活血化瘀。急性期后主要矛盾转为肝肾亏虚,治当补益肝肾,采用二仙汤加减。

........................【 经 验 方 】........................

### 1. 骨折Ⅰ号

组成:泽兰叶,泽泻,蚤休,木香。

用法:水煎服,每日 1 剂。

功效:活血消肿。

主治:骨折早期血肿尚未消退者。

### 2. 接骨丹

组成:归尾,乳香,没药,自然铜,骨碎补,桃仁,大黄,雄黄,白及,血竭,地鳖虫,三七,红花,儿茶,麝香,朱砂,冰片。

用法:水煎服,每日 1 剂。

功效:接骨续损,活血祛瘀。

主治:骨折中期血肿已消、骨断筋伤血瘀者。

### 3. 续断紫金丹

组成:酒炒当归,熟地,酒炒菟丝子,骨碎补,续断,制首乌,茯苓,白术,牡丹皮,血竭,淮牛膝,红花,乳香,没药,虎骨膝,儿茶,鹿角霜,煅自然铜。

用法:水煎服,每日 1 剂。

功效：壮筋骨，养气血，补肝肾。

主治：骨折后期肝肾不足、经脉闭阻者。

### 4. 治类风湿关节炎方

组成：制附子10 g，麻黄6 g，鹿角胶10 g，炙全蝎8 g，全当归10 g，熟地15 g，炙黄芪10 g，雷公藤10 g，寻骨风20 g。

用法：水煎服，每日1剂。

功效：温阳益气，活血通络。

主治：类风湿关节炎属寒湿痹证者。

### 5. 治慢性关节痛方

组成：麻黄5 g，细辛3 g，炙全蝎8 g，杜仲10 g，川续断10 g，制川草乌各10 g，独活10 g，桑寄生10 g，寻骨风15 g。

用法：水煎服，每日1剂。

功效：温经散寒，补肾通络。

主治：劳损或风寒湿痹阻所致的慢性腰痛、关节痹痛、腰椎间盘突出症等。

禁忌：若患者体虚易汗则不宜用，宜防汗出伤津。

### 6. 祛瘀渗湿汤

组成：丹参15 g，当归12 g，防风10 g，莪术10 g，土茯苓10 g，薏苡仁20 g，威灵仙15 g，木瓜10 g。

用法：水煎服，每日1剂。

功效：祛风散寒，理气化湿，活血止痛。

主治：腰椎间盘突出症证属风寒湿阻、气滞血瘀者。

方解：腰椎间盘突出症以风寒湿阻、气滞血瘀为标，肝肾亏虚为本。急性期主要矛盾乃风寒湿阻、气滞血瘀，治以祛瘀渗湿。方中土茯苓、生薏苡仁、威灵仙、木瓜、防风祛风胜湿；用当归、丹参、莪术活血化瘀。急性期后主要矛盾则转为肝肾亏虚，治当补益肝肾，可采用二仙汤加减。

## 主要论著

陈益群.中西医结合治疗慢性骨髓炎——附40例临床小结.江苏中医药杂志，1987，(3)：28～29.

陈益群，徐甄理.谈创伤骨折的中医药内治法.江苏中医，1990，(4)：22～23.

# 参考文献 ·······································································

　　黄煌,史欣德.名中医论方药:国家级名中医临证经验实录(第一版).江苏:江苏科学技术出版社,2005,643～644,904.

苏州市 — 陈益群

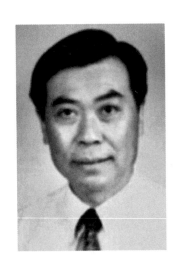

# 任光荣

任光荣,男,1940年生,江苏省扬州人。苏州市中医院主任医师,南京中医药大学兼职教授、博士研究生导师。曾任苏州中医院院长兼苏州市中医药研究所所长,中国中西医结合学会消化病专业委员会常务委员,江苏省中西医结合学会副会长、常务理事、消化病专业委员会名誉主任委员,中华中医药学会科技奖评委会委员。享受国务院政府特殊津贴专家。全国第四批中医药专家学术经验继承工作指导老师。

1963年从苏州医学院医疗系毕业后,分配在扬州苏北人民医院内科工作,3年后奉省卫生厅指示,选调到南京中医学院中医研究班学习。毕业后长期从事中医临床及科研工作,擅长治疗慢性胃炎、消化性溃疡、慢性腹泻、胰腺炎及消化道肿瘤等疾病。先后发表医学论文30余篇。主持的"胃炎丸对活动性胃炎胃黏膜保护作用的研究"等6项课题获省中医药及市政府科技进步奖。获得过中国中西医结合学会"中西医结合贡献奖"。被授予"江苏省有突出贡献中青年专家"称号。

### 主张辨病与辨证为基本治则

治则是指导临床治疗,确立治法、处方用药的总法则,是治疗学上必须掌握的原则,是中医学理论体系的重要组成部分。任荣光在长期的学习和临床实践中,深感除以上诸项外,辨病与辨证相结合也是决定中医临床论治的前提,对于提高临床疗效有重要的指导意义。

《素问·疟论篇》根据疟疾发病的机理、临床证候、发病时间、寒热多少的不同,把疟分为寒疟、温疟、瘅疟,病证结合进行治疗。关于张仲景的学术成就,一般都认为是奠定了辨证论治的基础,实际上仲景在《伤寒论》和《金匮要略》中都是把辨病与辨证紧密结合在一起的,从其各个篇章的名称和内容即可看出。书中多数篇名都是"辨××病脉证并治"或"××病脉证并治",可以说明仲景所强调的就是在诊断上辨脉与辨病相结合。

限于历史条件,中医辨病论治研究未能得到充分发展,因而相对地突出了辨证论治。自西医学传入我国后,一些有革新思想的中医学者开始探讨西医学术,在辨病方面也有了新的内容,朱沛文、张锡纯等倡导了西医的辨病与中医的辨证结合起来,指导临床治疗。这一主张在中华人民共和国成立后,由于提倡中西医结合而得到了推广,并有了较大进展。辨病与辨证相结合的治则是中医治疗学的传统和特色,在中医理论指导下,辨证的同时吸收地补充辨病之长,对于探索临床治疗新方法十分可取。辨病诊治便于纵观全局变化,把握基本矛盾,而辨证论治则有利于抓住主要矛盾,但两者都有片面处,所以说两者是"合之则兼美,离之则两伤"。因此,任光荣认为应当把辨病与辨证相结合的原则,列入中医治则的范畴内。

### 1. 治肿瘤扶正祛邪、攻补兼施

任光荣经过长期临床研究观察后认为,恶性肿瘤是一全身性疾病,是由多因素相互作用,经过多阶段发展而来的,其正气虚,主要以气虚、阴虚、气阴两虚占大多数,在正虚的基础上产生瘀,因瘀生结,因结产毒,故病机可归纳为气阴亏虚,瘀毒内结,形成以虚为本,虚实夹杂之证候。

长期以来,常常以"无瘤生存"为治疗目标,临床往往出现"过度治疗"。而中医的辨证施治常能延长患者的生存时间,称为"带瘤生存"。历代医家对扶正治疗均十分重视,《内经》提出"有形之积恐难尽伐,无形之气亟宜扶助"。任荣光亦认为治疗恶性肿瘤应确立扶正祛邪、攻补兼施的治疗法则。在扶正培本治疗恶性肿瘤的法则中又以益气养阴法运用最为普遍;在祛除瘀毒内结的病理产物时,活血化瘀、消癥散结、清热解毒亦是常用的治法。在辨证施治中,任荣光不局限于东垣学说,而汲取各家调理脾胃之长,"取其法而不泥其方"。临床常加减化裁的基本方有六君子汤、参苓白术散、沙参麦门冬汤、一贯煎等。常用药方为:薏苡仁 30 g,黄芪、白扁豆各 20 g,生地、茯苓、白术、石斛各 15 g,党参、天门冬、麦门冬、莪术各 10 g,水蛭 6 g。常用的益气养阴中药多选用:生炙黄芪、太子参、党参、生地、天门冬、麦门冬、白术、山药、黄精、石斛、鳖甲、枸杞、龟板、沙参、益智仁、桑寄生等。常用的活血化瘀类中药多选用当归、桃仁、莪术、水蛭、赤芍、王不留行、丹参、蒲黄、五灵脂等。针对不同部位的恶性肿瘤,适当加入清热解毒、化痰散结类抗肿瘤中药,常选用的有:石见穿、威灵仙、蜀羊泉、藤梨根、拔葜、老鹳草、半枝莲、白花蛇舌草、夏枯草、生牡蛎、苦参、叶下珠、八月札、山慈菇、山豆根、黄药子、天花粉等。

### 2. 治肺炎分型论治、针药结合

(1) **外感邪郁型**:主要表现为恶寒,发热,咳嗽,痰少,胸痛,倦怠,舌苔薄白,脉象浮数。相当于肺炎的早期阶段(即充血期),属风温初起犯肺,或邪郁肺络,病在卫分。此型可用清热消炎,宣肺解表法治疗。用清热消炎方加减,药物有金荞麦、鱼腥草、牛蒡子、防风、苏叶、桔梗、杏仁、甘草等。

(2) **壮热邪盛型**:主要表现为持续高热,气粗,口渴,烦躁,咳嗽,胸痛,可有铁锈色痰,尿短赤,大便干结,舌苔黄腻,脉滑数。相当于肺炎实变期,属风温外邪由表入里,热郁肺络,里(肺胃)热炽盛,属病在气分或初入营分。治拟清(气分)热解毒,肃肺化痰。用清热白虎汤加减,药物有生石膏、知母、金荞麦、芦根、杏仁、桃仁、冬瓜仁、鸭拓草等。

(3) **内陷衰竭型**:主要表现为起病突然,高热,或不发热,气促,面色苍白,或口唇发绀,冷汗,四肢不温,血压下降(收缩压80 mmHg以下),甚至神昏,出现心力衰竭,脉微细或欲绝。此型相当于休克型肺炎,属热毒内陷营血,正气不足,心阳衰竭所致。此型重用清营凉血,回阳救逆。用清营解毒方加减,药物有牡丹皮、赤芍、生地、芦根、甘草、金荞麦、鱼腥草、黄芩、山栀、桔梗等。

**(4) 肺虚正衰型:**大多有慢性肺部疾病史,或体质虚弱,表现为气喘和呼吸困难,面色无华,精神萎靡,可有发热、咳嗽、黄黏痰等症状,易产生并发症。属肺气不足,又感新邪。治拟应扶益正气,滋阴养肺,清肺消炎。用养阴消炎方加减,药物用沙参、石斛、五味子、金荞麦、鱼腥草、生地、地骨皮、炙百部等。

除上述分型论治外,还采用:① 针灸:咳嗽痰多取丰隆穴,气喘不平取定喘、足三里穴,高热不退取大椎、疟门、合谷穴,升压取素髎、内关穴。② 拔火罐:用于肺炎患侧胸部,有利病灶吸收和消散。③ 升压方(生脉散、四逆加参汤加减)及西药阿拉明、异丙基肾上腺素,单独、交替或联合使用,以提高血压。④ 补液及强心剂:用于补充水分、热量及纠正水电解质平衡,出现心力衰竭时,使用快速强心剂毛花苷C(西地兰)或毒毛花苷K。

### 3. 治溃疡性结肠炎分清缓解、内外并用

任光荣认为溃疡性结肠炎的发病根本在于脾胃虚弱,运化失健。急性期多属湿热壅盛之证,应以清热祛湿为法,清热则多用苦寒之品,而祛湿法则具有燥湿、化湿、利湿等不同,黄连、黄柏、黄芩等属燥湿之品;砂仁、蔻仁、藿香等属化湿之类;茯苓、薏苡仁等属利湿之辈。他强调此期应根据个体不同,选择配伍用药,以提高疗效。同时要注意本期虽以湿热证为显,但仍可见脾胃虚弱之表现,如面黄肌瘦,纳差乏力等,故还应需坚持健脾助运之原则。缓解期多属脾胃虚弱,大肠失约,湿热内恋之候,应以健脾益气为法,常用参苓白术散、理中汤等经典方剂。本期任光荣非常重视黄芪、党参的应用,多重用,用量常在30~60 g,认为两药能力补脾胃,鼓舞清阳,振动中气,排脓止痛,活血生血而无刚燥之弊。重症期多属肉腐血败之极期,根据中医"腐肉不祛,新肉不生"理论,任光荣对此阶段的治疗,强调重视祛腐生新,多使用三七、血竭等药,而有别于活动期及缓解期的治疗原则。

在具体的方法,对于发病部位在直肠及乙状结肠的患者,任光荣经常是同用内服药和灌肠药,认为灌肠法可使中药绕过肝脏、胃、小肠,直接由直肠进入大肠循环,加快吸收速度,提高局部药物浓度,促进溃疡愈合,从根本上改变了单纯口

服药物结肠血药浓度低,疗效差的不良状况,取得满意的疗效。

在使用药物上,任光荣认为因肺与大肠关系密切,在治疗上除健脾益气,清热祛湿外,也应重视宣通肺气,适当加入紫苏叶、桔梗等药物,提高疗效。但由于本病虚实夹杂,不可过早使用收敛固涩之品,以免"闭门留寇",邪无出路,加重病情,在治疗上宜先行疏利导滞运化祛湿,常用熟大黄、桃仁、鸡内金等药物,以泻热毒,祛痰浊,化食积。

【 经 验 方 】

### 1. 益气养阴抗癌方

组成:黄芪 20 g,党参 10 g,白术 10 g,茯苓 10 g,白扁豆 20 g,生地 15 g,石斛 15 g,鳖甲 15 g,天门冬 15 g,猫人参 30 g,莪术 10 g,水蛭 6 g,蜀羊泉 30 g,石见穿 15 g。

用法:每日 1 剂,煎服 2 次。

功效:活血化瘀,清热解毒,扶正消瘤。

主治:恶性肿瘤。

方解:黄芪、党参、白术、茯苓、白扁豆扶正益气;生地、石斛、天门冬养阴生津;莪术、水蛭、鳖甲活血化瘀,软坚化积;猫人参、蜀羊泉、石见穿清热解毒,化消肿瘤。本方长期服用可缓解症状,提高生活质量,延长生存期,减轻放化疗毒副作用,提高化疗完成率,提高患者自身免疫功能,一定程度地抑制肿瘤发展,具有一定的抗转移、抗复发等作用。

### 2. 治溃疡性结肠炎内服方

组成:桂枝 10 g,干姜 6 g,生黄芪、炙黄芪各 15 g,党参 15 g,炒苍术、白术各 15 g,茯苓 20 g,白扁豆 20 g,川黄连 6 g,广木香 10 g,炒山药 30 g,生薏苡仁 30 g,大白芍 20 g,桔梗 6 g,炙甘草 5 g。

用法:水煎服,每日 1 剂,早、晚分两次服。连服 10 剂。

功效:益气健脾。

主治:溃疡性结肠炎。

### 3. 治溃疡性结肠炎灌肠方

组成:白头翁 30 g,生大黄 20 g,黄柏 15 g,地榆 15 g,红藤 15 g,败酱草

20 g, 白花蛇舌草 30 g, 白及 10 g, 五倍子 10 g。

　　用法: 浓煎 100 ml, 加云南白药 2 粒, 保留灌肠, 每日 1 次。10 剂 1 个疗程。

　　功效: 清热解毒。

　　主治: 溃疡性结肠炎。

## 主要论著

任光荣, 韩汉毅. 肺炎的中西医结合分型论治. 江苏中医杂志, 1986, (1): 6~7.

任光荣. 论"辨病与辨证相结合"是中医治则的重要内容. 中医药研究, 1989, (3): 10~11.

任光荣. 中晚期恶性肿瘤中医治疗之探讨. 江苏中医, 2001, (5): 4~5.

## 参考文献

[1] 章一凡, 任光荣. 任光荣治疗溃疡性结肠炎经验. 中国现代医生, 2010, 48(7): 43, 66.

[2] 俞嵩. 任光荣治疗溃疡性结肠炎 1 例. 河南中医, 2013, 33(11): 2031~2032.

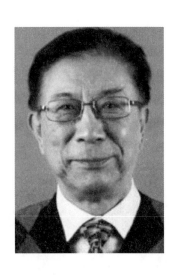

# 龚正丰

龚正丰,1940 年生,上海市人。江苏省苏州市中医医院主任中医师,南京中医药大学兼职教授、博士生导师,江苏省名中医。曾任中华中医药学会骨伤分会委员,江苏省中医药学会骨伤科分会副主任委员,苏州市中西医结合学会副理事长,苏州市中医药学会骨伤科专业委员会主任委员,全国中医重点骨伤科学科带头人。第三批全国老中医药专家学术经验继承工作指导老师。

1966 年毕业于苏州市中医班,后从事中医内科临床专业,期间还侍诊吴门医派的名医马友常老先生多年,并打下扎实的中医内科临床基础。20 世纪 60 年代中期,因工作需要转向中医骨伤科临床,师从葛氏伤科的传人周玲英、顾大钧等名师。从事中医骨伤科临床、教学、科研工作 40 余年,有着丰富而独特的临床诊治经验,擅长运用中医中药以及骨伤手法,有限手术治疗许多骨伤疑难杂症。主编《老年病的手法治疗学》等专著 3部,发表医学论文 20 篇。在国内首先提出了阔筋膜张肌紧张为椎管外影响腰突症患者直腿抬高试验的观点,在关节内骨折治疗方面总结了一套逆损伤机制的正骨手法。"外展牵引固定器治疗股骨颈骨折"等课题获得江苏省科技进步奖三等奖、江苏省中医药科技进步奖二等奖等 4 项。

## 【学术思想】

龚正丰主张以中医为主,中西医融通,运用现代医学的解剖和创伤机制来丰富改进中医的治疗方法,即通过中药、手法、练功、导引和手术等技术兼通来达到临床最优治疗、个体化治疗和融防治康复于一体的骨伤系列治疗。其学术思想可总结如下。

### 1. 骨折正骨逻辑与形象思维并重

龚正丰对骨折正骨手法有着极深造诣。他认为,作为一个骨伤科医生,既要善于逻辑思维,也要善于形象思维。诸如在骨折的手法研究中,他根据解剖学和生理学,研究了骨折回纳通道的问题,并提出运用正骨八法,通过逆损伤机制来打开回纳通道,顺利复位。这一步非常重要,可提高手法复位骨折特别是关节内骨折的整复成功率。他强调在整复骨折手法前,要把影像学 X 线平片中的二维图像,转化为三维空间立体图形,刻画在医生的头脑中,做到心中有数,来指导正骨手法的"时空"走向(手法复位时间和手法步骤途径),使之"手随心转,法从手出",一气呵成来提高复位的成功率和优良率。如对肱骨外髁翻转移位骨折,在手法复位时,要首先加大原有损伤畸形,造成肘关节外侧半脱位以加大其外侧开口,从而打开骨折的回纳通道。随后仔细辨明骨折块移位方向,将其推向关节后方,做到"欲合先离,离而复合"。最后"机触于外,巧生于内",迅速旋前前臂并屈曲肘关节,通过利用伸肌群作用力和手法作用力的合力,达到骨折复位的效果。

### 2. 治骨科疾病融中汇西、治伤调心

在中西医结合医学的道路上,龚正丰始终融中汇西,博采众长,做到手法手术兼容,内服外用并举,气血痰湿共治,治伤调心同步。龚正丰强调临证中首先要看出疾病的轻重缓急,但更要重视患者的心理状态和社会背景。调心治神、从心治伤已成为其临诊的一大特色。

在腰椎间盘突出症的牵引推拿手法方面,他对传统麻醉下的推拿手法进行了改良,融入了当今生物—社会—心理这一治疗模式,研究出了镇痛牵引下脊柱

三位(脊柱前屈位、侧屈位和后伸位)推拿手法。这些手法在镇痛、牵引状态下进行,手法的节律与脉搏的节律一致,并要求主动手法与患者的被动运动要融为一体。这些"以人为本"观念的融入,将机体的主观能动性积极地调动起来,从而进一步提高了原有的临床疗效。

### 3. 瘀血痰湿为致痹根本

龚正丰认为中医学把腰椎间盘突出症归于"腰痛""腰腿痛""痹症"范畴,其病因病机总体认识可归结为:本虚标实,气血运行不畅,风寒湿邪侵袭,痰瘀阻滞结于筋脉肌骨,加之劳伤过度,扭闪挫跌,复致筋脉受损,经络瘀阻,气血不行,不通则痛。西医学认为腰椎间盘突出症神经根压迫之发病,是因受压迫导致神经根内瘀血、缺血、水肿而致经脉阻闭、筋脉失养;其次各种炎症介质等化学刺激导致血管扩张、血管通透性增高致血流瘀滞。其现代病理变化符合"瘀血痰湿致痹"的病机,也为"理气活血,化痰逐水"治疗该病提供了理论基础与立论指导。为此,根据理气活血,化痰逐水理论,总结自拟了临床上行之有效的枳壳甘草汤。

---

【临床经验】

---

### 1. 治伤科疾患擅用下法

龚正丰认为下法是伤科内治的一大法则,跌打损伤初期常用之。人体是一个有机的整体,跌打损伤后,必先外伤筋骨,内伤气血,经络受损,气滞血瘀,六腑气机失畅,其中尤以瘀滞为关键所在。下法能通利二便,荡涤实邪,祛瘀生新,疏通经络。胸腰椎或骨盆骨折患者,初期常见腹膨作胀,矢气不通,大便秘结,小溲艰涩,甚则恶心呕吐,烦躁不安,苔黄垢腻,脉洪弦数。若能及时通利二便,则每能收到良效。患者二便通畅后,骨折部位疼痛明显减轻,精神转佳,为实施其他医疗措施创造了有利条件。

肋骨骨折患者合并血气胸、肺部感染时,常见胸肋疼痛,咳嗽气急,咯痰困难,不能平卧等;同时兼有腹胀痞满,大便秘结,舌苔黄腻,脉象弦滑。若单纯采用宣肺化痰,理气活血法治疗,则病情改善比较缓慢;若能结合泻肺逐癖之法,则阳明腑实证解除的同时,胸闷气急、胸肋疼痛诸症亦随之好转。

下法方剂甚多,龚正丰临床常用桃仁承气汤、大成汤、复元活血汤、鸡鸣散等。方中均以生军为主药,清泻实热,荡涤肠胃,逐瘀散结。瘀滞严重时,加用元明粉,以增强软坚散结、破血泄热、消痞除满、通调肠胃之功。常用量为生军10～20 g,元明粉5～15 g。临床观察,这类患者应用峻下药后一般并非泄泻次频,多为泻下3次大量秽臭粪便,继则精神转振,胃纳转佳,诸症缓解。

体虚骨折者皆可下,龚正丰认为浊阴不降则清阳不升,瘀血不去则新血不生,临证只要掌握好"痛、满、胀、闭"及苔黄垢腻、脉洪弦数等特征,且中病即止,则多能收效;相反,若姑息养奸,当下不下,则必贻误病机。当然,过分体虚者及妇女经期、孕妇等不宜使用。

## 2. 治腰椎间盘突出症理气活血、化痰逐水

治腰椎间盘突出症是因腰椎间盘退行性改变,纤维环破裂,髓核组织突出,刺激或压迫硬膜囊、神经根或马尾神经,引起腰腿痛和神经功能障碍的一种综合征。龚正丰继承吴门医派,立"理气活血,化痰逐水"之法,运用自拟枳壳甘草汤加减治疗腰椎间盘突出症,取得了明显的疗效。此方主要组成药物为枳壳、甘草、当归、丹参、三棱、莪术、黑白丑等8味组成,水煎,每日2次口服。

根据中医辨证论治,同病异治,异病同治,因人因天因时而异,龚正丰对枳壳甘草汤的临证应用也形成了一套特殊辨证体系,如椎间盘急性发作期可入生苡仁、土茯苓、地龙、水蛭等,以加强化湿利水、活血化瘀以缓解症状;慢性巩固治疗期可入白芥子、山慈菇、蜂房,以软坚散积化痰。根据中医辨证认为的椎间盘突出症的三种类型可分别施治如下:寒湿痹阻者,则加温肾散寒止痛药,如制川乌、制草乌、白附子、桂枝、杜仲、狗脊等;风湿痹阻者,则加祛风除湿药,如羌活、独活、防己、防风、木瓜等;腰痛日久,气血亏虚,肝肾不足者,加生炙黄芪和二仙汤加减,以达标本同治;便秘者,加制大黄、虎杖;骨质疏松严重者,加补骨脂、骨碎补、山萸肉、枸杞子,以补肾强骨。

### 【经验方】

## 枳壳甘草汤

组成:枳壳10 g,当归10 g,丹参10 g,三棱10 g,莪术10 g,黑白丑各6 g,甘草6 g。

用法:水煎,每日2次口服。

功效:行气活血,化瘀逐水。

主治：腰椎间盘突出症。

方解：本方主要取当归、丹参活血化瘀之功，三棱、莪术破血逐瘀之用，加之黑白丑化痰利湿，枳壳、甘草行气缓急止痛，共奏行气活血化瘀逐水之效。就其君药枳壳而言，它具有行气宽中除胀、消积化痰除痞之功效；甘草具益气补中，缓急止痛，调和诸药的功效；三棱、莪术为破血行气之常用药对。

## 主要论著

龚正丰.马友常老师治疗声嘶症的经验.江苏中医杂志,1981,(5)：16～17.

龚正丰.老中医马友常喉科经验简介.江苏中医杂志,1983,(6)：10～11.

龚正丰.伤科下法浅谈.江苏中医杂志,1986,(2)：18～19.

龚正丰.肱骨外髁旋转骨折71例临床总结.上海中医药杂志,1987,(2)：34～35.

龚正丰.外翻直固定治疗肱骨髁上骨折18例.江苏中医杂志,1987,(4)：22～23.

龚正丰,陈一群,邬振和,等.手法复位夹板固定治疗踝部骨折86例临床总结.江苏中医,1990,(12)：34～35.

龚正丰,姜宏.阔筋膜张肌挛缩对直腿抬高试验的影响.中医正骨,1991,3(3)：18.

龚正丰,姜宏,陈一群,等.腰椎间盘突出症患者步态观察与分析.颈腰痛杂志,1994,15(2)：70～72.

龚正丰,姜宏,陈益群,等.镇痛牵引下脊柱推拿疗法对腰椎间盘突出影响的B超分析.中国骨伤,1994,7(4)：8～10.

龚正丰,李宇卫,姜宏.麻醉下推拿治疗腰椎间盘突出症的进展.中国民间疗法,1995,(2)：42～45.

龚正丰,姜宏,陈益群,等.镇痛牵引下脊柱推拿手法对腰椎间盘突出症血液流变学的影响.中医正骨,1997,9(3)：15～16.

龚正丰,姜宏.脊柱推拿治疗中央型腰椎间盘突出症的临床及"B超"观察.江苏中医,1997,18(5)：32～33.

龚正丰.枳壳甘草汤.江苏中医药,2011,43(6)：14.

## 参考文献

张志刚,姜宏.龚正丰教授运用枳壳甘草汤治疗腰椎间盘突出症的探究.中国中医骨伤科杂志,2011,19(12)：62.

# 江杨清

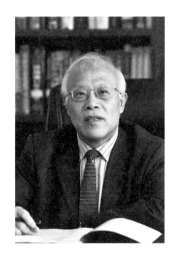

　　江杨清,男,1944 年出生,江苏省张家港市人。江苏省张家港广和中西医结合医院主任医师、董事长,南京中医药大学名誉教授、博士生导师,全欧洲中医药专家联合会轮值主席、世界中医药学会联合会主席团执行委员。第五批全国老中医药专家学术经验继承指导老师。

　　1963 年考入南京中医学院(今南京中医药大学),1969 年大学毕业后工作于江苏省东海县双店中心卫生院,从事中医内科临床。1979 年,考取南京中医学院首届中医内科学硕士研究生,师从张泽生、徐景藩教授。取得硕士学位后,工作于江苏省中医院消化科。1983 年考取北京中医学院(今北京中医药大学)首届中医内科博士研究生,师从董建华院士。1986 年获中医博士学位,成为我国第一位(代)中医学博士。毕业后留东直门医院从事临床教学工作。

　　1992 年应邀赴荷兰讲学,并于 1994 年定居荷兰阿姆斯特丹,开设两所"中华医药堂",从事中医临床事业。先后诊治 20 万人次以上，其中 90％为西方人，包括数以百计的医生护士，全部采用中医中药辨证施治，在胃肠病、皮肤病、妇科病、恶性肿瘤及其他多种疑难杂症充分发挥了中医药优势，开拓了中医药在欧洲新局面，并产生了较广泛的社会影响，是近年走向海外的数以十万计中医中最成功的、最具影响的中医专家之一。

2004 年江杨清出资收购了张家港第二人民医院，更名为张家港广和中西医结合医院，目前是中外合资二级甲等中西医结合医院、南京中医药大学教学医院。2010 年江杨清先生回国。主编《中西医结合内科研究》《中西医结合临床内科学》，副主编《现代名医医案精华》系列丛书第四、第五册。先后发表学术论文数十篇，半数以上发表在《中医杂志》等核心期刊上。

## 【学术思想】

### 1. 胆汁反流性胃炎重视胆胃相关性

江杨清认为胆与胃关系十分密切，从反流性食管炎的发病与症状可见，或为胆病及胃，或为胃病及胆。

**(1) 胆病及胃：**胆火犯胃，胃逆胆汁。胆经之火包括湿热与郁火(热)。胆火宜降，若不降反逆，则可犯胃，症见口苦或呕苦，嘈热，泛酸噫嗳等。若属湿热犯胃，可兼胁痛、口苦黏、呕恶，甚则发热、黄疸等症。虚火犯胃，则常见脘痞，纳欠便溏，口干等症。《灵枢·四时气》篇所说"邪在胆，逆在胃"，盖即指此。《伤寒论》所述"口苦，咽干，目眩"以及"往来寒热，胸胁苦满，嘿嘿不欲饮食"等症，就是热在少阳，胆气失降，胆胃不和所致。

**(2) 胃病及胆**

1) **胃阳不振，湿热阻胆：**胆之升清降浊，需由胃阳鼓运。胃阳振，中气旺，则上下气顺，水谷化为精微，湿不内生。若饮食不调，损伤胃阳，寒湿凝聚，或湿郁生热，湿热壅阻，影响肝胆疏泄，以致胆汁不循通降之路，溢于肌肤，发为黄疸，脘痞，纳少，便溏，脘胁痛胀等症。

2) **胃热移胆，胆胃同病：**若胃热移于胆，致胆胃郁热，或胆府相火上扰，胃不顺降反逆，壅结胆胃通降之道，影响食物消化吸收，以致饮食不为肌肤，多食而瘦，懈怠无力。《素问·气厥论》云："大肠移热于胃，善食而瘦，谓之食亦。胃移热于胆,亦曰食亦。"亦者,易也。食亦谓食入移易而过,不为肌肤也。这类患者往往伴见口苦、咽干、目眩等。断从幽门反流入胃的征象,故中医学对本病应从口苦、呕苦、胆火、胆胃升降失常加以认识。

《灵枢·四时气》篇云:"善呕,呕有苦……邪在胆,逆在胃。胆液泄则口苦,胃气逆则呕苦,故曰呕胆。"《素问·奇病论》亦曰:"口苦者病名为何……病名曰胆瘅。"瘅者,热也。胆味苦,故口苦。呕苦的主要病理环节是"胆火上炎"或"胆虚气上溢",前者实火,后者虚热。邪在胆经,木乘于胃而胆汁上逆,胆液泄则口苦。"胆虚气上溢"所致口苦,系由脾胃气虚,胆不能受气而胆虚,不能内涵相火,从而虚火上炎,引胆汁上溢而引起,也属木乘胃。这种"胆虚气上溢"是病理机制,与惊恐、失眠、多梦的胆虚之病不同。

本病的脘痛痞胀,嗳气泛酸,呕恶等症,与呕苦、口苦同样可以从脾胃气虚,升降失常得到解释。脾胃气虚,则升降窒滞,脾气不升反降,浊阴填塞中焦,则脘痛痞胀便泄;胃气不降反升,则呕苦嗳气,泛恶吞酸;胃失通降,则脘腹痛胀,大便干结。

**2. 辨证论治考虑地域因素**

南北人体生理、病理和临床特征存在差别,造成的原因不外乎四时气候、水土、体质类型和饮食习惯等,正确分析这些因素,有利于解释一些临床现象并指导中医辨证用药。

**(1) 四时气候及水土:** 北方寒冷期长,气候寒冽,春夏秋三季均短,皮肤腠理致密而少开泄,血脉运行迟涩,卫气闭藏。南方温热时期长,气血畅通,腠理易开,卫气易浮。加之南方多雨湿,北方多寒燥。在外感六淫中,南方人易感风、湿、暑、热之邪,北方人易感寒邪;南方人易生内热、内燥,内湿亦不少,北方人则易生内寒,内湿多于外湿。

又南方地处卑湿,水土薄弱,人体腠理不密,多自汗症,汗多则易伤阴,阴伤则阳易越易动,汗易泄,故治疗以北沙参、天门冬、麦门冬、桑叶、淮山药、白芍、生龙骨、生牡蛎、五味子、糯稻根、乌梅等养阴敛律以清浮热,每易取效。北方人水土刚燥,人体腠理致密,较少自汗证,即使有,亦多卫气虚,卫阳不固或内热所致,而这种自汗往往不是伤阴,而是伤阳伤气,故黄芪建中汤、桂枝汤、当归六黄汤、参附龙牡汤使用相对要多些。

为何北方气候干燥、南方潮湿,却反而南方人易生内燥,北方人却内湿多于外湿？个人理解，系缘于南方湿气雾露较重，肌肤滋润，久而久之，已成习惯，稍遇燥热，即不能适应耐受，故每至秋高气朗时节，即易患秋燥或燥咳，桑杏汤、杏苏散、沙参麦门冬汤、清燥救肺汤等常用。北方人长期生活在高寒干燥之地，对燥易于耐受，入秋后患燥证者反而不多。当南方人初抵北方，则不能适应北方燥寒之气，患燥症者特多，即使居北方多年的南方人，往往仍难避免，这就是所谓"故土生长，习与性成。"南方人苔腻舌红者甚多，阴虚夹内湿，宜芳香化湿或甘淡驱湿，少佐和阴之品，甚为适宜，而不耐燥剂及苦重之品。北方人内湿重者，多苔腻而舌不红，内湿而无阴虚内热之象，故燥湿大多不虑伤阴助火。如将感觉舌燥干涩之湿象误为阴虚，速用滋柔之品，常使患者胃脘不适，甚或脘痞隐痛，尤其是素有脾胃宿疾者。此因阴柔易伤阳，而此类患者又多气虚阳虚故也。

水土不同还表现在北方多硬水，而南方多软水。生活环境中的各种矿物质和金属元素南北各地分布不均衡，这种不均一性，犹如对药物生长影响产生的"道地""非道地"药材一样，对人体的生长发育，疾病与证类同样可以施加不可忽视的影响。

**(2) 体质特征与饮食习惯：**南方人体质多瘦薄浮弱，北方形多壮伟，体气敦厚。北京地区奇胖之孩童颇不少见，而南方则罕见，妇女等也有类似倾向。造成这种差别的主要原因，江杨清认为是：① 南北气温差别造成人体新陈代谢速度不同。② 饮食种类和起居时间对人体的影响。③ 北方冬季较长，外出活动劳作较少，南方湿热季长，劳动消耗较多。④ 人种的遗传因素。

瘦人多火，肥人多痰；瘦人多阴虚内热，肥人多气虚阳虚，并多内湿挟痰。北方严寒，北方人反不耐寒，阳虚是其重要原因。南方少燥，南方人反不耐燥，阴虚是其重要原因。南方多风热感冒，不仅是因为易受风温之邪，也往往由于阴虚内热、体瘦质燥者较多，寒易热化。北方风寒感冒多见，不仅是因为易感风寒之邪，也往往由于气虚阳虚及痰湿之体者较多，邪易寒化。徐灵胎曾说过："天下有同此一病，以治此则效，治彼则不效，且不惟不效，反而有大害者，何也？则以病同而人异也。夫七情六淫之感不殊，而受感之人各殊，或气体有强弱，质性有阴阳，生长有南北，性情有刚柔，筋骨有坚脆，肢体有劳逸……更加天时有寒暖之不同，受病有深浅之各异，一概施治，则病情虽中，而于人之气体迥然相反，则利害亦相反矣。"此言充分说明了地域及由此而引起的体质差别，直接影响着病证、辨证施治和疗效。因此，中医辨治疾病，必须因时、因地、因人灵活施治，这是中医特色的主要方面。《素问·异法方宜论》云："一病而治各不同,皆愈何也……地势使然也""故圣人杂合以治,各得其所宜,故治所以异而病皆愈者,得病之情,知治之大体也。"地域不同所引起的人体体质、生理、病理、病状、证候差别和与此相适应的同病异证、同病异治,甚至同证异治以及同证而治法侧重点、方药选择、剂量大小等的不同,这就是"异法方宜"的全部内容和必须遵循的辨证施治原则。

### 3. 久泻多为阳虚、宜用温法

久泻,又称慢性泄泻,是指腹泻2个月以上或症状反复发作者。患于此证者,短则数月,长则数十年,缠绵难愈,生活质量受到严重影响。江杨清认为久泻一病大半以阳虚为基本病理,表现出的证候以寒象、虚象为主,治疗时应重视温法的运用。

**(1) 辨久泻之属寒证的要素:** 江杨清认为辨久泻属寒证者,多从体质、症状、诱发因素、舌象出发。若大便质溏,甚至泻下如清水,完谷不化,多为寒性泄泻。若平素畏寒怕冷,四肢不温,多为素体阳虚,其人发病,即便病初为湿邪或湿热诱发,病久亦易于寒化。秋冬季节泄泻病情加重而春夏季节相对减缓者,或每至夜间腹痛欲解便,或晨起即欲解便者,亦多为阳虚寒证表现。如患者在进食生冷、油腻之物,或饮啤酒、冷饮等物之后即发生泄泻或原有泄泻症状加重,一般多属阳虚寒证。寒证者舌多淡胖,边有齿痕,苔多薄白或腻,脉细或细软无力。

**(2) 辨脾肾阳虚之偏:** 江杨清针对寒性久泻,强调辨别脾肾阳虚之候是辨证用药的大前提。脾阳不振,见便溏日行一至数次不等,腹部怕凉,生冷油腻可诱发、加重,不少主诉早饭后即泻下溏稀便;可伴纳差,腹鸣,腹胀,形瘦,神倦,舌淡白边有齿痕,苔白腻,脉细或濡缓。本证占慢性久泻之半以上,如辨证用药得当,十之七八可获满意效果。少则1周内可控制,久则数周。大便转实后需减量或成药巩固治疗,并配合饮食调护,但仍有个别患者不易治愈。肾阳亏虚,常见五更初醒即感肠鸣腹痛,急欲登厕,泻下清稀或完谷,泻后即安。或久泻后滑泄不禁,伴腹部畏冷,形寒面白肢青,腰酸乏力头晕,食少腹胀,形体多消瘦,舌淡,苔白,脉沉细无力。本证多见于病程久远,病初多因饮食生冷、冒雨涉水等阴邪所致,加之禀赋素弱,或阳亏之体,或老年阳火已残,久泻后容易由脾及肾以致命火衰微,火不暖土,影响肾关开合和脾的运化。脾阳不振与肾阳亏虚两类久泻病情相较,肾阳亏虚证的病情更为难治,脾阳虚较浅,肾阳虚较深,肾阳虚多为脾阳虚进一步发展所致,两者并见也较多见。有时二者不能明确区分,辨证时只要把握

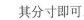

其分寸即可。肾阳虚中有小部分较为顽固。

<hr />

【临床经验】

### 1. 治慢性腹泻善用附子、黄连、白(苍)术

慢性腹泻大多与脾虚有关。久泻伤脾,脾虚则生湿,湿困脾阳,或脾虚及肾,以至脾肾阳虚。这是慢性久泻的最常见病机。江杨清治疗慢性腹泻,附子、黄连、白(苍)术是必不可少的药物。

**(1) 附子:** 附子大辛大热,能温阳暖中,逐寒除湿,治脏寒之久泻最为适宜。有些顽固性久泻、虚寒泻患者,非重用附子不能温其阳、逐其寒、驱其湿。该药剂量小则 6 g,大则 30~60 g。由于本药内含乌头碱,对心脏有毒副作用,故老人和心脏有器质性疾患尤其传导功能失常者宜慎用。凡用 10 g 以上,必须先煎,15~34 g 一般先煮 1 小时,30 g 以上先煮 2 小时。对一些五更泻,有时需用至 60 g 方可有效。但一般宜从小量开始,逐渐增加,不宜遽用过大剂量。江杨清用附子配伍肉桂、炮姜炭、煨肉豆蔻、焦白术、砂仁、炒建曲、煨木香、党参、淮山药等治愈顽固之久泻,取得满意的疗效。但附子在下列情况下不宜用大量:① 形体消瘦,尤其妇女。因为看似阳虚,其实每夹内火,用之效果不理想。② 便中夹有黏冻,尽管有脾虚阳虚证也不宜过大剂量。宜用小量附子配以清化运脾药或暂不用。③ 大便溏虽有阳虚证,但解而不爽,或虽便溏但数日 1 行。④ 南方温热地带,人多气薄体弱,常兼湿热内火,尽管存在阳虚证,亦不适宜大量使用。⑤ 老人及快速心率或心律不齐者。

**(2) 白(苍)术:** 白(苍)术的选用与剂量掌握,关键在了解脾虚与湿的因果和孰者为主。脾虚生湿或脾虚为主,用白术;湿盛困脾,寒湿或痰湿为主,多取苍术。剂量小至 6 g,大至 15~20 g。如苔厚腻而润滑,苍术可用至 30 g,作为君药,此时附子用 6~10 g 即可,鼓舞振奋阳气,使湿至易化易散。此时再适当配用肉桂、熟蔻仁、茯苓、川朴、藿香、炒白扁豆、焦神曲等,佐使侧击,标本俱应,可望取效明显。如脾虚与寒湿并重,则苍、白术可同用各 6 g 或各 10 g;如苔黄厚油腻,宜重用苍术与黄连,苍术 10~15 g,黄连 6 g~10 g,再适当配用芩、苓、薏、藿、扁豆、车前子等;如苔腻罩黄或苔淡黄腻,不能误认为湿热,而是兼夹脾虚或脾阳虚,此时每取白术与附子、黄连同用。

（3）**黄连**：黄连苦寒坚肠，清化湿热，为治泻要药。久泻尽管一派阳虚寒湿之象，但仍有不少患者主诉服黄连素或方中加用黄连后能短暂见效，盖因本品兼具坚肠健胃、抗菌消炎、燥湿开中等作用，故久泻要每每用之。虚寒型久泻在用大队附、桂、姜、范的同时，用少量黄连不嫌其寒，但取其苦。江杨清每用 3～6 g，伍入方中，属辛苦寒热并用，既能泄湿，又能实脾坚肠温肾，尤适宜于大便滞而不畅，苔腻中带黄，便有黏液或便菌阳性者。

若附子量不敢大，而黄连每与他药一样，动辄 10 g、15 g，则显有不得配伍奥秘之嫌。苦寒更伤已惫之脾阳，初则或效，久则脾胃必败，此类弊误临床实不乏见。黄连用 6 g 以上，主要用于下述情况：① 肠腑湿热较盛，脾胃功能衰而不著者。② 虽属中焦虚寒，但久用或重用温阳健运之剂不易取效，或取效后不易巩固，可以一试，效则坚持寒热补泻并用，如虑黄连苦寒量大伤脾戕阳，则宜相应加重附、桂、参、术的剂量。如此配伍，对脾胃虚寒亦大致无妨。③ 大便虽溏，但解而不畅，1 日或 2～3 日 1 行，肛门有滞胀感，可用较大剂量黄连配伍槟榔、制大黄、肉桂、木香、薤白、白术等同用。

## 2. 治萎缩性胃炎要正确使用酸性药

江杨清认为萎缩性胃炎胃酸大多偏低甚至无酸，过去西医多主张用稀盐酸治疗，中医也沿用其说，无论患者或医生，都存在是否要用和如何使用酸类药物的问题。人们通过大量临床和实验研究，证明增加胃酸药物无助于胃酸的增加，但在促进消化，抑制胃肠细菌，减少腐败菌的生长，改善胃胀、泄泻等症有一定疗效。中医中有一些人认为使用乌梅一类酸类药物，一是能增加胃酸，改变萎缩性胃炎无酸或缺酸这一病理现象；二是一部分人认为，萎缩性胃炎腺体萎缩，分泌减少，根据"脾喜燥，胃喜润"的特点，认为萎缩性胃炎多胃阴虚，主张养胃阴，润降胃气，于是提出酸甘化阴法。诚然，萎缩性胃炎由于胃的黏液分泌减少，胃壁变薄，腺体减少，阴虚较溃疡病、浅表性胃炎、胃下垂等常见胃病要多些，但据我们临床观察，此病仍以中虚气滞、脾胃气虚为主要见证，胃阴不足较之脾胃气虚远为少见，如与气阴两虚证合并计算，仍少于气虚证。因此，不分证候特点和患者的具体情况，一概用养阴甚或酸甘化阴药是不正确的。

另外一点需要指出的是，实际的胃酸分泌与反酸、吞酸症状多不成正比，即少酸无酸者照样可以有反酸症，而不反酸者并不一定胃酸低，而中医使用酸类药只适用于实际胃酸分泌少且无反酸症者。

江杨清将治疗萎缩性胃炎使用的类中药的适应证、具体运用及禁忌结如下。

**(1) 酸类药使用适应证：**① 萎缩性胃炎经五肽胃泌素等泌酸功能测定，证明基础胃酸和最高酸排量均低，同时患者无反酸症，喜进酸食，或不惧酸类食物，同时无酸敛药物之禁忌证者。② 症见舌红无苔，口舌干燥之胃阴虚证，用一般养阴药效果不满意或引起其他病变，如便秘、腹胀、消化不良者。③ 胃阴虚兼见腹胀或便溏，考虑由过量腐败菌生长，产气过多或胃酸缺乏影响消化吸收者。④ 萎缩性胃炎伴见泻利，经用常规方法泻利不止者。

**(2) 酸类药物的具体运用**

1) 酸甘化阴法：酸类药常用的有乌梅、白芍、木瓜、五味子、桑椹子、山萸肉、酸枣仁、藏青果、诃子、石榴皮、山柰、金樱子等。甘类药物常用的有甘草，当然在补气、养血、补阴、补阳等类中药中，还有大量甘药。酸甘化阴法主要指甘草与上述药物的配伍运用，具体运用时要根据病证特点和属性选择配伍，例如阴虚胃痛，需用酸甘药缓急止痛者宜芍药甘草汤，并重用芍药；如见肝胃阴虚可选用桑椹子、山萸肉、金樱子等；需收敛止泻者重用诃子、石榴皮、金樱子、生山楂；伴咽痛的宜选藏青果；伴关节肌肉酸痛的则选白芍、木瓜等；需助消化的，宜选生山楂等。

2) 辛苦酸热法：即乌梅丸意，适用于萎缩性胃炎伴泻利日久之胃源性腹泻，用常规疗法疗效欠佳，或伴胃痛阵作，可考虑用此法，辛、苦、酸、热诸类药物配合运用，有时可收到意想不到的效果。

**(3) 酸类药物的禁忌：**酸类药也须慎用，如虽有阴虚低酸，但恶食酸者；伴牙痛、胃痛者，酸类药可诱发加重；苔厚腻，大便滞涩不畅，尿涩淋沥难尽，胸闷，气滞湿困明显者；有反酸、吞酸、嘈杂等症者；胃镜下见有胃黏膜糜烂、溃疡，或口腔有溃疡者，有出血或有出血倾向者；肝硬化食管下段及胃底静脉曲张者等均忌用。

**3. 治肝硬化腹水伴见阴伤宜养阴柔肝**

肝硬化腹水腹胀膨隆的同时伴见舌红少津者在临床不少见，多见于腹水感染、低钾、维生素缺乏等，中西医处理都颇为棘手。西药利尿容易造成低钾等电解质进一步失衡，而补钾又虑尿少，口服则对已经锐减的食欲不利。若有腹水感染，抗生素大多需要静脉随输液进入，而补液又会加重腹水。中医养阴则碍湿，利水则更伤阴。处理不好，这类阴伤型臌胀极易导致阴伤血热络破，出现呕血、昏迷等严重变证。应采用中西医结合以中医为主的方法，一方面在权衡有无脾虚和湿热程度的情况下，细心选择养阴柔肝药，如阴虚并脾虚便溏者，可用沙参、麦门冬、石斛、山药、枸杞子、生白术、薏苡仁等甘平之品；阴虚营分有热者，可选生地、元参、牡丹皮、水牛角、白茅根、鳖甲等甘凉药；阴虚而湿热盛的，可选茵陈、薏苡仁、芦根、楮实子、马鞭草、猪苓、陈葫芦、滑石等甘淡驱湿，利湿而不伤阴之品。与此同时，配合西药利尿并注意钾钠平衡以减轻急迫。务使舌质转淡、舌津转润，舌质转淡一分，则病情好转一分，严重并发症的危险就少一分。而这种舌质转淡、舌津转润是靠瞻前顾后、细心用药，不造成其他并发症为前提的，切勿急于求成。

# 主要论著

江杨清. 略谈痞证与五泻心汤的运用. 江苏中医杂志，1980，(5)：49～51.

江杨清.《温病条辨》养阴护津法探讨. 江苏中医杂志，1981，(2)：1～4.

江杨清. 浅谈虚痞的证治及体会. 中医杂志，1982，(6)：56～58.

江杨清. 中医治疗胆汁返流性胃炎的初步探讨. 中医杂志，1983，(3)：25～27.

江杨清. 胆胃相关与胆汁返流性胃炎的证治. 中医杂志，1985，(4)：35～37.

江杨清. 论胆瘅及其临床研究. 中国医药学报，1987，2(2)：15～19.

江杨清. 肝腹水见严重阴伤临床解惑. 中医杂志，1989，(8)：56～57.

江杨清. 治疗痢疾如何运用通法和涩法. 中医杂志，1989，(12)：46～48.

江杨清. 南北地域对辨证施治的影响. 中医杂志，1991，(2)：49～51.

江杨清. 萎缩性胃炎癌前病变如何掌握辨证施治原则. 中国乡村医生杂志，1991，(5)：19～20.

江杨清. 萎缩性胃炎酸类中药的运用. 中国乡村医生杂志，1991，(3)：19.

江杨清. 抗消化性溃疡复发的临床思路与方法. 中医杂志，1992，(4)：48～50.

江杨清. 慢性腹泻用药经验琐谈. 中医杂志，1992，(11)：58.

江杨清. 中西医结合内科研究. 北京：北京出版社，1997.

江杨清. 痹症在欧洲的常见三种证型的辨治要点及方药选择. 中国中医风湿病学杂志，2010，13(3，4)：11～12.

江杨清. 中西医结合治疗三期褥疮. 浙江中医杂志，2011，46(5)：361.

江杨清. 中西医结合临床内科学. 北京：人民卫生出版社，2012.

## 参考文献

何勇,马可迅,弓敏. 江杨清辨治久泻的经验——温法的运用,世界中医药,2014,9(2): 199~201.

无锡市

# 汪朋梅

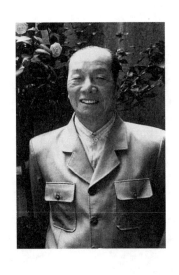

汪朋梅,男,1923年出生,江苏省江阴人。江苏省无锡市中西医结合医院主任医师。全国名老中医,江苏省名中医。曾任河北省中医学院《医经》教研组组长兼外科教研组组长、学术委员会委员,无锡市第三人民医院(无锡市中西医结合医院)中医科主任、中西医结合消化科负责人、中医、中西医结合顾问,无锡市中医院中医研究所特约研究员,江苏省中医学会第五、第六届常务理事,无锡市中医学会副理事长、顾问,无锡市中西医结合学会理事,《江苏中医杂志》第四届编委,无锡市卫生技术中级职务评审委员会委员,无锡市政协第六、第七、第八届常委。第一批全国老中医药专家学术经验继承工作指导老师。

1938年师从江阴名医夏维祺先生学习中医内、外科,1941年起开业于江阴市璜塘镇、宜兴市徐舍镇,任徐舍联合诊所主任。1957年7月毕业于江苏省中医学校医科师资班,分配至河北省中医学院《医经》教研组工作,1973年起调回无锡市第三人民医院工作。汪朋梅岐黄临诊 50 余载,执教十七春秋,熟谙《内经》《伤寒》之学,于内、外科皆有建树,对脾胃肝胆病如慢性萎缩性胃炎、慢性结肠炎、急慢性肝炎、肝硬化(包括腹水)、急慢性胆囊炎、胆管炎、急慢性胰腺炎和肠痈、肝痈等内痈、疔疮、骨髓炎,以及肺内外结核如痨瘵、骨痨、瘘疮、瘰疬等顽症,急性上消化道大出血(包括食管、胃底曲张静脉破裂出血)、急性梗阻性化脓性胆管炎、胆道出血等急症较有研究。据《内经》"七七""八八"天癸至竭盛衰理论制"更年乐"药酒治疗男女更年期综合征,通过临床验证及专家鉴定,由无锡市中药厂投产。并进行剂型改革研制的"更年乐片"获 1993 年无锡市科学技术进步三等奖。参与编写《中医学概论》《黄帝内经素问译释》《中医外科学简编》等著作,发表学术论文 10 余篇。

## 【学术思想】

### 1. 四诊合参尤重舌脉

汪朋梅临床辨证,力主四诊合参。然因寒热有真假,虚实有疑似,脉无遁情;津液之荣枯,病情之进退,舌为明镜,故尤重脉舌。自能审证入微,不弃纤毫,舍从自如,善捕独处藏奸之症,故能屡起沉疴。

### 2. 强调辨证又重专病专药

汪朋梅临证强调辨证论治,亦不否定专病有专药。认为辨证与辨病,辨证论治与专病专药不容偏废,适事为度,比较辩证地对待两者之关系。如治痨瘵,认为痨虫感染是病因,正虚是患病之基础,"两虚相得"为致病之机,基于此则施治自宜补虚以培其本,杀虫以杜其源,补虚与杀虫并举。每于辨证方药中用百部、夏枯草,屡获佳效。汪朋梅云:"百部、夏枯草治痨瘵乃从月华丸和夏枯草膏套出,《日华子本草》云:百部治传尸骨蒸劳热。薛立斋治痨瘵、马刀,不问已溃未溃,或日久成漏者,单用夏枯草煎汤或熬膏服,并以膏涂患处。可见不但对痨瘵有效,对瘰疬、肠结核、骨关节结核等肺外结核同样有效。"

治消化系统疾病,凡腑气不通里实之证,诸脏腑火毒热证,瘀血证、肝胆火热、胃热伤络之上消化道出血证,湿热黄疸,胃热气滞、胃失和降之呕哕证均在辨证论治的基础上广用大黄一味,收效殊佳。

肾虚夜尿颇多,汪朋梅常用桑螵蛸、海螵蛸补肾固摄缩尿之味;治诸类淋证喜用瞿麦、萹蓄通淋利湿之品于辨证方中;治上消化道出血视瘀热证和脾虚证的不同,分别用黄及散(大黄、白及)和乌及散(乌贼骨、白及)等专病专药,在临床应用确多效机。

### 3. 内伤杂病侧重脾肾

肾藏精,寓元阴元阳,为先天之本;脾主运化,为气血生化之源,是后天之本。汪朋梅在内伤杂病、慢性痼疾的诊治上,于整体辨证论治原则下.多侧重于调补脾肾二脏。

·········· 【 临床经验 】 ··········

### 1. 治消化道疾病妙用大黄

汪朋梅临床治疗消化系统疾病如肠梗阻、幽门梗阻、胆结石、胰腺炎、阑尾炎等疾病时,善于使用泻下药大黄,并根据大黄的不同功效,做到有的放矢,选用含有大黄的不同方剂,发挥大黄的不同作用。

**(1) 通里攻下**:汪朋梅认为凡六腑通降功能障碍,痞满实痛的病证,应以大黄为主药,取其"走而不守""荡涤肠胃""通利水谷"开门逐贼,着眼于"下有形积滞",目的是"通",通则"痛随利减",胀满自消,"腑气通则脏气安"。故常用大承气汤、大陷胸汤、三物备急丸、黄龙汤治疗肠梗阻,茵陈蒿汤、胆道排石汤治胆系感染、胆石症(每简化成大黄、元明粉泡服),已椒苈黄汤治幽门梗阻,大柴胡汤治急性胰腺炎,大黄牡丹皮汤、阑尾炎方(大黄、白花蛇舌草、野菊花、川楝子)治急性阑尾炎。另外,还常用芍药汤、木香槟榔丸、枳实导滞丸"通因通用",治急性菌痢、肠炎,泻心汤治急慢性胃炎,脾约麻仁丸治尿多肠燥的便秘,同样是取大黄之"通"。

**(2) 泻火解毒**:汪朋梅认为腹胀、便结、神烦、谵语之里实热证,往往一泻之下,热退神清,大黄不但"下有形积滞",且能"泻无形火毒""泻血分实热",可治"诸火疮"。"热者寒之",目的在"清",且通过清热泻火以"釜底抽薪"保津存阴,对于火毒伤津之证,远胜于滋阴养液。故用大柴胡汤泻急性胰腺炎及溃疡穿孔后少阳、阳明之毒热,内疏黄连汤、凉膈散泻肝脓疡结于肠下肠上之毒热,泻心汤泻胃热,阑尾炎方泻肠道毒热。

**(3) 活血化瘀**:汪朋梅据"六腑不和,则留结为痈""营气不从,逆于肉里,乃生痈肿""气伤则痛,形伤则肿"的论点,认为凡痰结成块、瘀滞作痛的病证,都可以用"逐瘀通经""消肿蚀脓"的治法,以达"消"的目的。常用复元活血汤治慢性胆囊炎脘胁痛、肝脓疡及胸肋留瘀剧痛,桃仁承气汤、黄龙汤治肠粘连、粘连性肠梗阻及腹腔脓肿,大黄牡丹皮汤、阑尾炎方治阑尾脓肿。鳖甲煎丸治肝脾肿大、慢性肝炎胁痛,或用大黄末外敷包块,都是取大黄"下瘀血""破癥瘕积聚气""蚀脓""推陈致新",即活血化瘀之功。

(4) **凉血止血**:汪朋梅用黄及散(大黄 1.5 g,白及 3 g)、泻心汤治胃热伤络或肝火灼伤胃络的上消化道出血,是取其"泻血分实热",使动于脉中而尚未溢于脉外之血,安于脉中,不妄行于脉外,亦取其"下瘀血",使溢于脉外之瘀,不致停凝不化,为"清"和"消"的结合,即凉血,又行血,"推陈致新""止血而不留瘀"。因大便利,宿瘀去,则胃热解,胃气降,胃热解则血不妄行,胃气降则血不上逆,不止血而血自止。

此外,汪朋梅时亦仿十灰散,用大黄炭加入汤剂中止血,乃取其导热下行,和血化瘀,收涩止血。再则,门脉高压症胃底、食管静脉曲张破裂大出血血止之后,往往继而出现黑便日行多次,里急后重,身热,甚则神糊谵语等肠道感染及氮质血症。汪朋梅认为热毒深陷厥阴,积瘀留蓄阳明,相当于《伤寒论·厥阴篇》之"热利下重",而失血过多,必然血弱阴虚,又与《金匮》之产后"下利虚极"有相似之处,身热神糊,为瘀浊上蒸。用白头翁加甘草阿胶汤再加大黄,以清热平肝,养血滋阴,并取大黄因势利导,行瘀泄浊,不但黑便、后重、身热很快消除,且有利于肝昏迷的防止。此方亦用于出血性小肠炎等下消化道下利纯血重症。

(5) **利湿退黄**:"瘀热在里,身必发黄"。汪朋梅用大黄治黄疸,取其清血分湿热,着眼于热,目的在"清"。用茵陈蒿汤治黄疸型传染性肝炎,清胆汤、胆道排石汤治胆系感染、胆石症、胆道蛔虫病的黄疸,疗效颇好。

(6) **和胃降逆**:汪朋梅认为大黄具有"通"与"清"双重作用,胃宜降则和,积热郁滞,腑气不畅,致胃失和降,则呕吐呃哕者可用,取其苦泄通降、和胃降逆。如胆胰疾患,嗳气呕吐者,用大黄可使嗳平吐止。又如消化道术后呕吐呃逆,用大黄麻沸汤泡,每隔 5~10 分钟半汤匙,徐徐含咽,每能矢气早通,瘀浊早下,呕呃随之而安。

(7) **灵活配伍**:汪朋梅用大黄配伍灵活而精当,如配枳、朴行气宽中,配芒硝荡积攻坚,配麻仁、瓜蒌润燥滑肠,配山栀、莱菔子消积导滞,配芩、连清热燥湿,配银、翘泻火解毒,配茵陈利湿退黄,配龙、荟泻肝利胆,配丹、栀凉血散瘀,配犀、地清营止血,配木通导赤通淋,配己、苈涤痰蠲饮,配芫、遂逐水消肿,配礞石峻逐顽痰,配桃、红活血化瘀,配蛇虫搜剔瘀血,配棱、莪磨积消癥,配使君驱虫消疳,配荆、防表里双解,配参、芪益气助运,配归、芍和营缓急,配姜、附温行寒积。

**(8) 法度适当:** 汪朋梅认为用大黄欲速者生用,熟大黄无荡涤肠胃、斩关夺门之力。剂型一般用汤剂和粉剂,汤剂收效较速,但久煎通下作用全失,故应后下。开水泡服作用更好,所谓"泡汤便吞"。泡服亦不宜浸泡过久,要5～10分钟内弃渣取汁,否则影响通下作用,用治上消化道出血,粉剂比汤剂好,有利于出血面的凝固和血管的收缩。

## 2. 用附子须符合四大体征

汪朋梅认为应用附子的指征必须具备以下四大体征:

(1) 脉象沉、伏、细、虚、微弱、迟、缓,或右尺独虚,或虚大无根,或疾数无序。

(2) 舌质淡、胖、嫩或嫩红,苔白、滑、腻或望之似干,扪之有津。

(3) 形寒、畏冷、四肢欠温或厥冷,或身大热而欲近衣被,易汗、汗多、肌肤湿冷。

(4) 洞泄寒中,完谷不化,尿多不禁以及精寒自遗,女子带多清晰。

此外,用附子还要注意配伍生熟适宜,递增试探可法,瞑眩禁忌相反,贵在权衡利弊。

【 经 验 方 】

## 1. 更年乐

处方:"更年乐片"由无锡市中药厂投产,方不录。

用法:1次4片,每日3次。

功效:养心养肾,调补冲任。

主治:更年期综合征,常现头晕目眩,耳鸣心悸,慌烦失眠,多疑善感,燥热多汗,咽喉哽介,腰膝酸软,脘胁胀痛等诸多症状,治疗不易奏功,且多反复。

方解:汪朋梅据《内经》"女子七七天癸竭""丈夫八八天癸尽"之论,结合临证实践经验,认为主要病机为肾元虚衰,奇经不调,阴阳失衡,痰气郁结,心神失养,遂制方"更年乐",是方早于10多年前给无锡中药厂投产.产品十分畅销,誉之为该厂的拳头产品,足见其临床效用之佳。

## 2. 五畜汤

组成:淫羊藿,鹿含草,川怀牛膝,肉苁蓉,鸡血藤,生地,熟地。

用法:每日 1 剂,水煎 2 次,分上、下午温服。

功效:温肾填髓,养血祛风,散寒除湿。

主治:骨质增生、骨退行性变或椎间盘突出诸症,属"骨痹"范畴,为中老年人多发病,常有骨节疼痛、畸形、肢体活动受限等症状。

方解:汪朋梅据《素问·逆调论》"肾者水也而生于骨,肾不生则髓不能满,故寒甚至骨也……病名曰骨痹",《灵枢·阴阳二十五人篇》"血气皆少,感于寒湿,则善痹骨痛"的经旨,结合临床经验,认为肾虚髓亏、营血瘀滞为病本,风寒湿痹阻骨节为标,治当温肾填髓,养血祛风,散寒除湿,制方"五畜汤"(取药名含五畜,便于记忆)。方中淫羊藿(羊)辛甘温,功能朴肾壮阳益精,强筋骨,祛风除湿,通百脉,温中有散,为蠲痹通络佳品;鹿含草(鹿)苦平,祛风益肾,疗风湿痹痛;川怀牛膝(牛)酸甘微苦平,补肝肾,强筋骨,活血通络,祛风除湿,利关节,蠲痹痛;肉苁蓉(猪)甘咸温,补肾阳,益精血,散寒凝;鸡血藤(鸡)苦微甘温,补血活血,疏经活络,治风湿痹痛;生地甘苦寒,功能滋阴,逐血痹,填骨髓;熟地甘微苦微温,为补血滋阴补肾、生精封填骨髓要药。是方药简意赅,随证加减运用。如颈椎病加葛根,腰脊痛加川断、狗脊等;气虚增黄芪、党参;血虚加当归之类;风湿甚加羌、独活之类;寒湿甚加川乌、草乌、附子辈。

## 3. 胆囊炎方

组成:柴胡,黄芩,白芍,大黄,茵陈,广郁金,制半夏,术香,全瓜蒌,紫花地丁,草河车。

用法:每日 1 剂,水煎 2 次,分上、下午温服。

功效:疏肝理气,清热利湿,通腑利胆。

主治:急慢性胆囊炎。

方解:汪朋梅认为慢性胆囊炎其病位主要在肝胆,尤重在胆腑。胆腑通降失常,胆汁瘀滞不畅,又影响中焦脾胃功能,日久化源亏乏,脉络瘀阻,而产生慢性胆囊炎的一系列临床表现。生理上肝之与胆,经脉络属一脏一腑,互为表里。生理上一升一降,相互依存为用;病理上升降失司,相互影响。肝之疏泄失司,可致胆汁通降不利。故本病治疗应以疏肝理气,清热利湿,通腑利胆为基本治则。

胆囊炎方方中柴胡性苦味辛而微寒,入肝胆经,可舒畅气机之瘀滞;黄芩和解清热;大黄、全瓜蒌清热通腑;半夏散结除痞,降逆止呕,调理胃气;郁金行气活血、利胆止痛,木香理气止痛,二药合用寓有"木金散"之意;芍药柔肝缓急止痛,与大黄相配可治疗腹中实痛;茵陈清热利胆退黄;气郁常易化热,脾虚极易生湿,故用紫花地丁、草河车清热解毒、消肿止痛。

## 主要论著

张志坚,汪朋梅,陈伯英.对胡友梅先生"论中医学术在过去受了唯心哲学的影响应根据科学理论加以整理"一文的商榷.福建中医药,1958,3(2):38~40.

汪朋梅.病机十九条有关条文之疑议.江苏中医杂志,1980,(4):58~59,63.

汪朋梅.中医治疗急性上消化道出血477例报告.江苏中医杂志,1982,(1):18~20.

汪朋梅,马荣庚.三承气汤治疗胆系感染性疾患的临床观察.江苏中医杂志,1985,(8):6~7.

汪朋梅,戴建良.蛛网膜下腔出血后伴严重泄泻案.江苏中医杂志,1986(8):24.

汪朋梅.谈我在临证用附子.江苏中医杂志,1986,(10):18~19.

## 参考文献

[1] 周奚钟.汪朋梅治疗消化系统疾病应用大黄的经验.南京中医学院学报,1994,10(3):24~25.

[2] 周奚钟.汪朋梅学术经验举要.江苏中医,1994,15(6):5~6.

# 杜晓山

······· 【 个人简介 】 ·······

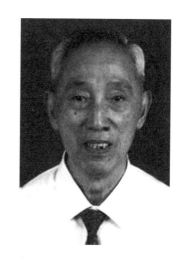

　　杜晓山,男,1923 年出生,江苏省无锡市人。江苏省无锡市中医院主任医师,南京中医药大学兼职教授,省名中医。曾任江苏省及无锡市针灸学会名誉会长,无锡市中医院副院长,无锡市中医学会副会长。享受国务院政府特殊津贴专家。第一批全国老中医药专家学术经验继承指导老师。

　　1938 年拜著名针灸专家王荫堂为师,1942 年开业行医。1952 年毕业于中医进修班。长期从事中医针灸专业,在诊断上采取辨证与辨病相结合,在治疗上特别对针刺手法能博采众长,师古创新,将复杂的古典手法加以提炼改进,赋予新的应用价值。公开发表论文 30 余篇,并撰写摄制《弘扬针术》录像片 1 盘(以针刺手法为主),作为针刺手法教材。曾应邀去日本、巴布亚新几内亚、美国等国家讲学交流,开展临诊带教等工作。

## 1. 重视辨证与辨病结合

杜晓山用针灸治疗十分重视辨证论治,他根据四诊所得的资料,运用八纲、脏腑、经络等辨证方法判断其病位、病机,并进行综合、分析、归纳,从而做出正确的辨证,明确诊断为施治方案(法)提供正确的依据。同时杜晓山认为采取辨证与辨病相结合的方式,即在中医辨证的基础上,结合西医学对疾病诊察的手段,藉以提高辨证施治的水平,是中医辨证论治的发展治疗方法更有针对性。

## 2. 对腧穴效用进行归纳

杜晓山对一些常用穴在治疗疾病的作用,既遵循传统的针灸理论,也有其自己的临床实践后的体会。他将常用主腧及其作用归纳为以下:

人中——开窍苏厥,清脑宁神,疏风镇痛;百会——开窍宁神,平肝息风,升阳固脱;素髎——升阳救逆,开窍泄热;大椎——解表清热,疏风散寒,清脑安神;中脘——调胃理气,健脾消积,降逆化湿;神阙——温阳固脱,健运脾胃;关元——培肾固本,益气回阳;天枢——疏调肠腑,理气消积;曲池——疏风清热,调和营卫;合谷——清热解表,通络镇痛,宣肺和肠;内关——宁心安神,和胃理中,调气镇痛;少商——清肺利咽,苏厥回逆;十宣——开窍苏厥,热退镇痉;足三里——理脾胃,调气血,补虚弱,祛风湿;涌泉——滋阴降火,安神宁志,开窍苏厥;委中——泄暑热,利腰膝;太冲——平肝利胆,理气活血,镇静止痛;阿是穴——通调气血,止痛镇痉;阑尾穴——理肠腑,通积滞。

## 3. 创立"杜氏热补针法"

具体手法:在进针得气基础上,将针插入1～2分("豆许"),重插轻提多次,然后用拇指向前,示指向后,单向捻转多次,紧握针柄,毋令气散(不使针尖脱离针感),使得气感增强或有温热感,一次不效可重复数次,在出针时以拇指向后退1～2次,并轻提插1～2次,防止滞针,然后退出皮下,速闭其孔。

手法特点:杜晓山认为得气是"烧山火"成败的前提,守气是"烧山火"成败的关键。主张"气至而有效",促使针感沿经络传至病所是提高疗效的重要手段,操作时反复重插轻提,而不规定提插次数和针刺深度。认为临证应用"烧山火"手法由浅层刺向深层时可不分天、人、地三层,在整个操作过程中,不一定要求九数,施行手法直到产生热感为度,关键是始终保持针下沉紧。

······················· 【 临床经验 】 ·······················

**1. 擅用针灸治疗急证**

杜晓山常用针灸治疗急症,往往能起到意想不到的效果,这也取决于他对急症的认识。杜晓山认为急症来势急骤、症情复杂,变化万测,故在选择上要在辨证论治、整体观念指导下,根据证情的轻重缓急,把握时机,权衡标本。然后确定手法的泻实补虚,方式的宜针宜灸或针灸兼施或放血泄邪等,选穴宜少而精,因病、因时、因人制宜进行施治。

**2. 临证取穴积累有效验方**

杜晓山在长期的临床实践过中,积累上丰富的临床经验,并用大量的临床针灸验方,值得研究与学习。

**(1) 治发热:**大椎、曲池、合谷。备用穴:急性高烧加十宣刺血,扁桃体炎加少商刺血等。

**(2) 体克(厥证、闭证、脱证):**人中、素髎、内关、足三里。备用穴:十宣、涌泉、合谷、太冲,脱证加百会、神阙、关元(加灸法)。

**(3) 中暑(重症):**曲泽、委中、十宣(均刺血)、人中。备用穴:内关、足三里、劳宫、涌泉、阳陵泉、承山、曲池、合谷、大椎、金津、玉液(刺血),汗出脉绝者加气海、神阙(均灸)、太渊、复溜。

**(4) 惊厥:**印堂、合谷、太冲、十宣。备用穴:大椎、曲池、足三里、内关、涌泉、后溪、阳陵泉、少商、腕骨。

**(5) 心脏病(心绞痛、心律不齐等):**内关、心俞(厥阴俞或胸4、5夹脊)、膻中、足三里。备用穴:郄门、通里。

**(6) 高血压:**曲池、足三里、合谷、太冲。备用穴:内关、人迎、风池、印堂;耳尖(刺血)。

**(7) 急性胆道疾患(胆囊炎、胆石症、胆道蛔虫症):**胆囊穴(或阳陵泉)、内关、中脘(或上腹部压痛点腧穴)。备用穴:肝俞、胆俞(或胸8、9夹脊)、行间。

**(8) 胃脘痛(急性胃炎、胃、十二指肠溃疡、急性胰腺炎):**中脘、内关、足三里。备用穴:胃俞(或上腹部及背,部压痛点)、阳陵泉、地机。

**(9) 急性菌痢(包括肠炎)：** 天枢、足三里(或上巨虚)、气海(或关元)。备用穴：大肠俞、中脘、合谷。

**(10) 急性阑尾炎：** 阑尾穴、足三里、天枢(或腹部压痛点)。备用穴：曲池、合谷、上巨虚。

**(11) 急性肠梗阻：** 上巨虚、下巨虚、天枢、关元。备用穴：大肠俞、内关、足三里、合谷。

**(12) 泌尿系统感染(包括肾盂肾炎、膀胱炎、泌尿系统结石)：** 肾俞、膀胱俞、中极、三阴交。备用穴：气海,关元、阴陵泉、次髎、阿是穴(压痛点)。

**(13) 哮喘：** 天突、定喘、肺俞、膻中、合谷、丰隆。备用穴：尺泽、太渊、列缺、关元、风门、足三里、肾俞。

## 主要论著

杜晓山.针刺补泻手法的实际应用.江苏中医杂志,1983,(2)：36～37.

杜晓山.针灸验案三则.江苏中医杂志,1985,(7)：34～35.

杜晓山.针灸治疗急证琐谈.江苏中医杂志,1986,(8)：28～29.

杜晓山.针灸治疗经行癫痫2例.江苏中医杂志,1987,(4)：24.

杜晓山.针灸医案四则.中医杂志,1989,(4)：22～23.

杜晓山.针灸验案三则.江苏中医杂志,1990,(1)：20～21.

杜晓山,杜梁栋.针刺内关验案三则.江苏中医杂志,1991,(5)：27.

杜晓山.针灸治疗妇科病证举隅.中医杂志,1992,(11)：24.

杜晓山.浅谈针刺手法.江苏中医杂志,1997,18(6)：3～4.

## 参考文献

丁敏.热补针法临床运用举隅.辽宁中医杂志,2010,37(5)：799～800.

# 赵景芳

【 个人简介 】

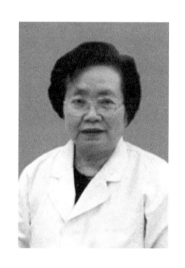

　　赵景芳，女，1939 年出生，江苏无锡人。无锡市中医院肿瘤科主任医师，南京中医药大学兼职教授。曾任无锡卫生局副局长，中国农工民主党江苏省委委员，无锡农工民主党市委会副主委，无锡市政协委员，无锡市中医药学会理事长，全国中医肿瘤病专业委员会主任，中国中医药学会肿瘤学会常务委员，江苏省肿瘤专业委员会副主任委员。享受国务院政府特殊津贴获得者。第五批全国老中医药专家学术经验继承工作指导老师。

　　1964 年毕业于南京中医学院医疗系。1964年起在安徽中医学院附院医院妇科工作，1969 年开始在安徽省立医院从事肿瘤的研究，先后在中国中医药研究院、安徽医学院和南京妇产医院进修。曾作为"香港输入内地人才计划"交流专家派驻香港工作 10 余年。从事临床、教育和科研 30余年，擅长中西医结合治疗恶性肿瘤，独创"中医微调平衡理论"，对治疗中晚期消化系统肿瘤以及肺癌、乳腺癌有独到疗效。在省级以上期刊发表论文近 40 篇,并出版专著有《常见抗癌中草药》《肿瘤问答》《抗癌新招》《精神因素与癌》《中医微调治癌法》等学术专著。获江苏省中医药局科技进步奖二等奖,主持的"消癥止痛膏外敷治疗癌痛的临床研究""中药赵氏微调三号合剂抗癌转移临床与实验研究"等课题分别获得无锡市科技进步奖四等奖和三等奖。

## 【学术思想】

### 1. 创肿瘤微调平衡理论

赵景芳认为人是有机的整体,当机体保持平衡状态时,人处于健康状态,当失去这种平衡关系时,人则属于病理状态。对于肿瘤患者来说,癌肿来源于人体自身细胞,肿瘤细胞是人体内环境调节控制失灵和信息传递失误错乱的结果,癌症患者始终处于变动中的不平衡,这时就要调节这种不平衡的关系,使其恢复正常生理状态,达到治疗肿瘤的目的,正如《素问·生气通天论篇》所述"阴平阳秘,精神乃治"。

赵景芳的肿瘤微调理论,主要体现在以下三个方面。

**(1) 重视调理脾胃:** 由于肿瘤自身的特性,导致贫血在恶性肿瘤患者中经常存在,而且远在未查及肿瘤之前就已出现。肿瘤患者通过健脾来"生血",可以改善患者体质下降状况。另外,临床上由于患者通过术后放化疗,正常细胞受到伤害,骨髓受到抑制,又出现恶心呕吐、胃纳差等一系列胃系病证,中药调理脾胃显得尤为重要。通过中药健脾和胃,使中土健运正常,生化之源不竭,养营充沛,才能耐受癌邪的伤害,同时也有利于攻邪药物的攻伐。赵景芳常用调脾药有党参、白术、薏苡仁、猪苓、陈皮、姜半夏、谷芽、麦芽等,并认为猪苓能调理后天,扶正固本,调节机体免疫力,为调脾和胃之要药。

**(2) 关注病情变化:** 密切关注每个患者病情的微妙变化,正确追踪到人体不平衡的关节点。微调平衡并不是一味地调和脾胃,辨证论治是微调平衡理论的灵魂。肿瘤患者每次所表现的不同临床症状正是机体平衡关系失衡的反映,因此,应见微知著,治疗以灵活调节不平衡的关节点。临床上肺失宣肃者用桑白皮、瓜蒌皮、桔梗、杏仁、炙枇杷叶等;肾阴亏或兼虚火者用山药、山茱萸、泽泻、生地、桑寄生、牡丹皮、丹参、知母等;调补气血者药用黄精、黄芪、女贞子、牡丹皮、丹参等。

**(3) 用药量少而精：** 微调平衡法与攻伐癌肿治则相比,处方小,用药轻,体现了"微调"概念。肿瘤患者接受手术放化疗后,体质已很虚弱,若大补大攻恐患者难以接受,反而有滋生肿瘤细胞生长之嫌,而给少量平和之药微调平衡,有如纠正斜塔原理,不急于求成,却能收到良好的效果。

## 2. 论七情为致癌重要因素

赵景芳认为在相同的环境中,同样的外界刺激,为什么有的人患癌,并且很快恶化死亡? 而有些人不容易生癌,或者带瘤生存多年? 有的未经治疗而肿瘤自然消失? 这与每个人的个体特异性有关,其中包括个性差异,即癌性格。对于前者,他们的共同特点是遇事敏感,情绪易波动,常常压抑着愤怒和不满情绪,且持续很久,易于引起紧张和抑郁状态,造成恶劣情绪。实践证明,这些饱受悲惨遭遇和绝望恶劣情绪折磨的人,患恶性肿瘤的概率比生活经历顺利的人要高。安定的社会、环境,坚定的信念,会有助于减少癌症的发生。朱丹溪《丹溪心法》曰:"气血冲和,万病不生,一有怫郁,诸病生焉。故人身诸病多生于郁。"当然癌症的发病也存在另外一些易感条件,如年龄 40 岁以上、吸烟、与其他致癌物接触、有癌症家族史等。但七情刺激是癌症发生的"扳机"。

为此,赵景芳通过对 100 例癌症患者的精神因素调查,并以 100 例非癌症患者作对照,以探讨精神刺激因素与癌症发病的关系。结果发现有精神刺激因素者 86 例,对照组有 16 例,两者结果经统计学处理,$P < 0.001$,有非常显著差异,说明精神刺激因素在癌症发病中有不可忽视的地位。

## 3. 中药合并化疗能增加疗效

赵景芳认为中药配合小剂量化疗,不论在理论上或实践上均是值得探讨的。用小剂量化疗,干扰肿瘤细胞的内在环境,且在某种程度上或某些时期抑制癌细胞的有丝分裂,或改变其新陈代谢,使其不能继续增殖或减速增殖,而这种治疗剂量又不致损伤机体。此时如能配以中药扶正培本,增强机体内部的系统调节,以提高机体对癌的抗衡能力,这种方法应是最有效的。她曾调查生存 3～5 年以上癌症患者 12 个病例,均为根据患者身体状况进行间断小剂量化疗,并常服中药而取得的疗效。

中药的使用,总的原则是要坚持辨证结合、辨病论治。"治病必求其本",癌症患者之本在于"癌",攻癌的方药均侧重于从痰从瘀论治,所以化痰软坚、散瘀消结、清热解毒为其基本大法。用牡蛎、昆布、海藻化痰软坚散结;全瓜蒌、姜蚕、山慈菇化痰散结解毒消肿;取穿山甲其性善走窜,消肿攻坚;白花蛇舌草、半枝莲消热解毒,利水消肿;番木鳖子重以消肿散结止痛。

### 4. 癌症术后"治标"为要

所谓"标"是指肿瘤引起的症状,如肿瘤患者发生大出血、内脏破裂、继发感染等情况,则必须先治标。癌症患者手术以后,机体产生一系列变化,必须对症治疗。

(1) 由于手术失血而导致气血虚弱,阴阳两亏,故常用扶正培本大法。此类方剂能调动和调整机体之功能,提高抗癌能力。这些方剂中有贞芪合剂、复方生脉饮注射液、人参汤和猪苓汤等。只要没有明显并发症,以上方剂一般均可使用。

(2) 由于肿瘤手术的损伤,使局部循环障碍,或术后粘连,或出现瘀块和疼痛,属中医的"不通",或为"气滞血瘀"。此类患者必须用理气活血的方剂,以改善微循环,消除疼痛及瘀块;增加血液流变速度,使腐细胞不易在血液中停留、聚集和种植,以减少转移,提高抗体和补体水平,增强机体免疫力。属此类的中药有三棱、莪术、牡丹皮、丹参、赤芍、香附和白芍等。

(3) 手术切除、机体损伤等致使脏腑功能失调,相应的症状表现为肺癌术后胸闷气急,胃癌术后脘痞腹胀以及倾倒综合征等,都可以通过中药调理,使脏器功能加强。脾胃为后天之本,气血生化之源,故饮食的消化和吸收,与生命的持续关系极大。肿瘤患者术后食欲不振(厌食),是最常见的而又不易解决的问题,特别是放疗化疗同时使用时,要特别重视使用健脾胃之药,如党参、白术、茯苓、山药、陈皮、姜半夏、竹茹、枇杷叶等。

【 临床经验 】

### 治"交肠"病分型辨治

交肠是指人体大小便不循常道,粪便从尿道或阴道中排泄,尿液从肛门口溢出的一类病症,多为晚期宫颈癌、附件癌、直肠癌等恶性肿瘤的一种表现,因癌症的浸润将膀胱壁与直肠壁烂穿后形成阴道直肠癌或阴道膀胱癌,使小便从肛门或阴道而出,或大便从尿道或阴道而出。赵景芳治该病强调分型施治,不能囿于一方一药。

（1）**下焦湿热型**：患者发热、尿频、尿急、尿痛，有时尿液中夹有脓血样分泌物，并有较重的腥臭味，舌苔黄腻，脉濡数或滑数。治宜清利下焦湿热。常用土茯苓、蜀羊泉、萆薢、瞿麦、薏苡仁、旋覆花、知母、黄柏、乌药、木通、车前子等。

（2）**气虚肾亏型**：患者神倦乏力，肾脊酸痛，面浮肢肿，面色无华，有时粪便或尿液中夹有血液，但血色多淡，舌质淡胖边有齿印，脉弱或涩，用药如黄芪、潞党参、升麻、茯苓、制附子、肉桂、熟地、山萸肉、淮山药、薏苡仁、泽泻等。

（3）**阴虚火旺型**：患者溲赤粪结，常以肛门或阴道出血为主，血色鲜红，形瘦，面颊潮红，盗汗，口干烦躁，腰酸，舌苔少质红降，脉细数。治当养阴清热止血。常用药为青蒿、鳖甲、女贞子、旱莲草、生地、地骨皮、茜草、牡丹皮、白茅根、仙鹤草、薏苡仁、猪苓等。

[ **经 验 方** ]

**1. 止痛膏**

组成：阿魏，五倍子，生大黄，冰片。

用法：上药比例为 1∶2∶2∶1，各药研末，过 80 目筛，混合后掺入硬脂酸、甘油、凡士林、羊毛脂、氮酮、吐温-80、甘油山梨酸钾、蒸馏水等制成水包油软膏。将止痛膏涂于棉筋纸上，按肿块大小外敷，用纱布、胶布密封固定，每日或间日换药 1 次，7～8 日为 1 个疗程，观察肿块大小。

功效：活血通络，理气止痛，消癖散肿。

主治：良性肿块。对外伤瘀肿疗效最佳，对囊肿壁薄者收效亦较快。

**2. 调脾抑胰方**

组成：潞党参、炒白术、苏梗、枳实、全瓜蒌各 10 g，茯苓、茯神、姜半夏各 12 g，陈皮 6 g，怀山药 15 g，薏苡仁、炒谷芽、炒麦芽各 20 g，猪苓、徐长卿、八月札各 30 g。

用法：上药水煎，日服 2 次。

功效：理气，化湿，消积。

主治：晚期胰腺癌。

加减：腹痛剧烈者，加醋柴胡、佛手片各 10 g，延胡索 20 g，郁金、白芍各 15 g，炙甘草 5 g；伴黄疸，肿块压迫胆总管严重者，加山慈菇、虎杖、青黛、野菊花、茵陈;大便秘结者,加重全瓜蒌用量,另加决明子、生大黄;伴腹水者,加冬瓜皮、车前子、商陆、甘遂。所有病例均曾配合间断性补液支持,但未使用其他针对性的抗癌治疗方法。

### 3. 微调三号方

组成:潞党参10 g,猪苓30 g,炒白术10 g,茯苓10 g,姜半夏6 g,薏苡仁15 g,炒谷麦芽各15 g,苏梗10 g,炙枇杷叶10 g。

用法:上药煎煮,每日服2次。

功效:健脾益气,化湿运中,理气和胃。

主治:各种恶性肿瘤气虚型。

方解:恶性肿瘤多以正虚为本,邪实为标,治当扶正固本,在微调后天脾胃的基础上,通过平衡阴阳气血而调动机体自身的免疫、康复功能,达到强壮体质,祛除癌邪的目的。本方以党参为君,健脾益气;白术、茯苓、猪苓为臣,健脾除湿;薏苡仁助白术健脾渗湿;陈皮、苏梗理气健脾畅中;更加半夏、枇杷叶化湿降热;谷芽、麦芽消食除胀。全方以调脾为重,健脾以化湿,理气畅中,诸药共奏健脾益气,化湿运中,理气和胃之效。

## 主要论著

赵景芳,宋慧芳. 化疗,放疗加中药治疗食管癌的体会. 中级医刊,1981,(8):32~33.

赵景芳,周本秀. 活血化瘀法治疗血管性头痛. 江苏中医,1986,(8):19.

赵景芳. 浅谈胞系了戾. 南京中医学院学报,1986,(1):10~11.

赵景芳. 精神因素与癌症——附200例临床调查. 肿瘤,1988,8(3):184.

赵景芳. 中医药治疗肿瘤的常用方法. 南京中医学院学报,1988,(1):52~54.

赵景芳. 癌症术后中西医结合治疗. 中国乡村医生杂志,1989,(3):31~32.

赵景芳. 生脉饮加味在防治癌症中的应用. 江苏中医,1989,(10):23~24.

赵景芳. 试论癌症术后的中西医结合治疗. 中级医刊,1989,24(1):51~52.

赵景芳,误用补益举隅. 南京中医学院学报,1990,6(1):27.

赵景芳,尤建良. 七情与癌的发生. 江苏中医,1990,(11):42~43.

赵景芳. 肿瘤放疗常见副反应的中药治疗. 江苏中医,1992,6:13~14.

赵景芳. 中医治则在肿瘤治疗中的应用. 实用中医内科杂志,1994,8(4):29.

赵景芳,尤建良.交肠证治.南京中医药大学学报,1995,11(4):15.

赵景芳、尤建良.中医治疗癌症恶液质的三要点.江苏中医,1998,19(11):18~19.

尤建良、赵景芳.调脾抑胰方治疗晚期胰腺癌42例.浙江中医杂志,2000,(6):238.

赵景芳,尤建良,林苏.消癥止痛膏治疗癌痛临床研究.中医研究,2000,13(2):18~19.

赵景芳,尤建良,徐明.中药微调三号合剂抗LA795小鼠肺转移实验研究.江西中医学院学报,2002,14(1):29.

赵景芳、尤建良、徐海锋.中医微调治癌法.北京:人民卫生出版社,2004.

尤建良,赵景芳,周留勇.扶正和胃合剂治疗四期胃癌临床研究.江苏中医药,2005,26(11):11~13.

赵景芳.微调三号方.江苏中医药,2013,45(3):18.

赵景芳,尤建良.止痛膏外敷治疗良性肿块的临床观察.第八届全国中西医结合肿瘤学术会议论文集,2000,127~128.

# 参考文献

[1] 尤建良.赵氏微调平衡法治疗四期胃癌176例临床研究.吉林中医药,2000,(5):10~11.

[2] 尤建良,周留勇,徐明.中药微调三号合剂治疗晚期胃癌的临床研究.湖北中医杂志,2004,26(6):8~9.

[3] 周留勇,尤建良,单珍珠.中药微调三号治疗大肠癌的临床研究.辽宁中医杂志,2005,32(6):546.

[4] 金春晖.赵景芳微调平衡法治疗肿瘤经验.辽宁中医学院学报,2006,8(1):65.

[5] 薛青.赵景芳应用益气健脾法治疗大肠癌验案3则.河北中医,2014,36(9):1290~1291.

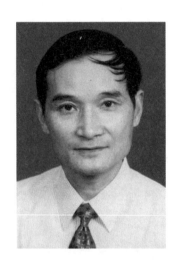

# 吴新欲

········· 【 个人简介 】 ·········

吴新欲,1943年生,男,江苏省江阴人。江苏省无锡市中医院主任医师,南京中医药大学兼职教授,江苏省名中医。曾任江苏省中医药学会心血管专业委员会副主任委员,无锡市中医学会理事,无锡市中医医院副院长。第三批全国老中医药专家学术经验继承工作指导老师。

1964年毕业于无锡市中医专科班,业医执教40余载,学识精深,临证丰验。主持和参加多项科研课题,科研成果获江苏省卫生厅新技术奖、无锡市政府科技进步奖。曾获无锡市振兴中医杏林奖、无锡市荣誉名医等称号。

········· 【 学术思想 】 ·········

吴新欲悉心研习《内经》《伤寒论》《金匮要略》《脾胃论》等古典医著,不断吸取近代和现代名家所长,并博采现代医学的理论技术,形成了自己的学术理论和思想。对心血管、消化等多系统的疾病及内科杂病均有较深入的研究和丰富的临床经验。临床辨证施治特别重视脾胃,辨证治疗中要求治脾要顾及胃,疗胃而勿伤脾;并认为百病皆生于气,气机的升降出入保证脏腑正常的生理活动;注重调畅气机、疏调肝气,常以行气与利水并重,化痰与顺气同行。其主要学术思想可以归为以下几方面。

**1. 强调习医要重视基础理论**

吴新欲认为正确理解中医古籍的理论核心,是学好中医的重要环节。他主张要下功夫精研,重要章节必须作出笔记,阐述心得,吸取古今名医家的学术精华,并在临证中应用,指导实践,以达融会贯通。强调中医理论对临床的指导作用,学习中医理论一定要联系实际,实事求是,做到师古而不泥古,要知其长,亦要避其短,弃其糟粕,决不能故步自封,墨守成规,通过不断实践,方能有所心得,有所创新。

**2. 治病重视辨证而不忘辨病**

吴新欲治疗疾病从整体观念出发,重视辨证论治,强调治病必求其本,认为疾病的临床表现错综复杂,同一疾病表现出不同的症状,同一症状又常反映不同的病机,临证时详问病情,运用"四诊""八纲"分析归纳,准确把握重要症候,作出正确辨证,处方用药。在四诊中,吴新欲尤其重视问诊及舌象变化,以求取最真实的情况,提供临床得出正确辨证。此外,在强调中医辨证论治特色的同时,十分重视辨病,强调辨病与辨证应有机结合,辨病应结合西医学检测手段,为中医治疗服务,避开单纯西医的病理生理改变的思维模式,在中医理论指导下,对疾病整个变化过程作一概括认识,然后根据中医理论指导临床用药。例如在治疗慢性"心衰"的过程中,在各个不同阶段可表现出咳嗽、心悸、喘证、水肿等不同的病症,治疗上在辨病的同时辨证论治,针对不同的病症处方用药,谋求疗效。

**3. 推崇脏腑论治,尤重顾护脾胃**

吴新欲强调辨证必求于本,本于脏腑,疾病各有所属脏腑,找到病变脏腑即寻到了疾病的根源。通过不同的证候辨清脏腑,找到病位。如心悸、心痛,病位在心;胁痛、痞积,病位在肝;饮食不进,病位在脾(胃);咳嗽、咯血,病位在肺;溲少、水肿,病位在肾(膀胱)等。强调辨证必求于本,本于八纲,不论疾病如何复杂,都要辨清寒热、虚实、阴阳、表里以明确病性诊断。吴新欲擅长脏腑论治,强调气机调畅,五脏六腑各自的生理特点,表现为气机与脏腑功能活动息息相关。若劳倦过度,或情志失调,或六淫外袭,或饮食失节均可使气机失常。一旦气机失调,则气、火、痰、湿、瘀又可相互为患,可导致窍道不通,传化不利,当升者不升,当降者不降,气机郁滞,从而影响水谷精微的受纳运化以及糟粕水液的排泄代谢,导致脏腑、经络、气血、津液的功能失调。辨证时要求熟知脏腑气机特点,立法重视调畅气机,用药谨防阻遏气机。治疗常用宣降肺气、疏肝调气、升降脾胃、交通心肾、调气和血等调畅脏腑气机,收效显著。

吴新欲推崇脏腑论治,尤其重视顾护脾胃,认为"脾胃为血气阴阳之根蒂也",无论养生或治病处处顾及脾胃之气。不仅运用治疗脾胃本身病变,同时治疗肺、肝、心、肾等其他脏腑的病变,强调只有脾胃健运,才能纳化水谷,使气血生化有源,五脏得养,生机旺盛,才能抗拒病邪,修复损伤。

吴新欲总结出调理脾胃六法:健脾益气法、甘寒养阴法、燥湿运脾法、理气和胃法、辛开苦降法、苦寒泻火法,以达到同病异治和异病同治的目的。如脾气下陷,致清阳不升,而出现眩晕、久泻、脱肛或带下崩漏等症,每用黄芪、党参、白术、茯苓、甘草等甘温药,配合升麻、柴胡、葛根等升提药,以益气升阳。如为胃虚气逆之证,临床常用旋覆代赭石汤、丁香柿蒂散等益胃降逆。对于心下痞、呕逆等中焦寒热交阻、脾胃气机升降失调之证,则以辛开苦降法开痞散结等。在临床用药中,吴新欲强调"补而勿滞""泻而勿损""攻补适宜"。避免苦寒败胃、甘药滞中和辛散耗气等伤及脾胃,处处以顾护胃气为要。对于虚损之证,投以补药引起脘胀纳呆者,每加健运中州之品砂仁、陈皮、木香等,以促脾胃运化升发中焦之气机。

### 4. 关注"心身相关",擅长从肝论治

随着西医学模式从生物—心理—社会的转化,吴新欲临床强调关注"心身相关",擅长从肝论治。他认为随着人们生活水平的改善及自我保健意识的增强,对六淫、疫疠等外来邪气及饮食、劳倦、外伤等做到了有效预防和治疗。相反,随着现代社会的发展和进步,社会竞争和生存的压力不断加大,由于长期恼怒忧思,精神紧张,导致人体气机紊乱,脏腑气血阴阳失调,使情志致病较为普遍。吴新欲在治疗上与时俱进,采用解疑诱导、移情更性、七情调治等配合中医药治法,将心理行为治疗和躯体治疗相结合,心身并治。

吴新欲认为情志为病,伤及肝脏尤为突出,若肝病又可延及其他脏腑,变生痰浊、湿聚、郁火、食滞、血瘀等,临证治疗擅长从肝论治,疏肝理气,配以相应的化痰、利湿、清火、通滞、活血化瘀等治法。临床上常将柴胡舒肝饮、四逆散、逍遥散、温胆汤等方用于治疗因情志致病之眩晕、头痛、失眠、心悸、胃脘痛、胁痛、胸

痹等疾病,取得了很好的疗效。

<hr/>

【临床经验】

### 1. 治心悸立调肝安心四法

吴新欲认为心悸为病,病在心,但肝是心悸发病的重要脏器,肝病可延及他脏,变生痰、火、瘀、虚等证。因此,强调治疗心悸应在辨证基础上重视调肝,调节肝脏疏泄功能,以改善气血运化失调,堵其痰、火、瘀、虚之源,以安心神。此外,需顾及五脏相关,阻其发展。临床常用调肝安心法有:平肝泄木,和胃安心;养血柔肝,健脾安心;清肝泻火,镇心安神;疏肝理气,和血安神。

**(1)平肝泄木,和胃安心:** 用于心悸常因情志不遂诱发或加重,症见心悸不舒,怫郁惆怅,胸膈满闷,喜叹息,脘痞嗳气,纳呆恶心,舌淡红,苔薄白,脉细。此乃肝失疏泄,心气郁滞,胃失和降。常用柴胡、白芍、青皮、陈皮、香附、川芎、苏梗、合欢皮、柏子仁、酸枣仁、远志、茯苓、麦芽等。气郁化火加左金丸、山栀;气滞甚加木香、枳壳、沉香;兼胸闷口黏欲吐加半夏、竹茹、砂仁化痰降逆。

**(2)养血柔肝,健脾安心:** 用于肝郁脾虚,气血不足或久病心血暗耗,肝经虚惫,不能生益心经之心悸。症见心悸日久不愈,烦劳郁伤,头晕神倦,气短乏力,舌淡,苔薄白,脉细。常用柴胡、白芍、当归、太子参、白术、茯苓、炙甘草、黄芪、淮小麦、酸枣仁、柏子仁、陈皮等。气阴两虚加黄精、麦门冬、生地、五味子;心悸重加龙骨、牡蛎、远志、珍珠母重镇安神。

**(3)清肝泻火,镇心安神:** 用于肝郁化火,扰于心神之心悸。症见心悸不安,急躁易怒,失眠多梦,头目不清,头痛,口干口苦,舌红苔黄,脉弦数。常用牡丹皮、山栀、柴胡、白芍、白术、茯神、石菖蒲、郁金、远志、酸枣仁、淮小麦等。火热灼盛加龙胆草、黄芩、生地等;风阳上扰头目加天麻、白蒺藜、菊花、夏枯草等平肝潜阳;心悸重加珍珠母、龙骨、牡蛎重镇安神;阴血亏耗加当归、柏子仁、五味子等补养阴血。

**(4)疏肝理气,和血安神:** 用于气滞日久,血行不畅之心悸。症见心悸、胸闷不舒,甚则胸背胁痛,舌黯,苔薄白,脉弦涩。常用柴胡、赤芍、当归、川芎、香附、郁金、丹参、红花、桃仁等。夹有痰浊,胸满闷窒,舌苔浊腻,酌加瓜蒌、薤白、半夏、竹茹、枳实、石菖蒲、远志等。

## 2. 治脾胃病立辨治六法

吴新欲对脾胃学说颇有研究,在治疗各种慢性疾病时常顾及脾胃,从调理脾胃入手,创灵法辨治六法。

**(1)健脾益气法:** 用于脾胃气虚之证。临床常见纳呆便溏,脘腹胀满,少气懒言,面色萎黄,四肢倦怠,舌淡脉细等症,常用药如党参、黄芪、白术、山药、茯苓、甘草等甘温之剂运脾胃之气。吴新欲在治病组方时常加用四君子汤以补脾胃之不足而益气血。若出现中焦气机痞塞,清阳不升,胃气不降之胸闷呕恶,头晕耳鸣或久泄脱肛诸症者,常采用升清降浊,运脾和胃之法,加用半夏、陈皮、升麻、柴胡等补气升阳;脾胃虚弱,运纳失常,易内生湿邪,而见口腻纳呆,泄泻等症,常加用苍术、砂仁、木香、炮姜、焦山楂、神曲等,以辛香苦燥之品调畅气机,理气化湿;诸病发展日久不愈,可因气虚及阳,若出现脘腹冷痛而喜温喜按,大便稀溏,四肢不温或肢体浮肿,或白带清稀而多等脾阳虚证者,常加用干姜、桂枝、附子等,温运中阳。

**(2)甘寒养阴法:** 用于脾胃阴虚之证。吴新欲十分推崇叶氏脾胃论学说,认为脾属阴土,胃属阳土。脾喜刚燥,胃喜柔润。若遇阳盛之体,或患燥热之证,病后伤及肺胃之阴津,或湿热病后期过用苦寒,损伤胃阴,而致虚痞不食,干呕呃逆,胃脘灼热而痛,口燥舌烂,烦渴不寐,便不通爽,舌红少苔或绛舌无苔,脉细数者。治宜甘寒滋润胃阴。常用石斛、麦门冬、沙参、天花粉、甘草等甘凉之品以养胃复阴。脾阴虚多为阴血内伤,症见形体消瘦,肌肉萎弱无力,面色无华,唇干舌燥,不思饮食,食后腹胀,舌红,脉细数。治宜滋阴养血健脾。常选用太子参、白术、山药、扁豆、薏苡仁、芍药、石斛等,以滋脾阴,养营血,甘淡柔润,滋而不腻,补而不燥。若为脾胃阴虚之胃脘痛证,常加用白芍、乌梅、甘草等酸甘化阴,缓急止痛。

**(3)燥湿运脾法:** 脾为阴土,喜燥恶湿。寒湿困阻,脾失健运可见脘腹胀满,不思饮食,口淡不渴,泛恶欲吐,头身困重,常多自利,或肢体浮肿,舌苔白腻而厚,脉缓。药用苍术、白术、陈皮、厚朴、半夏、豆蔻、藿香、佩兰、紫苏叶等燥湿运脾,芳香化湿,理气和中。吴新欲还常以二陈汤加减,掺杂于治疗各种内伤杂病及外感方药中,其作用在于调理脾胃,和脾喜燥恶湿之性。

**(4)理气和胃法:** 胃以通为用,以降为顺。脾胃升降有序借助于肝气之疏泄。若肝气郁结,则脾胃气机壅滞,症见胃脘胀痛,嗳气,呕恶,或泛吐酸水,脉弦。治疗重在疏肝理气和胃。常用柴胡、白芍、青皮、陈皮、延胡索、郁金、香附、沉香、木香、枳壳等行气开结之品,而达调气行气之功,故用于脾胃气滞的升降失调之症。

（5）**辛开苦降法**：脾主升，胃主降。若中焦阴阳失调，寒热错杂，致使脾胃不和，升降失常，气机痞塞，而见胸脘痞满，嘈杂泛酸，呕逆不利，舌苔薄黄而腻，脉弦数等症。临床常采用寒热并用，辛开苦降之法，选用半夏、黄芩、黄连、干姜、党参、大枣、甘草等药物，以寒热并用和阴阳，补泻同施调虚实，苦辛并进畅气机。吴新欲临证善用姜、连，认为湿非温而不散化，热非苦而不泄，治疗时注重寒、湿、热孰轻孰重而定姜、连之用量。

（6）**苦寒泻火法**：用于阳明实火和脾胃湿热之证。临床可见腹满硬痛，便秘及里热炽盛见症，或见脾胃湿热之发黄，泻痢等。常用石膏、知母、黄芩、黄连、黄柏、栀子、茵陈、龙胆草、大黄等。方选左金丸、三承气汤、茵陈蒿汤、清胃散等，以苦寒直折，泻火解毒。既能泻阳明实火，又能除中焦湿热。吴新欲运用苦寒药强调辨证得当，且中病即止。

### 3. 脾胃病用药注意补泻勿过

（1）**补而勿滞**：脾胃虚证，以甘药补之，然须防碍脾之健运、胃之通降。在补益脾胃之剂中，常配以陈皮、木香、沉香、紫苏梗等行气导滞，清降胃气。运用甘药补虚，需分清脾胃气虚、气滞之不同，把握升降。甘能生湿，有碍运化，凡因湿浊、饮邪阻滞中焦引起的呕吐痞满证，当忌用甘药。反之，胃气虚弱的呕吐痞满证，在应用降逆和胃药的同时配伍扶助胃气的甘味药，以补促行，以行助补，补行结合。胃阴虚证用阴药忌用滋腻壅塞之剂，宜清补、平补，以达胃健纳旺之目的。常用沙参、麦门冬、石斛、玉竹、扁豆之类，补而不腻。当用熟地等滋腻补药时，常酌加半夏、陈皮、砂仁、木香等健脾理气之品以防黏腻呆滞脾胃。

（2）**泻而勿损**：苦寒药具有清热泻火，解毒燥湿的作用，是治病的有效方药。运用苦寒之品，须辨证得当，否则败胃。若属胃火蕴结致脘满呕逆，阳明腑实之腹胀便秘，脾蕴湿热之泄痢后重、黄疸等症，宜用苦寒的黄连、大黄、龙胆草之类，以清胃降逆，泻热通利，解毒燥湿。若为胃气虚弱，寒凝中焦之胃病，或胃阴不足之证，误投苦寒方药，则伤阳败胃，或化燥竭阴。吴新欲强调即使辨证无误，亦需掌握用药时间和用量，若剂量过大，服用时间过久，亦能败伤胃气。用时常配加甘草等和中之品。辛味药多性温，性善走散，具有行气散结，消痞止痛之功效，常用于治疗脾胃气滞、湿阻、食滞等症，用之不当则有辛散耗气之弊。如归经脾胃的苍术、陈皮、木香、枳壳、砂仁、厚朴等调理脾胃的常用药，用之得当能疏通气机,然虽对证,但过用、久用、重用,也必耗伤正气。若病当用附子、干姜、肉桂等辛燥温阳之品时,更不可用之太过,当防胃阴受耗。胃气虚、胃阴虚之证更忌辛温香燥之品,非但耗气,更能伤津。攻伐之剂,多为苦寒、峻烈之类,逐邪之力峻猛,伤胃之虑亦深。方中常以和药、缓药而伍之,以姜、枣、甘草顺护胃气,中病即止,使病退而脾胃不伤。时刻顾护脾胃之气,对于疾病的预后和转归有着极其重要的意义。

### 4. 治脾胃病辛开苦降用之有据

辛开苦降法是在中医四气五味药性理论指导下,运用辛温、苦寒两类不同性味的药物组方,重在调理脏腑气机、斡旋脾胃气机的同时又能治疗寒热错杂、虚实并见病证的一种治法,属中医"八法"中的"和法"范畴。该法源于《黄帝内经》,创于《伤寒论》,当时用于治疗"寒热错杂"之痞证及"上热下寒"证,代表方剂半夏泻心汤、附子泻心汤、黄连汤等。温病学大师叶天士师古而不泥古,发挥前人经验,在《临证指南医案》中指出"辛以开之,苦以降之""微苦以轻降,微辛以宣通",并认为"苦寒能清热除湿,辛通能开气宣浊",拓宽了辛开苦降法的临床使用范围,并广泛运用于湿热病。

**(1) 辨证要点:**吴新欲认为脾胃病多由于机体脾胃素虚,加之内外之邪乘虚侵袭,主要为饮食所伤、情志不遂、寒温不适、药物损伤、痰饮内停,致脾胃纳运失司,升降失调,进而导致寒凝、痰浊、血瘀、湿热等病理变化。虽病邪有寒热之辨,病机有虚实之分,但临床实际以寒热夹杂、虚实并见者为多见。一方面,脾胃为后天之本,一阴一阳,升降相因,燥湿相济,相反相成,脾胃同病,易见虚实并见、寒热错杂之证;另一方面,脾胃乃易虚易实之脏腑,每为饮食所伤,或为六淫所感,亦可为情志所累,故气滞、血瘀、热蕴、湿阻、痰凝等邪实之证常与脾胃气虚、胃阴不足、脾胃虚寒等正虚之证兼见。故辛开苦降法治疗脾胃病的发病机制是脾胃病的基本治疗法则。其辨证要点如下。

1)**上热下寒证:**既有口干口苦,胃脘痞满,嘈杂心烦,舌红泛酸,又见大便溏薄,甚或完谷不化,小便清长。方予黄连汤加减。

2)**寒热错杂证:**因表证误下后,邪热内陷,寒热互结,气机不宣,胃气郁滞,而症见心下痞满不痛,呕吐,肠鸣下利。方予泻心汤加减。

3)**湿热内蕴证:**上腹部或胃脘痞满、灼热,口干苦,大便秘结或溏,舌红,苔黄厚或腻。方予泻心汤和连朴饮加减。

4）寒湿内阻证：胸闷口黏,纳谷不香,脘腹痞胀,头昏身倦,泛恶呕吐,大便溏薄,苔薄腻,脉濡滑。临证中寒宜温开,治湿须苦温燥湿。方予胃苓汤加减少佐黄芩、黄连。

**(2) 常用药物**：吴新欲运用辛开苦降法治疗脾胃病,辛药一般选用半夏、干姜、高良姜、桂枝、厚朴、附子、淡豆豉等,辛药有开结散寒、通阳运滞之功。苦寒药常用黄连、黄芩、龙胆草、黄柏、蒲公英、苦参、栀子、大黄等,苦寒药不仅可降上逆之胃气,清泄胃中之蕴热,且有健胃之功。且与辛药配伍,既可制其热,又有相反相成的作用。

吴新欲临床应用药对必须辨别病位、病之虚实,选择药对。对寒热错杂证,必须分清寒与热孰多孰少,为准确用药剂量提供依据,以提高疗效。如黄连配吴茱萸,热较甚者,多用黄连,少用吴茱萸;寒多热少者,则多用吴茱萸,少用黄连;寒热相当者,则两者等量,如此每能取效。

常用药对：

黄连与干姜：黄连苦寒清热燥湿,干姜辛开温通,两者合用,辛开苦降,清热燥湿,有清热不恋湿,祛湿不助热之妙,用于寒热互结心下而见胃脘痞满,嘈杂泛酸,不思饮食,上热下寒所致的食入即吐,腹痛肠鸣,泄泻,痢疾诸证。

黄连、黄芩与制半夏：寒温合用,清热降逆,消痞止痛,用于寒热互结,气机失畅所致的心下痞闷,按之作痛;或肠鸣泄泻,胃热呕吐等。

吴茱萸与黄连：吴茱萸辛散温通,开郁散结,下气止痛,降逆止呕;黄连苦寒清热燥湿,泻火解毒,清心除烦,并泻肝经横逆之火,两药配伍,有辛开苦降,反佐之妙用。根据两药用量配伍不同,用于肝郁化火,胃失和降之证及寒热错杂诸证。

柴胡与黄芩：柴胡泻半表半里之外邪,黄芩泻半表半里之里邪,柴胡升清阳,黄芩泻浊火,两者合用,有疏肝清热,调节脾胃升降之功效,用于情志不遂,肝气横逆克抑脾胃,郁而化热之证。

黄芩与厚朴：两者配合清热化湿,湿除火降则清气得升而浊气得降,气机得调,用于脾胃湿热证。

栀子与干姜：两者配伍清宣郁热,温中散寒,用于湿热或寒热夹杂的肠胃病。

**(3) 使用注意**：吴新欲认为辛开苦降法用药需注意：① 辛能耗气,苦寒之品易伤脾。如脾胃虚弱可根据其程度,在运用辛开苦降法的同时,适当佐用甘温益气、助阳的党参、干姜、大枣、甘草等,以达到温中健脾、扶助正气的目的。② 脾胃纳运失司,升降失调,可导致寒凝、痰浊、血瘀、郁热等病理变化。单纯使用辛开苦降法,恐势单力薄,治疗中往往配伍祛湿、化痰、利水、活血化瘀之品。③ 治疗脾胃病,若辛温苦燥之品用量过大,有伤阴之弊,对阴血不足及火郁者更当慎之,可适当配合滋养胃阴之石斛、麦门冬、北沙参等。

### 5. 治高血压病辨为阳亢、痰浊、阳虚三型

高血压病常见的症状为眩晕、头痛、头重、耳鸣、疲乏等,属于中医学"眩晕""头痛"等范畴。眩晕病因病机十分复杂,历代医家多有阐发。《灵枢·口问》曰:"上气不足,脑为之不满,耳为之苦鸣,头为之苦倾,目为之眩";刘完素主风火生眩论;李东垣谓脾虚生眩;朱丹溪力倡"无痰不作眩";张介宾云"无虚不作眩"。吴新欲认为眩晕发病主因在肝、肾、脾三脏,肝为刚脏,体阴而用阳。《素问·至真要大论》曰"诸风掉眩,皆属于肝";肾为先天之本,其余四脏皆有赖肾阳的温煦和肾阴的滋养,肾阴、肾阳之虚皆可导致眩晕;脾为后天之本,气血生化之源,脾虚则清窍失养,痰湿内生,亦可致眩晕。吴新欲将高血压病主要辨为三种证型。

**(1) 肝阳上亢:** 高血压病主要病机是上实下虚、本虚标实之证。此上实下虚即以肝肾阴虚、肝阳上亢最常见,肝肾乙癸同源,肾阴亏损,日久水不涵木,肝失所养,肝阳上亢,上犯巅顶而作眩晕。吴新欲常采用平肝潜阳、育阴降火的治法,以天麻钩藤饮为主方辨证运用,再配合西药降压药,在血压下降的同时症状改善也很明显。天麻钩藤饮是平肝潜阳息风的代表方剂,出自近代胡光慈《杂病证治新义》,由天麻、钩藤、石决明、栀子、黄芩、川牛膝、杜仲、益母草、桑寄生、夜交藤和朱茯神等中药组成,具有平肝潜阳、补益肝肾、清热活血功效,多用于肝肾不足,肝阳偏亢,风阳上扰之眩晕头痛,夜寐多梦诸疾。方中天麻、钩藤、石决明均有平肝潜阳息风之效,用以为君药;栀子、黄芩清热泻火,使肝经之热不致偏亢,是为臣药;益母草活血利水,牛膝引血下行,配合杜仲、桑寄生补益肝肾,夜交藤、茯神安神定志,俱为佐药。全方组合有补有泻,甚为缜密,上能平肝清热,下能补肾活血,标本同治,从而使血压下降,同时更能明显改善症状,保护调整脏腑功能。有临床研究证实,天麻钩藤饮能显著改善高血压病患者的自觉症状,能提高扩张血管而降压的血管活性物质血清 NO 的水平。全方还具有抗血小板聚集,改善脑血液循环的作用。

（2）**痰浊上扰**：朱丹溪曰："无痰则不作眩，痰因火动，又有湿痰者，有火痰者。"由于脾失健运，湿郁化热，灼津为痰，阻遏气机，清阳不升，浊阴不降而为眩晕。痰的形成与肺、脾、肾、三焦的功能失调都有关系，但与脾关系最为密切。脾胃乃水液代谢的枢纽，脾胃不健，运化功能障碍，水湿停聚，则生为痰。中医素有"脾为生痰之源"之说。《丹溪心法·痰十三》云："治痰法，实脾土，燥脾湿，是治其本也。"吴新欲常以健脾燥湿，化痰降浊之法治疗痰浊上扰型眩晕，以半夏白术天麻汤为主方加减治疗。半夏白术天麻汤出自《医学心悟》，方中半夏燥湿化痰，降逆止呕；天麻味甘平柔润而入肝经，具有平肝息风之效。罗天益云："眼黑头旋，风虚内作，非天麻不能治。"张景岳曾说："半夏性燥湿降痰。半夏之燥使痰浊排解消散，半夏之降使糟粕不能停留，阻滞得以开通。"方中天麻、半夏合用，为治痰浊上蒙型眩晕之君药；以白术为臣，健脾燥湿，与半夏、天麻配伍，祛湿化痰止眩之功益佳；以茯苓健脾渗湿为佐，与白术相合，尤能治痰之本；陈皮理气化痰为佐；炙甘草调和诸药为使。诸药合用，标本同治，全方共奏健脾除湿，化痰降浊息风之功。药理研究发现，半夏白术天麻汤能有效降压，同时改善痰浊上扰型原发性高血压病患者的血脂，使患者的胆固醇、甘油三酯、低密度脂蛋白下降，高密度脂蛋白上升。诸药味当中，天麻可使大鼠血压下降，并有减慢心率，增加心、脑血流量的作用；还具有良好镇静和抗惊厥功效。法半夏，陈皮等能有效调节患者血脂代谢。

（3）**阳气亏虚**：素体阳气不足，或年高阳气亏虚，或热病过用寒凉，克伐阳气，或久病阴损及阳，则可致阳气匮乏。"阳主煦之"，阳气式微，命火不足，失其温煦之职，心脉鼓动无力，在内则无以温养心气，推动气化；在外则无以温煦四末。《医林改错》云"元气虚，必不能达于血管，必停留而瘀"。《素问·调经论》曰"血气者，喜温而恶寒，寒则泣不能流，温则消而去之"。《直指方》指出"瘀滞不行，皆能眩晕"。由于肝肾同源，精血互生，肝肾虚损即可表现为精血不足之症；另一方面，肝肾阴阳之间的关系极密切，两者息息相通，相互制约，协调平衡，既可出现水不涵木的阴虚阳亢之证，也可见肝失温养的虚寒证候。虚风内动发为眩晕，如张景岳认为"眩晕一证，虚者居其八九，而兼痰火者，不过十中一二耳"。此型患者以老年及妇女绝经期居多，吴新欲认为本型高血压的治疗应以温养肝肾为主，参以益气活血，化痰祛瘀，方宗二仙汤加减。二仙汤为阴阳双补之剂，这也符合张景岳"善补阳者，必于阴中求阳，阳得阴助则生化无穷"。本方以仙茅、淫羊藿、巴戟天滋养肝肾二经，温阳祛寒，扶正培本；当归养血和血，温通经脉；知母、黄柏以泻相火,并防温药过于辛燥,尚寓阴中求阳之意。

## 6. 治冠心病宜调理肝脾

冠心病属中医学"胸痹""心痛""真心痛""厥心痛""卒心痛""久心痛"范畴。吴新欲结合冠心病的发病特点及多年临床经验,发现冠心病中稳定性心绞痛单纯心系发病者很少,往往两脏或三脏同时发病,主要涉及肝脾,提出冠心病治疗可从肝脾入手。一方面,本病多发生在 40 岁以后,中医有"年过四十,阴气过半"之说,故本病发生以正虚为本,主要是气虚,患者或偏阳虚或偏阴虚。而脾胃为后天之本,气血生化之源,故中医将其责之于脾。另外,冠心病发病日益年轻化,大量研究证明,情志因素在冠心病发病中起着重要作用,中医责之为肝。

**(1) 从脾论治:** ① 痰浊闭阻。症见胸中窒闷而痛,形体偏胖,痰多气短,纳呆,苔浊腻、舌体胖大且边有齿痕,脉滑。方以瓜蒌薤白半夏汤加减。② 痰瘀互结。症见胸闷如窒,痛有定处,恶心倦怠,口唇稍紫,舌质暗红,或见紫斑点。方以瓜蒌薤白白酒汤加减。③ 痰热互结。症见胸闷,喉中时有痰梗,口干苦,心中烦热,少寐多梦,小便黄赤少,大便秘结,舌质紫暗、边有瘀斑或瘀点,苔黄腻,脉弦涩。方以黄连温胆汤加减。④ 心脾两虚。症见胸闷心慌,头昏目眩,纳差失眠,舌淡嫩,脉弱。方以归脾汤加减。⑤ 气阴两虚。症见胸闷心慌,神疲乏力,口干,手足心热,盗汗,舌淡红,少苔。方以生脉散加减。⑥ 气虚血瘀。症见胸闷心悸,气短乏力,动则加剧,胸闷或心痛,舌苔薄白,舌质紫暗、边有瘀点,脉结代或细。方以四君子汤合血府逐瘀汤加减。⑦ 食滞脾胃。症见胸闷因过量饱餐而诱发,脘满拒按,嗳腐恶食,苔厚腻,脉滑实。方以保和丸加减。

**(2) 从肝论治:** ① 肝郁气滞。症见胸闷,隐痛阵作,痛无定处,每与情绪抑郁有关,善太息,苔薄、脉弦。方以逍遥散加减。② 心肝血虚。症见胸闷,多梦,眩晕,肢麻,舌质淡白,脉细。方以四物汤加减。③ 心肝火旺。症见胸闷,面红目赤,性情急躁易怒,舌尖红,苔黄,脉弦数。方以龙胆泻肝汤加减。④ 肝郁血瘀。症见胸闷心悸,胸胁胀满,喜叹息,舌苔薄白,舌质紫暗或边有瘀点,脉弦涩。方以逍遥散酌情加用活血化瘀之品。

**(3) 从肝脾论治:** ① 肝郁脾虚。症见胸闷痛,善太息,情志抑郁,纳少,大便溏结不调,肠鸣矢气,舌淡红,苔白,脉弦。方用逍遥散加减。② 肝郁气结,痰热不化。症见胸闷,心烦,口苦咽干,头昏头痛,肢体麻木,流涎脘闷,纳呆,舌红,苔白腻,脉弦滑。方以黄连温胆汤化裁。③ 气滞痰阻。症见胸闷,头昏,胸胁闷胀,恶心吐涎,纳少,舌苔白滑,脉弦滑。方用柴胡疏肝散合二陈汤加减。

在临证过程中,吴新欲常强调冠心病的治疗需注意以下几方面。① 临证中需辨证和辨病相结合,不要仅根据西医诊断为冠心病,就一味采用活血化瘀治疗,而应脏腑辨证,从肝脾论治。② 冠心病临证中应分析全部病史,着重分清两种情况,一种是心痛为主伴有脾胃、肝系症状;一种是以脾胃、肝系症状为主,或先有脾胃、肝系症状,后波及心脏而为心痛。前者从心论治为主,兼治肝脾;后者考虑病位原发在脾、在肝,后波及至心,治疗伏其所主,而先其所因,通过治本而达到治标的目的,一般从肝脾论治,兼治心脏。③ 冠心病从肝脾论治,选药一般要药性平和,一则久服无弊,另脾胃不伤,则化源不绝。④ 冠心病病位不离于心,涉及肝、脾两脏为多,有时也可涉及肺肾,因此,从肝脾论治有时也须兼顾他脏,甚至有时以他脏为主,不可拘泥。

### 7. 治慢性心衰补气温阳、活血利水

吴新欲认为慢性心衰的病机特点为本虚标实,其中心气阳虚为本,血瘀水饮为标。本病是在心气阳虚的基础上继而产生水饮瘀血等病理产物,且水饮瘀血一旦产生,再伤阳气致阳气更虚,甚至出现气阴、阴阳两虚。因虚致实、虚实夹杂、痰瘀水三者互相影响,胶结为患致病情反复,渐进恶化。治疗当标本兼治,补泻并用。以益气温阳、活血利水为主要方法,以补虚扶正为本,祛除实邪为辅。其中补虚重在益气温阳,兼顾养阴;祛邪重在活血化瘀利水。以此为常,他法为变。在心衰发展的各个时期中,以上各病理因素常兼杂合并出现,因此治疗时须灵活辨证。根据慢性心衰的临床表现,吴新欲认为可分为以下4型进行论治。

**(1) 心肺气虚,心血瘀阻:**症见心悸气短,乏力神疲,遇劳加重,咳嗽气喘,面色苍白或面色晦暗,唇甲色紫,舌质淡或边有齿痕或紫黯、瘀斑、瘀点,脉沉细、虚数或涩、结代。治以益气活血。药用党参、黄芪、丹参、赤芍、白术、桂枝、茯苓、桃仁、红花、川芎等。

**(2) 脾肾阳虚,瘀水互结:**症见心悸怔忡,气短喘息,不能平卧,畏寒肢冷,身肿尿少,乏力,腹胀,纳差便溏,舌体淡胖或淡暗、瘀斑,苔白水滑,脉沉弱或结代。治以温阳利水,活血化瘀。药用黄芪、党参、茯苓、白术、桂枝、制附子、泽泻、葶苈子、车前子、丹参、赤芍。

**(3) 心气阳虚,痰瘀饮停:**症见心悸气短,咳嗽阵作,喘促肢冷,尿少浮肿,畏寒自汗,汗出湿冷、口唇青紫、爪甲色暗、胁下积块,舌质淡胖或暗淡,苔白滑,脉

沉细弱或涩、结代。治以益气温阳,活血利水,健脾化痰。药用党参、黄芪、丹参、白术、茯苓、制附子、肉桂、煅龙牡等。

**(4)气阴两虚,血瘀水停:**临床常见心悸气喘、动则尤甚、气短乏力、盗汗口干、两颧泛红、五心烦热、面色无华、头晕自汗、乏力体倦、失眠多梦,或伴唇甲青紫、双下肢浮肿、舌红少苔或苔黄腻或紫暗,有瘀点、瘀斑,脉虚细数。治以益气养阴,祛瘀行水。药用黄芪、党参、麦门冬、五味子、生地黄、赤芍、川芎、白术、酸枣仁、柏子仁、丹参、泽泻、猪苓等。

### 8. 情志肝郁致病者善用逍遥散

逍遥散一方始载于宋代陈师文《太平惠民合剂局方》,源自仅代张仲景的四逆散和当归芍药散。其组成为四逆散易枳实合当归芍药散去泽泻、川芎加生姜、薄荷组成,即柴胡、当归、白芍、白术、茯苓、甘草、薄荷、煨姜8味药组成。主治肝郁血虚,脾失健运而见两胁胀痛,头昏目眩,口燥咽干,神疲乏力,抑郁不乐,乳房胀痛,月经不调等。方中柴胡、薄荷具系辛散之物,用此以顺肝之性,而使之不郁;再配当归、白芍之养血涵其肝木,茯苓、白术、甘草之补土以培其本,煨姜温运和中,且能辛散达邪,如此配伍,肝郁得解,血虚得养,脾虚得补,则诸症自愈。吴新欲认为逍遥散实为和解剂中调和肝脾之要方,该方在立法上体现了"木郁则达之""见肝之病,知肝传脾,当先实脾"的原则,组方特点为气血兼顾,肝脾并治。

吴新欲临证中擅长脏腑论治,强调气机调畅,认为百病生于气。气贵顺,血贵行,气血调和,百病不生;气不顺则血不行,气血不和,百病丛生。正如《丹溪心法·六郁》言:"气血冲和,百病不生,一有怫郁,诸病生焉,故人身之病,多生于郁。"五脏中肝为刚脏,体阴而用阳,肝的主要生理功能是主疏泄和主藏血。肝主疏泄的根本作用在于调畅气机,若肝失疏泄,则气机的疏通和畅达则会受阻,从而形成气机郁结的病理变化。另外在反复的持久性情志异常情况下,也可影响肝的疏泄功能,导致肝气郁结。当今社会,生活节奏快,工作压力大,由于长期的恼怒、忧思、情绪紧张,导致人体气机紊乱,脏腑气血阴阳失调,情志致病较为普遍。吴新欲认为不论气机怫郁,或情志致病,主要责之于肝,肝病又可延及他脏,易于伤脾,变生痰浊、郁火、血瘀、湿聚、食滞等,临证中擅从肝脾论治,以逍遥散为基本方,配以相应的化痰、清火、活血、化湿、通滞等治法。临症加减,广泛应用于病机属于肝郁脾虚型的内、妇、眼、外科各科疾病,每获良效。

**1. 心力神**

组成：黄芪 30 g,附子、桂枝、防己各 6 g,党参、茯苓、丹参各 15 g,玉竹、赤芍、补骨脂、白术各 10 g。

用法：每瓶 500 ml,每次 30 ml,每日 3 次口服。

功效：益气温阳,化湿利水,活血化瘀。

主治：慢性心力衰竭证属阳虚水泛者。

方解：方中黄芪、党参补益胸中之大气;附子、补骨脂温补脾肾之阳;茯苓、白术、防己化湿行水;桂枝调和营血,通阳化气利水;丹参、赤芍活血化瘀;《景岳全书·新方八阵·补略》曰:"善补阳者,必于阴中求阳,则阳得阴助而生化无穷;善补阴者,必于阳中求阴,则阴得阳升而泉源不竭"。故方中佐用玉竹以配党参,并取《本草新编》"人参得葳蕤而益力"之义。诸药合用有益气温阳,化瘀行水之功效。

**2. 心肺气虚心血瘀阻方**

组成：党参 10 g,黄芪 20 g,丹参 10 g,赤芍 10 g,白术 10 g,桂枝 5 g,茯苓 10 g,桃仁 10 g,红花 10 g,川芎 10 g。

用法：水煎服,每日 1 剂。

功效：益气活血。

主治：慢性心力衰竭证属心肺气虚心血瘀阻者。

**3. 脾肾阳虚瘀水互结方**

组成：黄芪 20 g,党参 10 g,茯苓 10 g,白术 15 g,桂枝 5 g,制附子 5 g,泽泻 20 g,葶苈子 15 g,车前子 15 g,丹参 15 g,赤芍 10 g。

用法：水煎服,每日 1 剂。

功效：益气温阳,化瘀利水。

主治：慢性心力衰竭证属脾肾阳虚瘀水互结者。

**4. 心气阳虚痰瘀饮停方**

组成：党参 15 g,黄芪 30 g,丹参 20 g,白术 10 g,茯苓 15 g,制附子 5 g,肉桂 5 g,煅龙牡各 20 g(先煎),赤芍 15 g。

用法：水煎服，每日 1 剂。

功效：益气温阳，活血化痰。

主治：慢性心力衰竭证属心气阳虚痰瘀饮停者。

## 5. 气阴两虚血瘀水停方

组成：黄芪 20 g，党参 10 g，麦门冬 10 g，五味子 10 g，生地黄 10 g，赤芍 10 g，川芎 10 g，白术 10 g，酸枣仁 20 g，柏子仁 10 g，丹参 10 g，泽泻 15 g，猪苓 15 g。

用法：水煎服，每日 1 剂。

功效：益气养阴，活血利水。

主治：慢性心力衰竭证属气阴两虚血瘀水停者。

# 主要论著

吴新欲.补心通脉汤治疗缓慢性心律失常 45 例观察.中国中西医结合杂志，1994,(增刊)：210.

吴新欲.缓慢型心律失常治验.上海中医药杂志，1994,89(5)：8～9.

吴新欲.吴雅恺老中医治疗心脏病 3 法.南京中医学院学报，1994,10(3)：37.

吴新欲.吴雅恺治疗缓慢性心律失常经验.中医杂志，1994,35(3)：142～143.

吴新欲，陆曙，朱丽华.心力神对充血性心衰者左右心功能影响的临床研究.江苏中医，1997,18(4)：46～47.

吴新欲.丹栀逍遥散临床应用举隅.江苏中医，1999,20(12)：36.

吴新欲，陆曙，龚少愚，等.心力神治疗扩张型心肌病的临床观察.新中医，2001,33(3)：20～22.

吴新欲.益心调脉汤治疗心脏过早搏动 99 例疗效观察.河北中医，2001,23(1)：21～22.

# 参考文献

[1] 龚少愚.吴新欲老师论治脾胃病经验撷要.吉林中医药，2005,25(9)：4～5.

[2] 龚少愚.吴新欲调肝安心法治疗心悸经验.辽宁中医药杂志，2005,32(5)：406.

[3] 龚少愚.吴新欲学术思想刍议.辽宁中医药大学学报，2007,9(4)：94.

[4] 唐虹.吴新欲主任运用逍遥散治病经验.辽宁中医药大学学报，2010,12(2)：125～126.

[5] 唐虹.吴新欲主任医师调理肝脾治疗冠心病经验.中医研究，2010,23(12)：54～55.

［6］唐虹.吴新欲运用辛开苦降法治疗脾胃病经验.河北中医,2010,32(12)：1770～1771.

［7］魏慧渊.吴新欲主任医师辨治高血压病经验.中国中医急症,2011,20(10)：1600～1602.

［8］魏慧渊,王一飞.吴新欲主任医师治疗慢性心衰学术思想及临床经验初探.中国中医急症,2013,22(1)：59～60.

# 朱世楷

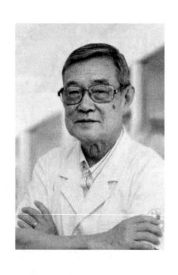

·········【 个人简介 】·········

朱世楷,男,1937 年出生,江苏省无锡市人。江苏省无锡市中医院主任医师,无锡市名中医,江苏省名中西医结合专家。曾任无锡市中医院院长,无锡市中西医结合学会副理事长。第五批全国名老中医学术经验继承工作指导老师。

毕业于南京医学院医疗系本科,曾在无锡市第三人民医院内科临床工作多年;1966 年调南京中医学院西医离职学习中医。1974 年起潜心钻研消化道疾病诊治,在脾、胃、肝、胆疾病的中西医结合诊治方面积累了丰富的临床经验,对肝硬化等顽疾治疗尤有心得。多次赴国际著名医疗会议进行学术交流与活动。曾与南京中医学院尤松鑫教授合著《邹良材肝病诊疗经验》一书。

·········【 学术思想 】·········

## 1. 论脾胃之病以虚证为核心、升降失调为病源

朱世楷认为脾胃病之伤在气机,中焦气机不

利,临床百病丛生,然其病机核心是"脾不升,胃不降"。朱世楷指出胃病多热,脾病多寒,临床虽多为寒热错杂、虚实并见之证,但总以"虚"证贯穿于疾病始终。治疗时,补虚固本是基本治则,以调理气机升降为核心,同时应分清疾病寒热、虚实,随证化裁,补虚以静,调气以动,除其寒热,复其升降,补其脾胃。另外,治疗脾胃病仍应通过西医现代检查手段明确病情,中西医结合,提高疗效。

叶天士云:"脾宜升则健,胃宜降则和。盖太阴之土得阳始运,阳明阳土得阴自安,以脾喜刚燥,胃喜柔润。"在气机运动中,脾主升而胃主降,升者水谷化生之精微,降者饮食残存之糟粕。因此,朱世楷认为治疗脾胃病,必须紧紧围绕"脾升胃降"这一核心,使脾之升清有序,胃之降浊无碍。又脾为太阴湿土,喜温燥而恶寒湿,得阳气温煦则运化健旺。胃有喜润恶燥之特性,胃不仅需要阳气的蒸化,更需要阴液的濡润,胃中阴液充足,有助于腐熟水谷和通降胃气。若脾升胃降功能失调,则产生一系列病理现象,如脘腹痞胀,胸满呕恶,腹痛腹泻,嗳腐吞酸等。现代人生活紧张而富足,快节奏的生活使人暴饮暴食,饥饱无度,往往影响脾胃的升降纳运。故而,临证明确辨识脾胃的功能,治疗注重脾胃气机的升降尤为重要。

## 2. 配用膏方重在补益脾肾

膏方意在调节患者的免疫力,提高抗病能力和环境适应能力。虽然膏方在滋补的同时也可以配合祛邪治病,如扶正兼以祛邪,扶正与祛邪并进,但膏方毕竟以滋补为主要目的,必须突出一个补字。《黄帝内经》早已明示"虚则补之";《素问·三部九候论》"劳者温之""损者温之";《素问·至真要大论》"形不足者,温之以气,精不足者,补之以味"。根据虚损性质的不同,分别采用益气、养血、滋阴、温阳的治法,同时应密切结合五脏亏虚的病机特点分别选方用药。临证膏方调治患者,总宜病势相对稳定,此时多表现为本虚为主,而实邪较轻或不显,治疗时可在调治脏腑亏虚的基础上,酌加活血化瘀、清热燥湿等祛邪之品,期以膏剂缓图其功。朱世楷指出脾为后天之本,气血生化之源;肾为先天之本,寓元阴元阳,因此,补益脾肾对调治虚证具有特殊意义。又脾胃居于中焦,为人体气化之枢纽,若脾胃发生病变,往往涉及其他脏腑,而他脏有病也可影响到脾胃病变。肾主藏精,其所藏精气亦有赖后天脾胃化生的水谷精微予以充养,若脾虚生化之源,则五脏之精少而肾失封藏。正如虞抟《苍生司命·虚损》指出"若脾胃一弱……虽滋肾而肾不生精,虽养心而心不生血,虽清肺而肺不生液"。故朱世楷运用膏方调治虚证,常从调治脾胃为主入手,多选用药性较平和之品,一则甘温补中,药如炙黄芪、炒党参、山药、莲子等,冀脾胃健运,杜绝痰湿之源,使气血津液得以输布;二则适当加入健脾理气,化湿消食之品,药如白术、茯苓、陈皮、薏苡仁、焦楂、神曲等,祛除痰湿食滞,使气机通畅,并可增强药食运化,消除滋补药壅塞之弊;三则可加入一些药性偏于寒凉的药物以监制补益药物的温热之性,如黄连、黄芩、黄柏,用量较轻,忌苦寒之品过重易伤脾胃。需要指出的是,重视补益脾胃并非标榜"补肾不如补脾",患者若兼见目糊,耳鸣,腰膝酸软,头晕乏力等症状,在健脾益气的同时往往合用补肾之品,需酌选清灵性质的补益药。若肾阳不足而致脾阳亦虚,自应补火燠土,如杜仲、桑寄生、菟丝子等;而肾阴不足所致中宫津液亏虚,则壮水益脾阴,如沙苑子、山药、枸杞子等,对脾胃功能影响相对较少。根据无阳则阴无以生,无阴则阳无以长的理论,往往补阳与补阴之品相须使用。总之,无论先天后天,膏方治疗宜抓住重点,求其病本,唯以辨证论治为要。至于用药,则须虚实兼顾,寒温得宜,升降并调,气血同治,动静结合,以达阴阳平衡的目的。

在量身定制、辨证施膏以补虚抗衰、祛病纠偏的前提下,朱世楷非常重视膏方口感的好坏,认为怡人的口味既有利于患者接受和坚持服用,又有助于胃纳吸收,从而更好地发挥药效。因此朱世楷收膏所用的花类、胶类、糖类等,常视不同病情和体质的需要而加以选择。花类常选用芳香之玫瑰花、厚朴花;对于胶类的使用,阴虚、血虚者可选用龟板胶、鳖甲胶、阿胶等;肾阳虚者,可选用鹿角胶。糖类的使用既可矫味,又能助收膏,一般可选择冰糖、饴糖、蜂蜜等。其中冰糖健脾润肺,饴糖温中建中,蜂蜜润肠通便,常可辨证选用。但需注意肝病转氨酶升高、痛风尿酸升高、肾病肌酐及尿素氮升高的患者,不宜使用动物胶,可以选用蜂蜜等收膏,俗称"素膏"。糖尿病者不宜使用糖类进行浓缩收膏,可以选用一些低热量的甜味剂代替,如木糖醇、甜菊糖等。红枣为每人必用,常用剂量 500 g,平素胃气失和而脘胀便干者需减量;盖红枣甘温,补脾胃,润心肺,和百药。此外,朱世楷还常辨证加入一些药食同源的补益之品,如胡桃肉、山药等,既能使膏方口味怡人,又有补肾益精之功用。

随着现代自然科学的发展,中药的现代化研究取得了瞩目成就,用现代科学研究中药的药性、药理,发现了不少有降压、降脂、抗炎等功效的药物,这也为膏方的选药提供了另一种可供参考的方式。朱世楷临证时常辨证与辨病相结合,收效甚佳,若合并高血压,常选用天麻、钩藤、白蒺藜、地龙、白术、青葙子、泽泻等药物;若有糖尿病者可辨证选用地骨皮、葛根、玉竹等具有降糖之功的药物;合并高脂血症者可辨证选用决明子、生山楂、荷叶、泽泻等有降血脂作用的药物。

秦伯未所诠释:"膏方非单纯补剂,乃包含救偏却病之义。"膏方中的主药为补益药,药味最多,同时还需注意其体内之所偏,选用适当的清热、祛湿、化瘀等药物。补益药重视补气、补血、滋阴、温阳、生津,补气药常用有炒党参、太子参、炒白术、炒淮山药、炙甘草、炙黄芪、生晒参;补血药常用炙当归、炒白芍、炒枣仁、桑椹子;滋阴药有生地、熟地、女贞子、杞子、首乌、萸肉;温阳药常用有炒杜仲、补骨脂、菟丝子、潼蒺藜、狗脊、制附子、肉桂、桂枝、炮姜等;生津养液药有天门冬、麦门冬、制玉竹、北沙参、石斛、五味子等。根据患者体内之所偏选药,清热常选用黄连、牡丹皮、炒黄柏、夏枯草;利湿之生薏苡仁、泽泻;燥湿之炒苍术;平肝之菊花、天麻;温胃之荜茇、干姜;理气、行气的植物药占主流,意在恢复脾胃肠生理特性且不伤脾胃,常选用制香附、郁金、枳壳、延胡、广木香、八月札等;化痰之杏仁、前胡;降逆之旋覆花、代赭石、竹茹;通络之忍冬藤、鸡血藤;宁心安神之合欢皮、酸枣仁、珍珠母、夜交藤;固涩之龙骨、牡蛎、金樱子、芡实等。尤其是苦寒药,按用寒远寒的原则,剂量宜小,常用剂量如黄连 30 g,牡丹皮 150 g。此外必须注意配伍,如应用牡丹皮佐萸肉等,以减轻其寒凉伤正的副作用。使用治疗药功在祛邪治病,服药后邪祛症除则证候与病机与初诊时已然不同,再继续服用便属于药证不符,每每出现不适,因此,应用时必须谨慎,必须考虑到膏滋药的服用时间较长这个因素。另外,朱世楷认为久病多瘀,需适当使用活血化瘀之品,尤其求膏方的中老年人,脏器渐衰,既可因虚致病,亦可因病致虚,久病正损者,多血流欠畅,故久病必多致瘀,但祛瘀则伤正,补虚恐恋邪,治疗当以"疏其气血,令其调达"为法,膏方常选用参三七、泽兰、郁金等活血化瘀药以"损其有余"。因气为血帅,气行则血行,故同时配以黄芪、党参、白术、茯苓等健脾益气药以"补其不足",寓攻于补,寓补于攻,标本兼治,方可药专力宏。

【 临床经验 】

## 1. 治脾胃病动静结合、寒热相济

朱世楷认为脾胃系疾病多为慢性,病程较长,病情缠绵,或有因湿热、痰湿、食积、气滞、瘀血、外感、情志等实邪滞胃碍脾而发病者,但在慢性进程中往往由实致虚,且就发病全程来看,虚证贯穿于疾病始终。故对本病的治疗应着眼于"虚"字。因此,朱世楷治疗脾胃病以补虚固本为基本治则,同时兼顾寒热。如见主症为食后饱胀,口淡乏力,舌淡,脉弱,以虚寒象为主者,以益气升阳之法,方用六君子汤加减,或以补中益气汤加肉桂、干姜温之;如见主症为胃脘灼痛,口干欲饮,舌红脉细,以虚热之象为主者,宜养阴益胃,方用沙参麦门冬汤加减,常用沙参、麦门冬、石斛等,养阴而不滋腻,避免碍胃之嫌。对于同时存在脾气虚弱和胃阴不足,气阴两虚之候者,则益气养阴、健脾养胃之法并举。

朱世楷治疗脾胃病以调理气机升降为核心思想,维持机体气机协调,使气血得以敷布全身,机体自然调和。如中焦痞满,症见上腹胀满、嗳气、恶心等,常用木香、枳壳、陈皮、半夏、佛手、香橼等行气除胀;如嗳气、反酸明显者,用旋覆花、代赭石降其胃气;如见腹泻,则强调"脾气宜升",多在健脾基础上加入升清之品,使清气得升,脾运复来,则浊阴自降,常用葛根、升麻、荷叶等,同时亦常常巧用桔梗宣畅肺气,意在使清气上浮,助脾气正常输布;如见便秘患者,常加入枳实、炒莱菔子下气以通降腑气。

脾胃同居中焦,有阴脏阳腑之别,胃为阳腑,其病多热;脾为阴脏,其病多寒。朱世楷指出临床所遇脾胃病单纯为寒为热者甚少,多为寒热错杂、虚实并见之证,故用药需寒热并调。中焦寒热错杂之证,当除其寒热,复其升降,补其脾胃为法。朱世楷临床以泻心法为大义,选用干姜、吴茱萸、辣蓼草、木香、黄连等为基础方。其中,木香配伍黄连,可清湿热、厚肠胃,寒热并调;朱世楷常选辣蓼草治疗腹泻,因其味辛,性温,消肿止痛,用于腹痛痢疾,且与黄连配伍亦取寒热并调之义;吴茱萸,辛散苦泄,性热祛寒,功能散寒止痛,疏肝解郁,降逆止呕,助阳止泻兼能制酸,与黄连同用,寒热并调,亦有左金丸之意,用于肝胃不和之证。

朱世楷还认为治疗脾胃病必须严格坚持运用中西医结合的手段,通过西医现代检查手段明确病情,根据相应病情选用相应中药,才能提高治愈率。诚如李东垣所说:"当临事制宜,以反常合变耳。"在长期临床实践中,朱世楷常参酌西医对脾胃病的认识进行治疗:反酸症状明显者,加煅乌贼骨 30 g、白及 10 g 护膜制酸;糜烂加参三七 5 g,蒲公英 30 g;胆汁反流加竹茹 20 g,代赭石 20 g;胃黏膜萎缩、肠化生者,实证加三棱 10 g,莪术 10 g,虚证加仙鹤草 30 g,炒薏苡仁 30 g。其中仙鹤草一药,味苦、辛、涩,性微温,朱世楷认为其能止血亦能行瘀,温涩既能助补诸虚不足,亦可减轻清热药之苦寒。现代研究也表明仙鹤草有杀虫消积、抗炎杀菌、补虚壮体等作用。脾胃病多为日久迁延之疾,久病则入络,朱世楷常在方中加入丹参,因其性味平和,既"破癥除瘕",又"主养血",用于脾胃久病,可达到祛瘀而不伤正的效果。此外,朱世楷温中常用桂枝 3 g,高良姜 5 g;湿热加黄连 3 g,黄芩 10 g;湿浊明显加苍术 10 g,厚朴 5 g;大便干结,加炒莱菔子 20 g,炒决明子 20 g。

### 2. 治胃癌前病变证宜标本同治、祛瘀为要

朱世楷认为胃癌前病变根据其临床表现,可归属中医"胃痛"、"胃痞"、"嘈杂"、"吐酸"等范畴,病位在胃,与肝脾密切相关。生理上脾主升清,宜升则健;胃主降浊,宜降则和;肝主疏泄,调畅气机,三者互相影响。病理上若脾失健运,胃失和降,肝失疏泄亦互相影响,导致气机失调,气血运行失常等而出现胃脘痛、痞满等症状。朱世楷认为该病是一种虚实夹杂、寒热错杂、本虚标实的病症,多由素体不足,劳倦过度;饮食不节,损伤脾胃;情志不畅,肝气犯胃等所致。各种因素导致脾胃虚弱,纳运失常,生化乏源,这是本病的病理基础。在此基础上进一步出现湿邪内阻,湿郁化热,气机不畅,瘀血内停等病理变化。胃络血瘀是胃癌前病变的中心病理环节。微观上,胃癌前病变的胃黏膜层、黏膜下层血管新生显著,血管内皮细胞增生、血管腔狭窄,或见血栓形成、血小板聚集、血黏稠度增加,这些改变属于中医血瘀证范畴。在这种缺氧、微循环障碍的环境里细胞更易发生突变。因此,"脾虚血瘀"是胃癌前病变的基本病机,脾胃虚弱为其本,胃络血瘀为其标,治疗原则为扶正祛邪、标本兼治。

朱世楷认为胃癌前病变是在长期慢性胃病的基础上形成,病程较长,病机总属本虚标实,脾胃虚弱为其本,贯穿本病的全过程。李东垣《脾胃论》指出"胃虚则脏腑经络皆无所受气而俱病""胃虚元气不足,诸病所生"。因此,益气健脾,升发脾胃之阳气,是本病的主要治法之一。常选用黄芪、党参、太子参、白术、茯苓、山药、薏苡仁等健脾益气之品。党参、太子参、白术为益气健脾的要药。现代药理研究表明黄芪、白术能促进蛋白质的合成和能量代谢,保护胃黏膜与腺体,增强机体非特异性免疫功能,还具有抗突变、抗氧化、清除氧自由基的作用。人参皂苷、黄芪、党参还可诱生白细胞介素-2(IL-2)、干扰素(IFN)、肿瘤坏死因子(TNF)等细胞因子,诱导癌前病变细胞的凋亡。本病的病程较长,"久病入络""久病必瘀",脾胃气虚日久必然导致胃络血瘀。

朱世楷认为在本病发展的各个阶段,活血祛瘀必不可少。故在健脾益气的基础上配伍适量活血化瘀药物,使瘀血去而新血生,改善局部血液循环,对临床症状的消除、病变黏膜的修复提供良好的条件。常选用丹参、三七、郁金、莪术、当归、川芎、失笑散等。现代药理研究证明,中药单体榄香烯、姜黄素、川芎嗪、丹参酮及中药莪术、郁金、姜黄、三棱等具有抑制血管生成的作用,而新生血管形成是肿瘤细胞赖以生长的基础。此外,活血化瘀法治疗胃癌前病变的机制可能还包括降低癌基因异常表达、诱导癌细胞凋亡;降低血液黏稠度、减少血栓对癌细胞的保护,有利于免疫细胞对癌细胞的及时清除;改善胃黏膜血供,促进黏膜修复,以抵御致癌因子的侵袭。朱世楷同时强调应根据患者的体质等不同情况选用合适的活血药物,体质尚好的患者,可选用活血作用较强的中药,如莪术、川芎等,体质虚弱的患者,可选用养血活血的中药,如当归、丹参等。

朱世楷在强调健脾活血的同时,从不忽视辨证论治之原则。指出本病各种证型兼夹为病,虚实寒热错综复杂,因此必须辨明寒热虚实,审察气血阴阳,注意病情变化,用药灵活变通,随证化裁,才能提高疗效。肝主疏泄功能失常,会影响脾胃的正常升降运化功能,出现胃脘痛、胃脘痞满等症状。故在健运脾胃的同时,重视疏肝理气,常选用香橼皮、佛手、木香、柴胡、陈皮、青皮、枳壳、九香虫等药物。对于肝郁化火,肝胃郁热,出现胃脘灼热、嘈杂、吐酸等症状者,常选用左金丸辛开苦降。脾胃虚弱,健运失司,易出现食积不化,食后脘痞,食欲不振,故处方时常选用1~2味消导药物,如焦山楂、神曲、谷麦芽、鸡内金、莱菔子等。脾失健运,水湿不化,湿浊中阻,郁而不解,壅积成热,热壅血瘀而成毒,因此,在本病的病变过程中,除血瘀外,还可出现湿浊、热毒等病理产物,常选用苍术、厚朴、藿香、佩兰、蒲公英、半枝莲、白花蛇舌草、菝葜等化湿祛浊,清热解毒。火郁或湿热伤阴耗液,胃失濡养,出现胃脘灼痛,嘈杂,口干等症,常配伍麦门冬、沙参、玉竹、百合等甘凉之品,并用白芍、甘草酸甘化阴。

朱世楷在辨证论治的同时,还特别注重辨证与辨病相结合,善于将内镜检查结果、生化指标与临床症状结合起来,适当选加经现代药理研究具有抑癌作用的中药,如半枝莲、藤梨根、白花蛇舌草、八月札。如内镜下见黏膜糜烂、出血则加用煅乌贼骨、贝母、白及、木蝴蝶以护膜,幽门螺杆菌感染加黄芩、蒲公英、仙鹤草等。

此外,朱世楷在临床上很重视对患者的心理疏导,引导患者重视疾病,调摄生活,消除恐惧、消极的情绪,树立信心,配合治疗,有助于恢复患者良好的精神状态,提高疗效。

### 3. 治溃疡性结肠炎健脾为本、寒热并治

朱世楷认为溃疡性结肠炎属中医"泄泻""久痢""血便""肠风"等范畴。通过多年的临床实践,认为脾失健运、寒热夹杂是病机关键,湿热血瘀常为发病之标。治疗用药不能有所偏颇,过补过清则影响脾之健运,湿伤阳,热伤阴,但过温易伤阴,滋阴不利于湿邪清除,亦不利于脾胃功能恢复。且本病常易虚易实,单纯清热化湿疗效不佳,辨证遣药存在一定困难,故本病治疗常具有一定难度。中医素有"阳气以温""血得寒则凝,得温则行""邪之所凑,其气必虚""泄泻日久,阳气必虚"的观点。《金匮要略》云:"大肠热者,便溏垢。"《景岳全书·泄泻》曰:"泄泻之本无不由脾胃""凡里急后重者,其病之本不在肠而在脾肾。"临床上口服补肾药物常存在太过温燥或太过滋腻之弊,且临床表现不尽相同,难以把握,本病虚实夹杂,易虚易实。因此,本病以脾胃虚为本,涉及肾脏功能失调,寒热错杂,湿热血瘀互结为患,导致本病缠绵不愈,反复发作,根治困难。

朱世楷认为溃疡性结肠炎的本虚主要是脾胃虚弱,有时兼有肾虚,虚证贯穿本病的全过程。《素问·阴阳应象大论》云:"谷气通于脾""五脏皆得胃气,乃能通利。"《类证治裁》云:"泻由水谷不分,病在中焦。"《脾胃论》指出:"脾病则怠惰嗜卧,大便泄泻""脾既病,则其胃不能独行津液,故从而病焉。""大抵脾胃虚弱,阳气不能生长,五脏之气不生。"因此健运脾胃以扶正,增强机体的抵抗力在本病的治疗过程中显得尤其重要。治疗用药宜选用平补之品,不宜选用骏补滋腻之药。临床常选用平补之党参、白术、茯苓;不习用黄芪、甘草等甘缓守中药物,亦不使用熟地、鹿角胶、龟板等,究其原因,前者具易生中满之弊,后者有滋腻碍胃之嫌。脾之健贵在运而不在蛮补,常在使用党参、白术、茯苓之基础上,配伍芳香醒脾之木香、白豆蔻以助脾之流通,以期恢复脾胃健运之生理功能,使阳气得以生长,五脏之气得以生发;且脾主湿,脾之健运功能恢复,有利于本病的主要致病因素湿邪的清除,并可从一定程度上防止脾病下流乘肾之趋。总之,扶正以治本,选药贵在平和,以恢复机体功能为要。

溃疡性结肠炎病程长,存在中气虚弱,常兼有气滞腹胀,在健脾益气的基础上,亦需重视理气,古言云"气化则湿亦化",理气药物多为辛燥之品,庸医常误用青皮、枳壳等破气之药,犯虚虚之戒,导致疾病缠绵难愈。验之临床,理气应慎防

纯用辛燥,慎防破气之品,且不能久用;同时,本病常需熔寒热药物于一炉,众所周知,湿热之邪在本病的发生发展中占有重要地位,古言云"湿伤阳,热伤阴",导致本病出现寒热错杂的局面,但寒热夹杂的临床表现及选药常难以把握。譬如,部分患者常有腹胀,医者亦常选用辛燥理气药物以除胀,初始则效果尚佳,稍过一段时间效果不明显,甚至可能出现舌红、口干、苔少之情况;常常亦有患者表现黄苔,稍多使用清热药物则患者胃纳减少,舌质及苔常变为淡胖、滑腻之状;淡胖舌之人,用温燥之剂,常有舌苔减少,症情加重者。朱世楷常谓医生应该考虑患者受益多少,庸医常知对症用药,虽逞一时之快,但患者往往得之弊大于利。朱世楷在临床工作中体会,既然本病重在脾胃功能失调,且辛燥理气、过寒过热均有失偏颇。那么,宜遵"治中焦如衡,非平不安"之治疗原则。这样,一方面,宜辛开苦降以调气机,可防止理气之品的辛燥之性;另一方面,需寒热并调,能抓住阴阳受损不明显的病理变化,并能使脾胃之功能不能因过寒过热而受到较大的影响。临床常选用辛开苦降之品,干姜、辣蓼草、木香、川连。其中,木香配伍川连是取香连丸之意,可厚肠胃,清湿热,寒热并调;辣蓼草,为朱世楷多年用之非常有效药物,味辛,性温,用于消肿止痛,腹痛痢疾,这与一般使用苦寒药物以消肿止痛不同,与川连配伍亦取寒热并调之义。这样,以期中焦功能恢复正常,疾病向愈。

此外,溃疡性结肠炎病程长,病情缠绵难解,易受饮食不当、情志、寒热、劳倦过度诸多因素影响即复发,常以脾气虚为本,湿热、气滞、血瘀为标。病变脏腑以脾胃为主,涉及肾、肝、肺。抓住正虚这一主要矛盾,常需仔细辨别湿热内蕴、脾胃虚弱、脾肾阳虚、肝郁脾虚、阴血亏虚、气滞血瘀的侧重点之不同,灵活选用适当药物增减收效。其实,临床上,绝对属于某一证型的病例很少。针对兼见舌苔黄腻之湿热表象者,需辨别饮食是否如常,饮食如常者,加用苦参、黄芩;饮食减少者,慎用苦寒药物,常加用气轻味薄之藿香、荷叶以祛湿热。脾胃虚弱较甚者,常加具有治痢、强壮功效之仙鹤草,鼓舞清阳上行之炙升麻,仙鹤草量宜大,常在30 g以上,炙升麻量小,常在3~4.5 g;脾肾阳虚者,常加用四神丸,嘱患者睡前必服用一次药物以助阳气,否则效果常不明显。肝郁脾滞夹湿热者,常加用柴胡、秦艽以疏肝清热祛湿;对于兼有阴血亏虚者,选用乌梅炭养阴止泻,并使用烊化之阿胶兑于药液中分次口服,源于杨士瀛"阿胶乃大肠之要药,有热毒留滞者,则能疏导,无热毒留滞者,则能平安"之语,纯滋腻之品在所避之。肺与大肠相表里,凡咳嗽欲泻者,泻痢大便夹有黏冻者加用桔梗、炒薏苡仁甚效。对湿热征象明显,脓血便较多者,加马齿苋;对腹痛黏液脓血便较多,无明显湿热征象者,不能单纯使用苦寒药物以消肿止痛,朱世楷习重用多年用之有效药物辣蓼草。

在治疗溃疡性结肠炎方面,朱世楷还创立中药口服、灌肠、脐外敷的"三位一体"疗法。其中口服经验方(党参、白术、茯苓、木香、白蔻仁、炮姜、地榆、煨石榴皮、煨诃子、川连、辣蓼草)以健脾兼止泻。脐部外敷经验方(公丁香、艾叶、补骨脂、肉桂、木鳖子、柳树皮、五倍子等)以扶正升阳、温中止泻。清热活血、生肌药物方(人中白、苦参、红藤、儿茶、血竭、参三七、枯矾、白及等)灌肠促进受损肠黏膜修复。

························ 〔 经 验 方 〕 ························

### 活萎化瘀汤

组成:炒党参10 g,炒白术10 g,云茯苓15 g,广陈皮6 g,法半夏10 g,淡干姜5 g,川黄连3 g,山药15 g,薏苡仁15 g,莪术10 g,八月札15 g,炙甘草5 g。

用法:每日1剂,煎服2次。

功效:健脾祛湿,和胃化瘀。

主治:慢性萎缩性胃炎。

方解:萎缩性胃炎为临床常见病,西医病理学认为本病乃胃黏膜腺体部分萎缩,丧失分泌功能。中医病因病机为嗜好辛辣酸甜,或恣饮烟酒,或喜生冷,日积月累,致脾胃之气升降失调,肝木乘机侮其所胜,脾胃受克,气机郁滞,遂成本病。本病以脾胃虚弱为本,湿痰、食积、血瘀为标。方中含四君子汤方,药用党参、白术、茯苓、甘草健脾益气,半夏、陈皮祛湿行气,干姜温中,黄连除湿热,山药补脾治大便不实,薏苡仁渗湿健脾,莪术行气破瘀血、消积止痛,八月札疏肝理气活血止痛。全方共奏健脾祛湿,和胃化瘀之效。

## 主要论著 ·······························

邹良材,朱世楷.中西医结合治疗肝硬化合并腹水.新中医,1974,(3):10~13.
邹良材,朱世楷.治"肝"八法.江苏医药,1977,(9):44~45.

邹良材,朱世楷,尤松鑫.兰豆枫楮汤治疗(阴虚型)肝硬化腹水.江苏中医杂志,1980,(5):22.

朱世楷,壮健.试论胃黏膜相在慢性胃炎辨治中的应用.江苏中医,1991,(1):5~7.

## 参考文献

[1] 诸静芬,朱世楷.105 例胃黏膜相与中医证型的相关性分析.南京中医药大学学报,1996,(6):16~18.

[2] 诸静芬.朱世楷教授辨治胃病的经验.陕西中医,1998,(3):124.

[3] 赵克学.朱世楷主任医师治疗溃疡性结肠炎经验.辽宁中医药大学学报,2010,(10):119~120.

[4] 袁益民,马可迅,朱世楷.朱世楷教授辨治脾胃病经验.吉林中医药,2012,(8):770~771.

[5] 赵克学.朱世楷主任医师膏方经验.陕西中医,2012,(8):1060~1062.

[6] 沈旦蕾.朱世楷主任治疗胃癌前病变经验.中国民族民间医药,2013,(2):130~131.

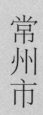

常州市

# 程子俊

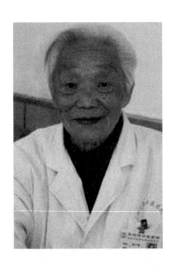

程子俊,1921 年出生,江苏常州人。江苏省常州市中医院主任中医师,南京中医药大学兼职教授、博士生导师,江苏省名老中医。曾任江苏省针灸学会理事,常州市针灸学会顾问,常州市第五、第六届政协委员,常州市政协对离休干部的定期咨询顾问,第一批全国老中医药专家学术经验继承工作导师。

一家三代名医,幼秉庭训,师承家学,早年攻读岐黄,弱冠悬壶,跻身医林,服务乡里。1953 年与同仁创常州北直街中医联合诊所,1956 年在江苏省中医进修学校(南京中医药大学前身)师资班学习深造,结业后赴启东县等农村巡回教学。1 年后回常州负责公费门诊部中医科工作,同时承担西学中、护士学校等针灸教学任务。1968 年下放溧水县东屏公社医院任院长。1980 年调回常州市中医医院工作。从事针灸临床和教学、科研工作70 余载,有丰富的理论及临床经验,特别擅长诊治中风、面瘫及诸痛症,将祖传的"值时针刺法""环中穴""前悬钟穴"等经验运用于临床。撰写学术论文 10 余篇,其中"针麻在纤维内窥镜检查中的应用"一文参加国际学术交流暨承谈安诞生 100 周年学术交流,并收入国际针灸论文集,独创的程氏秘宗"蜻蜓点水"针刺手法和"新针补泻手法"被收录《中华名医特技集成》一书。自编数十万字的针灸学讲义供针灸教学及临床应用。

【 学术思想 】

## 1. 创立"根—过—结"配穴理论

该理论源自"根结理论"与方剂"君、臣、佐、使"配方结构组成的启示和发挥。其与传统的针灸配穴有一定的不同,但均须遵循"八纲辨证""四诊合参"的原则。针灸处方与方剂组方一样是一个有机的整体,故程子俊认为针灸处方亦可由君穴、臣穴、佐使穴等组成。与方剂配伍不尽相同的是,针灸处方又可处处体现"经络辨证"与"根结理论"。根穴是指在病变经脉上、下肢远端取穴,多为井穴、荥穴和腧穴,亦当四诊合参,八纲辨证,理清表里、虚实、寒热进行选穴,可为一穴或多穴,为君穴。过穴是指沟通根穴、结穴的穴位,可在根穴所在经脉上取穴,亦可在同名经脉或表里经上取穴,为臣穴。结穴是指在病变处周围取穴,取穴应遵循经络辨证,亦可为一穴或多穴,为佐使穴。"根—过—结"配穴理论的适用范围为头胸腹、腰背及上肢腕关节以上、下肢踝关节以上范围的病变。

## 2. 推崇"通脱法"

"通脱法"是程子俊根据"标本,根结"理论,辨病情轻重缓急,将循经远道取穴和局部邻近取穴加以规范,结合针刺补泻,灵活运用于临床的一种具体针刺治疗方法。"通"指"疏通",即疏通经脉,使经气运行畅通。这里指循经远道取穴,以疏经通络。"脱"有"轻快、脱离、脱落"的含义,即解脱(解除)病邪或病痛。这里指在病灶局部取穴,以疏散局部病邪。同时,程子俊强调此法须辨病情轻重缓急,取穴应有先后顺序,针刺当有补泻之分。凡急性病症,宜"通而不脱"或者"先通后脱",急症一般实邪居多,所以宜先远道循经取穴,针刺用泻法。这里强调急性期切忌在病灶局部随意针刺,有扰乱经气,滞邪恋邪,甚至有误伤正气引邪入里之嫌。此与中医理论强调"治外感如将",祛邪务净,勿予滋补,有留邪之嫌甚为相似。随着急性病症进入恢复期,针刺则宜"通脱结合",即"远近结合"取穴。

此时循经取穴,可以针刺用补法以补益正气,鼓邪外出。适当配合局部取穴,但不可多针。对于慢性病症,病灶局限者,则宜先在病灶局部针刺以解除病邪,然后循经远道取穴以平衡阴阳,调补气血。

## 【临床经验】

### 1. 治急性痛症用"按时顺经针法"

"按时顺经针法"是程子俊在其父程培莲先生"值时针法"的基础上发展而来的。以时间为主要条件,利用经络的气血按时循经取穴,施以适当的补泻手法,来达到调和气血,消除疼痛的目的。因急性痛症属实证,故应为"泻法",这里的"泻"包括两个方面的含义,一是针刺手法为泻法,二是据"迎而夺之"原则,针刺的先后次序应与气血运行的方向相反。总而言之,操作按上午及下午区分,无论疼痛在左侧或右侧,若应诊时间在上午,则针刺时需从右下肢穴位起始,再向上肢及患侧头面部顺经操作;若在下午,针刺时需从左下肢穴位起始,再向上肢及患侧头面部顺经操作。"按时顺经针法"去子午流注之繁琐,取其按时取穴之精华,可以说这种针法是子午流注针法的变通与简化。

### 2. 治面部病症

**(1) 治面瘫疏风清热泄邪:** 面瘫发病乃因面部络脉空虚,外邪侵袭。头面属阳位,诸阳经经气所汇聚处,风为阳邪,其性向上升泄,同气相求,兼夹热邪上犯头面,客于面部,阳邪与阳气相搏,遂引发诸症。若受风寒于先,而头为诸阳之会,极易化热于后。临床观察表明,很多面瘫病例虽因吹风受凉引起,但辨证属风热型者为多,故治疗以疏风清热泄邪为治疗大法。程子俊常取四肢末端穴位如二间、三间、合谷、中渚、外关、内庭、侠溪、足临泣、申脉等。用针手法取泻法且轻巧,轻可去实,脱病邪而调经气,酌配风池、列缺、足三里、阳陵泉、曲池以疏风解表,调和营卫。初病一周以内,面部尽量少刺,以免"虚虚实实",或矫枉过正、适得其反。当等到病情稳定后,病邪渐有化去之兆,才可以适当针刺患部,取通透经络,调节阴阳,促进局部气血运行之效,取穴如完骨、翳风、下关、地仓、迎香、承浆、阳白、攒竹等,若选穴、用穴的先后分寸拿捏得当,诚事半功倍。当然,在针刺治疗的同时,若配合疏风清热、调和营卫之汤剂内服,以药助针效,针引药性,则更能促进疗效,加快痊愈。

**（2）治面痛初病通泻、久则调补：**面痛一病主要责之手足三阳经筋受邪而病变，手足三阳经脉均止起会聚于头面部，若外邪客于手足三阳经络，阻闭经筋，气血郁滞，不通则痛；或内伤情志，肝气郁结，化火动风上扰头面，亦易阻遏经气，不通则痛。面痛发病不离风邪，善行而数变，表现为疼痛乍发乍止，发无定时。若面痛反复发作，迁延日久，则导致久病必瘀，久病必虚，面部经筋络脉虚滞，气血亏损。临床治疗以祛风通络，理气和血为大法，佐以调和阴阳。发病初期多实证，以通泻为主；久病多兼正虚，以调补为要。针刺取穴以何经病变取何经穴位为原则，以"循经取穴，分经而治；辨证配伍，佐以通脱"的十六字方针指导临床。太阳经病变可取至阴、申脉、养老、攒竹、眉冲；阳明经病变可取内庭、足三里、合谷、下关、迎香；少阳经病变可取侠溪、外丘、丝竹空、阳白、外关等。辨证配伍：风寒加风池、列缺；风热加曲池、大椎；气滞加膻中、太冲；血瘀加合谷、血海；肝郁化火加行间、蠡沟；痰盛加丰隆；气虚加中脘、关元；阴虚加神门、太溪、照海等。

"从阴引阳"是程氏家传针治法调治面痛的一大特色。程子俊认为面痛以阳经部位发病为特征，但究其原因，阴阳失调是其发病的本因和实质。人体经络阴阳不平衡，阴不制阳，以至于阳亢化风，上扰面部经筋，造成面痛。若面部经络滞郁为主，不通则痛，是为面痛；若面部阴虚风动为主，是为面肌痉挛。故取配穴上，每先取远端阴经穴针刺调补，次取其他诸穴依证补泻。其病机与取穴治疗的经络依据是根据"十二经别理论"：手足三阴经经别合于阳经，从而同样可上走头面部，所以手足三阴经穴位能够治疗头面、五官疾病。

**（3）治面肌痉挛辨证取穴：**程子俊认为本病病位在面部，乃是标结之象，本质上为阴阳失调，虚风内动，因虚致实才是因。临床主要分为以下4型论治。

1）**脾虚生风型：**若人经常劳累，后天失养，则脾胃因劳致伤，气血化源不足，筋肉失养，虚风内生，表现在面部则筋肉惕动。本证型多表现为一侧面部抽搐，劳累后加重，伴肢冷倦怠，神疲纳呆，舌淡苔白，脉迟缓。针对脾虚生风型，程子俊主张取双侧脾经穴位太白、公孙、三阴交等为主穴，配合足三里、章门共同补益气血、滋养筋肉。

2）**肝肾阴虚型：**中老年女性多为脏阴不足体质，相火亢盛，《经》云："阳气者烦劳则张""肝为否极之本"，水不涵木，从而导致亢阳化风上扰头面，邪走肌表则好为筋惕肉瞤，是为面肌痉挛。症见面部阵发抽搐，伴头晕目眩，双目干涩难受，易疲劳，腰膝酸软，舌红少苔，脉细弦。针刺治疗上程子俊对此型面肌痉挛多选

常州市　程子俊

用心、肝、肾经穴主之,如神门、太冲、太溪、行间、照海、三阴交等,双侧同取,以补法为宜,而面部不针,临床获效卓著。

3)心脾两虚型:临床症见面肌抽动阵作而幅度偏弱,伴面色无华,纳差倦怠,精神紧张,易惊易汗,心悸失眠,舌淡,脉细弱等。取穴以心俞、脾俞、内关、神门、三阴交、公孙为主。

4)心肝气郁型:临床症见面肌痉挛抽动幅度较大,每因情绪激动引发,伴面红目赤,烦躁易怒,头痛胁胀,口渴便秘,舌红,脉弦。程子俊常取行间、合谷、期门、风池、四神聪为主穴针之。

### 3.“运用第三掌骨”治颈椎病

颈椎病是中老年人常见病、多发病之一,是由于颈部受风寒、外伤、老化及劳损和代谢失常等因素所致的一种症状繁杂、影响广泛的综合症候群。程子俊根据经络学说的根结、标本理论及敏感点测定,运用生物全息论观点,提出了“运用第三掌骨治疗颈椎病”的新方法,取得了可靠的临床疗效。

**(1) 定位**:患者轻握拳,将手背第三掌骨(长度从第三掌骨小头至手背腕横纹)的尺侧缘平均分成7等份,每一等份代表一节颈椎,从掌骨小头至手背腕横纹方向,依次相当于颈椎的第1至第7椎体。

**(2) 操作**:根据患者颈部的压痛点及其放射部位,同时结合颈椎X线片示,以确定颈椎的痛变部位。然后嘱患者握拳,于手背第三掌骨尺侧缘的相应段上寻找到压痛点(如第5颈椎有病变,可在相应的第三掌骨的第5段上找到压痛点)。之后分针刺或贴压2种方法进行操作。① 针刺法:痛点常规消毒后,取30号1寸毫针,速刺进针缓缓刺入0.5寸,捻转泻法或平补平泻1分钟,同时嘱患者缓缓活动颈项,留针20～30分钟,每日1次,双手交替针刺,5次为1个疗程,休息2日,进行下1个疗程。② 贴压法:选较大颗粒的王不留行籽,置于剪成1 cm×1 cm的医用胶布上,贴于确定好的痛点处,嘱患者每日按压3～4次。按压时握拳,向第三掌骨尺侧缘一紧一松地进行按压,力量以疼痛能够耐受为度,每次按压10分钟,边按压边活动颈项。疼痛甚者,可适当增加按压力量和次数或在剧痛时增加1次按压。隔日换贴1次,双手交替贴压,5次为1个疗程,疗程间可不休息。

### 4.“通”“脱”结合治颈肩腰腿痛

程子俊针刺治疗颈肩腰腿痛患者,以疏利经络为核心思想,具体以“通”“脱”

相结合,循经远道取穴和局部取穴结合来实现。运用奇经八脉理论的统帅、联络和调节作用,从根本上来调控病变经脉的气血循行。同时兼顾了郄穴、交会穴的运用,所以能达到取穴少,疗效快的效果。其临床思维可概括为"点—线—面—点"。即首先由局部疼痛病变部位一点定线,找到此病变部位所属具体经脉(十二经脉);再根据奇经八脉对十二经脉的联络作用,找出统帅此经脉(十二经脉)的具体奇经,即根据病变经脉循行所在的面定所主的奇经;最后综合运用以上辨证分析的结果再还原到主治此病的穴位,即临床治疗要用到的特定穴、交会穴或郄穴等。

## 主要论著

陈章姝,程子俊."按时顺经针法"治疗急性痛证的临床经验.针灸临床杂志,1997,13(4、5):16.

陈章姝,程子俊.浅谈针灸治疗周围性面瘫.针灸临床杂志,1999,15(5):21~22.

周榴娣,程子俊."前元中穴"为主治疗腓总神经麻痹60例.针灸临床杂志,2000,16(11):39.

## 参考文献

[1] 陈章姝."按时顺经针法"治疗急性痛证的临床经验.针灸临床杂,1997,13(4、5):16~17.

[2] 奚向东.程子俊老师运用第三掌骨治疗颈椎病的经验.针灸临床杂志,1999,15(7):12~13.

[3] 邓江山,陈章姝.程子俊教授针刺治疗颈肩腰腿痛临床经验.针灸临床杂志,2010,26(04):57~58.

[4] 苏秋菊,张建明.程子俊"根—过—结"配穴理论经验总结.上海针灸杂志,2010,29(7):423~424.

[5] 吴志涛,邓江山.程子俊针灸诊治面部病症的经验.江苏中医药,2011,43(12):11~12.

[6] 邓江山.程子俊"通脱法"临床运用.辽宁中医药大学学报,2012,14(2):81~82.

# 徐迪华

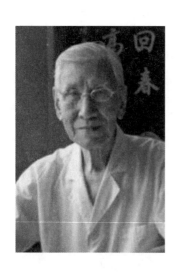

【 个人简介 】

　　徐迪华,男,1924 年出生,江苏常州人。江苏省常州市中医院主任医师,南京中医药大学兼职教授。全国名老中医,江苏省名中医。曾任常州水门桥联合诊所所长,常州市中医研究所所长。享受国务院政府特殊津贴专家。第一批全国老中医药专家学术经验继承指导老师。

　　1951 年和 1953 年连续参加常州市第一、第二期中医进修班,师从屠揆先,成为费伯雄医派第四代传人,1954 年结业。1946 至 1958 年专攻内儿科兼急症内科。1958 年后专门从事中医内科、妇科。从医近 70 年,学研俱丰,尤致力于孟河医派学术思想及中医证候学与脉学的研究。曾主持"电脑证治慢性支气管炎""运用量化值概念临界理论提高中青年医师辨证水平"等项目的研究,均获省级科技进步奖。发表医学论文 30 余篇,曾多次赴国内外讲学。1997 年出版专著《中医量化诊断》,2005 年又出版《中华脉诊的奥秘——200 幅脉图解析》一书,两书均获省级优秀科技奖,远销港澳、日、韩、美等地区或国家。

【 学术思想 】

### 1. 提出"临界理论"和动态诊断方法

徐迪华认为中医的证由症状群、舌、苔、脉多层次的信息组成,各个层次信息的随机组合,可以使一个证出现千万种变化,疾病过程信息的量与质随时可以发生变异,从一定症状,但不能确定为证的情况下开始,到症状刚好满足确诊为止,这一阶段的动态,定义为证的"临界状态"。它包括了两个方面的内容,即证的"前沿状态"(未定型证);临界证候(最低诊断标准)、"跨界证"(合病并病、兼挟证)等概念,兼用阴阳脉法的量值概念、形式逻辑中的排中律、数学上的相交分析阐明阴阳脉的科学性和实用性。

以上理论首先解决了证候的动态诊断,使证候动态可用数字来统计;其次解决了临界证的问题,有了科学的最低诊断标准;再者有效解决了证与证之间的鉴别诊断问题和兼挟证的诊断问题。

### 2. 提出诊脉的奥妙"阴阳脉法"

徐迪华在临床过程中,根据临证经验,结合古代脉学理论,提出了诊脉的关键在于掌握"阴阳脉法"。从桡骨小动脉处的深浅、徐速、虚盈等进行综合判断。浮与沉、数与迟、洪与细、弦与濡、滑与涩等都是配对的。应用轻、中、重三种指力取脉,可以鉴别很多脉象。浮脉宜轻取,沉脉宜重取;很多脉象如濡脉、弦脉、滑脉、涩脉等都要用两种指力以至三种指力巧妙的施用才能辨清。辨脉要注意每对脉的量级变化才能推理。还须注意兼脉象,否则很多脉象的诊断意义难以明确。例如:速脉可见热病、气虚、血虚、亡阳、惊悸等多种病症,单速脉是难以判断的;如果发现了洪数、细数、芤数、动数、沉细数等兼象,通过 2 000 例的测试,发现由浮、洪、速、滑等组成的二阳或三阳脉大多为热证、实证;由沉、细、濡、涩等组成的二阴脉或三阴脉,大多为寒证、虚证。

【 临床经验 】

### 1. 治慢性胃炎分为"六法"

慢性胃炎是内科临床常见病、多发病之一,属中医"胃脘痛""痞闷"范畴。其病因病机较为复杂,常迁延日久,反复难愈。徐迪华巧妙地运用六法,辨证治疗,独具风格,疗效颇著。

**(1) 疏肝和胃法:** 本法是治疗由于肝郁乘克脾胃,胃气失和导致慢性胃炎之常法。临床见胃脘痞闷疼痛,胁肋不舒,嗳气,善太息,苔薄黄腻,脉弦细数等。徐迪华临床常选用柴胡疏肝散化裁变通,通用方为:醋柴胡6~12 g,赤白芍各10~15 g,枳壳3~6 g,广木香6~12 g,茯苓9~12 g,佛手片5~10 g,生甘草3~6 g。恶心呕吐有热象者加川连5 g,苏叶梗各10 g;胃脘痛甚者加玄胡10~15 g,乌药10~15 g;胁肋痛者加郁金15 g;吞酸者加瓦楞子20 g;痞闷重者加川连5 g,全瓜蒌20 g。针对临床医师滥用香燥,一味疏肝理气,徐子俊指出:"应恰当配伍,切勿过用,以免耗伤胃阴,病情加剧。"

**(2) 泻肝和胃法:** 本法适用于由肝气郁结化火或胆热上扰,燔灼胃阴的慢性胃炎急发期。症见胃脘胀闷疼痛,按之痛甚,纳差,食则痛加,口干口苦,泛恶酸苦,舌赤绛,苔黄腻。徐迪华临床常首选龙胆泻肝汤合化肝煎化裁变通。通用方为:龙胆草8~10 g,柴胡6~10 g,黑栀9~12 g,炒川楝子10~12 g,川百合30 g,生白芍15 g,生地15 g,生甘草6 g。呕吐加竹沥半夏10 g,苔腻甚而胸脘痞闷者加苏梗、藿梗各15 g,舌光红者加石斛或南沙参10~15 g,便溏者去龙胆草改用川连5 g,便秘者加大黄6~8 g,湿重者加六一散(包)15~20 g。

**(3) 宣泻湿热法:** 此法为徐迪华独创的治法。湿热之生可由嗜酒或偏嗜膏粱之物而起,亦可由肝气久郁湿热内生而致,湿热蕴结中州,气机升降受阻,痞满由此而作,此类病证多见胃脘痞闷或胀痛,口发黏腻,啖食乏味,食后不舒,舌赤,苔腻黄等,西医检查多见急性浅表性或浅表萎缩性胃炎。徐迪华认为治疗本病既要芳开,又要苦泄,宜用藿朴夏苓汤合黄连泻心汤化裁变通。通用方为:苏合香15~20 g,川朴8~10 g,姜半夏10~12 g,川连5 g,黄芩10~15 g,茯苓8~10 g,广木香10~12 g,乌药12~15 g,六一散(包)15 g。其中六一散是治疗湿热蕴结型胃炎的必用药。如情志不畅,嗳气太息,脉弦者加柴胡8~10 g,郁金10 g,痞闷甚呕恶者加蔻仁10 g、降香8~10 g。

**(4) 清化湿热法:** 此法适用于湿热久蕴,热郁血瘀所致迁延不愈的慢性胃炎。症见胃脘胀痛,痛有定处而拒按,口干苦,便坚溲赤,甚则呕血便黑,舌色紫暗,苔黄腻。徐迪华临床常选用失笑散合黄连泻心汤化裁变通。通用方为:失笑散(包)10~15 g,川连4~6 g,制大黄8 g,柴胡10 g,广木香12 g,黑栀9~10 g,赤芍15 g,蒲公英25~30 g;湿重者加六一散(包)15~20 g;出血不止者加三七 10 g、白及 10 g,有潜血者加茜草根 20 g;阴伤者加南沙参 20 g,石斛 12 g。

**(5) 护养胃阴法:** 本法适用于慢性胃炎胃阴受损期。肝胃之热或胆火久燔,必伤胃阴。胃阴损伤,多见胃病缠绵,或为隐痛,或为刺痛,且多见胃脘灼热,嘈杂似饥,口干欲饮,食后腹胀,舌光红或微有黄苔,脉细弦数等。西医检查诊为慢性萎缩浅表性胃炎。徐迪华常以两种方法护养胃阴,其一是酸甘化阴合苦泻法,此法适用于阴伤而兼有热郁的患者。常用方为:南沙参 15~20 g,麦门冬 15 g,生地 10 g,生白芍 10~15 g,炙乌梅 10 g,川连 5 g 或炒川楝 10~12 g,生熟山楂各 10 g,生甘草 3~6 g;另一方法为酸甘化阴合调气法,适用于胃阴伤,胃阳无以为用,胃胀闷感严重的患者,用上方化裁加广木香 12 g、乌药 15 g,用之疗效亦佳。

**(6) 益肾补脾法:** 本法适用于脾气虚,运化失司,气血生化乏源所致的慢性萎缩性胃炎。症见精神萎靡,不思饮食,食则腹胀,舌体淡白苔腻,脉濡细等。徐迪华治疗本证时,轻者建中益气法,常用黄芪建中汤合参苓白术散化裁变通,常用方为:黄芪 15~20 g,党参 10 g,炒白术 6~10 g,白芍 10 g,川桂枝 5~6 g,茯苓 10~12 g,广皮 10 g,生熟山楂各 10 g,生姜 3 片,大枣 5 枚,炙草 3~6 g。对于临床所见不思食,面黄肌瘦,形寒喜暖的患者,当用益火生土法在前方基础上用仙灵脾 10 g,附片 3~6 g。

## 2. 治肺胀辨为"四型"

肺胀以咳、喘、痰、肿为主要特征,多见于西医学的阻塞性肺气肿、肺心病等疾病。徐迪华认为其病因病机约之有二:一则以肺气虚或脾肾阳虚为始发病因,常易感受外邪引发咳喘,久则痰饮阻肺而致肺胀,属本虚标实证;一则以久嗜烟酒或外感失治为因,咳嗽久延,痰热内蕴,肺络瘀阻而致肺胀,多以实证为主,久则由实致虚。他主张临证之际,概分四型论治。

### (1) 阴虚寒凝,饮聚络阻(脾肾阳虚)

症状:咳痰清稀如沫,喘促心悸,不能平卧,动则加剧,面肢浮肿,甚则一身悉肿,口干不欲饮,胸中痞结,畏寒神怯,舌淡胖质黯,苔白滑腻,脉沉细弦。

治则:温阳蠲饮,化痰祛瘀。

处方:温阳化痰汤加减。

药物:红参须 6 g,制附片 8 g,西麻黄 4 g,川桂枝 6 g,桃仁、杏仁各 10 g,胆星 9 g,川贝末 5 g(分 2 次吞),炙苏子 12 g,当归 10 g,泽泻 15 g,猪苓、茯苓各 10 g,益母草 20 g。

**(2) 痰热久蕴,肺络瘀阻(或兼肺肾阴虚)**

症状:咳嗽痰黄黏滞难咯,喘急胀满,胸闷心烦,手足心热,动则气促,面色滞暗,或面目浮肿,或时见发热不恶寒,舌红或暗红,苔黄或黄腻,脉弦滑或弦数。

治则:清热化痰,化瘀通络。

处方:清气化痰汤加减。

药物:西麻黄4g,炒子芩15g,桃仁、杏仁各10g,桑皮、蒌皮各15g,陈胆星10g,大贝母15g,苏子12g,赤芍20g,干地龙10g,北沙参20g。兼见阴伤症者,原方加南沙参30g。

**(3) 痰浊久阻,气闭血瘀(或兼肺脾气虚)**

症状:咳嗽痰多,色白黏浊,胸闷纳呆,气短易感,或可见语声低怯,动则气喘,面肢浮肿,面唇黯淡等症,舌淡或暗淡,苔腻或浊腻,脉滑或细滑。

治则:泄浊平喘,通肺逐瘀。

处方:理气泄浊汤加减。

药物:西麻黄4g,川朴、桃仁、杏仁、旋覆花(包)、姜半夏、茯苓、广陈皮、苏子各10g,莱菔子15g,白芥子、川芎各10g。兼肺脾气虚者,加炒党参15g、炒白术10g,或加用虫草丸内服。

**(4) 痰瘀互阻,肾不纳气(肺脾肾虚)**

症状:咳痰量少,声低息微,喘急心悸,动则尤甚,面色滞暗,唇甲紫绀,或面肢浮肿,舌嫩红或黯红,边有瘀斑,苔少或薄腻,脉细数或促急。

治则:益肾纳气,消痰化瘀,兼补肺脾。

处方:温肾导痰汤加减。

药物:制附片9g,肉桂2g,仙灵脾15g,川贝末5g(分2次吞),淮山药、熟地各15g,炙苏子、桃仁、川芎、五味子各10g。

若遇感染较重或症情顽固者,加抗生素治疗,并根据临床症状选用一些止咳、平喘药。

**3. 治诸疾擅用"药对"**

**(1) 黄连配大黄治胆热不退:**邪郁少阳,寒热往来反复发作,甚至寒热数月不退的患者,西医诊断多属"慢性胆囊炎""胆石症"。不少患者虽经西药抗生素治疗,仍难获效。症状表现寒热往来,周期发作,午后暮间为甚,多脘胁苦满,口发干苦,大便偏干,舌红、苔黄腻,脉弦或弦数。血常规中白血球多轻度升高。徐迪华治疗此病,常用大柴胡汤,初起尚效,但常有寒热复燃现象,顽重者则寒热不退,颇感棘手。徐迪华认为本证乃湿热郁积少阳胆腑所致,大柴胡汤之大黄固应重用,还宜配用黄连,前者猛下积滞,后者清泄湿热,一清一泻,则胆腑自通,湿热亦随之而解。且黄连与生大黄均应重用,达 10 g 左右,方能力专效宏。徐迪华又认为大黄与黄连亦不可过用,恐有伤阴败胃之弊,热退后巩固 1 周左右即去之,再予调和之剂治之。

**(2) 僵蚕配全蝎疗呛咳不已:**秋季咳嗽,多感受燥邪,大多表现为咽痒而咳,痰黏稠量少,口干或不干,舌红苔薄白或薄黄。病机辨属外感燥邪,肺失润肃所致,用桑杏汤常能治愈。但也有一部分患者表现为呛咳阵作,延久不愈,用一般的治疗办法难以奏效。徐迪华认为此类病症乃因风邪缠恋或深入留伏,且见胶痰粘着,气道痉挛,遂致呛咳不已。用僵蚕既能疏解风邪,并可解痉祛痰,全蝎加强解痉化痰之功,并能搜剔皮里膜外之痰,两者配合,相得益彰,用之临床,疗效满意。此外,僵蚕与全蝎相配治疗偏头痛,疗效亦著。一般认为偏头痛多属肝经风火所致。治予平肝息风,用天麻钩藤饮加减,但痛甚者效常不著。如在辨证施治的基础上,加此二药息风化痰,则可取事半功倍之效。

**(3) 苏叶配龙胆清肝(胆)热犯胃:**慢性胃病中胃热证较为常见。究其原因,或因过食辛辣或多食油腻酿生湿热而致,或为肝胆气滞,化火犯胃而作。本证多见胃脘疼痛或胀闷,有热灼感,或有嘈杂,口干发腻,舌红苔黄腻,脉弦或弦数。前人常用左金丸清胃中湿热。而徐迪华喜用苏叶配龙胆草,龙胆草清化湿热,因其性苦寒,用温性之苏叶制约其苦寒之性,且苏叶行气和中止痛效果较好,使用疗效甚于左金丸。

**(4) 大黄配桃仁主痛泻有滞:**痛泻初起一般多见肠鸣腹痛,痛即便泄,泻下痛缓等症,且多见胸胁胀闷、嗳气食少等兼症,一般用痛泻要方治疗多能获效。但临床所见,尚有一种顽固难治的痛泻,其疼痛多固定在左下腹,泻下痛势虽减,但余痛不已,里急后重,便有黏液,此证候仅以肝脾不调辨治收效不著。徐迪华认为本证固有肝脾不调,又有湿热久蕴大肠,瘀滞内结不可忽视。初起应加用生大黄、桃仁通滞化瘀,嗣后再调和肝脾,方获痊愈。

## 主要论著

徐迪华,申春悌.仲景在治疗"慢支"方面地贡献.江苏中医杂志,1982,(6):58.

徐迪华,徐剑秋,王紫蕾.生脉保元汤加减治疗新产妇郁冒证 90 例.上海中医药杂志,1983,(10):25.

徐迪华,申春悌.证得"临界状态"的临床特点.江苏中医杂志,1985,(5):44.

徐迪华,史欣德.血管神经性头痛治验.江苏中医杂志,1985,(1):28.

徐迪华,徐剑秋.鲜铁苋治疗急性菌痢33例临床观察.1985,(6):370～371.

徐迪华,张川大,徐剑秋.慢性胃炎证治的若干经验.湖南中医学院学报,1985,(2):30～31.

徐迪华.浅论兼象脉的临床意义.中医杂志,1985,(12):48～50.

徐迪华,申春悌."肥儿散"治疗婴幼儿迁慢性腹泻201例报导.江苏中医杂志,1986,(9):41.

徐迪华.肝病验案三则.新中医,1987,(8):21～22.

徐迪华.暑湿与暑热.辽宁中医杂志,1987,(9):13～14.

徐迪华.量(级)值概念在四诊从舍过程中的应用.中国医药学报,1989,4(2):32～34.

## 参考文献

[1] 夏正明.徐迪华老中医慢性胃炎证治六法.实用中医内科杂志,1990,4(4):5～7.

[2] 申春悌.徐迪华老中医肺胀分型辨治述要.江苏中医药,1992,(10):5.

[3] 王彩华.徐迪华老中医巧用药对举隅.江苏中医,1992,(8):20～21.

# 杨泽民

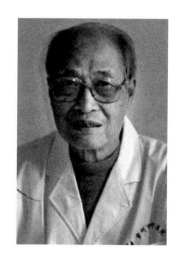

杨泽民,1927 年出生,江苏省金坛人。江苏省常州市中医院主任医师,南京中医药大学兼职教授,江苏省名中医。曾任常州市中西医结合学会副理事长,江苏省中西医结合学会消化病专业委员会委员。第一批全国名老中医药专家学术传承指导老师。

1946 年毕业于上海中国医学院,同年在上海开业行医,并继续向当时名医、后任香港中国医学院院长的朱鹤皋学习。1950 年起到常州行医,曾兼任常州红专大学中医学校及高级西学中学习班讲师。1962 年调常州市中医医院工作。1966 年响应党的号召,支持苏北农村卫生工作赴涟水县医院工作。1978 年调回常州市中医医院工作,曾历任常州中医院医务科长、消化科主任,常州中医研究所所长,常州市中西医结合研究会秘书长,常州市天宁区政协第一、第二、第三届常委。临床擅长慢性肝病、肝硬化腹水、消化道出血、胆蛔症等消化系疾病的治疗。其经验方"胃舒胶囊"临床疗效显著,曾列入省科研项目,取得阶段性成果。参加的科研课题"慢性支气管炎中医计算机辨证施治"获市科技进步成果集体一等奖、省科技进步成果集体四等奖。在各级杂志、学术会议上发表论文 30 余篇。

## 【临床经验】

### 1. 补中理气苦泄法治疗十二指肠球部溃疡

十二指肠球部溃疡患者,病程一般较长,饥时胃脘疼痛明显,得食则缓,遇寒、冷食、硬食加重。餐后又多现上腹膜胀、嗳气,且又常见胃脘嘈灼、泛酸,舌质淡红,苔薄白或淡黄,脉细或弦。杨泽民认为此病机属中焦脾胃虚寒,气机阻滞,且兼夹郁热。治疗以黄芪建中汤为主方,温补脾胃中阳;加砂仁、姜半夏、延胡索以理气行滞止痛;加煅瓦楞以制酸;再合吴萸、川连、薄荷以泄热。胃中郁热的轻重,与炎症轻重、胃酸高低有关,与幽门螺杆菌感染程度有关。故根据患者的临床症状,并结合幽门螺杆菌检测的强弱,来调节泄热、制酸之品的用量,疗效更显。泄热之品,杨泽民十分推崇薄荷,认为其具有辛凉透热、理气、化湿之功,对于胃有郁热、口中黏腻、嗳气不畅者,疗效确实明显。十二指肠球部溃疡患者,一般连续治疗 2 月左右告愈。溃疡愈后,继以中药汤剂或丸散剂巩固治疗 2~4 个月,并从饮食、情志、起居调摄等方面对患者作详尽指导,明显降低了复发率。

### 2. 理气化痰降逆法治疗食管贲门失弛缓症

本病每因情志不遂、饮食不节而诱发,症见进食梗噎不畅,甚则食入即吐、噫气频频,泛吐痰涎,情志抑郁,舌质淡红,苔薄白或腻,脉细或弦。胃镜检查食管贲门无器质性病变。杨泽民认为本病为痰气郁结,食管气机不畅,失于和降所致。治宜理气化痰,解郁降逆。经验方为:苏梗 10 g,枳壳 10 g,姜半夏 10 g,陈皮 10 g,砂仁 3 g(后下),薄荷 5 g(后下),贝母 10 g,香附 10 g,郁金 10 g,生草 3 g,生姜 2 片。口苦,舌偏红,苔黄者,加川连 3 g,以苦降;正虚者,加党参 10 g,黄芪 20 g,当归 10 g,以补益气血。

### 3. 辛开苦泄法治疗食管炎

食管炎的产生,多因进食辛烈、烫、硬饮食不节,或因进食过冷、过酸食物,直接损伤食管,或因胃火上迫,泛吐酸苦,灼伤食管。临床症见胸骨后嘈灼疼痛,影响进食,舌红,苔黄,脉弦。胃镜检查可见不同程度的食管黏膜充血,水肿,糜烂,条索状肥厚增生。杨泽民指出本证属"胸痹"范畴,病机为热郁胸膈,治当予辛开苦泄。辛开者,开泄郁结也;苦泄者,降泄火热也。经验方为:吴萸2 g,川连4 g,薄荷5 g(后下),芦根30 g,金银花10 g,连翘10 g,山豆根6 g,白芍10 g,姜半夏10 g,砂仁3 g(后下),瓜蒌皮15 g,枳实10 g,煅瓦楞30 g,生草3 g。方中吴萸、薄荷辛开宣泄宽胸,川连、芦根、金银花、连翘、山豆根、白芍苦寒清泄,姜半夏、砂仁、瓜蒌皮、枳实理气宽胸,化痰降逆,瓦楞清胃热、止酸。

### 4. 温中降逆法治疗呃逆重证

杨泽民认为呃逆一症,多因寒邪伤中,胃阳被遏,其气上逆所致,治疗当以温中降逆为大法。其用加味丁香散,应用于多例呃逆重证的治疗,可谓效若桴鼓。

### 5. 调肝脾、温清兼施治疗慢性结肠炎及肠功能紊乱

慢性结肠炎、肠功能紊乱属中医"泄泻"范畴。临床以腹痛,大便溏薄、次频、色黄、夹有泡沫或赤白黏冻,腹痛即泻,泻后痛止或虽减不止,肠鸣漉漉等为主要症状,舌淡红,苔白腻或黄腻,脉弦或细。腹部压痛可位于下腹部、左腹部、脐周或满腹部。病程迁延日久,每因受凉、进冷食或油腻刺激饮食、精神忧郁、紧张而加重。杨泽民经过多年临床探索总结,归纳其病机为肝脾不调,寒热错杂。病情迁延日久致脾弱而肝旺;久泻脾之阳气虚弱,运化失司且肠中湿蕴化热。治当调肝补脾,温清兼施,以白术芍药散加味,取名"肠Ⅲ号方",临床疗效显著。

### 6. 降逆和胃理气法治疗胃下垂

对于胃下垂,杨泽民通过观察发现此病多以胃脘胀痛,食后尤甚为主,为饥饱不一,饮食停滞,致胃失和降,气机阻滞而发。他用降逆和胃理气法使脾胃气机疏通协调,以恢复正常的通降化功能,取得显著疗效。采用中药降逆和胃理气剂,基本方:姜半夏、苏梗各15 g,陈皮8 g,柴胡10 g,广郁金12 g,枳壳15 g,白术、茯苓、炒白芍各10 g,白花蛇舌草30 g,炙甘草4 g。每日1剂,水煎2次,取汁300 ml,分2次于两餐间温服,30日为1个疗程。随症加减:嘈杂泛酸加煅瓦楞20 g;纳呆喜温,舌淡苔白者,加高良姜、荜拨;饱胀拒按,嗳腐酸臭者,加枳实、鸡内金;胃中嘈杂灼热者,加川连、吴萸;隐痛日久、形体消瘦、便溏者,去枳壳,加太子参、炙黄芪。

**1. 肠Ⅲ号方**

组成：防风10 g，白术10 g，白芍10 g，陈皮10 g，桂枝10 g，炮姜2 g，草果10 g，秦皮30 g，生地榆30 g，辣蓼30 g，生草2 g。

用法：每日1剂，水煎2次，合2次药液，分成3份，每次半碗，分别于3餐后1～2小时加温服用。

功效：调肝补脾，温涩收敛，清大肠湿热。

主治：慢性结肠炎、肠功能紊乱。

方解：本方以白术芍药散为主方，其中白术健脾，白芍敛肝，防风理肝舒脾散气滞，陈皮理气和中。久泻脾之阳气虚弱，故以桂枝、干姜、草果振奋脾阳，运化水湿。肠道兼有湿热蕴结，故以秦皮、地榆、辣蓼清肠中湿热，且兼具收涩止泻之功，虽涩但不恋邪。甘草调和诸药。

加减：若有反酸，胃脘嘈杂者，加煅瓦楞30 g；若若湿热盛者，加黄连3～5 g，腹痛甚者加延胡15 g，泄泻剧者加诃子30 g。

**2. 食管炎经验方**

组成：吴萸2 g，川连4 g，薄荷5 g(后下)，芦根30 g，金银花10 g，连翘10 g，山豆根6 g，白芍10 g，姜半夏10 g，砂仁3 g(后下)，瓜蒌皮15 g，枳实10 g，煅瓦楞30 g，生草3 g。

用法：上药煎服，每日1剂，

功效：辛开苦降。

主治：食管炎。

方解：方中吴萸、薄荷辛开宣泄宽胸；川连、芦根、金银花、连翘、山豆根、白芍苦寒清泄；姜半夏、砂仁、瓜蒌皮、枳实理气宽胸，化痰降逆；瓦楞清胃热，止酸。

**3. 胃下垂经验方**

组成：姜半夏、苏梗各15 g，陈皮8 g，柴胡10 g，广郁金12 g，枳壳15 g，白术、茯苓、炒白芍各10 g，白花蛇舌草30 g，炙甘草4 g。

用法：每日1剂，水煎2次，取汁300 ml，分2次于两餐间温服。

功效：辛开苦降。

主治：胃下垂。

主解：方中以姜半夏、紫苏梗降逆和中理气为主药,辅以柴胡、广郁金、枳壳行气除满消胀。白花蛇舌草甘凉入胃经,以清胃中郁热;佐以茯苓、白术健脾和中,以祛邪而不伤正。炒白芍益阴和里缓急,与枳壳、柴胡等同用可疏畅气机而不伤阴液;使以炙甘草和中且调和诸药,并和白芍组成芍药甘草汤缓急止痛。

加减：嘈杂泛酸加煅瓦楞 20 g;纳呆喜温,舌淡苔白者,加高良姜、荜拨;饱胀拒按,嗳腐酸臭者,加枳实、鸡内金;胃中嘈杂灼热者,加川连、吴萸;隐痛日久,形体消瘦,便溏者,去枳壳,加太子参、炙黄芪。

## 主要论著

杨泽民.15 例钩虫病严重消化道出血的诊断和中西医结合治疗.中级医刊,1982,(4)：39～41.

杨泽民.谈秋石代盐问题.中西医结合杂志,1985,5(2)：111.

杨泽民.麦门冬的炮制沿革.中药材,1994,17(2)：31～32.

## 参考文献

[1] 沈镇苍.杨泽民用降逆和胃理气法治疗胃下垂经验.江苏中医,1995,16(4)：3～4.
[2] 费建平.杨泽民诊治脾胃病经验撷萃.江苏中医,1998,19(9)：12～13.

常州市 杨泽民

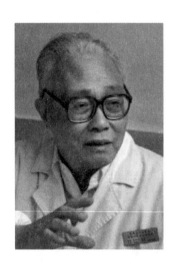

张志坚

【 个人简介 】

张志坚,男,1930年出生,江苏省江阴市人。江苏省常州市中医医院主任中医师,南京中医药大学兼职教授,江苏省名中医,享受国务院政府特殊津贴专家。第四批全国老中医药专家学术经验继承指导老师。

1947年从武进国医专科学校临床科肄业后,即开始在常州潘墅镇悬壶济世,1957年结业于江苏省中医学校医科师资班,先后在河北中医学院、天津中医学院任教,1965年调至常州市中医院。主持省级科研课题"保元液治疗慢性肾功能衰竭的临床与实验研究",研发治疗慢性肾炎、肾功能不全的"三黄肾乐冲剂"和"保元排毒丸"。在省级以上刊物发表文章30多篇。先后评为全国、省、市级劳动模范,荣获中华全国总工会"五一"劳动勋章、全国先进工作者称号。

长期从事中医内科临床工作,对肾脏疾病的研究尤为突出,首创宣肺祛风法治疗难治性肾炎,临床收到良好效果。

## 1. 五官疾病从肺论治

张志坚认为,肺居上焦,为五脏之华盖,司呼吸,主一身之气,若邪犯上焦,肺气膹郁,则易出现五官病证,如刘完素《素问玄机病原式》说:"是故目郁则不能视色,耳郁则不能听声,鼻郁则不能闻香臭,舌郁则不能知味……"目为肝之窍,与五脏六腑均有密切联系,若风热侵犯肺系,上腾结于气轮,初起眼部刺痒,有异物,灼热感,继则白睛红赤,出现血斑,甚则肿胀疼痛,流出淡黄色或血水样泪液。《灵枢·经脉篇》云:"手阳明之别者,入耳合于宗脉,实则龋聋。"宗脉乃百脉之宗,肺朝百脉,故宗脉为肺所主。肺经邪气闭实,则宗脉壅塞而耳聋。鼻乃肺之窍,为呼吸出入之门户,并司嗅觉,《灵枢·脉度篇》指出:"肺气通于鼻、肺和则鼻能知香臭矣。"如风寒袭肺,邪塞孔窍,则鼻塞流涕,影响嗅觉,甚则香臭不辨。《难经》云:"唇为飞门。"虽手足阳明二经挟口环唇,但唇乃脾营外华之所。由于肺经经气阻滞,不能输精于皮毛,除出现肺经症状外,每致全身皮毛及口唇病变。

## 2. 肾炎始末不离风

张志坚认为肾炎的病因要考虑素因、主因及诱因三个方面。肺、脾、肾虚损常为本病的素因;而外感风邪侵袭为本病的主因及诱因。风为"六淫"之首,善行而数变。《素问·水热穴论》曰:"勇而劳甚则肾汗出,肾汗出,逢于风,内不得入于脏腑,外不得越于皮肤,客于玄府,行于皮里,传为胕肿,本之于肾,名曰风水。"《素问·气厥论》曰:"肺移寒于肾为涌水。"《灵枢·邪气脏腑病形》指出:"若醉入房,汗出当风,则伤脾……若入房过度,汗出浴水则伤肾。"以上说明了外受风寒与汗出水湿相合,可以伤及肺脾肾,引起水肿。临床所见急性肾小球肾炎大多发于上呼吸道感染后,与风邪外袭有关;慢性肾炎急性发作也与风邪密切相关。其急性期为风邪外袭,肺的治节、宣肃失司,风遏水聚,而出现面睑浮肿;慢性期由于风邪蕴伏肺系,肺气膹郁,水道通调失司,症见面肢浮肿或加重;亦可因风邪由表及里潜伏肾中,形成肾中之风,干扰肾水与相火,气化不健,封藏失职,精气下泄而形成蛋白尿。血尿的出现亦为风邪入里伤肾所致,如《诸病源候论》云:"风邪入于少阴则尿血。"肾炎的初、中期以外风为主,后期以内风为主。风邪易挟寒、湿、热、毒等邪合而致病,使病情变化多端、缠绵难愈。

· · · · · · · · · · · · · · · · · · · · 【 临床经验 】· · · · · · · · · · · · · · · · · · · ·

## 1. 治慢性肾衰巧用"药对"

张志坚认为慢性肾衰病机以脾肾亏虚为本,水毒瘀血蕴结为标,正虚与邪实相互抗争,故施治上强调标本兼顾、健脾益肾、培补气阴、解毒降浊并举之基本方法。扶正重气阴,即可延长患者生命,降浊泄邪可减轻患者痛苦。在临床辨证用药的基础上,张志坚常结合一些治疗慢性肾衰的经验药对,药虽平淡,却往往获效。

**(1) 生黄芪、熟黄精培补气阴**:生黄芪,味甘,性温,功能补气固表,利尿托毒,排脓,敛疮生肌。张志坚认为,古代方书大多认为生黄芪补脾肺之气为主,其实能大补肾气,即所谓大补元气也。熟黄精,味甘,性平,功能补气养阴,健脾,润肺,益肾。黄精兼补三焦,而以补肾阴功效显著。两者合用,培补气阴,是为治其本。

**(2) 淡苁蓉、巴戟天平补肾阳**:淡苁蓉,味甘、咸,性温,功能补肾阳,益精血,润肠通便。另一方面,保持大便通畅,是慢性肾衰泄浊排毒的重要手段,而苁蓉有润肠通便之功,是为一举多得。巴戟天味甘,性温,功能补肾阳,壮筋骨,祛风湿。此两者合用,平补肾阳,而无助湿生热之虞。

**(3) 绵萆薢、山慈菇泄浊解毒**:绵萆薢味苦,性平,功能利湿去浊,祛风除痹。《本草纲目》:"能治阳明之湿而固下焦,故能去浊分清。"山慈菇味甘、微辛,性凉,功能清热解毒,化痰散结。两药合用,泄浊解毒而治其标。

**(4) 郁金、红景天活血化瘀**:郁金味辛、苦,性寒,功能行气化瘀,清心解郁,利胆退黄。其能散能行,既能活血,又能行气解郁,为"血分之气药"。红景天味甘、涩,性平,功能补气,活血止血。两药合用,活血化瘀而治其标。

## 2. 治中风固脱救绝

张志坚认为中风患者阳气脱绝,应力争固脱救绝。

中风脱证,除猝仆昏愦外,可见目合、口开、手撒、鼾声、遗尿五脏气脱表现,及四肢清冷,冷汗淋漓,面赤如妆,脉象沉细欲绝(或浮大无根)阴阳俱脱等症状。七脱俱见表示阴阳溃败,证情危笃,十中难痊一二。即使五脏气脱没有毕露,也不可掉以轻心。速予温阳固脱,扶元救绝法。方用参附龙牡汤,药如红参、淡附片、煅龙牡、炙甘草。参附剂量宜大。唇燥、舌红加麦门冬、山萸肉、五味子兼护其阴。待元气渐回,形神稍振,病情好转后,改投生脉散合保元汤化裁,药用党参、黄芪、甘草、山药、熟地、山萸肉、炙龟板、麦门冬、五味子、白芍、生龙牡之类,以扶其正气,固其根基。

中风闭证,表现为卒然倒仆,神昏鼾睡,牙关紧闭,面赤气粗,喉间痰鸣,肢体拘急或抽搐,脉弦滑或数等。此乃水亏不能涵木,肝阳化风,内动痰火,上蒙清窍所致。治宜平肝清降,化痰开窍。方选天麻钩藤饮、羚羊钩藤汤出入,药如钩藤、石决明、紫贝齿、川贝母、僵蚕、山栀、黄芩、夏枯草、石菖蒲、广郁金、天竺黄、牛膝、全瓜蒌、羚羊角粉。牙关紧闭,服药困难时,取乌梅一枚,温水泡软,轻擦牙龈,或塞于腮内片刻,牙关即开。若吞咽障碍,则应鼻饲给药。痰涎壅盛,加鲜竹沥、清半夏、陈胆星,或猴枣散;抽搐甚者,增入全蝎、蜈蚣;神志昏迷,选服安宫黄牛丸、牛黄清心丸、至宝丹之类;神昏而面白肢冷,气血一时郁闭,可先进苏合香丸温开,待肢暖面红后,再改安宫之辈凉开。大便秘结添大黄、元明粉,血涌络溢合生地、广角片、参三七等。

### 3. 治黎明泄泻从肝脾、心肺着手

黎明泄泻与肝脾不调、心脾亏损、肺郁不宣有关,张志坚治疗多从调理肝脾、补益心脾、宣散肺气着手。

**(1) 抑肝扶脾以调藏气**:嗔怒怫郁,肝气失于条达,寅卯属木,木旺克乘脾土,亦可发生晨泄,症见天明肠中漉漉,腹痛气撑作胀,泻下溏薄,夹有矢气,脉弦,苔薄。痛泻轻重常随情怀喜怒而反复,或有脘胁胀闷,纳呆,嗳气等症。治以抑肝扶脾,调气畅中。方选痛泻要方合四逆散化裁。倘能开怀怡情,自可倍增药效。

**(2) 养心和血以安仓廪**:心虚气血不足,心病波及脾运,转输失常,湿从内生,黎明阳气发动之时,水湿傍流而下泻。临床除天明腹泻外,尚有心脾两虚,气血亏乏证状。一般多先有心病,后现脾惫,但亦可同时发生。治以养心以安仓廪,和血而助脾运,归脾汤主之。还应权衡病情,随症加减。

**(3) 宣肺开上以行治节**:肺气膹郁,宣降失常,治节不利,影响大肠传导,无以通调水道,肠中水湿每于天明阳动时外泄。肺郁不宣者除晨泻主证外,尚有清窍窒塞(鼻塞、咽痛、耳闭)、气道壅遏(新咳、气急、呼吸不利、胸闷)、表卫不和(头项胀痛、瘾疹瘙痒、寒热)、通调失职(面浮、足肿、尿少)等证可辨。治以宣展肺

气,轻疏上焦,俾治节行而灌溉输,天气开而地气收。药如前胡、蝉衣、麻黄、枇杷叶、杏仁、紫菀、薏苡仁、桔梗之类。尚需辨其寒热,消息配伍。

········· 【经 验 方】 ·········

### 宣肺翘银汤

组成:金银花 15 g,连翘 15 g,荆芥 10 g,牛蒡子 10 g,僵蚕 10 g,净蝉衣 10 g,桔梗 10 g,鸡苏散(包煎)10 g,佛手片 10 片,紫背浮萍 15 g。

用法:每日 1 剂,水煎分 2 服。

注意:嘱其低盐饮食,忌生冷海腥之品,并逐步递减强的松用量。

功效:宣肺祛风,澄源洁流。

主治:难治性肾病综合征风热犯肺型。

方解:本病不论病程长久,但只要风邪外袭,肺气失宣之病机依然存在即可用。肺因风室,水由风起,风激水浊,源不清则流不洁。故治疗着眼于宣肺以洁水源,祛风以孤水势,辛以散邪,凉以泄热,乘其势而利导之,终能扭转败局。

## 主要论著 ·········

张志坚.柴前连梅煎的临床应用.中医杂志,1980,(12):37~38.

张志坚.治呕药对琐谈.江苏中医杂志,1981,(5):47~49.

张志坚,张福产.晨泄治验续三则.辽宁中医杂志,1983,(6):39.

张志坚,张福产.肝痈治验.江苏中医杂志,1983,(2):32~33.

张志坚,张福产.开郁种玉汤治愈功能性不射精一例.江苏中医杂志,1983,(4):12.

张志坚,张福产,朱雄华.中风治法刍议.辽宁中医杂志,1984,(9):20~22.

张志坚,张福产.海藻玉壶汤的应用介绍.黑龙江中医药,1984,(5):29~31.

张志坚,张福产.用升陷法治疗"尿感"二案.江苏中医杂志,1984,(4):40~41.

张志坚,朱雄华,张福产.妇更饮治疗更年期综合征初探.中医杂志,1984,(4):43.

张志坚.慢性浅表性胃炎证治.中医药研究杂志,1984,(1):21.

张志坚,张福产,朱雄华.中风治法刍议.辽宁中医杂志,1984,(9):20~22.

张志坚,张福产.95 例肾炎的疗效分析和体会.黑龙江中医药,1985,(3):14~16,13.

张志坚,张福产.龙胆泻肝汤治愈玫瑰糠疹一例.江苏中医杂志,1985,(3)：38.

张志坚,张福产.变法医案选议.黑龙江中医药,1986,(2)：17～18.

张志坚,张福产.宣肺法临床应用举隅.广西中医药,1986,(2)：22～24.

张志坚,倪爱德,吴长富.中西医结合救治高血压危象一例.江苏中医杂志,1987,(6)：43.

张志坚,张福产.白塞氏病治验2例.江苏中医杂志,1987,(4)：16.

张志坚.急重症验案举隅.黑龙江中医药,1987,(5)：28～29.

张志坚,陈岱.益气聪明汤治疗颈椎病40例观察.黑龙江中医药,1990,(5)：18,49.

张志坚,张福产.宣肺法为主治疗难治性肾炎经验.中医杂志,1992,(6)：12～14.

# 参考文献

[1] 张福产.张志坚运用宣肺法治疗五官病经验.福建中医药,1991,(4)：4～6.

[2] 陈岱.张志坚治疗肾病经验.黑龙江中医药,1993,(5)：1～3,14,56.

[3] 王身菊,张福产,陈岱,朱美凤,张志坚.张志坚从风论治肾炎的临床经验.江苏中医药,2011,(9)：12～14.

[4] 殷晓坷.张志坚教授治疗慢性肾衰"药对"应用经验撷菁.吉林中医药,2011,(10)：1013～1014.

# 周玉祥

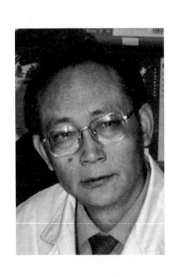

周玉祥,男,1947年出生,江苏省常州市人。江苏省常州市中医医院主任医师,南京中医药大学兼职教授、硕士研究生导师,江苏省名中医,国内知名痔科专家。曾担任中华中医药学会肛肠学会委员,江苏省中医药学会肛肠分会副主任委员、常务委员,常州市中医药学会肛肠学组主任委员,江苏省和常州市医疗事故鉴定委员会专家库成员等。第三批全国老中医药专家学术经验继承工作指导老师。

1970年毕业于南京中医学院,1982年考入上海中医药大学攻读肛肠专业硕士研究生,获硕士学位,1996至1998年曾赴阿联酋中国医疗中心、中国协和医疗中心工作。从医40年来积累了丰富的中医各科临床、科研和教学经验,尤其擅长中医肛肠科,能够解决本专业内的疑难、危急重证、在常州市内及江苏省本专业范围内有较高知名度。历年来在省级以上专业杂志和大学学报上正式发表论文18篇,全国和省专业学术会议上大会交流文章 9 篇、译文 2 篇。2000 年 4 月出席国际传统医药大会(北京)并交流论文 1 篇。2005 年出版专著《痔与肛瘘中医治疗》,2009 年获中华中医药学会建国 60 周年中医药图书科普著作三等奖。

••••••••••••••••••••••••••••• 【学术思想】 •••••••••••••••••••••••••••••

### 1. 痔瘘疾病中重视问诊

周玉祥结合痔瘘病患者的特点,总结出对痔瘘疾病有重要鉴别诊断意义的问诊内容。

**(1) 问寒热**:恶寒发热是人体与疾病抗争的外在反应和表现。各种不同情况的寒热,常能反映人体正气的盛衰和邪气的消长。肛门周围脓肿或肛瘘感染复发患者如无寒热等全身反应,常为病之初期或病情轻浅;随着脓肿范围的扩大、炎症的发展,往往有程度不等的发热;若高热持续不退,伴有恶寒者,往往是毒势嚣张,脓已酿成的征候;若肛门周围潮红肿胀不明显,范围不局限,而疼痛剧烈者,尤其应当注意查找直肠周围的深部脓肿;若见脓毒炽盛,但体温不高,兼患者体质虚弱,或年老久病,当防正不胜邪,邪毒内陷。脓毒已泄,体温随之下降,病情趋于缓解消退,此属于正常的病理变化过程;若脓毒已泄,体温不退,是余毒尚未除尽,应注意是否还有隐蔽的脓腔积聚。长期低热、以午后为甚,伴有盗汗、五心烦热等症,当注意是否为结核性病变。

**(2) 问汗液**:痔疮出血长期而量多,往往阴血不足,阳气卫外不固而自汗连连,时有恶寒;肛旁脓肿或肛瘘感染严重的患者,伴随着高热、烦躁、口渴引饮,自汗也是必见之症;内痔嵌顿坏死,局部疼痛剧烈,也能导致汗出淋漓,一旦疼止,汗出也自行停止;痔瘘患者术后常易自汗,是自主神经系统因手术刺激而导致的功能紊乱,一般随着创伤的愈合而能渐渐恢复;结核性肛瘘往往有全身其他部位的结核病灶,见有盗汗或自汗。

**(3) 问饮食**:痔瘘患者与饮食的关系较为密切。宿有肛裂或痔血史患者,每因饮酒、辛辣等因素的刺激而导致复发;肛门脓肿、肛瘘复发又往往与鱼、蟹、海鲜等致敏物质有密切的因果关系;饮食不慎,鱼刺、碎骨等异物亦可卡在肛门部位导致肛门脓肿,临床上切开排脓时经常易发现这些异物。"饮食自倍,肠胃乃伤",暴饮暴食,过食肥腻炙煿,湿热下注,留于肛肠,阻滞气血,常常为痔疮的发病原因。所谓"因而饱食,经脉横解,肠澼为痔",此其谓也;或脾胃受损,运化失职,湿热结聚,化火腐肉为脓,常常导致肛旁脓肿,而继发肛瘘的疾病;长期素食,营养不良,脾胃气虚,摄血无力,亦可产生便血,此血稀薄,色淡且不易凝结;肠壁薄弱,中气不足,维系不固,可致黏膜松弛或肠内套叠等症;中气下陷,则痔核脱出不能回纳,甚或脱肛乃致直肠全层脱出。部分与饮食密切相关的疾病,也对痔瘘产生影响。如高血压患者,血管弹性下降,痔疮出血不易控制,保守治疗不易取效,即使手术,术中、术后也应充分考虑止血;糖尿病患者,容易发生感染,常发痈疡之疾,术后创面易发生感染,难以愈合。

**(4) 问大便:** 大便与痔瘘疾病的关系最为密切,也是问诊的重点。大便之干燥软润,日行大便之次数,排便之畅快与艰难,大便与出血的孰先孰后,大便与血液的混合与分散以及大便伴有黏胨、黏膜与否,便血之鲜暗程度,便血量的多寡以及伴随排便的其他症状往往可以提示病变的部位、性质、程度及预后。正常大便软硬适中,成形,排便畅通,无疼痛及出血,每周不应少于 3 次。如大便干硬,为内火结聚;先硬后软或伴鲜血点滴,又有疼痛剧烈者,是陈旧性肛裂的典型症状;排便不畅,排便不净,大便裹以白色黏膜、黄色黏胨、红色血液,常提示结肠及以下肠道的慢性炎变;大便渐渐变细,夹恶血伴恶臭,首先应考虑排除肛门直肠的癌变;大便色黄,血液色鲜而黏附于表面,为直肠下段或肛门的炎症、溃疡、息肉或痔疮;大便色黑,血与粪便相混合,当为胃或十二指肠等上消化道的溃疡出血;血与大便不相混,大便带血或拭血或滴血或喷射状出血,血色鲜红,为典型的痔疮出血;便后持续性肛门疼痛,必有肛门痉挛,是为肛裂的主症。大便秘结,数日不解,若小儿当防异物嵌塞,尤以带壳瓜子嚼服为常见,必伴肛门疼痛剧烈,粪水横流;若老年为元气亏损,推动无力,粪块嵌塞,此两者又当以手法或器械排除嵌塞为要。缺乏便意,数日甚或十数日不排便,应考虑结肠无力,所谓慢传输型结肠;便意频繁,如厕努挣,大便不行,或疼痛或不疼,当考虑出口梗阻性便秘;便后肿物突出,非痔核即息肉,一望便知;粪便自出,不能控制,为肛门括约肌松弛。

**(5) 问小便:** 小便乃前阴之所司。前后阴相邻,病理上亦相互影响。男性患者小便滴沥,夜尿频频,小便无力,此多为前列腺肥大等病症。严重者努挣小便,可致脾气不摄,痔核、直肠黏膜、肛门等膨出;女性患者尿路感染常见,其尿频、尿急、尿痛等症状也可引起肛门不适等反射性刺激症状,导致便秘或影响术后创面的愈合;出现排尿异常的痔瘘患者,手术前应当慎重考虑并予以恰当处理。反之,肛门手术后,剧烈疼痛的刺激,括约肌持续收缩,几乎都有排尿不畅的症状,严重者须做保留导尿。随着疼痛的缓解,排尿不畅亦能得到逐步改善;波及会阴部的肛瘘手术之后,如见尿液自创面时时滴沥,创面不能愈合,是为肛门或直肠尿道瘘;对于直肠前方的痔核手术,尤其在作硬化剂注射时,特别要掌握进针的深度,防止损伤尿道和前列腺,出现泌尿道的后遗症。

**(6) 问出血:**出血是内痔病变的典型症状,应当与肛裂、息肉或肛门直肠癌等疾病相鉴别。各种病变其出血都有各自的特点,每可通过详细的询问找出特点,帮助鉴别诊断。出血色鲜红,是为近血,一般都是肛门直肠部位的病变;出血色紫暗,往往是直肠以上部位的病变,反映血液在肠道中已存留了一段时间;色黑者为陈旧性血液,血液在肠道中停留时间较长,多见于痔术后原发或继发性大出血,经处理后血液残留肠道所致;出血色污秽,大便有脓液及黏胨,当考虑有无恶变之可能;内痔出血不与大便相混,亦有黏液附于大便表面者,出血方式或为拭血或点滴而下,甚至喷射状,其色必鲜红,一般无疼痛;色鲜红伴有肛门剧烈疼痛者应首先考虑肛裂之疾;小儿便血,痔疮少见,首先应考虑有无息肉,其出血色亦鲜红,量亦可多,但无大便次数及性质的改变,也无疼痛感觉;出血色淡,是长期贫血之象,除局部痔疮以外,当结合全身情况,除外血液系统疾病。

**(7) 问疼痛:**疼痛是因气血阻滞、经脉不通而致。疼痛的加剧与减轻,可以作为病变加重或消退的信息提示。疼痛在痔与肛瘘中均可发生。血栓性外痔疼痛较剧烈,肛外肿物突出,色青紫而光亮,检查即能确诊;炎性外痔其疼痛伴有局部焮热潮红,肿物突出而有炎性分泌物;内痔嵌顿则疼痛十分剧烈,患者烦躁,坐立不安,行动不便,局部检查必伴水肿、血栓,甚或局灶性坏死;肛裂疼痛起于便后,持续时间不等,尚可自行缓解,其疼痛尤以硬便时为剧,软便时疼痛程度减轻,疼痛为撕裂状、痉挛状;早期肛管癌患者其疼痛的症状可出现在便血和黏胨之前,疼痛隐隐,且无规律,为钝痛,应当注意检查以及时发现或排除。肛瘘患者疼痛常见。脓肿始成或肛瘘感染时疼痛剧烈,伴有局部肿胀。脓肿表浅者焮红高突;深部则皮色不变,但触诊可扪及肿块并伴有恶寒发热等全身症状;黏膜下脓肿可出现肛内胀痛,大便带有脓液,指诊在肛内可触及局部隆起,触痛,指套可带脓血,以上各种疼痛在脓溃以后,疼痛常可缓解。肛门疼痛但肿块坚实,病程较长,或发展较快者,须考虑排除恶性病变,以防误诊。

## 2. 重视心理因素对创面愈合的影响

周玉祥指出疼痛是一种人体特殊的复杂的感觉,除了有各种病理因素刺激的原因外,还受多种心理因素的影响。首先,不同个性的人耐受疼痛的阈值有很大差异,性格刚毅者能高度耐受疼痛,而胆小怕事易于紧张者对疼痛较敏感;其次,兴奋、愉快的情绪可提高人的痛阈阈值,相反忧伤、焦虑的情绪则使痛阈下降;再者,对疼痛的注意力的分散与否直接影响痛感的强弱。此外,以前疼痛的经历或体验等也会影响痛阈。周玉祥提出在治疗痔疾时,不能只重视局部情况,要从患者的整体出发,尤其不能忽略对患者心理的疏导。手术前要尽可能消除患者的紧张、惧怕情绪,对痔科十分常见的术后疼痛患者,应及早干预。由于手术后的疼痛引起的焦虑非常明显,而这种焦虑足以影响到肛门括约肌的舒张程度,肛门括约肌的持续痉挛将使局部血供大大减少,缺血缺氧又容易导致创面延迟愈合。因此,周玉祥常采用以下步骤:① 术前向患者详细交代病情,包括手术名称、麻醉方式、手术方式、手术预计切口的位置及数量,较细致地告诉患者可能出现疼痛的几个环节,使患者心中有数。局麻患者术前口服 1 粒止痛药,对于情绪紧张的患者,必要时肌肉注射鲁米那 100 mg。② 在手术操作中尽可能做到仔细、轻盈,以减少刺激,忌粗暴操作,并随时注意患者对手术的各种反应,及时给予适当的语言安慰或采取药物措施。③ 术后详细交代体位,并嘱咐家属采用谈话的方式尽可能转移患者的注意力,消除其紧张情绪,尽量不用强力止痛药。必须使用止痛药物时先予镇静剂,并配合呼吸方法放松情绪,以减轻疼痛。同时,注意术后的饮食清淡、易消化,并注意睡眠的质量。

### 〖 临床经验 〗

周玉祥尤其擅长中医肛肠科,对肛肠科常见的痔、裂、瘘;肛门与直、结肠的炎症性疾病,便秘及胃肠道消化系统疾病,肛门周围的皮肤病等都有独到的经验。

### 1. 内痔结扎切除、外痔剥离切除治混合痔

对混合痔采用内痔结扎切除、外痔剥离切除的方法。从目前就诊的患者看,单纯内痔或外痔的情况已很少见,多数为混合痔患者。为此,周玉祥多采用外剥内结法进行手术。其方法为:先仔细观察患者的情况,合理设计切口位置,然后

从混合痔的外痔部分向内剥离至齿线水平,用弯形止血钳由此处向上沿直肠壁钳夹内痔基底部,用 7 号结扎线将钳上方的组织作围绕结扎(可做两股结扎),然后剪去痔核的大部,余下纳入肛内,同法处理其他混合痔,然后剥离各切口之间保留皮瓣下的静脉曲张团块,修剪创面。该术式的特点是选择内痔结扎部位时,可以不在同一平面上,最大限度地维持术后齿线处的生理功能;对痔核根部的剪切范围比其他术式要大。因此,痔核根部受扎范围小,痔核供血阻断完全,痔核脱落快,术后疼痛较小。由于痔核顺利脱落,故而产生继发感染和大出血的可能性减小。环状混合痔术中若处理不当,术后易产生肛门狭窄、肛门松弛、直肠黏膜外翻下移等后遗症。周玉祥认为手术成功的关键在于外痔部分分段切除以恰当保留肛管皮桥,内痔部分分离结扎以保留充分黏膜桥,这样能有效保持术后肛门部的生理功能。

## 2. 用肛裂扩切术治陈旧性肛裂

肛裂的发病原因近来研究表明为内括约肌痉挛所致,对于陈旧性肛裂大多采用肛裂扩切术。该手术方式的特点在于可使引流通畅。在切断内括约肌时,可视患者肛门括约肌紧张程度和患者年龄等情况而定,既要达到最佳治疗效果,又要充分考虑保留肛门的自制功能。同时,要合理处理肛裂的并发症,在切开肛裂创面的同时对肛裂周围的哨兵痔、肛乳头肥大及皮下瘘进行处理,因为它们会影响肛裂创面的引流,妨碍肛裂自愈,导致局部慢性炎症迁延难愈,只有彻底清除,才有利于创面的愈合。

## 3. 分类治疗肛瘘

肛瘘手术成功的关键在于能否正确找到并处理内口,能否将所有瘘管、窦道彻底查清并切除。在低位肛瘘的治疗中,周玉祥多采用切开法或切除法。如管道复杂则根据具体情况,将支管行切开术或切开旷置术。在高位肛瘘中,如内口明确则行切开挂线术。对那些肛瘘的管道很深、内口位置探查不明确、直接挂线非常困难的病例,周玉祥主张采用人造内口的方法,即以探针沿管道探入,配合指诊至管道与直肠最薄弱处,穿透直肠壁成为人造内口,在此处挂线。在高位复杂性肛瘘中,处理主管道及内口挂线后,残留的支管道充分引流也很重要,应注意合理设计引流及旷置切口。周玉祥认为肛瘘是肛旁脓肿自溃或刀溃后,脓腔壁纤维化而形成的,管壁也是由结缔组织形成,若将肛瘘管壁完全切除,尤其是面积较大的管壁组织切除过多会增大创面,延长愈合时间,切除过深易损伤肛门括约肌从而影响肛门功能,所以周玉祥认为应保留部分后壁组织。

### 4. 用胆黄润肠丸治便秘

便秘是一种常见病,极大地影响着人的生活质量。在病因研究方面,利用排粪造影、盆底肌电图测定、肛门直肠压力测定等技术,对出口梗阻性便秘的诊断已趋成熟;结肠运输试验可以反映肠道功能的状况和水平;也有通过电镜、放免等手段初步了解胃肠道激素以及神经递质的变化对排便功能的影响。但在治疗手段方面则相对滞后。运用外科手术的疗效不甚满意,且老年人难以接受。周玉祥以医院院自制胆黄润肠丸为主方灵活运用取得满意效果。胆黄润肠丸是常州中医院 20 世纪 50 年代自制方药,经过长期的临床实践证实,确认是一种疗效显著、药性安全的润肠通便的优良药品。该药由猪胆汁、大黄等药配制而成。若属实热证者加清热泻火之山栀、黄连等;属气滞腑气不通者加厚朴、枳实、降香等;属脾胃虚弱、中气下陷者加补中益气汤或十全大补汤;属虚实夹杂、本虚标实者则分清缓急对症用药。

### 5. 内服灌肠共施治慢性溃疡性结肠炎、直肠炎

慢性溃疡性结肠炎、直肠炎属中医"泄泻""久痢"范畴,是以腹痛、腹泻、黏液脓血便为主要临床表现,以结肠黏膜炎症及溃疡为主要病理改变的消化道疾病。周玉祥认为临床常见的慢性溃疡性结肠炎、直肠炎患者多病情迁延,缠绵不愈,反复发作,采取内服与中药灌肠相结合可取得满意的疗效。在病变的早期,病邪以湿、热、毒为主,治拟疏泄导滞,以清热燥湿解毒,凉血止血法,药用黄连、黄柏清热燥湿,白芷消肿散结,地榆、三七凉血止血,防风、秦艽祛风化湿,双花、青黛粉清热凉血解毒,木香、赤白芍、甘草缓急止痛。在病变的后期或缓解期,多以扶正温补脾肾,固涩止血为法,药以黄芪为主。黄芪性甘温升提,以补气见长,可补气益血,托毒敛疮;佐以白术、茯苓、扁豆、山药健脾益气;防风、紫草抗过敏;黄芩、黄连、地锦草、地榆炭清热利湿止血,清除肠道炎症。治疗上以内服与灌肠相结合。灌肠采用直肠点滴法,使药物的作用时间有效延长,作用部位更广泛。在直肠点滴中,可以加入锡类散、白及粉护膜,云南白药、珠黄散止血。但要注意的是,灌肠药的温度应保持在 40℃以下,一般不要超过 150 ml,滴注的速度不可太快,保留时间 3～4 小时为宜。

### 6. 中药激光并用治肛门尖锐湿疣

尖锐湿疣属性病范畴。主要临床表现:初起为肛门周围散发性粟粒状突

起,色白或粉红,有异物感,渐渐蔓延融合成片,并可向会阴、阴囊、阴茎等部发展。此时患部呈乳头状或菜花状隆起,皮色较深,伴潮湿、痿痒,严重者可在肛外呈环状增生而掩盖肛门。周玉祥采用激光并中药治疗,效果良好。治疗方法患者取侧卧位,充分暴露病变部位。术区常规消毒,以1%普鲁卡因或1%利多卡因10～20 ml,行局部浸润麻醉。开启YAG激光治疗仪,选择输出功率为25～40 W,以生理盐水湿纱条覆盖保护正常皮肤,疣体大者以组织钳提起病变组织,在基底部以导光纤维成一适当角度进行气化或切割治疗,注意防止皮肤损伤过深,疣体小者以导光纤维直接对病变部位进行处理。治疗以肉眼观察病灶消失,湿纱布擦拭炭化细胞碎片后,显露出浅而平整的新鲜皮肤创面为度。逐一治疗所有病变后,以生肌玉红膏盖敷创面,消毒纱布外敷,胶布固定即可。术后每次大便完毕须经坐浴,并以生肌玉红膏纱条换药,直至痊愈。治疗期间服用中药清利湿毒、生肌长皮之剂。药用土茯苓、白花蛇舌草、半枝莲、大青叶、野菊花、七叶一枝花各30 g,苦参、黄柏、苍术各15 g,生黄芪20 g,生甘草10 g。浓煎400 ml,分2次口服,每日1剂。个别病变部位广泛,创面较大者,配合用青霉素640万单位静滴,每日1次,连用7日。

### 7. 治肛门瘙痒善用坐浴法

肛门湿疹、肛门瘙痒症,症见皮肤瘙痒、湿烂、皲裂、潮红等。当清利湿热,祛风止痒。方用溻痒洗。治疗期间,禁忌辛辣刺激及海鲜等发物。

〔 经 验 方 〕

**溻痒洗**

组成:制大黄15 g,黄柏15 g,荆芥15 g,防风15 g,白鲜皮15 g,地肤子15 g,土茯苓20 g,虎杖20 g,牡丹皮15 g,丹参15 g,花椒6 g。

用法:外用浸泡洗剂,每日1剂,分2次各煎取药液500 ml后混合。使用时需加适量温开水稀释,注意调节水温。每日坐盆2次,每次15分钟,肛门部需埋入药液内。

功效:清热解毒,祛湿止痒。

主治:肛门湿疹、肛门瘙痒症,症见皮肤瘙痒、湿烂、皲裂、潮红等。

方解:药物坐浴,取其药用直接和速效。方中大黄、黄柏、土茯苓、虎杖等为清热解毒祛湿之品，尤以下焦湿热为胜；荆芥、防风祛风胜湿，风去则瘙痒停，湿净则渗出止；白鲜皮、地肤子为清热燥湿、止痒之常药；牡丹皮、丹参取其凉血活血而祛风止痒；花椒一味，辛热走窜，反佐以增加药物的透皮渗透作用。如能配合饮食宜忌，注意个人卫生，数剂之后，必有效验。

## 主要论著

周玉祥，吴兆华. 胡海鳌及其《医学举隅》. 江苏中医，1988，(11)：38～39.

周玉祥，顾和熙. 激光并中药治疗肛门尖锐湿疣 12 例. 江苏中医，1991，(7)：18～20.

周玉祥，吴兆华. 加味生肌散对 139 例肛门病术后创面愈合的疗效观察. 南京中医药大学学报，1999，15(4)：249～250.

周玉祥. 微波治疗肛肠疾病 102 例疗效小结. 江苏中医，1999，20(4)：24.

周玉祥. 象皮粉促进肉芽生长的实验研究. 中医药学报，1999，(5)：45～46.

周玉祥. 中药辨证灌肠治疗直肠炎 42 例疗效观察. 苏州医学院学报，1999，19(7)：838.

周玉祥. 微波凝固治疗肛裂 80 例. 中华理疗杂志，2000，23(3)：184～185.

周玉祥，陆新瑜. 痔与肛瘘中医治疗. 南京：江苏科学技术出版社，2005.

## 参考文献

陆新瑜. 周玉祥主任医师痔科经验. 中国中医药现代远程教育，2005，12(3)：38～39.

# 申春悌

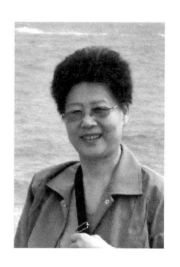

申春悌,女,1949 年生,江苏省常州市人。江苏省常州中医院主任医师、原副院长,孟河医学研究所副所长,南京中医药大学兼职教授、博士生导师、内科方法学研究所所长,并任中国中西医结合学会循证医学专业委员会委员,江苏省中西结合学会常务理事、呼吸病专业委员会副主任委员,全国中医临床疗效评价专业委员会常务理事,科技部中医药科技评审委员会委员,国家自然科学基金委员会科技评审委员,国家食品药品监督局新药审评委员会委员,国家科学技术奖励评审专家等职。江苏省名中医,江苏省有突出贡献专家,第五批全国老中医药专家学术经验继承指导老师。

1968 年随明朝王肯堂后裔王莲荪中医学徒,1971 年在常州儒林妇科中医院工作,1975 年南京中医药大学毕业后于常州中医院工作。从事中医临床、科研、教学工作 40 余年,为孟河费伯雄医派名中医徐迪华主任医师传人,对中医内科心肺脑疾病和中医妇科的更年期综合征、痛经、不孕症等有自己的独特见解,研制了心律安口服液、卡通片、香通片、补肾平喘丸等中成药治疗心肺脑疾病,取得很好的临床疗效。曾为医院中医临床科研、呼吸内科学科带头人,为江苏省重点学科"中药剂型改革定向科研学科基地"负责人。共主持国家、部省、厅市级项目20项,获部、省、市成果奖14项次、新药证书1项、新药临床批件1项,专利3项。在医学期刊发表学术论文69篇,编写专著5部。

## 【学术思想】

### 1. 特发性肺纤维化宜从痰瘀论治

特发性肺纤维化是一种病因不明的慢性炎症性间质性肺部疾病,病理表现为弥散性肺泡炎、肺泡单位结构紊乱和肺纤维化,临床表现为进行性呼吸困难伴有刺激性干咳,低氧血症,肺功能显示为限制性通气功能障碍。本病病情呈持续进展,预后差,最终因呼吸衰竭而死亡。西医主要以激素及免疫抑制剂治疗,长期使用全身副作用多;中医中药在本病的治疗上有一定的优势,能缓解症状,延长生存时间,减少激素使用副作用。

特发性肺纤维化以进行性呼吸困难为突出表现,伴有刺激性干咳、气喘等。中医古代文献中关于本病症状的描述散见于"肺痿""肺胀""喘证"等篇中。《金匮要略》说:"寸口脉数,其人咳,口中反有浊唾涎沫者,为肺痿之病。"张仲景谓肺痿:一是因肺有燥热,肺失濡养所致;二是因肺气虚冷,不能温摄津液所致。此后历代医家论治肺痿多宗仲景之说。申春悌认为其肺功能表现为肺活量、肺容量减少及进行性限制性通气功能障碍,是"肺叶痿弱不用"的具体表现,因此将特发性肺纤维化归属为"肺痿"范畴。

肺主气,"朝百脉",与心共同主持全身血液的运行,其血脉丰富,为肺保持生理功能提供物质基础。申春悌认为各种原因导致肺主气功能失调,影响气对血的"统帅",使得血液瘀积于肺;另一方面,本病症情反复,缠绵难愈,或因瘀阻脉络,津液失其输布,久则津凝成痰,渐成痰瘀互结之势。因而痰、瘀是其两大病理因素。现代实验研究提示,各种组织增生和变性,均属瘀血范围,肺纤维化时肺的微循环则明显出现障碍。

从病变形态和病理变化看,从病变外形来看,各种原因导致的单纯肺间质纤维化,X线均表现为肺容积减小,肺功能表现为肺总量下降等,这些线索提示肺脏皱缩变小,与"肺痿"相吻合,正如唐容川云:"痿者,萎也,如草木之萎而不荣。"从微观病理变化来看,肺间质纤维化损害部分可见纤维细胞和胶原纤维构成,通过活血化瘀治疗则可明显减少胶原含量。

从临床表现及病程看,肺间质纤维化表现为进行性呼吸困难,还可见黏性或泡沫样痰,即"浊唾涎沫",是为痰浊内盛;病程后期出现口唇及四肢末端紫绀,舌质紫黯等,是组织供氧不足的表现,属血瘀之征。所以,痰、瘀是该病两大病理特征,活血化瘀、逐痰应贯穿本病始终。

### 2. 辨证论治体系宜结合现代科技方法

申春悌认为随着中医现代化(包括中西医结合)理论和临床研究的发展,传统的"辨证论治"方法在实际运用中遇到了困难,尤其在病证诊断和疗效判断方面,如诊断标准缺乏量化、辨证论治正确而疗效欠佳、有病无症出现"无证可辨"等问题。克服这一困难,需借助现代科技方法,借鉴现代各种理化检查手段,补充和完善辨证论治体系。

**(1) 扩大中医临床辨证诊断视野:** 随着社会文明程度的提高,人们对疾病的诊治要求已不再满足于单纯的传统辨证诊断方法,大多数人希望在现代科学方法监测下进行中医治疗。中医学虽对"形之于外"的生理及病理现象有细致入微的观察,但对"有诸于内"的脏腑、组织、细胞、分子水平上的生理病理认识十分匮乏,它只能通过望、闻、问、切四诊宏观地分析和推测,并将其概括成各种证候以供论治,而对造成这种状态的微观物质基础无法把握,这就给论治带来了不够精确的一面。如临床上有些疾病的初期和潜伏期,虽然机体存在病理变化,却无任何临床表现。此时中医因无症可辨,给预防和治疗带来了困难,而通过理化检查则可发现异常并施以相应的治疗。举慢性支气管炎、哮喘、慢性肾炎为例,这些疾病的早期尚未出现肾阳虚临床症状时,却存在检测指标肾上腺、甲状腺、性腺等多个靶腺功能的异常,医学家进一步研究发现,这些靶腺的功能低下到一定程度,临床上就会出现肾阳虚的表现,那么提前用温补肾阳的方药治疗,就既可预防季节性发作,又可改善内分泌和免疫功能,为抗复发创造条件。又如临床上无典型症状的隐匿型冠心病或变异性心绞痛,按心血亏虚证治疗可以缓解病情,提示我们在与冠心病相关的某些检验指标(如心肌酶谱等)有某种异常时,或许就与心血亏虚证有某些联系。所以,中医临床辨证应在传统辨证指标的基础上吸收现代先进的理化检测指标,补充传统中医辨证内容,扩大中医辨证诊断视野,这样不但能继承和发展中医学基本理论,还将大大提高中医临床辨证论治水平。

**(2) 辨证与辨病相结合指导论治:**根据辨证所得的证名,推理论证治疗方针、原则,选择最佳的方药或技术手段。辨证是论治的前提,论治是辨证的目的。因辨证自身尚存在许多不确定因素,且缺乏对微观层次的认识,如某些已有器质性变化的疾病,因代偿尚未表现出功能异常,不出现任何临床症状,就无法辨证,更无从论治,这就需要辨证与辨病相结合指导论治,即把传统的四诊信息和物理学、化学、生物学的检查对现代疾病诊断的指标群结合起来进行临床辨证,那么论治的"立法、选方、遣药"也相应得到丰富和补充。如某些患者平时无任何不适,在例行体检中发现癌肿,对这种无症可辨的病例,我们可根据癌细胞生长繁殖迅速、代谢旺盛的特点结合中医理论进行辨证,即早期多以实邪为主,应以清热解毒药祛邪;中晚期则多因肿瘤导致脏器功能衰退出现气阴两虚或阴阳两亏的证候,治疗应益气养阴、扶正祛邪。又如有些疾病因邪热造成阴虚后,如果疾病已除,采用辨证进行养阴治疗有效;如果疾病没有消失,如肿瘤、肝硬化等,虽然辨证仍属阴虚,养阴治疗则不一定能达到预期疗效,此时必须把辨证和辨病结合起来,在辨证的基础上加之辨病治疗,症状才会很快消失。

### 3. 重视循证医学在中医研究中的运用

循证医学(Evidencebasedmedicine, EBM)是指在制定有关医护决策中最诚实准确及明智地应用当前最好的依据,它是建立在个体临床经验与能获得最好的临床依据完善结合基础之上的方法。科研人员以高超的道德水准,准确无误地应用所能获得的最好的科学资料对某个患病个体做出决策。它是在临床流行病学/DME方法研究基础上发展起来的遵循科学依据的临床医学,它要求医生对患者的治疗应以科学证据为指导原则,以患者"预后"为指标的随机化汇总分析。

引入循证医学的实践条件是必须具备最佳的真实可靠的临床研究成果,也就是说必须以临床流行病学/DME理论与方法及临床医学为基础,获得科学性强的真实可靠的医学研究成果与资料供批判性地接受与应用;循证医学与中医药学在某些方面有着一定的内在联系,循证医学的核心是在个人临床经验的基础上,获取最新、论证强度最高的证据,以不断地提高临床诊疗水平,它强调证据的获取和评价。而中医药学几千年的临床实践不但注意个人临床经验的积累,还十分重视医学文献的收集和整理,大量医学文献的积累,对中医药的发展起了十分重要的作用。同时,中医在临床诊治过程中还十分强调古典医籍的理论对临床实践的指导意义,这和循证医学强调的从医学研究文献中获取的系统信息指导临床决策有着异曲同工之妙。中医药学与循证医学在诊疗模式、思维方法学上均有一定的内在联系,中医学的诊疗模式、思维方法应当得到新的发展。所以现在引循证医学入中医药领域,不但促进中医药临床科研更好地运用 DME方法,同时也促使中医将长期来个人临床经验和通过系统收集而得的外在最佳临床证据结合起来,提高中医药的临床科研和诊疗水平。

引入循证医学方法进行中医药研究必须充分重视研究人员的培训,提高"证据"的可靠性。尤其是应在中医药系统内进行推广与普及循证医学和系统性评述方面的知识,推动这一方法学在中医药领域中的应用。循证医学不仅仅局限于随机试验和 Meta 分析,它涉及追踪最佳的外在证据,通过系统分析和原始研究资料来回答问题。如果用于系统性评述的原始资料质量较差,证据的可靠程度较低,则系统评述的结果将会产生很大的偏倚,甚至得出错误的结论,使循证医学成为"无源之水,无本之木"。因而,进行中医药的循证医学研究,在强调科研人员的科学道德的同时,首先要从临床科研人员培训入手,提高中医药研究人员的科研素质,以提高中医药研究论文的质量和水平。同时必须把循证医学研究与培养自己成为经验丰富的病史采集者、临床体检者、考虑周详的诊断学家、治疗学家结合起来,这和中医药学的形成思路方法有太多的相似之处。循证医学的原理、策略和技巧是医学界普遍适用的,对目前即将在全国实行的医疗卫生改革,EBM 的引入无疑给医疗政策提供了解决问题的研究方法,用 EBM 方法可以研究对每个病种采取最佳的治疗方案和最佳经济的价格治好患者。

## 【临床经验】

### 1. 从情志论治高通气综合征

高通气综合征是由于通气过度超过生理代谢所需而引起的一组症候群,其特征是临床症状可以由过度通气激发试验复制出来。传统的观念认为,焦虑和应激反应等因素诱发了超生理代谢需要的过度通气,而临床症状都可以用过度通气和呼吸性碱中毒来解释。

申春悌通过研究认为,中医学文献对本病虽无专述,但在《内经》《金匮要略》

等书中能找到类似的描述。《素问·举痛论》中有："思则心有所存,神有所归,正气留而不行,故气结矣。"《灵枢·本神》说:"愁忧者,气闭塞而不行。"《金匮要略》在《妇人杂病》的脏躁及梅核气两种证候的描述中也有类似的临床症状:"妇人脏躁,喜悲伤欲哭,像如神灵所作,数欠伸,甘麦大枣汤主之""妇人咽中如有炙脔,半夏厚朴汤主之。"综合临床表现,可以从以下三个方面进行辨治。

### (1) 心神惑乱

症状:呼吸困难,喘促阵作,心悸,心慌,心神不宁,头昏无力时伴有紧张、恐惧和濒死感,或感到控制不了自己,舌质淡,脉弦。

病机:此为《金匮要略·妇人杂病脉证并治》中"脏躁"曰:"妇人脏躁,喜悲伤欲哭,像如神灵所作,数欠伸,甘麦大枣汤主之。"这一组症状多由心血虚少,心神失养以及肝气郁结,忧郁不解而致,忧思郁虑,情志过极,使肝气郁结,正气耗伤,营血不足,心神失养,急而发作。《医宗金鉴》谓:"脏,心脏也,若为七情所伤,则心不得静,而神躁扰不宁也。"此种证候多见于女性,常因精神刺激诱发。临床表现多种多样,同一患者每次发作多为同样几种症状的重复。

治法:甘润缓急,养心安神。

方药:甘麦大枣汤加减。甘草甘润缓急,小麦味甘微寒,补益心气;大枣益脾养血。喘促气逆者合五磨饮子(乌药、沉香、槟榔、枳壳、木香)。血虚生风而手指麻木或针刺感,或手足蠕动、抽搐,加当归、生地、珍珠母、双钩藤养血息风。躁扰失眠者加枣仁、柏子仁、茯神、制首乌等养心安神。

### (2) 肝郁气逆

症状:焦虑不安,情绪不宁,胸胁胀满,发时下腹气上冲胸,胸闷气急,呼吸困难,烦躁不安,心悸心慌,舌红,苔薄腻,脉弦。

病机:此为《金匮要略·奔豚气病脉证治》"奔豚病",曰:"奔豚病,从少腹起,直冲咽喉,发作欲死,复还止,皆从惊恐得之。""奔豚,气上冲胸,腹痛,往来热,奔豚汤主之。"本证为情志不遂,肝气挟冲脉而向上冲逆或肝火上逆而致。

治法:平肝解郁,降逆顺气。

方药:柴胡疏肝汤合奔豚汤加减。用柴胡、香附、枳壳、陈皮疏肝解郁,理气畅中;川芎、芍药、甘草活血定痛,柔肝缓急。胁肋胀满痛者可加郁金、青皮、佛手疏肝理气;牡丹皮、山栀清肝泄火;奔豚汤为甘草、川芎、当归、半夏、黄芩、葛根、芍药、生姜。

### （3）痰气郁结

症状：精神紧张，抑郁，胸部闷塞，头昏视物模糊，咽喉部如有物梗塞，咯之不出，吞之不下，舌淡红，苔薄，脉弦。

病机：此为《金匮要略·妇人杂病脉证并治》"咽中炙脔"，曰："妇人咽中如有炙脔，半夏厚朴汤主之。"《医宗金鉴》："咽中如炙脔，谓咽中如有痰涎，咯之不出，咽之不下者，即分之梅核气病也。此病得于七情郁气，痰凝而生。故用半夏、厚朴、生姜，辛以散结，苦以降逆；茯苓佐半夏，以利饮行涩；紫苏芳香，以宣通郁气。"由于肝郁脾虚，聚湿生痰或气滞津停，凝聚成痰，气滞痰郁交阻于胸膈以上，故产生精神抑郁，胸中窒闷，胁肋胀痛及咽中如物梗阻等症。《医宗金鉴·诸气治法》将本证收为"梅核气"。

治法：行气开郁，化痰散结。

方药：半夏厚朴汤。用厚朴、紫苏理气宽胸，开郁畅中；半夏、茯苓、生姜化痰散结和胃降逆，合用有辛香散结，行气开郁，降逆化痰等作用。

### 2. 病证结合治咳嗽

申春悌长期从事病证结合研究，认为西医学的"病"与中医学的"证"是可以兼容的，证是可以依附病的。由于同一疾病内在病理本质相同，所以每一种疾病都有它故有的基本病机，同病异证时，证不同则治疗不同，但不能忽略针对基本病机的治疗。因此，治疗上异中有同。因为不同疾病内在的机制本质变化不同，异病同证时，证同则治疗相同，但针对不同的疾病治疗应同中有异，这样才能提高辨证论治的临床疗效。

申春悌诊治咳嗽以肺失宣降，痰热内蕴为基本病机，常见证型有痰热郁肺证、肺阴亏耗证、痰湿蕴肺证、风热犯肺证、风盛挛急证、风燥伤肺证，与证相应的治法有清热化痰，肃肺止咳，宣肺止咳，燥湿化痰，理气止咳，滋阴润肺，化痰止咳，疏风宣肺，疏风清热，解痉止咳，疏风清肺，润燥止咳。根据咳嗽的基本病机是肺失宣降，痰热内蕴。因此，宣肺止咳、清肺化痰应作为不同证型的共同治法，即基础治法。西医学中的慢性支气管炎、急性支气管炎、咳嗽变异性哮喘、感染后咳嗽、肺炎等疾病与中医咳嗽相关。同一证型存在于不同的西医疾病中，所以在相同治疗的基础上应该有所差异。上述四种疾病都有痰热郁肺证，随证立法，治以清热化痰，但是由于西医疾病的基本病理变化不同，因此，治疗上应该有所不同。

申春悌临床诊疗咳嗽以宣降肺气，清肺化痰，健脾助运为基础治法。以杏贝汤(杏仁、贝母、炙麻黄、瓜蒌皮、桑白皮、紫菀、款冬花、陈皮、半夏、黄芩、枇杷叶)为基本方,其中杏仁、贝母作为君药,杏仁宣降肺气,止咳平喘;贝母清热润肺化痰,两者通过宣降肺气、清化热痰而达到化痰止咳之功,另外杏仁具有润肠通便,根据"肺与大肠相表里",通肠腑而能泻肺热,降肺气。炙麻黄宣肺止咳平喘,与杏仁配伍,一宣一降,调畅肺气;桑白皮泻肺平喘,利水消肿;瓜蒌皮清化热痰,润化燥痰,宽胸散结,润肠通便,助君药清热化痰;肺为娇脏,喜润恶燥,紫菀、款冬花润肺,止咳化痰,与桑白皮、瓜蒌皮同用,共奏宣肺止咳,清热化痰,养护肺阴之功,作为臣药。陈皮健脾助运,燥湿化痰,尚能防止臣药清热太过,寒凉败胃;半夏燥湿化痰,主治湿痰阻肺之咳嗽气逆,痰多质稀者;黄芩清泄肺热;枇杷叶清肺止咳;荆芥疏风宣肺,助君药、臣药的清热化痰之功,作为佐药。

申春悌根据"辨证了然,施治则知"的思维方法,临床辨证分型时根据以上基础方进行灵活加减。如风寒袭肺证,加紫苏叶、荆芥、防风疏风散寒,若见气虚者加太子参、党参;风热犯肺证,加金银花、连翘、桑叶、菊花、薄荷、荆芥疏风清热,咳甚者加蒲公英、鱼腥草、枇杷叶;风燥伤肺证,去半夏、桑白皮、瓜蒌皮,加紫桑叶、沙参、麦门冬生津润燥,咽痛明显者加胖大海、板蓝根;痰湿蕴肺证,痰多,脘闷明显者加茯苓、厚朴;属风痰者,痰多胸痞,食欲不振,苔腻滑者,用三子养亲汤顺气降逆、化痰消食;痰热郁肺证,去陈皮、半夏,加蒲公英、鱼腥草、葶苈子等清热化痰;肝火犯肺证,可加栀子、牡丹皮、枇杷叶等,以增强清热止咳之功效;肺阴亏耗证,加沙参、石斛、百合、生地黄养阴润燥,咳甚者加百部润肺止咳,咳血者加白茅根、大蓟、小蓟止血。气虚咳嗽,痰多清稀者,去桑白皮、瓜蒌皮,加紫菀、款冬花化痰止咳,加黄芪、白术以益气健脾;阳虚咳嗽,咳甚者,去桑白皮、瓜蒌皮等,加细辛、五味子温寒化饮,敛肺止咳。

## 【经 验 方】

### 心律安口服液

组成:莲子心 15～20 g,麦门冬 15～30 g,五味子 10 g,竹叶卷心 30 g,苦参 10～15 g。

用法:每日 1 剂,水煎,分 2 次服。

功效:清心热以交通心肾,养心阴以宁心镇悸。

主治：心律失常，症见心悸不宁，气短乏力，脉促或结或代。

方解：心律失常属中医"心悸"范畴，心热是主要病理因素之一。多由疾病或其他因素使心气受伤而致心血不足，乃至心脉不和，复加情志不舒，气机郁滞，郁久化热，导致本病的发生。方中君药为莲子心，味苦性寒，清心除烦去热，能由心走肾，使心火下通于肾，又回环上升，使肾水上潮于心；麦门冬清心润肺，主心气不足、惊悸怔忡、健忘恍惚、精神失守；苦参安五脏、定志益精，专治心经之火；五味子性酸，有补益心肾、宁心安神的功效，主治阴血亏虚所致心悸、失眠、多梦；竹叶卷心性淡，甘寒入心，清心除烦，多用于温热病邪陷心包之症。诸药合用，共奏清心热以交通心肾，养心阴以宁心镇悸之功。临床研究表明，本方对室性期前收缩、房性期前收缩、窦性心动过速有很好的临床疗效，尤对室性期前收缩有显著的效果。

# 主要论著

徐迪华，申春悌.证的临界状态的临床特点.江苏中医杂志，1985，(4)：44.

申春悌，倪爱德.浅析温病气分证治.江苏中医，1988，(11)：25～27.

申春悌.徐迪华老中医肺胀分型辨治述要.江苏中医，1992，(10)：5.

申春悌.论温通逐瘀法.中国医药学报，1994，9(1)：43～45.

申春悌.徐迪华运用豆芪汤治疗晚期胃癌的经验.江苏中医，1994，15(7)：6～7.

申春悌，王彩华，李夏亭，等.中风病先兆证的观察研究.江苏中医，1996，17(10)：50～52.

申春悌.中医临床辨证论治之我见.江苏中医，1998，19(1)：3～4.

申春悌，程志清.循证医学与中医药研究.浙江中医学院学报，2000，24(4)：7～8.

申春悌.中医临床脏腑辨证研究的思路和方法探讨.江苏中医，2001，22(4)：1～3.

申春悌，张华强.中医临床辨证方法研究的思考.天津中医，2002，19(3)：1～3.

申春悌，朱雄华，曹伟春，等.心律安口服液抗心律失常作用的实验研究.南京中医药大学学报，2002，18(6)：342～344.

申春悌.高通气综合征的中医临床辨证治疗.中国中医基础医学杂志，2002，8(6)：59～60.

申春悌，张华强，朱雄华，等.400例更年期综合征临床症候辨证标准现场调查分析.中国中西医结合杂志，2004，24(6)：517～520.

申春悌,陈启光,张华强.DME 的测量方法在病证结合研究中的运用.北京中医药大学学报,2007,30(3):160～164.

申春悌,陈启光,陆岩,等.中医证候要素研究中潜在变量模型的应用.北京中医药大学学报,2010,33(11):725～731.

陈怡,申春悌.清肺化痰治疗慢性阻塞性肺疾病临床疗效观察.南京中医药大学学报,2013,29(2):125～128.

袁野,申春悌.1 105 例高血压病方证对应的临床数据挖掘研究.江苏中医药,2013,45(5):12～13.

# 参考文献 ·······························································

[1] 陆炜青.申春悌从痰瘀论治特发性肺纤维化.辽宁中医杂志,2007,34(11):1518～1519.

[2] 申春悌.心律安口服液.江苏中医药,2008,40(2):5.

[3] 钟远.申春悌教授治咳证法方药的频数分析.中医学报,2013,(5):666～668.

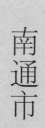

南通市

# 汤承祖

【 个人简介 】

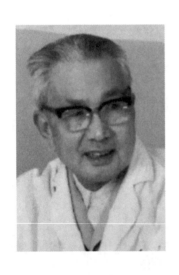

汤承祖,男,1907 年出生,江苏省南通市人。江苏省南通市中医院主任中医师,为南通市中医院创始人之一。国家级名老中医。曾任南通市中医院副院长,南通中医研究所名誉所长,江苏省中医学会理事,南通市中医学会副会长。第一批全国老中医药专家学术经验继承工作指导老师。

出生于中医世家,祖父汤回春,字浣香,是清末南通名医,著有《南通汤氏中医经验谭》,该书被美国普林斯顿大学图书馆珍藏。汤承祖幼承庭训,16 岁从祖父学习中医,长期随祖侍诊,尽得真传。1928 年起开业行医,中华人民共和国成立之后加入南通市中医联合诊所,1956 年至 1984 年任南通市中医院副院长。从医 60 余年,治学严谨,造诣精深,精通中医理论,谙熟中医经典;临证重视"后天之本",注重调理脾胃;辨证明细,遣方用药多有创新,擅治内科疑难杂症,对血液病的治疗尤有独到的经验,在传承家学的基础上,创立了许多经验方,如治疗再生障碍性贫血的"再生丸"、治疗消化系肿瘤"复丙安利"、治疗肠粘连的"肠粘康"等,均有良好的疗效。

**1. 崇"阳虚火炎"论**

火之为病,当分内外;内火之中,又别虚实。虚火一证,以"阴虚火旺"为常见。然汤承祖认为,不独阴虚可以致火,阳虚致虚火者亦不为少见。肾阴、肾阳是人体阴液和阳气之根本,犹如水火内寄于肾,故有"肾为水火之宅"之说。当其出现阴阳平衡失调之时,或表现为肾气不足或肾精亏耗或肾阴虚损或肾阳虚衰,并可由于阴损及阳或阳损及阴而成阴阳两虚之证。就肾阳虚衰而言,一方面因温煦和生化功能不足,出现精神疲惫,腰膝酸痛,形寒肢冷,小便不利或频数,大便溏泄或秘结,男子阳痿早泄,女子宫冷不孕等症;另一方面,由于肾阳不足,阴寒内盛,逼无根之虚火浮越于上,无可归源,便成"阳虚火炎"。"阳虚火炎"的症状,除见上述肾之阳气不足的表现外,必然有"虚火"的表现。虚火浮越所至之处,即症状出现之所在:上犯于脑,而为眩晕,耳鸣;内舍于心,则成心悸,失眠;簇聚于口,乃生疮疡;于咽,发为咽疾,"面红如醉、如妆"亦是其特点之一。阳虚之火与阴虚之火在临床上不难区别:后者可有口干舌燥,渴喜冷饮,烦渴盗汗,脉细带数等症而绝无阳气不足之征;前者虽口干而不欲饮,伴见畏寒,足冷等下元不足之象,脉常沉细。论其治疗,总不离乎温补肾阳,潜降虚火,使真阳返其宅。"交泰丸"(黄连、肉桂)即是为引火归元而设。汤承祖常用温阳助阳之附子、肉桂温其下元,补骨脂、骨碎补、仙灵脾、菟丝子温补肾阳,共治其本;并少佐地黄、五味子,意在阴中求阳;重镇降逆之灵磁石、珍珠母等介类潜降虚火以治其标。标本同治,使肾之元阳振奋,阴霾之气消散,浮游之火返宅。

**2. 立"肝气虚、肝阳虚"说**

汤承祖从古典医籍和临证实践中,总结出了肝气虚、肝阳虚的证治规律。肝气虚、肝阳虚的症状主要表现在:① 气阳不足。气虚的症状如气短、乏力、精神不振等;阳虚乃气虚之渐,阳虚则外寒,或四肢不温,或身背恶寒,或昼夜畏冷,或入夜畏寒渐增,有患者虽无明显畏寒,但衣着明显多于常人。② 肝虚则胆怯。或闻声而惊,或无端而感大祸将临,如人将捕之,或日间不敢独自居家或夜间不敢一人独卧,或不敢过桥,或不敢行无分岔之路,或独惧刀具,见菜刀、剪刀则恐,或独惧某人,虽平素无冤无仇,相见而急急避之。此外,尚有情志不舒、幻听幻视等症,如闻步履、耳语,视物旋转、摇摆、地面波动、异形尾随等。舌质淡或紫暗,苔薄,脉细无力。治疗以温肝之气阳为法,选补肝气之黄芪、当归,温肝阳之附子、肉桂、吴萸、小茴香等药,并可随证加入健脾运中之异功散,燥湿化痰之二陈汤、温补肾阳之肾气丸等。肝气虚、肝阳虚证有胆怯、惊恐、幻觉等精神异常表现,但患者思维清楚、逻辑正常,亦无意识障碍,其病不在心而在肝,与"癫、狂"有异。此外,尚不能与郁证混为一谈。郁证一般不畏冷,善惊易恐极少见,起病急,病程短,有明显情志诱因,而肝气虚、肝阳虚则起病缓慢而隐袭,病程较长,与七情无关。

### 3. 倡衷中参西

汤承祖认为中国医药学是一个伟大的宝库,对于人民健康必不可少。许多疾病和症状,中医确有独特的疗效,必须继承下来,并有所发展和创新。他还认为,要振兴中医,必须使中医现代化,把古老的中医理论和现代科学、包括西医学紧密结合,加强横向联系,用科学手段使中医理论定性、定量化,但这绝不是套用西医理论。并且根据疾病的发生、演变规律,寻求一种或一系列治疗某种疾病的高效,特效药物或方剂,使中医真正走向世界,造福人类。故汤承祖以中医药理论为指导,创制了许多复方治疗"再障""肿瘤""肠粘连"等现代疾病。

───────── 〔 临床经验 〕 ─────────

汤承祖先生精于内科,兼及妇、儿,对于内科杂病,辨证精当,立法严谨,用药味少力专。

### 1. 治脾胃病

**(1) 治胃脘痛(慢性萎缩性胃炎)益气温中、温阳调气:** 慢性萎缩性胃炎的主要症状是食欲不振,胃脘胀痛,或伴嗳气,大便溏软等症。辨证多属脾胃虚弱,脾阳不振或肝脾不和,而阴虚火旺者极为少见,其治常以益气温中,温阳调气,在异功散的基础上组成胃安汤(党参、茯苓、炒白术、陈皮、甘草、制附子、补骨脂、白芍、乌梅、绿萼梅)。

异功散具有益气运中,健脾化湿之功,为主方。脾阳不振常致运化乏力,而肾阳又是五脏之元阳,因此振奋脾肾之阳即有健脾运中之功效,使食少,纳呆,脘腹胀满、嗳气、便溏诸症悉减。脾虚所致之水湿运化不利亦能温化,无湿象者加入白芍、乌梅,前者有调和肝脾,缓急止痛之功;后者取其酸甘化阴,冀以"阴中求阳",并制前药辛燥太过。少佐理气之品能调达气机。中药治疗本病大多能使症状很快缓解,但内镜下胃黏膜的改善常需较长时间,需要患者坚持服药和注意饮食调摄。

**(2) 治泄泻(慢性结肠炎)健脾运中、温阳解毒**:慢性结肠炎以反复发作的腹泻稀便中脓血黏液便、伴腹痛或里急后重等为主要临床表现,并见有食少纳呆,精神疲乏,或畏冷等症状。本病虚实夹杂,虚者为脾胃气弱,以及久泄损伤脾肾之阳而致脾肾阳虚;实者为湿邪蕴结肠道,上述因素而使运化失常即发病,病情缠绵、反复,治疗颇为棘手。汤承祖尝用健脾运中,温阳解毒标本同治,选用异功散合薏苡附子败酱散。薏苡附子败酱散为《金匮要略》治疗肠痈之方,具排脓消肿,振奋阳气之功,方中薏苡仁利湿健脾,败酱清肠化湿兼以活血,少佐附子振奋阳气,配合异功散健脾运中燥湿,能调节免疫功能、消除局部充血、水肿,控制炎症、清除炎性渗出及坏死物,改善供血,倡使溃疡愈合。对于脾肾阳虚,运化、传导功能不良,症见食少腹胀,大便不实或五更泄泻,面色无华,畏寒,脉缓无力尺弱,舌淡苔白无腻象者,常用自拟之"异功二神汤"(党汤、炒白术、陈皮、茯苓、甘草、补骨脂、肉豆蔻)每获良效。

**(3) 治阴结(习惯性便秘)温润通便**:起居失常、饮食不节、寒热虚实皆可导致大便秘结。寒因之秘,多为肾阳之虚,不能温煦脾阳,传导乏力所致,是谓阴结。阴结之证,除大便秘结、数日一行之外,尚可见有畏寒足冷,舌淡苔白,脉缓或沉细无力等一派阳虚之象。治以润肠通便,只能暂效。当以温润通便为法,取大温补肾阳之品,如补骨脂、制附子、覆盆子、甜苁蓉等,更当归、地黄以养血润肠,少佐枳壳理气,以助推动。全方寓通于补,效若桴鼓。

## 2. 治血液病急者滋阴清凉、缓者补益气血

汤承祖 20 世纪 50 年代在国内率先报道中药治愈 1 例再生障碍性贫血,此后的数十年中,先生潜心研究血液病的证治规律,取得了较为成功的经验。

血液病中常见的缺铁性贫血、再生障碍性贫血、原发性或继发性血小板减少性紫癜,均可归于中医"虚劳""血证"范畴。"急性再障"和血小板减少性紫癜急性型,临床少见,属"急劳"之变,多为阴虚火旺,或热入营血,起病急骤,来势凶险,采用中西医结合治疗,中药以滋阴清热凉血为法,一般选用左归饮合犀角地

黄汤之类。缺铁性贫血、慢性再障等,以气血不足,气阳两虚或阴阳两虚为主,而以后者为多见。根据辨证分别选用益气养血(归脾汤)、益气温阳(四君子汤合右归饮)、平补阴阳(左归、右归合方)。汤承祖自己使用研制的系列成药"再障口服液""再生甲丸"或"再生乙丸"。

对于血小板减少性紫癜或再障伴见出血者,在上述治疗基础上加强或加用健脾统血(归脾汤)、益气和血(补中益气汤、当归补血汤)、活血化瘀(四物汤加减)或凉血止血(犀角地黄汤、茜根散)等,休见血止血,切忌浪投以凉血止血之剂,反使病情加重。

在治疗中汤承祖认为尚须注意"阴阳互根""阴中求阳,阳中求阴",方能取得满意疗效。

### 3. 治老年病从益肾着手

**(1) 脊椎增生性疾病益肾坚骨**:脊椎(颈、胸、腰椎)增生性疾病,是中老年好发的一种骨与关节的退行性病变,其症状有头昏、眩晕、疼痛、麻木和功能受限,因增生部位不同而表现有异,类似于中医学"痹证"。汤承祖认为肾者主骨,肾气充盈则筋骨强健,反之肾气虚衰则筋骨解惰、不坚,而风、寒、湿邪及外伤跌仆等,仅作为诱因存在。因此,徒从祛风散寒利湿治疗,往往疗效不著。汤承祖根据上述理论组成"益肾坚骨汤"(骨碎补、补骨脂、黄芪、当归、菟丝子、地黄、白芍、川芎),以益肾坚骨,益气活血。颈椎病者加枸杞子、葛根;腰椎病者加续断、狗脊。疗程多在1~2月,症状消失,且较少复发。

**(2) 老年人口干症益肾温阳**:老年人口腔干燥症相当顽固,单纯采用养阴生津方法治疗,难以获效。对此,汤承祖常采用温阳益气。口干乃因肾阳不足,阳虚于下,气不化津,津不上承,而并非体内阴液不足,所以单纯养阴生津则如扬汤止沸。本病的特点是口干夜间为著,舌上无津,甚则舌体活动困难,并伴形寒畏冷,两足不温。以温补肾阳之制附子、补骨脂,益气健脾之黄芪、四君子之类,并稍佐养阴之品,口干诸症即可明显改善。若见舌质偏红亦用之无妨,随着口干减轻,舌红亦趋正常,可见口干、舌红非单纯阴虚也。

### 4. 治尿路结石善用麻黄、木贼

麻黄具发汗、退肿、利尿之功,木贼具疏风、清热、退肿之力。汤承祖常将麻黄、木贼二味加入排石方中,治疗尿路结石,疗效颇佳。现代药理学研究证明,麻黄中所含除能松弛支气管和胃肠道平滑肌外,尚能使皮肤、内脏小血管收缩,消除黏膜充血,并且有显著利尿作用。由此推想麻黄也能松弛输尿管平滑肌,并消除或缓解结石嵌顿部位的黏膜充血,加之其所具利尿作用,有利于泌尿系结石的排出。对于木贼,《嘉祐本草》言其"消积块",《本草纲目》言其"去风湿疝痛",《本草求真》言其"形质有类麻黄,升散亦颇相似"。所谓"积块",似可引申为结石;所谓"疝痛"古代不单指睾丸肿痛,也包括腹痛。尿路结石之肾绞痛与古称之疝痛有许多相似之处。加之,木贼与麻黄又有某些类似之处,故以木贼配麻黄,以增强麻黄的排石作用。

〖 经 验 方 〗

### 治慢性再障方

组成:生黄芪 30～60 g,党参 30～60 g,怀山药 20～30 g,黄精 15～30 g,熟地 20～40 g,山茱萸 10～20 g,丹参 15～30 g,当归 15～30 g,川芎 10～20 g,焦谷芽 20～30 g,炙鸡内金 10～15 g,炙甘草 15～10 g。

用法:上药水煎服,日服 2 次。

功效:益气补血。

主治:再生障碍性贫血。

加减:阴虚加桑椹子 15～30 g,制首乌 15～30 g,白芍 15～30 g;阳虚加补骨脂 15～30 g,菟丝子 12～24 g,骨碎补 12～24 g,覆盆子 12～24 g;脾虚有湿加炒苍术 10～30 g,广藿梗 10～20 g。脾胃寒湿加肉豆蔻 10～20 g,吴茱萸 2～5 g;脾虚气滞加广木香 5～12 g(后下),白蔻壳 5～10 g(后下)。出血加参三七 2～5 g,研粉吞服,仙鹤草 20～40 g;遗精加芡实 15～30 g,金樱子 12～14 g。

## 主要论著

汤承祖.略谈湿温症治的几点体会.江苏医药,1976,(1):59～61.

汤承祖,汤淳康.咳嗽医案五则.中医杂志,1980,(6):14～15.

汤承祖.内伤病气虚和血虚的辨证施治.江苏中医杂志,1980,(2):9～13.

汤承祖,汤淳康.中医治愈左肾积水合并绿脓杆菌感染 1 例.中医杂志,1981,(6):21.

汤承祖.阴阳学说在临床实践中的点滴体会.辽宁中医杂志,1981,(3):22～25.

汤承祖. 肝阳虚证治验举隅. 北京中医杂志,1986,(1):7~8.

汤承祖. 阴阳学说之我见. 辽宁中医杂志,1992,(7):15~17.

## 参考文献

[1] 汤淳康,高想. 汤承祖主任医师应用麻黄、木贼排石的经验. 成都中医学院学报,1990,(1):16.

[2] 高想,汤淳康,王陆军. 汤承祖先生学术经验举要. 南京中医学院学报,1992,8(3):162~164.

[3] 汤淳康. 汤承祖治疗慢性再生障碍性贫血的思路与方法—附83例临床小结. 陕西中医函授,1996,(1):3~4.

# 朱良春

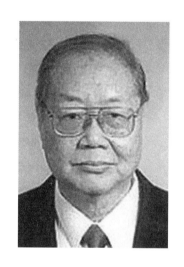

朱良春,男,1917年出生,江苏省镇江人。首批国医大师,江苏省南通市主任医师,南京中医药大学终身教授、博士生导师。曾任南通市中医院院长、首度技术顾问,中国农工民主党中央委员,江苏省政协常委暨南通市政协副主席,中国中医药学会1~2届理事暨江苏省分会副会长,南通市科学技术协会副主席,广州中医药大学第二临床医学院及长春中医药大学客座教授,国家中医药管理局中西医结合治疗非典专家组成员,中国中医科学院学术委员会委员暨荣誉首席研究员,中华中医药学会终身理事,中医教材顾问委员会委员,新加坡中华医学会专家咨询委员,美国中医针灸医师联合会高级顾问等职。

早年拜孟河御医世家马惠卿先生为师,继学于苏州国医专科学校,并于1938年毕业于上海中国医学院,师从于章次公先生,深得其传,从医已逾70载。有感于"中医不中"的现状,于1992年创办了中国第一家民间中医药临床研究所,亲任董事长,研究所坚持走"国医"之路,中医药使用率达98%以上,产生了良好的经济效益和社会效益。朱良春对虫类药潜心研究,1963～1964年在《中医杂志》连续发表了《虫类药的临床研究》,1981年又出版了《虫类药的应用》,首次系统总结了历代运用虫类药的经验,并用于恶性肿瘤、血液病、骨关节病、心脑血管病、肝硬化等诸多疑难重症治疗,收到草木药不易取得的效果,被同道称之为"虫类药专家"。研制的治疗顽痹(类风湿关节炎、强脊炎等)的"益肾蠲痹丸",经30多年的临床观察,疗效较佳,1985年曾系统观察顽痹200例,总有效率为97%,1989年通过省级鉴定,获得新药证书,1991年获国家中医药管理局科技进步奖,同年益肾蠲痹丸的临床实验报告在北京国际传统医药大会上宣读,受到国内外学者的好评,受到原诺贝尔医学奖励基金会纳罗顿斯强主席的首肯。

先后主持省级课题8项;出版专著近10本,在国内外中医期刊发表论文170余篇,已出版的著作有《中医学入门》(合著)、《汤头歌诀详解》(合著)、《传染性肝炎综合疗法》《章次公医案》《现代中医临床新选》(日文版合著)《虫类药的应用》《朱良春用药经验》《医学微言》《章次公医术经验集》等。开发中成药除"益肾蠲痹丸",还有"胃安散""痛宁冲剂""复肝丸"等一系列中药制剂。获得过江苏省人民政府授予"中医药系统先进工作者"、省部级劳动模范和先进工作者等称号。

## 〔学术思想〕

### 1. 倡辨证与辨病相结合

中医的"辨证论治"是针对机体各个部分以及整体的主要功能状态与病理活动,给予综合性的评定,提出恰当的处理。即根据病情,运用四诊八纲,结合病因,加以归纳、分析,区别证候的属性,辨识邪正的盛衰,推测疾病的转归,从而确定治疗原则与具体治疗措施。西医的"辨病论治"则是在寻找病源,明确诊断的基础上,针对病源用药。证候是疾病反映的现象,疾病是证候产生的根源。因此,"证"与"病"是一种因果关系,具有不可分割的有机联系。否定或肯定病和证的任何一方面,都是片面的、不完整的,而两者结合,则是创造新医药学派的重要途径。辨证论治的优点,为不论对如何复杂的病情,都可依据症状,从阴阳消长、五行生克制化的规律中,运用四诊八纲的方法归纳分析,提出综合治疗的措施,但缺点则对疾病产生的具体机制和明确的诊断缺少现代科学依据。另一方面,目前西医学对许多疾病的本质的认识还不够全面透彻,许多疾病的发病机制,还未能完全阐明,如果单纯采取西医学"辨病论治"的方法治疗,有时临床疗效也不理想。如能"辨证"与"辨病"密切结合,研究疾病与证候的关系,探索临床诊治的规律,则相得益彰。

### 2. 首创"浊瘀痹"新病名

基于对经典以及朱丹溪痛风学说的深刻理解,在诊治痛风的长期临床实践中,朱良春首创"浊瘀痹"病名,既区别于西医,又统一于中医痹证范畴。认为痛风发病机制为痰湿阻滞于血脉之中,难以泄化,与血相结而为浊瘀,滞留于经脉,则骨节肿痛、结节畸形,甚则溃破,渗溢脂膏,或郁闭化热,聚而成毒,损及脾肾。

### 3. 提出"顽痹从肾论治"理论

痹证早期虽以风寒湿等邪实为主,但标实的同时即寓有本虚,先天禀赋的不足,肾精的亏虚实乃其发病之本。盖因肾为水火之脏,督统一身之阳。若肾督亏虚,卫阳空疏,则屏障失固,致六淫外邪乘虚入络。而既病之后,机体又无力驱邪外出,致使病邪进一步深入,耗伤气血,病及脏腑及所属五体,内舍于肝肾,而又肝主筋,肾主骨,肝肾精亏,肾督阳虚,筋骨失其充养温煦,导致筋挛骨弱,邪留不去,渐及痰浊瘀血互结,使关节肿胀、畸形,活动受限而成顽痹之候。从顽痹发展的每一个阶段来看,总不离一个"肾"。顽痹"从肾论治"即通过"益肾壮督治其本",提高机体抗病能力,使正胜邪却。加之朱良春倡导"蠲痹通络治其标",其治标之剂多辛温宣散,走而不守,药力难以持久,通过益肾壮督,使药力得以加强,药效得以持久,从而发挥其最佳疗效。益肾壮督包括补益肝肾精血和温壮肾督阳气两个方面。

### 4. 提倡温热病宜"先发制病"

朱良春提倡温热病宜"先发制病",是从各种热病独特的个性出发,见微知著,发于机先,采用汗、下、清等诸法,迅速排泄邪热毒素,促使机体早日康复,提高疗效。这是清热祛邪的一个重要途径,无论邪之在气、在营,或表里之间,只要体气壮实,或无脾虚溏泄之象,或有可下之证,或热极生风,躁狂痉厥者,均可通下逐秽,泄热解毒,既能泄无形之邪热,又能除有形之秽滞。

### 5. 认为慢性久病宜"培补肾阳"

朱良春认为,肾为先于之本,受五脏六腑之精而藏之,是调节各个脏器功能的中心,平衡维系机体矛盾统一的主宰。而肾中真阳,更是生命活动的生化之源,它能温养脏腑,煦缩百骸,肾阳振,肾气足,则精力充沛,百病不生。倘肾阳衰,肾气虚,则必然神气衰惫,倦怠无力,百病丛生。同时慢性久病,体气亏虚,传变及肾,也必然耗损肾之阴阳,所谓"穷必及肾""久必及肾"。因此,许多慢性久病的治疗上,都与肾之阴阳的亏损有关,而培补肾之阴阳,往往能起到显著的疗效。

【 临床经验 】

## 1. 肠胃系病

**(1) 治慢性萎缩性胃炎标本同治、补中疏滞**:慢性萎缩性胃炎属中医"胃痞"范畴,其病机多为本虚标实,本虚指中焦虚衰,包括脾胃气虚、阳虚、阴虚,标实则指湿阻、气滞、血瘀。朱良春将慢性萎缩性胃炎分为脾虚挟瘀、阴虚木横、阳虚挟湿三型辨治,分别予以益气化瘀、养胃制肝、温脾化湿法治之。若病理报告见有肠上皮化生或不典型增生者,均应加用刺猬皮、炮山甲、白花蛇舌草、半枝莲以软坚散结,潜消瘜肉,化瘀行滞,清解热毒。疼痛者,应加用活血化瘀、散结止痛之失笑散;脘腹胀者,必加徐长卿,以行气消胀,缓急止痛。玉蝴蝶、凤凰衣,有补虚、宽中,消除慢性炎症及促进食欲之功,多屡用得效。

**(2) 治慢性结肠炎制肝健脾、化滞涩滑**:朱良春认为慢性结肠炎病位虽在肠,但相关多脏之功能,盖肺和大肠相表里,脾胃为气机升降之枢纽,相关大肠之传导,又因肝司疏泄,脾主运化,肝气横逆太过则伤脾,运化失司则痛泻由生,故本病"肝郁脾弱乃其本,痰瘀滞留乃其标"。故久泻咎于脾虚,久泻病在气机。他注重运枢机、制肝木、健脾胃、化痰瘀、涩滑脱,首创"仙桔汤"方,应用于临床,随证加减,疗效颇著。肝郁脾滞,湿热蕴结者,加柴胡;有失禁不固者加诃子肉,或石榴皮;腹痛甚者白芍加倍;气虚甚者加党参、黄芪、升麻。

**(3) 治顽固性便秘通补活用**:顽固性便秘病因复杂,古有"阳结""阴结"之分,阳结为热证、实证;阴结为寒证、虚证。究其病机多责之枢机不转、运传失常所致。有中气不足,推运无力或寒邪痼闭而秘;有津伤血耗,肠燥失润而秘;有胃失和降,腑气不通而秘;有湿热阻滞或食积气滞而秘;更有肝郁或木气之体,肝失疏泄条达致秘等。

顽固便秘时医者多用泻下攻伐之剂,然多见初用有效,继用无效,久用相反的转归。故长期依赖泻药或灌肠通便的患者,病延日久,中气大伤。朱良春治疗顽固性便秘用法灵活,或用补法,或用消法。如常用塞因塞用之法,即以补法治疗顽固性便秘,或选用仲景理中丸(汤)加味,或选局方四君子汤加味治疗脾胃虚弱,不任攻伐,气机逆乱,运化无权,脾不升清,胃不降浊之证。体肥便秘者属中医之痰秘、风秘之说,多因饮食不节,嗜食油腻或静多动少,体内积湿生痰,痰阻气机;或湿痰化热,湿热胶结,遏阻腑气;亦有脾胃气虚,运化失常,饮食物"化失其正",痰浊内生遏阻腑气。朱良春治疗此证,取《金匮要略》皂荚丸合危亦林皂角丸之意,自拟"皂角牵牛丸",药用炙皂荚子、炒枳壳、砂仁、广木香、牵牛子、莱菔子等份为末,炼蜜为丸,每丸约重 3 g,早晚饭前枣汤或米饮送吞 1 丸,每治肥人风秘、痰秘、气秘,取效甚速,久用无副作用,减其量或据大便增减药量,治疗老年形体丰腴者便秘疗效亦佳。

木气之体多见儿童,小儿稚阴稚阳"肝常有余,脾常不足",临床多见肝强脾胃弱,肝木气旺,木旺侮土,升降逆乱,运传失常,糟粕不能顺降而滞于肠道,加之饮食不节,喂养无方,脾胃更伤,土虚木贼,遂渐成郁秘,朱良春常用平肝和胃之法治疗小儿便秘。

**(4) 治胃下垂升阳疏肝:**久患胃疾,脾胃虚弱,中气久虚,水谷精微无力推动,日久水湿中阻,故胃虚之证多见夹湿,湿浊不得宣化,清阳岂能上升。基于此,朱良春治胃补虚必兼宣化湿浊,如治胃下垂,自拟苍术饮,即一味炒苍术,每日 20 g,滚开水冲泡,少量频饮代茶,配合服用"升阳举陷,疏肝解郁"基本方,方中有 7 组对药:苍术、白术为对,炙黄芪、炒枳壳为对,升麻、苍术为对,升麻、柴胡为对,柴胡、炒白芍为对,茯苓、白术为对,陈皮、甘草为对,临床随证稍于出入,屡收殊效。

## 2. 肝胆系病

**(1) 治胆石症疏清通利排石:**胆石症临床多以右胁痛的为主,引及右肩背。朱良春深谙治胁痛以重视气机升降为特点,认为肝气从左而升,必赖肺气之肃降,而肺气从右而降,亦必赖肝气之升发,两者升降相因,脾胃居其中乃气机升降之枢纽,共同维持着人体生命活动的动态平衡。对久病体弱寒热夹杂,气机升降失常的胆石症患者自拟"疏清通利排石汤",药用柴胡、九香虫、徐长卿、延胡索、郁金、青蒿子、蒲公英、石见穿、冬葵子、赤芍、鸡内金、芒硝。胆石病合并胆囊炎、胃病,久服苦寒疏利药伤及肝阴,或因胆道手术损伤肝阴,术后仍复发胆石。乃因肝阴不足,常发两胁疼痛,食后尤甚,稍食刺激物即痛剧,胃纳较差,此属肝胆气机不畅或受阻而发于胁痛。此证为胆病及胃,而影响胃之受纳,为木盛乘土之意。辨证应遵"损其肝者,缓其中""肝苦急,急食甘以缓之"之旨,治以甘缓和中之法,方仿仲景芍药甘草汤变化,自拟"甘缓和中汤",药用生白芍、甘草、蒲公英、九香虫、乌药、芒硝、郁金、川楝子、瓜蒌仁等。

**(2)治肝硬化早期健脾升清、后期消滞运脾:**肝郁脾虚型为各型慢肝或早期肝硬化等,久病及脾,致中气、肝气长期受损,肝功能长期异常,出现一系列的脾虚中气不足之证,故治疗上重在治脾胃,升清,选用柴胡、郁金为对,茯苓、白术为对,当归、白芍为对,配合自拟复肝丸以养正消癥。脾肾阳虚型乃气血瘀滞,肝脾久伤,由脾及肾。此型亦用复肝丸为主,拟用煎剂取景岳右归丸之意,合东垣当归补血汤加减,药用熟附片、鹿角霜为对,熟地黄、菟丝子为对,黄芪、当归为对,干姜、淫羊藿为对,党参、茯苓为对,炒白术、甘草为对,有轻度腹水加大剂量益母草100 g(代水)、泽兰为对,可补虚兴阳,温而不烈,固肾填精,涩而兼润,秘摄真元,补而能固,益气化瘀,补中有通。肝肾阴虚型,因邪毒久羁,肝血亏耗,肾阴损伤,热郁脉络。予益胃生津,养阴润肺之法,药用生地黄、枸杞子为对,天门冬、生白芍为对,女贞子、旱莲草为对;若阴虚阳亢,热伤阳络,出血较多且频,加阿胶、水牛角为对;齿衄不止,加大剂量地骨皮602 g,白茅根100 g为对(煎汤含漱止血);脾肿较甚,质地较硬,加玄参、生鳖甲为对。待诸症大减时,即配合复肝丸汤丸并进,以提高养正消癥的疗效。寒湿夹瘀型早期肝硬化,常迁绵不愈,此型有一派寒湿夹瘀内阻,阳气不宣,土壅木郁之征,且肝功能严重损害,黄疸指数、转氨酶均高等,颇似阳黄之假象,方拟温化寒湿,疏肝运脾,行瘀利胆。方用仲景茯苓四逆汤加减化裁,药用熟附片、干姜为对,茯苓、甘草为对,白术、豨莶草为对,配合复肝丸口服。

慢性肝病肝肾阴虚型,随着病程迁延,则清阳不能敷布,阴精不能归藏,终致肝硬化腹水,责之阴损及阳或阴阳两虚。此型用一贯煎化裁,用药不独滋肾养血,多兼顾平调脾胃或甘淡补脾,以助运化功能。同时,根据气滞、血瘀、水阻的偏盛,分别选伍达药且方简效宏,突出葫芦子、楮实子为主药。"阴虚腹水"有肝肾阴虚和阴虚湿热两型之分,前者一般以葫芦子、楮实子配四君子汤去甘草加淮山药,或加切合实际之药,如选用北沙参、珠儿参、杏仁、枇杷叶、鲜石斛、芦茅根等,润养开肺,助气化以利小便。后者为正虚邪实,补正则壅中,攻邪则伤正。法拟攻补兼施,补中去水,徐图效机。药用菴藺子、楮实子、淮山药、生黄芪、党参、茯苓、炒白术、干蟾皮、赤小豆、葫芦瓢;亦可用楮实子、菴藺子合清热解毒,祛湿化浊之甘露消毒丹加减。肝病日久,疏泄不及,损及脾肾,以致命火不足,气化失司,渐成腹水,而致脾肾阳虚之证,治宜温补脾肾,益气化瘀,佐以利水,药用菴藺子、生黄芪、当归、制附片、干姜、茯苓、生白术、仙灵脾、丹参、益母草、泽兰叶等。

**(3) 治黄疸急者生津去瘀、缓者疏肝和营**:急性黄疸往往叠进苦寒大剂清热解毒利湿中药,但黄疸仍久稽不退,唇燥起屑,舌红少苔,肝功能长期不正常,究其原因乃过用苦寒,伤脾败胃,且苦燥伤津。盖因津血同源,伤津则血瘀,治当生津散结去瘀为主。若固执于清热利湿解毒一端,或受似是似非症状所囿,造成变证,临床屡见不鲜。朱良春自拟"当贝苦参黄硝丸",方由当归、贝母、苦参、大黄、硝石、豨莶草、刘寄奴等组成。肝郁脾湿久结不解,肝胆失于正常疏泄,至黄疸久治不退,临床亦屡见不鲜。

黄疸久稽,多肝胆瘀阻,其证属实,宜在疏肝解郁的同时佐以和营通络。治疗此型黄疸应不忘正虚之本。所拟"刘莶逍遥五苓汤"由刘寄奴、豨莶草、茵陈、柴胡、白芍、白术、茯苓、制香附、郁金、泽兰、泽泻等药组成。慢迁肝或早期肝硬化患者因寒湿夹瘀,黄疸久治不退者,治拟温化寒湿,疏肝运脾,和瘀利胆之法,方用仲景茯苓四逆汤去人参加白术,以助化气行水,并加用退黄专药刘寄奴、豨莶草。

**(4) 治胆囊炎平调寒热、通降气机**:慢性胆囊炎久治不愈,胆胀胁痛,迁延日久,中阳不运,湿从寒化,寒湿内阻,土壅木郁,疏泄失司,寒热错杂,胆热胃寒者,朱良春治疗此型每用平调寒热,通降气机之法,取仲景"柴胡桂枝干姜汤"之意,自拟"柴胡桂姜胆草汤",药用柴胡、桂枝、干姜、瓜蒌仁、生牡蛎、龙胆草、生甘草。嘱痛时嚼服生吴萸,黄疸加茵陈,夹胆石者加郁金、金钱草。慢性胆囊炎急性发作者,多见寒热夹杂、胆热胃寒或寒湿中阻、土壅大郁等症状,但临床亦多见湿热中阻,三焦不利,或湿热内蕴,气机阻滞者,当拟利胆清热,宣畅气机为治则,自拟"青蒿茵陈汤",药用青蒿、茵陈、黄芩、陈皮、旋覆花、生甘草。

### 3. 泌尿系病

**(1) 治慢性肾炎补益脾肾、清热利湿**:慢性肾炎的致病因素比较复杂,脾肾两虚为发病的内在因素,风寒湿热为其诱因,而脏腑、气血、三焦气化功能失调乃是构成本病的病理基础,治疗当标本兼顾。若水肿难消,蛋白尿缠稽难除,病情反复,并易于感冒者,多为正虚而邪着未去,内湿外湿相合,留恋气分,弥漫三焦,郁而化热,加之肾气亏虚,致疾病缠绵难愈。治当在补益脾肾之剂中参入清利湿热之品,如白花蛇舌草、六月雪、菝葜、漏芦、荠菜花、薏苡仁、石苇、龙葵等;湿热内蕴,肾气不固,精气外泄而致蛋白尿者,单补不泻,则愈补愈涩。邪不得去,正不得安;单泻不补,则愈泻愈虚,正气不固,邪毒羁留。故拟方固摄利水并用,并补中寓泻,泻中寓补,而成通补开合之剂。临证常用益智仁、金樱子、南芡实、乌梅炭、五味子,配合六月雪、菝葜、玉米须、泽泻、土茯苓、车前子等清利之品;病久肾气亏虚兼血瘀之证,且水肿长期顽固不消者,治疗须在温肾健之中,参入益气化瘀之品,自拟"益气化瘀补肾汤",方用生黄芪、全当归、川芎、红花、仙灵脾、川断、怀牛膝、石苇、益母草,临床可根据辨证略作加减。

**(2) 治泌尿系结石新病清利化湿、久病补肾通淋:**石淋为下焦湿热蕴结,气滞血瘀,湿热久留,又每易耗伤肾阴或肾阳。故新病应清利湿热,通淋化石,久病则需侧重补肾或攻补兼施,抓住肾虚,气化无力,水液代谢失常,杂质日渐沉积形成结石之病机。自拟通淋化石汤,药用金钱草、海金沙、鸡内金、石见穿、石苇、冬葵子、芒硝、六一散、桂枝、茯苓。血尿加琥珀末、小蓟,重者加苎麻根、白茅根;发热加柴胡、黄芩;尿检有脓细胞者加败酱草、土茯苓;剧痛者加延胡索、地龙。结石病久或久服清利药伤阴而致气阴两虚者,宜调补扶正。因扶正者,治肾也,治肾者增液补气也。感染急发时祛邪为主,祛邪者治膀胱清湿热也,又因气化原由阴以育,故调气排石当育阴以化气增液为主,益气为辅。尤其久治不愈,久服清利中药伤及阴津者,必须增液益气排石并用。自拟益气排石汤,药用玄参、麦门冬、升麻、牛膝、桂枝、白芍、鸡内金、金钱草、石苇、冬葵子。有血尿者加琥珀、小蓟或白茅根、墨旱草。石淋久治不愈而见脾阳虚衰者,予济生肾气丸加鸡内金、金钱草、海金沙加减;并发肾积者,合用五苓散。

**(3) 治泌尿系感染初起清利湿凉血、后期益肾固摄:**淋证之始,其来势骤急,多居邪实,常多于湿,热结于膀胱,气化不利;热毒炽盛,入于血分,动血伤络,血溢脉外,与溲俱下,可见尿中带血。故疾病初起,主张清热利湿的同时,加用凉血之品,如生地榆、生槐角、大青叶等,因凉血有助于泄热,遣用苦寒剂,多能挫邪于病始,可迅速复旧如初。自拟"清淋合剂"(生地榆、生槐角、半枝莲、白花蛇舌草、大青叶、白槿花、飞滑石、生甘草)。热淋迁延日久,缠绵不解者,除湿热留恋,气机郁滞,膀胱气化失司外,往往存在气阴的暗耗。久病湿困,热势可相对趋缓,但湿热滞留不去,复加苦寒清燥,多易耗伤气阴。正气不足,祛邪乏力,又更使湿热蕴遏。

用药不可妄投苦寒,宜用甘淡通利,顾及气阴。一般药用土茯苓、白槿花、鸭跖草、白花蛇舌草、萆草、虎杖、石苇、泽泻、滑石、车前草等渗湿通利之品。在淡渗通利的前提下,伍以生黄芪、太子参、怀山药、女贞子、生地黄、川石斛等补益气阴。

淋证后期,肾气虚弱,可致淋证时作时止,过劳即发而成劳淋之证。因病久正气亏耗,肾气不足,封藏失职,应予益肾固摄。然湿热虽挫,瘀浊残留,隐患不除,故还须泄化瘀浊。故劳淋的治疗,当以益肾固摄为主,辅以泄浊化瘀,方能奏效。常选用仙灵脾、淡苁蓉、炙蜂房、菟丝子、潼沙苑,配伍生熟地、怀山药、女贞子、山萸肉等益肾固本,阴阳并调。佐用粉萆薢、生薏苡仁、茯苓、丹参、败酱草、赤芍等泄化瘀浊。若阴虚内热者加知母、黄柏;阳虚者加鹿角霜、附子、肉桂。

**(4) 治前列腺增生宣阳温通:**前列腺增生症归属中医之"癃闭"范畴,其病机为三焦气化失职,是假实真虚、本虚标实的膀胱有水不通证。肾和膀胱是气化和开合的表里关系,故癃闭的病位在膀胱和肾。朱良春选"宣阳汤"和"温通汤"合方组成宣阴温通汤,药用生黄芪、刘寄奴、仙灵脾、麦门冬、威灵仙、炒川椒目、地肤子、炒小茴,统治肾阳虚损,寒结水道或气虚湿阻,气虚血瘀致三焦气化失常,小便不通症。选"济阴汤"合"寒通汤"组成济阴寒通汤,药用熟地、知母、黄柏、地肤子、龟板、生白芍、滑石、仙灵脾、刘寄奴,统治阴分虚损,阴虚湿热与血虚血热,或下焦实热瘀结导致膀胱水道阻塞,小便滴沥不通症,并创"芒硝半夏液"用纱而蘸敷关元穴,配合以上两法,能提高疗效。

### 4. 肺系病

**(1) 治肺结核攻补兼施、祛瘀保肺:**朱良春治疗肺结核取张锡纯攻补兼施治疗痨瘵的"十全育金汤"和张仲景血瘀的"大黄䗪虫丸"之意,创制"地榆萆草汤""外敷肺痨膏"配合保肺丸治疗。保肺丸由地鳖虫、紫河车、百部、制首乌、白及、生地榆、萆草、黄精等组成。长期发热者配合"地榆萆草汤"(生地榆、怀山药、青蒿子、萆草、百部、甘草)。顽固性肺结核或空洞,配合"外敷肺痨膏"(干蟾皮、壁虎、乳香、没药、蜈蚣共粉碎)。肺结核病用抗痨西药治愈后,多数体质未能康复,此时用保肺丸以培土生金。

**(2) 治外感久咳清肺定喘:**治疗风热流感、支气管炎、肺炎久咳而偏于痰热者,自拟清肺定咳汤,药用金荞麦、鱼腥草、白花蛇舌草、天浆壳、化橘红、苍耳子、枇杷叶、生甘草,有清肺、化痰、定咳、退热之效。高热咽喉肿痛、脸肿目赤加蝉衣、僵蚕;恶寒者,加炙麻黄;高热便秘者,加牛蒡子或生大黄;咳喘甚者,加葶苈子、桑白皮。风寒久咳者,自拟旋覆夏麻芍草汤,药用旋覆花、生半夏、生麻黄、茯苓、生姜、生白芍、甘草为基本方。咽痛喉痒者加桔梗、前胡、薄荷;恶风、食少乏力、手足不温者加徐长卿、荆芥;久咳痰少黏稠加浙贝、桑叶。

### 5. 痹证

**(1) 治坐骨神经痛散寒祛瘀**:原发性坐骨神经痛属寒瘀证候者,自拟寒瘀湿痹汤,药用生川乌、桂枝、炒白术、生白芍、生甘草、干姜,酒水煎服。另患处外擦方:由生马钱子薄片、生草乌片煎水取汁加用食用陈醋混合,用纱布蘸擦痛处。坐骨神经痛若因误治或药不对症而致肝肾虚损,不能荣养经络,病延日久,寒热夹杂,虚实共见之证,拟加减曲直汤为基本方,药用炙山茱萸肉、生地、生白芍、鸡血藤、知母、当归、乳香、威灵仙、生甘草、制附子、肉桂、生黄芪。

**(2) 治强直性脊柱炎温肾壮督、散寒通络**:朱良春认为本病的本质是肾督亏虚,其病变部位主要在脊柱、腰尻。腰为肾之府,腰以下为尻,尻亦属肾;又脊柱为一身之骨主,骨的生长发育又全赖骨髓的滋养,而骨髓乃肾中精气所化生,故肾中精气充足,骨髓充盈,骨骼发育正常,坚固有力;肾中精气不足,骨骼空虚,则骨质疏松,酸软无力。督脉"循背而行于身后,为阳脉之总督""督之为病,脊强而厥",故本病与肾督密切相关。故其病理特点以肾督亏虚为本,寒湿痰瘀阻于经脉为标,治疗宜标本同治,在益肾壮骨,荣筋强骨的基础上,蠲痹通督,泄浊祛瘀。朱良春依所临床经验,将其分为两大证型。① 肾督阳虚,寒湿瘀阻证,治宜温肾壮督,散寒通络,方用鹿角霜、仙灵脾、生黄芪、补骨脂、骨碎补、生熟地、露蜂房、制川草乌、川桂枝、炙蜣螂虫、炙蜈蚣、鹿衔草、甘草。另加服益肾蠲痹丸。寒湿重者,制川草乌加大剂量,加炙乌梢蛇;背脊拘挛疼痛加白芍、宣木瓜;脊柱刺痛、痛位固定、舌紫或有瘀斑者,加桃仁、红花;颈椎疼痛明显者加葛根;腰椎痛剧者加地鳖虫、川断、金狗脊;脊柱僵硬、强直者加醋山甲、威灵仙;脊柱畸形者加炒白芥子、皂角刺;对停用激素出现畏寒肢冷者加淡附片、巴戟天。② 肾督阴亏,湿热瘀滞证,治宜滋养肝肾,清化湿热瘀滞。方用生熟地、龟板、枸杞子、肉苁蓉、紫河车、全当归、赤白芍、鸡血藤、广地龙、炙僵蚕、川桂枝、青风藤、炙全蝎、甘草。另加服益肾蠲痹丸。累及其他关节肿痛、舌苔黄腻,湿热邪重者,去熟地、龟板,加土茯苓、生薏苡仁、萆薢;发热,热毒邪重者,加寒水石、知母,或水牛角;兼见血沉、抗"O"异常者加葎草、虎杖;阴虚内热明显者,生地用,加炙鳖甲(先煎)、左秦艽;肝肾精血亏虚明显者,加阿胶(烊服)、山萸肉;脊柱疼痛明显者加炙乌梢蛇、炙蜂房;强直者加炮山甲。

**(3) 治颈椎病益肾壮督、蠲痹通络：**益肾蠲痹丸是以温肾壮督、钻透逐邪、散瘀涤痰(地黄、当归、仙灵脾、肉苁蓉、鹿衔草、老鹳草、寻骨风、徐长卿)和血肉有情之虫类药(全蝎、蜈蚣、蜂房、炙乌梢蛇、地鳖虫、僵蚕)配伍而成,功能益肾壮督,蠲痹通络,标本兼顾,攻补兼施。对颈椎病属神经根型,中医辨证属痹证型或混合型,配伍汤剂,阳虚者配合阳和汤加减,阴虚者配合六味地黄汤加减,疗效卓著。颈椎病证见肝阴不足致肝风上扰,而发于春令或恼怒之后,多属新痹。当责之于肝,治宜柔肝、平肝、通络。方拟"豨莶芍草汤",药用豨莶草、赤白芍、制首乌、葛根、牛蒡子、钩藤、刺蒺藜、僵蚕、甘草、蝉衣。肝肾虚损,气血不足,风寒湿夹痰瘀闭阻经络,气血运行受阻或不畅而成颈椎病者,治宜补虚逐痹法,方选六味地黄汤加味(生熟地黄、山茱萸、怀山药、鸡血藤、茯苓、牡丹皮、泽泻、党参、木瓜、生白芍、川石斛),配伍"益肾蠲痹丸"。

**(4) 治痛风泄化浊瘀：**痛风多以中老年,形体丰腴,或有饮酒史,喜进膏粱肥甘之人为多。关节疼痛以夜半为甚,且有结节,或溃流脂液。从病因来看,受寒受湿虽是诱因之一,但不是主因。湿浊瘀滞内阻,才是其主要病机,且此湿浊之邪,不受之于外,而生之于内。因患者多为形体丰腴之痰湿之体,并用嗜酒、喜啖之好,导致脏腑功能失调,升清降浊无权,因之痰湿滞阻于血脉之中,难以泄化,与血相结而为浊瘀,闭留于经脉,则骨节肿痛,结节畸形,甚则溃破,渗溢脂膏。或郁闭化热,聚而成毒,损及脾肾,初则腰痛,尿血,久则壅塞三焦,而呈"关格"危候。治疗上坚守"泄化浊瘀"的法则。土茯苓、草薢、薏苡仁、威灵仙、泽兰、泽泻、秦艽是泄浊解毒的良药,伍以赤芍、地鳖虫、桃仁、地龙等活血化瘀之品,则可促进湿浊泄化,溶解瘀结,推陈致新,明显改善症状,降低血尿酸浓度。蕴遏化热者,可加清泄利络之萆草、虎杖、三妙丸等;痛甚者伍以全蝎、蜈蚣、延胡索、五灵脂以开瘀定痛;漫肿较甚者,加僵蚕、白芥子、陈胆星等化痰药,可加速消肿缓痛;如关节僵肿,结节坚硬者,加炮甲、蜣螂、蜂房等破结开瘀,既可软坚消肿,又利于降低血尿酸指标。如在急性发作期,宜加重土茯苓、草薢之用量,并依据证候之偏热、偏寒之不同而配用生地、寒水石、知母、水牛角等以清热通络;或加制川乌、制草乌、川桂枝、细辛、仙灵脾、鹿角霜等经温经散寒,可收消肿定痛、控制发作之效。体虚者,又应选用熟地黄、补骨脂、骨碎补、生黄芪等以补肾壮骨。至于腰痛血尿时,可加通淋化石之品,如金钱草、海金沙、芒硝、小蓟、茅根等。

**(5) 治干燥综合征养阴培土滋肾**：干燥综合征多因先天禀赋不足,肝肾阴精亏虚,精血不足,阴津亏耗,不能濡润脏腑、四肢百骸;或因情志失调,肝郁化火,火热伤津成燥;也有因反复感受燥邪或过多服用燥热药物,积热酿毒,灼伤津液,化燥而成。朱良春推崇近代中医大家冉雪峰"燥甚化毒"之说,认为此病之燥,虽有燥证之象,又非外感燥邪或某种因素直接所致,实乃燥邪日盛,蕴久成毒,煎灼阴津,伤及胃、脾、肝、肾等脏腑,导致津伤成燥,燥盛伤津,互为因果,缠绵难愈。临证分为三型。

1) **燥热内盛,肺胃津伤型证**：治仿一贯煎、清燥救肺汤意化裁。药用穿山龙、生地黄、沙参、麦门冬、党参、石斛以清养肺胃,生津润燥。生白芍、枸杞子、金银花、菊花、土茯苓、寒水石、甘草等。其中穿山龙、生地黄用量较大,常达 40~50 g。

2) **脾胃阴伤,燥热内生证**：治以益脾养胃,生津润燥。药用石斛、沙参、黄精、山药、玄参、天花粉、生首乌、蒲公英、玉蝴蝶、枸杞子、谷芽、麦芽、决明子、瓜蒌仁、甘草等。治疗此证型时,朱良春推崇张锡纯之"淡养脾阴"的观点,注意补脾阴、养胃津、行中气、通腑气。

3) **肝肾阴虚,虚热内生证**：治以滋养肝肾,清热润燥,佐通络止痛。药用生地黄、女贞子、墨旱莲、生白芍、枸杞子、桑寄生、鸡血藤、威灵仙、知母、黄柏、白薇、甘草等。肾藏精,肝藏血,肾阴为一身阴液之根本,故滋养肝肾之阴乃治其本,肾阴渐复,则肺胃脾之阴亦充。

干燥综合征的治疗大法就是甘寒养阴、甘凉培土、甘淡健脾。根据具体症状随症加减,如关节疼痛常加穿山龙、威灵仙、鹿衔草、地鳖虫、豨莶草等;视物模糊加谷精草、木贼草、密蒙花等;口腔溃疡加人中白、人中黄、西瓜霜;有低热常加白薇、十大功劳叶、银柴胡等;乏力明显加太子参或黄芪等;燥毒内盛(发热、舌红绛、脉细数、干咳无痰,或少痰)加芦根、黄芩、生石膏、知母、金荞麦等;关节疼痛、舌质暗红常加鬼箭羽、丹参、桃仁、水蛭、赤芍等。

## 6. 妇科病

**(1) 治闭经调冲补虚**：朱良春认为经水不行不外虚、热、痰、气、寒、瘀六因,分别取张锡纯调理冲脉论治妇科病的特色、朱丹溪以痰湿论治妇科的特色、傅青主以肝郁论治妇科病的特色,并结合自己的临床经验治疗各种闭经。气血亏虚,冲任失调,强调养正为通,治拟调冲补虚,方用"理冲汤"加减,药用生黄芪、炒白术、党参、鸡内金、怀山药、三棱、莪术、当归、肉桂、鹿角胶、紫河车粉。痰证迁延,易占居血海,而成闭经,此型强调温化为通,治拟温化痰湿,药用苍白术、茯苓、生半夏、制香附、制南星、黄芩、陈皮、甘草。肝郁不解，易导致闭经，而肝血不足、脾气不振是其内因，故治疗此型时，在疏肝理气的同时，应配合养肝血、健脾气之法，常用有效方如"解郁汤""开郁种玉汤""顺肝益气汤""完带汤"等方加减。

**（2）治功能性子宫出血补气摄血为本：** 崩漏之气虚指中气虚弱，气不摄血；阳虚指脾肾阳虚。对于气阳虚两证，朱良春在"固冲汤"的基础上演变成"固冲温补汤"，药用炙黄芪、山萸肉、炒白术、乌梅、海螵蛸、艾叶、阿胶、茜草、炙甘草、血余炭，脾肾阳虚者酌加制附子、炮姜炭、鹿角霜。血热阴虚型崩漏中，其阴虚肾水不足，除先天禀赋不足外，多见化源不足，即脾虚不能生血或房劳过度、生育过多、五志化炎等。郁热乃因气郁化炎，木失条达，肝气横逆，疏泄太过而致崩漏。治拟解郁清肝之法，自拟"安冲清补汤"，药用生黄芪、炒白术、大生地、川断、白头翁各 18 g，茜草、生白芍、海螵蛸、贯众、生地榆。

**（3）治带下清热利湿、温经固带、益气祛瘀：** 湿热带下，清热利湿止带。药用椿根皮、生柏叶、当归、浙贝、苦参、泽泻、白芷、荜澄茄组成。赤白带下加墨旱莲、小蓟滋阴凉血，且助柏叶以止赤带；少腹痛多肝经湿热，酌加淡吴茱萸 2 g，并加炒小茴以奏泄肝、理气、行滞之用；腹痛加杭白芍、延胡索以活血镇痛；有寒热加柴胡、白薇；肝经湿热阴中奇痒加白芷、防风、赤芍、白蒺藜；证属脾胃湿热带下秽恶如脓加三妙丸；量多重用泽泻；带秽阴内灼热，加马齿苋或白花蛇舌草各 30 g；新病带下去椿根皮易三妙丸。

阳虚水带，治温经止带。选仲景"温经汤"加减为基本方，药用淡吴茱萸、干姜、当归、白芍、姜半夏、党参、炒苍术、炒小茴香、杜仲、补骨脂。带多清稀夹尿液，加海马或露蜂房、鹿角霜；带稠量多无秽气乃属脾湿下注，加淮山药、海螵蛸、煅龙骨、牡蛎；带下赤白无秽，加山茱萸、瞿麦；虚寒较甚加附片、桂枝、倍干姜；水带如崩加棉花根煎代水，并倍鹿角霜、党参量，以上提下举，固涩并用。

气滞血瘀型带下，拟"理中汤"加减，基本方为生黄芪、党参、生白术、淮山药、鸡内金、三棱、莪术、制香附、郁金。带下秽黄、腰腹隐痛、少腹坠胀、月经量多、尿频或伴低热，加金银花、连翘；带下清稀、尿频、腰腹隐痛、恶寒，加制附片、桂枝、乌药；经色紫黑有块、痛经、少腹坠胀伴低热，瘀象较显加水蛭。

**7. 心血管病**

**（1）治高血压病祛瘀益气、敛肝息风：** 高血压病因病机虽有多种，但总以肝肾阴阳平衡失调，阴虚阳亢为主要关键，临床上气虚夹痰瘀亦是主要病机之一。

气虚则血运无力,血流不畅久而成瘀;气虚则运化无能,膏粱厚味变生痰浊,乃致气虚痰瘀互为因果。故朱良春自拟"双降汤",药由水蛭、生黄芪、丹参、生山楂、豨莶草、广地龙、当归、赤芍、川芎、泽泻、甘草组成。

高血压病肝肾阴虚,肝阳上亢,一般临床多选用张锡纯之镇肝息风汤,而朱良春认为高血压的发病机制是以内因为主,其病变主要在肝,因此治肝、调肝,尤其是敛肝是治疗本病的关键。故则结合清代善用乌梅敛肝的"知梅学究"刘鸿恩经验,在镇肝息风汤中用乌梅易白芍,因白芍敛肝力微,故重用乌梅以敛肝阳、肝风,提高疗效。

**(2) 治失眠平肝安神、辅以温阳:**顽固性失眠多责之思虑劳倦、情志失调、素体虚弱、久病虚损、胃中不和等因,使气血、脏腑功能失调所致。若肝血肝阴两虚或肝胃不和或土壅木郁、胃失和降等因,导致心失所养,气机逆乱,肝阳偏亢,上扰神明,发为顽固失眠者,自拟"半夏枯草煎",由姜半夏、夏枯草、薏苡仁、珍珠母为基本方,并随证化裁。肝血不足加当归、白芍、丹参;心阴不足加柏子仁、麦门冬、琥珀末;心气虚加大剂量党参;有痰热之象加黄连;脾肾阳虚,健忘头晕、肢倦纳差或兼阳痿,加蜈蚣量及鸡血藤;手足多汗或彻夜不寐者,配伍脚踏豆按摩法如下:赤小豆、淮小麦,每晚睡前共放铁锅中文火炒热,倒入面盆中,嘱患者赤脚坐着,左右轮番踩踏豆麦,每次半小时,此豆麦可反复使用多日,不必易换。

顽固性失眠虚多实少,脾肾两虚或心脾两虚者,朱良春指出不应一单纯使用养阴、安神、镇静之药,应适当加入桂附一类温阳兴奋药。自拟"甘麦芪仙磁石汤",药用甘草、淮小麦、炙黄芪、仙灵脾、五味子、灵磁石、枸杞子、丹参、远志、茯苓,彻夜不眠者加蝉衣。湿热内蕴或郁怒后不寐者,均以温胆汤加味治之。湿热内蕴或胆虚痰热不寐者,加龙胆草;胆寒虚烦、心胆虚怯不寐者,加钩藤、葛根、苏叶、龙骨、牡蛎;气郁生痰,痰气相搏发为不寐者,加龙骨、生牡蛎。

## 【经 验 方】

### 1. 仙桔汤

组成:仙鹤草30 g,桔梗8 g,白槿花、炒白术、炒白芍各9 g,广木香5 g,秦艽10 g,炒槟榔1.2 g,乌梅炭、甘草各4.5 g。

用法:上药煎服,每日1剂。

功效:升清降浊,补脾敛阴,清化止泻。

主治:慢性痢疾、结肠炎、慢性泄泻属脾虚夹湿热者。

## 2. 皂角牵牛丸

组成:炙皂荚子,炒枳壳,砂仁,广木香,牵牛子,莱菔子各等份。

用法:将上药研细末,炼蜜为丸,每丸约重 3 g,早、晚饭前枣汤或米饮送服 1 丸。

功效:润燥通便,逐痰涤垢。

主治:肥人风秘、痰秘、气秘、老年形体丰腴者便秘。

## 3. 疏清通利排石汤

组成:柴胡、九香虫各 6 g,徐长卿、延胡索、郁金、青蒿子各 15 g,蒲公英、石见穿各 30 g,冬葵子、赤芍、鸡内金各 10 g,芒硝(分冲)4 g。

用法:上药煎服,每日 1 剂。

功效:疏清通利,排石定痛。

主治:胆石症。

## 4. 甘缓和中汤

组成:生白芍 15 g,生甘草、炙甘草各 10 g,蒲公英 30 g,九香虫、乌药、芒硝 (分冲)各 5 g,郁金、川楝子、瓜蒌仁各 12 g。

用法:上药煎服,每日 1 剂。

功效:利胆排石,和中止痛。

主治:胆石症合并胆囊炎、胃病,久服苦寒疏利药伤及肝阴,或因胆道手术损伤肝阴,术后仍复发结石。

## 5. 复肝丸

组成:① 紫河车、红参须各 20 g,炙地鳖虫、炮山甲、广郁金各 24 g,参三七 12 g,生鸡内金、广姜黄各 18 g。② 虎杖、石见穿、蒲公英、糯稻根各 120 g。

用法:将①组药物共研为极细粉末,再将②组药物煎取浓汁泛为丸。每服 3 g,每日 3 次,餐后开水送下,或以汤药送服。1 个月为 1 个疗程。

功效:化瘀消癥,扶正祛邪。

主治:早期肝硬化肝功能损害,肝脾大,或仅肝大,胁痛定点不移者。

## 6. 当贝苦参黄硝丸

组成:当归,贝母,苦参,大黄,硝石组,豨莶草,刘寄奴。

用法:煎汁泛丸。每服 2～6 g,每日 2～3 次。

功效:清热利湿解毒,生津散结去瘀。

主治:急性黄疸久稽不退者。

### 7. 刘莶逍遥五苓汤

组成:刘寄奴、豨莶草各 30 g,茵陈、白术、茯苓、郁金、泽兰、泽泻各 15 g,柴胡、白芍、制香附各 10 g。

用法:上药煎服,每日 1 剂。

功效:疏肝和营,扶脾利湿,降酶退黄。

主治:脾湿气滞黄疸久稽。

### 8. 柴胡桂姜胆草汤

组成:柴胡、桂枝、干姜各 10 g,瓜蒌仁 18 g,生牡蛎 30 g,龙胆草、生甘草各 6 g。

用法:上药煎服,每日 1 剂。

功效:平调寒热,通降气机,消炎利胆。

主治:慢性胆囊炎之寒热错杂、胆热胃寒证。

### 9. 青蒿茵陈汤

组成:青蒿、茵陈各 30 g,黄芩、陈皮、旋覆花各 10 g,生甘草 6 g。

用法:上药煎服,每日 1 剂。有黄疸者,倍茵陈量为 50 g,且要先煎 30 分钟。

功效:利胆清热,宣畅气机。

组成:慢性胆囊炎急性发作。

### 10. 益气化瘀补肾汤

组成:生黄芪 30 g,全当归、川芎、红花各 10 g,仙灵脾 15 g,川断、怀牛膝各 10 g,石韦 15 g,益母草 90～120 g。

用法:益母草煎汤代水煎服,每日 1 剂。

功效:温肾健脾,益气化瘀。

主治:慢性肾炎病久肾气亏虚兼血瘀之证,且水肿长期顽固不消者。

加减:慢性肾炎急性发作,各型慢性肾炎合并上呼吸道感染,或其他继发感染,出现严重蛋白尿者,去黄芪、红花,加金银花、连翘、漏芦、菝葜各 15 g,地鳖虫 10 g,鱼腥草、白花蛇舌草各 30 g,蝉衣 5 g;各型慢性肾炎以肾功能低下为主者,加炮山甲 8 g;阳虚者加附子、肉桂、鹿角霜、巴戟天;肾阴虚者加生地黄、龟板、枸杞子、女贞子、旱莲草;脾虚者加党参、白术、山药、薏苡仁;气虚甚者重用黄芪,加太子参 30 g;肾关不固加金樱子、芡实、益智仁;浮肿明显,并伴高血压者,加水蛭 2 g(研末,胶囊装,分吞)以化瘀利水;血尿者加琥珀 3 g(研,分吞)、茅根 30 g;血压高者,去川芎,加桑寄生 30 g、广地龙 15 g。

### 11. 通淋化石汤

组成:金钱草 60 g,海金沙 12 g,鸡内金 10 g,石见穿 30 g,石苇 15 g,冬葵子 12 g,芒硝 6 g,六一散 10 g,两头尖 9 g。

用法:上药煎服,每日 1 剂。

功效:清热利湿,通淋化石。

主治:尿石症湿热型。

### 12. 清淋合剂

组成:生地榆、生槐角、半枝莲、白花蛇舌草、大青叶各 30 g,白槿花、飞滑石各 15 g,生甘草 6 g。

用法:上药煎服,每日 1 剂。

功效:清热泻火,凉血止血,渗利湿毒。

主治:急性泌尿系感染或慢性泌尿系感染急性发作。

加减:高热者加柴胡 20 g、炒子芩 15 g。

### 13. 尿毒症中药保留灌肠方

组成:生大黄 10~20 g,白花蛇舌草、六月雪各 30 g,丹参 20 g。

用法:上方煎成 200 ml,每日 1~2 次,保留灌肠。

功效:清泄,解毒,化瘀。

主治:慢性肾衰竭。

加减:有阴凝症象者加熟附子 15 g、苍术 20 g;血压较高或有出血倾向者,加生槐米 45 g,广地龙 15 g;湿热明显者加生黄柏 20 g;阴虚者加生地黄、川石斛各 20 g。

### 14. 保肺丸

组成:① 地鳖虫、紫河车各 120 g,百部 180 g,制首乌、白及各 450 g。② 地榆、葎草、黄精各 180 g。

用法:先将①研成粉末,再将②煎取浓汁,泛丸烘干或晒干,每服 9 g,每日 2~3 次。

功效：培土生金,抗痨益肺。

主治：肺结核或肺结核病后遗症。

### 15. 清肺定咳汤

组成：金荞麦 20 g,鱼腥草(后下)15 g,白花蛇舌草 20 g,天浆壳 12 g,化橘红 6 g,苍耳子、枇杷叶(去毛包)各 10 g,生甘草 5 g。

用法：上药煎服,每日 1 剂。

功效：清肺,化痰,定喘,退热。

主治：风热流感、支气管炎、肺炎久咳而偏于痰热者。

### 16. 旋覆夏麻芍草汤

组成：旋覆花 8 g,生半夏 6～10 g,生麻黄 1.5 g,茯苓 6 g,生姜 3 片,生白芍、甘草各 3 g。

用法：上药煎服,每日 1 剂。

功效：化气止咳,利水除痰。

主治：风寒咳嗽。

### 17. 寒瘀湿痹汤

组成：生川乌10 g,桂枝、炒白术各 30 g,生白芍 50 g,生甘草 15 g,干姜10 g,白酒 250。

用法：生川乌均切厚片,粉末弃之,不需先煎,酒水各半浸泡 2 小时后,加水同煎 60～70 分钟(久煎毒减),每日 1 剂。

功效：温经散寒,化瘀通络。

主治：坐骨神经痛属寒瘀者。

### 18. 豨莶芍草汤

组成：豨莶草、赤白芍、制首乌、葛根、牛蒡子、钩藤、刺蒺藜各 15 g,僵蚕、甘草、蝉衣各 6 g。

用法：上药煎服,每日 1 剂。

功效：柔肝,平肝,通络。

主治：肝阴不足、肝风上扰之颈椎病。

### 19. 益肾蠲痹丸

组成：① 熟地黄 100 g,当归 90 g,鹿衔草 90 g,炙露蜂房 45 g,炙乌梢蛇 60 g,炙全蝎 25 g,炙蜈蚣 25 g,淫羊藿 80 g,千斤拔 90 g,甘草 40 g,寻骨风 90 g,

伸筋草 60 g,炙地龙 50 g。② 鸡血藤 100 g,老鹳草 100 g,苍耳子 100 g 等。

用法:将①共研极细末,②药煎取浓汁泛丸。每服 6 g,每日 2 次。

功效:益肾壮督,蠲痹通络。

主治:类风湿性关节炎、风湿性关节炎、颈腰椎骨质增生等。

**20. 理冲汤**

组成:生黄芪 30 g,炒白术、党参、鸡内金、怀山药各 15 g,三棱、莪术、当归各 5 g,肉桂、鹿角胶各 10 g,紫河车粉 2 g。

用法:上药煎服,紫河车粉药液送吞,每日 1 剂。

功效:调冲补虚。

主治:妇女经闭不行或产后恶露不尽,结为癥瘕者。

**21. 固冲温补汤**

组成:炙黄芪 30～60 g,山萸肉 24 g,炒白术 20 g,乌梅、海螵蛸、艾叶各 15 g,阿胶、茜草、炙甘草各 10 g,血余炭 9 g。

用法:上药(除血余炭)水煎,血余炭研细,用药汁分 3 次送服,每日 1 剂。

功效:补肾益气,固摄冲任。

主治:崩漏之气阳两虚证。

**22. 安冲清补汤**

组成:生黄芪、炒白术、大生地、川断、白头翁各 18 g,茜草、生白芍、海螵蛸各 10 g,贯众、生地榆各 30 g。

用法:上药煎服,每日 1 剂。

功效:益气养阴,凉血止血。

主治:阴虚血热之崩漏。

**23. 双降汤**

组成:水蛭 0.5～5 g,生黄芪、丹参、生山楂、豨莶草各 30 g,广地龙、当归、赤芍、川芎各 10 g,泽泻 18 g,甘草 6 g。

用法:上药(除水蛭)煎服,每日 1 剂。水蛭(粉碎装胶囊吞)。

功效:益气化瘀,清化痰浊。

主治:高血压症证属气虚、血瘀、痰浊兼夹之证。

**24. 半夏枯草煎**

组成:姜半夏、夏枯草各 12 g,薏苡仁 60 g,珍珠母 30 g。

用法：上药煎服,每日1剂。

功效：交通阴阳,清郁安眠。

主治：慢性肝炎不寐。

### 25. 甘麦芪仙磁石汤

组成：甘草6 g,淮小麦30 g,炙黄芪20 g,仙灵脾12 g,五味子6 g,灵磁石15 g,枸杞子、丹参各12 g,远志6 g,茯苓15 g。

用法：上药煎服,每日1剂。

功效：养阴,安神,镇静。

主治：神经衰弱之失眠。

### 26. 斛乌合剂

组成：川石斛、制首乌、制黄精、大生地各15 g,生黄芪、淮山药各30 g,枸杞子、金樱子、乌梅、淫羊藿、丹参、桃仁各10 g。

用法：上药煎服,每日1剂。

功效：益气养阴,化瘀通络。

主治：糖尿病。

### 27. 顽固荨疹散

组成：赤芍、荆芥、炙僵蚕、炙乌梢蛇、徐长卿各10 g,白鲜皮、地肤子各15 g,蝉衣、乌梅、生甘草各6 g。

用法：上药煎服,每日1剂。

功效：清营泄热,祛风止痒。

主治：风热久郁营分之顽固性荨麻疹。

### 28. 培补肾阳汤

组成：淫羊藿15 g,仙茅10 g,怀山药15 g,枸杞子10 g,紫河车6 g,甘草5 g。

用法：上药煎服,每日1剂。

功效：培补肾阳。

主治：慢性久病。

### 29. 蜘蜂丸

组成：花蜘蛛30只(微焙),炙蜂房60 g,熟地黄90 g,紫河车、淫羊藿、淡苁蓉各60 g,黄狗肾2具,花蜘蛛可以蛤蚧1只代之。

用法：共研细末,制成蜜丸,每服6～9 g,每日2次,早、晚饭前温开水送服。

功效：温肝、暖脾、补肾壮阳。

主治：肝血不足、肾阳虚衰之阳痿。

## 30. 涤痰定痫丸

组成：炙全蝎、炙蜈蚣、炙僵蚕、广地龙各 60 g,陈胆星、川石斛、天麻、青礞石、天竺黄各 45 g,炒白芥子、化橘红、石菖蒲各 30 g。

用法：上药共粉碎,水泛为丸如绿豆大。每服 3～5 g,每日 2 次。

功效：豁痰开窍,息风定痫。

主治：癫痫。

## 31. 健脑散

组成：红参 15 g,土鳖虫、当归、枸杞子各 20 g,制马钱子、川芎各 15 g,地龙、制乳香、制没药、炙全蝎各 12 g,紫河车、鸡内金各 24 g,血竭、甘草各 9 g。

用法：上药研极细末,每早、晚各服 4.5 g,开水送服,可连续服 2～3 个月。

功效：健脑补肾,益气化瘀。

主治：脑震荡后遗症及老年痴呆症。

## 32. 加减镇肝息风汤

组成：怀牛膝、生赭石各 30 g,生龙牡、乌梅、生龟板、玄参、天门冬、黄芩、茵陈各 15 g,天麻 10 g。

用法：上药煎服,每日 1 剂。

功效：益阴潜阳,敛正祛邪。

主治：中风急证。

## 33. 二仙附桂龙牡汤

组成：淫羊藿 15 g,仙茅 10 g,制附子、肉桂各 10 g,生黄芪、煅龙骨、煅牡蛎各 15 g,炒白芍、五味子各 9 g,瘪桃干 5 枚。

用法：上药煎服,每日 1 剂。

功效：温补肾阳,益气固表敛汗。


# 主要论著 ·······················································

朱良春."阿魏丸"的临床应用.江苏中医,1962,(4)：15～17.

朱良春."鼻药疗法"的初探.江苏中医,1962,(10)：19～23.

朱良春.虫类药的应用.南京：江苏科技出版社,1981.

朱良春,朱步先,何绍奇,等.朱良春用药经验,上海中医学院出版社,1989.

朱良春.治疗水毒病的点滴体会.吉林中医药,1990,(2)：3～4.

朱良春.从痹病的三个主证谈用药经验.北京中医,1992,(5)：5～6.

朱良春.心痹(风湿性心瓣膜病)辨治一得.中医杂志,1992,33(1)：16～18.

朱良春,沈庆法,高金亮,等.浅谈慢性萎缩性胃炎.天津中医学院学报,1993,12(3)：2～7.

朱良春.痹证研究回顾与展望.山东中医杂志,1994,13(2)：54～55.

朱良春,朱健华.通利法在温热病中的应用.中国医药学报,1996,11(3)：52～55.

朱良春.中医药的现状与前景.江苏中医,1996,17(9)：3～5.

朱良春.医学微言.北京：人民卫生出版社,1996.

朱良春.在气在血须细审攻补疏养亦详参.中国乡村医生,1999,15(8)：32～34.

朱良春.章次公医术经验集.长沙：湖南科技出版社,1999.

朱良春.跨世纪中医的职责与任务.上海中医药杂志,2000,(10)：4～6.

朱良春.章次公先生生平及学术思想简介.江苏中医,2000,21(3)：43～44.

朱良春.动可延年乐则长寿.家庭中医药,2002,9(2)：37.

朱良春.实现中医现代化是跨世纪中医的任务.中医药学刊,2002,20(3)：265,305.

朱良春,蒋熙,朱婉华,等.中西医结合研究的一朵奇葩—评《人体体质学—中医学个体化诊疗原理》.中国中西医结合杂志,2003,23(10)：795～796.

朱良春.痹证论治.中国中医药现代远程教育,2003,1(5)：26～29.

朱良春.先发治病早用通利.中国社区医师,2003,19(11)：23～24.

朱良春.如何造就一代名中医.中医药通报,2004,3(4)：1～3.

朱良春.深切缅怀吕炳奎司长.中医药通报,2004,3(6)：60～61.

朱良春,李树仁,姚守诚,等.中医学家章次公先生学术思想.中医药通报,2005,4(1)：5～8.

朱良春.经典是基础师承是关键.中医药通报,2005,4(4)：1～3.

朱良春.二十一世纪中医的任务与展望.继续医学教育,2006,20(19)：92～96.

朱良春.永久的回忆.江苏中医药,2006,27(10)：47～48.

朱良春.《伤寒论》是奠定中医辨证论治的基石.中医药通报,2007,6(2)：14～19.

朱良春.充分发挥中医文献的潜在宝藏.中医文献杂志,2007,25(1)：2.

朱良春.继承章师遗志振兴中医事业.中医文献杂志,2007,25(2)：58～59.

朱良春.析章次公先生评论清代医家的几句话.中医药通报,2007,6(6)：3～4.

朱良春.小议中医学的"三把宝剑".江苏中医药,2007,39(2)：56～57.

朱良春.中药用量与作用之关系.中医药通报,2007,6(5)：7～11.

朱良春.痹证治疗必须抓三个环节,重点解决三大主症.河南中医,2008,28(2)：1～5.

朱良春.一本《七姬志》帖与三大名医.中医药文化,2008,(5)：20～22.

朱良春.以道论医学好《内经》.河南中医,2008,28(12)：1～2.

朱良春.益肾壮督治其本,虫蚁搜剔治其标.江苏中医药,2008,40(1)：2～3.

朱良春.自古医家出经典从来创新源继承：与中青年中医朋友谈经典著作学习.江苏中医药,2010,42(4)：1～3.

朱良春.辨证与辨病相结合,提高临床疗效.中医药通报,2011,10(1)：1～3.

朱良春.虫类药治疗消化系统疾病的经验.中国民间疗法,2011,19(1)：1～1.

# 参考文献

［1］张肖敏,朱婉华.慢性肾炎证治举隅.江苏中医杂志,1985,348(8)：12～13.

［2］蒋熙,朱婉华.朱良春老中医治疗淋证拴粹.吉林中医药,1992,(1)：7～8.

［3］朱建华,朱婉华.强直性脊柱炎的中医证治.江苏中医,1992,13(11)：21～23.

［4］朱良春.浅谈慢性萎缩性胃炎.天津中医学院学报,1998,12(3)：2～3.

［5］邱志济,朱建平,马璇卿.朱良春治疗肝硬化"对药"特色.辽宁中医杂志,2000,27(11)：492～493.

［6］邱志济,朱建平,马璇卿.朱良春治疗胃下垂对药的临床以验.辽宁中医杂志,2000,27(10)：438～439.

［7］朱建平,邱志济.朱良春治疗泌尿系结石"对药"特色.辽宁中医杂志,2000,27(12)：532～533.

［8］邱志济,朱建平,马璇卿.朱良春治疗肝硬化腹水临床经验和用药特色.辽宁中医杂志,2001,28(8)：468～469.

［9］邱志济,朱建平,马璇卿.朱良春治疗慢性肠炎临床经验和特色.辽宁中医杂志,2001,28(7)：399～400.

［10］邱志济,朱建平,马璇卿.朱良春治疗难治性黄疸用药经验和特色.辽宁中医杂志,2001,28(3)：136～137.

［11］邱志济,朱建平.朱良春治疗带下诸证临床经验和特色选析.辽宁中医杂志,2001,28(5)：276～274.

［12］邱志济,朱建平.朱良春治疗顽固性失眠的用药经验和特色.辽宁中医杂志,2001,28(4)：205～206.

［13］邱志济,朱建平,马璇卿.朱良春融各家之长治疗闭经经验选析.辽宁中医杂志,2002,

29(10)：583～584.

[14] 邱志济,朱建平,马璇卿.朱良春用"锡纯效方"治疗"功血"经验选析.辽宁中医杂志,2002,29(7)：387～388.

[15] 邱志济,朱建平,马璇卿.朱良春用锡纯治癃闭方治疗前列腺增生症选析.辽宁中医杂志,2002,29(9)：521～522.

[16] 邱志济,朱建平,马璇卿.朱良春治疗肺结核及后遗症特色选析.辽宁中医杂志,2002,29(5)：254～255.

[17] 邱志济,朱建平,马璇卿.朱良春治疗高血压病用药经验特色选析.辽宁中医杂志,2002,29(4)：194～195.

[18] 邱志济,朱建平,马璇卿.朱良春治疗外感久咳的经验和特色选析.辽宁中医杂志,2002,29(1)：8～9.

[19] 邱志济,朱建平,马璇卿.朱良春治疗胆石病的廉验特色选析.辽宁中医杂志,2003,30(7)：516～517.

[20] 邱志济,朱建平,马璇卿.朱良春治疗颈椎病经验和特色选析.辽宁中医杂志,2003,30(6)：427～428.

[21] 邱志济,朱建平,马璇卿.朱良春治疗慢性胆囊炎的廉验特色选析.辽宁中医杂志,2003,30(8)：606～607.

[22] 邱志济,朱建平,马璇卿.朱良春治疗顽固便秘的廉验特色选析.辽宁中医杂志,2003,30(11)：867～868.

[23] 邱志济,朱建平,马璇卿.朱良春治疗坐骨神经痛廉验特色选析.辽宁中医杂志,2003,30(12)：955～956.

[24] 吴坚.朱良春治疗干燥综合征经验.实用中医内科杂志,2006,22(8)：501.

[25] 朱良春.朱良春医集.第1版.长沙：中南大学出版社,2006.125.

# 姚寓晨

·········· 【 **个人简介** 】 ··········

姚寓晨,男,1920 年出生,江苏省南通市人。江苏省南通市中医院主任医师,南京中医药大学兼职教授。曾任南通市中医院妇科主任,江苏省中医学会理事,江苏省中医药学会中医妇科专业委员会副主任委员,中国农工民主党南通市常委。享受国务院政府特殊津贴专家。第一批全国老中医药专家学术经验继承工作指导老师。

1942 年毕业于上海中国医学院,曾师从上海内、妇科名家方公溥先生。1956 年起分配至南通市中医院工作。擅长妇科,对治疗经、带、胎、产及妇科杂症有丰富的临床经验。创制"泌感合剂"治疗肾盂肾炎及妇科炎症、"妇友冲剂"治疗慢性盆腔炎及寒瘀痛经。著有《姚寓晨女科证治选粹》一书,发表论文 50 余篇。"妇友冲剂治疗慢性盆腔炎临床与实验研究"课题获江苏省中医药局科技进步二等奖。先后 7 次被评为南通市卫生系统先进工作者,8 次获省市优秀科技论文奖。

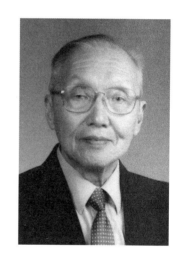

### 1. 治崩漏通塞互参

崩漏的发生,责之"虚、热、瘀"损伤冲任,不能约制经血。其辨治,本着"急则治其标,缓则治其本"的原则,多遵循方约之"塞流、澄源、复旧"三步。然姚寓晨不刻板泥守,每治以"通塞互参"。救暴崩宜止,其于止塞中不忘疏通。自拟益气清营固冲汤,药选炙黄芪配太子参益气摄血而不过腻,炒黄芩配生地黄清营凉血而无损真阴,贯众炭、乌贼骨、重楼澄源塞流以清热固冲。离经之血易为瘀害,故加用三七末、锻花蕊石消瘀行滞,以止中寓通。治久漏宜清通,于清通中适佐止塞。因久漏多瘀热或夹湿热为患,对瘀热偏重者,多以马鞭草、赤芍、牡丹皮清热化瘀,活络畅冲;而湿热偏重者,则用红藤、桃仁、生山楂、益母草通利并进,以清热理冲。崩漏腹痛血块频作瘀血重证,常重用琥珀粉配失笑散化瘀止血。如瘀滞已除,则佐入锻龙牡、仙鹤草止理固冲。崩漏迁延日久,多虚实兼夹,通塞之中注意顾护肝脾肾之气阴,以扶正达邪,促使早日康复。此外,临床还有"通因通用,塞因塞用"治崩漏之变法,若细究其遣方用药,姚寓晨认为其通中寓有塞意;塞中必寓清通,治之大法总不离通塞互参。

### 2. 治闭经补养、调肝、通滞为主

**(1)双补脾肾:**姚寓晨认为临床闭经成因虽异,而以气血精液亏虚最为多见。治宜双补脾肾,以资补养,使气旺精充血足,经有所化,依时而下。又认为脾虚肾亏,互为因果,治疗用药两者配合,比单纯的补脾、补肾更为有效。常选圣愈汤合归肾丸加减,药用炙黄芪、党参、生地黄、熟地黄、当归、菟丝子、淫羊藿等。因"女子经血宜行,一毫不可壅滞",在脾肾同补之时,宜适当佐入行气活血之品如炒柴胡、制香附、川芎等味,使冲任调畅,经得其行。

**(2)调养心肝:**心主血舍神,肝藏血、主疏泄。心肝和调,气机畅顺,冲任通达,经候应期。但妇人禀多怫郁,每易影响心肝,耗损阴血,或致气滞血阻,胞络不和,发生闭经。辨治当分虚实,虚证属心肝阴血亏虚者,症见头昏眼花,心悸气怯,失眠多梦,舌质偏红,脉细或带数。治当柔养,选生脉散、四物汤、柏子仁丸加减;兼夹心火,心烦不寐,口干且苦者,合黄连导赤散泄火清心。实证属气郁血滞痰扰者,症见胸闷气短,悸动时作,乳房、小腹胀痛,情绪或抑郁或躁烦,喜太息,

夜寐恶梦纷纭,舌红苔黄腻,脉细弦。治宜调畅心肝,行气活血化痰。仿逍遥散、黄连温胆汤出入。如虚实兼夹者,治当互参。姚寓晨指出情绪怫郁,或突然受强烈的精神刺激,最易扰乱心肝功能,是临床闭经重要因素之一。故无论虚证实证,除治以调养心肝外,尚须多加疏导,嘱病家怡情悦性,配合治疗,效果益彰。

**(3) 通补兼施:** 姚寓晨认为临床闭经多虚实夹杂之证,"泻而通之"一法运用机会较少,因专事攻伐只能愈伤气血,一味壅补又有滞碍气血之弊,唯以通补兼施,因势利导,才可水到渠成。姚寓晨喜用桃红四物汤佐入枸杞子、党参、淫羊藿、菟丝子、制香附、王不留行、川牛膝、泽兰等味,冀其寓通于补,养血活血,使枯得养而闭能开。伴见脾胃虚弱,面黄食少者,加用炙黄芪、焦白术益气健脾,以助气血生化;兼肾虚精乏,耳鸣腰楚者,加用鹿角片、紫河车、猪脊髓等血肉有情之品以补肾填精;心肝阴血不足,头昏目花,失眠多梦,选酸枣仁、柏子仁、二至丸、阿胶等味以滋养;兼夹痰浊,形体肥丰者,则以苍附导痰汤合佛手散化裁。

总之,姚寓晨治闭经,强调以"辨证"为主,结合"辨病",每以西医学的各项检查辅助诊断,提高中医辨证施治的疗效。例如席汉综合征与结核性子宫内膜炎两者临床表现有经闭,常见头昏目眩,面色少华,腰膝酸楚等肝肾血亏之象,治疗均以补养肝肾阴血着手。然西医"辨病"认为,前者系产后大出血,导致垂体功能减退;后者属感染,系宫内膜严重受损所致。若能"辨证"结合"辨病",如在席汉综合征的方中加入肉桂、鹿角片、巴戟天、党参、紫河车等温阳填精;在结核性子宫内膜炎方中重用夏枯草、黄芩、百部等抗痨杀虫,就可显著提高疗效。

### 3. 治痛经补肾和血、选药温和

**(1) 补肾固督务本:** 一般寒性痛经,属实者,姚寓晨喜予辛热与甘温并用,常选用肉桂、吴茱萸、干姜、仙灵脾、仙茅等温经散寒,温肾补督;属虚者,则侧重于气药与阳药的配伍,选用大队甘温、血肉有情之品,药如炙黄芪、党参、紫河车、紫石英、鹿角片、当归等以"气中补阳",温肾壮督。火性燔灼,易伤气津。对于热性痛经,又辨其属实、属虚以及湿热是否蕴阻,在运用泄火、柔养、清利法则的同时,不忘选加生地黄、女贞子、旱莲草、菟丝子、肉苁蓉等甘润之味滋肾益督。肝肾乙癸同源,对一些肝气不足,疏泄无权的肝郁痛经,其喜用温阳药,促进肝气条达,常选菟丝子、仙灵脾、巴戟天补肾固督以养肝,予本中治标而获较好疗效。姚寓晨认为补肾固督务本的法则运用,主要侧重于平时,在此基础上,结合患者不同体质,参以健脾、益心、养肝等味,则使功效倍增。

（2）**调气和血治标**：姚寓晨紧扣寒、热、虚、实四字,对于气寒血凝冷痛,予温阳散寒暖宫,方选《金匮要略》温经汤加减,药用肉桂、吴茱萸、干姜、香附、仙灵脾、紫石英、党参、当归、川芎等;气热血壅灼痛,以清气和络凉宫,方选芩连四物汤化裁,药用黄芩、马鞭草、赤芍、白芍、当归、川芎、牡丹皮、丹参、川楝子等;气滞血瘀胀痛,以行气活血畅宫,方选柴胡疏肝饮增减,药用柴胡、香附、路路通、赤芍、白芍、当归、川芎、莪术、失笑散等;气虚血亏隐痛,取补气生血养宫,方选圣愈汤出入,药用炙黄芪、党参、白芍、当归、川芎、补骨脂、菟丝子、香附、干姜等。

（3）**选药精细温和**：姚寓晨常云:"治痛方药宜温而不燥,宜和而不过极。"方药偏温,忌大苦大寒,顺应血气生理,可避免滞气凝血之弊;药性平和,配伍得当,补益勿过于滋腻,理气勿过于刚燥,活血勿过于戕伐,则避免五味过极,"虚虚实实"之害。平时补肾固督,推崇景岳归肾丸增减,取其燮理阴阳,刚柔相济。适佐香附、红花等调气和血,使冲任畅达。伴见脾胃虚弱,面黄色㿠,加用党参、白术等益气健脾;兼心肝阴血不足,头昏眼花,失眠多梦,加用柏子仁、枸杞子等滋养心肝。经前、经期拟行气活血止痛治标。常选柴胡疏肝饮合桃红四物汤出入。若经少紫暗,冷痛偏寒,其选用辛热温燥之姜桂,必配伍酸苦微寒之白芍,则无伤阴耗血之虞,兼能柔肝缓急止痛;如经色深红夹块,灼痛偏热,方中忌用苦寒凝滞之黄连;而经黏气秽腹痛,湿热为患者,则取红藤、金银花藤、赤芍、泽兰、佩兰、川草薢、川楝子等味清化宣通;至于经少暗红夹块,胀痛甚剧的气滞血瘀重证,每用自拟莪术佛手散(莪术、当归、川芎、肉桂、制香附、赤芍、白芍、炙甘草)以调气化瘀,活血止痛。经后小腹隐痛,常佐以姜附丸(干姜、香附)温调冲任,和畅气血。

对于痛经,姚寓晨认为适宜的生活情志,有助于冲任气血运行。妇女的生理特点,应慎调自爱,行经期间,血室正开,邪气易侵,尤当注意防护。尤其是寒侵、肝郁所致的实性痛经,其予祛寒温肾、补肾养肝、调气和血的同时,并嘱患者适寒温,节饮食,怡悦情志,调畅心肝,加以心理疏导,以防生活情志致病于万一。

### 4. 治带下病辨色而治

（1）**白带法用补涩升提**：白带,妇人阴中下液色自量多,如涕如唾,绵绵不断,不能自止。此乃妇科常见病证。姚寓晨认为白带总属脾肾两虚,或先脾损及肾,或先肾亏而及脾,终而聚湿生痰,影响任带功能。治宜分清主次,脾虚侧重则补脾不忘益肾,升提兼予收敛,推崇傅氏完带汤加减;肾虚显著则补肾不忘健脾,固涩少佐举陷,常选五子衍宗丸、水陆二仙丹化裁;脾肾俱损,则补涩升提并重,意在顺应脾肾生理特性恢复任带职能,不除湿而湿自去,不治痰而痰自消。若白带气秽,为兼夹湿热,可适当参入清热利湿之品。

**(2) 黄带清利兼肝肾:** 黄带,妇人阴中下液色黄如茶汁,质稀或稠,气味秽臭。姚寓晨倡导傅氏"黄带乃任脉之湿热"之说,指出黄带多湿热为患,其证多实,然久病则阴液必耗,实中夹虚又为临床所常见。诊查时应明察带下多寡、色之浅深、质之稀稠,辨证在注重以邪实为主而不忘虚实夹杂,治法上主清利兼益肝肾。如伴阴痒加苦参片、地肤子清热燥湿,杀虫止痒。

**(3) 赤白带重在解毒凉络:** 赤白带,妇人阴中下液赤白相兼。姚寓晨认为火毒宜清泄,络损宜凉固,此症宜急投解毒凉络之品。至于阴中下液淡红黏稠或色鲜、似血非血为赤带,治法略同。如老年妇人,或天癸已绝之后,出现赤白带下、恶臭难闻者,又当及时妇检以排除女性生殖道恶性病变。

### 5. 补肾化瘀治面部黄褐斑

黄褐斑是面部色素沉着性皮肤病,姚寓晨指出肾虚络瘀是黄褐斑的主要病因病机。诊治上提出"二分五辨"。"二分"即首先将患者的体质分清阴阳。凡形质清癯、性急神躁、舌红脉数者,多属阴虚;形体丰肥、神疲懒言、舌胖脉迟之辈,偏于阳虚。虽同为肾虚,阴阳有别,施治不可偏颇。"五辨"即辨年龄、辨经产、辨病程、辨兼夹、辨部位。治疗上自订益肾化斑汤一方。姚寓晨临证习惯将黄褐斑患者分为两大类。

**(1) 单纯性黄褐斑:** 无明显兼夹证情可辨,则视其人体质之偏颇,部位之分布,而予益肾化斑汤加味一以贯之,常常效不更方,以消为度。凡形体偏瘦,常见咽痛口干、心烦恶热、便燥腰酸、舌偏红、脉细带数者,是偏于阴虚,轻者合二至丸,甚者加知、柏。凡形体虚胖,常伴怯冷神疲、腰酸带稀、舌胖淡、脉沉带迟者,是偏于阳虚,肉桂、附片、巴戟、苁蓉、鹿角霜等酌选2~3味。凡既有神疲畏寒、面浮足冷,又见心烦恶热、自汗耳鸣、舌红边有齿痕、脉细弱或浮数者,是阴阳交亏,多见于更年期妇女,则知、柏、附、桂、二至、巴、苁等可杂合而用,常佐加紫河车、龟板胶等血肉填补,收效更宏。凡额部独见褐斑,属瘀结心经者,加丹参、肉桂、川连,养心交泰;凡左颊独见者,加柴胡、白蒺藜,疏肝祛风;凡右颊独见者,加桑白皮、杏仁,清金肃肺;凡鼻颏部独见者,加苍白术、枳壳,运脾畅中;凡下颏独见者,加补骨脂、炮山甲,补肾搜邪;凡上唇褐斑为拢,加紫石英、地鳖虫,温宫化瘀。褐斑时深时淡,面部瘙痒者,夹风也,加防风、白鲜皮;色深且多浊垢者,夹火,加生石膏、地骨皮;色淡,面目虚浮者,夹寒,加吴萸、肉桂;褐斑块垒疙瘩者,夹痰,加白芥子、白附子;褐斑垢腻、身多黄汗者,夹湿热,加苍术、川柏、生薏苡仁。

**(2) 合并性黄褐斑:**凡除面部色素沉着外,尚有明显的经带胎产的病证可见,姚寓晨认为当寓益肾消斑于辨证施治之中,治病消斑,可收一箭双雕之效。对合并月经病证者,根据冲任蓄泄、阴阳盈虚的月经周期规律,按经后益肾补虚、经间调燮阴阳、经前养血调经、经期因势用方的原则,周旋进退,而将益肾化斑汤中主药仙灵脾、菟丝子、地黄、桃仁、红花、僵蚕选加入当用方中。即使是闭经患者,亦按周期分段用药,以疏理冲任,增加气血升降泄蓄的运动。凡月经先期量多、崩漏等经血易泄难蓄之候,在经前经期则慎用桃、红之辈,经后、经间仍择而用之,俾静中求动,以化其瘀。对不孕症而兼见面褐患者,经候不准者以调经为主,胞络不通者以通络为先,俟证平经准,则致力通补奇经,于益肾化斑汤加参、芪、河车辈充养之。对子宫肌瘤、卵巢囊肿的面褐患者,采用经后填补任督、经间化瘀软坚、经前养正摄血以防崩冲,经期因势利导半补半消,益肾化斑汤参伍其当用方中。对胎前有褐斑的患者,有病者随证治之,无病者清火养阴,调气安胎,用扁鹊三豆饮加减(绿豆、赤小豆、黑穞豆、金银花、生甘草、陈皮、砂仁、桑寄生、炒黄芩)每奏胎安斑消之效,禁用桃、红辈破血动胎。产后褐斑患者,凡有恶露不绝、两便异常、子宫下垂等症者,当审度虚实而用方。大凡产后褐斑者以瘀滞为主,产后大补气血之中,佐之化瘀通滞,往往体健斑消。带下患者,如慢性盆腔炎等疾病,多见面黔,不能拘于湿热,每见因循致误,由实转虚、由热转寒,多寒瘀交滞之证。如带下清稀而腥,少腹绞痛有块,喜温喜摩,舌黯而淡,脉沉细带涩,用温宫化瘀法,药如当归、川芎、丹参、乌药、香附、小茴、干姜、吴萸、莪术、三棱、桃仁、红花、昆布等,俟积消寒祛,再予温摄奇经,则带止黔消。另有因长期服用避孕药的面黔患者,用益肾化斑汤加鹿角霜、炙鳖甲、炮山甲、龟板、蛇床子、马鞭草等通补搜逐,这类患者在临床上尤为多见,获效甚众。

### 6. 治节育后遗症从因辨治、巧用成药

节育后遗症主要指节育术后可出现的副反应与并发症。临床常见的有放环后月经失调,腹痛,人流后继发盆腔感染,术后发热及术后神经症等。姚寓晨认为究其病理因素主要是瘀、热、虚所致。

**(1) 以通为贵:**放环后月经失调及人流术后出血,临床较为常见者有寒瘀和

瘀热两型,在初期立温通与清通两法,共同的辨证要点主要是察其体质之差异,出血的色、质、量及少腹疼痛的性质。温通者常选艾叶、香附,清通者多选牡丹皮、赤芍,瘀热甚加川军炭。对于营热夹瘀,阴亏气滞者,先以大剂化瘀清营,通因通用,继以酸甘柔养,佐以清泄宁络之品,常选煅花蕊石配琥珀止血散瘀,炒黄芩配贯众炭清营宁络。人流术后如出血较多,易致气阴两虚,伤及冲任,此时应用益气清营化瘀,攻补兼施,益气多用太子参补而不腻,清营多用黄芩炭凉血固冲,散瘀常用生山楂活血行滞。人流术后发热属于瘀热者,初期多为外邪,须祛邪兼予散瘀;中后期多为阴虚,须扶正参以活血,阴虚者忌用过于滋腻,以防壅遏营血,常选沙参配泽兰、生地配地骨皮。预防人流术后感染出血用自拟双花汤(金银花、鸡冠花、全当归、泽兰),具有一定效果,并对月经周期的恢复亦有较好作用。人流、引产后腹痛以瘀血为多,可用当归芍药散加生山楂,下坠较甚者用炙升、柴。人流后闭经一般多为虚实夹杂,既不可一味攻伐通经,以防再伤精气,又不可单纯填补,使瘀血不去,新血不生,当以攻补兼施,温而通之。常用三紫(紫丹参、紫石英、紫参)暖宫化瘀,直达病所;炙黄芪配鹿角片,益气温阳,补中寓通,或加用昆布、海藻软坚散结,促进瘀行。人流术后盆腔感染,临床常有寒热两型,但瘀血则是其基本病理,偏寒者,多以阳和汤伍以软坚益气之品;偏热者则以白头翁配蜀羊泉以清泄湿热,亦可用红藤配败酱草。针对瘀血的共同特点,重用失笑散化瘀行气,瘀血较甚可用地鳖虫活血破瘀,改变血循环,促进炎症的消失。对于上环后月经不规则出血,宜慎用枳壳、蒲黄,以免此类药物过度缩宫后增强环对子宫内膜的刺激。

**(2) 调节升降:** 胞络上属于心,下系于肾。因而调整心肾阴阳的升降又为治疗女科病的又一特点。姚寓晨治疗结扎术后诸证如月经失调、神经症等常选调节心肾升降方面的药对,如人中白配生地黄升补肾阴,咸降心火;北五味配牛膝甘温益气,交济心肾。同时注意轻重药相配,如紫石英与合欢花同用,下能暖宫益肾,上能宁心定志;刚柔之剂相伍如灵磁石与肉苁蓉同用,坠炎上之火以定志,引肺脏之气以入肾。人流术后低热属于气阴两亏、心肾失济者,常用自拟交通煎(柏子仁、青蒿、京元参、紫丹参、太子参、老紫草)有较好效果。结扎术后思虑郁结,营阴暗耗,神明受扰者,治火宜柔润,不宜多加清泄;治瘀宜活血,不宜过参滋补,可先以酸甘之品调心肾,继以轻通之剂和血脉,同时配合心理疏导,多能应效。人流后逆经者,调节心肾的升降尤为重要,患此证多见心烦,少寐,腰酸,逆经反复发作,可用黄连、肉桂、阿胶、代赭石、淡竹叶、生地、玄参,清降心火,育阴填精,引火归原。绝育术后极少数有瘾症发作者,要重视心理疏导,常选心肾两经之品,如莲子心配大生地,北五味配巴戟肉,炙远志配紫石英,寒甚用北细辛配川桂枝使升中有降,降中有升。

**(3) 巧施成药:**甘露消毒丹为治疗湿热型肠胃功能紊乱的良药,功能化湿清热,对于上环后阴道出血,人流术后出血淋漓不净属于湿热蕴阻者,可以应用。主要指征:① 苔黄腻,舌暗红,脉濡数;② 出血质稠量少淋漓难净;平素可有口黏腻,带黄白相间、质稠有腥味。如出血量较多可配合云南白药同时服用。

四神丸为治疗肾阳不足所致五更泄泻的代表方,功能温肾散寒,可应用于人流后阴道内冷痛、腹痛属于阳气失运,脉络失和,症见腹痛隐隐,遇温则舒,神疲腰酸,苔薄舌淡,脉细沉者。

当归龙荟丸为治疗热毒内蕴,便秘高热燥渴的常用方,功能燥湿泻火清热,可应用于人流术盆腔急性感染或瘀血邪毒发热。应用指征:① 术后见腹部持续性胀刺痛,下血紫黑瘀块,带下秽浊不清,大便干结;② 苔黄腻,舌红脉数者。如阴虚、脾弱之发热腹痛又当禁忌。

### 7. 行瘀复精治老年妇科病

**(1) 年老经水复行,固气勿忘清营:**姚寓晨认为老妇行经虽有精气亏虚,但因长年积累劳心动火,临证常见出血深红或夹块,心烦神疲,在治法上宜益气不忘清营;若兼瘀浊,则当降浊行瘀。

**(2) 肝经血少阴痒,填精渗湿奏功:**阴痒一症,有湿浊郁火和精枯血燥之别,老年妇人尤以后者居多。姚寓晨辨老妇阴痒注重虚损而不忘虚实夹杂,在辨证中明察带下量多寡、色之异常,细审局部有无灼热之感,并参合理化检查立论。在治疗中重在复阴精生化之机,参以燥湿之品,用药"柔"无呆补碍脾之虞,"燥"无苦寒沉降之弊,每获良效。

**(3) 阴涸吊痛顽疾,通补两法并施:**阴涸吊痛,乃指阴道内干涩并有牵拉疼痛的感觉。老年妇人,因精血亏乏,冲任虚竭,加之久病入络,多为虚实夹杂之候。姚寓晨认为此证以阴亏为多,宜柔养滋阴,温润升阳,复以疏调脉络,通补兼施。

**(4) 下焦虚损遗溺,壮督兼予固摄:**老妇由于生理之特点,小便频数与遗溺一症,多于男子。盖肾虚不能约制水液,故小便多,久则下焦伤竭,督脉不固而小便不禁。此证切不可一见频急，即行分利，又不可一味固涩，当宗叶天士温润升阳一法，壮督益肾，重镇固摄。

## 8. 补肾祛瘀治盆腔瘀血综合征

盆腔瘀血综合征是由于盆腔静脉瘀血引起的以下腹部、腰骶部疼痛并向大腿放射的一组症状群，是引起妇女慢性盆腔疼痛的重要原因之一。

姚寓晨认为妇科疾病的发病特点多为局部发病，部位固定不移，病灶距体表较近，外治用药更易发挥作用，特别是中药经皮给药法中的贴脐疗法，在慢性妇科疾病中占有重要地位。因脐，即神阙穴，属任脉，为冲脉循行之地，乃经脉之海，又与督脉相表里，故冲任督"一源三歧"，三脉经气相通，内联十二经脉，五脏六腑、四肢百骸，药物通过脐眼吸收，可以通经贯络作用于全身，再者脐离盆腔最近，中药贴脐可以通过经络和体表两种途径作用于患病部位。因此采用中药免煎颗粒兑入氮酮（氮酮引药透皮）贴脐的方法治疗盆腔瘀血综合征。辨证肾虚血瘀型盆腔瘀血综合征主要以下腹部疼痛、腰骶部酸胀疼痛、白带量多、月经色黑或有血块为主要证候特点，所用药物以莪术、蛇床子、水蛭三味中药为主。

···········〖 经 验 方 〗 ···········

### 1. 益肾化斑汤

组成：仙灵脾 15 g，菟丝子 20 g，地黄（血热用生地、虚寒用熟地）15 g，当归 12 g，川芎 12 g，芍药（养血用白芍、化瘀用赤芍）12 g，桃仁 12 g，红花 12 g，僵蚕 10 g。

用法：上药水煎，每日 1 剂。

功效：补肾生精，活血消斑。

主治：妇女面部黄褐斑。

方解：方中仙灵脾辛甘性温，功能补肾壮阳，温而不燥，补而不烈；菟丝子辛甘性平，擅于补肾益精，甄权称其"久服去面䵟，悦颜色"，两药为君，合奏生精赞育之功。地、芎、归、芍具补肝肾、和营血、调冲任之长，俾肝肾精血充盈，冲任调畅，则血络自有载药之资，是为臣。桃仁、红花，功擅活血化瘀，为攻瘀之润剂，是为佐；僵蚕为虫蚁之品，祛风化痰，善搜络邪而走头面，《本经》载其能"灭黑䵟，令人面色好"，是为使。综观组方，以补肾为体，以祛瘀为用，生精而激发天癸之气，活血而专化头面之斑,使体用结合,主次分明,颇为合拍。

## 2. 养阴清营调冲汤

组成:生地黄 15 g,白芍 10 g,阿胶 12 g,牡丹皮 10 g,炒黄芩 12 g,地骨皮 30 g。

用法:上药水煎,每日 1 剂。

功效:壮水泄火,清营调冲。

主治:阴虚火旺,经血先期量多者。

方解:方以生地黄配白芍滋阴养血,并补肝肾,使乙癸同源;阿胶配牡丹皮养血凉血而止血;佐以炒黄芩、地骨皮清热泻火。诸药共奏壮水泄火,清营调冲之功。

加减:如阴虚较显,合增液汤以资养益;而血热与气虚相互兼杂为患者,则伍入炙黄芪、太子参、山药等甘温益气而不燥,以双补气阴,清营调冲。

## 3. 养阴清营固冲汤

组成:生地黄 15 g,白芍 12 g,炒黄芩 12 g,贯众炭 15 g,乌贼骨 15 g,重楼 30 g。

用法:上药水煎,每日 1 剂。

功效:养阴清营,固冲止血。

主治:崩漏。

方解:方以生地黄配炒黄芩养阴清营为主,白芍酸甘柔养,贯众炭、乌贼骨、重楼清热止血固冲而为辅佐,为防"瘀结占据血室而致血不归经",常加用三七末、煅花蕊石、茜草炭、大黄炭之一二味消瘀行滞,以止中寓通。

加减:对于血崩重证,则选益气清营固冲汤(即前方去白芍,加炙黄芪、太子参)以益气清营,固冲止血。如崩而欲脱者,则以白参 30 g 煎汤代茶频饮,以补气救脱。

## 4. 养阴清营顺冲汤

组成:生地黄 30 g,白芍 12 g,枸杞子 12 g,菊花 12 g,黄芩 12 g,代赭石30 g,茺蔚子 12 g,怀牛膝 12 g。

用法:上药水煎,每日 1 剂。

功效:滋水泄火,养阴清营。

主治:经行吐衄。

方解：方以生地黄、白芍、枸杞子甘酸微寒以滋补肝肾；黄芩、菊花苦寒而轻清泻火；代赭石重降胃气，平逆镇冲；茺蔚子与牛膝活血通经，引药力下行，且使血归经脉。全方集清养通降于一体，对经血逆乱上行者，功效显著。

加减：如患者阴虚甚，加用二至丸滋养；气火盛则佐以牡丹皮、栀子、地骨皮泻火而存阴；兼夹瘀滞者，可伍入桃仁、红花、泽兰等味活血化瘀，冀其经血下行。

### 5. 养阴清营宁冲汤

组成：生地黄 12 g，白芍 10 g，女贞子 12 g，墨旱莲 30 g，炒黄芩 10 g，炒黄柏 10 g，地骨皮 15 g，大黄炭 10 g。

用法：上药水煎，每日 1 剂。

功效：补益气阴，清营宁冲。

主治：经间期出血。

方解：方中生地黄、白芍、女贞子、墨旱莲养益肝肾，取水足火消之义；炒黄芩、炒黄柏苦寒泻火；大黄炭、地骨皮凉营宁络以止血。

加减：如见气短神疲，气不足者，加用炙黄芪、太子参益气扶弱；怯寒肢冷，元阳虚者，则治阴不忘阳，加用续断、菟丝子、巴戟天等一二味寓水中补火，使生化无穷；下血质稠而气秽，苔黄腻者，为阴虚湿热互结，适佐椿根皮、土茯苓、碧玉散等清热利湿；湿热毒甚者，则参以自拟四花汤(鸡冠花、金银花、野菊花、蒲公英)解毒利湿。至于气滞络阻，症见少腹胀痛或刺痛者，每选用金铃子散以行气和络定痛。

## 主要论著

姚寓晨,姚石安.吞咽后阵发性房性心动过速 2 例治验.中医杂志,1980,(9)：51.

姚寓晨,姚石安.建中化浊法治疗病态窦房结综合征.江苏中医杂志,1981,(3)：封底.

姚寓晨,姚石安.谈女科从心论治的经验.中医杂志,1981,(12)：17～18.

姚寓晨,姚石安.中医药避孕节育研究及其进展.江苏中医杂志,1981,(5)：61～64.

姚寓晨,姚石安.中医药治愈 2 例闭经泌乳综合征.中医杂志,1981,(9)：33～34.

姚寓晨,姚石安.谈重镇药在女科临床的运用.中医杂志,1983,(1)：19～21.

姚寓晨.《傅青主女科》血崩证治及其方药运用初探.中医杂志,1983,(11)：

10～12.

姚寓晨,姚石安.调冲化瘀法治疗周期性精神病.中医杂志,1985,(5):14～15.

姚寓晨,姚石安.女科从肺论治的经验.中医杂志,1985,(10):22～24.

姚寓晨.更年期综合征从痰瘀论治初探.南京中医学院学报,1986,(2):27～28.

姚石安.姚寓晨诊治老年妇科病的经验.中医杂志,1988,(12):18～19.

姚石安.姚寓晨治疗节育术后诸证的经验.中医杂志,1989,10:17～18.

姚寓晨,刘芳.代赭石在妇科临床的运用.吉林中医药,1990,(4):6～7.

姚寓晨,刘芳.益气清营固冲汤治疗崩漏50例.湖南中医杂志,1990,(6):43.

姚寓晨,刘芳.益气清营固冲汤治疗妇科血证举隅.中医杂志,1990,(3):22～23.

姚寓晨.《中医妇科学》自学门径浅谈.中医函授通讯,1990,(5):29.

姚寓晨.妇科用补琐谈.中医杂志,1990,(4):20.

姚寓晨.论奇经学说与女科.江苏中医,1997,18(2):3～5.

姚寓晨,姚石安.提高慢性盆腔炎疗效的思路.中医杂志,1998,39(3):180～181.

# 参考文献

[1] 刘芳.姚寓晨治疗闭经的经验.广西中医药,1990,13(1):14～15.

[2] 刘芳,葛灏,侯军.姚寓晨治疗痛经的经验.新中医,1991,(4):6～7.

[3] 刘芳.姚寓晨诊治带下病的经验.南京中医学院学报,1991,7(1):23～24.

[4] 汤叔良.姚寓晨诊治妇女面部黄褐斑的经验.中医杂志,1993,34(1):14～16.

[5] 刘芳.姚寓晨妇科病证治法用药经验.广西中医药,1995,8,18(4):23～24.

[6] 陈冬梅,姚石安,郭胜.姚寓晨治疗肾虚血瘀型盆腔瘀血综合征的辨证用药特点研究.辽宁中医杂志,2010,37(3):436～437.

# 吴震西

····· 【 个人简介 】 ·····

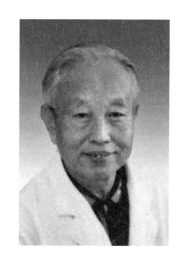

　　吴震西,男,1928年出生,江苏省南通人。江苏省南通市中医院主任中医师,江苏省名中医。曾任中华全国中医学会南通市分会常务理事兼秘书长,中华中医药学会外治分会名誉主任委员,中国民族民间医药研究会筹委会副秘书长,《实用中医内科杂志》特约编辑,《中医外治杂志》编委会顾问。享受国务院政府特殊津贴专家。第二批全国老中医药专家学术经验继承工作指导老师。

　　1942年师从江苏省如皋名老中医黄星楼学习,1947年私人开业,1951年组织创办中医联合诊所,同年参加南通市中医进修学校学习,1956年进入南通市中医院工作。1958年曾列席全国医药卫生技术革新、技术革命经验交流大会。1960年支援西藏,在西藏自治区人民医院中医科工作。1964年在江苏省中医院进修,随邹云翔、邹良材主任中医师学习肝肾病的诊治经验。1965年参加藏医藏药的调查,并参与编写了《藏医藏药初步调查》一书。1970年任西藏自治区西医离职学习中医班领导小组副组长兼教研组组长,1977 年调回南通市中医院任内科副主任。除从事内科专业外,致力于中医外治法的研究,在收集了书刊上丰富资料的基础上,广泛应用于临床实践。为普及推广中医外治法,1985 年起先后为市及全国中医学会举办了三期内病外治学习班。

从事中医临床、教学、科研 60 余年,擅长中医内科,对"内病外治"有很深的造诣,善于总结临床经验,在国内省级以上中医期刊上发表论文 80 余篇;还热心中医的科普之作,先后发表 30 余篇科普作品;吴震西主编《中医内病外治》《中医外治研究》《中医外治求新》等著作,为《中国民族医药外治大全》副主编,参与编写《现代中医内科学》等书。"继承发扬中医外治法的初步成果"获中华中医药学会 2005 年度科学技术三等奖。

## 【学术思想】

吴震西精研岐黄,擅治内科各种疑难杂证,提倡内病外治疗法。其学术思想及特点主要有以下几个方面。

### 1. 提倡内病外治

**(1) 外治法的种类和范围:** 吴震西认为外治法的范围很广,方法很多,除内服的以外,举凡针灸、推拿、按摩、挑割、刮痧、捏脊、指压、火罐、贴膏药、爆灯火、牵引等均属外治法的范围。

**(2) 药物外治的吸收及机制**

1) **经络传导:** 经络是人体组织结构的重要组成部分,是沟通表里、上下的一个独特系统,外与皮肤肌腠相连,内与五脏六腑相接。吴震西强调用药物贴敷有关穴位,既有穴位刺激作用,又通过经络传导,使药物充分发挥其功效。例如应用广泛的脐疗,是中医常用而又重要的经穴外治方法。脐又名神阙,属任脉,又为冲脉循行之地。冲乃经脉之海。又任、督相表里,故冲、任、督"一源而三岐"。三脉经气相通,内联十二经脉、五脏六腑、四肢百骸,药物通过脐眼吸收,可以通经贯络而作用于全身。

2) **皮肤透入:** 中医经皮肤给药的方法甚多,如敷、贴、涂、搽、擦、扑、熏、蒸、洗、浴、卷、踏等。皮肤由表皮、真皮、皮下组织三层组成,一般的药物若能透过表皮,都容易从真皮吸收到人体里。因为真皮有 90% 是血管丰富的结缔组织,活跃的血液循环运转药物很快。吴震西发现皮肤给药的最大优点是避免药物对胃肠道与肝脏等的损害,同时也避免了胃肠道与肝脏对药物的影响,从而提高了药物的利用度。

3)黏膜吸收:从鼻、眼、口及前后二阴给药的,多从黏膜吸收。其方法包括塞鼻、香囊、药枕(闻香治病)、点(滴)眼、含漱、刷牙、喷雾、药烟、塞肛、灌肠、阴道坐药等。鼻黏膜下血管非常丰富,动脉、静脉、毛细血管交织成网状,因此药物可以迅速从黏膜透入血管,进入全身血液循环。黏膜上的纤毛不仅可增加药物吸收的有效表面积,又是药物能较迅速地由血管进入组织细胞的有利因素。鼻子的神经纤维很短,几乎直接以神经纤维形式,通过很薄的一层筛板分布于鼻黏膜。因此,鼻控给药可很快传入大脑。口腔黏膜血管发达,药物可在黏膜表面溶解扩散,经毛细血管吸收进入血液,因而口腔黏膜对某些药物吸收较快。舌下含药与口服给药不同,因药物不接触胃肠道液,可避免被其破坏及对胃肠道的刺激作用,而且吸收后不经门静脉进入肝脏而被代谢。除舌下含药法外,含漱、嚼化、刷牙等法均从口腔黏膜吸收。中医有"目系上升于脑""五轮八廓内属五脏六腑"的理论,所以用相应的药物点眼,可治眼科以外的某些疾病。用药物点(滴)眼,药物进入眼结合膜囊后,可通过结合膜到达更深的部位。因为结合膜中有很多血管和淋巴管,当受到外来物体或化学刺激时,通常血管就会扩张而加快药物的吸收。

**2. 重视"瘀血"致病因素**

瘀血既是病理性产物,也是致病因素之一。吴震西认为在病史、症状、诊断过程中,均要重视"瘀血"的存在。

**(1) 病史中的瘀血**

1)**外伤史**:包括明显的跌仆损伤及隐性外伤。《明医指掌·瘀血篇》:"跌打损伤,或被人打踢,或物相撞,或取闪钠,或奔走努力,或受困屈,或发恼怒,一时不觉,过至半日或一二三日而发者有之,十数日或半月、一月而发者有之。"

2)**精神创伤史**:强烈的精神刺激,过度的神经紧张,皆可使气滞而血瘀。《医学入门》:"瘀血痛有常处,或逆思逆郁而得。"《杂病源流犀烛》:"气运乎血,血本随气以周流,气凝则血亦凝矣。"

3)**失血史**:失血后血溢于脉外,或过用寒凉、收涩之品而致瘀阻经脉。《血证论·瘀血篇》:"吐衄便漏,其血无不离经……然既是离经之血,虽清血、鲜血亦是瘀血。"

4) 妇科经、带、胎、产史：闭经、痛经、经行不畅、色紫有块、产后恶露不净、慢性盆腔炎等均应考虑为瘀血。《金匮要略》："妇人年五十所……曾经半产，瘀血在少腹不去。"

5) 手术史：各种手术，如开胸、剖腹、穿刺、人流等造成术后粘连、疼痛、麻木、瘫痪，甚至功能障碍等，均可视为瘀血证。

6) 久病：病邪久留，往往导致气血运行失畅，从而出现瘀血证。如痹证、胃痛、慢性肝炎、慢性肾炎、慢性支气管炎、肺心病等。《临证指南医案》："初病在经，久痛入络，以经主气，络主血，则可知其治气治血之当然也。"

**(2) 症状中的"瘀血"**

1) 疼痛：瘀血疼痛的特点为痛有定处，痛如针刺，痛处拒按。《医林改错》："凡肚腹疼痛，总不移动，是血瘀。"《血证论》："瘀血在经络脏腑之间，则周身作痛……瘀血在上焦……或骨膊胸膈顽硬刺痛……在中焦则腹痛、胁痛、腰脐间刺痛……在下焦则季胁少腹胀满刺痛。"

2) 出血：血色暗红、紫黑或呈血块为瘀血的特征。但唐容川认为："凡吐衄，无论清凝鲜黑，总以去瘀为先。"

3) 咳喘：咳喘伴有胸痛、痰血、面晦唇绀者，应考虑夹有瘀血。《丹溪心法》："肺胀而嗽，或左或右，不得眠，此痰夹瘀血碍气而病。"《血证论·咳嗽篇》："人身气道，不可有塞滞。内有瘀血，则阻碍气道，不得升降，是以壅而为咳……须知痰水之壅，由瘀血使然。"

4) 发热：瘀血发热多表现为低热，常见于外伤、大出血后或手术后。《岭南卫生方附录》："人有恶寒发热，状似伤寒……须审其日前曾有跌坠挫闪拳踢之情。"《金匮翼》："瘀血发热者，其脉涩，其人但漱水而不欲咽，两脚必厥冷，少腹必急结……但通其血，则发热自止。"

5) 心悸怔忡：冠心病、心律不齐，兼有脉沉涩、结代、舌质青紫者，为有瘀血。《医林改错》："心跳心忙(慌)，用归脾安神等方不效，用此方(血府逐瘀汤)百发百中。"《血证论》："心虚则心神不安而怔忡，有瘀血亦怔忡。"

6) 神经精神症状：癫、狂、痛、健忘、失眠等，中医认为有因瘀血引起的，近年来亦有用活血化瘀方药治验的报道。《伤寒论》："阳明证，其人善忘者，必有蓄血。""太阳病，六七日，表症仍在…其人发狂……下血乃愈，所以然者……瘀热在里故也。"《医林改错》:"癫狂一症,哭笑不休,詈骂歌唱……乃气血瘀滞,脑气与脏腑气不接。"《血证论·瘀血篇》:"瘀血攻心,头痛头晕,神气昏迷,不省人事。"

7) **口渴**:瘀血所致的口渴为口干不欲饮。《类证治裁》:"如吐衄停瘀,属上部,必漱水而不欲咽。"《血证论·瘀血篇》:"瘀血在里则口渴,所以然者,血与气本不相离,内有瘀血,故气不得通,不能载水津上升,是以发渴,名曰血渴,瘀血去则不渴矣。"

8) **腹胀满**:《金匮要略》:"腹不满,其人言我满,为有瘀血。""妇人少腹满如敦状……此水与血俱结在血室也……"

9) **发黄**:一为瘀血发黄,一为黄疸。近年来有用活血化瘀法治疗黄疸型肝炎的报道。《诸病源候论·妇人杂病诸候·瘀血候》:"血瘀在内,则时时体热面黄。"《临证指南医案》:"久痛必入络,气血不行,发黄,非疸也。"《读医随笔》:"黄之为色,血与水和,杂而然也……兼用化血之品一二味,如桃仁、红花、茜草、丹参之类,为其已坏之血不能复还原质,必须化之,而后无碍于新血之流行也。"

**(3) 诊断中的"瘀血"**

1) **面色**:瘀血患者日久可见面色晦暗或紫黑。《难经·二十四难》:"手少阴气绝,则脉不通,脉不通,则血不流,血不流则色泽去,故面色黑如黛,此血先死。"

2) **毛发**:由于气血瘀滞,毛发失养,故毛发干枯无光泽,或脱发。《医林改错》:"伤寒、瘟病后头发脱落……皮里肉外血瘀,阻塞血路,新血不能养发,故发脱落;无病脱落,亦是血瘀。"

3) **眼睛**:睑下或眼眶青紫,白睛溢血,球结膜血管怒张弯曲,巩膜血管末梢的瘀点,均为瘀血的体征。眼底是观察颅内血管的一个窗口,凡眼底检查,见有出血、水肿、栓塞、硬化等改变者,也是瘀血的表现。

4) **口唇、爪甲**:口唇紫绀、爪甲发黑均为瘀血。《医学正传》:"血活则红,血瘀则黑,爪甲黑者,血瘀而不散也。"

5) **舌质**:紫舌是诊断瘀血的重要标志。《金匮要略》:"患者胸满、唇萎、舌青……为有瘀血。"具体表现有紫纹、紫点、瘀斑、舌下静脉曲张等。

6) **皮肤**:常见有皮肤色素沉着、青筋突起、肌肤甲错、红纹血缕、斑疹等瘀血体征。《医林改错》:"青筋暴露,非筋也,现于皮肤者,血管也,血管青者,内有瘀血也。"

7) **大便**:大便溏腻如漆为瘀血。《证治准绳》:"邪热燥结,色未尝不黑,但瘀血则溏而黑黏如漆,燥结则硬而黑晦如煤,此为明辨也。"

8) 切诊(触诊):① 脉象。《素问·脉要精微论》:"夫脉者,血之府也。"血液瘀滞不畅,则脉象表现异常,瘀血常见沉、弦、涩、结、代脉、无脉症。② 癥瘕积聚。《医家四要》:"心法又以癥为气病,瘕为血病,其实癥瘕二症,皆属于气血交凝,不必过于执论。"《医林改错》:"气无形不能结块,结块者,必有形之血也。"癥瘕积聚、痞块、疟母以及其他有形结块(包括肿瘤),均属瘀血证。以上所举病史、症状与体征,仅作诊断瘀血的参考,其中如发热、腹满、口渴、咳喘等症,既非瘀血所特有,亦非瘀血应悉俱。又如面色晦暗、毛发脱落、皮肤色素沉着等体征,可由瘀血引起,亦可因他病所致。

## 【临床经验】

### 1. 治咳嗽外感祛邪、内伤补虚、兼以外治

咳嗽为临床常见病证,病因复杂,治疗不易。《医学真传》云:"诸病易治,咳嗽难医。"

**(1) 透达祛邪,宣肃肺气:**咳嗽既是肺气上逆,祛邪外达的保护性反应,通过咳嗽反射能有效地清除过多的支气管分泌物或异物,又是肺系疾病的主要症状之一。

肺属上焦,位居胸中,处于脏腑的最高位,为五脏之"华盖",上连气道喉咙,与大气直接接触,开窍于鼻,外合皮毛,主气司呼吸,为人体升降出入之枢纽,气贯百脉而连他脏,不耐寒热而称为"娇脏"。其功能特点为宣发和肃降,两者相辅相成。只有宣肃协调,才能保证肺气的出入通畅,呼吸均匀。反之,宣发失常则肺气不降而上逆为咳;肺失肃降则肺气不利而咳。故六淫邪气从口鼻而入,或由皮肤侵袭,均客于肺卫,使肺失宣肃而咳嗽;若脏腑内伤涉及于肺或内生五邪累及肺脏,使肺失宣肃而病咳。所以咳嗽不止于肺而不离乎肺。

针对肺为娇脏,易受邪侵和肺失宣肃,痰生气逆之特点,治咳按前贤"治外感咳,以祛邪为先"之意,习用"止嗽散"加减宣肃肺气,透达祛邪,止咳疗效卓越。该方药性平和,轻宣透达,舒展气机,不仅可用于寒咳,而且亦可用于热咳,既无攻击过当之虞,大有启门驱邪之功。如万某,女,55岁,咳嗽阵作2月,咯痰色白量多,咽痒胸闷,脉滑,苔薄白。证属痰浊内蕴,肺失宣肃,治以宣肃肺气,化痰止

咳。处方：紫菀、白前胡、苏子、茯苓、片法夏、旋覆花（包）、僵蚕各 10 g，蒸百部 15 g，桔梗、橘红、甘草各 6 g，5 剂。药后咳嗽大减，痰少，继服 5 剂，病愈。

咳嗽多发作于冬令或气候交变之时，昼夜朝暮之轻重变化，有痰无痰或痰之多少，常难恒定。临证常予辨证配伍，发热加银翘或知母、黄芩以解毒清热；痰多加大贝母、冬瓜仁或二陈以祛痰；喘急加苏子、地龙以平喘；咽痒加僵蚕、蝉衣以解痉；瘀重加丹参、当归以活血；咯血加白及、煅花蕊石以止血；咳而吐者加枇杷叶、旋覆花以止呕；阴伤加沙参、麦门冬以养阴；体虚易感者，加玉屏风散以补肺益脾、扶正固本，不止咳而咳自止。

当今空调感冒之现代病日趋增多，因天气炎热而贪图凉快，利用空调机冷气降温不当，则感受风寒，损伤肺卫；冬天寒冷，空调机升温助暖，使腠理开泄，外出不耐寒侵而犯咳嗽，且当今世人，每遇咳嗽而图服药方便，不分病证寒热，动辄抗生素、中成药一哄而上，抗生素乃大寒之品，易伤肺气，闭门留邪，使肺气郁闭，宣肃失常而久咳不已，故应慎用之。

**(2) 补肺健脾，益肾固本：**外感咳嗽反复发作，治不及时或治疗不当，再加生活环境的影响，如烟酒及有害气体等因素的刺激，起居失调，情志不怡，或内伤咳嗽久治不解，就容易转变为慢性咳嗽。

慢性咳嗽，病程长，病情重，皆由肺病涉及脾肾，引起肺脾肾三脏俱病。由于肺失宣肃，脾失通化，肾失蒸发，使体内气血津液三者的生理平衡遭到破坏，随之出现各种病理变化和产生病理产物，气机郁滞，升降失常，痰浊内生；气病及血，血脉瘀结，经络痹塞，尤其是痰瘀交结，协同致病，更易耗伤肺脾肾之功能，使肺脾肾气日益虚弱，由此形成恶性循环，使咳嗽加剧而难愈。

慢性咳嗽临床表现大多为咳嗽而短气，咯痰多，胸闷乏力，临床以年老体弱者为多。其病本于肺脾肾气虚弱，其标为痰浊瘀血内阻，外感为常见之诱因，稍有不慎，就会引发急性咳嗽。在急性发作时，应着重祛邪，倘若邪气不能外达，痰瘀无以蠲化，肺气壅遏不宣，则咳嗽难止。此时咳嗽之病理变化亦属肺失宣肃，故临证常辨以寒热两端而治，寒证予轻宣透达，常用杏仁、苏子、桔梗、前胡、橘络、紫菀、冬花、旋覆花、法夏、枳壳等药；热证予清肃肺气，常用桑白皮、瓜蒌皮、知母、贝母、黄芩、百部、炒牛子、杏仁、旋覆花、枇杷叶等药。待咳嗽平后，强调扶正固本，补肺健脾益肾以防止和减少复发。

脾为后天之本，气血生化之源，肾为先天之本，温煦和滋养全身各脏腑，脾肾为生痰之源,肺为贮痰之器。只有脾气健运,肾气强盛,则正气充沛不致滋生痰湿,气机流畅,血脉调和。用参、芪、苓、术、桔等补益肺气,健脾培中;用熟地、仙灵脾、蛤蚧、补骨脂、紫河车等益阳填精,补肾摄纳;用陈皮、半夏、川贝、厚朴、当归等理气燥湿、活血化痰。如陈某,男,65 岁,慢性咳喘反复发作 6 年,加剧 1 周,咳嗽气短,咯痰粘多,苔薄腻,脉滑数,证属痰热蕴肺,肺失清肃,治以清肺化痰。桑白皮、瓜蒌皮、知母、贝母、黄芩、苏子、旋覆花(包)、杏仁、茯苓、紫菀各 10 g,白部 15 g,冬瓜仁 30 g,甘草 6 g,7 剂药后诸症好转,再予原法进退 10 剂而愈。嘱常服咳喘平胶囊,其病 4 年未发。

由于中药剂型的影响,长期服用汤药存在着诸多不便,吴震西常根据患者肺脾肾虚的轻重缓急,辨证选用成药。偏于肺虚者,用玉屏风口服液以补肺;偏于脾虚者,用固本咳喘片或香砂六君丸以益脾;偏于肾虚者,用咳喘平胶囊(自拟方,由人参、蛤蚧、川贝、三七等组成)或金匮肾气丸以补益肾气,克服了服汤药不便之弊端。

**(3) 内外合治,两不偏废:**治咳,不但重视内治(内服药物治疗),而且十分重视外治(药物穴贴治疗)。根据清末吴尚先"外治之理,即内治之理,外治之药,亦即内治之药,所异者法耳"的理论,吴震西运用经络学说,结合自己数十年的临症经验,研制了宁嗽贴膏和发泡膏等,治疗咳嗽疗效卓著。

宁嗽贴膏:由杏仁、半夏、白芥子等药物组成,用于治疗风寒、风热、燥热、湿痰、痰热等外感咳嗽。对于小孩或畏惧服药者尤为适用。每日将药外贴涌泉穴 1 次,12~24 小时揭去,7 日 1 个疗程,最多 2 个疗程,若喉痒咳剧者,可加贴天突穴。

发泡膏:由斑蝥、白芥子等药物组成。先生用于治慢性久咳,因其多数呈夏轻、秋加剧、冬甚之特点,故在夏季三伏天进行冬病夏治,来改善机体的免疫状态,增加细胞的吞噬功能,提高机体的防御和非特异性免疫功能,预防感冒,减少咳嗽的发作次数,减轻病情程度,缩短疗程,达到防病抗炎之目的。临床应用,效果显著,亦可随时用于支气管哮喘的咳嗽咯痰,能获明显的止咳平喘效果。临床常用天突、肺俞、大杼、定喘、膻中、丰隆、身柱、肾俞、脾俞、命门、足三里等穴位,根据发则治标、缓则治本之旨,选穴施治,7 日贴敷 1 次(3 小时后揭去,儿童酌减),4 周 1 个疗程。

中医治病强调整体观念和辨证论治,内治必须明脏腑虚实以平衡阴阳,外治必须明经络腧穴以泻实补虚。经络学说是中医学的重要组成部分,它内属于脏腑,外络于肢节,沟通内外,联系肢体,运行气血,营养全身,抗御外邪,保障机体,使人体各部的功能活动得以保持协调和相对的平衡。若一旦患病,就会引起相应经络的气血不畅而出现各种症状,所以可循经或分部取穴治疗。天突、定喘为位近肺脏,前后相应,宣肺降气为效穴,有化痰止咳之功;大杼是足太阳经而通脏,肺之卫表,能益肺固表卫外,祛邪止咳化痰;膻中为气之会,可调顺气机,丰隆为胃之别络,可顺气化痰;肺俞、肾俞有培养肺气,填纳肾气之功,肺肾气充,则上有主而下能纳,气机得以升降,肺气得以宣肃;身柱、命门同属督脉,上下标应,填精壮督,益肾温阳,蒸化水液,止咳化痰平喘;足三里、脾俞调和脾胃以资生化之源,使水谷精微上归于肺,肺气充自能卫外;脚心与上呼吸道黏膜微血管有直接关系,涌泉属足少阴肾经,有一支脉出肺络心,再灌注于胸中,药贴涌泉,上病下治,能疗咳嗽等肺部疾患。

中医应用膏剂敷贴俞穴治疗疾病,渊源流长,俞穴贴药后,可使药力随俞入肺,灌精气而营阴阳,其可能是通过压力、温热、化学、皮肤感受器,经淋巴管吸收而深达脏器而取效,亦可能与神经、体液的作用有关,药物刺激穴位,反射性地刺激了大脑皮质,调整了其兴奋与抑制过程,与内服药力协同起到良好的疗效。

### 2. 治早搏创立"八法"

吴震西认为早搏不论功能性或器质性,其辨证纲领不外虚实两端。虚则权衡气、血、阴、阳的深浅,实则辨气滞、血瘀、痰浊、痰热、热毒之所侵,治则可概括于下列八法。

**(1) 疏肝法:** 疏肝法(疏解肝郁)之症候特点为心悸早搏,每由情志不遂加重,伴胸闷太息,两胁胀痛,心烦少寐,目赤便干,舌红,苔白或黄,脉弦见结代,方选柴胡疏肝饮加减。常用药物:柴胡、白芍、枳壳、川芎、香附、佛手、娑罗子、合欢皮、广郁金等。如治张某,女,56 岁。有室性早搏病史,情志怫郁即发,近因情志不遂,胸闷太息,嗳气则舒,夜寐梦多,苔薄白,脉弦见结代。心电图示:窦性心律,频发室性早搏,呈三联律。证属肝气郁结,心神不宁,治予疏肝解郁,宁心安神。药用:软柴胡 6 g,生白芍 12 g,炒枳壳 10 g,娑罗子 10 g,佛手 6 g,广郁金 10 g,硃茯苓 12 g,合欢皮 12 g,丹参 15 g,柏枣仁各 15 g,炙草 6 g。上方服用 10 剂,胸闷即宽,心悸亦平。心电图复查:窦性心律。原方续进 5 剂巩固,嘱其怡和情志,以防复发。

**(2) 滋养法**：滋养法(滋阴养血)包括滋心阴和养心血。心阴受耗，心血亦为之损，阴血耗损，虚火浮越，导致早搏频作。常见于热病伤阴，或久病阴血亏虚，其症胸闷心悸，心烦、失眠，咽干，汗多，舌红少苔，脉细结代。方选天王补心丹加减。常用药物生熟地、玄参、丹参、柏子仁、麦门冬、五味子等；若产后、术后及大失血之体，血少神怯，可用炙甘草、党参、熟地、桂枝、阿胶之属，方选炙甘草汤加味。如治吕某，男，42 岁。患者既往有梦遗及心动过速史，近来时常头晕，心悸，不耐烦劳，手足心热，口干，心烦不眠，舌红苔薄，脉细数而促，心电图示：预激症候群 B 型，伴房性早搏。证属心虚失养，拟方滋阴清热，养心安神。方选天王补心丹加减。药用：生熟地各 15 g，麦门冬 12 g，玄参 12 g，丹参 15 g，硃茯神 12 g，夜交藤 15 g，柏子仁 10 g，炒枣仁 15 g，生龙牡各 30 g(先煎)，五味子 6 g。药进 15 剂后，手足心热明显好转，心悸渐平，早搏偶作，效不更，原方续用 10 剂后诸症大减。心电图复查：窦性心律。仍投原方 5 剂善后。

**(3) 温通法**：温通法(温通阳气)包括温心阳和温阳利水两方面。凡大病久病，阳气受损，不能温煦推动心搏，或胸阳不展，心脉痹阻，皆可致心悸惕动，早搏频发。其症候特点为心中空荡，惕惕易动，伴面色苍白，倦怠懒言，四末不温，舌淡苔薄白，脉沉细结代，方选保元汤加减。常用药物肉桂或桂枝、人参、黄芪、附片、干姜等；方选保元汤加减。若由脾肾阳虚，气化失职，停饮上逆，凌心犯肺，治宜温脾肾之阳，鼓动心阳，使困阻之水饮蒸腾气化，以平息诸症。方选真武汤加减。常用药物附子、白术、生姜、茯苓、泽泻、白芍、细辛、五味子等。如治殷某，男，43 岁。胸闷心悸 6 年，经治效果不著，诊时心电图示：窦性心动过缓伴不齐，频发房性早搏。证见胸闷心悸气短，时而畏寒怯冷，手足不温，夜寐欠佳，脉迟缓而结，苔薄白，舌淡质裂，证属心阳不振，气阴不足，拟益气温阳，活血复脉法。方选保元汤合生脉散加味：桂枝 10 g，炙黄芪 15 g，党参 15 g，炙甘草 10 g，麦门冬 10 g，五味子 6 g，丹参 30 g，当归 15 g，细辛 6 g，合欢皮 12 g，鸡血藤 15 g。此方服用 15 剂，心胸宽畅，畏寒肢冷悉除。复查心电图心率 58 次/分，各联均未见异常，续进 5 剂巩固。

**(4) 补益法**：补益法(补气益血)适用于症候特点为早搏频发，胸闷气短，头晕神疲，伴语声低微，自汗或盗汗，失眠健忘，纳谷不香，面色萎黄，苔薄白，舌质淡，脉细缓结代。方选归脾汤加减。常用药物人参或党参、黄芪、白术、茯神、当归、枸杞、龙眼肉等。若气虚津伤明显，以生脉散为主方，益气生津；气虚血少可用炙甘草益气养血,滋阴复脉。如治程某,女,47 岁。二年前乳腺癌手术切除,术后刀口愈合良好,但体质未复,近月来,自觉心悸,怔忡,头昏肢倦,夜寐不宁,纳少,苔薄,舌质淡,脉细弱或见结代。心电图提示:心肌损害,频发室性早搏。证属气血两虚,心神失养,拟方补气养血,通脉安神。药用:党参 15 g,炒白术 10 g,炙黄芪 12 g,制黄精 15 g,当归身 10 g,五味子 6 g,砵茯苓 12 g,柏枣仁各 10 g,紫丹参 15 g,合欢皮 12 g,炙甘草 6 g。上方连服 25 剂后精神渐振,纳香寐安,早搏消失,心电图复查窦性心律。

(5) **化浊法:**化浊法(化浊宽胸)适用于痰浊阻滞,气机失于畅达,而致胸痹心悸。其症候特点为早搏悸动有沉闷感,伴胸痛彻背,咳唾喘息,苔白腻,脉沉滑或见结代。方选瓜蒌薤白汤加减。常用药物瓜蒌、薤白、木香、陈皮、茯苓等。如治陶某,男,55 岁。胸闷心悸,胸背疼痛半年余,短气乏力,咳唾痰多,纳谷不馨,苔白腻,脉滑或见结代。心电图示房性早搏,部分成对出现。证属痰瘀交阻,胸阳失旷,治宜通阳宣痹,活血化痰。拟瓜蒌薤白汤合导痰汤加减:全瓜蒌 15 g,薤白 10 g,炒枳壳 10 g,川朴 6 g,法半夏 10 g,茯苓 12 g,陈皮 6 g,白檀香 3 g(后下),合欢皮 12 g,丹参 30 g,炙甘草 6 g。此方出入,连服 20 剂,复查心电图窦性心律,左室高电压。

(6) **化瘀法:**化瘀法(活血化瘀)适用于各种原因引起的瘀血内停所致早搏。其症候特点为早搏病程久而常发生,伴见胸闷憋气,心前区痛,唇甲紫黯,舌见瘀斑点,脉涩或见结代等。方选血府逐瘀汤加减。常用药物桃仁、红花、当归、川芎、丹参、赤芍、三七、琥珀等,方选血府逐瘀汤加减。如治刘某,男,62 岁。心悸,有暂停感,胸闷且痛,口干,唇甲紫黯,舌苔薄白,质暗红,舌体右侧边缘见有紫斑,脉涩或见结代。心电图示窦性心律,频发室性早搏,左前半支传导阻滞。证属气血瘀阻,拟方活血通脉。药用:当归 15 g,赤芍 12 g,川芎 10 g,生地 10 g,麦门冬 10 g,桃仁 10 g,红花 6 g,丹参 30 g,柏枣仁各 10 g,生牡蛎 30 g,炙甘草 6 g。服药 15 剂,心悸胸痛明显好转,偶有早搏,续上方 5 剂,诸羔均平,复查心电图窦性心律,左前半支传导阻滞。

(7) **清涤法:**清涤法(清化热痰)适用于痰热内停,易扰心神,而致心悸早搏。其症候特点为心悸而有闷重感,入夜尤甚,伴有夜寐梦多,心烦失眠,纳呆泛恶,口干,苔黄腻,脉滑数或见结代。方选小陷胸汤加减。常用药物川连、竹沥、半夏、瓜蒌、郁金、远志、苦参等。如治陈某,男,54 岁,胸闷早搏频发半月余,入夜尤甚,脘痞泛恶,咳吐黄痰,口干,纳呆,苔薄黄,脉滑或见结代。心电图诊断窦性心律,频发室性早搏。证属痰热内蕴,心神不宁。拟方清化热痰,宁志安神。方选小陷胸汤加味:川连 3 g,竹沥半夏 10 g,全瓜蒌 15 g,郁金 10 g,娑罗子 10 g,甘草 6 g,炒枳实 10 g,炙远志 6 g,丹参 15 g,柏枣仁各 10 g,赤芍 12 g。服药 10 剂,早搏消失,心电图复查正常,续 5 剂巩固。

**(8) 解毒法:**解毒法(解毒宁心)适用于时邪外袭,正不胜邪,热毒久羁,内犯于心,心脉受损,致使搏动失其常度。其症候特点为心悸早搏,常发于外感或腹泻之后,伴低热,咽痛,气短神疲,舌质红,苔黄,脉浮数或滑数或见结代。方选银翘散加减。常用药物金银花、连翘、板蓝根、牡丹皮、淡竹叶、生地、黄连等。如治谢某,女,33 岁。患者于半月前因发热,咳嗽,咽痛,经治热退咳止,近 5 日来,心前区板闷不适,心悸阵作,神疲乏力,口干,舌苔薄,舌质红,脉浮数或见结代。查心电图为窦性心律不齐,频发结性早搏。证属时邪侵袭,心神不宁,拟方通脉解毒,养血安神。药用:金银花 15 g,连翘 10 g,生地 15 g,牡丹皮 10 g,淡竹叶 10 g,丹参 30 g,麦门冬 10 g,硃茯苓 12 g,柏枣仁各 12 g,合欢皮 12 g,炙甘草 6 g。服药 8 剂,胸闷渐宽,心悸渐平,原方去金银花、连翘、竹叶、加太子参 15 g,五味子 6 g,续进 5 剂。后复查心电图正常。

· · · · · · · · · · · · · · · · 【 经 验 方 】 · · · · · · · · · · · · · · · ·

## 1. 内服方
### (1) 镇心安神汤

组成:生龙骨 10~30 g,生牡蛎 30 g,硃染茯苓 12 g,紫丹参 30 g,炒枣仁 30 g,合欢皮 12 g,夜交藤 30 g。

用法:每日 1 剂,下午或傍晚先服二煎药,头煎药留在睡前服;若早醒者,入睡前服头煎药,二煎药等醒来后继服。3 日为 1 个疗程。

功效:养心重镇安神。

主治:心神不宁,夜寐不安。

加减:阴血虚,加当归身、白芍、生地、龙眼肉;气阴虚,加太子参、麦门冬、五味子;阴虚火旺,加生地、麦门冬、川连;心火偏亢,加川连(或莲子芯)、黄芩、麦门冬;心肝火旺,加川连、麦门冬、山栀、牡丹皮;惊吓,加酒炒郁李仁、生龙齿;肝郁,加四逆散。

**（2）活血通络汤**

组成：羌活 10 g，桂枝 6 g，川芎 15 g，当归 15 g，赤芍 12 g，丹参 30 g，鸡血藤 15 g，威灵仙 15 g，片姜黄 10 g。

用法：加黄酒 100 ml 入煎，早、晚各煎服 1 次，每日 1 剂，连服 30 剂为 1 个疗程。项背强几几者加葛根；头晕目眩者加天麻、钩藤；手臂冷痛者加制川乌，重加桂枝；口干唇燥者去桂枝，加生地、麦门冬；胃纳不佳者加白术、陈皮；伴高血压病者加炙地龙、怀牛膝。

功效：活血通络。

主治：神经根型颈椎病。

## 2. 外治方

**（1）发泡膏**：组成与制法：取斑蝥、白芥子各 20 g，研极细粉末，以 50％二甲基亚砜调成膏状。用时取麦粒大 1 团，置于 2 cm×2 cm 胶布中心，贴于穴位上。

1）治疗过敏性鼻炎：贴治穴位：内关穴、外关穴（均双侧），交替贴治，每周 1 次，4 次为 1 个疗程，必要时可连续贴 2～3 个疗程。一般贴后 3 个小时（儿童 2 小时）揭去膏药，当时或稍后皮肤即出现水泡，并逐渐增大隆起，通常 2～3 日即逐渐干瘪结痂。水泡尽量避免擦破，如不慎破裂，用紫药水涂擦即可。

2）治疗哮喘：贴治穴位第 1 组穴：定喘、肺俞、天突；第 2 组穴：身柱、膻中、大杼；第 3 组穴，肾俞、足三里、身柱。备穴：命门、丰隆、脾俞。发作期用第 1 组和第 2 组穴交替，缓解期用第 1 组和第 3 组穴交替。肾虚者加命门，痰多者加丰隆，脾虚者加脾俞。7～10 日贴治 1 次，4 次为 1 个疗程，必要时可再贴 1 个疗程。

**（2）外治定喘膏**：生麻黄 10 g，杏仁 30 g，白芥子 40 g，生半夏 20 g，吴茱萸 20 g，明矾 20 g。共研细末，以 30％二甲基亚砜 50 ml 调成软膏，备用。用法：每晚洗脚后擦干，取外治定喘膏约蚕豆瓣大，置于伤湿止痛膏中心，贴双侧涌泉穴，每晚换药 1 次，半月为 1 个疗程。

**（3）治支气管哮喘方**：白芥子末、斑蝥末各等份。痰多者加生半夏末适量。用法：将以上药末和匀，以二甲基亚砜、蒸馏水各 50％（单纯用蒸馏水也可），调成油膏状，取麦粒大，置 2 cm×2 cm 胶布上，贴于下列穴位：① 天突、定喘（双侧）、肺俞（双侧）；② 身柱、肾俞（双侧）、足三里（双侧）。痰多者加丰隆（双侧）。

上述两组穴位轮流贴治,每周1次,4次为1个疗程,必要时休息1周后再进行第2疗程。贴药后3小时揭去,患处出现水泡,并逐渐增大隆起,水泡(可自然吸收)如不慎擦破,涂以龙胆紫液即可,一般不会感染,愈后不留瘢痕。

(4) **治颜面神经麻痹方**:牙皂末30g。用法:将牙皂末用醋调成糊状,涂于患侧颊车、地仓穴之间,一日换药两次。

(5) **治鼻渊方**:取朝北湿地青苔。用法:取青苔适量洗净,用纱布包裹塞鼻,左鼻塞左,右鼻塞右,双侧鼻孔交替使用,6小时换药1次,5~7日为1个疗程。

(6) **治褥疮方**:取马勃,去其外皮,切成大小不等的薄片,经高压灭菌后置于疮面上,再用敷料覆盖,胶布固定,每日换药1次。

(7) **治咳嗽方**:大蒜1瓣,切细捣匀,取如豆瓣大,置伤湿止痛膏中心,每晚洗足后贴双足涌泉穴,次晨揭去,连贴3~5次。

(8) **治关节疼痛方**:生川、草乌各15g,制乳没各15g,独活15g,白芥子30g。用法:上药共研细末,以适量酒醋和之使微湿,放锅内炒热,用布包乘热熨患处,冷则再炒,日熨2~3次,每次5~10分钟。

(9) **剥脱性唇炎方**:蛋黄油(将煮熟的鸡蛋去白取黄,放锅内压碎,文火炒焦后所溢出的油)。用法:直接涂抹口唇,每日5次(早晚洗脸及餐后)。

按:剥脱性唇炎,类似中医的"唇风""唇裂",多由脾胃积热所致。蛋黄油有解热毒、润肌肤的作用,外用能改善局部营养,对皮肤、黏膜有良好的修复功效。本病常因唇干而喜用舌舔唇,治疗中须忌舔唇。

(10) **渗出性中耳炎药枕方(亦常用于治疗风寒型鼻渊、慢性鼻炎、副鼻窦炎)**:荆芥60g,防风60g,白芷100g,薄荷60g,白菊花100g,辛夷花30g,苍耳子30g,细辛20g,白檀香20g,苏叶60g,广藿香60g。上药研粗末,装入40cm×30cm的白布袋内,置于枕头上,作为药枕,睡时枕头。若血压偏高者,并可在药方中加夏枯草600g、牡丹皮250g。

(11) **寒湿痹痛熏洗方**:桂枝15g,吴茱萸25g,生川乌9g,生草乌15g,当归15g,细辛10g。用法:上药以黄酒和水各250ml煎煮,将头、二煎药液混合,不时熏洗患处,冷则将药液再加温,连洗5~7日。夏季1剂药熏洗1日。

(12) **五更泻贴脐方**:吴茱萸10g,五倍子10g,白胡椒5g。上药研细末,瓶装密封,用时取少许用白酒调成厚糊状,徐满脐眼,再加暖脐膏(或肤疾宁贴膏)

贴盖。2 日换药 1 次,换药时用 75% 酒精棉球将脐眼揩净。

**(13)目睛发冷方:** 吴茱萸 15 g,细辛 15 g。用法:上药水煎两次,将头、二煎药液混合,趁热熏洗双目,冷则加温,每日数次,每日 1 剂。

**(14)便秘外治方:** 大黄 20 g,芒硝 100 g。用法:上药共研细末,布包敷脐,胶布绷带固定,1～2 日换药 1 次。

**(15)失眠外治方:** 朱砂、鸡蛋清或蜂蜜适量。用法:取朱砂少许,以适量蛋清或蜂蜜调和,捏成绿豆大的丸粒,置于双侧内关穴上,用胶布贴盖,2 日换药 1 次。

**(16)头痛塞鼻散:** 川芎 50 g,白芷 50 g,炙远志 50 g,冰片 7 g,共研极细末,瓶装密贮勿泄气。以绸布或的确良一小块,包少许药末,塞入鼻孔,右侧头痛塞左鼻,左侧头痛塞右鼻。一般塞鼻 3～5 分钟后,头痛即逐渐消失,有的塞鼻得嚏后,自觉七窍畅通而痛止。复发时再用仍有效。

# 主要论著

吴震西,陈鸿宾.治疗 22 例对口发背的经验体会.江苏中医,1962,(6):17～19.

吴震西.再谈黄水疮是否脓疱病的问题.江苏中医,1962,(1):38～39.

吴震西.试谈妇科临床经验.江苏中医,1964,(3):26～28.

吴震西.简谈中医对瘀血的诊断.中医杂志,1980,(2):51～52.

吴震西.浅谈中医的外治法.中医杂志,1980,(7):55～57.

吴震西,徐福田等.中医外治法的剂型改革进展.江苏中医,1983,(3):61～62.

吴震西,张锦秀等.发泡膏贴治哮喘 264 例疗效观察.实用中医内科杂志,1987,(2):85～87.

吴震西.外治经效方 6 则.中国农村医学,1988,(2):38～39.

吴震西.中医外治法的发展和展望.中国医药学报,1989,(8):64～66.

吴震西.中医外治研究,北京:中国科学技术出版社,1995.

吴震西.吴震西内病外治集.台北:新文丰出版公司,1996.

吴震西,赵学明,吴自强,等.中医外治求新,北京:中医古籍出版社,1998.

吴震西.内病外治的临床实践.中医外治杂志,2002,(2):3～4.

吴震西.漫谈外治临床的经验体会.中医外治杂志,2007,(4):3～4.

吴震西.中医内病外治.北京:人民卫生出版社,2007.

## 参考文献

［1］尤菊松,吴自强.吴震西治咳经验.中医药研究,1997,13(5):27～28.

［2］张海平,吴震西.吴震西治疗早搏八法.北京中医,2001,2:1～3.

# 夏治平

夏治平,男,1932 年出生,江苏省海安人。江苏省南通市海安县中医院主任医师,中医针灸学专家。曾任中国针灸学会文献研究会理事,江苏省针灸学会常务理事,江苏省第八届人大代表。享受国务院政府特殊津贴专家。第三批全国老中医药专家学术经验继承工作指导老师。

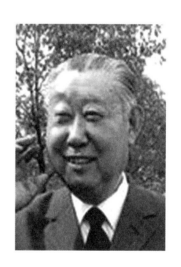

15 岁师从海安名中医黄子丹学习中医内科,1957 年毕业于江苏省中医学校,1957～1974 年在南京中医学院任教,1975 年至今在海安县人民医院、中医院从事中医临床和中医理论研究与教学工作。参与编写《中医学概论》《中国医学百科全书·针灸学》和《实用针灸推拿治疗学》等。另担任主笔、编委和主编的著作有 6 部。获全国卫生系统模范称号。

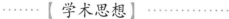

【 学术思想 】

夏治平先从事中医内科临床,后专攻针灸学

研究,对经络腧穴有独到见解,用于指导临床实践,每获佳绩。认为经络有广义和狭义之分,狭义经络指十四经的循行与病候为主体,与各经腧穴密切关联;广义经络学说则包括血管、淋巴管、神经、肌肉与肌腱,甚至演变成为辨证方式或脏腑的代称。其主要学术思想与特点有以下几点。

### 1. 重手法,倡针药

夏治平临床特别注重针刺手法。他认为针刺治病,必须掌握好辨证、选穴、手法三个重要环节,亦即融理、法、方、穴、术于一体,其中针刺的方向、深度以及针刺补泻手法亦是决定疗效的关键。强调手法因穴而异,针灸治病遵循"经脉所过,主治所及",夏治平认为"气之所至,主治所及""气至而有效",如特发性少弱精子症在针刺腹背部腧穴力求向阴部放射的胀麻感,以及四肢部腧穴的循经传导感乃取效关键。只有施治手法合度,才能丝丝入扣,恰中病机,论治得当。

夏治平临诊倡导针药结合。他受唐代医家孙思邈"知针知药,固是良医"的影响,推崇《内经》针药各有所宜、针药结合相须为用的学术观点。因此,针药结合亦是夏治平的重要学术思想之一。

### 2. 对三叉神经痛病因病机有创新

原发性三叉神经痛是一种发作性三叉神经支配区内的短暂的剧烈疼痛,中医学称之为"面痛",以发作性刀割样、撕裂样或烧灼样剧痛,突发突止为临床特征,一般西药神经镇痛剂治疗效果不满意,而运用中西医结合方法治疗本病具有显著的优势。病因病机多为外邪侵袭、瘀血阻络以及肝阳上扰等,以致面部经络气血运行失畅而作痛,《张氏医通》:"面痛……不能开口言语,手触即痛,此是阳明经络受风毒,传入经络,血凝滞而不行。"夏治平认为本病一为外邪侵袭,风寒风热邪毒痹阻面部经络,经脉气血运行失畅而致疼痛;二为肝阳上亢困扰头部经络,终致经络气血运行受阻而发作三叉神经痛。本病病位在上,其本则在下焦,论治的关键在于祛邪与平肝,以气血调畅为治疗的根本目的。

## 【临床经验】

夏治平重视运用针灸治疗内科疾病,对脑干脑炎、脑炎、脑血管意外后遗症、冠心病、喉头痉挛、胃下垂、肠麻痹、痢疾、腹泻、各种周围神经疾病均有满意疗效。善于使用穴位注射,在针灸的同时配合使用穴位注射,广泛用于男性病、各种麻痹、各种瘫痪性疾病、消化系统疾病,对三叉神经痛、臂丛神经痛、梨状肌损伤、冈上肌腱炎病症等有特效。临床中重视单位时间刺激量与总刺激量的关系,除病情特需采用强刺外,一般取轻刺加电针久留之法,更加强调总刺激量,反对疾徐、开阖、呼吸、迎随补泻等古代针法。

## 1. 用水针穴位注射结合针刺治三叉神经痛

原发性三叉神经痛,多为瘀血阻络,肝阳上亢,证属本虚标实之候,治疗颇为棘手。夏治平在临证时善于在特定部位进行水针注射,多能取得持久的镇痛效果。水针注射的药物以利多卡因、灭菌注射用水和无水乙醇为主,以2%利多卡因注射基本无痛,但止痛效果短暂;无水乙醇效果较佳,有时可以1次注射而收到经年不发的作用,但单纯用此药注射时局部疼痛较剧,且易损害组织,故使用时宜混入利多卡因,使乙醇含量最好不超过40%;灭菌注射用水介于两者之间,注射时有疼痛,但不肿胀,可以每日注射。

三叉神经第1支疼痛,操作较易,抽取药液0.5～1 ml(利多卡因和无水乙醇各半),从鱼腰穴的上方3～4 mm处进针,针尖对准鱼腰穴刺入,刺前先嘱患者双目正视前方,要求进针点和进针方向均与瞳孔成一直线,进针后以左手轻轻按于患者眶上缘,将针尖呈30°角刺进眶上孔,当左手示指于眶上缘感到有针尖活动时,说明针已刺在眶上孔中,不可将针再向前推进,稍后退1～2 mm,回抽针芯无回血时,注入药液0.2 ml,再将针尖退出1～2 mm,注入药液0.3 ml,而后出针。

三叉神经第2支疼痛,注射时有一定难度,可从四白穴直下方与鼻翼中点平齐处透刺至四白,刺入点也应直对瞳孔,针尖应贴着骨膜向上方刺进,此时医者的左手示指置于目眶的下缘,待手下在眶骨内觉有针尖活动时,再在四白穴外表按摸一下,证实未触及针身,说明针刺在眶下孔中,不可再将针向前推进,而是将针尖退回2 mm,回抽针芯无回血时,注入药液0.3 ml,再将针尖退回2 mm,推入药液0.3 ml,以消毒药棉按住针孔出针,以防出血。

三叉神经第3支疼痛,常用3个注射点:颊外为大迎穴,进针点在大迎上方或后上方约0.5 cm处,当咬肌前边缘向前下方刺入,刺向颏孔,因该处肌肉较厚,手指无法摸出孔口的凹陷,故注入药液需约3 ml,以使药液浸入颏孔。颊内为内颊车穴,其部当最内的臼齿嚼面水平之后外方(颊垫尖和翼下颌之间的中点,即翼下颌韧带皱襞外侧3～4 mm处),相当于臼齿后方尽头部再外开到与臼齿外缘平齐处,针刺时,嘱患者尽量张大口,注射部以1%碘伏棉球消毒,使用牙科针头,将注射器贴在对侧口角,相当于由中线外数到第 4 与第 5 齿之间,对准内颊车注射点刺入,进针 2~2.5 cm 时,即达下颌孔处骨板,将针芯回抽无血液时,缓慢注入药液 3 ml,当患侧下唇及舌尖处出现麻木感,即表明注射成功。颞部为下关穴深部注射,即西医学的卵圆孔外注射,注射时,令患者向健侧侧卧,抽取 2%利多卡因 3 ml 和无水乙醇 2 ml,在注射器上装好 5 号 4~6 cm 长的针头,从下关穴(颧弓中点下缘 1 cm 处)进针,针身向上与颅骨矢状面呈 115°角,与水平线向前呈 90°角进针,针尖进入约 4 cm,即可触及翼突外板根部的骨面而受阻,这个深度相当于进针点与卵圆孔的距离,然后将针尖退至皮下,使针尖向后作 15°~20°角并略向上刺入,当刺进与上述同样深度时,如遇有向下颌或舌部、下舌部放射痛,即表明刺达卵圆孔外并刺中下颌神经,回抽无血液也无脑脊液时,则将药液缓慢注入,于 10~15 分钟内注入 2 ml,此时以手划面部患侧和健康侧的皮肤,观察感觉减退程度,待三叉神经第 3 支出现感觉减退时,说明注射成功。如在缓慢注药时出现三叉神经第 2 支分布区出现麻木或痛觉消失,可能针尖已刺入颅内,应停止注射药液,同时观察患者有无眩晕、呕吐、瞳孔散大、眼肌麻痹等不良反应。

运用水针注射止痛以治其标,待疼痛缓解后,即以针刺有关腧穴以调其本,达到标本同治。

**(1) 风热侵袭:** 多在感冒发热后,头面部阵痛,痛处有灼热感,目赤、流泪,苔黄,脉数。常发生于三叉神经第 1 支。治宜疏散风热,调和经络。选穴用鱼腰、攒竹、通天、目窗、头临泣、头维、曲池、外关等,使用泻法,单针不灸。

**(2) 风寒外束:** 多有面部受寒因素,面颊阵痛,痛处遇寒则甚,得热则轻,鼻塞流涕,苔白,脉浮。治宜祛风散寒,温通经络。选穴用攒竹、阳白、头维、四白、颧髎、上关、承浆、颊车、下关、合谷、后溪等。运用泻法,并可加灸。

**(3) 肝阳上扰,络脉瘀阻:** 本型患者年龄多偏大,病程长,症见面部刺痛阵发,剧烈难忍,伴有腰膝酸软、眩晕耳鸣等。治宜抑肝活血行气。选穴用攒竹、鱼腰、太阳、颧髎、四白、迎香、夹承浆、颊车、下关、太冲等,视体质情况使用泻法或平补平泻法。

**2. 疏肝泻心、补肾固精治顽固性遗精**

**(1) 证有虚实,针灸宜分补泻:** 本病常有梦遗和滑精之分,因梦而泄为梦遗,白天见色流精称滑精。一般说来,梦遗多因思念劳神太过,以致心火亢盛,肾阴暗耗,引动相火,君相火动,扰乱精室,或因嗜食甘肥辛辣,蕴湿生热,湿热下移,精室不宁,导致梦遗,属实证。滑精多因房室无度或梦遗日久而致肾气受损,肾阴不足,精关失固,属虚证。夏治平认为遗精证候既然有虚实之分,针刺取穴与手法当宜辨别虚实而分别运用补泻法。对梦遗者夏治平常取太冲、行间、内关、神门,针刺运用泻法,必要时分三部捻转提插手法,以清泄君相之火;若证候由实转虚,出现虚实夹杂的时候,可酌加太溪、三阴交,毫针刺用平补平泻手法。对于滑精的治疗,夏治平认为应以补肾固精为首要,针刺当取关元、归来、肾俞、志室、气海、太溪等,针刺手法以补法为主,必要时分三部补法以大补其肾阳。

**(2) 病势缠绵,治当循序渐进**:遗精从其病理机制上讲有两种可能,一种是缺乏正确的性知识,受色情书刊影响,长期过于思考有关性的一些问题,经常处于色情冲动中,属于功能性疾病。夏治平在针灸治疗时常取神门、心俞、行间、内关等穴位以清泄心火,协调心肝功能,并结合心理疏导,此为遗精的轻症,治疗效果良好。另一种常因生殖系统局部病变,形成不良刺激而引起遗精,常伴有前列腺炎、尿道炎等疾病,此类遗精病情复杂,病势缠绵,治疗较为棘手。在针灸治疗时,夏治平常分两步,一是治疗原发疾病,以固本壮腰,调和肝肾为主,常取肾俞、关元、中极、曲泉、太冲、太溪等,手法采取平补平泻法,兼以导入导出的行气法;二是治疗梦遗等症,以清泄君相之火与下焦湿热为主,常取心俞、肝俞、次髎、会阴、内关、行间、三阴交等,针刺予以捻转提插强刺激手法;针刺会阴穴时以 3 寸毫针边捻转边进针,以患者感觉整个会阴部有酸胀感出现为度,终使肝肾调和,下焦湿热去,则梦遗自止。病初愈时,夏治平还常适当配合调理肝肾的汤药口服,如熟地、山萸肉、制黄精、泽泻、山栀、柴胡、薏苡仁、车前子等以巩固疗效。

**(3) 重视七情因素,治当配合精神调摄**:情志因素在遗精发病中具有重要的作用,尤其是一些久治难愈的遗精患者,往往有较重的心理负担。因此,夏治平在诊治遗精的过程中十分重视精神的调摄,将心理疏导贯彻到针灸治疗的全过程中,增加患者的性知识,强化性保健意识,加强医患之间的心理沟通,使患者从思想上解除心理障碍,树立正确的指导思想。在治疗上,夏治平也善于运用肝俞、太冲等调肝疏泄之穴,使患者心身俱调。

### 3. 益肾填精、针药结合治特发性少弱精子症

少弱精子症与中医古籍中"精少""精清""精冷"相似,属"无嗣""无子""不男"范畴。夏治平指出本病多由先天禀赋虚弱,或后天久病,致命门火衰,温煦无

力,肾精不足,而致精液清冷,精子稀少,活力低下。肾精亏虚是本病的关键病机治疗方法。治法当"益肾填精"针药结合。

**(1) 针刺肾俞、次髎、三阴交、太溪,**穴位注射肝俞,药用黄芪注射液、当归注射液各 2 ml 混合;针刺关元、归来、足三里、太冲,穴位注射肾俞,药同前。每日 1 次,两组穴间日轮流使用。均采用 0.30 mm×40 mm 针,针刺关元、归来穴应在排空膀胱后进行,针尖应向斜下,进针 1.5 寸左右,使患者感到局部酸胀,针感向会阴部扩散为宜;次髎针刺时力求向阴部放射的胀麻感,三阴交、太溪、太冲针感须向大腿内侧或足部传导;余穴均直刺,施行补法,关元、肾俞加灸。留针 30 分钟/次,每日 1 次,连续 5 日后休息 2 日,3 月为 1 个疗程。

**(2) 中药益肾填精基本方:**鹿角胶 10 g,枸杞子 10 g,菟丝子 10 g,覆盆子 10 g,五味子 5 g,车前子 10 g,山萸肉 10 g,制黄精 15 g,生黄芪 15 g,熟地黄 20 g,潞党参 10 g,怀山药 10 g,薏苡仁 15 g。每日 1 剂,分早、晚 2 次温服。使用本方治疗少弱精子症时须注意以下几点:① 精液黏稠度高者禁用本方,因鹿角胶、熟地黄等易于腻润生湿,反而会加重病情。② 畸形精子过多者适宜使用健脾化湿祛痰之剂,如应用本方,亦应减去鹿角胶、熟地黄、山萸肉、黄精等药。③ 抗精子抗体生成,应予优先治疗,常用桃仁、甘草、红花、丹参、菟丝子、枸杞子、生黄芪等。④ 伴有细菌感染者,按有关培养结果,合理加用抗生素。

### 4. 治麻疹立"八法"

中医治疗麻疹十分注重透托,使疹毒从内达表。在透疹法中,临床上可归纳为辛凉、辛平、辛温、清热、养阴、扶正、活血、通腑八法。

**(1) 辛凉透疹:**该法即用辛凉的药物疏散风热,以促使麻疹透发。适用于气候暄热、麻疹初期热象较重者。症见发热,咳嗽,口渴,目赤羞明,眼泪汪汪,口颊黏膜见有小白点(费一柯氏斑),舌苔薄白或稍黄,脉浮数,指纹红赤而显露。方用银翘散、桑菊饮加减。常用药有连翘、金银花、桑叶、牛蒡子、薄荷、蝉蜕等。如咳嗽痰多加杏仁、川贝母;便泻、疹点不显加升麻、葛根;疹色深红加浮萍、紫草;小便短黄或赤涩加木通、芦根;若高热,无汗或少汗,气粗、鼻煽,唇绀舌红,苔薄黄,宜用麻杏石甘汤,同时加金银花、连翘、牛蒡子、薄荷宣肺透疹。前人谓"疹为阳邪,性喜清解",故该法在透疹中运用最广。

**(2) 辛平透疹:**即用辛平的药物,疏解肌表,促使麻疹外透。该法适用于气候温和、麻疹表邪较重或初透未足者。症见发热头痛,咳嗽鼻塞,流涕,打喷嚏,目赤流泪,大便溏泄,舌苔薄白,脉浮,方用葛根解肌汤加减。常用药有荆芥、葛根、蝉蜕、薄荷、牛蒡子、豆豉、桔梗等。该法介于辛凉、辛温二法之间,临床亦常用之。

(3) **辛温透疹**:即用辛温的药物,发散表邪,促使麻疹外透。该法适用于气候寒冷,疹邪郁表者。症见发热头痛,无汗呕恶,咳嗽不爽,疹色淡红而黯,舌苔薄白,脉浮紧。方用升麻葛根汤加减。常用药有荆芥、升麻、葛根、豆豉、前胡、杏仁、芫荽等。如寒重无汗加麻黄、苏叶;如疹已透达,升麻、葛根应去之。如麻疹欲出未出之时,亦可辅以外托法。取鲜芫荽 250 g,切碎,加白酒少许,放在锅内,加水烧开,一会儿,满室生温,将患儿靠近熏雾旁边,芫荽气味熏蒸皮肤,并由口鼻吸入,促其透发,亦可用芫荽煎水,外洗颜面及手足皮肤暴露部位。熏蒸时室内要稍开窗口,以使空气流通。

(4) **清热透疹**:即用清热解毒的药物,清解实热,以达到透疹的目的。该法适用于热毒壅滞,疹透不出者。症见壮热面赤,咳嗽鼻煽,口渴欲饮,烦躁不宁,疹色紫赤或晦黯,大便秘结,小便黄赤,脉洪数,苔干燥黄,指纹红紫。方用三黄石膏汤加减。常用药有金银花、连翘、生石膏、黄芩、紫草、板蓝根、山栀子、淡竹叶等。疹色紫赤而黯,稠密成片,身灼热而烦渴,为热毒炽盛,宜化斑汤;若见疹毒内陷,邪入营血,症见壮热、烦躁不安、舌绛起刺、苔焦黄,宜用犀角地黄汤。兼神昏、谵妄、抽搐,可同时选加安宫牛黄丸、《局方》至宝丹、紫雪丹。

(5) **养阴透疹**:即用养阴的药物,增加阴液,以达麻疹外透。该法适用于阴液耗伤无蒸汗之源,而致疹出不畅者。症见麻疹隐现,发热,微恶寒,无汗,口干咽燥,脉细数,舌红,苔光剥欠津。治以养阴救液。常用药有生地、石斛、麦门冬、天花粉、芦、茅根等。同时配伍桑叶、蝉蜕、薄荷、牛蒡子等透托药,以促使麻疹外达。可见养阴有助透发,两者不可分割。如咽痛,甚则失音,可加玄参、桔梗、山豆根。

(6) **扶正透疹**:即用扶正的药物,增强机体抵抗力,以促使疹毒外达。该法适用于正气虚弱,不能托毒外出者。症见面色㿠白,身微热,精神倦怠,疹色淡而不红。方用人参败毒散加减。常用药有党参、葛根、前胡、薄荷、茯苓、甘草、桔梗等。若疹虽外出,但因阳虚不能鼓舞托毒,临床除上述症状外,更见四肢欠温,呼吸短促,大便溏泄,指纹淡紫,脉微而弱,舌淡苔白,方用保元汤(人参、黄芪、肉桂、甘草),同时配合葛根、升麻、蝉蜕等透托药。如阳虚甚者,可加附子、肉桂;气阴两虚者,合生脉散。(人参可用西洋参或太子参代,麦门冬、五味子)。

**(7) 活血透疹:** 即用活血的药物,以畅通血脉,促使疹毒外透。因疹毒自内达外,与气血有关,气行则血行,血壅则气滞,故活血可使疹发而毒解,从而为邪毒寻其出路。该法适用于血运不畅,疹毒透发不出者。症见壮热不休,气急鼻煽,疹色淡白或紫黯,或斑疹互见,甚则昏迷嗜睡,面色灰黯或赤红,舌质红绛,脉洪或数。方用王清任解毒活血汤加减。常用药有当归、桃仁、红花、赤芍、紫草、川芎、穿山甲等,亦可同时配伍透托药。如血热甚者,加生地、牡丹皮。

**(8) 通腑透疹:** 即用通便泻下的药物,以达到疹毒外透。因大便通,则邪有出路而疹现。所谓通腑亦即透托,以下为清之意。该法适用于腑气不通,而致疹毒滞留者。症见身热,口干、唇红,少腹胀满,疹色深红成片,大便闭结,小便黄赤,舌红苔黄燥起刺,脉象滑数,方用凉膈散加减。常用药有大黄、芒硝、黄芩、栀子、连翘、淡竹叶等。同时配伍蝉蜕、薄荷、牛蒡子等透托药。若夹食滞者,症见嗳腐吞酸,呕秽,大便酸臭,苔厚腻,可加山楂、六神曲、谷、麦芽、莱菔子消导畅中。

### 5. 治贫血创生血汤

贫血一症见于多种疾病,重者可危及生命或影响治疗。方用生血汤以益气补肾生血,针对各种贫血,对放疗引起的白细胞减少者效果尤佳。药用鹿角胶(烊化)10 g,生黄芪50 g,全当归10 g,红参10 g。用法每日1剂,早、晚煎服。其中黄芪、红参补气,当归补血,鹿角胶补肾补血,疗效甚佳。曾用于多个放疗时白细胞明显下降者,较用西药注射剂既有效又省药费。遇有热邪炽盛不宜用鹿角胶者,则以阿胶代之;如食欲太差或有湿邪者,则应同时配用健脾化湿消食之品。

### 6. 治男性病立针药联用八法

夏治平治疗男性病,如男子不育、阳痿、早泄、遗精等有丰富经验,常针药联用,采用益肾生精法、补肾益气法、清热解毒法、甘酸化阴法、疏肝解郁法、脾肾双补法、祛除痰浊法、活血化瘀法等治则。

## 【经 验 方】

### 1. 生血汤

组成:鹿角胶(烊化)10 g,生黄芪50 g,全当归10 g,红参10 g。

用法：每日 1 剂,早、晚煎服。

功效：益气生血。

主治：各种贫血,对放疗引起的白细胞减少者效果尤佳。

**2. 益肾填精方**

组成：鹿角胶 10 g,枸杞子 10 g,菟丝子 10 g,覆盆子 10 g,五味子 5 g,车前子 10 g,山萸肉 10 g,制黄精 15 g,生黄芪 15 g,熟地黄 20 g,潞党参 10 g,怀山药 10 g,薏苡仁 15 g。

用法：每日 1 剂,水煎,分早、晚 2 次温服。

功效：补肾益气填精。

主治：特发性少弱精子症属肾虚精亏者。

# 主要论著

夏治平,钱维山.透疹八法.河北中医,1984,(2)：38～39.

夏治平.实用针灸推拿治疗学.上海：上海中医学院出版社,1990.

夏治平,李玉堂.乡村常见病的针灸与推拿治疗.上海：上海中医学院出版社,1993.

夏治平,李玉堂.乡村医生临床实用丛书-乡村常见病的针灸与推拿治疗(图).上海：上海中医药大学出版社.1996.

夏治平.中国推拿全书.上海：上海中医药大学出版社,2000.

夏治平,吉传旺.实用临床针灸推拿学.上海：复旦大学出版社,2003.

# 参考文献

[1] 马小平.夏治平针灸治疗三叉神经痛的经验.上海针灸杂志,2006,25(12)：1～2.

[2] 马小平.夏治平针灸治疗顽固性遗精经验.浙江中医杂志,2007,42(2)：123.

[3] 沈蓉蓉.夏治平针药结合治疗特发性少弱精子症.中国实验方剂学杂志,2011,17(4)：257～258.

# 邵荣世

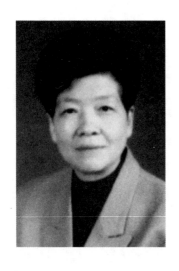

邵荣世,女,1943 年出生,江苏省南通市人。江苏省南通市中医院内科主任医师,南京中医药大学教授。曾任南通市中医院院长、书记,第八届、第九届全国人大代表,中华中医药学会理事,中华中医药学会内科分会委员,江苏省中医药学会副会长,江苏省中医药学会内科分会主任委员。享受国务院政府特殊津贴专家。第三批全国老中医药专家学术经验继承工作的指导老师。

1966 年毕业于南京中医学院,又随全国孟河医派名医张泽生学习,深得其传。从事中医医疗、教学、科研工作近 40 年,精通中医理论与经典著作,基本功扎实并掌握西医学知识与学术进展,有丰富的临床实践经验,尤擅长中医脾胃病、肝肾病及疑难杂症的治疗,疗效显著。对慢性萎缩性胃炎、胆汁反流性胃炎、慢性结肠炎、肝炎、肝硬化、尿毒症、慢性肾炎、哮喘、冠心病、顽固性偏头痛等顽症痼疾的治疗有独到之处。主持"肠安宁治疗溃疡性结肠炎的临床与实验研究""中医保健食疗电脑咨询系统"等 8 项科研项目,获江苏省政府、江苏省中医药管理局、南通市政府科技成果一、二、三、四等奖 6 项。主编《张泽生医案医话集》等医著 2 部,发表论文 50 余篇,其中 13 篇获优秀科技论文奖。先后获全国三八红旗手、全国优秀科技工作者、省十大女杰称号。

········································ 【 学术思想 】 ········································

### 1. 治热病与杂病以通为要

邵荣世用"通下"之法治各种热病与杂病,如痢疾、中风、吐血、咳喘、狂证等,每能取得良效。

**(1) 导滞通下治痢疾:**痢疾以腹痛,里急后重,痢下赤白为临床特征,初起常由湿热积滞蕴积肠腑,伤及肠膜脂络而致,故古称痢疾为"滞下",主张"痢无补法""通因通用",即以通下泄热和化湿导滞并举,因势利导,荡涤肠胃,使湿热邪毒迅速排出体外。

**(2) 开窍通下治中风:**中风阳闭证多由患者阴阳失调,肝阳暴张,阳亢风动,气血上逆,痰火内结,清阳被扰所致。若中焦被邪热燥结阻滞,清阳升降失司,胃腑浊热上熏,更助肝阳暴张,上扰心神则神昏。陆久芝云:"人病之热,唯胃为甚,胃热之甚,神为之昏,从来神昏之病,皆属胃家。"临床以平肝开窍,通腑攻下较独用开窍收效迅速,甚至部分患者大便一通,神志亦清,血压随降,阻于胃腑的痰热积滞得以清除,气血得以敷布、通痹达络,能促进半身不遂好转。

**(3) 清胃通下治吐血:**吐血一证,多由胃中积热或肝郁化火,逆乘于胃,阳络损伤所致。《内经》云:"诸逆冲上,皆属于火""怒则气逆,甚则呕血。"症见胃脘灼痛,吐血鲜红或黯黑,质黏成块,夹食物残渣,便秘或如柏油样,烦躁不安,舌红苔黄,脉滑数。治当清胃通下,凉血止血。

**(4) 清肺通下治咳喘:**肺与大肠相表里,大肠以通为用,肺气以降为和,两者通降相互依存,互为因果。邪壅肺经,气机受阻,肃降无权,腑气不通可致便结不通;大肠热结,循经上扰,熏灼肺经,肃降失司亦可出现咳嗽气急,咯吐黄痰,胸满气粗,腹部胀满,脉象弦滑。《灵枢》云:"腹中肠鸣,气上冲胸,喘不能久立,邪在大肠。"治当荡涤肠胃,清泄帅热,开关化痰,清肃肺气。

**(5) 清化通下治狂证:**狂证为神志失常的疾病,发则狂乱无知,言语不避亲疏,头痛失眠,舌质红绛,舌苔黄腻,脉象弦数。《难经》云:"重阴者癫,重阳者狂。"乃肝火暴涨,鼓动阳明痰热上扰心神所致。若大便燥结,阳明热盛,火势更炽,当清泄肝火,通下阳明,腑实一通,每致火盛平息,狂躁可定。

**(6) 辛热通下治寒积:**历代医籍中对实热壅结证论之甚详.但对寒积证论之较少,特别是对巴豆等温下药、温下剂禁之甚严,然患者体质不同,病因有别,机体反应性亦有区别,故通下不仅要根据腑实的轻重程度,更要辨其阴阳寒热。

**(7) 清热通下退阳黄:**阳黄之证,多由时邪外袭或饮食不节,或嗜酒过度,脾胃运化失司,湿热交蒸,不得泄越,熏蒸肝胆,以致肝失疏泄胆汁外溢而致。临床可见身黄目黄鲜明,发热口渴,小便短少,大便秘结或腹部胀满,舌苔黄腻,脉象弦数。历代治疗黄疸多以利湿退黄为主。《金匮要略》云:"黄家所得,从湿得之。""诸病黄家,但利其小便。"然热结肠胃,但利尿不予通下泄热,热结仍无去路,故必须与通下相伍,使病邪从二便而去。

**(8) 疏泄通下治胁痛:**胁为肝之分野,胆附于肝,故胁痛证多责肝胆,或因情志、湿热、饮食、瘀血或蛔虫上窜,瘀滞肝胆,疏泄失常,胃腑升降失司不通则痛。西医学的胆囊炎、胆石症、肝炎、胆道蛔虫症常以胁痛为主证之一,另可兼见胸闷、纳少、目黄、便秘,甚至痛如钻窜,恶心呕吐,剧则吐蛔,脉弦紧或沉伏。根据"木郁达之""六腑以通为用""通则不痛"的原理,多以疏利肝胆,通里攻下法异病同治。

**(9) 温阳通下治关格:**小便不利谓之关,呕吐不止名曰格。《证治汇补》云"关格者……既关且格。必小便不通,且夕之间,陡增呕恶,此因浊邪壅塞三焦,正气不得升降,所以关应下而小便闭,格应上而生呕吐,阴格闭关,一日即死,最为危候。"此段描述和现代医学的尿毒症、肾功能衰竭相似。多由水肿、淋证失治、误治,肾失封藏,反复邪侵所致。其病机为正虚邪实,寒热错杂。证型表现为阴阳气血俱虚,以脾肾两虚为主。脾肾两虚,湿热交结为患,若单以温补,实热更甚,单以清泄,阳气受损,故以温补脾肾,清热泄浊举之。

**(10) 清火通下治口疮:**"舌为心之苗""龈为胃之络",心胃之火炽盛,循经上延可出现口舌生疮,牙龈肿痛,热盛肉腐,可见牙龈溃烂、口臭,另见面红目赤,口干口苦,大便秘结,小便黄赤,舌红苔黄,脉象滑数等症。大便不通,肠中燥屎内结,更致内火炽盛,扬汤止沸,不如釜底抽薪,治当清火通下,清泄大肠,引热下行。

## 2. 辨治思路宏观与微观结合

**(1) 逆转胃癌前病变**：胃癌前病变是西医学通过电子胃镜、病理切片等而获得的一种对疾病的新认识，是防治胃癌、降低胃癌发病率和死亡率的重要环节，日益受到人们的重视。胃癌前病变的病机复杂，治疗棘手。邵荣世在对胃癌前病变宏观辨证的基础上，根据胃癌前病变在内镜下的表现、病理结果和生化指标等进行微观辨证，疗效显著。如胃黏膜充血水肿、有瘀斑加川芎、玄胡、三七粉以活血通络；有出血时加仙鹤草、茜草根、煅花蕊石以凉血止血；肠上皮化生加薏苡仁、白花蛇舌草、大贝母、炮山甲、藤梨根等清热化湿。提高机体免疫功能，清泻之中有固本之意；不典型增生方去青蒿，加辛芳之草果 8 g，加强化湿之力，并加建曲 20 g(包)。

**(2) 治疗溃疡性结肠炎**：邵荣世认为以宏观辨证论治结合溃疡性结肠炎肠镜下的特征表现及病理等微观辨证互参用药，更显有的放矢，如肠镜见肠壁黏膜弥漫性红肿充血，脆而易出血，溃疡较大，覆盖黄白色或血性渗出物，病理可见肠腺隐窝糜烂和溃疡，边缘细胞浸润出血，部分患者见血栓形成。邵荣世认为此乃热毒深重，宜用金银花、蒲公英、马齿苋、秦皮清热解毒；败酱草、生薏苡仁、白芷、土茯苓去腐消痈；赤芍、牡丹皮、茜草、蒲黄、侧柏叶凉血活血，祛瘀止血。久泻久痢每多挟瘀，其证见泻痢反复发作，便色紫暗，腹部疼痛，痛处固定，舌质紫黯或有瘀斑，脉象沉涩。邵荣世一方面参见实验室检查，如血高凝状态；另一方面结合肠镜表现，如肠黏膜充血、水肿，或见点状出血、粗糙、呈颗粒状、有炎症性息肉形成或血栓形成，严重时肠管僵硬、结肠袋消失、肠道血络暗滞等，据此立法遣药。选用现代药理研究发现可增强毛细血管抵抗力、改善血管脆性的药物，如茜草、地榆、槐花、赤芍、牡丹皮、侧柏叶、紫珠草、牛角腮等。邵荣世对溃疡性结肠炎瘀血者，备推药理研究显示具有清肠祛毒、改善血液循环、降低血管通透性与脆性、促进凝血、排除肠内积血、祛瘀生新的制大黄，每验之于临床，屡起沉疴，达事半功倍之效。

**(3) 改善胆汁反流性胃炎**：胆汁反流性胃炎是自胃镜使用后发现的一种胃炎，其本身即是微观辨证的体现。邵荣世以自己深厚的中医理论和丰富的临床经验归纳出清胃泻火通腑、疏肝利胆降逆、甘凉濡润柔降、温清并用通降、辛甘通阳和降、化瘀和络护膜等六法。邵荣世结合胆汁反流性胃炎在胃镜下的胃黏膜充血、水肿的表现，甚至糜烂的炎性病变，认为此乃胃火上炎，和降失司，气机阻滞，胆汁上逆，伤及胃络所致。自拟通降汤加减促进胃排空，增加十二指肠运动，协助幽门收缩，减少胆汁反流及其对胃壁的损害作用，达"火随泄降，胃气冲和，胆汁循道,胃膜得护"之效果。针对镜下胃黏膜的改变用五灵脂活血止痛,化瘀止血,对胃黏膜的充血、水肿、糜烂有保护、修复作用,能缓解平滑肌痉挛,协助幽门收缩之功;以玉蝴蝶疏肝理气,敛疮护膜。邵荣世根据有的胆汁反流性胃炎镜下黏膜有散在陈旧性出血点,认为与叶天士的"初病气结在经,久病血伤入络""胃痛久而屡发必有凝痰聚瘀"这一规律符合。若见胃脘疼痛,痛有定处,痛如锥刺,舌质黯或有瘀斑的脉络瘀阻不通的血瘀证,在宏观辨证的基础上选用和络止痛,护膜生肌之辈,如失笑散、刺猬皮、九香虫、制乳没、制军、参三七、白及、煅花蕊石均有和络、护膜、止痛之效。药理研究表明蒲黄、五灵脂能改善微循环和血气供应,具良好的抗炎作用;九香虫、刺猬皮理气和络止痛,刺猬皮还具化瘀止血之功;乳香、没药活血止痛,祛腐生肌;参三七、花蕊石行血和络,止血止痛,血止不留瘀,白及更能消肿生肌,收敛止血;药理研究证实大黄具明显的消炎抗菌、止血止痛、保护胃黏膜、抗肿瘤的功效。

**(4) 治疗慢性肝病:** 慢性肝病患者有的有明显的主诉,有的无特殊不适或经治症状不著却肝功能、两对半、B超等检查都提示异常。邵荣世认为此时针对体质的宏观辨证固然重要,但结合生化、理化指标进行微观辨证也必不可少。如乙肝表面抗原、e抗原、核心抗体持续阳性,肝功能异常,黄疸指数增高,说明湿热毒盛,应加重清利湿热、活血解毒类药,用虎杖、茵陈、连翘、海金沙、龙胆草、土茯苓、广郁金等清热解毒,凉血行瘀,清利肝胆;对乙肝表面抗原反复阳性、缠绵不愈者,在祛邪解毒时加用黄芪、黄精、太子参、枸杞子、仙茅、仙灵脾等补气健脾、益肾温阳,增强机体免疫功能;对B超和CT显示有肝硬化、小结节等瘀血郁肝者当用郁金、赤芍、炮山甲、石见穿、莪术、海金沙等活血软坚,解毒通络。慢性肝病迁延日久往往出现血清蛋白定量降低、血清白蛋白与球蛋白比例异常,而且是形成肝硬化腹水的先兆,邵荣世认为是阴血不足,肝络瘀阻,而用女贞子、墨旱莲、赤白芍、炙黄精、酸枣仁、炙鳖甲、炮山甲、莪术、蒲黄、五灵脂、紫河车等滋阴养血、柔肝和络,达到提高白蛋白水平,改善肝功能,减缓肝硬化腹水形成的目的。

-------------------------------------- 【临床经验】 --------------------------------------

**1. 治胆汁反流性胃炎辨证为先**

**(1) 胃火上炎,通降失司,治以清胃泻火,通腑泄浊:** 胆汁反流性胃炎患者多表现为呕吐,胃脘灼痛,口苦,嘈杂,大便干结,舌红苔黄,脉弦数等胃热之证。"六腑以通为用",胃以通降为顺。邵荣世认为本证乃胃火上炎,和降失司,气机阻滞,胆汁随胃气上逆,伤及胃络而致。治以清胃泻火、通腑泄浊。邵荣世以自拟通降汤加减治疗,药用代赭石、姜炒竹茹、蒲公英、炒枳壳、姜半夏、黄连、制大黄、木蝴蝶等。若嘈杂、泛酸加乌贼骨、煅瓦楞以制酸止痛;舌红少苔加麦门冬、玉竹清养胃阴。方中姜竹茹、黄连、蒲公英清胃泻火、止呕和中,生姜乃呕家圣药,姜制竹茹更增止呕之功;代赭石、姜半夏降逆和胃,消痞散结;枳壳具下气宽中、除胀利胆之能;制大黄泻火导滞,行瘀通腑,釜底抽薪,浊从下泄,火随之降;木蝴蝶疏肝理气、敛疮护膜。研究表明,通降汤对促进胃排空,增加十二指肠运动,协助幽门收缩,减少胆汁反流及保护胃壁有较好的作用。火随泄降,胃气冲和,胆汁循道,胃膜得护,对提高疗效,减少复发有重要意义。

**(2) 肝气郁结,胆胃失和,治当疏肝利胆,和胃降逆:** 本证患者常出现胃脘痞胀,痛及两胁,烧心,嘈杂,呕恶酸苦,烦躁易怒等症,舌苔薄白,脉弦。《灵枢·四时气》载:"善呕,呕有苦,邪在胆,逆在胃。"五脏相通,移皆有次,五脏有病各传其所胜,肝与胆相表里,脾胃之受纳运功能有赖于肝之疏泄调畅。肝气条达,疏泄通达则脾胃升降适度,健运不息。若肝失疏泄,则逆犯胃。西医学研究证明,胆汁反流性胃炎除了与胃部手术患者幽门泵功能障碍,作用减弱有关外,尚有一部分是因为胆囊炎、胆囊结石或精神神经因素使幽门功能失调,十二指肠液反流胃内所致。治当疏肝利胆,降逆和胃。邵荣世常选四逆散加味。药用炒柴胡、白芍、炒枳壳、炒白术、姜半夏、陈皮、制香附、郁金、金钱草等。若疼痛较甚,加川楝子、延胡索以加强理气疏肝,和络止痛;嗳气、呕恶明显者,加代赭石、旋覆花降逆止呕;呕酸者,则佐吴茱萸、黄连泄肝和胃。方中柴胡疏肝利胆,解郁散结;芍药益阴养血,与柴胡相配,一散一敛,以免疏泄太过;枳术为伍,破气消结,泄痰除痞;郁金具行气解郁,祛瘀止痛,利胆退黄之功;姜半夏降逆和胃,燥湿化痰,消痞散结,更配以陈皮之辛通三焦,理气机、和胃腑;金钱草利水通淋,清化湿热,利胆解毒;香附疏肝利胆,行气止痛。诸药相配,脏腑生克制化有序,气机条达,而胃痛自除。

**(3) 胃阴亏虚,虚火上逆,治宜滋养胃阴,酸甘缓急:** 患者多脘痛隐隐或有灼痛,嘈杂似饥,心烦口干,干呕食少,大便干结,舌红少津、苔净或光剥,脉细。邵荣世指出此或为久病伤阴,或因吐泻,或因屡进香燥、疏利之剂,或因气郁化火,日久阴液消耗所致。胃阴不足,濡润失司,虚火上逆,肝木横乘,胆汁反逆于胃。正如《临证指南医案》云:"纳食主胃,运化在脾,太阴湿土,得阳始运,阳明燥土,得阴自安,以脾喜香燥,胃喜柔润也。"治宜甘凉濡润,清降虚火。方选芍药甘草汤加味。药用白芍、甘草、南北沙参、麦门冬、石斛、乌梅、法半夏、炒枳壳、芦根等。方中芍药、甘草、乌梅酸甘化阴,缓急止痛;南北沙参、麦门冬、石斛滋养胃阴、生津润燥,麦门冬、石斛能保护胃黏膜,协同健胃;芦根甘寒清肺胃之热,生津止渴;半夏和胃止呕,降逆下气;炒枳壳破气除积,泻痰除痞。其中芍药甘草合用,酸甘化阴,缓急止痛,肝木得以柔养,胆胃随降,甘凉濡润,黏膜得以顾护,实乃阴虚型胆汁反流性胃炎的治本之策。此证虽有嘈杂似饥、干呕等肝胃不和之症,但绝非疏肝解郁,理气香燥之剂所能胜任。盖肝为厥阴风木之脏,内寄相火,阴血亏耗,肝失柔养,气多拂逆,乘胃而致。若误以香燥疏利,则阴血愈伤。兼有嗳气者,加佛手、绿萼梅理气而不伤阴;挟湿,加冬瓜子、省头草祛湿和胃而不耗津。

**(4) 寒热互结,中焦痞塞,法当辛开苦降,开痞散结:** 本证或因胆、胃术后中气受戕,或因饮食不节,脾胃受伤,或由肝气郁结,横逆犯胃,气机升降失调,胆汁不循常道,寒热互结而中宫室塞。症见呕吐,脘腹疼痛,烧心,大便不实,舌淡红、苔薄黄,脉弦。此时一味温补则寒邪未散而胃火更炽;纯用清胃,胃热未除而中寒更甚。《金匮要略·呕吐秽下利病脉证治》曰:"呕而肠鸣,心下痞者,半夏泻心汤主之。"故治予辛开苦降、利胆和胃。方选半夏泻心汤加味。药用半夏、干姜、黄芩、黄连、炒白术、炒枳壳、郁金、蒲公英等。方中半夏辛温散积除痞,降逆止呕;干姜辛温,温中散寒;黄芩、黄连苦寒燥湿,泄热开痞。四药相伍,辛散温通,能升能散,可开积滞,燥湿祛痰,畅利肠胃。苦味之药清热解毒,沉降趋下,苦降辛升,升清降浊,脾胃升降有序,胆汁循道,自无壅塞上逆之理。白术健脾化湿;枳壳破气消积,泻痰除痞,补中寓消,补而不滞;郁金更具行气解郁、祛瘀止痛、利胆退黄之功;蒲公英清热泻火,用于肝木乘土犯胃,升降失职之虚中夹实之热。气虚者,加太子参健脾益气;泛酸,加煅瓦楞、炙乌贼骨、煅花蕊石制酸护膜;呕恶甚者,加代赭石、旋覆花降逆消痞,化痰止呕。

**(5) 脾阳虚损,饮停中焦,治宜健脾利湿,温阳化饮:** 本证患者病势缠绵,胃痛隐隐,中脘痞满,牵及胸腹,泛泛欲吐,口渗清涎,喜温恶寒,纳呆,神疲乏力,甚则手足不温,大便溏薄,或有目眩心悸,舌淡、苔白滑,脉弦滑或沉紧。此乃病延日久,脾阳受损,健运失司,饮停中焦,枢机不利,和降失职。《金匮要略》云:"病痰饮者,当以温药和之。"故治宜健脾利湿,温阳化饮。方用苓桂术甘汤加减。药用茯苓、桂枝、炒白术、炙甘草、姜半夏、干姜、陈皮、吴茱萸、泽泻。方中茯苓健脾渗湿,祛痰化饮;桂枝辛甘温既能温化痰饮,又可化气行水,且兼平冲降逆,桂枝与茯苓配伍一温一利,实有温通渗利之功;白术健脾化痰渗湿;甘草益气和中;半夏与陈皮配伍,半夏辛通水气、燥湿化痰、降逆止呕,陈皮辛通三焦、理气和胃,半夏得陈皮之助则气顺而痰自消,陈皮得半夏之助则痰除而气自下;更用吴茱萸温中止痛,降逆止呕;干姜温中回阳,散寒化饮;泽泻行水渗湿。诸药配伍,共奏辛甘通阳、温化寒饮、和胃降通、利水渗湿之功。胆、胃、十二指肠的通降、开阖、协调功能复常,所谓阳光一振,阴霾自散是也。若脾阳不振,大便稀溏或如水状,口泛清涎,佐理中汤、益智仁、草豆蔻温运脾阳,摄涎止泻;若兼苔淡灰、白滑,胸痹气窒,心悸,合瓜蒌薤白桂枝汤通阳散结。

## 2. 治慢性胃炎祛湿为主

慢性胃炎是指不同病因引起的胃黏膜的慢性炎症或萎缩性改变,其主要症状是"脘部痞满""胃脘疼痛",其病位在胃(脾),涉及胆(肝)。邵荣世指出胃炎的发生通常与饮食、情绪的变化等有关。并认为胃炎虽名位于胃,其实病在于脾。脾气虚弱为病之根本,湿浊内阻为病之中心。脾胃气虚,枢纽不运,当升不升,当降不降,甚至升降反作,清气不升,在下而产生泄泻,浊气不降,在上而生腹胀、呕吐、嗳气。气虚推动无力,血行不畅,瘀滞不通则痛。《内经》云:"诸湿肿满,皆属于脾"。脾胃本身又为多湿之器,脾为生痰之源,胃为水谷之海,津液之腑。脾胃气虚则胃不能熟腐水谷,脾不能运化水湿,水湿停聚;清阳不升,浊阴不降,水湿与浊气相混而成湿浊。若湿浊热化而成湿热,寒化则为寒湿。湿浊为阴邪,以脾胃为中心,阻遏气机,引起或加重气滞,湿阻气滞相因为患,则又加重脾胃疾病,由此形成恶性循环,使病反复发作,迁延难愈。

由于慢性胃炎的表现为本虚标实的证候,湿浊阻滞中焦是胃炎的中心环节。所以邵荣世对胃炎的治疗重在祛湿泄浊,健脾和胃。常用白术、半夏、厚朴、陈皮、枳壳、苏梗、茯苓、建曲等药为基本方。在此基础上,辨明虚实两端。前者多为脾气虚弱和胃阴亏虚,后者多为湿热蕴中和寒湿内阻。若脾胃气虚者加党参、黄芪以补气益脾;胃阴不足者加麦门冬、沙参或石斛、百合以育阴益胃;偏于湿热者加雅连、淡子芩、蒲公英以清热化湿;偏于寒湿者加吴茱萸、荜拨或炮姜、小茴香以温中散寒;肝气郁结者加柴胡、香附、郁金以疏肝解郁;气机郁滞者加甘松、佛手以理气健脾开胃;泛酸者加煅瓦楞子、海螵蛸以敛涩制酸;呃逆者加代赭石、竹茹或苏叶以和胃降逆;食滞者加山楂、莱菔子以消食导滞;泄甚者加五方草、凤尾草或补骨脂、赤石脂以涩肠止泻;不寐者加远志、合欢皮、夜交藤以化痰和胃,宁心安神。病理有肠化者,加白花蛇舌草、莪术以解毒活血;胃部肿瘤者加石见穿、山海螺或山慈菇、炮甲以化痰祛瘀,软坚消结。另外,对于幽门螺旋杆菌(HP),邵荣世认为应该辩证地去认识。胃黏膜的正常保护及防御功能和 HP 作为胃黏膜损害的致病因子,两者存在着正与邪的动态平衡。只有正气不足时致病因子才能发挥作用而产生损害。为此,邵荣世特别强调中医的整体观,应在辨证论治的基础上,通过扶正祛邪,既能增强机体的保护防御功能,又能抑杀 HP,以减少或削弱其致病因子,达到治疗 HP,改善临床症状的目的。扶正祛邪的孰轻孰重,视疾病的具体情况而定。但切不可一见 HP,即以大队清热解毒药,易致苦寒败胃,损伤脾胃,使病深而不解。

### 3. 治消化性溃疡着眼"虚""滞"

消化性溃疡包括胃、十二指肠溃疡以及食管下端溃疡,根据临床表现,可隶属于中医学"胃脘痛""嘈杂"等病范畴。在生理上,脾胃健旺,则气血生化有源;肝胆司职,则脾胃升降有序。若饮食不节,则可损伤中气,致胃无以受纳腐熟,脾无以运化输布。正如《脾胃论》所云:"夫饮食不节,则胃病……胃既病,则脾无所禀受……脾亦从而病焉;形体劳役,则脾病……脾既病则与胃不能行津液。故亦从而病焉。"脾胃气虚既久,进而气损及阳,则形成脾胃虚寒之证。先天禀赋不足,素体阳气亏损,中焦失于温养,日久亦可致脾胃虚寒。脾胃虚寒则运化不及,气血升降乏源,脏腑失于濡养,胃络失荣则痛;脾胃升降失常,气滞不行,壅阻中焦,胃络不通亦痛。故可出现胃脘痛为主症的一组症候群,此即消化性溃疡发病的病理基础。在脾胃虚寒病机的形成与发展过程中,如机体遭受不良的情志刺激,则可致肝失疏泄,气机郁滞;脾胃虚寒,运化失司,则水液不行,停聚体内,蕴为痰滞;胃失受纳,脾失运化,则食饮难消,渐成食滞;阳气亏虚,可致血行缓慢,瘀阻脉络,形成血滞。如此种种郁滞,在消化性溃疡发病中均可伴随脾胃虚寒先后发生。如脾胃气虚,统摄无权,血溢脉外,则可导致呕血,黑便。由此可见,在消化性溃疡的发病过程中,有两个突出的病理特点,一是"虚",即脾胃阳气亏虚,因虚而生内寒;一是"滞",是指脾胃气滞,肝胃气滞,以及痰滞、湿滞、食滞、瘀血停滞等病理产物。前者是消化性溃疡的病理本质;后者是消化性溃疡的病理表现。消化性溃疡的病机为虚寒夹滞,其病位在胃肠,与肝脾等脏腑密切相关。叶天士《临证指南医案》指出:"脾宜升则健,胃宜降则和。"因此,温中健脾,理气消滞,和中通降,为消化性溃疡的治疗大法。邵荣世以异功散加味治疗。常用药物炒党参、炒白术、茯苓、甘草、陈皮、煨木香、砂仁、炙黄芪、煅瓦楞、煅花蕊石、炙甘松、佛手、炒山楂等。方中,异功散加黄芪益气健脾,温中助运;木香、砂仁健脾行气开胃;煅瓦楞、煅花蕊石制酸护膜生肌;炙甘松、佛手疏肝理气和胃;炒山楂消食导滞。并随症加减。诸药合参,共奏温运健脾,散寒行滞之效。对消化性溃疡具有良好的治疗效果,尤其在抗消化性溃疡复发方面疗效显著。

### 4. 治高位糜烂性胃炎从"寒湿"论治

高位糜烂性胃炎是指内镜下见胃底或胃底、胃体交界处,胃黏膜出现点状或片状糜烂,伴黏膜水肿、陈旧性出血等为特征的一种慢性胃炎。近年来,该病的发生率呈逐年增高趋势,占胃镜检查人数的 20% 左右。本病的发病机制尚不十分明确,认为可能与胃黏膜屏障功能下降、服用致胃黏膜损伤药物等因素有关。邵荣世通过临床观察,发现本病与胆汁反流及幽门螺杆菌感染,有较为密切关系。本病的西医治疗主要运用胃黏膜保护剂、结合胆盐、根治幽门螺杆菌等药,疗程长,疗效个体差异大。中医中药通过辨证论治,结合辨病治疗取得了较好疗效。由于本病病程长,或因素体虚寒,或因饮食寒冷,或因过多服用寒凉药物等因素,导致脾胃虚寒。脾胃虚寒,温运无权,导致寒湿内阻,食滞内停;日久导致瘀血内停。临床表现为胃脘隐痛,饱胀,嗳气,泛吐清水,纳谷不香,大便质烂或溏,有时胃脘怕冷,肠鸣漉漉,舌则淡红或舌体偏胖、边有紫气或齿印,苔白腻,脉细等症。辨证为中阳不振,寒湿蕴中,胃络不和;病理性质为本虚标实。邵荣世治疗本病,先予温化寒湿,理气和络,以去标实;再予益气健脾和中,以复本虚,疗效可靠。温化寒湿常用药物炒苍术、炒白术、厚朴、陈皮、甘草、淡吴萸、炙甘松、荜拨、炮姜、小茴香、姜半夏、煨木香、桂枝、茯苓、泽泻、煅瓦楞、煅花蕊石、炒山楂等。方中平胃散、二陈汤及淡吴萸、炙甘松、荜拨、炮姜、小茴香等温阳散寒,燥湿和中,疏肝和胃。因痰湿同源,宗仲景"病痰饮者,当以温药和之"之意,用苓桂术甘汤以温化痰饮。煅瓦楞、煅花蕊石、炒山楂以护膜生肌和络,并随症加减。如吞酸嘈杂,可佐小剂量黄连;合并胆汁反流,可加用代赭石。经治如胃脘胀痛渐平,泛吐清水等症渐罢,苔腻渐化,症见胃脘不适,间有隐痛,舌质淡红,苔薄,边有紫气,脉细等中虚胃络不和之象,则转方益气健中和络,以香砂六君子汤加味。常用药物炒党参、炒白术、茯苓、甘草、陈皮、姜半夏、煨木香、砂仁、煅瓦楞、煅花蕊石、玉蝴蝶、莪术、炙甘松、佛手、炒山楂等。并守方图效,连续用药2～3个月,对治愈高位糜烂性胃炎、防止复发,大有裨益。

### 5. 清化宁络治溃疡性结肠炎

溃疡性结肠炎临床常以腹痛,腹泻,大便中夹有脓血黏液,里急后重等为临床表现。该病隶属中医"肠澼""久泻""休息痢"等病范畴。西医学认为本病的发生与人体免疫功能减退、细菌或病毒感染、饮食及精神因素等有关。邵荣世认为,在急性发作期,临床表现为湿热蕴结肠腑,肠道传化失司,或热伤肠络,血溢脉外。治疗当予清热化湿,宁络止血为主。在临床缓解期,都表现为本虚标实证,本虚以脾胃虚弱为主,严重者会出现脾肾两虚,气血亏虚。标实为湿浊、湿热、热毒等留滞肠间。病程久者,会出现瘀血阻滞肠络。本虚与标实之间的关系互为条件,相互依存,恶性循环。一方面脾胃虚弱为湿浊、湿热、热毒、瘀血等浊邪留滞肠胃提供了便利的条件;同时可导致水谷运化失常,清浊杂下;易聚湿、酿热、化毒、瘀阻,从而产生各种浊邪。另一方面,各类浊邪留滞肠间,日久不去,又会进一步损伤脾胃,使脾胃更加虚弱。本虚与标实之间的恶性循环,导致溃疡性结肠炎延绵难愈。认清其病理性质,对治疗和遣方用药具有指导作用。

邵荣世对溃疡性结肠炎,经治病情稳定,临床症见大便日二三行,质烂,量不多,加有黏液,间有腹部隐痛,肠鸣,神疲乏力,舌质淡红,边带紫气,苔薄,脉细。辨证为脾虚失运,湿滞内阻。治予温中健脾,化滞助运。常用香砂六君子汤加味。常用药物炒党参、炒白术、茯苓、甘草、陈皮、姜半夏、煨木香、砂仁、炮姜、淡吴茱萸、小茴香、羌活、防风、炒山楂、建曲、凤尾草等。方中香砂六君子汤益气健脾助运;炮姜、淡吴萸、小茴香温中散寒;羌活、防风祛风胜湿;炒山楂、建曲、凤尾草消食化滞,活血通络。若见脾肾不足,则加补骨脂、肉豆蔻,以温补脾肾;若见腹中刺痛,可加参三七粉,以活血化瘀通络。

### 6. 治乙肝胁痛确立三法

乙型肝炎,根据其临床胁痛不舒,纳谷不化,口苦口黏,舌红或淡红苔黄腻或白腻,脉弦,甚至白睛黄染等表现。多属于中医学"胁痛""黄疸"范畴。从辨证角度看,证属肝胆失疏,湿热中阻,或肝胆失疏,湿浊内蕴或脾虚湿阻或阴虚夹湿热,而以肝胆失疏,湿热中阻型最为多见。邵荣世治疗此型肝炎,用药常从三方面着手。其一,清利肝胆湿热,药用炒柴胡、炒黄等各10 g,虎杖15～30 g,白花蛇舌草30 g,广郁金10 g。其二,芳化脾胃湿浊,药用白蔻仁5 g,法半夏10 g,云茯苓12 g,川厚朴8 g。其三,渗泄下焦,药用泽泻30 g,车前子15 g(包),生薏仁30 g。且用药不宜太苦寒,应稍偏温燥,因湿为阴邪,非温不化,而湿祛则热无所附,而湿热自除。

································ 【经 验 方】 ································

### 1. 胃宁茶

组成:苏梗、厚朴、姜半夏、炒白术、炒枳壳、莪术各10 g,淡吴茱萸、黄连、白蔻仁各3 g,制大黄、陈皮、佛手各5 g,蒲公英30 g。

用法:上药制成袋泡茶,每包15 g,每日2包,冲泡代茶饮。

功效:辛开苦降,理气通络。

主治:慢性胃炎、胃癌癌前病变。

### 2. 肠安宁

组成:生黄芪,炒白术,茯苓,干姜,参三七,补骨脂,肉豆蔻,煨木香,防风,黄连,白芍,乌梅。

用法:以上各药为免煎颗粒,每日3次,每次1包,于饭后半小时开水冲服。

功效:补脾益肾,祛风胜湿。

主治:慢性溃疡性结肠炎。

# 主要论著 ·······················································

邵荣世,曹向平,徐克成.中西医结合治疗上消化道出血130例报告.江苏中医杂志,1981,(1):24～26.

邵荣世.《中医基础理论》教学的体会.南通大学学报(医学版),1982,(1):67～71.

邵荣世.脑溢血合并消化道特大量出血一例.江苏中医杂志,1982,(2):29.

邵荣世.泄泻验案三则.江苏中医杂志,1982,(3):29～30.

邵荣世.中医药治疗泌尿系结石的体会(附25例临床报告).江苏中医杂志,1982,(6):20～22.

邵荣世.张泽生教授学术经验简介.新中医,1983,(11):13~15.

邵荣世.张泽生老中医治疗噎膈的经验.江苏中医杂志,1983,(2):9~12.

邵荣世,张继泽,单兆伟,等.张泽生教授脾胃病诊疗与教学经验——应用软件的医理设计思想.南通大学学报(医学版),1985,5(4):3~5.

邵荣世.和法在发热疾病中应用举例.中医杂志,1985,(3):57.

邵荣世.张泽生治疗便秘的经验.中医杂志,1985,(9):23~25.

邵荣世,明顺华.久痢二则治验.实用中医内科杂志,1987,1(2):79.

邵荣世.肝炎证治体会.南京中医学院学报,1987,(3):38~39.

邵荣世.痢疾证治体验.江苏中医杂志,1987,(7):16~18.

邵荣世.补托法的临床应用.中医杂志,1991,(8):14~15.

邵荣世.中医诊治慢性乙型肝炎的探讨.中医杂志,1991,(6):39~40.

邵荣世,周维镕.过敏性鼻炎证治探讨.中医药研究,1992,(1):52~53.

邵荣世,周维镕.失音证治初探.中医函授通讯,1992,(1):42~43.

邵荣世,周维镕.中医诊治美尼尔氏病106例报告.中医杂志,1992,(02):29~31.

邵荣世.鼻衄验案四则.江苏中医,1992,(2):19~20.

邵荣世,王健.介绍一个具有辨证选膳功能的《中医保健食疗咨询系统》.交通医学,1995,9(3):119~121.

邵荣世.通降汤治疗胆汁返流性胃炎62例观察.实用中医药杂志,2001,17(1):6.

邵荣世,顾庆华,季雁浩,等.胃宁茶治疗慢性萎缩性胃炎52例临床观察.实用中医药杂志,2003,19(2):59~60.

邵荣世,顾庆华,季雁浩."肠安宁"治疗慢性溃疡性结肠炎的临床研究.江苏中医药,2004,25(12):9~10.

邵荣世,季雁浩,顾庆华,等.胃宁茶袋泡剂治疗慢性萎缩性胃炎机理的实验研究.江苏中医药,2005,26(12):56~58.

邵荣世.胆汁反流性胃炎的证治及用药.中医杂志,2005,49(1):11~13.

邵荣世.胃宁茶.江苏中医药,2008,40(1):11.

## 参考文献

[1] 季雁浩.邵荣世治疗慢性溃疡性结肠炎的经验.上海中医杂志,2004,38(11):21~22.

[2] 季雁浩.邵荣世应用宏观与微观辨证相结合的辨治经验.江西中医药,2005,36(9):10~11.

[3] 罗军.邵荣世辨证治疗胆汁反流性胃炎的经验.江苏中医药,2011,43(7):15~16.

江 · 苏 · 中 · 医

当代名家学术思想与临床经验

扬州市

# 任达然

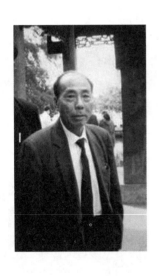

【 个人简介 】

任达然,男,1920年生,江苏省扬州人。江苏省苏北人民医院主任医师,全国名老中医,江苏省名中医。曾任苏北人民医院中医内科主任、名誉院长,江苏省第五、第六届省人大代表,江苏省中医学会常务理事,扬州市中医学会理事长。享受国务院政府特殊津贴专家。第一批全国老中医药专家学术经验继承工作指导老师。

出身于中医世家,其曾祖父任浩然、祖父任若然、父亲任继然均为扬州名医。16岁随父亲始习医,5年后20岁学成行医,为扬州中医内科"然"字门第十一代传人,扬州老百姓称其父亲为任三先生,其称为小任三先生。1956年被吸收到扬州苏北人民医院中医科工作。年轻时即医德高尚,技术精湛,名闻故里。1957年夏曾被国家卫生部抽调至北京会诊暑温(乙型脑炎),从热、痰、虚象斟酌治疗,大大降低病死率。平时任达然精研《内经》《伤寒论》《金匮要略》《温病条辨》,并博采诸家之说,强调理论要与实践相结合,六十年如一日,勤勤恳恳地从事医、教、研工作,即使退休后也一直从事临床工作。在省级以上杂志刊登 20 篇论文,1987 年荣获江苏省劳动模范称号。

## 【学术思想】

### 1. 治阴虚燥热注重气阴两补

任达然在临床上善用养阴法治疗阴虚燥热,但又强调,在治疗过程中,应根据患者的特点,随证适当加入补气药或酌情配用温阳药等,以期气阴两补或水火相济。再则,养阴药皆甘寒滋腻之品,故用时必须注意脾胃的消化功能,因此,配伍补气与温阳药,可以去其甘寒滋腻之性,达到顾护脾胃的目的。

### 2. 治脾胃病强调气机协调

在治疗脾胃方面,任达然认为应在明确脾胃的生理、病理特点前提下,灵活调节升与降,辨别寒与热,掌握虚与实,注重润与燥之间的辩证关系,从而使脾胃调和,中州得健。如治疗呃逆,他认为该病与气机升降失常、胃气上逆有关,应当同时平肝止呃,并针对不同病机进行辨治,可以用代赭石、沉香止呃,用天麻、石决明平肝,根据患者舌苔脉象、体形,增减药量。

## 【临床经验】

### 1. 治呃逆区分寒热证型

任达然认为呃逆病的产生与气机升降失常、胃气上逆有关,同时应针对不同病机进行辨治。若因寒致逆,予以温胃祛寒;胃热致呃,以清降之法;阳明腑实所致呃逆,通腑泄热可以奏效;若是肝木犯中,疗以顺气降逆,中风续发呃逆,亟投潜阳镇肝;如胃阴耗损,运用滋养胃阴以治其本。

### 2. 治流行性出血热少尿期宜通补兼施

流行性出血热是一种自然疫源性急性传染病,属于中医学"温疫""疫斑"的范畴。本病西医学分发热期、低血压期、少尿期、多尿期、恢复期等。其中以少尿期最为凶险,变证丛生。任达然认为就少尿期而言,留得一分津液,便有一分生机,因而保津、养血、填精、救阴为第一要务。而邪为耗阴之根,祛邪败毒更刻不容缓,因此,根据少尿期的特点,必须二者兼顾,祛邪安正重用"通",通时不忘补,通中有补,寓补于"通",扶正固本,重以养,养中有通,如是方能收到满意的效果。

### 3. 治温病从热痰虚入手

温热病是多种急性热性病的总称,其特点是发病急、传变快、病势重。任达然从事临床工作数十年以来,除遵循叶、吴的学术思想外,常从"热、痰、虚"象去推敲琢磨,辨证施治,对于温病的诊治,取得一定的疗效。

### 4. 治痛风化浊祛瘀

痛风病发作时以局部剧烈疼痛、红肿为特征,故任达然认为痛风虽属"痹证"范畴,病因方面除赞同风、寒、湿、热外,还与浊瘀有关。若按一般风、寒、湿、热治疗奏效缓慢,必须化浊祛瘀,通络蠲痹,方可收到较捷之效。

## 【 经 验 方 】

### 1. 镇肝降逆汤

组成:代赭石 15～30 g(先煎),天麻10 g,茯苓10 g,橘皮10 g,竹茹10 g,柿蒂10 g,川郁金10 g,炒枳实10 g,上沉香片2 g(研细末和服)。

用法:每日1剂,每剂煎2次,口服或鼻饲。

功效:镇肝降逆。

主治:中风续发呃逆。

加减:若出血性中风续发呃逆者并有手足拘挛,可加羚羊粉5 g(冲服),双钩藤10 g(后下),石决明15～30 g(先煎);若缺血性中风续发呃逆,可加丹参10 g。

### 2. 泻白化血汤

组成:桑白皮15～20 g,地骨皮10 g,甘草5 g,花蕊石15 g,三七粉3 g(吞服),血余炭10 g。

用法:症状较轻者,每日1剂,上、下午各服1次;症状较重者,每日2剂,每4小时服1次。三七粉用药汤分冲。

功效:清肝泻肺,祛瘀止血。

主治:支气管扩张咯血。

加减:如有风热表证,去地骨皮,加桑叶、菊花、牛蒡子各10 g;若兼有燥火,加养阴润肺之沙参、麦门冬、天花粉;痰多黄稠,发热,加鱼腥草、黄芩、大贝母;心烦易怒,胸胁引痛,脉弦数者,加黛蛤散、山栀;大便秘结,加大黄。

方解:本方由泻白散和张锡纯的化血丹(花蕊石、血余炭、三七粉)化裁而成,对肺热咯血不失为良方。

### 3. 理气宽中汤

组成:制香附 10 g,苏梗 10 g,茯苓 10 g,炒枳壳 6 g,橘皮 10 g,砂仁 5 g(后下)。

用法:每日 1 剂,每剂煎 2 次,砂仁后下。

功效:宽中理气。

主治:胃气阻滞证。

方解:任达然认为"治脾胃之法,莫精于升降",故方中首选制香附理气止痛,李时珍推崇其为"气病之总司";苏梗宽中理气,昔贤有"凡梗主中"之说,任达然认为梗类药物是空松之品,理气而不伤阴;枳壳、橘皮调理气机之升降;砂仁斡旋中阳,能除胃胀。理气宽中汤配伍不杂,平中见奇,对胃气阻滞有殊效。若兼有胁肋胀痛,肝郁气滞者,加入醋炒柴胡,达厥阴,疏肝气;佛手舒肝和胃;白芍柔肝止痛。

### 4. 调肝健脾汤

组成:醋炒柴胡、白术、陈皮、茯猪苓各10 g,石打穿、半枝莲各10~15 g,虎杖、郁金、丹参、泽泻各10 g组成。

用法:每日 1 剂,每剂水煎 2 次,分上、下午温服。

功效:清化肝脾湿热,活血祛瘀解毒。

主治:乙型肝炎 HBsAg、HBeAg、抗—HBc 阳性者。

加减:若气虚乏力,加黄芪10~15 g,党参10 g,以益气补虚,增强免疫力;若兼有肝阴不足,症见肝区隐痛,口干喜饮,掌心发热,舌红少津,脉细数,酌加沙参、麦门冬、白芍以滋养肝阴;若肝气郁滞较著,症见肝区疼痛,舌红苔黄,脉弦数,酌加川楝子、延胡索各10 g,以泄肝定痛;若巩膜黄染,小溲发黄,加茵陈15~30 g,以利湿退黄;如胃热较盛,牙龈出血,加山栀、知母、茜草、生地各10 g,以清热凉血。

方解:方中醋炒柴胡直入厥阴肝经,有调肝之功;白术、陈皮、茯苓、猪苓健脾渗湿;郁金祛瘀止痛。若有黄疸,与茵陈配伍,能增强退黄之效;半枝莲、虎杖清解热毒,对 HBV 有较强的抑制作用;丹参、石打穿活血祛瘀,增强肝脏血流量、扩张肝内血管,减少肝细胞坏死;泽泻利水渗湿泄热,使病邪能及时排出体外。

### 5. 甘麦枣仁汤

组成：生甘草5 g，麦门冬、酸枣仁、茯神、玉竹各10 g，龙齿15 g，炙远志6 g。

用法：每日1剂，每剂水煎2次，分上、下午温服，龙齿先煎。

功效：滋养心阴，安养心神。

主治：心阴不足所致的心悸。

方解：方中生甘草甘润补中缓急；麦门冬、酸枣仁、茯神、玉竹养心阴而宁神；龙齿、远志宁心止悸。全方其奏滋养心阴，安养心神之功。

加减：若患者病久，有心血瘀阻之象，酌加丹参活血宁心；夜寐不佳者，加夜交藤15～30 g养心安神，以冀神安悸止。

### 6. 化浊祛瘀痛风方

组成：土茯苓30～60 g，虎杖30 g，粉草薢20 g，忍冬藤30 g，薏苡仁30～50 g，威灵仙15 g，黄柏、川牛膝、木瓜络、泽泻、路路通、制乳香、没药各10 g。

用法：每日1剂，煎煮2次，混合，取药汁450 ml，分3次饭后温服，7日为1个疗程。

功效：化浊祛瘀，通络蠲痹。

主治：痛风。

加减：寒重，去忍冬藤、黄柏，加制附片、炙桂枝各10 g；湿重，加苍术10 g，川朴6 g；若痛风反复发作10年左右可形成慢性痛风性关节畸形，关节周围与身体他处皮下均可见到结节状突出之痛风石，可于原方中加金钱草30 g，海金沙10 g(布包)，鱼脑石15～18 g；若痛风急性发作控制后，可在化浊祛瘀痛风方的基础上酌加补肾之品如山萸肉、补骨脂、骨碎补等以竟全功。

## 主要论著 ·················

任达然，沈詹岳，陈玉华.当归补血汤加味治疗自家免疫性全血细胞减少症一例系统观察报告.江苏中医，1965，(2)：8～12.

任达然，申小平.黄疸治验.江苏中医，1980，(5)：21.

任达然.养阴法应用验案.江苏中医杂志，1980，(3)：18～19.

任达然.对流行性出血热少尿期运用通补兼施的体会.江苏中医，1982，(2)：

22～23.

任达然,张恩树.治疗多寐证一得.中医杂志,1984,(11)：44.

任达然.苓桂术甘汤的临床运用.江苏中医,1984,(4)：37～38.

任达然.温热病治验二则.北京中医杂志,1984,(3)：53～54.

任达然,张恩树.泻白化血汤治疗支气管扩张咯血53例临床体会.北京中医杂志,1985,(5)：11～12.

任达然.泻白化血汤.中医杂志,1989,(12)：22.

任达然.阴水治验.南京中医学院学报,1992,(2)：118.

# 参考文献

[1] 张恩树.任达然治疗中风续发呃逆的经验.中医杂志,1993,34(4)：205.

[2] 张恩树.任达然老中医治疗呃逆经验.辽宁中医杂志,1994,21(1)：6～7.

[3] 张恩树.任达然验方三则.江苏中医,1996,17(9)：34～35.

[4] 王小芳.任达然用"化浊祛瘀痛风方"治疗痛风的经验.江苏中医药,2005,26(6)：9～10.

# 孙　浩

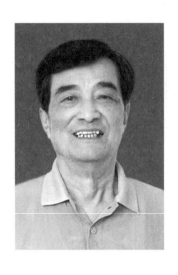

【 个人简介 】

孙浩,男,1929 年出生,江苏省仪征市人。江苏省仪征市中医院主任医师,江苏省名中医。曾任江苏省仪征市人民医院、中医院院长,江苏省中医药学会名誉会长,中国中医药学会儿科委员会常务理事,江苏省中医药学会儿科专业委员会主任委员,扬州市中医学会副会长,《江苏中医》《中医外治杂志》《中国中医儿科杂志》编委。享受国务院政府特殊津贴专家。第四批全国中医药专家学术经验继承工作指导老师。

出身于中医世家,为儿科"臣"字门第五代传人。自幼随父孙谨臣学医,1948 年悬壶于市,1951 年参加工作。长期致力于中医临床、科研和理论探讨,对小儿脾胃病和肺系疾病有较深入的研究,并形成了具有自己见解的理论和治法。并着力于中药剂型改革和外治法的研究运用,治疗小儿泄泻、汗证、夏季热、厌食症、多动症等,取得了较好的效果。发表医学论文 133 篇,中医科普文章 80 篇,著有《孙谨臣儿科集验录》《医学存心录》。

1985 年"孙谨臣治疗小儿肺系疾病的经验"论文获《上海中医药杂志》1985 年"农村中医临床经验征文"一等奖,1988 年获中华人民共和国卫生部授予"全国卫生文明建设先进工作者"称号,1993 年被评为"江苏省中医药系统先进工作者"。

------------------------------------ 【 学术特点 】 ------------------------------------

### 1. 注重小儿望诊

**(1) 脾胃病注重观察面部形色**:望、闻、问、切,察病之四法也,四法中"望"居其首。"观面部形色歌"谓:"脾冷应知面色黄""唇口皆黄是积伤"。"观面部五色歌"谓:"脾怯黄疮积,虚寒皖白光"。"小儿正诀指南赋"谓:"似橘之黄兮,脾虚之谓。白乃疳劳……乍黄乍白兮,疳热连绵……面目虚浮,定腹胀而气喘,眉毛频蹙,则肚痛以多啼。"这些都是根据小儿面部的形色来判断病位、病性的。究其病理,凡小儿脾虚不运,湿邪逗留,久蕴化热,湿热熏发于外,面部则现黄色。如中州不固,水湿泛溢于肌肤,又可出现面目虚浮。若脾虚不运,生化无权,血气不足,亦可见面白无华。这些望诊经验,都为后世效法。

**(2) 观面色知禀赋**:婴儿面色微黑,黑里透红,肌肤厚实,多为健壮之体,较少生病。如面皮白皙无华,肌肤薄嫩,山根(两目内眦之间)青筋横露者,多为先天不足,必形体孱弱,气血不充,卫外功能不固,极易生病。正如《幼科发挥·小儿正诀指南赋》所谓"山根青黑,频见灾危"。此类婴儿平时应慎风寒,节乳食,注意卫生,预防疾病。如发生上呼吸道感染,应及时治疗,其中有呼吸道反复感染者,在症状控制之后,必须立即扶正固本,以免"复感"接踵而来,甚至并发心、肺、肾等有关疾病。

**(3) 注重察指纹形位**:"三关脉纹变见歌"指出:"初节悬针生泻利,气关脉热更堪疑""曲虫为候主生疳""双环肝脏受疮深,入胃气关吐逆临",这些都是脾经证候的表现。临床所见,凡小儿指纹如悬针或枪形,多主痰热、内热的证候。如见弯如曲虫的纹形,多属胃肠积滞。《医宗金鉴·幼科心法》中"虎口三关部位脉纹形色歌"亦有"针形枪形主痰热""积滞曲虫惊鱼骨"之句。

### 2. 冠心病责之于肺

冠心病属于中医学"胸痹""心痛""真心痛"等范畴。心、肺二脏在生理上密切相关,心、肺同属上焦,心主血,肺主气,而血液的运行又赖于气的推动,随着气

----------------------

675

扬州市

孙浩

的升降而运行全身。心肺之气,在胸中相合,名曰宗气。宗气具有贯通心脉与主司呼吸的作用。在病理上,肺的气虚、阳虚或肺失宣肃均可引起痰湿、水饮之邪形成,痰湿、水饮之邪又可影响到心血的运行。反之,若心气不足,心阳不振,瘀阻心脉等导致血行异常时,也会影响肺的宣发和肃降功能,而出现咳嗽、气促、水肿等肺气不利的病理表现,从而形成心肺之间在病理上的相互影响。

(1) 肺气不足,寒邪侵袭,阴寒乘之阳位,造成寒凝气滞,胸阳不展,痹阻心脉,则心失阳气之温煦,而血无运行之动力,于是心失所养而动悸不安,清阳不布而胸痹憋闷。症见胸闷气短,心痛彻背,感寒则甚,畏寒肢冷,面色苍白,舌淡苔白,脉沉弦结代。此类患者多见于急性心肌梗死、变异或突发型心绞痛患者。

(2) 年老体衰,久病不愈,心气不足,或中年肥胖患者,过度安逸,宗气不足,肺气虚弱,无以"贯心脉行气血",则气血虚弱。临床可见胸闷憋气,心痛,甚则痛彻背部,喘咳短气,身倦无力,遇劳加重,自汗,舌淡,脉虚弱或结代。此类患者病程较长,多见于不稳定劳力型心绞痛。

(3) 湿为阴邪,其性重浊黏滞,伤心阳,每遇阴雨连绵则感胸中窒息不舒,在冠心病的发病中常与痰合,痰湿不化,阻遏气机。症见胸中闷痛,喘促憋气,恶心呕吐,头晕身重,舌腻,脉濡缓。血行因浊而滞,形成脉络阻滞,又见心胸刺痛,脉结代。

(4) 肺气郁痹,宣降失常,气机不畅。宗气的布散和浊气的呼出不能正常进行,使气行不畅出现胸闷、憋气以致心脉瘀滞,"不通则痛"。临床特点为胸闷憋气,心中痞满,心膺闷痛,气息短促,心悸脉弦,常因情志刺激而诱发。此类患者病程较短,心绞痛程度多较轻,以闷胀为主,多见于青、中年冠心病患者。方用苏子降气汤加减。

## 【临床经验】

### 1. 单味药的临床应用经验

(1) **穿山甲治疗痈肿**:穿山甲为鲮鲤科动物鲮鲤的鳞甲。味咸,性凉,经炒、炮加工后,性平。功能"除痰疟,通经脉,下乳汁,消痈肿,排脓血……"孙浩常用本品治疗妇女急性乳腺炎、附件囊肿,其效甚著。

(2) **附子在儿科中的应用**:附子,味辛性热,有毒,临床使用需经加工炮制、配伍及久煎后,方可减低毒性。功能回阳益火,温中止痛,散寒燥湿,适用于腰膝酸冷,胸腹冷痛,寒湿吐利,水肿及一切阴寒之证。胃痛热证用连附六一汤治疗,其中黄连与附子用量之比为6∶1;附子以其大辛大热之性味,长于治疗寒痢、寒泻之疾;小儿急性水肿,不外寒(风)湿和湿热(毒)二证,寒湿水肿,用附子温阳化湿;湿热水肿,用附子燥湿通阳,疗效均佳。

(3) **瓜蒌、瓜蒌皮、瓜蒌子**:瓜蒌为葫芦科植物瓜蒌的果实,味甘、苦,性寒,入肺、胃、大肠经。功能润肺,滑肠,开结,善治痰热咳嗽,肠燥便秘,痰热结胸等症。瓜蒌皮、瓜蒌子的功用基本与瓜蒌实相同。① 瓜蒌实(全瓜蒌),以治小结胸、胸痹而著称。孙浩常用干品(即干瓜蒌实蒸软压扁后加工之饮片)煎汤内服治小儿便秘,其效亦佳。如系习惯性便秘,在服1次便下后,隔1~2日再服1次即可。② 瓜蒌皮又能利水消肿,对小儿急性肾小球肾炎尿少、水肿,属湿热证者,孙浩常用"五皮软"(陈皮、生姜、大腹皮、桑白皮各6~9 g)加瓜蒌皮6~9 g(1剂量),煎服。本品与桑白皮均入肺经,二药合用可增强泻肺行水之力,消肿较快。③ 瓜蒌子,善治痰热咳嗽及肺燥咳嗽,功在清肺,润燥,豁痰。孙浩常用本品配浙贝母等药治疗小儿"急性支气管炎""支气管肺炎"咳嗽痰多久久不愈者。如风热外感,表解后而咳嗽未止,虽非久咳亦可用之。盖因瓜蒌子能通肺中郁热,又能降气之故。

(4) **琥珀**:为松科植物树脂的化石。早在唐以前即作药用,其功用惠及内、外、妇、儿诸科。本品味甘、性平,无毒,尤适用于小儿癫痫、尿血二证。对于癫痫,孙浩根据方书所载,结合自己的临床体会,认为琥珀可治小儿诸痫(如风、惊、痰、瘀四证),其可贵之处在于针对各种病因止痫,非单一的镇惊药可比。对于血尿,根据孙浩的临床经验,无论何种尿血,均可在辨证论治、立法处方的基础上,加琥珀末1.5~3 g,用煎剂送下,能止血。盖琥珀有去瘀止血,泻火止血和通淋止血之用。凡因风热、湿热、疮毒伤于肾和膀胱脉络而致的尿血,均能止之。

(5) **决明子**:决明子味甘苦(咸),性凉,善清肝热,孙浩常用以治疗因肝热而致的高血压,神经性头痛,便秘,泌尿系感染,高脂血症(脂肪肝),眩晕等病,均有较好的疗效。

## 2. 治过敏性鼻炎标本兼治、内外并施

过敏性鼻炎,中医称"鼻鼽"。以阵发性鼻痒,连续喷嚏为其特征,并伴有咽痒、鼻窒、失嗅、流涕、眼痒等症状,感冒时可加重。

本病之本,指特异体质,常见的是肺脾气虚,肺气虚,卫外功能不固;脾气虚,抗邪之力不足,故遇感即一触而发。本病之标,指外感因素,如风寒、风热、湿热之邪及某些致敏之物上干于肺,致使肺气郁闭,宣肃之令不行,而见以鼻窍为主的病证。

对本病的治疗,孙浩认为应标本并治。治标可外用熏洗疗法,以通降肺气,宣开鼻窍。药用桑叶9 g,菊花9 g,薄荷(后下)5 g,蔓荆子10 g,苍耳子10 g,白芍6 g,辛夷6 g,白芷9 g。每日1剂,水煎2次,趁热熏洗鼻腔(头上覆盖枕巾,使热气聚集于内,熏后,用消毒纱布蘸药水清洗鼻腔),每次10~15分钟,可连续15~20日。本方辛凉与辛温并用,有祛风散湿作用。治本,以补益脾肺之气为主,可内服补中益气丸(浓缩丸),每服10粒(儿童酌减),每日3次,连续服用1~3个月。此药常服有增强免疫力、抗感染及改善变态反应体质的作用。

### 3. 治小儿泄泻擅长外用

**(1) 脾虚泄泻：** ① 暖脐止泻法。脐,内连五脏六腑,为冲任经气汇集之处,其表层薄,药物易于穿透,通过敷脐以温中散寒,健脾止泻。药用炒苍术12 g,陈皮6 g,砂仁10 g,木香6 g,干姜6 g。共研细末,3~5 g,纱布小口袋盛贮,覆于脐窝,外以纱布绷带固定,4~6小时换药1次,药末用完为止。此为寓补于运之法。② 艾灸正泻法。取足三里(双)、天枢(双)、大巨(双),用艾条1根点燃,在穴位上灸之,每穴每次灸3~5分钟或以灸处皮肤发红为度,每日2~3次。注意执灸者需用两手指置于穴位两旁,以测温度,随时调整艾条与灸治部位的距离,以免灼伤小儿皮肤。

**(2) 脾阳虚泄泻：** ① 浸足止泻法。浸足可温暖脾肾,药用生附子15 g,生姜15 g,花椒5 g,小茴香5 g,艾叶10 g,共煎水500~800 ml留滓,待水温降至适度时,置患儿双足于水中浸泡,并按摩足心,10~15分钟(水温下降时,可适当加入热水),浸后勿用清水再洗,揩干双足即可。留滓加水再煎1次,同上法。此方可配3~5剂,连续使用。② 裹腹止泻法。腹背为任督二经之所在,裹腹可使腹背受药,温养脾肾。药用肉桂20 g,生附子30 g,生姜50 g(洗净切片),吴茱萸20 g,花椒15 g,加水约1500 ml,红棉布带(宽约8 cm,长约160 cm)1条同煮,煎沸后约15分钟,将布条捞起晾干,裹于患儿腹部,24小时后将布带放开,再入原药水中煎煮,撩起晾干裹腹。本方可配3~5剂,同上法,连续使用数日。

**1. 参芪二至汤**

组成：党参 10～20 g，炙黄芪 10～20 g，女贞子 10 g，旱莲草 10 g，黄芩 10 g，炒白术 10 g，炒白芍炭 15 g，陈棕炭 10 g，血余炭 10 g，陈皮 5 g，炙甘草 3 g，大枣 5 枚。

用法：水煎，经期分早、晚服用。净后服用参苓白术丸和乌鸡白凤丸各 10 g，每日 3 次，3 个月经周期为 1 个疗程。

功效：益气健脾，补肾柔肝，收涩止血。

主治：妇人崩漏。

方解：方中参、芪、术健脾补气，脾气健运，统摄有权，冲任得固，血自归经；陈皮理气助运，使补而不滞；甘草、大枣补脾益气，兼有调和诸药的作用。"肾为冲任之本"，崩漏其本在肾，方用女贞子、旱莲草补肝肾、养阴血而不滋腻，旱莲草兼能止血，为崩漏要药。血见炭则止，方用白芍炭、血余炭、陈棕炭止血不留瘀。"肝为女子之先天"，尤其重用白芍炭，取其酸收入肝，善养血止血，敛阴柔肝。诸药合用，标本兼治，综合塞流、澄源、复旧三法，收益气健脾，补肾柔肝，收涩止血之功，使气血生化有源，统摄有权，血循常道，经血自调。且药性平稳，不寒不热，止血不留瘀，不论寒热虚实，随证加减，相应处理都能收到很好的疗效。

加减：若出血过多，色黯红，有血块，小腹疼痛加蒲黄炭、五灵脂各 5 g；口干心烦，手足心热加生地炭、牡丹皮各 10 g；腰痛加川断 10 g；小腹坠痛加升麻 5 g；大便溏薄加炮姜、云茯苓各 10 g。

**2. 乐膳散**

组成：生苍术 15 g，生山楂 10 g，生麦芽 10 g，五谷虫 15 g，橘白 10 g。

用法：上药共研细末，瓶贮塞紧，置干燥处。1 岁每服 2 g，2～6 岁每服 3～5 g，加糖少许开水调服，每日 3 次。10 日为 1 个疗程，可连续 2 个疗程。

功效：运脾和胃。

主治：小儿厌食症。

方解：小儿厌食症多因饮食不节伤于脾胃，亦有因先天不足，脾胃本虚而致纳运不佳者。方中苍术、山楂、麦芽、五谷虫运脾开胃，橘白补胃。苍术、山楂、麦芽均生用。五谷虫善治小儿诸疮,内含抗菌活性蛋白和多种消化酶,有较强的抗菌、助运效能。全方作用于脾胃,消中有养,并具抗邪祛病之效。

加减:若脾肺气虚者,加黄芪益肺固卫,母子同治,补中有运,无呆脾滞胃之虞;肝旺脾虚者,加白芍入肝敛肝,令肝气平,则脾气易和,其效可相得益彰。

### 3. 恬静汤

组成:熟地黄、生白芍、山萸肉、茯神各 10～15 g,五味子 3～5 g,甘枸杞 10 g,炙远志 5～10 g,生龙骨、生牡蛎各(先煎)20～30 g,炙甘草 5 g,红枣 3～5 枚,淮小麦 50～100 g(煎汤代水)。

用法:每日 1 剂,连服 10 日。继以本方加 8 倍剂量为散,每次 10 g,每日 2 次,加糖少许,开水和服,连续服用 3 个月。

功效:宁心安神。

主治:小儿多动症。

### 4. 统血消斑汤(散)

组成:潞党参 10～15 g,炙黄芪 6～10 g,茯苓 10～15 g,炙黄精 10～15 g,炙甘草 3～5 g,炒谷芽 10～15 g,全当归 3～5 g,熟地黄 5～10 g,旱莲草 10～15 g,生白芍 15～20 g。肝气偏旺,好动易怒,出血偏多者,生白芍可用至 30 g。

用法:上方为 1 日量,煎 2 服,连续服用 15 日为 1 个疗程。待紫癜消退、鼻齿衄止,血小板计数正常时,为便于较长时间服用,可以本方加 10 倍剂量为散,每服 5～10 g,每日 3 次,加糖少许,开水调服,连服 3～6 个月。

功效:健脾统血。

主治:脾虚气弱型慢性紫癜。

方解:本方仿归脾汤意,以补益脾气,统摄血液为主,药用潞党参、黄芪、白术、黄精、甘草补益脾气,加谷芽运脾和胃,以利补气药的运用。当归、地黄和血养阴,当归"能引诸血各归其所当归之经",是治疗血证不可或缺之药,然其气味辛香浓烈,不宜多用。旱莲草、白芍味酸性收,功擅敛阴止血。白芍入肝脾二经,其功效在于"补血,益肝脾真阴",对于因"脾不统血""肝不藏血"而致之各种血证及因肝脾不调,土虚木贼而致之厌食、泄泻等症,用之亦无不奏效。小儿病理特点为"易虚易实,易寒易热"。本方补而不滞,温而不燥,阴阳相济,寒温平调,适用于小儿之体,并有利有节地发挥治脾的效用,从而达到化源充足,气血调和,血循经行,衄必自止的目的。

### 5. 祛暑散热汤

组成：藿香、香薷、薄荷、浮萍、竹叶、大青叶各30 g,豆卷50 g(为1次量)。

用法：上药共煎水2 000～2 500 ml,煎沸,滤去药渣,倾入盆内,待水温降至40℃左右时,置患儿于水中,半仰卧,频频用手带水在患儿腋下、胸、背、手足心等部位抚摩,10～15分钟后,将患儿抱起,揩干身体,隔3小时后再如法1次,3次为1个疗程。如发热不退则另作他治。运用本汤浴前后均须口服"补液盐"(药肆有售)水或10％葡萄糖盐水(适量)。

功效：祛暑散热。

主治：小儿夏季热。

方解：方中香薷为夏季祛暑解表药,犹冬令发汗之用麻黄,伍薄荷、豆卷辛凉透表,藿香化湿解暑,配浮萍解表行水。李时珍谓浮萍"其性轻浮,入肺经,达皮肤,所以能发阳邪汗也。"暑为阳邪,用之最当。暑性炎热,易入心营和引动肝风,故入大青叶、竹叶清心解毒。全方以辛散为主,温凉合用,用于外治,较为安全。

## 主要论著

孙浩.老中医孙谨臣治疗小儿肺系疾病的经验.上海中医药杂志,1983,(6)：4～6.

孙浩.运用桂枝二麻黄一汤治愈顽固性荨麻疹.中医杂志,1985,(5)：28.

孙浩.钱乙脾胃学术思想探析.中医杂志,1993,(8)：457～459.

孙浩.江育仁"脾健不在补而贵在运"学术思想浅析.中医杂志,1995,(3)：140～141.

孙浩.苏子、莱菔子、白芥子、葶苈子均为下气消痰止咳平喘药,如何掌握运用.中医杂志,1998,(10)：633.

孙浩.五谷虫、干蟾皮适应何种疳症.中医杂志,1998,(9)：570.

孙浩.决明子善治肝热诸疾.中医杂志,1998,(12)：709～710.

孙浩.郁金、枳壳、槟榔在儿科临床如何运用？水磨入药有何意义.中医杂志,1999,(1)：57～58.

孙浩.《幼科发挥》脾胃理论之探讨.浙江中医杂志,1999,(4)：156～157.

孙浩.孙谨臣老中医诊治小儿水痘的经验.中国临床医生,2001,(4)：19.

扬州市 孙浩

孙浩.附子在儿科临床的运用.江苏中医,2001,(8):32～34.

孙浩.江育仁教授"运脾法属于和法"之浅识.江苏中医药,2002,(2):17.

孙浩.穿山甲可消痈散肿.中医杂志,2002,(4):253.

孙浩.围绝经期综合征与哪些脏腑经络相关?如何治疗.中医杂志,2002,(9):714.

孙浩.婴儿奶癣用何种方法治疗.中医杂志,2002,(11):874.

孙浩.过敏性鼻炎应用何法治疗.中医杂志,2002,(12):947.

孙浩.橘皮、橘红、橘白、橘络有何功用?在儿科临床应如何使用.中医杂志,2003,(7):553.

孙浩.山药、薏苡仁、扁豆、芡实同是健脾药.儿科临床如何运用.中医杂志,2003,(8):633.

孙浩.檀香、沉香、降香均为理气药.各适用于何种证候.中医杂志,2003,(9):712～713.

孙浩.外治法治疗小儿内病举验.中医外治杂志,2003,(4):3～4.

孙浩.豨莶草、威灵仙、秦艽、独活同为祛风湿药,临床上如何运用.中医杂志,2003,(5):393.

孙浩.冰硼散、人中白散、锡类散都是治疗口腔、咽喉疾病的外用药,如何使用.中医杂志,2004,(5):393.

孙浩.慢性浅表性胃炎有胃脘胀痛、食欲不振、嗳气之见症者,用何药为好.中医杂志,2004,(4):313.

孙浩.浙贝母、川贝母、土贝母各有何功用?如何运用.中医杂志,2005,(11):874.

孙浩.对婴儿如何做到防患于未然.中医杂志,2006,(1):73.

孙浩.牵牛子、蝼蛄皆为通利二便药,各以何见长.中医杂志,2006,(6):474.

孙浩.小儿脾虚泄泻有何外治方法.中医杂志,2006,(2):154.

孙浩.小儿乳蛾如何辨证治疗.中医杂志,2006,(7):554.

孙浩.益母草、茺蔚子均为行血除水药,二者有何特长.中医杂志,2006,(5):394.

孙浩.薏苡仁去疣有效.中医杂志,2006,(8):575.

孙浩.瓜蒌、瓜蒌皮、瓜蒌子常用于治疗何种小儿疾病.中医杂志,2006,(9):713～714.

孙浩.木香槟榔丸在儿科临床如何运用.中医杂志,2007,(1):87.

孙浩.青春期痤疮以何法治疗为好.中医杂志,2007,(2):185.

孙浩.如何治疗不明原因的小儿阵发性腹痛.中医杂志,2007,(6):568.

# 参考文献 ··········································································

[1] 孙浩. 琥珀在儿科用治何种疾病. 中医杂志,2006,(10)：794.

[2] 高军,孙浩. 孙浩治疗小儿脾虚泄的经验. 江苏中医药,2010,(12)：8～9.

[3] 孙浩. 冠心病从肺论治. 长春中医药大学学报,2011,(1)：49～50.

扬州市

孙浩

泰州市

# 王玉玲

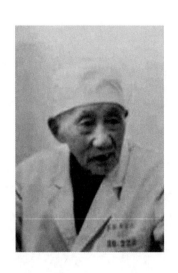

王玉玲，1906 年出生，江苏省姜堰人。江苏省姜堰中医院主任医师，全国名老中医，省名中医，享受国务院政府特殊津贴专家，第一批全国老中医药专家学术经验继承工作指导老师。

16 岁时起，拜当地名医李颖泉、丁伯庵为师，学习内科、儿科，兼学文学，26 岁悬壶乡里。长期从事中医临床工作，精通儿科，擅长内科、妇科。在治疗小儿疑难杂症方面学验俱丰，治人无数，屡起沉疴，活人甚众，名闻四方。早年著医案 12 则，载《全国名医验案类编续编》，发表论文 20 余篇，总结医案 100 余例，约七万字，编《医史三字经》一册，约一万余字。除医术外，还精通文学，常吟诗作对，1985 年整理《黄花集》一册，内载诗词歌赋，约一万字。

## 【 学术思想 】

### 1. 调理脾胃乃儿科关键

"脾胃为后天之本"，小儿与成人并无不同，所异者,小儿脏腑娇嫩,形气未充,生理功能尚未完善,特别在婴幼儿时期尤为突出,此非成人可比。婴幼儿骨气未充,齿牙未生,或生而未全,咀嚼功能极弱,哺养不当,则易为伤食,引起脾胃功能障碍,出现呕吐、泄泻、腹胀腹痛等诸症。由于小儿形气不足,抗病力薄弱,一旦感染疾病,不仅影响脾胃功能,出现腹胀食少等症,且在病理反应上,易虚易实,易寒易热。如呕甚则汗出,泻甚则肢冷,寒甚则面唇青紫,热甚则神志昏聩,而且传变迅速,安危易如反掌。但小儿甚少宿疾,且脏气清灵,反应敏捷,只要准确施治,及时调理护理得当,则多易于痊愈。所以,治小儿病,调理脾胃显得尤为重要。

### 2. 经方化裁变而不乱

王玉玲应用张仲景经方,既遵循其理法方药,又有自己的独到见解,堪称"治用有方不执方,善于应变不乱变"。他认为仲景之方药味精少,配伍严谨,功专力宏,亦适于小儿服用。如麻杏石甘汤、小陷胸汤、葛根芩连汤原分别为伤寒太阳之邪热壅肺,热实结胸,邪热下利证而设。细究其理,与小儿肺炎表现为风热闭肺、痰热壅肺、肺热移于大肠之病机颇相吻合。再如治小儿百日咳拟的痉咳方,系从《医学心悟》中止嗽散化裁而成,它既保持了原方温润平和而无攻击过当之虞,有启门逐贼的优点,结合小儿痉症的特点又有所发挥。

········· 〖 临床经验 〗 ·········

### 1. 治泄泻除湿为先

王玉玲认为泄泻成因乃为"中土湿困"。"小儿脾常不足",受邪则困,运化失健,升降失职,湿邪内生,清浊不分,合污而下,导致泄泻。因此,无论感受外邪或内伤饮食都能影响脾胃的正常运化,故有"泄泻之本无不由于脾胃"之说,因胃乃水谷之海,脾主运化,脾健胃和则水谷自然腐熟,化生气血以行营卫。若饮食不节,起居失常,伤损中焦脾胃之气,故水反为湿,谷反为滞,而导致泄泻,在外感引起的泄泻中,尤以湿邪最多见,因脾恶湿而喜燥,外来湿邪最易困阻脾土,所以有"湿多成五泄"和"无湿不成泄"之说。因此泄泻虽有风、寒、热、虚、实之不同,未有不缘于湿者。

因小儿泄泻临床上表现不一,且病情的轻重大相悬殊。轻者腹泻,便次不多,大便呈糊状或蛋花状,身有微热或不发热,无呕吐,能进食,精神尚可。重者腹泻,便次较频,一夜达数十次之多,或伴有恶心呕吐,不思饮食,精神委顿或烦躁不宁,口干喜饮,多饮则吐,甚则两目眶凹陷,皮肤干瘪,尿量极少,甚则出现四肢不温或抽风惊厥,轻者缓、重者急,临证时须详审勿懈。

**2. 治麻疹清透、清解、清滋**

麻疹又称"疹子",是儿科常见的一种发疹性传染病,中医属"温病"的范围,多流行于冬春季节,以 2 个月至 5 岁的小儿最易感染。临床症状以发热咳嗽喷嚏、目赤涩、多流泪、口腔麻疹黏膜斑为其特征。麻疹易引起感染和合病症,对小儿健康危害极大。麻疹在无并发症时,西医则认为可不必治疗,但王玉玲认为即使无并发症发生,运用中草药清热解毒透疹,可促使麻疹正常透发,减少并发症。麻疹属于"瘟毒"范围,故治疗原则多以"温者清之为主",以清透、清解、清滋三法为主,临床上分 3 个步骤。

**(1) 轻清宣透法:** 适用于麻疹前期,在麻疹将出初之际,邪郁肌表,宜用轻清宣透法,使其易出,方用荆蒡透疹汤,药如荆芥、牛蒡子、蝉衣、薄荷、连翘、桑叶、板蓝根或大青叶。

**(2) 清热解毒法:** 适用于疹出期,是麻疹将透或已透之际,邪从火化,宜用清热解毒法,以防止毒火上炎灼肺。方用加减银翘散,药如金银花、连翘、牛蒡子、蝉衣、薄荷、大青叶、鲜芦根。

**(3) 清火滋液法:** 适用于疹回期,是疹透已回阶段,邪热稽留肺胃,宜用清火滋液法,清养肺胃。方用加减沙参麦门冬汤,药如沙参、麦门冬、花粉、象贝、知母、杏仁、枇杷叶、甘草。若见阴津耗伤过甚,又必须在清滋方中加重养阴之品,增强药力,免贻后患。在此三期中,初起勿过寒凉,中段不宜温燥,末期尤忌补敛,这是关键问题。

对于麻疹的预后以五顺五逆来判断:① 麻疹以透齐为顺,一出即没为逆;② 麻疹以色泽红润为顺,紫黯为逆;③ 麻疹以得微汗为顺,无汗或汗多为逆;④ 麻疹前期以咳嗽为顺,疹后久咳为逆;⑤ 麻疹以大便通调为顺,泄泻为逆。

**3. 治喘嗽祛邪扶正、用药灵活**

小儿哮喘是一种常见的反复发作、较难根治的顽固性疾病。王玉玲认为小儿哮喘之发作当责之于"风、痰、气",属邪实。缓解期当归之于"肺、脾、肾"三脏,属本虚。其治疗则分别侧重于祛邪与补正两途。急性发作期,宜予祛邪以急治其标。王玉玲尝谓:欲平哮喘,必除其痰,欲除其痰,必顺其气,倘不急泻其肺,则气无由平;不除其痰,则满无以泄。考泻肺之品莫如葶苈,次则桑白皮。桑皮功能泻肺火,下气行水消痰,同用则泻肺之力愈强。祛痰除习用二陈外,王玉玲尤善用皂角。盖皂角能开闭塞,除污垢,患儿服皂角之汤剂后,每多呕吐痰涎。若兼有腹胀便实者,加用川军以祛痰导滞。皂角上涌痰涎可廓清肺野,川军下泄痰滞以清洁肠腑,从而痰浊得以上下分消,其致病因素迅除,哮喘信可立平。

王玉玲指出小儿哮喘虽为痰浊为壅,但每多因外感风邪而引发,故疏风宣肺亦不可缺,当以麻黄配杏仁最妙。麻黄能开肺宣肺,肺气宣通,则痰自易出。而麻黄、杏仁与葶苈、桑皮相配,有宣有肃,一升一降,可使气机升降平衡,气道畅通无阻。葶苈配杏仁,尤可专泄肺中之满。数十年来,王玉玲常以炙麻黄、杏仁、葶苈、桑皮、半夏、橘红、川军、皂角等治疗小儿哮喘急性发作。偏热酌加黄芩、蒌皮,偏寒酌加川朴、干姜,咳甚加紫菀、百部,舌红苔少加沙参、麦门冬等。对小儿哮喘缓解期的治疗,王玉玲主张视其肺、脾、肾三脏之不同虚候,分别选用玉屏风散补肺固卫、六君子汤健脾化痰、人参胡桃汤或麦味地黄汤培元固本,以使肺、脾、肾三脏功能尽快恢复,则哮喘可望痊愈。

### 4. 治慢惊风温补脾肾

慢惊又称"慢脾风",为儿科重症之一。临床以形神疲惫,面色萎黄,四肢不温,手足瘈疭似搐非搐,睡卧露睛,或身虽有热,但口鼻气冷,脉沉迟缓等为其主证。王玉玲认为慢惊病势缓慢,多因久泻久吐致脾气大伤,土虚不能生金,金衰不能制木,木强则脾土受克,而产生慢惊。盖气虚无以运脾,血虚则不能荣筋,因虚生风,此"风"和"惊"均乃假象,而"脾肾虚寒"是其本质。王玉玲治疗此病,主张运用温补一法,常用庄氏逐寒荡惊汤(胡椒、炮姜、肉桂各3g,丁香10粒,灶心土一撮)及加味理中地黄汤(熟地黄,白术,党参,当归,黄芪,破故纸,酸枣仁,枸杞,炮姜,山萸肉,甘草,附子,生姜,红枣,胡桃肉)。前者专治小儿气虚,或久病不愈转为慢惊,后者助气补血,力能回阳。若惊风初起,多用乌蝎四君,功能补脾息风。三方出入化裁,施于脾阳虚弱,脾肾阳衰之小儿慢惊,确有良效。

### 5. 治小儿疳证消补兼施、清热健脾消疳

疳证是儿科"痧、痘、惊、疳"四大证之一,主要由于喂养不当,或因其他疾病的影响,使脾胃受损,气液耗伤,导致全身虚弱羸瘦的慢性病证。王玉玲认为治疗疳证应以消补兼施为大法,或清热消疳杀虫,或健脾和胃,滋血调气,先去病后补养。并仿集圣丸意以干蟾皮、五谷虫、神曲、茯苓、鸡内金、胡黄连、陈皮、人工

牛黄等制成牛黄消疳散用于临床,疗效满意。

## 6. 治厌食"六法"中健中为本

小儿厌食症是当今小儿的多发病,王玉玲根据多年的临床经验,以辨证施治为原则,确立消积理脾、益气运脾、滋养胃阴、运脾化湿、补中益气、驱虫醒胃六法为治疗本病常用方法,其中均以健运中焦脾胃为本。

**(1) 消积理脾法:** 适用于食滞伤脾证。症见食欲不振,食而无味,饮食懒进,面黄肌瘦,精神不振,困倦喜卧,脘腹胀满,大便清薄或干结,小便黄浊舌苔腻,脉滑而细等。治宜消积理脾,方选肥儿丸加减。常用药物有枳壳、白术、胡黄连、焦山楂、焦六曲、炒麦芽、太子参、茯苓等。

**(2) 益气运脾法:** 适用于脾胃气虚证。症见面色无华,形瘦,精神萎靡,纳呆厌食,睡卧露睛,脘腹膨胀,大便完谷不化,小便如米滋,舌淡红,唇淡苔腻,脉细等。治宜益气运脾。方选异功散加减。常用药物有炙黄芪、党参、白术、茯苓、当归、白芍、薏苡仁、砂仁、陈皮等。

**(3) 滋养胃阴法:** 用于胃阴不足证。症见不思饮食,胃脘痞闷,口燥咽干,心烦,时有干呕,或大便秘结,小便短少舌红少苔或花剥苔,脉细数等。治宜滋养胃阴,方选益胃汤加减。常用药物有北沙参、麦门冬、白芍、石斛、山药、薏苡仁、砂仁、玉竹等。

**(4) 运脾化湿法:** 适用于脾虚湿困证。症见脘胀,头身困重,口淡不渴,不思饮食,泛恶欲呕,口黏乏味,或肢体浮肿,或便溏,舌胖苔白腻,脉濡细等。治宜运脾化湿。方选参苓白术散加减。常用药物有党参、茯苓、白术、炙甘草、砂仁、薏苡仁、山药、苍术等。

**(5) 补中益气法:** 适用于中气不足证,症见少气懒言,身热有汗,纳呆腹胀,神疲乏力,或有脱肛,舌淡苔薄白,脉虚弱等。治宜补中益气。方选补中益气汤加减。常用药物有炙黄芪、党参、白术、炙甘草、当归、陈皮、升麻、大枣等。

**(6) 驱虫醒胃法:** 适用于虫积证。症见不思饮食,泛恶欲吐,面部有白色虫斑,睡中断齿,鼻孔作痒,腹痛时作时止,大便下虫或大便溏,舌淡红苔薄微腻,脉滑等。治宜驱虫醒胃。方选使君子散加减。常用药物有使君子肉、槟榔、鹤虱、雷丸、花椒、干姜、川连、苦楝根皮等。

王玉玲认为厌食症除应用药物治疗外,还必须注意:① 少吃甜食(如巧克力、麦乳精)、冷饮(如冰淇淋、棒冰、蛋筒等),多吃易于消化吸收、营养丰富的食品(如蔬菜、水果、豆制品、鱼、瘦肉等),纠正偏食挑食习惯。② 保持大便通调,保证睡眠时间。③ 预防感冒,以防肠道外各种感染疾病影响食欲。④ 注意个人卫生,勤修指甲,养成饭前便后洗手的卫生习惯,以免感染肠寄生虫。⑤ 不可令患儿强行进食,做到乳贵有时,食贵有节。

### 7. 治遗尿辨证论治、创立"五法"

王玉玲精研儿科,对小儿遗尿颇有心法,其常用治法有五种。

**(1) 温肾固摄法:** 适用于肾气不足,下元虚寒之遗尿。症状有睡中遗尿,小便清长而频数,面色㿠白,智力迟钝,腰酸膝软,甚则肢冷恶寒,舌质淡、苔薄白,脉沉细弱。基本方为固堤丸。常用药物有附子、肉桂、熟地、菟丝子、桑螵蛸、益智仁、补骨脂、巴戟天等。

**(2) 益气健脾法:** 适用于脾肺气虚,水道失约之遗尿。症状有睡中遗尿,小便频数而量少,面色偏白,神疲肢倦,少气懒言,大便稀溏,或食少作胀,甚则久泻、脱肛,或咳而多涎,舌淡苔少,脉缓。基本方为补中益气汤。常用药物党参、黄芪、陈皮、白术、山药、升麻、益智仁、五味子等。

**(3) 苦寒清泻法:** 适用于肝经湿热下注,蕴结膀胱,气化失常之遗尿。症状为睡中遗尿,小便色黄味腥,易急躁,面赤唇红,舌苔薄黄,脉弦滑或濡。基本方为龙胆泻肝汤。常用药物为龙胆草、木通、栀子、泽泻、黄柏、车前子、柴胡、花粉等。

**(4) 豁痰开窍法:** 适用于痰浊内阻,清窍被蒙之遗尿。症状为睡中遗尿,沉睡不醒,呼喊不应,朦朦胧胧,舌苔白腻微黄,脉涩。基本方为涤痰汤。常用药物为半夏、胆星、菖蒲、远志、竹茹、枳实、茯苓、陈皮等。

**(5) 通腑缩泉法:** 适用于大肠腑气失于通畅之遗尿。症状为睡中遗尿,小便量多,大便秘结或干燥不畅,烦躁,口干,舌苔腻,脉数。基本方为通腑缩泉汤。常用药物有枳实、川朴、芒硝(冲服)、大黄(生用后下)甘草、大枣等。

【 经 验 方 】

### 1. 翘荷汤

组成:连翘、生大黄、焦山栀各10 g,薄荷6 g。

用法:上药水煎,日服2次。

功效：通腑泄热。

主治：小儿外感高热。

加减：咳嗽加杏仁、橘红；无汗流涕者加葱白、豆豉；目赤者加桑叶、菊花；头痛者加蔓荆子；呕吐者加半夏、藿梗；食滞者加焦山楂、焦六曲、枳壳；乳滞者加炒麦芽；痰滞者加莱菔子；惊搐者加石决明、双钩藤；咽红肿痛者加桔梗、甘草、山豆根；口舌生疮者加金银花、川连、木通；腹痛者加木香；大便稀者减去生大黄。

## 2. 桑杏葶黄汤

组成：炙麻黄 3 g，杏仁 10 g，桑白皮 10 g，生石膏 20 g，葶苈子 10 g，半夏 10 g，制胆星 5 g，川军 6 g(后下)，皂角(去皮弦)1 寸。

用法：水煎服，日服 2 次。

功效：宣肺止咳，祛痰定喘。

主治：小儿暴喘。

方解：方中麻黄配杏仁，开其肺窍；葶苈配桑皮，泻其肺热；葶苈配杏仁，泄其肺热，如此一升一降，能使肺气通畅，同时又佐以川军下泄热滞，皂角上泄痰涎，俾痰热积滞泄除有径。诸药配伍严谨，功专力宏。

## 3. 解痉止咳汤

组成：紫菀 10 g，杏仁 10 g，百部 10 g，代赭石(先煎)30 g，半夏 10 g，橘红 6 g，蜈蚣 3 g，甘草 3 g。

用法：水煎服，日服 2 次。

功效：肃肺化痰，平肝降冲，疏风解痉。

主治：小儿痉咳。

方解：方中紫菀、百部、杏仁止咳化痰，开泄肺气；代赭石乃金之余气，金能制木，有平肝、辟冲、降胃、除痰、止衄之功；半夏禀秋金敛降之性，力能下降，合橘红、代赭石能平调肝气，降胃安冲，燥湿化痰。顿咳日久，风痰羁入肺络，非轻清疏散之品力所胜任，故方中加入蜈蚣一味，搜风剔络，疏肝解痉，肝得疏泄，痉挛松弛，则痉咳得止。甘草制蜈蚣、半夏之毒，并调和诸药。诸药合用共奏肃肺化痰，平肝降冲，疏风解痉止咳之功。

加减：痰多气逆加葶苈子、制枇杷叶(包)各 10 g；痰黏咳吐不爽加麦门冬 10 g，制胆星 6 g；目赤，鼻衄，咳血加白茅根 12 g，侧柏叶 10 g。以上为 3 岁以上小儿量，3 岁以下酌减。

### 4. 商陆麻黄汤

组成：生麻黄 3 g,商陆 6 g,泽泻 6 g,茯苓皮 12 g,木通 3 g,赤小豆 12 g。

用法：水煎服,日服 2 次。

功效：疏表通里,利水消肿。

主治：急性肾炎。

方解：方中麻黄开泄肺气,疏在表之水;商陆人入肾利水,使水湿从下而夺;佐茯苓、泽泻、赤小豆健脾利水渗湿,疏表通里,使水湿从表里分消。

### 5. 银翘二丁汤

组成：金银花、连翘、六一散(包)、车前子各 6～10 g,紫花地丁、黄花紫花地丁各 10～15 g。

用法：水煎服,日服 2 次。

功效：清热,解毒,利湿。

主治：水痘。

加减：如瘙痒加蝉衣;发热无汗加荆芥、薄荷;烦热、口渴加石膏、知母;大便干结、舌苔黄燥加生军或熟军;舌红津少加生地、麦门冬;痘疹根晕大而色赤加赤芍、牡丹皮;疹色深红加紫草。

### 6. 调经Ⅰ号方

组成：当归、川芎、白芍、熟地、香附、丹参、五灵脂、白术、益母草各 10 g,甘草 3 g。

用法：水煎服,日服 2 次。以经前、经期、经后 3 个阶段为 1 周期,3 个周期为 1 个疗程。

功效：调和气血。

主治：月经不调,痛经,闭经。

加减：经前及经期第 1～2 日以赤芍易白芍;月经渐净或经行 5 日以上去川芎,加入阿胶;经后予以养血、调气、益肾;若经后带下量多色黄,则予清利止带;气血瘀滞重者加乌药、桃仁、红花、泽兰;经行胸乳胀痛者加柴胡、郁金;经行腰痛加杜仲、川断、牛膝。

### 7. 调经Ⅱ号方

组成：熟地、白芍、阿胶(烊化)、茜草根、蒲黄炭(包煎)各 10 g,乌贼骨 30 g。

用法：水煎服,日服 2 次。服药 6 剂为 1 个疗程。

功效：养血固冲。

主治：崩漏。

加减：气虚者加党参、黄芪、白术；瘀血所致者加川芎、赤芍、牛膝；阴虚血热者加炙龟板、生地；偏肾阴不足者加女贞子、旱莲草；肝郁化火、血热妄行者加牡丹皮、焦山栀、黄芩、小蓟；出血量多或时间过长者加仙鹤草、煅龙骨、锻牡蛎；腹痛加木香；腰痛加川断、杜仲。

## 主要论著

王玉玲.麻疹治疗的经验体会,南京中医学院学报,1985,(3)：1～3.

## 参考文献

[1] 姜润林.王玉玲老中医治疗慢惊风的经验.黑龙江中医药,1988,(5)：8.

[2] 秦亮.王玉玲老中医治小儿遗尿五法.陕西中医,1989,10(4)：147～148.

[3] 秦亮.王玉玲治疗小儿厌食症六法.江苏中医,1992,(8)：5～7.

[4] 钱松本.王玉玲论调理小儿脾胃.四川中医,1993,(9)：9～10.

[5] 钱松本.王玉玲治疗小儿哮喘用药经验琐谈.四川中医,1994,(8)：6.

[6] 李志勤.王玉玲论治小儿疳证经验.南京中医药大学学报,1996,12(5)：15.

[7] 吕红粉.王玉玲治疗小儿泄泻的经验.内蒙古中医药,2013,32(11)：142.

# 谢兆丰

········· 【 个人简介 】 ·········

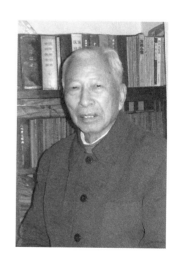

谢兆丰,男,1924 年出生,江苏省姜堰市人。江苏省姜堰市中医院内科主任中医师,南京中医药大学兼职教授,江苏省名老中医,著名中医内科肝胆病学专家。曾任江苏省泰县医学会理事长,扬州市中医学会理事,姜堰市科技协会副主席,姜堰市卫生技术职务评审委员会副主任委员,扬州市卫生技术职务评审委员会专业评议组成员,姜堰市第五届政协委员,姜堰市第七、八届人大代表,扬州市第一、二届人大代表,江苏省第六届人大代表。全国第四批全国老中医药专家学术经验继承指导老师。

幼年家境贫困。7 岁入私塾,启蒙于叶希白等先生,诵读圣书。21 岁拜邻乡名医于溯辕先生学医,勤奋习读,学问日进,医术渐长,三年业成。24 岁始在故里悬壶应诊,济世活人。未及数年,医名渐播四方,屡起沉疴。1954 年考取原扬州专区中医进修班学习西医,1957 年考取江苏省中医学校医科班学习,毕业后任教于北京中医学院(现北京中医药大学）。1972 年调回故里，长期从事中医临床工作，擅长诊治肝炎、脂肪肝、胆囊炎、胆石症。主编《时方新用》一书，参编《中医基础》《经络学说简编》等书，发表医学论文 120 余篇，曾获《上海中医药杂志》论文三等奖、扬州市科技优秀论文奖，研制的"胆石冲剂"获姜堰市科技成果奖。曾被评为北京中医学院卫生先进工作者，江苏省人民政府授予的卫生先进工作者（省劳动模范），扬州市人民政府授予的"市劳动模范"，姜堰市优秀共产党员，扬州大学医学院优秀带教老师。

## 【学术思想】

### 1. 肝病病理责之湿瘀毒热

谢兆丰认为致病之湿有内、外之分。湿邪外袭，易于困脾，脾运失司则易湿浊内生；而脾气虚弱，脾阳不振，又易招致外湿侵袭而发病。湿为阴邪，易伤阳气，损及脾肾，终成阳虚湿盛、虚实夹杂之候。脾之运化失职是湿浊内生的关键，"诸湿肿满，皆属于脾"。因此，谢兆丰临症多谨遵"当先实脾"，旨在脾健胃旺，不受木侮，拒湿于外。又湿性黏滞，临症当缓缓图之，不可枉用峻猛之药，以防湿邪未去，阴分已伤，反使病情陷于矛盾之中。

瘀血是肝病过程中所形成的阶段性病理产物，同时又是继发性肝病的致病因素。慢性肝病所出现的肝区刺痛、肝掌、蜘蛛痣以及肝脾肿大、纤维化无不与血瘀有关。血瘀是慢性肝病包括黄疸、胁痛、积聚、臌胀等的主要病机。因此，谢兆丰认为在肝病治疗过程中，应尽早、尽快地使用活血化瘀，并贯穿于肝病治疗始终。

毒是导致慢性肝病的主要致病因子。邪毒侵袭，着肝入血，损伤肝体，壅滞气机，诸症无不为毒所扰。谢兆丰认为临床治疗当以祛毒为第一要务，毒去则正安，毒留则病延。

肝病过程中，热有虚实之别，且常与他邪兼夹合并。或气郁化火；或湿郁化热，湿热互结；或阳旺之体，病从热化。亦见病之后期，肝血不足，血虚生热；肝肾阴虚，阴不制阳，相火偏旺；实热伤阴，或过分使用香燥之品，劫伤肝阴，而生内热。

## 2. 五脏从郁理论

郁证是指因积滞蕴结而不得发越所致的病证。诸病皆起于郁,《丹溪心法·六郁》曰:"气血冲和,万病不生,一有滞郁,诸病生焉。故人身诸病,皆生于郁"。六气皆可致郁,如《临证指南医案》华氏按语述:"六气著人,皆能郁而致病。"张景岳亦云:"凡诸郁滞,如气、血、痰、食、风、湿、寒、热,或表或里,或脏或腑,一有滞逆,皆为之郁。"

五脏皆能成郁。① 心为君主之官,藏神。人的精神意识和思维活动,虽分属于五脏,但总统于心,心气充足,则气机流畅,思维敏捷,精力充沛。若所愿不遂,心神抑郁,忧愁悲哀,则损伤心气,血行受阻而发为心郁。② 肝为刚藏,主疏泄,喜条达。精神乐观,心情舒杨,则疏泄功能正常,气血流通畅达。若精神抑郁,情志失调,致肝气郁结不伸,发为气郁之证。③ 脾主运化,其气主升,脾气健运,则升降有常。如忧郁思虑,精神紧张,或长期伏案作业,以致脾气郁结,或肝气郁结横逆乘脾,均可导致脾失健运,使脾的消磨水谷及运化水湿的功能失常。若脾不能消磨水谷,必致食积不消,而成"食郁",若不能运化水湿,水湿内停,而成"湿郁"。④ 肺主气,主宣发肃降,肺气宜通不宜郁,宜降不宜升。若外邪犯肺,则宣肃失职,肺气郁闭,气机失常,发为肺郁之证。⑤ 肾藏精,主骨,肾精充足,不但精神抖擞,敏捷多智,而且筋骨强劲,动作有力,生殖发育健旺。若肾虚精亏,或寒湿、湿热、瘀血阻肾,致肾气郁滞,经气运行不畅,而成肾郁之证。

······· 【 临床经验 】 ·······

## 1. 治中风辨治十法

中风导致原因不一,临床表现亦不同。谢兆丰根据中风的临床症状及证型,创立辨治十法。

**(1) 清心开窍法:** 本法适用于风中脏腑窍闭神昏证候。先用开闭通窍(凉开法)、豁痰清神的安宫牛黄丸或至宝丹之类,温水化开鼻饲以救其急,再用竹沥水30 g,兑入生姜汁少许灌之。热甚者,可用紫雪丹,继用羚羊角汤加减,以清火息风,育阴潜阳。药用羚羊角、菊花、夏枯草、生地、牡丹皮、石决明、龟板等。方中可加牛膝引血下行,加菖蒲、郁金开窍闭。痰多加天竺黄、川贝母、陈胆星、竹沥等,以助开窍化痰之力。若闭证昏迷,静而不烦,面白唇紫,痰涎涌盛,四肢不温,苔白滑腻,脉沉滑者,此为"阴闭",先用苏合香丸温通开窍,再用导痰汤加味,息风导痰。

(2) **回阳固脱法**：本法适用于中风危重脱证。用大温大补之品,挽回阳气,恢复神明。急用参附汤或独参汤煎汤鼻饲,人参用量应倍于附子。汗多加龙骨、牡蛎;若阴血大亏,虚阳浮越,足冷面赤,用地黄饮子以壮水制火。药用地黄、麦门冬、五味子、山萸肉、石斛、制附子、巴戟天、肉苁蓉、菖蒲、远志、茯苓、官桂等。

(3) **搜风通腑法**：本法适用于风中胃腑,二便不通的证候。用三化汤加减,以搜风通腑,使大便得通,邪热下泄。药用枳实、厚朴、大黄、瓜蒌、羌活、风化硝等。若痰火势盛者,要及时用通腑泻热之法,使大便畅通,则痰热较易消除,神志亦易清醒。

(4) **平肝潜阳法**：本法适用于中风早期,肝阳上亢,头痛眩晕,血压偏高者。用平肝潜阳法,天麻钩藤饮加减。如痰热重者,加川贝、竹沥、天竺黄以清化痰热;头痛甚者,加重石决明、菊花之药量,清息风阳;失眠多梦者,加青龙齿、茯神以镇静安神。

(5) **养血祛风法**：本法适用于中风半身不遂。用大秦艽汤加减,养血和营,祛风通络。如痰湿重者,可去地黄,加半夏、橘红、南星等,以燥湿化痰;若见肢体麻木,酸软无力,神疲气短,面色萎黄,舌淡紫或有瘀斑,苔白,脉细弱的气虚证候者,宜用益气养血,祛瘀通络法,用补阳还五汤加减。若兼四肢发凉者,用黄芪桂枝五物汤,益气通阳,调和营卫。如半身不遂,经久不愈,肌肉痿废者,宜用八珍汤气血双补,兼补肝肾。可配合针灸、按摩等疗法以利恢复。

(6) **涤痰宣窍法**：适用于中风舌强不语或语言謇涩等证候。实证宜祛风涤痰,宣通窍络,初用涤痰汤,药用半夏、制胆星、橘红、菖蒲、茯苓、竹茹、枳实、甘草等;久而不愈者,用解语丹加减,药用羌活、白附子、菖蒲、郁金、木香、远志、胆南星、天麻、甘草等。虚证宜滋阴壮水,益肾利窍,选用地黄饮子加减或用六味地黄丸进之。

(7) **祛风缓急法**：适用于中风口眼歪斜。用牵正散加味,祛风化痰,缓急通络。药用白附子、僵蚕、全蝎、白芷、防风、白蒺藜、川芎、天麻、橘红、路路通等。若口眼眴动者,加钩藤、石决明、白芍等,以平肝息风。

(8) **益气合营法**：本法适用于麻木的证候。治宜益气和营,化痰通络之法,选用神效黄芪汤、桂枝汤、指迷茯苓丸等加减。若上肢麻木加桑枝,下肢麻木加牛膝。亦可用活络丹、天麻丸等搜风活络。

（9）**活血祛瘀法**：本法适用于中风肩臂肢节疼痛者。用身痛逐瘀汤合程氏蠲痹汤加减，祛瘀活络，蠲痹止痛。药用羌独活、川芎、秦艽、当归、白芍、制乳没、牛膝、地龙、红花、制香附、威灵仙、甘草、桃仁、路路通等。如瘀血重者，宜重用红花、川芎，加丹参以加强祛瘀作用。

（10）**利湿通络法**：本法适用于中风恢复期手足浮肿的证候。方用四妙合二陈汤加减，苍术、薏苡仁、牛膝、鸡血藤、茯苓皮、半夏、甘草、红花、豨莶草、桑枝、络石藤等，或用防己茯苓汤送服活络丸。

**2. 治火证辨脏腑部位**

谢兆丰认为，火有各种热的病证，辨火之证，首先辨别虚火和实火。实火多先系火旺而后水亏，来势急。虚火多系先水亏而后火旺，来势缓。其治法，虚火者宜滋降，实火者宜清泄。

（1）**心火**：清心泻火，常用加味泻心汤之类。药用大黄、黄连、黄芩、生地、竹叶心、灯芯等。此方为大苦大寒之药，具有清热泻火解毒的作用，凡吐衄、目赤红肿、口舌生疮等三焦积热所致者，皆可采用此方加减。

（2）**肝胆火**：根据《内经》"实者泻之"的治疗原则，采用泻肝泄胆的方法，用苦寒直折的龙胆泻肝汤加减。药用龙胆草、山栀、牡丹皮、黄芩、木通、车前子、生地、柴胡、生甘草。便秘者，加入生大黄；若有出血现象，可加知母、白茅根凉血散血。

（3）**脾火**：以"火郁发之"之意，用清脾泻火的泻黄散之类。药用生石膏、山栀、藿香、防风、甘草、荷叶等。如口臭兼有血热者，可加入生地、赤芍。

（4）**肺火**：泻肺清火，平喘止咳，方用泻白散加减。药用桑白皮、地骨皮、生甘草、生山栀等。肺热重者，加知母、黄芩；咳吐脓血臭痰者，加入鱼腥草、连翘、白茅根等。

（5）**胃火**：清泻胃火，方用清胃散之类。药用黄连、生地、牡丹皮、当归、升麻、生石膏、知母等。若见出血者，加白茅根，便秘者，加大黄以导热下行，则取效更捷。

（6）**大肠火**：通腑泻热，用大承气汤之类。药用大黄、芒硝、枳实、厚朴等。如暴泻黄赤腐臭，则用芩连之类，以清热利湿。

（7）**小肠火**：清泄小肠之火，常以导赤散之类。药用生地黄、木通、生甘草、淡竹叶等。如心烦,口舌生疮,加黄连清心降火;血淋涩痛,加小蓟、瞿麦等清热凉血、去瘀通淋。

**(8) 膀胱火**：清热泻火,利湿通淋,常用八正散加减。药用木通、车前子、山栀、灯心、黄柏、萹蓄、飞滑石、大黄、甘草梢。若见石淋,加金钱草;血淋加大小蓟、生地、当归等。

**(9) 肾火**：滋阴降火,常用知柏地黄丸之类。本方用于阴虚火旺所致的腰酸遗精、头晕、盗汗、手足心热等,颇为有效。若于滋阴药中加入肉桂一味,为导龙归海,引火归源之法,更见精当。

## 【经 验 方】

### 散积消脂汤

组成：柴胡 8 g,木香 8 g,赤芍 10 g,丹参 20 g,红花 10 g,半夏 10 g,白术 10 g,郁金 10 g,决明子 15 g,山楂 30 g,槟榔 10 g,鸡内金 20 g。

用法：水煎服,每日 1 剂,煎 2 次,早、晚分服。

功效：疏肝理气,散积消脂,活血化痰。

主治：轻中度脂肪肝。

方解：脂肪肝属中医学"肝癖"范畴,轻中度脂肪肝一般无特殊临床表现,常在体检时发现,病情稍重者可出现右胁不适,胃脘满闷,腹胀乏力,食欲不振,肝肿大,肝区疼痛等症及肝功能异常。主要病机为肝失疏泄,脾失健运,湿聚为痰,痰滞经脉,气血运行不畅。散积消脂汤中柴胡、木香、赤芍疏肝理气,丹参、红花活血散瘀,半夏、白术、郁金化痰除湿,决明子清泻肝热,山楂、槟榔、鸡内金消积导滞。

## 主要论著

谢兆丰.以针灸百会穴为主的验案数则.上海中医药杂志,1964,(5)：33～34.

谢兆丰.浅谈"火证"的辨证施治.江苏中医杂志,1980,(2)：20～22.

谢兆丰.漫谈肝硬化的中医治疗八法.辽宁中医杂志,1980,(12)：28～30.

谢兆丰.活血化瘀法治愈遗尿症 1 例.中医杂志,1981,(5)：78.

谢兆丰.用清脾泻火法治疗口臭.中医杂志,1981,(9)：12.

谢兆丰,谢建华.在临床运用木香配伍的经验.上海中医药杂志,1983,(9)：20～21.

谢兆丰,谢建华.临床应用薏苡仁的经验.上海中医药杂志,1984,(4)：29～30.

谢兆丰,谢建华.中风证治十法.吉林中医药,1986,(6)：3～4.

谢兆丰.柴胡清肝汤加减治疗肝脓肿2例.四川中医,1993,(12)：33.

谢兆丰.漫谈肝硬化的分期治疗.吉林中医药,1993,(5)：17～18.

谢兆丰.漫谈肝硬化的分期治疗.湖南中医药导报,1994,(1)：16～17.

谢兆丰.胃关煎加减治疗慢性泄泻.四川中医,1994,(9)：24～25.

谢兆丰.新加香薷饮治疗暑病.四川中医,1994,(9)：36～37.

谢兆丰."胆石冲剂"治疗胆结石66例疗效观察.四川中医,1995,(3)：24～25.

谢兆丰.呃逆从五脏辨治.湖南中医药导报,1995,(2)：49～50.

谢兆丰.脏器下垂治案四则.四川中医,1995,(6)：33.

谢兆丰.对石菖蒲的配伍运用经验.中医杂志,1996,(11)：645～646.

谢兆丰.小便失常治案四则.四川中医,1996,(1)：31.

谢兆丰.苍术的临床妙用.中医杂志,1997,(1)：5～6.

谢兆丰,谢建华.郁金治昏迷等急症.中医杂志,2009,(5)：442.

# 参考文献

[1] 王世宏.谢兆丰老中医治疗五脏郁证的经验.江苏中医,1996,(1)：7～8.
[2] 黄晨昕,夏于芳.谢兆丰老中医肝病学术思想述略.中医药通报,2010,(1)：29～30＋33.

# 王少华

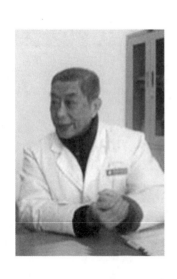

·········· 【 个人简介 】 ··········

　　王少华,男,1929 年出生,江苏省兴化市人。江苏省兴化市中医院主任医师、名誉院长,南京中医药大学兼职教授、博士生导师。江苏省名中医。曾任江苏省第一届中医内科学术委员会委员,扬州市中医学会副理事长、泰州市中医学会副会长。享受国务院政府特殊津贴专家。第四批全国老中医药专家学术经验继承工作指导老师。

　　自幼随父学医,1946 年在无锡开设私人诊所。1957 年于江苏省中医学校医科师资班毕业后,分配至河北中医学院任教,历任本草方剂教研组组长、中医基础理论教研室主任,后调到兴化市工作,长期潜心中医药理论与临床研究。先后发表学术论文 190 余篇,著有《中医临床诊疗阐微》和《中医临证求实》,学术经验先后被录入《当代名医临证精华》《古今名医临证金鉴》。多次被评为省市先进工作者称号,获得江苏兴化市科技成果、科技进步奖多项。

**1. 慢性胃病责之于"热"**

王少华认为，胃为六腑之一，属阳，五行中居土位，向有阳土、燥土、己土之称，这说明胃在生理上是主火热的。清代李中梓在《证治汇补》中关于"脾属阴，主湿化；胃属阳，主火化"的阐述也证明了这一点。《灵枢·营卫生会篇》云："中焦如沤。""沤"是在胃中进行的，它需要胃阳发挥其生理功能。当然还需要脾阳、肾阳等的参与，才能使"水谷之海"完成"沤"的全过程。可见胃处于火热状态下，才是生理性的。但是任何生理活动都是适度的，亢则为害。"少火"才能"生气"，"壮火"反而"散气"。胃主火热，但火热过亢则反受其灾，于是"少火"一变而为"壮火"，因而它在病理方面也多为热的反映。根据"热者寒之"的治则，叶天士《临证指南医案》中指出："胃为阳土，宜凉宜润""阳明阳土，得阴自安。"这里明确提出了胃家宜从热论治的例证。也正因为在病理上多表现为热，所以其他病邪犯胃也易化热，如湿在胃则从阳化而成湿热；又如太阳之邪传入胃家则成实热证，所谓"实则阳明"。

**2. 对待温病重视"治未病"**

"治未病"理论既有"圣人不治已病治未病"的未病先防的超前思想，也有"务在先安未受邪之地"的既病防变的早期干预措施。谢兆丰认为，"治未病"不仅指导着"见肝之病，知肝传脾，当先实脾"的杂病治疗，更适用于控制某些温热病将传而未传的传变途径，从而防止病情恶化，达到早期治疗，及早康复的目的。如风温，叶天士云："春季温暖，风温极多。"若某年气温偏高，春行夏令，属"未至而至"，患风温证者较多。风为阳邪，温乃阳热之气，两阳相搏，其热尤甚，津液益耗。且风善行而数变，其传变迅速，则病位不仅在手太阴，有顺传入胃之兆，又有"逆传心包"之势。又胃脉上通于心，胃热不得下泄，势必上冒犯心，神昏之变，近在眉睫矣。考虑到"阳明为成温之薮"，治宜用下法，足阳明得下，则胃热不上冒于心而神不昏；手阳明得下，则因肺与大肠相为表里，肺热气壅，肃降无权，则腑气不通，邪热无从外出，通腑则大肠之热得以外泄而肺热亦将由此下行，此亦"上病下取"之意。

$$\{ \text{临床经验} \}$$

## 1. 脾胃病

**(1) 治慢性萎缩性胃炎宜调理阴阳**：王少华指出,中医药治疗慢性萎缩性胃炎既要掌握它的病因病机,还要结合胃喜降恶升、喜通恶滞、喜凉润恶温燥的生理特性,及阴阳互根、气血相随、脏腑相互影响等中医学基本理论,通过双向调节,使处方用药务求其平。常采用以下4种基本治法。

1) 温润并进：王少华治疗慢性萎缩性胃炎注意温润并进。胃阴亏乏,无以濡润者,用甘寒养阴或酸甘化阴法,常用方为一贯煎、沙参麦门冬汤、芍药甘草汤等；中阳不振,失于温养者,用甘温养阳法,常用方为补中益气汤、黄芪建中汤、当归补血汤等。根据阴阳互根的原理,在用沙参、麦门冬、生地黄、石斛滋养胃阴类药时,参入益气温阳的黄芪,意在"阳中求阴",使"泉源不竭"；在用黄芪、人参补中温阳类药时,则佐以滋养胃阴的麦门冬,藉以"阴中求阳"而"生化无穷"。此外,在温养、濡润药物的使用过程中,还常加一味小剂量干姜或肉桂(1~1.5 g),有时用桂枝或附子(3 g),以体现"补必兼温"之意。

2) 气血双调：王少华认为情志失调,肝气郁结是慢性萎缩性胃炎的主要致病因素之一。而病程长久又是本病的特点。值此肝郁气滞于先,久病入血于后,气血同病之际,治宜疏气与活血同进,以作气血双调之计。对以胀为主症者,用柴胡疏肝散或丹参饮加紫苏梗重以调气；如以刺痛为主症者,以手拈散出入。

3) 寒热互济：王少华认为凉胃治疗的同时,还要兼顾温脾,以免胃火泯而脾气益伤。选方以寒热互济、治胃而不碍脾为原则。根据病情常分别选用百合汤、金铃子散、左金丸、小陷胸汤、黄连温胆汤等。上述古方中,均寓温清并进、寒热互济的方义。至于药物的使用,清胃药多以黄连、黄芩、蒲公英等为首选；温脾药常用吴茱萸、半夏、厚朴辈。寒性药与温性药味数之比,一般为2∶1；用量则多以中、小量为主,如开始时每天用量,黄连3~4 g,黄芪6~10 g,蒲公英10 g,每剂酌选1~3味不等；吴茱萸1~3 g,半夏6~10 g,厚朴3~4 g。奏效后减为2/3~1/2量。对于部分中虚的患者,需要续用黄芪建中汤以巩固疗效时,可参入黄连1~2 g,或蒲公英3~5 g,以作寒热互制互济之用。

4）消补兼施：王少华认为慢性萎缩性胃炎的基本病机为虚实夹杂,治宜消补兼施。治疗初期宜寓补于消,取三补七消制,使消不伤正,常用生脉散配四逆散加味。后期宜寓消于补,常用黄芪建中汤配枳术丸、丹参饮增损,使补不壅气。

**（2）热性胃痛从脏腑辨治**

1）清肺理气法：治肺胃气滞证。肺胃气滞,故见脘痛缠绵日久与胸次痞闷反甚则波及胸背,左右攻冲,噫嗳太息,以百合汤为主方,百合甘寒入肺,有清肺热、降肺气之功,肺为诸气之总司,肺气降则诸气自调,气机调畅通利,于是不止痛而痛自止。乌药辛温香窜,上行肺胃,下达于肾,顺气宣通,疏散滞气,两药相配,则一寒一温,一润一燥,合用后则寒润不滞邪,温燥不伤阴,刚柔相济,堪称妙用。原方百合用量为30 g,乌药为9 g,从剂量中也可体现出百合汤乃治气郁化热之胃痛证。配四逆散复方运用,肺胃肝同治,其效尤捷。

2）泄肝行气法：治肝胃气滞证。气病多走窜,因而脘痛连及肝野的胁肋少腹甚至脾野的大腹,且胀,得暖稍安,太息则舒。方用金铃子散,方中金铃子苦寒泄降,入肝清泄肝火,行气滞;延胡索辛苦而温,属肝家血分药,行血中之气滞,二药一寒一温,一气一血,合用后将充分发挥行气活血之功,使气血畅通,于是"通则不痛"。临床治疗此证,可配柴胡疏肝散,取其协同作用。

3）苦降辛开法：治肝郁化火证。此证之胃脘痛多并见痞满,胁肋胀痛,嘈杂,呕恶吞酸,噫嗳,口干而苦,甚则心烦易怒。舌红苔黄,脉弦数等症。方用左金丸,方中重用苦寒之黄连以清肝胃之火,少参辛温之吴萸开郁散结以作反佐,且符合"火郁发之"之义而收热泄郁散之效。此二药一寒一温,一阴一阳,寒因热用,热因寒用,君臣相佐,阴阳相济,堪称制方之楷模。临床上多以左金丸作复方使用,如气郁血滞而痛甚者,配金铃子散;火亢动血而吐血、便血者,合化肝煎或泻心汤;若妇女兼有月经不调,经前乳胀胁痛明显等肝体不足、肝用独亢等症状时,可参入逍遥散。

4）清热燥湿法：治湿热中阻证。此证胃痛伴有胸脘痞满,泛恶,呕吐痰水苦酸,口干且苦,欲或不欲饮水,心烦,舌畔有齿痕、尖红,苔黄腻或白腻,脉滑数或沉数。方选黄连温胆汤。方中半夏、橘红、茯苓燥脾湿,黄连、竹茹清胃热。尤其值得一提的是枳实的理气作用。通过黄连温胆汤清胃热,燥脾湿,使中州枢机复常而清升浊降。如口干喜冷饮、痛处灼热重者,加蒲公英、生山栀;痛如针刺者,加丹参饮。

5）养阴濡胃法：治肝胃阴虚证。此证脘痛与胁痛并见，咽干口燥而苦，心烦不寐，大便干结，舌红或如镜面舌，苔净或前半光、近根花剥，脉细数或虚弦等。以一贯煎为主方。方中地黄、枸杞补肾，即"虚则补其母"；肝体不足，肝用偏颇，当清金以制肝，用沙参、麦门冬；当归补血；川楝子疏肝理气，可谓药证相对。胃阴亏虚的胃痛用一贯煎治疗，其奥妙在于运用大队甘润药的同时，参入一味川楝，则虽填补而不腻滞，符合"胃以通为补"的治法。又，阴虚者火常旺，对这类胃痛，王少华还常加少量的黄连以泻胃火。此外，还可配合芍药甘草汤作复方使用，一则酸甘化阴以治本，一则缓急止痛以制标。

## 2. 肺病

### (1) 治咳嗽擅用对药

1）麻黄与葶苈子：麻黄味辛发散、性温，宣肺平喘，利水消肿；葶苈子苦降辛散、性寒，泻肺平喘，利水消肿。二药共用同入肺经，麻黄辛散温升而葶苈子苦泄寒降，以冀寒热互济互制，升降有序，肺气通利而喘得渐平。此对药适用于寒热错杂之肺实咳喘之证。若为寒喘，则麻黄用量须大于葶苈。

2）麻黄与射干：麻黄辛温发散，入肺、膀胱经。射干苦寒泄降，主入肺经，清热解毒，降肺气，消痰涎，利咽喉。麻黄以宣肺散寒为主，射干以消痰利咽为要。二药伍用，一宣一降，一寒一温，辛开苦降，消痰平喘。

3）麻黄与熟地黄：麻黄质体轻浮，"轻可去实"，气味辛散，功专入肺，疏散手太阴肺经风寒，是其所长。熟地黄质体滋腻，味厚气薄，直入肾家，培补下元。麻黄治喘，功在祛肺邪；熟地黄治喘，效在填肾精。

4）熟地黄与当归：熟地黄益肾纳气，补血养肝；当归补血和血，活血止痛，又主咳逆上气。肾主纳气，精血不足，气失摄纳，不能归根，是以作咳作喘，正所谓虚喘出于肺肾二脏。当归滋肺养血，有益于肺肾二脏，故可治肺肾虚喘。二药伍用，滋阴补血，益肾平喘之功益彰。

5）苦杏仁与浙贝母：苦杏仁味苦，性微温，归肺、大肠经。味苦降泄，肃降兼宣发肺气而能止咳平喘，为治咳喘之要药。浙贝母清热化痰，散结消痈；杏仁降气祛痰，宣肺平喘，润肠通便。浙贝母突出一个清字，杏仁侧重一个降字。二药伍用，一清一降，清降合法，化痰止咳甚效。

6）瓜蒌皮与浙贝母：瓜蒌皮味甘、微苦，性寒，归肺、胃、大肠经。本品甘寒而润,善清肺热,润肺燥而化热痰、燥痰,又能宽胸理气,导痰浊下行。二药相伍,相须为用,药效倍增,重在清降,荡热涤痰,稀释稠痰。常用于咳喘见咳吐黄痰脓痰,胸痞胸痛者。

7）桑白皮与地骨皮:桑白皮味甘,性寒,归肺经。本品善走肺中气分,既能清肺热,泻肺火,泻肺中水气而平喘,又能平肝清火,治衄血、咯血。又桑白皮入肺中气分,泻肺中邪热,以泻肺平喘,利水消肿;地骨皮入走血分,清肺中伏火,清热凉血、补阴退蒸。桑白皮以清气分之邪为主,地骨皮以清血分之邪为要。二药伍用,不刚不躁,泻肺中伏火而清郁热,虽泻而无损失于娇脏,虽清而无苦寒之弊断。

8）桔梗与生甘草:桔梗味辛、苦,性平,入肺经。本品辛开苦泄,但辛而不燥,苦而不峻,既能开宣肺气,泻火散寒,以驱外邪,通利胸膈,以利咽喉;又能宣通气血、祛痰排脓,载诸药上行,不论肺寒、肺热均宜使用。甘草味甘,性平,入心、肺、脾、胃经。本品生者入药,能泻火解毒,润肺祛痰止咳。

**(2) 治慢性阻塞性肺疾病明辨性效、对证选药**

1）麻黄:麻黄味辛、微苦,性温,入肺、膀胱经,气味俱薄,中空而浮,长于升散。"轻可去实",生用辛散发表、蜜炙宣肺定喘。它善行肌表卫分,开腠理散寒邪,开玄府以发汗,用于治疗外感风寒表实证;又能宣肺平喘、利尿消肿,用于治疗风寒外束,肺气壅闭的咳喘实证,以及水肿兼见表证者。

2）葶苈子:葶苈子味苦、辛,性大寒,归肺、膀胱经。苦泄寒降,功能泻肺平喘,利水消肿,《本经》称其能"通利水道"。《药性论》云其"疗肺壅上气咳嗽,止喘促,除胸中痰饮"。

3）半夏:半夏味辛,有毒,归脾、胃、肺经。性温而燥,善化痰消饮,适用于寒痰,用于湿痰犯肺所致的咳喘诸证。

4）苦杏仁:杏仁味苦、辛,性温,有小毒,入肺、大肠经。《本草求真》谓:"杏仁,既有发散风寒之能,复有下气除喘之力,缘辛则散邪,苦则下气,润则通便,温则宣滞行痰。"能降气行痰,除风散寒,润肠通便,为止咳平喘通便要药。

5）鱼腥草:鱼腥草味辛,性微寒,主入肺经。辛能行散,微寒善清热,以清解肺经热毒见长。《种农本草经疏》认为鱼腥草是"治痰热壅肺,发为肺痈脓血之要药"。

6) **熟地黄**：熟地黄味甘,性微温,入心、肝、肾经。本品味厚气薄,方书多认为是补血生精、滋阴补肾,滋阴退热之要药。用熟地黄,意在补肾治痰求其本。

7) **蝉蜕**：蝉蜕味咸甘,性寒,入肺、肝经。以蜕入药,气禀清虚,其性轻扬,轻清疏透,能疏风利肺气,通络利气道,解痉而起止咳喘作用。

## 【经验方】

### 加减黄芪建中汤

组成：炙绵芪 15 g,川桂枝 3 g,杭白芍 30 g,炙甘草 5 g,广木香 5 g,西砂仁(后入)3 g,刺猬皮 10 g,九香虫 3 g,紫丹参 10 g,白檀香 3 g,或加淡干姜 3 g。

用法：水煎服,每日 1 剂。

功效：温中补虚,行气活血。

主治：十二指肠球部溃疡、胃溃疡。症见脘部隐痛,偶见刺痛,空腹多发或加重,得食稍安,喜热喜按,脉细弱,舌淡苔薄。

方解：本方由黄芪建中汤、丹参饮去饴糖,加木香、刺猬皮、九香虫而成。方中桂枝配白芍辛甘化阳,白芍配甘草酸甘化阴,全方基本以温药为主,参白芍有"善补阳者,必于阴中求阳,则阳得阴助而生化无穷"之功。芍药、甘草缓急止痛。加木香、丹参饮、刺猬皮、九香虫、西砂仁、白檀香行气活血之品,有"通则不痛"之效。黄芪原为温中补虚之用,张元素指出该药有"排脓止痛"功效,徐灵胎谓黄芪"为外科生肌长肉之圣药",在服本方胃脘痛止后,以黄芪配白及、乌贼骨等收涩药,有使消化道溃疡愈合之望。

## 主要论著

王少华.慢性胃痛从热论治的体会.江苏中医,1996,(6):5~7.

王少华."治未病"理论在温病治疗中的运用.浙江中医杂志,2010,(1):6~7.

王冠华,严志林,王少华.王少华治疗咳喘常用对药探微.辽宁中医药大学学报,2011,(2):11~12.

王冠华,严志林,王少华,等.王少华教授治疗慢性阻塞性肺疾病运用单味药经验.四川中医,2011,(9):17~18.

# 参考文献 ··············································································

[1] 王冠华,严志林,王少华. 王少华辨治热性胃痛经验. 浙江中医杂志,2009,(12)：862～863.

[2] 王冠华,严志林,汪悦,等. 王少华教授治疗慢性萎缩性胃炎经验简介. 新中医,2011,(6)：155～156.

泰州市

王少华

淮安市

# 顾维超

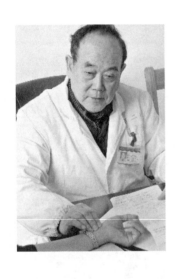

····· 【 个人简介 】 ·····

顾维超,男,1944年出生,江苏省滨海人。江苏省淮安市第二人民医院中医科主任医师,江苏省名中医。曾任江苏省淮阴市中医院、糖尿病医院院长,江苏省老年医学专业委员会副主任委员、中国中医药学会老年医学脾胃专业委员会副主任委员。第五批全国老中医药专家学术经验继承工作指导老师。

1970年毕业于南京中医药大学医疗系,此后长期从事中医临床工作,擅长诊治老年病、糖尿病、脑病等疑难杂症。先后发表论文近60篇,编著出版《中医老年病证治》《〈医学衷中参西录〉研究》等著作。先后被授予省级劳动模范、市级有突出贡献科技工作者等称号。

····· 【 学术思想 】 ·····

## 治糖尿病从脾而论

糖尿病属中医学"消渴"范畴,历代医家多以上、中、下三消认证，而从肺、从胃、从肾施治。而顾维超认为治糖尿病应从脾而论。

《灵枢·五变》云："五脏皆柔弱，善病消瘅。"《灵枢·本脏》指出："脾脆善病消瘅。"可见素体脾脏等脏气虚弱是糖尿病发病的基础。《素问·奇病论》曰："此人必数食甘美而多肥也，肥者令人内热，甘者令人中满，故其气上溢，转为消渴。"《医门法律》中更指出"肥而且贵，醇酒厚味，孰为限量哉，久之食饮酿成内热，津液干涸……愈消愈渴，且膏粱愈无已，而中消之病遂成矣"。可见过食肥甘，醇酒厚味，则内蕴湿热，灼津伤脾，成为糖尿病的重要发病因素。《内经》云："思伤脾""二阳之病发心脾，有不得隐曲……其传为风消。"《灵枢·五变》中亦有因郁怒气逆，化火灼津而为"消瘅"的记述。至金代刘河间更指出精神因素亦可导致本病。他说："消渴者……耗乱精神，过违其度之所成也。"此乃五志过极，忧郁思虑，郁久化火，伤及脾胃之阴，令人口渴易饥，亦因脾失肝之疏泄，布津之能减退，则使肺燥津伤而作口渴，精微下溜而为多尿。此外，劳逸失度，久病重证损及脾气，脾气下陷亦可形成口渴多饮、多食、尿频、尿多、尿混等症。

以上历代医家对消渴发生之分析，无论是因饮食不节，还是情志失调，抑或劳欲过度、劳倦内伤等无不直接涉及"脾"。故可以认为，糖尿病的发生"其本在脾"，此即在病因病理上为糖尿病从脾施治提供了理论根据。

关于糖尿病的产生根源，正如《圣济总录》云："消渴饮水过度，内溃脾土，土不制水。"《灵枢·五邪》载："邪在脾胃，则病肌肉痛，阴气不足，则热中善饥。"《内经》认为"脾主肌肉"，还说"中消者，中焦病也，多食善饥，不为肌肉而日加消瘦，其病在脾胃，又谓之消中"。更有"脾病者身重善饥，肉萎，足不收，行善瘈""脾脉微小为消瘅"的记载。晋代王叔和曰："脾脉实兼浮，消中脾胃虚，口干饶饮水，多食亦肌虚。"而《张氏医通》云："三消久而小便不臭，反作甜气，此脾气下脱……"近代名医张锡纯在《医学衷中参西录》中说："消渴一证，古有上中下之分，谓其证皆起于中焦而极于上下……至谓其证起于中焦，是诚有理，因中焦膵病，而累及于脾也……迫至膵病累及于脾，致脾气不能散精达肺则津液少，不能通调水道则小便无节，是以渴而多饮多溲也。"再有一种形体虚胖而不瘦之糖尿病患者，多伴纳呆脘痞，腹胀便溏，面足浮肿，舌淡胖，苔白腻，良由痰湿内滞，亦因脾虚失运所致。

近年有人对《素问》《灵枢》中的"脾"和西医学的"胰"从解剖、生理、病理诸方面加以考证,认为从整体观念认识中医的"脾"即包括西医学的"胰"。如从解剖上看,《难经·四十二难》中说:"脾扁广三寸,长五寸,有散膏半斤,主裹血。"张锡纯也说:"膵,脾之副脏,在中医书中,名为'散膏',即扁鹊《难经》所谓,脾有散膏半斤也。膵尾衔接于脾门,其全体之动脉又自脾脉分支而来,故与脾有密切关系。"可见脾脏与胰腺连在一起。再从生理上看,西医学的"胰"既能消化糖类食物,又能分泌胰岛素,调节糖代谢,使之能为组织所利用而发挥其生理作用,这些"胰"之生理功能与中医"脾主运化""游溢精气"等生理功能极为吻合。至于病理方面,西医学认为糖尿病的发生与胰腺中的胰岛功能减退,分泌胰岛素相对或绝对不足有关。中医则认为是"脾脆"所致。因此,考证者认为《素问》《灵枢》中所说的"脾"内含西医学的"胰"及其部分功能。而前述糖尿病的病因病理多宗《素问》《灵枢》之说,此亦为我们提供了从"脾"施治本病的重要依据。

综上所述,从糖尿病的病因病理和临床表现产生根源,以及对古代"脾"与现今"胰"之考证来看,"脾"在糖尿病的发生、发展过程中所处地位相当重要。因此,顾维超提出诊治糖尿病必须根据临床表现从脾施治,必要时辅以治肺、治胃、治肾、活血化瘀等原则,效果更为显著。

【 临床经验 】

### 1. 从湿、瘀、痰治胆心综合征

（1）肝胆湿热证：治宜清热利湿,舒肝利胆为主,方选龙胆泻肝汤加减。常用龙胆草、柴胡、黄芩、山栀、当归、泽泻、碧玉散、郁金、菖蒲、赤芍、延胡索、萎皮仁、车前子等。若湿热熏蒸肝胆显著者,可加茵陈、虎杖、黄连、竹茹等;若心烦、夜寐多梦不安者,选加黄连、竹叶芯、莲子心、夜交藤、茯神;胸胁腹痛明显者,选加川楝子、姜黄、青皮;胸闷心前区刺痛明显,且舌质紫暗者,选加桃仁、丹参、参三七;若大便秘结难解、脘腹胀满者,选加莱菔子、大黄、芒硝;心悸心慌明显者,选加莲子心、酸枣仁、磁石、紫石英等清心镇静安神之品。

（2）心脉瘀阻证：治宜调气行血化瘀,通活心脉,方选血府逐瘀汤加减。常用当归、柴胡、赤芍、枳壳、桔梗、桃仁、红花、牛膝、参三七、延胡索、川芎、甘草等,同时配服复方丹参滴丸,每次10粒,每日2～3次。若胸闷气阻腹痛明显者,选加香附、甘松、降香;心前区刺痛明显者,选加丹参、莪术、苏木、失笑散;若右胁肋痛显著,可选加郁金、川楝子、姜黄、青皮等;若胆、心疼痛剧烈者,可加服对心、胆均有缓急止痛功效的速效救心丸,每次 6～8 粒,2 小时 1 次,服至心、胆区疼痛缓解为止。

**(3)痰浊痹阻证:**治当通阳泄浊,豁痰开痹,方选瓜蒌薤白半夏汤加减。常用炒蒌皮、薤白、法半夏、桂枝、石菖蒲、炒薏苡仁、枳壳、干姜、杏仁、茯苓、苍术、藿香、香附等。若阴寒甚者,选加附片、肉桂、川椒、仙茅、仙灵脾温阳祛寒;痛剧加延胡索、细辛,或用苏合香丸宣痹止痛;如急性心绞痛、心梗者,可加用麝香保心丸,每次 2 丸,每日 3 次;若胸闷气塞、呕恶纳呆、脘痞、苔腻明显者,加佩兰、蔻仁、泽泻、厚朴等;如湿蕴化热,可用黄芩、黄连、竹茹、胆星等清化湿热之品;若胁肋胀痛较甚者,表明胆气郁结显著,可选加郁金、柴胡、姜黄、青皮等;若心胆气虚者,选加党参、黄芪、太子参等。

上述三种证型中若兼有胆石存在者,均可在各证型主方中选加虎杖、金钱草、石苇、鸡内金、海金砂等利胆排石之品。若胆囊急性炎症发作,症见恶寒发热明显者,可加柴胡、青蒿、金银花、连翘、石膏、荆芥、蒲公英等;若见形体肥胖、血脂增高者,可选加蒲黄、桑寄生、决明子、生山楂、泽泻等以祛瘀涤痰降脂;若现心律失常者,可选磁石、紫石英、苦参、玉竹、黄连、冬虫夏草、西洋参、桂圆肉等加入主方配用。此外,尚可配合针刺膻中、期门、内关、足三里、阳陵泉、太冲等穴缓解胆系疾患。急性发作时胁肋疼痛明显者,亦可取王不留行籽按压耳部胆、肝、胰、脾、胃、心、神门、内分泌、交感等穴,可缓解疼痛等症状。

**2. 治糖尿病从脾而治五法**

**(1)滋清脾胃法:**多用于素体内热炽盛,或肝郁化火,嗜进醇酒厚味,或者肾虚火浮的糖尿病症状明显且重的患者。症状特点为口干舌燥,烦渴多饮,消谷善饥,胃中嘈杂,烦热,汗出,形瘦,便干,尿频量多而黄浑,舌质偏红,舌苔薄黄,脉洪数或滑数。代表方为益胃汤合白虎加人参汤加减。常用药为生地、沙参、知母、石膏、花粉、玄参、淮山药、黄连、升麻、芦根等。若肺热口干咽燥较甚者,加黄芩、地骨皮;气短,自汗,神萎,脉弱者,加黄芪、党参、五味子;若大便秘结,解之不畅,可暂合增液承气汤;口舌生疮,肌表多发疮疖者,加金银花、连翘、赤小豆等。

**(2)健脾运中法:**用于病程较长,稍劳或饮食不慎,即可引发或加重,平素脾胃虚弱表现较为明显,病情多处于缓解或迁延阶段者。症状特点为口干欲饮,但饮水不多,纳后脘痞不舒,腹胀而痛,肠鸣,便溏,小便浑黄,面足轻度浮肿,面色萎黄,神疲乏力,动则汗出,舌淡红或花剥,中有裂纹,苔薄白,脉细弱。代表方为参苓白术散合香砂六君子汤加减。常用药如党参、白术、黄芪、山药、扁豆、鸡内金、茯苓、木香、花粉、葛根、甘草等。若泄泻日久,脾虚挟湿,肠鸣漉漉,舌苔白腻,加苍术、厚朴;泄泻日久,舌偏红或舌苔花剥、中有裂纹者,选加乌梅炭、白芍、木瓜等。

**(3) 芳化醒脾法:**用于素嗜肥甘,湿热内蕴,脾运不健,痰湿内生,病程较久,病势缠绵者,多见于肥胖型痰浊湿热内蕴之糖尿病患者。症状多为口干口渴,渴不多饮,口中时有甜味,纳谷不香,脘部痞胀,便溏或干,小便短黄而浑,尿中有泡沫,形体肥胖而不瘦,舌质红,舌苔板腻罩黄,或苔黄燥少津,甚则舌面如木砂纸状,脉濡细涩或滑数,或弦滑。代表方为甘露消毒丹合胃苓汤加减。常用茵陈、藿香、佩兰、苍术、党参、石膏、瓜蒌皮、菖蒲、法半夏、黄连、地锦草、花粉、蔻仁。若痰热内蕴,症见胸闷脘痞、胸胁作痛、夜寐多梦、口苦、苔黄腻者,可合黄连温胆汤、白金丸应用;若见胸闷,胸痹心痛,可能伴发冠心病者,当配合瓜蒌薤白半夏汤加减应用,另服冠心苏合丸。

**(4) 补气升陷法:**用于因久病重证耗伤元气或劳逸失度,过劳伤气,中焦脾气虚陷,多为病程较长,反复发作,病情渐重的患者。症状多见咽干口渴多饮,口淡无味,心慌气短而喘,不耐劳作,动则易汗,小便量多,次频或短黄,大便干结,小腹坠胀,形体消瘦,肢软无力或有寒热,或神昏健忘,或有脱肛,舌淡少苔,脉来沉迟微弱。代表方如补中益气汤合升陷汤加减。常用黄芪、党参、山药、石膏、花粉、知母、玄参、升麻、柴胡、甘草。若气虚为著,方中党参、黄芪剂量应大于常量;如久病动则气喘汗出,可选加胡桃肉、山萸肉、枸杞子、五味子;心慌、心悸明显者,可加枣仁、柏子仁;头晕头昏由于气血亏虚者,可选加首乌、当归、白芍等。

**(5) 补益脾肾法:**用于劳欲过度,房事不节,耗伤肾精,导致阴虚阳浮;或久病阴损及阳,肾阳不足,脾阳不振,甚则出现阴竭阳亡之危重局面。若以肾阴偏虚,则见溲频量少而浑,溅地如盐霜,口干舌燥,渴而多饮,头晕目眩,颧红,虚烦,腰酸腿软,舌红少津,脉细而数;若见脾肾阳虚则尿量多而夜尿次频清长,伴头晕腰酸膝软,阳痿遗精,腹胀肠鸣便溏,五更晨泻,畏寒肢冷,形体消瘦,舌质淡红,苔薄白,脉沉细而尺弱。代表方如肾气丸合附子理中丸加减。常用熟地、党参、白术、茯苓、山药、山萸肉、五味子、枸杞子、牡丹皮、菟丝子、覆盆子、附片、肉桂。如久病出现舌质紫暗有瘀斑,可在上方中加桃仁、红花、益母草、苏木等活血化瘀之品;若头晕目眩烦渴、唇红舌干、呼吸深快,证属阴虚阳浮者,去肉桂、附片,加生脉散、牡蛎、龟板;如神昏、肢厥、脉微细、血压下降者,可急用生脉注射液合参附注射液加入0.9%生理盐水500 ml中静滴,每日1~2次,连用10~14日,以益气敛阴,回阳救脱。

### 3. 标本兼施治肌张力异常综合征

顾维超认为肌张力异常综合征属中医的"痉病""颤证"等风证及"痿软"病证范畴,病位在脑、肝、肾、脾及督脉、筋脉等部位。本病既以肝、脾、肾、督脉、筋脉阴阳气血津液亏虚为主因,故当治重调补阴阳、益气血、增津液,补虚以治本。又因本病常夹风痰湿浊瘀滞经隧,故应兼予解痉息风,化瘀浊而疏通经隧,以治标实证。常用地黄饮子、右归丸、左归丸等方随症加减治之。方中多用生熟地、首乌、鹿角胶、阿胶、龟板(胶)、紫河车、菟丝子、肉苁蓉、山萸肉等以滋补肝肾,其中亦有血肉有情之品大补阴精,并能燮理阴阳,以达益肾补髓养脑之目的;用续断、杜仲、狗脊、巴戟天、补骨脂、益智仁、骨碎补、仙灵脾、细辛、麻黄根、制附片、鹿角片、桂枝等既可补肾壮腰膝,又能温阳通督强筋骨;方中常用麻黄根,此药既可治患者多汗症,又可宣通肌肉筋骨阳气;用黄芪、党参、白术、茯苓、当归、白芍等以健脾益气养血;柴胡、升麻、葛根以升清阳。方中还重用葛根,正如陆渊雷所云:"葛根能摄取消化器官之营养液,而外输于肌肉,故能治项背强痛"及"其肌肉有强直性痉挛"的病证。再配少量蜈蚣、蜂房更能解脊背肩颈之痉。而白芍、木瓜、石斛、甘草亦可增液缓急,柔养解痉,还助天麻、钩藤、龟板育阴潜阳息风。用丹参、桃仁、红花、地龙、炮山甲等化瘀通滞,配合石菖蒲、薏苡仁、防己、泽泻、苍术、法半夏、胆南星、莶草、牛蒡子、陈皮等化痰祛浊,更能疏通经隧窍络瘀滞,使气血津液流通畅顺,阴阳气血得以谐和,因而周身肌肉筋脉骨髓皆得充养,则痉、颤、痿证固当悉除。

### 4. 治肿瘤放化疗毒副反应解毒扶正为主

顾维超认为放疗所用的各种射线皆属中医的"热毒"之邪,致气阴亏损,热毒瘀滞。因此,对其治则的确立,应放在清解"热毒",滋补气阴以修复局部组织、黏膜、器官并控制其炎症上。始终把滋清凉营,活血消肿,消除受损脏器炎症作为重要治则,并贯穿于辨治放疗各种毒副反应的始终。化疗患者可因所选药物、剂量、疗程、体质及"毒"在体内累积量大小而现不同程度的毒副反应。主要损伤消化功能、肝肾功能及骨髓造血功能,而"药毒"伤阴液、损黏膜及炎症反应等远不如放疗严重。因此,应以"扶补"为主,把恢复骨髓、脾胃、肝肾功能,以求资生气血、阴精,提振自身免疫和抗抑癌肿能力作为治则。重在培补脾胃,滋养肝肾,兼以清除药毒。

**(1) 全身反应治疗:** 症见神疲乏力,头昏目花,声低气怯,善太息,自汗出,心慌气短,排便无力,时易感冒,缠绵难解,舌质淡,苔薄白,脉沉细弱,或脉大而空。查血白细胞下降,呈贫血貌。可在放化疗数日内,或间歇期出现。因于"热、毒"损耗"胸中大气"及阴血。治当益气除疲。用益气除疲汤(自拟)加减。方由黄芪、刺五加、黄精、枸杞子、灵芝、仙鹤草、柴胡、香附、巴戟天、绞股蓝、白花蛇舌草、青蒿、大枣、陈皮组成。临证所见放化疗后的全身反应以疲乏无力最为明显,加之患者心情抑郁更觉疲倦。故治之重在升举大气,滋补阴血,舒郁调气,兼以清毒抑癌。方用黄芪、刺五加、仙鹤草、大枣益气增力;黄精、枸杞子滋补阴血;柴胡、香附、灵芝解郁安神;绞股蓝、白花蛇舌草、青蒿清毒并抗抑癌肿。凡此要法及方药是治本症之关键。

**(2) 骨髓抑制治疗:** 症见面色萎黄,乏力懒动,头晕,发脱,心悸心慌,腰膝酸软,形寒怕冷,手足不温,衄血或便血,尿血,舌质淡,苔薄白,脉细弱。查血白细胞、血小板下降,病重者红细胞、血红蛋白明显减少。此因放射或化疗药物直击骨髓,抑制其造血功能。顾维超认为此由"热毒"耗气伤阴,或"药毒"损害脾胃、肝肾。脾胃伤则气血生化不足,肾脏损则精亏髓海失充,脾肝伤则血失统、藏之能。故当调补脾肾肝,燮理阴阳,恢复骨髓功能。用拯阴济阳汤(自拟)加减。方由人参、黄芪、白术、红景天、当归、白芍、山茱萸、枸杞子、生地黄、熟地黄、紫河车、女贞子、仙鹤草、补骨脂、绞股蓝、红枣、陈皮组成。其中山茱萸、红景天、女贞子、枸杞子、紫河车、补骨脂滋阴补阳,能刺激骨髓新生,提升血中红、白细胞;人参、黄芪、白术、大枣健脾益气助归,芍生血,并能促进骨髓干细胞造血功能;配绞股蓝、女贞子可提升自身免疫力,并有保肝益肾,抗抑癌肿之效。若血中白细胞尤其粒细胞、血小板、红细胞、血红蛋白显降者,加鹿角胶、鸡血藤、石韦;若腰膝酸软较著者,加杜仲、怀牛膝;若肌肤瘀斑、衄血显著者,加阿胶、血见愁;形寒怕冷明显者,加桂枝、附片;脱发较多者,加制何首乌、茯苓、侧柏叶。

**(3) 消化道反应治疗:** 症见恶心呕吐,嗳呃吐酸,或吐清涎,腹痛便泻,或便血,舌淡胖,苔薄白,脉细弱。因于化疗药物最易刺激消化道黏膜,且伤脾胃,致胃用失职。治当健脾和胃,升清降浊。用参赭扶中汤(自拟)加减。方由党参、代赭石、白术、茯苓、山药、黄连、吴茱萸、法半夏、苏子、葛根、谷麦芽、布渣叶、陈皮、生姜、大枣组成。方取党参、白术、茯苓、山药健脾胃，补中气，助运化；葛根鼓舞胃气；谷麦芽、布渣叶、陈皮、姜、枣开胃消食；代赭石、法半夏、苏子镇逆止呕；黄连、吴茱萸、苏梗取左金、连苏同用，抑肝和胃降逆，以治嗳气嘈杂吐酸。若呕吐清涎较多者，加干姜、泽泻；若吞吐酸水较多者，加煅瓦楞子、象贝；嗳气呃逆因寒加丁香、柿蒂，偏热加竹茹、通天草；若腹胀便泻、完谷不化者，加木香、鸡内金、炮姜、补骨脂；若便血较多者，加仙鹤草、炮姜炭、赤石脂。

**（4）肺肝肾损害治疗**

1）**肺毒性损害**：症见口干咽燥，声音嘶哑，干咳、呛咳，咳引胸胁痛，胸闷气短，动则作喘，大便干结，尿短黄，舌红，少苔欠津，脉细数。因于放疗热毒灼伤肺之气阴，娇脏失于清肃。治当益气阴，清肺毒，活血化瘀。选清燥救肺汤合泻白散加减。常用西洋参、麦门冬、百合、杏仁、川贝母、黄芩、桑白皮、地骨皮、独叶莲、冬凌草、夏枯草、木蝴蝶、丹参等。方中西洋参、麦门冬、百合益气养阴润肺；黄芩、冬凌草、地骨皮、夏枯草清肺毒，抗抑癌瘤；丹参、独叶莲活血通肺络，可助修复肺之炎性损伤；若干咳、呛咳甚者，加黛蛤散、木蝴蝶、栀子；若咳血较多者，加参三七、阿胶、茜草；若便秘较著者，加瓜蒌仁、牛蒡子、火麻仁；若潮热盗汗者，加银柴胡、青蒿、鳖甲、浮小麦。

2）**肝毒性损害**：症见肝区胀痛或隐痛，口干苦，嗳气，脘腹痞胀，巩膜、肌肤黄染，尿黄，发低热或见高热，肝脾肿大，肝功能异常，舌质暗红，苔黄，脉弦滑。此因药毒损伤肝体致肝用失疏，气血郁滞，脾失健运，湿热瘀毒内聚而成。治当疏肝调脾清利。用茵陈蒿汤合大柴胡汤加减。常用茵陈、栀子、大黄、柴胡、黄芩、法半夏、枳壳、赤芍、姜黄、半枝莲、生薏苡仁、猪苓、溪黄草、垂盆草、女贞子等。方中柴胡、枳壳、赤芍、姜黄疏肝活血，理气止痛；茵陈、栀子、黄芩、大黄清肝解毒，配溪黄草、垂盆草利湿退黄降酶；而绞股蓝、女贞子、生薏苡仁、猪苓、半枝莲有保肝健脾，抗抑癌肿之功。若肝脾肿大质硬者，加八月札、牡蛎、鳖甲、丹参；若病重高热神昏、酣睡、呃逆、出血、便秘、肝功能严重损害、肝萎缩者，加石菖蒲、郁金，配服安宫牛黄丸，或静滴清开灵；若面色晦暗、纳少腹胀便溏、舌淡、苔白腻、脉濡弱者，改用茵陈术附汤合五苓散加苍术、藿佩、焦三仙。

3）**肾毒性损害**：症见头晕耳鸣耳聋，二目昏花，记忆力差，面肢浮肿，尿频，尿短赤，或尿血，尿癃闭，舌质暗红，苔黄略腻，脉濡数或沉细尺弱。查肾功能衰减。因于热、毒损伤肾之气阴,司便及气化功能失健。治当益气补肾,通淋利尿。用益肾通淋汤(自拟)加减。方由黄芪、山药、熟地黄、枸杞子、山茱萸、菟丝子、巴戟天、白花蛇舌草、蒲公英、猪苓、冬葵子、萹蓄、通草组成。方中黄芪、山药、熟地黄、枸杞子、山茱萸补气滋肾,配菟丝子、巴戟天温振肾阳,以助肾之司便、气化,并防肾衰;猪苓、蒲公英、白花蛇舌草、萹蓄、冬葵子、通草清利通淋,并能抗抑癌肿。若情志抑郁、尿解不畅、小腹胀痛明显者,加柴胡、乌药、五爪龙;若尿血显著者,加贯叶连翘、草珊瑚、白茅根;若形寒怕冷、手足不温、腰膝酸软者,主方去蒲公英、白花蛇舌草,加杜仲、淫羊藿、细辛、附片。若头晕且血压较高者,加钩藤、怀牛膝、磁石;若周身浮肿较著者,加白术、蝉蜕、益母草、冬瓜皮。

**(5)黏膜损害治疗**

1)口鼻咽炎:症见口舌灼痛,生疮,鼻咽干燥,时欲饮水自救,鼻衄,鼻塞欠畅,干咳、呛咳,舌红,少苔或薄黄苔,脉细数。此因热毒灼耗阴液,黏膜失润而炎变。治当养阴润燥,清解护膜。用沙参麦门冬汤合玉女煎加减。常用栀子、黄芩、草珊瑚、冬凌草、沙参、麦门冬、天花粉、生地黄、木蝴蝶、桔梗、白蔹、山豆根、生甘草等。治疗本症重在清、滋、护膜。故方中用栀子、冬凌草、草珊瑚、黄芩、山豆根、生甘草清解热毒,抗抑癌肿;沙参、麦门冬、天花粉、生地黄滋阴润燥,助木蝴蝶、白蔹护膜生肌,促进炎性溃疡愈合。若黄浓涕多者,加冬瓜子、鱼腥草;若干咳、呛咳明显者,加黛蛤散、炙百部、夏枯草;若鼻衄量多者,加藕节、白茅花、茜草;若口腔溃疡较多且疼痛明显者,用生地榆、五倍子、金银花、两面针、生甘草各10 g,煎液漱口,以愈为度。

2)食管炎:症见胸骨后干灼热痛,痛可放射至胸、背等处,吞咽热食硬物痛剧,舌红绛,苔薄黄,脉细数。因于食管、肺、纵膈等肿瘤放疗时灼伤食管黏膜而炎变。治当清热润燥,行气活血止痛。用栀豉升玄汤(顾维超经验方)加减。由栀子、豆豉、石打穿、蒲公英、藤梨根、玄参、天花粉、升麻、生地榆、合欢皮、白蔹、枳壳、急性子、延胡索、甘草组成。方中栀子、豆豉解散放疗郁热;蒲公英、藤梨根、石打穿清解热毒,抗抑癌肿;玄参、天花粉养阴润燥;生地榆、白蔹、合欢皮清凉护膜生肌,以治食管灼伤;枳壳、急性子、延胡索行气活血止痛;升麻载药上行,配甘草增强清解药毒之功。若见吐血者,加参三七、白及;若胸脘痞闷嗳呃者,加厚朴花、竹茹、枇杷叶。

**(6)周围神经毒性反应治疗**:症见四肢肌肉及指、趾麻木,不知痛痒,肢软无力,肢冷,或肢有烧灼感,足跟疼痛,步履受限,舌质淡红,苔薄白,脉细弱。此因热毒灼耗气血阴液,肢体筋脉血络失于润养所致。当予益气养阴,活血润通。方用补阳还五汤合四妙勇安汤加减。常用黄芪、当归、白芍、桃仁、川芎、玄参、石斛、桑枝、毛冬青、穿山龙、千斤拔、炙地龙、鸡血藤、川牛膝等。治此重在益气润养与活血通络。故重用黄芪配当归、白芍、玄参、石斛、鸡血藤益气血,润养筋脉;桃仁、川芎、桑枝、毛冬青、川牛膝、炙地龙活血舒筋通络,配穿山龙、千斤拔增强通络止痛之功。若肢软无力较著者,加刺五加、牛蒡子;若肢凉手足不温明显者,加桂枝、木瓜、细辛;若四肢灼热明显者,加金银花藤、知母、黄柏。

**5. 治哮喘详辨虚实、善用虫药**

顾维超认为哮喘发作之由总属邪实正虚。然在病发的某一阶段,有以邪实为主,有以正虚为主,或则虚实兼杂。治之首当详辨虚实两端,实者多因痰浊内蕴、气机郁滞、痹阻心肺,虚者当从肺、心、脾、肾、气亏虚论治。

**(1) 痰浊内蕴型:** 多为久有宿痰,感邪而动,壅阻气道,致肺气失于宣肃而发哮喘。以呼吸急促,喉中痰鸣,咯痰黏腻量多,胸闷,纳呆为主症。治当化痰通络止喘。用三子养亲汤、苏子降气汤加减。可选用莱菔子、紫苏子、白芥子、浙贝母、瓜蒌、枳壳、陈皮、半夏、石菖蒲等药。若以痰热为主,当加用鱼腥草、黄芩、金荞麦等;若以寒饮蕴伏于肺者,则用小青龙汤加减,可用干姜、细辛、麻黄等药。

**(2) 气机郁滞:** 多因情志郁结,气机不顺,壅积于肺,呼吸不得宣畅所致。每遇情志刺激而发,发时呼吸急促而痰不著,胸闷如窒,咽中如物梗阻。治当开郁降气平喘。用越鞠丸、四逆散加减。常用柴胡、川芎、香附、佛手、香橼、紫苏梗、枳壳、法半夏、陈皮等药。

**(3) 痹阻心肺:** 多为哮喘反复发作,痰气交阻气道,久而气滞血瘀,痰血内停,致气道、络脉不畅而发哮喘。以哮喘,胸闷刺痛,口唇,舌质淡紫,爪甲青紫为主症。通过活血化瘀,可促进气血畅行,消除瘀滞,促进气管急慢性炎症的吸收,使气道通畅,能减轻或平息哮喘。可选用桃红四物汤、血府逐瘀汤等加减。常用当归、赤芍、川芎、桃仁、枳壳、丹参、降香等药。

**(4) 宗气不足:** 宗气乃积于胸中之气,有两个主要功能,一是走息道以行呼吸,二是贯心脉以行气血。宗气一虚,则心肺亦不足,致肺之司呼吸功能失调,失其主气、肃降功能而致哮喘。临证之时多难识此证。近代名医张锡纯对此有独到见解,明确指出其临床以呼吸困难,气短不足以息,而强为呼吸呈喘状,脉象微弱无力为主症。同时创升陷汤治之,方中重用黄芪补气,少佐柴胡、升麻升提气机,桔梗载药上行,并用小剂量知母以抑黄芪之温而凉润济之。方用升陷汤加味,气虚甚者加人参、山茱萸以增强补气固脱之力,并反复告诫,此证必须准确判断,否则以虚当实,未有不误事者,而辨证关键即如张锡纯所言也。

**(5) 肾不纳气:** 肺为气之主,肾为气之根,肾摄纳无权,或久病肺虚及肾,均可致肾不纳气而喘。以动则喘甚,呼多吸少,腰酸乏力为主症。治当补益肺肾,纳气平喘。用人参胡桃汤、参蛤散加减。常用人参、胡桃、山茱萸、五味子、菟丝子、蛤蚧、补骨脂、紫河车等药。

顾维超认为哮喘不同于咳嗽,不同于肺炎,主要区别在于是否存在支气管痉挛,而支气管痉挛同四肢抽搐、颈项强直同理,俱当责之于风。虫类药诸如僵蚕、地龙、蝉蜕、全蝎、蛤蚧等都有息风止痉作用。而当代药理研究表明,上述虫类药有缓解支气管痉挛的作用,中西理论不谋而合,故在治疗哮喘时,适当加用虫类药,可达事半功倍之效。

### 6. 从肾施治男性更年期综合征

**(1) 滋养肝肾法:** 适应于头晕耳鸣,两目昏花,潮热汗出,面部烘热,肌肤灼热,五心烦热,头发易落,牙齿松动,失眠多梦,心烦不安,遗精滑泄,口干咽燥,尿少便秘,舌红少苔,脉弦细数。方用杞菊地黄汤合二至丸加减。药用甘杞子、菊花各 15 g,熟地、牡丹皮、山萸肉各 12 g,怀山药、墨旱莲各 15 g,女贞子 12 g,穞豆衣 15 g,茯神 10 g,杜仲 12 g,珍珠母(先煎)20 g。若见口苦咽干,小便短黄者,加知母、玄参、黄柏;面部阵阵烘热显著者,加银柴胡、地骨皮;头部胀麻疼痛,血压较高者,加川芎、蔓荆子、牛膝;耳鸣重听者,加葛根、蝉衣、菖蒲、磁石;遗精滑精频繁者,加芡实、莲须;盗汗量多者,加桑叶、牡蛎、瘪桃干。

**(2) 清滋心肾法:** 适用于惊悸怔忡,心烦少寐,记忆力差,工作、学习效力下降,精神恍惚,遇事无主见,思绪散乱,或烦躁惊恐,或悲伤欲哭,胸闷太息,数欠神,头晕目眩,后脑作痛,腰膝酸软,梦遗滑精,舌红无苔,脉沉细数。方用补心丹合甘麦大枣汤加减。药用生地 15 g,丹参、天麦门冬各 12 g,五味子 10 g,玄参 12 g,黄连 2 g,枣仁 12 g,柏子仁 10 g,远志 8 g,龙齿(先煎)20 g,淮小麦 30 g,甘草 15 g,大枣 7 枚。若见心烦懊恼、急躁易怒者,加山栀、豆豉、竹茹;心慌易惊者,加紫石英、龙骨、牡蛎;夜寐烦躁不安、难于入眠、口干舌尖红者,加知母、夜交藤、茯神、肉桂。

（3）**益肾疏郁法**：适用于头晕耳鸣，腰膝酸软，颧红，手足心热，时易汗出，胸胁胀痛，或隐痛，胸闷嗳气，咽中如有炙脔，烦躁易怒或忧郁纳闷，坐卧不宁，多疑善虑，性格孤僻，自卑自责，丧失信心，饮食时好时差，肌肤瞤动或有蚁行感，周身走窜刺痛，舌质偏红少苔，脉来细弦。方用一贯煎合丹栀逍遥散加减。药用生熟地各 12 g，沙参 15 g，当归 12 g，甘杞子 15 g，牡丹皮 12 g，柴胡 10 g，白芍 12 g，川楝子 10 g，茯苓神各 12 g，香附 10 g，薄荷 8 g，合欢花 10 g，甘草 6 g。若见头晕目眩显著者，加首乌、女贞子、黑豆衣；胸胁胀痛显著者，加丝瓜络、青皮、郁金；咽中异物感明显者，加川朴花、法夏、苏梗、木蝴蝶；纳谷不振者，加谷麦芽、陈皮；肌肤麻木刺痛者，加鸡血藤、姜黄、天麻；坐卧不宁、心神不定者，加龙骨、牡蛎、枣仁、黄连、阿胶；咽干口燥、心烦少寐者，加知母、百合、玄参；汗出显著或见半身汗出者，加龙骨、牡蛎、枣仁、山萸肉。

（4）**温补脾肾法**：适用于头晕昏痛，腰膝酸软，精神委顿，困倦懒动，少气乏力，言语低微，肚冷浮肿，纳差便溏，五更晨泻，夜尿次频量多，性欲淡漠，阳痿早泄，阴冷囊缩，睾丸缩小，脉沉细弱，舌淡苔白。方用右归丸合附子理中丸加减。药用白术、山药、茯苓、附片各 12 g，鹿角片 20 g，巴戟天、仙茅、仙灵脾、菟丝子、益智仁、覆盆子各 12 g，补骨脂 15 g，狗肾 1 条。若见头晕泛恶欲呕，肢体浮肿者，加甘杞子、泽泻、法夏、车前子；阳痿不用者，加锁阳、阳起石。另用蚂蚁 18 g，当归、白芍、甘草各 60 g，共研末，分 30 包。每日服 2 次，每次 1 包，黄酒送服。若腹胀便溏次频者，加扁豆、炮姜、诃子、吴萸；乏力懒动、倦怠明显者，加党参、黄芪。

## 主要论著

顾维超.萎缩性胃炎证治初探,辽宁中医杂志,1980,(11)：16～17.

顾维超.阳和汤在内科临床的应用,江苏中医杂志,1980,(3)：37～38.

顾维超.对张锡纯论治胃气不降饿研讨,吉林中医药,1983,(1)：6～8.

顾维超.突发性全秃治验,黑龙江中医药,1985,(5)：41.

顾维超.高脂血症的辨治体会,吉林中医药,1986,(5)：12～13.

顾维超.升陷汤的内科临床运用,吉林中医药,1987,(1)：24～26.

顾维超.男性更年期综合征从肾施治四法,江苏中医,1988,(8)：34～35.

顾维超.脑动脉硬化症的辨治体会,吉林中医药,1988,(3):9～10.

顾维超.清宫御医运用大黄的经验探讨,江苏中医,1990,(10):35～37.

顾维超.益气升阳法治疗脑动脉硬化症,吉林中医药,1990,(5):6.

顾维超,顾润环.胆心综合征辨治探讨,长春中医学院学报,1997,13(9):16.

顾维超,顾润环.试论糖尿病从脾施治,南京中医药大学学报,1997,13(6):361～362.

## 参考文献

[1] 周兴武.顾维超治疗糖尿病的经验,吉林中医药,1999,(4):6.

[2] 周兴武,顾润环.顾维超老中医治疗哮喘病经验,吉林中医药,2000,(6):13～14.

[3] 周兴武.顾维超老师治疗自身免疫性不育症经验介绍,新中医,2000,32(6):10～11.

[4] 顾润环.顾维超辨治疑难病症举隅,疑难病杂志,2006,5(1):64～66.

[5] 顾润环.顾维超辨治肌张力异常综合征的经验,长春中医药大学学报,2007,23(4):7～8.

[6] 顾润环.顾维超对肿瘤放化疗毒副反应的辨治经验,长春中医药大学学报,2011,27(1):40～42.

[7] 刘成全,顾润环.顾维超主任医师辨治咳嗽变异性哮喘经验,中国中医急症,2014,23(9):1642～1644.

徐州市

# 王如侠

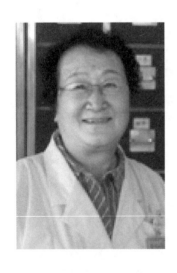

【 个人简介 】

王如侠,女,1940 年出生,江苏省徐州人。江苏省徐州市中医院主任中医师,南京中医药大学教授。江苏省名中医。曾任徐州市科协副主席,徐州市中医院院长,江苏省中医药学会理事,徐州市中医学会理事长。享受国务院政府特殊津贴专家。第三批全国老中医药专家学术经验继承工作指导老师。

1963 年毕业于徐州中医药专科学校。从事中医临床、科研工作 40 余年,积累了丰富的临床经验,在内科领域有许多建树,尤其是在心血管疾病方面有独到见解。对内科疑难杂病,如头痛、眩晕、失眠、中风、痴呆等也有深入研究。先后研制出强心饮、心复康合剂治疗心衰,经方复脉汤加减治疗心律失常,乌芝降脂片、双降胶囊治疗高脂血症和高黏血症等成药,均有良效。主持科研课题多项,"心复康合剂治疗慢性充血性心衰的临床研究"获徐州市科技进步三等奖。发表学术论文数十篇。获得过江苏省劳动模范称号。

**1. 确立心血管疾病治则**

（1）**冠心病宜从五脏而论**：王如侠认为冠心病在辨证上虽然病变在心，但与肾、肝、脾、肺四脏功能密切相关，病变的根源在肾，代谢在脾，变动在肝，气本在肺，归宿在心。诊疗上采用心胃同治法、补肾固元法、注意调肝法、心肺同治法。在临证加减时应辨证与辨病结合，总以辨证为主，可以合理恰当的吸收西医学成果。

（2）**心律失常宜快慢分型**：王如侠认为缓慢性心律失常乃阳弱阴盛，可重用桂、姜，加附子、仙灵脾；快速性心律失常多属阴亏阳盛，需加苦参、黄精滋阴清热。

（3）**慢性心衰多因气虚血瘀水停**：王如侠认为慢性充血性心衰多属气虚血瘀，水湿内停，治宜益气活血，温阳化水，以黄芪、党参、当归、川芎、半夏、茯苓、泽泻、车前子、葶苈子、水红花子、仙灵脾、桂枝等为主药改善心功能。

（4）**高脂血症多属血瘀痰浊**：王如侠认为高脂血脂证型多属血瘀痰浊内停为，主张调脂降黏宜从活血化痰入手，除应用一般活血化瘀，化痰除湿药物外，还应选用全蝎、地龙、水蛭等虫类药搜风剔络，以期强力调脂降黏。

**2. 冠心病多属痰浊、气滞**

冠心病是一种严重危害人类健康和生命的常见病、多发病。西医学认为冠心病心绞痛其原因是冠状动脉硬化狭窄或阻塞。本病病因归纳起来大致有：气血虚弱、心阳不振，寒邪乘心、血脉不通，忧思伤心、气血郁滞，痰浊积滞、脉道涩阻，久病入络、瘀血阻滞，饮食塞滞、积气上逆等。冠心病的病机属于"本虚标实"。"本虚"有心的气、血、阴、阳亏虚，也有肝、肾、脾、肺不足。肝、肾、脾、肺的不足，必须损伤（传）及心，引起心之气、血、阴、阳亏虚，才可导致心脉运行的改变。"标实"主要为瘀血、痰浊、寒凝、气滞等。王如侠在临床带教中，尤其强调痰浊和气滞对冠心病的诱发作用。

（1）**"痰浊"与冠心病**：胸痹由"痰浊内生"之说，早在《内经》中已有明训，如《素问·痹论》曰："心痹者，脉不通。"与西医学所谓动脉粥样硬化非常相似。即使是对本病提出系统辨证论治的张仲景亦重痰说，此从瓜蒌薤白白酒汤、瓜蒌薤白半夏汤等组方中可见一斑。痰浊之生,可由瘀血内停,津液涩滞,停而不去所致。其次,随着人们生活水平的改善,多进膏粱厚味,嗜食油腻醇酒,损伤脾胃,运化失健,水液不归正化,变生痰浊。反之,痰浊既生,影响气机,病殃及血,致血行迟滞,瘀血内停。由此观之,或痰生为先,影响气机,病殃及血,血行瘀滞;或血瘀为先,变生痰浊,两者终致痰瘀交结,兼夹为患。痰瘀凝结,使病情错综,难以痊愈。但溯其根源,皆因于气虚,气虚不运则血脉瘀滞,痰浊内生。气虚为本,痰瘀为标。王如侠认为过食肥甘和缺乏活动是导致本病的重要原因。"久卧伤气,久坐伤身""动则谷气消,血脉流行,病不得生"。可见由于缺乏体力活动,则谷气不消,对血脉不利。劳倦伤脾,过逸伤气,脾虚生痰,阻滞脉络也是心与脉管发病的因素。

(2)"气滞"与冠心病:心绞痛之特点是胸痛阵作,须臾多止,反复发作,此确符合气机郁滞特征。胸为气海,心肺所居,肝脉所注。肝司疏泄,调畅气机;脾(胃)居中焦,通上连下,清升浊降,故肝脾与气机之升降密切相关。情志失调,精神紧张可致气机郁滞,故为心绞痛之重要诱发因素。津液赖气以输布,气不布津则生痰;气为血帅,气不行血则成瘀。痰瘀又可互为其因,痰瘀阻滞,气机不畅,经脉痹阻,故胸痛发作。

·········· 【临床经验】 ··········

## 1. 治乙型肝炎分为湿热、气滞、阳虚、血瘀"四型"

慢性乙型肝炎的病因属于中医学的"疫毒"范畴。其病机为疫毒羁留,正气不足,无力驱邪外出,病变在肝脾二经。临床常表现为乏力,胁痛口苦,纳差腹胀,低热溲赤,少寐多梦,黄疸,足肿,面色晦暗少华,唇色紫皮肤红丝赤缕,舌苔大多黄腻或薄黄,舌质多为暗红或舌尖见红刺或瘀斑。从脉证的反应,慢性乙型肝炎在活动期的特征是正气不足,湿热蕴蒸于肝脾。王如侠临床上采用扶正祛邪法为主治疗慢性乙型肝炎患者,对改变临床症状、恢复肝功能,降低 HbsAg 滴度有较好的效果,基本方:党参 15 g,黄芪 15 g,白术 12 g,首乌 12 g,白花蛇舌草 15 g,板蓝根 30 g,丹参 15 g,甘草 10 g。

(1)**肝脾湿热型**:本型多是慢性乙型肝炎病情活动期。谷丙转氨酶偏高,临床症见胸胁胀满,纳呆疲乏,口渴心烦,溲黄,便干或溏,往往伴有低热,舌黄腻,脉濡细或濡滑。治宜益气健脾,清热利湿法。基本方加茵陈 30 g,蒲公英 18 g,栀子 9 g,川芎 6 g,车前子 18 g。反恶加半夏 9 g,川连 5 g;便溏加薏苡仁 30 g,陈皮 9 g;胀痛加木香 9 g。亦可酌加垂盆草、五味子等降酶药。

(2) **气滞型**:本型病见肝区胀痛,脘腹痞闷,嗳气纳差,肠鸣矢气,大便不畅,苔白腻质淡而胖,脉濡滑。治宜疏肝理气,逍遥散加味。方药:柴胡 9 g,薄荷 7 g,当归 9 g,香附 9 g,枳壳 9 g,党参 9 g,黄芪 12 g,白术 9 g,木香 7 g,甘草 5 g。湿热未清加板蓝根 30 g,蒲公英 12 g 等。

(3) **肝肾阴虚型**:本型为阴伤型,症状往往出现头晕,耳鸣,失眠多梦,腰酸腿软,遗精疲乏,溲赤口干或不欲饮水,面色晦暗,苔黄质红,脉弦细。治宜滋补肝肾。方药:北沙参 15 g,麦门冬 15 g,枸杞子 9 g,首乌 9 g,党参 9 g,黄芪 15 g,白术 9 g,当归 9 g,板蓝根 15 g,白花蛇舌草 15 g,甘草 7 g,龙牡蛎各 30 g(先煎)。

(4) **血瘀型**:慢性乙型肝炎活动期的特征是湿热蕴蒸和瘀热在里。常见消瘦疲倦,精神萎靡,两胁刺痛,齿衄,腹中痞块,大便不爽,或见少量腹水,脚浮肿和蜘蛛痣肝掌等,苔少或无苔光滑,色紫暗或瘀斑,脉弦细或沉细。治宜活血化瘀。方宜膈下瘀汤加味。方药:桃仁 9 g,牡丹皮 9 g,赤芍 9 g,香附 9 g,五灵脂 9 g,当归 9 g,三棱、莪术各 12 g,鳖甲 15 g,党丹参各 12 g,黄芪 15 g,白术 12 g,首乌 12 g,白花蛇舌草 15 g,甘草 10 g,柴胡 9 g。

总之,慢性乙型肝炎病情迁延,不易速愈,症状复杂,治疗比较困难。目前西医学也没有理想的治疗药物。前人有"病久必虚"的说法。因此王如侠在辨证分型治疗中,必用党参、黄芪、白术、首乌等益气养阴药,使邪祛而不伤正。

### 2. 从他脏论治冠心病

冠心病发作的直接原因是心脉瘀阻,不通则痛,但引起心脉瘀阻的原因却是多方面的。气滞、痰浊、寒凝、热结、心脉挛急,或心脏气血阴阳亏虚等均可引起,临床以多种因素相互影响、交杂为患者较多。本病病位虽然在心,但却往往和其他脏腑功能低下或失调密切相关。《难经·六十难》云:"其五脏气相干,名厥心痛。"较好地说明了心痛与其他脏腑的关系。总结起来不外乎其根源在肾,代谢在脾,变动在肝,气本在肺,归宿在心。

(1) **心胃同治**:临床上不少冠心病心绞痛每于餐后发作,或餐后规律性地发生各种心律失常。西医学认为饱餐后发生心肌缺血,反映患者的冠状动脉储备能力极差。患者往往在餐后 20～30 分钟出现心前区疼痛,伴胸脘恶心、纳呆等症。王如侠临床从调理脾胃入手,不仅可以改善临床症状,部分病例心电图心肌缺血的改变亦可随之好转。冠心病心胃同治法首载于《金匮要略·胸痹心痛短气病脉证治第九》:"胸痹心中痞,留气结在胸,胸满,胁下逆抢心,枳实薤白桂枝汤主之,人参汤亦主之。"此处之人参汤,即温补脾胃的方药。其次如橘枳姜汤,亦是从脾胃论治胸痹的方剂,只是后者是通过和胃降逆,达到调理气机,振奋中阳,驱除胸中寒邪之目的。

临床上王如侠从调理脾胃,斡旋中州入手治疗冠心病。脾胃虚弱,气虚不运,症见心前隐痛、时作时止、心悸气短、动则尤甚、倦怠乏力、食少纳呆、舌淡胖有齿痕、苔薄白、脉细弱或结代者,治以健脾胃、补中气,中气盛则宗气旺,心脉自通,方选保元汤加瓜蒌、薤白、丹参;若有清阳不升、中气下陷之证,则予补中益气汤加味。本证虽有心痛气短等症,但此乃气虚无力运行血脉所致,宜慎用行气破气、之品。正如《罗氏会约医镜》所云:"凡常人之于气滞者,惟知破之散之,而言补以行气,必不然也,不知实则气滞,虚则力不足运动其气,亦觉气滞,再用消散,重虚其虚矣。"若气血两虚,脉道不充,血行滞涩,心失所养,症见胸痛隐隐,心悸怔忡,胸闷气短,眩晕健忘,失眠多梦,面色无华,唇甲色淡,舌淡黯苔薄白,脉细弱涩滞,治以健脾益气、养心安神,方用归脾汤加减。此型注意不可过用活血祛瘀消滞之品,当知养血以行血,使气旺血足,脉道自可充盈调畅。

若气虚中寒,或中阳虚衰,阴寒内盛,上逆心胸,或素体脾胃阳虚,复感寒邪而致胸阳痹阻,心脉挛急,心血瘀阻,症见猝然心痛如绞,冷汗出,每因寒冷诱发或平素胃脘冷痛,喜温喜按,大便溏薄,舌淡苔白,脉沉迟,治以温中散寒,健脾益胃,通络止痛,方选附子理中汤加味。若脾胃虚弱,湿浊内生,阻碍气机,痹阻胸阳,血行不畅,症以胸部闷痛为主,伴见胸脘痞闷,纳呆呕恶,头晕头沉,便软不爽,苔腻脉滑,临床应辨证属湿浊、湿热或痰浊、痰热之不同。湿浊内盛,脾失健运者,予芳香化湿,行气和胃,方选平胃散加味;湿热中阻者,予宣畅气机,清化湿热,方以三仁汤加减;痰浊痹阻者,以瓜蒌薤白半夏汤合小陷胸汤进退;偏于痰热者,则予黄连温胆汤加减治疗。

**(2)补肾固元:**心居上焦,属阳主火;肾居下焦,属阴主水,心火下潜以温肾阳,肾水上济以资心阴,共奏阴阳协调,水火相济之功。且肾中真火又名元阳,元阳温煦可助心阳,故肾病也常引起心痛证发作。《素问·脏气法时论》云:"肾病者……虚则胸中痛。"若肾中元阳不足,则心阳失助亦随之而衰,心阳不振,心脉瘀滞,胸痛发作。治宜温肾扶阳,王如侠常用肾气丸、乌头赤石脂丸、麻黄附子细辛汤加减。若肾精不足,心失水滋,致心火偏亢,耗伤阴血,心脉失荣,挛急而痛,治宜滋肾填精,除火安神,方用黄连阿胶汤、六味地黄丸、左归饮等加减。冠心除心绞痛多见于45岁以上的中老年人,"人年四十,阴气自半""五八肾气衰",故冠心病患者心肾气虚或阳虚证候常较突出。因此,王如侠在治疗中强调补肾固元这一环节,偏于肾阳虚者,用保元汤加仙灵脾、菟丝子冲服细辛、沉香各0.5 g,温补心肾;偏于肾阴虚者,可用左归丸、首乌延寿丹加减治疗。临证即使没有肾虚症状,亦可于方中加仙灵脾、菟丝子、枸杞子等温润之品,以补先天、化气血、运血脉。

**(3) 注意调肝:** 肝主藏血、疏泄,以血为体,以气为用,与人体气血息息相关。明代《薛氏医案》云:"肝气通则心气和,肝气滞则心气乏。"强调肝气失调可致心病。肝的疏泄功能失常,气机失畅,气结则经脉运行不畅;若肝气郁结,日久化火,郁热伤阴,心失所养,脉道不充,血行艰涩;或肝气横逆犯脾,脾失健运,湿浊内生,痰火融心,烁血为瘀,皆可致发心痛。此外,肝主筋脉,肝气郁结,亦可致心脉挛急而发心痛。临床患者多因情绪变化而诱发或加重除心前区疼痛,伴胸闷气短、善太息、胁痛等。胁痛随情绪变化而加重或变频,伴两胁不适者,临床王如侠常以疏肝调气,活血化瘀治疗,以"疏其血气,令其调达",选用疏肝解郁汤加减(柴胡、郁金、香附、金铃子、延胡索、青皮、红花、丹参、泽兰)治疗;瘀血明显者则予血府逐瘀汤或通窍活血汤以理气解郁,活血止痛;夹痰湿者常合用通阳宣痹之瓜蒌薤白半夏汤或温胆汤;兼有肝阴不足者,常予柔肝安神的酸枣仁汤或杞菊地黄汤合用;肝肾阴虚者,予一贯煎加减。

**(4) 心肺同治:** 心肺同居胸中,肺主气而心主血,气血相贯,心肺相关,"心痛彻背"每与"喘息咳唾"并见,《灵枢·本脏》篇更有"肺大……则善病胸痹"之言。痰浊阻滞,郁闭肺气,胸中气机壅塞,胸阳痹阻,心血亦常瘀阻而致心痛阵作,治应肃肺化痰、调气行血,方如瓜蒌薤白半夏汤、苏子降气汤、厚朴麻黄汤、泻白散等据证加减。总之,王如侠认为对冠心病心绞痛的治疗,应本着五脏皆有心痛,不可见心之痛,一味治心的原则。既要重视心脏本脏气血阴阳的病理改变,注意其本虚标实的发病特点,又应重视其他脏腑功能失调对心绞痛发病的影响,伏其所主,审因施治,才能提高临床疗效。

【经 验 方】

**1. 葶苈强心汤**

组成：黄芪 30 g,葶苈子 20 g,炒苏子 10 g,生白术 15 g,茯苓 30 g,香加皮 4 g,泽泻 30 g,泽兰 15 g,水红花子 20 g,熟附片 10 g,桂枝 10 g。

用法：每日 1 剂,水煎 2 次,上、下午各服 1 次。

功效：温阳补气,强心活血,利水消肿。

主治：慢性充血性心力衰竭。

方解：本方源自《金匮要略》葶苈大枣泻肺汤化裁。方中附子温阳强心;黄芪、桂枝、白术性温,能助附子补心气,又能助茯苓、泽泻健脾利水消肿,减轻心脏负荷;葶苈子、苏子泻肺平喘,利水消肿;香加皮强心利尿;泽兰化瘀利水、水红花子消瘀破结,有助于葶苈子、茯苓、泽泻利尿消肿作用。诸药合用,共奏温阳补气、益气固脱、活血化瘀、补脾益肺、利水消肿之功。

**2. 强心饮**

组成：党参 24 g,黄芪 30 g,麦门冬 20 g,益母草 20 g,丹参 30 g,炙甘草 10 g,泽兰 15 g,葶苈子 15 g,五加皮 7 g,万年青鲜根 20 g,玉米须根 20 g,茯苓皮 30 g。

用法：水煎服,每日 1 剂,分 3 次温服。

功效：益气活血,强心利水。

主治：充血性心力衰竭。

**3. 心复康合剂**

组成：生黄芪,制附子,赤芍,茯苓,葶苈子,炙甘草等。

用法：上药制成合剂,每次 20 ml,每日 3 次,口服。

功效：益气温阳,活血利水。

主治：慢性充血性心力衰竭。

## 主要论著

王如侠.“强心饮”治疗充血性心力衰竭 18 例的临床观察.江苏中医,1989,(3):

14～15.

王如侠,刘丽,孙敦琇等.乌芝降脂片治疗高脂血症的临床观察.江苏中医,1991,(6)：7～8.

王如侠,耿健.心复康合剂治疗慢性充血性心力衰竭36例初步观察.江苏中医,1992,(12)：3～5.

王如侠,孙佩兰,俞军.试论影响中药汤剂疗效的原因及对策.中国中西医结合杂志,1994,14(8)：500～501.

王如侠,耿健,俞军,等.心复康合剂治疗慢性充血性心力衰竭临床研究.江苏中医,1995,16(4)：45～46.

王如侠.王如侠·芪苈强心汤.江苏中医药,2010,42(11)：10.

# 参考文献

王雷,周文博.王如侠老中医治疗冠心病经验.湖南中医药大学学报,2009,29(9)：92～94.

# 孙凤霞

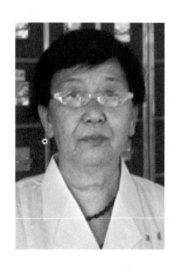

······【 个人简介 】······

　　孙凤霞,女,1941年生,江苏省徐州人。江苏省徐州市中医院主任中医师。江苏省名中医。第五批全国名老中医药学术经验传承工作指导老师。

　　出身于中医世家,受家教及熏陶加之勤奋好学,严谨认真,医风医技口碑甚佳。中医基础理论功底扎实,通晓中医经典著作,曾拜师于国医大师朱良春,深得真传。行医40余年对内科消化系统疾病造诣颇深,擅长治疗食管炎、慢性胃炎、萎缩性胃炎、结肠炎、消化道出血、黄褐斑、痤疮等疾病。公开发表医学论文20余篇,获市科技进步一等奖1项、二等奖3项。研制的胃病Ⅰ号方、胃病Ⅱ号方及胃病Ⅲ号方,治疗幽门螺旋菌相关性胃炎、食管炎以及胃病Ⅲ萎缩性胃炎、胃癌前期病变及肠上皮化生等疗效显著;研制的美容祛斑Ⅰ号、Ⅱ号、养颜祛斑Ⅰ号、养颜祛痘Ⅱ号对内分泌失调所致的黄褐斑、痤疮等疗效显著。

## 1. 论脾胃疾病皆因"过用"

《素问·经脉别论篇》云:"生病起于过用。"历代医家亦云"太过则诸恙蜂起",过劳、放纵不节、强力妄为、偏嗜食味等,都可使机体的生理活动超出正常的范围,从而引起疾病的发生。因此,孙凤霞认为脾胃疾病的发病同样与过用关系密切,并将过用分为"饮食五味之过用""精神情志之过用""劳伤过度之过用"三方面。

(1) **饮食五味之过用**:《灵枢·营卫生会篇》:"人受气于谷。"《灵枢·五味篇》:"谷不入半日则气衰,一日则气少矣""精生于谷。"先天之精、后天之精皆赖水谷之充养生化。《脾胃论》:"人之所受气者,谷也……饮食入胃,阳气上行。"水谷化精能生气益神,正如《素问·六节脏象论》:"五味入口,藏于肠胃,味有所藏,以养卫气,气和而生,津液相成,神乃自生。"此外,摄入之水谷具有寒热温凉之性,有酸苦甘辛咸涩之味,其性味对机体某经(脏腑及其经络)或某几经产生明显作用,而对其他经作用较少或没有作用,其作用趋势亦似药物既可升,又可沉浮。五味与五脏,各有其亲和性,《素问·至真要大论》:"夫五味入胃,各归所喜攻,酸先入肝,苦先入心,甘先入脾,辛先入肺,咸先入肾。"故饮食偏嗜,会造成某一脏气的偏胜,而致脏气不平,阴阳失调,从而发病。《素问·至真要大论》:"……久而增气,物化之常,气增而久,火之由也。"《素问·痹论篇》:"饮食自倍,肠胃乃伤。"《景岳全书·泄泻篇》:"饮食不节,起居不时,以致脾胃受伤则水反为湿,谷反为滞,精华不能输化,乃致合污下降而泻利作矣。"

因而孙凤霞认为饮食有节,则脾胃运化就有节奏,有规律。饮食不节,宿食内停,或食肥甘呆胃、滞脾,或过食生冷、过食辛辣,伤及脾胃,升降失调而致胃脘疼痛,恶心呕吐,食欲不振,泄泻时作等。

(2) **精神情志之过用**:精神情志分属五脏,统主于心,精神谐调有助于五脏维持正常的生理功能。情志偏激可伤及五脏,突然、强烈、持久的精神刺激可致人体气机紊乱,脏腑阴阳气血失调,诸病拥至。情志所伤,精神受损是脾胃病不可忽视的病因。如《素问·六元正纪大论》曰:"木郁之发,民病胃脘当心而痛。"《景岳全书·泄泻篇》:"凡遇怒气作泄泻者,必先以怒时挟食,致伤脾胃,故但有所犯,即随触而发,此肝脾二脏之病也,盖以肝木克土,脾气受伤而然。"《沈氏尊生书·胃痛》曰:"胃痛,邪干胃脘也……唯肝气相乘为尤甚,以木性暴,且正克也。"

因此,孙凤霞认为由于忧怒思虑,精神紧张或伏案思索,怒伤肝,思伤脾,致肝气郁结,肝气犯胃,肝脾不和,脾气虚弱,健运失职,使脾胃的腐熟水谷及运化水湿和水谷精微的作用受到影响,致泄泻时作;肝郁气滞,肝气犯胃,气血塞滞而不行,不通则痛,故胃脘疼痛时作;肝郁日久,郁久化火,化火伤阴,以致肝阴不足、胃阴不足而病难愈矣。

同时,孙凤霞认为精神、情志与胃肠疾病有着极为密切的关系,这点已被西医学给予充分的肯定和证实。西医学认为长期和过度精神紧张、情志刺激,可造成中枢神经系统的功能紊乱,可直接引起迷走神经的异常兴奋,后下丘脑—垂体—肾上腺轴调节肾上腺糖皮质激素的产生。当功能紊乱时,产生过多的皮质激素,具有兴奋胃酸、胃蛋白酶分泌和抑制胃液分泌的作用,也易形成胃溃疡、十二指肠溃疡。再如溃疡性结肠炎患者如情绪剧烈变化,发生焦虑、忧郁、悲痛等都可使病情加重,西医学认为可能是自主神经功能紊乱,引起肠道痉挛、血液循环障碍,导致肠道炎症加剧。

**(3) 劳伤过度之过用:**《景岳全书·虚损篇》指出:"劳倦不顾者多成劳损,色欲过度者多成劳损,少年纵酒者多成劳损……不知自量,而务从勉强,则一应妄作妄为,皆能致损。"孙凤霞认为劳倦过度、房事不节或饮酒过度等使精气耗伤,肾阳亏虚,不能温养脾胃,运化失常,致使脾肾阳虚,泄泻时作。黎明之前,阳气未振,阴气较盛,故腹部作痛,肠鸣而泄,又称"五更泻"。正如《医家四要·病机约论》云:"过思则劳脾……色欲过度则劳肾。"《景岳全书·泄泻篇》:"肾为胃关,开窍于阴,所以二便之开闭,皆肾脏所主,今肾中阳气不足,则命门火衰……则令人洞泄不止。"又素体脾胃虚弱或劳倦过度,日久胃阴不足,胃络失于濡养以致胃中烧灼隐痛、嘈杂似饥、咽干喉燥。

孙凤霞认为"生病起于过用"可谓至理真言,对脾胃疾病病因尤是如此,对于其他内科疾病、妇科疾病、男性科疾病之病因亦为定论,临床诊疗中较为多见。正如前文所述"太过则诸恙蜂起"是也!故平素应注意饮食的节制、精神的调摄、劳逸适度,以防疾病的发生。

## 2. HP 相关性胃炎多与脾胃湿热有关

慢性胃炎是常见病、多发病。中医临床常以脾胃虚寒、肝胃不和、脾胃湿热、胃阴不足等证型多见。孙凤霞认为幽门螺旋杆菌(HP)相关性胃炎,多与脾胃湿热关系密切。

幽门螺旋杆菌相关性胃炎属中医"胃脘痛""痞证"范畴。多因情志不畅,肝郁气滞,横逆犯胃,或外感时邪,饮食不节,烟酒过度,致脾胃积热,升降失常,伤津耗液,胃阴亏虚所致。现代文献研究表明,脾胃湿热证 HP 感染明显高于其他证型的胃炎,脾胃湿热证是 HP 相关性胃炎发病过程中邪气最盛及邪正交争最剧烈的阶段,HP 感染率高,胃黏膜呈现明显充血水肿、糜烂或溃疡上覆黄苔,甚则黏膜下出血的活动性炎症改变。

孙凤霞结合多年临床观察幽门螺旋杆菌相关性胃炎,多与脾胃湿热关系密切,脾胃湿热多表现脘腹痞满,呕恶厌食,口干口苦,口中发黏,口渴不欲饮水,嘈杂吞酸,舌苔黄腻质红,脉濡数。在临床上通过连朴饮、加味温胆汤等予以清热燥湿,理气化浊,健脾和胃,能入胃络湿化热除,疗效显著。

······· 【 临床经验 】·······

## 1. 治乳糜尿习用补中益气汤化裁

乳糜尿属中医"尿浊""膏淋"范畴。传统认为病机与下焦湿热和脾肾亏损有关,孙凤霞根据多年临床实践认为本病与气虚下陷关系更为密切。

乳糜尿临床可表现为小便呈乳白色如米泔水样,时夹带白色凝块及血块,四肢倦怠,气短懒言,面色㿠白,口唇淡红,舌淡苔薄白,脉弱。孙凤霞运用补中益气汤化裁治疗。方药组成主要有:生黄芪 30 g,潞党参 20 g,炒白术 12 g,升麻 6 g,全当归 10 g,银柴胡 6 g,炒枳壳 12 g,广陈皮 6 g,土茯苓 30 g,地肤子 15 g。气虚兼见湿热夹杂者,加萆薢 30 g,灯心 3 g;若尿急痛,尿道阻塞明显者,原方去党参加泽泻 10 g,赤苓 12 g;脾肾同病,精气不固者,原方加黄精,金樱子,芡实;若气虚血瘀,溲暗红,舌有瘀斑、瘀点、舌紫暗者,方中可加丹参 15 g,蒲黄 10 g,五灵脂 6 g。

孙凤霞认为脾胃居于中焦为受纳水谷,输布精微之枢纽。《素问·经脉别论》云:"食气入胃,浊气归心,淫精于脉,脉气流经······"乳糜尿中医称为淋浊证,多因饮食肥甘或劳倦过度或久病,中气耗损乃致脾运失健,中气下陷,不能输精布微而蕴湿生热,湿热之邪,蕴结下焦,清浊不分,精微下流而成尿浊。《灵枢·口问篇》云:"中气不足,溲便为之变。"在临床上要区分标本虚实,病的初期多以湿热下注膀胱之标实证多见。病久反复不愈,相当一部分人与脾气关系密切,或脾肾同病,本虚证为多。脾气健运与否直接关系着饮食精微的输布与排泄,故孙凤霞提出健脾补中,升阳益气为治疗此病之法,此乃治病求本之法,为治疗乳糜尿的关键。方用补中益气汤以补中开阳,益气健脾。加入土茯苓乃清热除湿解毒之品,能入络而搜剔湿热之蕴毒,以渗利下导为务;地肤子有清热通淋之功,颇类黄柏而无黄柏苦寒伤胃之弊,两者加入主方之中既能助补中益气之功,又能解除乳糜尿湿热下注之害。枳壳有升提胃气之作用,加入该方中以图增强脾胃运化之功能,并起升举之功。

### 2. 治黄褐斑擅用大柴胡汤加减

黄褐斑是一种严重影响美容的色素沉着疾病,孕后、口服避孕药、暴晒、月经不调、外涂激素类药膏等皆可致病,亦有无任何明显诱因所致。根据黄褐斑的临床体征,当属中医学"面尘""黑𪒩""𪒩"等范畴。其主要病因病机为肝气郁结,气郁化火,灼伤阴血,使颜面气血失和所致;或肾阴不足、肾水不能上承所致。孙凤霞运用大柴胡汤化裁治疗,旨在清少阳之郁热,泻阳明之里实,疏风宣表,活血祛斑。基本方为:柴胡、黄芩、赤芍、当归各 12 g,大黄、白蔹、白及各 6 g,丹参、郁金各 10 g,蝉衣 7 g。每日 1 剂,早、晚水煎分服,连服半月为 1 个疗程。伴热盛者,加金银花 30 g,蒲公英 15 g;伴湿盛者,加薏苡仁 30 g;伴两乳、两胁胀痛者,加玄胡 12 g,川楝子 12 g;伴恶心,纳呆者,加姜半夏 12 g,竹茹 10 g,陈皮 6 g;伴头晕者,加泽泻 30 g,炒白术 12 g;伴腰膝酸软者,加枸杞子 12 g,地骨皮 12 g;伴失眠多梦者,加青龙齿 20 g,夜交藤 30 g;伴腹满燥结者,加厚朴 10 g,芒硝 4 g(冲服)。除药饵外嘱其忌食辛辣、酸甜等刺激之品,怡性悦情。

### 3. 治反流性食管炎用启隔散加味

反流性食管炎是指胃及十二指肠液反流食道引起的炎症。属中医学"噎膈""反胃"范畴。西医学认为本病是由于食管下段括约肌功能减弱,致胃及十二指肠液逆流入所致。常因食管蠕动而加重,病程迁延可致瘢痕形成狭窄而影响进食。中医学认为该病乃胃热壅盛,胃气上逆,胆失疏泄,胆汁反流所致。西医主要采用抑酸药物抑制反流为主,虽一时症状可以缓解,但停药即可复发。孙凤霞在治疗中常选用消瘀散结，降逆制酸的启隔散加味。基本方为：南沙参、云茯苓、广郁金、淡黄芩各 12 g，大贝母、紫丹参、蒲公英各 15 g，乌贼骨、煅瓦楞各 30 g，荷蒂 6 g，白蔻衣 3 g。水煎服，每日 1 剂，早、晚分服。方中南沙参、大贝母清热化痰，郁金开郁利胆，丹参活血化瘀，蒲公英、淡黄芩清湿热，茯苓、荷蒂、白蔻衣升清降浊，健脾和胃，乌贼骨、煅瓦楞制酸止痛。全方有消瘀散结，制酸止痛之功，不仅能改善临床症状，促进局部溃疡愈合，抑制反流，同时对防止食管炎再复发一也有较好的效果。

### 4. 治便秘自制润肠膏内服

便秘是临床上常见病、多发病，虽多为其他疾病的兼症，但其危害性较大，易诱发心绞痛、心脑血管意外、消化功能紊乱、肥胖症、痔疮、肛裂等疾患。孙凤霞利用自制润肠膏治疗便秘，疗效颇著。

润肠膏药物组成：生白术 100 g，全当归 15 g，火麻仁 30 g，郁李仁 15 g，杏仁 15 g，小枳实 12 g，生黄芪 20 g，炒莱菔子 30 g。上药加水 8 倍量煎煮 1 小时，煎液静置过滤，滤汁浓缩，加入炼蜜 15 g 制成膏剂。每次口服润肠膏 15 g，早、晚各服 1 次。

润肠膏中重用生白术，白术为健脾止泻要药，生白术内含挥发油、苍术醇、白术醇，具有输津通便之功，使脾气充盛，运化有力，大肠能及时传导糟粕，使大便自然排出。张仲景早在《金匮要略·痉湿暍篇》中指出："若其人大便坚，小便自利者，去桂加白术汤主之。"说明白术确有通便之功。润肠通便膏中当归、杏仁、火麻仁、郁李仁、莱菔子均含挥发油、脂肪油对肠壁起润滑作用。此膏中黄芪含生物碱、叶酸、氨基酸等益气升阳，补脾气，益胃气。以上诸药配伍起到了补益而不壅滞，润肠而不泻，调阴阳、补气血、保津液，施润导之功。孙凤霞认为润肠膏对老年性便秘、术后便秘、习惯性便秘更为适宜。

### 5. 治高脂血症自拟降脂汤

高脂血症是由于血浆脂质浓度超过正常高限时而成。它是中老年人的常见病和多发病，是导致动脉粥样硬化、冠心病、脑血管病的主要危险因素之一，危害性极大，因此，对高脂血症的早期诊断和治疗是十分必要的。故降脂药物的正确应用不但可以降低血脂和胆固醇浓度，而且还可减少心脑血管的发病率及死亡率。高脂血症大致属中医学气虚、痰浊、血瘀等范畴。其病因一方面因脾主运化，饮食失节，损伤脾胃，脾失健运，则水谷不能蒸化为精微而聚湿生痰，痰浊内聚,阻闭脉道,血脉阻滞;另一方面脾胃之运化赖肝之正常疏泄,情志佛郁则肝失疏泄,气滞血瘀而化作血中之浊,形成痰脂,痰脂过盛,混于血中,使血液黏度增高,血涩不行,血脉瘀滞而成本症。总之,本病本在肝郁脾虚,标在于痰凝瘀阻于脉道。治当调肝运脾,标本兼顾。方药组成:柴胡、生白芍、炒白术、地骨皮各15 g,郁金12 g,鸡内金10 g,决明子、芦根、黄芪、丹参、生山楂、泽泻各30 g。每日1剂,水煎300 ml,分3次口服,连服40日为1个疗程。

### 6. 治幽门螺旋杆菌(HP)相关性胃炎选用连朴饮或加味温胆汤

孙凤霞认为HP相关性胃炎与脾胃湿热关系最为密切。因此,临床上常运用连朴饮、加味温胆汤治疗HP相关性胃炎。

连朴饮基本组成:川朴花、黄连、陈皮各6 g,菖蒲、半夏、枳实、黄芩各12 g,白及、香豉、白蔻仁、炒栀子各6 g,蒲公英、芦根、茯苓、生薏苡仁、白花蛇舌草各15 g,每日1剂,30日为1个疗程。胃酸多者加吴萸、瓦楞子30 g;口黏甚者加佩兰6 g。连朴饮源于《霍乱论》,主治湿热蕴伏之霍乱,兼能行食涤痰,孙凤霞采用此方加味清热燥湿,健脾和胃疗效甚佳。

加味温胆汤组成:清半夏、茯苓、枳实、黄芩各12 g,橘络、白及、橘红各6 g,竹茹、蒲公英各10 g,白蔻衣(后下)、黄连各4 g,吴茱萸2 g,瓦楞子(先煎)、生薏苡仁各30 g,白花蛇舌草20 g。每日1剂,30日为1个疗程。治疗期间,停用其他药物,禁酒及辛辣之品。加味温胆汤原为治疗"大病后虚烦不得眠"之症,后为治胆经痰热,化痰和胃之常用方。

此二方中黄连清热燥湿;黄芩、蒲公英、白花蛇舌草清热解毒且有杀灭HP作用;白花蛇舌草含有白花蛇舌素,能显著增强机体免疫能力;蒲公英还能和胃健脾,可提高巨细胞的吞噬功能,提高淋巴细胞的转化功能;半夏燥湿化痰,降逆和胃;陈皮理气化痰;茯苓健脾化湿;川朴花行气化湿;枳实行气消痞,西医学认为能调节下丘脑自主神经的作用,抑制迷走神经,减少胃酸的分泌;白及解毒消肿,敛疮生肌,西医学认为含有黏液质,黏着性强,可收敛保护胃黏膜,保护创面,使红细胞凝聚,形成人工血栓而止血,对胃黏膜充血,水肿改善显著;黄芩、黄连、白蔻仁有杀灭HP作用。孙凤霞认为此二方集清热燥湿,化痰理气,健脾和胃于一体,药虽不峻,能入胃络,湿化热除,经多年的临床观察,疗效显著。

**1. 清幽除满汤**

组成：姜半夏 12 g，生姜 6 g，黄芩 12 g，黄连 6 g，党参 12 g，苏叶 6 g，枳实 12 g，川朴 12 g，广木香 6 g，白蔻仁 6 g(后下)，蒲公英 12 g。

功效：苦降辛开，消痞散结。

主治：寒热错杂之痞证。

用法：每日 1 剂，水煎 2 次，早、晚各服 1 次。

方解：方中以辛温之姜半夏为君，散结消痞，降逆止呕；臣以生姜温中散寒，又能降逆止呕；黄芩、黄连之苦寒以泄热开痞；党参甘温益气，以补脾虚；枳实、川朴下气消痞；木香善行脾胃之滞气，既为行气止痛之要药，又为健脾消食之佳品；苏叶宽中除胀，和胃止呕；白蔻仁化湿行气，温中止呕；蒲公英解毒消肿散结。全方苦辛合用调其升降，寒热互用和其阴阳，补泻合用顾其虚实，寒去热清，升降复常，痞满自除。

**2. 自拟中药美容Ⅱ号方**

组成：当归 15 g，赤芍 15 g，桑白皮 12 g，柴胡 12 g，金银花 15 g，茯苓 15 g，生薏苡仁 30 g，黄芩 12 g，生地 12 g，生石膏 15 g，蝉衣 10 g，枇杷叶 12 g，白及 10 g，白蔹 10 g，牡丹皮 12 g，丹参 12 g。

功效：凉血活血，清热解毒。

主治：寻常性痤疮。

用法：每日 1 剂，水煎 200 ml，分 2 次口服，两周为 1 个疗程。

方解：方中当归、赤芍、柴胡疏肝解郁，养血柔肝；茯苓健脾利湿；金银花、生地、牡丹皮、凉血解毒，金银花对多种球菌、杆菌均有较强的抑制作用，并有良好的消炎功效；黄芩、桑白皮、枇杷叶、石膏等清肺胃积热；木贼草清肝、疏风、清热并有收敛作用，使痤疮渐消；生薏苡仁健脾利湿，清热解毒；蝉衣祛风清热，载药上行，引导帮助其他药物穿皮肤，入经络，达脏腑，使药直达病所；白及、白蔹活血消肿。

加减：若面部痤疮红肿明显兼有脓疱者，方中可加蒲公英 30 g，紫花地丁 30 g；如药后痤疮消失仍有黑斑尚存，方中可加茵陈 20 g，木贼草 20 g；患者面部皮肤分泌油脂过多者,方中可加生山楂 30 g,决明子 20 g;若面部痤疮,局部皮肤结节坚硬难消者,方中可加大贝母 30 g,牡蛎先煎 30 g;若皮肤痒甚者,可加白藓皮 10 g,七叶一枝花 15 g。

## 主要论著

孙凤霞,马元君,顾步海.补中益气汤化裁治疗乳糜尿 32 例.贵阳中医学院学报,1992,(3):23~24.

孙凤霞,马元君.加味启膈散治疗返流性食管炎 28 例.四川中医,1993,(8):32.

孙凤霞,刘永奇,李瑞兰,王忠明.润肠膏治疗便秘 112 例疗效观察.河南中医,1995,(1):52.

孙凤霞,黄焰.自拟降脂汤治疗高脂血症 108 例.四川中医,1998,(11):19~20.

孙凤霞,黄焰.加味温胆汤治疗幽门螺旋杆菌相关性胃炎 152 例.辽宁中医杂志,1999,(1):40.

孙凤霞,刘峰林.加味连朴饮治疗幽门螺旋菌相关性胃炎.黑龙江中医药,1999,(3):24~65.

孙凤霞.美容Ⅱ号治疗寻常性痤疮 42 例.中国校医,1999,(3):212.

孙凤霞.润肠通便膏治疗便秘 164 例.四川中医,1999,(12):35~36.

孙凤霞.浅谈过用致脾胃疾病.四川中医,2000,(2):16~17.

刘峰林,孙凤霞,黄焰.肝病二号合剂治疗肝纤维化 30 例疗效观察.湖南中医杂志,2004,(4):20~22.

孙凤霞.清幽除满汤.江苏中医药,2013,(12):17.

盐城市

# 曾学文

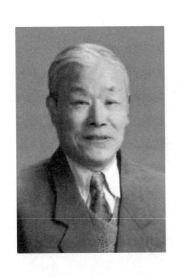

········· 【 个人简介 】 ·········

曾学文,男,1936 年出生,江苏省盐城市人。江苏省盐城市中医院心内科主任医师。江苏省名中西医结合专家。曾任江苏省中医药学会心血管病专业委员会副主任委员,江苏省中西医结合学会心血管病专业委员会副主任委员,盐城市中西医结合学会副理事长。第三批全国老中医药专家学术经验继承工作指导老师。

1956 年毕业于南京医士学校,先期从事西医。1958—1961 年在南京中医学院第 1 期西医离职学习中医班学习。结业后返回故里,一直致力于中医及中西医结合医疗、科研、教学工作,长期主持中医内科病区和心血管科门诊业务,从事中医与中西医结合临床 50 余年。其治学严谨,实事求是,技术求精,经治的急性心肌梗死、心源性休克、心力衰竭等复活者众多。临床擅治内科各种疑难病症,尤擅长心血管疾病的诊断与治疗,注重发扬中医特色,发展中医优势,发挥中西医结合特长。主编《心脏病证治》、合编《中医内科学》、主审《临床经验荟萃》等书,在全国与省级医学刊物上发表"心脏病气血水厥演变与证治规律研究"等论文 40 多篇,获市级科技成果奖多项。多次荣获全国、省、市、区有关部门表彰和奖励,1988 年 10 月获得中国中西医结合学会授予的"坚持中西医结合工作 30 年,为中西医结合事业做出贡献,特予表彰"荣誉证书。2001 年获中国中西医结合学会授予中西医结合贡献奖,2007 年获中华人民共和国人事部、卫生部、国家中医药管理局授予的培养中医药人才做出贡献荣誉证书。

·········· 【 学术思想 】 ··········

**研究心脏病演变与证治规律,创立"气血水厥"说。**

曾学文认为,在一般情况下,心脏病由气及血,由血及水,由水及厥,乃是病由浅入深、由轻变重的自然发展过程。但就某个具体病例来说,又不是绝对的、静止的,而是相对的、动态的。随着人体正气与致病邪气、治疗措施等多种因素的变化,既可顺传,又能逆转。心脏病气虚贯穿于病之始终,好转则气虚逐渐减轻,恶化则气虚愈来愈重。气虚甚则伤阴及阳,重则导致阴竭阳脱。血瘀随着气虚、阳虚而变化,水肿又随着气虚、阳虚和血瘀而变动。厥脱者正不抵邪,心伤神去,精气乃绝。心厥脱通常发生于心脏病之晚期,心水肿之后,亦有突然发生于早、中期心气虚或心血瘀之时,谓之"直中",示病情之急剧险恶。因人是一个完整的机体,气血生化、阴阳互根,无时无刻不在变化。气为阳,血为阴,气主煦之,血主濡之。心气无血则无以生,心血无气则无以化。心气靠阴血之滋养,心血赖气阳之作功,故按中医藏象、阴阳、气血、精神、津液、标本、正邪等理论分析,"心"的病理生理特点是以气为本,血为标,阴为体,阳为用,神为安,水为变,邪为害。

**(1)"心衰"的病机特点**:中医古籍中并无"心衰"病名,多散在见于"喘证""水肿""心悸"等病证内,但这些病名都无法确切反映心衰的病理演变规律及预后。曾学文认为对心脏疾病的中医命名采取"病位+病机",故"心衰"病位在心,病机以虚衰为主,最能反映疾病的本质。同时与西医学的病名亦相符。他认为心脏疾病应尽可能冠以"心"以示规范,病名指生理功能失调、病理机制转归、症状为主证或体征为主证者,根据气血水厥之演变,将该过程各阶段命名:心悸→心痹→心水→心厥。本病的病机虽错综复杂,但不外本虚标实,以心之气虚为本,血瘀、水饮为标。本虚(心气亏虚)是心衰的病理基础,贯穿整个病理过程的始终。标实(血瘀、水饮)是心衰的主要病理因素,为本病发展过程中某一阶段的兼证。气虚血瘀,血不利,则为水,阴阳气不相顺接,便为厥。

**(2) 气虚血瘀是"心衰"基本病理环节**:曾学文认为气虚血瘀是心衰的基本病理环节。心为阳脏,主阳气,心气、心阳在心的生理功能中起重要作用,心脏的正常搏动,依赖心气的充沛,心气充沛,才能维持正常的心律、心率,血液才能在脉内正常运行,周流不息,营养全身。心气虚是心衰的始动因素并贯穿整个疾病的发生、发展过程。心气虚则心脏鼓动无力,心的生理活动不能正常发挥,从而进一步导致其他证候的发生发展。病程日久,气虚无力推动血液,血行涩滞,经络不畅,血液停积为瘀。瘀血日久,侵袭诸脏,如瘀在心,则心悸、胸闷、心痛,瘀在肝,则胁痛;瘀在脾胃,则腹胀纳呆、呕吐;瘀在肺,则水结气少、咳喘不卧。而且瘀血日久化水、生痰,进一步发展可致水湿内停、痰浊蕴阻。"气为血之帅,血为气之母",气虚与血瘀又可互为因果。

**(3) "气血水厥"说理论源流**:曾学文依据中医藏象、阴阳、气血等理论,综合分析,研究探索中医"心"的病理生理特点,提出"气为本,血为标,阴为体,阳为用,神为安,水为变,厥为险,邪为害"的论点。《素问》:"乳之下,其动应衣,宗气泄也。"《灵枢》:"宗气积于胸中,出于喉咙,以贯心脉,而行呼吸焉。宗气不下,脉中之血,凝而留止。"《金匮要略》:"血不利,则为水。心水者,其身重而少气,不得卧,烦而躁,其人阴肿。"《伤寒论》:"阴阳气不相顺接,便为厥。厥者,手足逆冷者是也。"《灵枢》:"厥心痛,痛如以针刺其心,色苍苍如死状。""真心痛,手足清至节,心痛甚,且发夕死,夕发旦死。"

由此可见,一般情况下,心脏病由气及血,由血及水,由水及厥,乃是病由浅入深,由轻变重的自然发展过程。但就某个具体病例而言,又不是绝对的、静止的,而是相对的、动态的。随着人体正气与致病邪气,治疗措施等多种因素而变化,既可顺传,也能逆转。气虚始终贯穿于病程中,好转则气虚逐渐减轻,恶化则气虚越来越重。气虚甚则伤阴及阳,重则导致阴竭阳脱。血瘀随着气虚、阳虚而变化。水肿又随着气虚、阳虚和血瘀而变动。厥脱者,正不抵邪,心伤神去,精气乃绝。人是一个完整的机体,气血生化,阴阳互根,无时无刻不在变化。气为阳,血为阴,气主煦之,血主濡之。心气无血则无以生,心血无气则无以化。心气靠阴血之滋养,心血赖气阳之作功。

**(4) 从权治变**:曾学文强调在临床过程中,应当从权治变。一般情况下,心脏病由气及血,由血及水,由水及厥,乃是病由浅入深,由轻变重。但亦有某些病例于早中期心气虚或心血瘀时,突然发生心厥脱,谓之"直中",此时应当急则治其标,回阳固脱为要,暂停活血化瘀法等;或瘀血较盛者,但气虚不显,而水饮难退者,可暂用活血化瘀之法,往往能收"瘀消而水去"之效,但其后仍以扶正为主。其次,在疾病的某一阶段,还可能出现诸如心阴虚、心血虚、心阳虚、心火旺、心脉寒凝、心胸痰浊等兼夹证,虽不构成心脏病演变的全过程,临床上也当辨证用药。

················ 【临床经验】 ················

### 1. 治冠心病辨气、血、水、厥"四证"

冠心病隶属中医学"胸痹""心痹""真心痛"等范畴。其病机多为本虚标实、虚实夹杂。曾学文认为,本病主要病机以气虚为本,与血、水、厥密切相关。冠心病最初阶段都是以"心气虚"为其特征。如心悸少气,胸闷隐痛,乏力自汗等。气行血行,气虚血滞,病至中后期,除心气虚表现外,无不出现心胸憋闷,动则胸痛,唇舌紫绀的"心血瘀"证;"血不利则为水",乃渐见心慌浮肿,屡发心痛,不得平卧的"心水肿"证;最后导致心乱气微,剧痛难忍,汗出肢冷的"心厥脱"证。通过多年的临床观察和探索研究,曾学文提出冠心病病理、生理改变与临床证候演变存在着自然发展规律,即心气虚→心血瘀→心水肿→心厥脱演变规律,若厥脱发生于气虚证或血瘀证之后,谓之"直中",以示病情之急剧变化,由于人体正气、致病邪气、治疗措施等多种因素影响,这个规律既可顺传,又可逆转,但气虚贯穿于病之始终,好转则气虚逐渐减轻,恶化则气虚愈来愈重。气虚及阳,重则导致气阳厥脱;血瘀随着气虚阳虚而变化,水肿又随着气阳虚和血瘀而变动。

曾学文认为心以气为本,血为标,阴为体,阳为用,对各种类型的冠心病,根据气、血、水、厥的演变规律,进行分型辨治,加减用药,每收良效。

**(1) 心气虚证:**症见心悸少气,胸闷隐痛,倦怠乏力,神疲自汗,健忘多梦,过劳则重,舌淡脉弱。治拟益气养阴,宽胸安神。自拟益心气方:党参10 g,黄芪20 g,麦门冬10 g,玉竹12 g,瓜蒌皮10 g,薤白头10 g,桂枝5 g,当归10 g,炒酸枣仁10 g,柏子仁10 g,五味子5 g。

**(2) 心血瘀证:**症见心痛憋闷,气短乏力,唇甲紫绀,脘胁胀满,纳呆食少,不耐劳累,舌紫脉涩。治拟益气活血,通络化瘀。自拟活心血方:党参15 g,黄芪

30 g，玉竹 10 g，桂枝 10 g，丹参 30 g，川芎 10 g，香附 10 g，黄玉金 10 g，当归 12 g，山楂 20 g，益母草 30 g。

**(3) 心水肿证：**症见心慌气急，时发胸痛，不得平卧，皮肤青紫，腹大跗肿，小便短少，舌胖脉数。治拟益气温阳，化瘀行水。自拟利心水方：人参 10 g，黄芪 40 g，玉竹 12 g，桂枝 10 g，制附片(先煎)10 g，当归 10 g，川芎 10 g，白术 10 g，葶苈子(包)30 g，猪苓 30 g，泽泻 30 g。

**(4) 心厥脱证：**症见心乱气微，卒然心痛，大汗淋漓，四肢厥冷，躁动不安，口唇紫绀，舌青脉微。治拟益气固脱、回阳救逆。自拟救心厥方：人参 15 g，黄芪 50 g，玉竹 12 g，龙骨(先煎)30 g，牡蛎(先煎)30 g，肉桂 10 g，制附片(先煎)10 g，干姜 10 g，当归 15 g，熟地 20 g，山萸肉 12 g。

### 2. 治充血性心力衰竭辨气阴不足、痰瘀内阻

充血性心力衰竭的临床表现与心水病颇相一致。

**(1) 气阳不足：**症见心慌气短，精神萎靡，体倦乏力，心脑憋闷，面色㿠白，形寒肢冷，浮肿自汗，腹胀尿少，舌淡胖嫩，脉沉细弱。治拟益气温阳行水。方选：① 养心汤(《证治准绳》)：人参、黄芪、肉桂、当归、川芎、茯苓、茯神、炙甘草、半夏、柏子仁、枣仁、远志、五味子。② 桂苓术附汤(《验方》)：桂枝、茯苓、白术、附片。

**(2) 阴血亏损：**症见心悸易惊，胸闷隐痛，不能平卧，气急怔忡，咳嗽咯血，头晕目眩，失眠多梦，颧红肢肿，舌红少津，脉弱细数，治拟滋阴养血利水。方选：① 天王补心丹(《摄生秘剖》)：人参、生地、玄参、麦门冬、当归、丹参、茯苓、五味子、远志、柏子仁、桔梗、枣仁。② 加味百合地黄汤(《验方》)：人参、麦门冬、五味子、百合、地黄、牡蛎、贝母、丹参、地骨皮、葶苈子、大枣。

**(3) 痰浊内阻：**症见心悸不宁，胸闷气短，咳吐痰涎，胃脘痞满，不能平卧，畏寒肢冷，骨节酸楚，浮肿尿少，舌淡苔白，脉浮滑数。治拟温化痰饮泻水。方选：① 小青龙汤(《伤寒论》)：麻黄、桂枝、芍药、干姜、细辛、半夏、五味子、甘草。② 葶苈大枣泻肺汤(《金匮要略》)：葶苈子、大枣。

**(4) 血瘀痹阻：**症见心悸憋闷，胸部作痛，不能平卧，烦躁易怒，畏寒肢冷，唇甲青紫，腹胀食少，下肢浮肿，舌质紫黯，脉象细涩。治拟温阳活血利水。方选：① 血府逐瘀汤(《医林改错》)：当归、生地、桃仁、红花、赤芍、川芎、柴胡、桔梗、枳壳、牛膝、甘草。② 真武汤(《伤寒论》)：附子、白芍、白术、茯苓、生姜。

（5）**阴竭阳脱：**症见心慌气喘,卒然心痛,躁动不安,不能平卧,大汗淋漓,四肢厥冷,神识昏蒙,面色惨白,舌质青紫,脉微欲绝。治拟益气回阳固脱。方选：① 救脱汤(《类证治裁》)：人参、黄芪、附片、熟地、麦门冬、五味子。② 参附龙牡汤(《验方》)：人参、附子、龙骨、牡蛎。除上述辨证施治外,必要时可另以红参10 g,麦门冬 15 g,五味子 15 g,黄芪 50 g,葶苈子(包)50 g,制附片 15 g,甘草10 g,大枣 50 g,煎汤频饮,颇有效验。

·········· 〖 经 验 方 〗 ··········

### 1. 强心康口服液

组成：人参 15 g,黄芪 125 g,当归 80 g,川芎 50 g,生山楂 25 g,益母草 50 g,麦门冬 50 g,玉竹 50 g,五味子 15 g,桂枝 25 g,制附子 15 g,淫羊藿 50 g,白术50 g,茯苓 25 g,猪苓 25 g,泽泻 50 g,葶苈子(包)50 g。

用法：将人参加水煎煮 2 次,每次 2 小时,收集煎液。残渣和余药加水共煎2 次,第 1 次 2 小时,第 2 次 1 小时,煎液和上述人参煎液合并浓缩至每毫升含原药 1 g,加食用乙醇使含醇,量为 50%,沉淀 48 小时,取上清液减压回收乙醇,药液加蒸馏水配至 1 500 ml,每毫升含生药 0.5 g,加苯甲酸钠 3.75 g,调 pH 在4.5~7.0 之间,分装于 250 ml 瓶中,共 6 瓶。口服,成人每次 50 ml,每日 3 次。10 日为 1 个疗程,可连续服用 2~3 个疗程。

功效：补气强心,活血通脉,养阴安神,温阳利水。

主治：心脏病、慢性心功能不全见倦怠气短,胸闷疼痛,惊悸心慌,发绀浮肿等症者。

方解：本方人参、黄芪补气强心,合当归、川芎、生山楂、益母草养血活血,化瘀通脉,共为主药;麦门冬、玉竹、五味子养阴安神宁心,配桂枝、制附子、淫羊藿温阳化气,辅助主药,共调气血阴阳之平衡;白术、茯苓、猪苓、泽泻、葶苈子利水消肿,协同诸药,标本兼治,效得益彰。

注意事项：孕妇禁用。不宜与半夏、瓜蒌、贝母、白及、白蔹同用。

### 2. 益心气汤

组成：党参 10 g,黄芪 20 g,麦门冬 10 g,玉竹 10 g,瓜蒌 10 g,薤白 10 g,桂枝5 g,当归 10 g,炒枣仁 10 g,柏子仁 10 g,五味子 5 g。

用法：上药煎汤,分 3 次服。

功效：益气养阴,宽胸安神。

主治：心脏病早期,轻度心功能不全。

### 3. 活心血汤

组成：党参 15 g,黄芪 30 g,玉竹 10 g,当归 12 g,川芎 10 g,丹参 30 g,郁金 10 g,香附 10 g,桂枝 10 g,山楂 20 g,益母草 30 g。

用法：上药煎汤,分 3 次服。

功效：益气活血,通络化瘀。

主治：心脏病中期,中度心功能不全。

### 4. 利心水汤

组成：人参 10 g,黄芪 40 g,玉竹 12 g,桂枝 10 g,制附片(先煎)10 g,当归 10 g,川芎 10 g,白术 10 g,葶苈子(包布)30 g,猪苓 30 g,泽泻 30 g。

用法：上药煎汤,分 3 次服。

功效：益气温阳,化瘀行水。

主治：心脏病晚期,重度心功能不全。

### 5. 救心厥汤

组成：人参 15 g,黄芪 50 g,玉竹 12 g,龙骨(先煎)30 g,牡蛎(先煎)30 g,肉桂 10 g,制附片(先煎)15 g,干姜 10 g,当归 15 g,熟地 20 g,山萸肉 12 g

用法：上药浓煎,频服或鼻饲。

功效：益气固脱,回阳救逆。

主治：急性心肌梗死、心源性休克。

### 6. 冠心止痛丸

组成：安息香、乳香、檀香、甘松、山奈、川芎、丹参、琥珀各等份,朱砂、冰片适量。

用法：上药水泛丸,如梧子大,每服 1 丸。

功效：理气活血,化瘀止痛。

主治：冠心病、心绞痛。

### 7. 肺心散

组成：人参 20 g,川贝母 30 g,紫河车 30 g,蛤蚧 1 对(去头足),葶苈子 50 g。

用法：上药研细末,每次 2 g,每日 3 次。

功效：补益心肺,平喘利水。

主治：肺源性心脏病。

### 8. 早搏冲剂

组成：苦参 1 000 g。

用法：上药制成冲剂,每次服 20 g,每日 3 次。

功效：清热解毒,宁心安神。

主治：感染性心肌炎早搏。

### 9. 缓脉酒

组成：鹿茸 5 g,真低度白酒 500 g。

用法：鹿茸切薄片,置酒内浸泡 7 日,每次服 10 ml,每日 3 次。

功效：温补心阳,增加脉率。

主治：窦性心动过缓、病态窦房结综合征。

### 10. 降脂茶

组成：草决明、山楂、泽泻各 30 g,绿茶 3 g。

用法：上药研粗末,纱布包,沸水泡饮,每日 1 换。

功效：降脂减肥。

主治：高脂血症、肥胖症。

### 11. 强心大补膏

组成：人参 20 g,黄芪 300 g,当归 150 g,川芎 100 g,麦门冬 150 g,玉竹 150 g,五味子 50 g,桂枝 50 g,仙灵脾 200 g,山楂 150 g,益母草 150 g,茯苓 200 g,泽泻 200 g,葶苈子 250 g。

用法：上药煎煮,加蜂蜜炼膏,每次服 2 汤匙,每日 3 次。

功效：益气养阴,温阳活血,强心利尿。

主治：心脏病慢性心功能不全。

## 主要论著

曾学文.复方金钱草合剂治疗汞中毒 31 例.江苏中医杂志,1981,(2)：12.

曾学文.心水病的辨证施治.江苏中医杂志,1983,(4)：25～26.

曾学文.炙甘草汤治疗病毒性心肌炎.江苏中医杂志,1983,41(3)：30.

曾学文.冠心病52例疗效观察.江苏中医杂志,1984,(2):27.

曾学文.心病治验举隅.江苏中医杂志,1985,(12):5～6.

曾学文.病毒性心肌炎治验.四川中医,1986,(3):22.

曾学文.甲状腺机能减退症治验.四川中医,1986,(8):47.

曾学文.冠心病快速性房颤治验.四川中医,1987,(2):27.

曾学文.青春美容方.南京:江苏人民出版社,1988.

曾学文.心脏病气血水厥演变与辨证的临床研究.中医药学报,1989,(5):25～27.

曾学文,顾九皋.心脏病证治(中西医结合).南京:南京出版社,1991.

曾学文.心脏病演变与证治规律——气血水厥说.中国中医药现代远程教育,2003,(6):25～27.

## 参考文献 ·······························································

[1] 阮宗武.曾学文辨治冠心病经验撷拾.江苏中医,1998,19(9):20～21.

[2] 顾月星,袁婷婷,宋俊等.曾学文从气血水厥辨治慢性心力衰竭经验.陕西中医,2012,33(10):1381～1382.

# 李乃庚

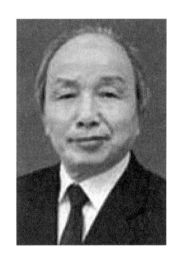

李乃庚,男,1940 年出生,江苏省盐城市人。江苏省盐城市中医院主任中医师,南京中医药大学兼职教授。江苏省名中医。曾任盐城中医院儿科主任、副院长、院长,盐城市中医研究所所长,中华中医药中医儿科学会常务理事,江苏省中医药学会常务理事,《临床验方与外治》杂志主编等职。享受市国务院政府特殊津贴。第二批全国老中医药专家学术经验继承工作指导老师。

1958 年考入盐城医专(盐城卫生技术学院前身)中医专业。1963 年毕业后分配到盐城市中医院。后在江苏省中医院进修儿科,师事于儿科专家江育仁教授。从事儿科临床、教学、科研工作近50 年,主编出版了《小儿外治疗法》《江育仁学术经验选集》《李乃庚幼科医论》等学术专著 5 部。参加编写出版了《实用中医儿科学》等医学著作 5 部。发表论文 50 多篇。获省、市科技进步奖 5 项,国家专利 2 项。《小儿外治疗法》一书获得1995 年第二届世界传统医学大会国际优秀成果

(著作)奖。

·········································· 【学术思想】 ··········································

李乃庚擅长治疗儿科杂病,善用外治疗法,尤其擅长治疗小儿呼吸系统疾病。在长期的临床实践中,诊断注重望诊,用药立足祛邪,方法灵活多样。其学术思想及特点如下。

### 1. 治小儿久咳明辨病因与虚实

久咳,是多种疾病的一个症状,又可作为一个独立的证候。因其病情多样,治疗棘手,自古至今,临床医家都十分注意研究其辨治。张仲景在《金匮要略·痰饮咳嗽病脉证并治第十二》中认为:"久咳数岁……治属饮家。"隋代巢元方在《诸病源候论》中将久咳列为十咳之一。近现代研究更为详尽,并将咳嗽1个月以上不愈者称为久咳。久咳为儿科常见病症。

#### (1) 久咳的病因为风、寒、湿、火

1) 风寒伏肺:风寒而成久咳者,常与失治和护理不当有关。咳嗽之初,风寒在表之时,不知用辛甘发散之品驱邪外出,而过用寒凉甜腻的糖浆膏滋,或滥用抗生素,使寒凉之药引风寒之邪更加深入,冰结于内,不得宣散。肺喜温而恶寒,喜宣散而恶郁闭,治疗或护理不当,且与肺之所喜相悖,使风寒深伏,闭郁于肺,则肺气不能布津,津聚为痰。风寒与痰湿相结,贮之于肺,咳嗽频作,时吐稀痰白沫,甚则呕吐痰涎。

2) 脾生痰湿:小儿脾常不足,且多贪口食,恣食肥甘,容易为乳食所伤。脾胃受伤,则水反为湿,谷反为滞,积滞郁久化热,则蕴湿成痰,痰湿上扰于肺,易发咳嗽痰鸣。还有一种痰湿体质的患儿,其个体特征为形体肥胖,性情惹厚,平素易汗。仔细观察,此类患儿还常有湿疹、腹泻、咳喘三证交替发作的倾向。患儿虽久咳易发,甚则咳喘痰鸣,但体重不减,发热甚少,病情稍有好转,又嬉戏如常,此是其临床特点。就小儿的生理病理特点而言,痰湿内蕴,是其久咳的主要原因。湿为痰之始,痰为咳之因,脾为生痰之源,肺为贮痰之器,两者相关,又两者有别。所以在临证治疗时常痰湿并治,肺脾兼顾,又常各有侧重,临床辨证可分为痰湿和痰热两个证型。

痰湿证:湿痰蕴肺,咳嗽反复发作,咳声重浊,每于早晨或食后则咳甚痰多,

痰出咳止,痰液黏腻色白,甚则食少面黄,舌苔薄白或白腻。此多为脾湿生痰,上渍于肺,壅遏肺气所致。

痰热证:痰热郁肺,痰多而稠黄,咳嗽气息粗促,喉间有痰声,痰不易咯出,舌苔黄腻,舌质红,甚则口干口臭,面颊时而红赤,口唇干红。均为痰热壅肺,肺失清肃所致。

3) 肝木犯肺:肺气主肃降,肝气主升发,互相制约。若久咳气逆,肺金之气不能肃降,肝木无制,风火偏盛,上刑犯肺,而成痉咳,即所谓"鸣声在钟,撞钟在木"。此类久咳常以阵发性咳嗽伴有呕吐为特点,虽有百日咳痉咳期症状,但不是百日咳,西医学常诊断为类百日咳综合征等病,治疗以平肝镇咳,降逆和胃为主。

**(2) 久咳当辨虚实**

1) 久咳多虚:肺脏自病的久咳,肺气本虚,久咳逾虚。他脏及肺的久咳,初为邪实,久咳伤气耗液,转为正虚。所以临床常见久咳多虚,尤以肺脾气虚,肺胃阴虚,或气阴两虚为多见。究其原因,除病久致气伤阴耗之外,就是久咳易发生于体弱儿。

2) 久咳夹实:久咳多虚,但非全虚,常虚中夹实。要辨清久咳之虚实,除注意患儿的形体面色、饮食习惯外,应特别查清痰的有无和色质,咳声的深、浅、轻、浊,舌苔的厚薄,大便的干溏等情况,进行综合判断,明确虚在何脏? 实在何腑? 久咳夹实的症状表现一为痰、二为滞,痰有痰湿、痰热之分,滞有食、湿之别。李乃庚曾将久咳的症状概括为虚、痰、滞、杂四大特征。

## 2. 改良钱乙玉露散治小儿暑热泻

李乃庚在治疗小儿暑热泻时,使用了钱乙的玉露散,并对钱乙玉露散做了两点改动,一是改散剂为汤剂,二是改甘草为滑石。形成了他在暑热泄泻治疗的用药特点。

宋代钱乙所创的玉露散是历代医家治疗小儿暑热泻的要方。李乃庚认为宋代医家的用药特点是以丸、散等成药为主,汤剂很少。钱乙为宋代名家,用药也不例外,不但讲究剂型,而且量少宜服,独具一格,对后世影响深远,玉露散作散剂服用,也具有这些优点。李乃庚在临床中发现,凡是暑热泻的患儿,多数口渴欲饮,如服散剂,还需口服或静脉补液,不如用大剂量玉露散汤剂作饮料,既能代药,又能补液,一举两得,方便患者,临床证明效果很好。钱乙玉露散是由寒水石、石膏、甘草组成,历代医家有遵原方的,也有进行加减的。例如朱丹溪用玉露散时都将石膏易滑石,由于小儿暑热泻,多因暑邪湿热所致,治疗时不但要清暑邪,还当利湿热,一味滑石对水泻尿少的暑热泻是恰到好处的,再给患者口服或静脉补液则常易引起腹胀。甘草有满中之弊,故将其改为滑石。改后的玉露散煎剂澄清后淡黄透明,无特殊气味,患儿喜欢服用。

此方不仅能治疗小儿腹泻,李乃庚认为还能用于治疗其他温热病。例如《小儿药证直诀》中记载一病例:"四大王宫五太尉,因坠秋千发惊搐,医以发热药,治之不愈。钱氏曰:本急惊,后生大热,当先退其热,以大黄丸、玉露散解之不愈。"这是记载钱乙用玉露散配合其他药退热止惊的一个失败的病例,然而可以看出,钱乙不仅用其治疗腹泻,还用于治疗高热惊厥。清代吴鞠通将玉露散中的甘草改为滑石,又加上通草、杏仁、金银花等清暑利窍药,取名三石汤。他在《温病条辨·中焦篇》四十一条中说:"暑温蔓延三焦,舌滑微黄,邪在气分,三石汤主之。"

······【 临床经验 】······

### 1. 久咳从"风、寒、湿、火"论治

(1) **风寒伏肺**:李乃庚常用三拗汤合止嗽散加减,药物有麻黄、杏仁、炙冬花、炙紫菀、白前、细辛、五味子、炙百部、制半夏等,旨在宣肺散寒,化痰止咳。肺主宣肃,宣者宣发,有升发、四布之意;肃者肃降,有清静、通降下行之意,今风寒伏肺,与痰相结,使肺气应宣反闭,应降反逆,久咳不止,故用麻黄、细辛、白前宣散寒邪,升发肺气,用冬花,紫菀、五味子、炙百部肃肺降逆,温润肺气,杏仁、制半夏与诸药配合,化痰止咳。

(2) **脾生痰湿**:李乃庚在临证治疗时常痰湿并治,肺脾兼顾,又常各有侧重,临床辨证可分为痰湿和痰热两个证型。

1) 痰湿证:治以祛痰燥湿,常用三子养亲汤合二陈汤加减。常用药物苏子、莱菔子、白芥子、陈皮、制半夏、茯苓、炙冬花、白芥子、陈皮、制半夏、茯苓、白前、杏苡仁、甘草等。若痰黏多白沫,舌质淡,加细辛、五味子温肺化痰;久病脾虚,面黄神倦,加党参、黄精益气健脾。

2) 痰热证:治以清肺化痰,方用清金化痰汤加减。常用药物黄芩、知母、瓜蒌仁、桑白皮、桔梗、杏仁、贝母、大麦门冬、甘草等。若大便干结,加纹军、葶苈子

泻肺逐痰;若痰热伤阴,加生地黄、南沙参养阴生津。

**(3) 肝木犯肺:**治疗以平肝镇咳、降逆和胃为主。李乃庚常用经验方痉咳静片(主要由蜈蚣、炙百部、甘草等药组成)获效。亦可用旋覆花、炙百部、姜竹茹、大麦门冬、杏仁、陈皮、青礞石、制半夏、地龙等为基本方煎服。大便燥结,加瓜蒌仁、纹军通腑泻肺;痰中有血丝,加阿胶、白茅根凉血止血。以上两方一用蜈蚣、一用地龙,都为虫类药,都能息风止痉。地龙有抗组织胺、舒张支气管作用。蜈蚣最善搜风,是治痉咳之圣药。但地龙寒咸,而蜈蚣辛温,临证当辨清证情寒热,选择使用。

### 2. 咳嗽变异性哮喘从"健脾润肺,扶正固表"而治

该病是一种变态反应性疾病,性质类似哮喘,过敏性鼻炎是其诱发原因之一。表现为久咳反复发作,咳嗽以夜间为主,常为干咳,伴有眼、鼻瘙痒,鼻塞多涕,打喷嚏。鼻腔分泌物涂片嗜酸细胞超过 5% 即有助诊断。临床辨证以表虚不固,肺失清润为多见。李乃庚常用经验方芪灵清肺汤治疗。主要药物有黄芪、灵芝、杏仁、辛夷花、五味子、大麦门冬、乌梅、地龙干、钩藤、甘草等。方中黄芪、灵芝性味甘温,但温而不燥,补肺益脾,扶正固本;辅以杏仁、麦门冬、五味子、乌梅滋养肺阴,收敛肺气,温润并进,善治久咳;地龙、钩藤清热息风,善治痉咳;辛夷辛温通窍;甘草调和诸药。现代研究表明,方中诸药除杏仁外,都能调节和改善体内免疫功能,故对过敏性鼻炎诱发的咳嗽变异性哮喘有良效。

### 3. 咽源性咳嗽从"润肺利咽、养阴止咳"而治

咽源性咳嗽常与急、慢性咽炎有关,患者常觉咽部不适、发干或黏痰缠喉,常作干咯,咳声浅表,甚则发生刺激性咳嗽。辨证多数为肺阴不足,咽喉失利。李乃庚常用经验方久咳桑桔饮治疗,主要药物桑叶皮、桔梗、大麦门冬、元参、知母、玉蝴蝶、炙百部、甘草等,以润肺利咽、养阴止咳。若呈呛咳且重者,加诃子肉、五味子敛肺降气;咽干舌燥明显者加生地、南沙参滋阴润燥;复感风邪,夹有表证者,加薄荷、马勃以祛风解表。临床上还常配合药物雾化吸入,能提高疗效。

### 4. 慢性支气管炎从"清温兼施"而治

小儿慢性支气管炎多见于营养不良、免疫功能低下的患儿,常感冒后久咳不愈,甚则伴有喘息痰鸣,早晚加重,夜间更为明显。慢性支气管炎以脾虚痰蕴为多见,鼻流浊涕,甚则腥臭时又为湿热之证,治疗用药常补中有清,清温兼施。李乃庚常选参苓白术散加减,药物有黄芪、党参、白术、山药、莲子肉、杏仁、薏苡仁、

细辛、鱼腥草、桔梗等,共奏益气健脾,宣肺通窍之功。其中细辛辛温,鱼腥草辛凉,同入手太阴肺经,既能去肺之陈寒,亦能清肺之宿热,开闭通窍,治鼻渊,疗痰饮,去久咳之潜因。

### 5. 治慢性肺炎重在扶正

迁延性肺炎和慢性肺炎常表现为久咳不愈,多见面色少华,精神倦怠,胃纳欠馨,多汗,咳声低沉,有痰不易咯出,舌苔薄净或淡黄腻,听诊肺部啰音长期不吸收。此时患儿多为长时间、大剂量使用过多种抗生素治疗,临床症状以正虚邪恋为特点,中药治疗不能以为其有炎症而再用寒凉之药,应重在益气养阴,鼓舞正气,再佐以祛痰之品。李乃庚常用久咳黄芪固本汤治疗,主要药物有黄芪、党参、枸杞子、五味子、炙百部、杏仁、焦楂曲、马兜铃、炙冬花、冬瓜子、甘草等。方中用黄芪、党参补肺脾之气,枸杞子、五味子养肺肾之阴。气阴双补,肺、脾、肾同治,正气来复,则病气可退。

## 【经验方】

### 1. 痉咳静片

组成:蜈蚣,炙百部,甘草等。

用法:上药制成片剂。6～12个月每服1片,1～3岁每服2片,4～6岁每服3片,每日3次。

功效:平肝解痉,镇咳化痰润肺。

主治:百日咳综合征证属肺逆顿咳者。

### 2. 芪灵清肺汤

组成:黄芪,灵芝,杏仁,辛夷花,五味子,大麦门冬,乌梅,地龙干,钩藤,甘草等。

用法:水煎服,每日1剂。

功效:益气固表,解痉润肺。

主治:小儿咳嗽变异性哮喘证属表虚不固、肺失清润者。

### 3. 久咳桑桔饮

组成:桑叶皮,桔梗,大麦门冬,元参,知母,玉蝴蝶,炙百部,甘草等。

用法:水煎服,每日1剂。

功效：润肺利咽,养阴止咳。

主治：咽源性咳嗽证属肺阴不足、咽喉失利者。

### 4. 保尔泰

组成：山奈,甘松,冰片,藁本,菖蒲,荜拨等。

用法：制成香囊荷包,随身携带,时时嗅闻。

功效：芳香辟秽,醒脾通窍,增强体质。

主治：小儿体虚易感,厌食,纳差,泄泻等。

### 5. 久咳黄芪固本汤

组成：黄芪,党参,枸杞子,五味子,炙百部,杏仁,焦楂曲,马兜铃,炙冬花,冬瓜子,甘草等。

用法：水煎服,每日 1 剂。

功效：健脾补肺,益肾止咳。

主治：小儿慢性肺炎证属正虚邪恋、肺脾不足者。

## 主要论著

李乃庚.玉露散治疗小儿暑热泻 175 例小结.山东中医杂志,1985,(5)：17～18.

李乃庚.小儿外治疗法.天津：天津科学技术出版社,1989.

李乃庚.小儿久咳辨治琐谈.江苏中医,2000,(6)：1～3.

李乃庚.感冒病名史话.光明中医,2001,(2)：8.

盐城市

李乃庚

# 陈福来

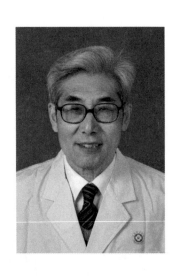

················ 【 个人简介 】················

陈福来,男,1943年出生,江苏省盐城市人。江苏省盐城市中医院主任中医师,南京中医药大学兼职教授、博士研究生导师,江苏省名中医。曾任江苏省中医学会肝胆专业委员会委员,盐城市中医药学会理事。第五批全国老中医药专家学术经验继承指导老师。

从事中医内科及肝胆内科临床工作50余年,学术造诣高深,临床经验丰富。擅长采用中西医结合的治疗方法治疗急慢性肝炎、脂肪肝、肝硬化、胆囊炎、胆结石等内科疾病,尤其对重症肝炎、顽固性肝硬化腹水及内科疑难病症的诊治有独特的疗效。自制"益肝冲剂"治疗肝炎后肝硬化的静脉高压、低蛋白血症疗效显著,并获市科技进步奖。先后在省级以上刊物发表医学论文20多篇,参编《中医病历书写规范》《中医病历手册》。多次受省、市卫生部门的表彰,获市"白求恩式医务工作者"称号。

**1. 病毒性肝炎宜慎用"养阴"**

养阴是中医治疗阴虚证之大法,在病毒性肝炎的治疗临床也常用此法,然而陈福来认为必须运用得当,才能提高疗效。

**(1) 忌过早使用:** 病毒性肝炎之病因,中医学认为主要是湿热之邪,尤其是见有明显黄疸者,早在《素问·六元正纪大论》中即已指出:"溽暑湿热相薄……民病黄疸而为胕肿。"即使无黄疸之患者,根据临床辨证,亦大多有湿热之症。因此,清利湿热已成为治疗本病之基本法则,湿去热清,其病即可逐渐向愈。然湿性黏腻重浊,与热相合,常非短时间所能尽祛。《丹台玉案》谓:"湿得热而益深,热因湿而愈炽,二者相助而相成,愈久愈甚者也。"故于湿热未清之时,不可早用养阴,阴药滋腻柔润,用之过早则助湿留邪,多致病情反复。

**(2) 忌滥用滋腻:** 病毒性肝炎有的病程迁延,临床证型亦较多,其中有表现为肝肾阴虚者,医者则投以滋养肝肾之品,习惯用方多以一贯煎加减。从一贯煎方药组成(生地、沙参、麦门冬、当归、枸杞子,川楝子)而言,对舌红少苔、脉象细弱或虚弦之肝肾阴虚,肝之疏泄条达失常,以致肝气横逆,胁肋疼痛之证用之较为合拍。慢性肝炎患者,阴虚肝郁固然可见,然而从其传变规律,肝病久延,由肝传脾,以致肝脾失调,乃临床常见证型。肝郁生热,脾虚不能化湿,湿热内蕴,又是导致病情活动的主要因素,是故纳减、腹胀、胁痛、口苦、尿黄是慢性活动性肝炎之常见症状。因此,养阴药中的地黄、枸杞等阴柔滋腻之品必须慎用。如一贯煎诸多方剂书中均明确指出,方中滋腻之品较多,对于兼有痰饮或湿滞者均不相宜。对于脾虚胃弱、纳运功能较差之患者,即使伴有肝肾阴虚,亦先调其脾胃,脾胃纳运不复则阴药难以收功。慢性肝炎肝郁日久,又常伴有不同程度之气血瘀滞,气血贵乎流畅,行气活血亦是临床治疗慢性肝炎不可忽视的方法之一,阴柔滋腻药用之不当,亦有碍于气血之流畅。于是病毒性肝炎至慢性阶段,病机较为错杂,证情每多虚实互见,须"谨守病机,各司其属",切忌对症情不加详辨而滥用阴柔滋腻之品。

**(3) 宜用清养、酸甘、甘淡之药:** 在病毒性肝炎病变过程中,随着所感湿热之邪轻重不同,或患者素体偏于阴虚,或在治疗中温燥药使用太过等,导致阴伤者常可见到。如急性期患者,因热邪偏重或湿从热化以致阴津被耗,症见舌红少津、口干唇燥,或胃不知饥,食不甘味等。对此类证候,宜多采用清养之品,如沙参、石斛、花粉、茅芦根之类。或佐以乌梅、麦门冬等酸甘药,养胃以生津,即使湿热未清,用之亦多无碍。慢性期患者之阴伤,据临床所见以肝阴不足为多,亦可累及于肾,症见失眠、头昏、肢酸乏力、肝区隐痛,或两目干涩、视力模糊等,用酸甘药如酸枣仁、乌梅、白芍、木瓜、甘草等。若兼有腰酸,甚则梦遗等肾阴不足、阴虚火旺之象,则配合六味地黄加减,补而不滞,寓泻于补。

至于甘淡药之运用,临床多用于湿热久羁,脾阴受耗,而症见倦怠乏力,纳减腹胀,大便秘结或溏而不爽,舌干少津,脉弱而数。常用药有太子参、山药、薏苡仁、扁豆等,有时亦配以乌梅、木瓜等酸甘药。药虽甘淡,然而其功非浅。兼有湿热者,清化湿热之品亦可加用。

脾阴不足在病毒性肝炎急、慢性患者中均可见之,在辨证中常易被忽视,或以胃阴不足论治,或以肝阴不足概之,往往治疗少效,延久可致诸脏失养,故不可不重视。

### 2. 脏腑升降为治病关键

《素问·六微旨大论》谓:"非出入,则无以生长壮老已。非升降,则无以生长化收藏。"陈福来认为升降出入是脏腑功能的基本形式。肝肺相制,一升一降;脾胃相合,升清降浊;心肾相交,水升火降。中焦脾胃是升降运动的枢纽。脏腑升降一旦失常,机体即易产生多种疾病,调整脏腑功能,使升降复常,出入有序,在治疗上具有重要意义。在临床治疗中,脏腑升降主要可以归为八法。

**(1) 肃肺平肝法:**肝主升发,肺主肃降。若因内外诸因导致肺降不及或肝之升发太过,皆可致病。此法即是用于肺失肃降,肝气上逆所致的各种证候。诸如咳嗽,气急,胸痛,胁肋作胀,甚则头痛目眩,舌苔薄白,脉象弦劲,治以肃肺降气平肝。陈福来常用药物苏子、杏仁、代赭石、香附子、旋覆花、枇杷叶等。若因肝经气火上冲,肺失清肃,络伤血溢,而见咳血,衄血,舌苔薄黄,舌质红,脉象弦数者,治以清肝肃肺宁络。药如桑叶、牡丹皮、黄芩、栀子、青黛、海蛤粉、藕节、白茅根等。

**(2) 开降肺气法:**肺位最高,有为五脏六腑"华盖"之称,下与大肠互为表里,大肠职司传导,肺气失于宣降,每致大肠传导失职,以致腹胀,便秘,前人称之为"肠痹",开降肺气,主要为此而设。叶氏《临证指南医案》中运用颇广,常以紫菀、杏仁、瓜蒌皮、枳壳、桔梗、郁金、枇杷叶等药为首选,开降上焦肺气,上窍开泄,下窍自通矣。开降肺气,不仅可以宣通大肠气秘,若见小便不通,临床亦可采用前人喻之谓"揭壶揭盖"法,肺气宣通,水道得以通调,则小便自利。

(3) **泄肝和胃法**：本法主要用于肝气横逆,胃失和降,症见脘胁疼胀,嗳气,食少,甚则呕吐泛酸,舌苔薄白或薄黄微腻,舌尖边或见红赤,脉象弦滑,治拟泄肝和胃。陈福来常用方药左金丸、金铃子散、青皮、白芍、陈皮、制半夏、煅瓦楞等,泄肝之邪,和降胃气。

(4) **健脾升清法**：脾宜升则健。脾气虚弱,清阳之气不得上升,既可见头痛、耳鸣等上窍不利诸症,又可见肠鸣、腹胀、久泄、脱肛等脾气下陷之候,治拟益气健脾升清。首选东垣补中益气汤,药用党参、黄芪大补元气,白术健脾,陈皮和胃,佐以升麻、柴胡升举下陷之清气,当归助诸药以和血脉,脾气得升,则下陷之症自可向愈。

(5) **和胃降逆法**：胃宜降则和。胃失和降,气机反而上逆。临床主要表现为呃逆,嗳气,呕吐等,和胃降逆即是为此而设,常随证情之虚实寒热而选用旋覆代赭、橘皮竹茹、丁香柿蒂等汤,和降胃气,以平冲逆。

(6) **苦降辛通法**：此法主要用于湿热蕴阻中焦,脾胃升降失常,以致脘痞腹胀,食少泛恶,甚则呕吐泻痢,舌苔黄腻或底白罩黄,即以此法泄热化湿,升降气机。常用王氏连朴饮为其代表方,仲景半夏、生姜、甘草三泻心汤亦可随症选用。其治稍有不同,王氏方主要为湿热蕴阻中焦,着重于祛邪,仲景方原为伤寒误下里虚,邪热内陷,气机痞窒而设,但其治法均属苦降辛通,从中而治,泄中有开,通而能降,为升降中焦常用之方。

(7) **交通心肾法**：心肾失交,水火不济,是心肾两脏病理变化的机制之一,肾水不能上济心火,心火不能与肾相交,临床主要表现为心烦不寐,或伴梦遗精泄,治宜交通心肾,燮理阴阳。交泰丸、黄连阿胶汤二方为陈福来临床所常用。前方以黄连、肉桂交通心肾;后方主治阴虚火旺、心肾不交,阴阳交泰,水火既济,则寤寐自安。

(8) **温阳化气法**：本法是从改善脏腑气化功能而设。肾阳不足,膀胱气化功能失常,以致小便不利,常常运用温阳化气之法以助膀胱之气化,膀胱气化得司则小便自利;又如水肿患者,因三焦气化失常,决渎无权,而致尿少浮肿,陈福来亦常使用本法以助三焦之气化,使升降合度,水道通行,而奏消肿之功。常用方如五苓散、苓桂术甘汤等,前方主要助膀胱之气化,后方乃主中阳不振,脾虚水湿内停,以之温通阳气,健脾化湿行水;又如真武汤治疗肾阳不足,少阴腹痛,水气内停以致悸、眩、惕诸症。总之,本法主治阳不化气,水液内停而致的种种证候。

························ 【临床经验】 ························

### 1. 治复发性尿路感染分为 4 型

复发性尿路感染是指 1 年内发生 3 次或 3 次以上的尿路感染,陈福来将该病主要分为湿热内蕴、肾虚湿热、中气下陷、肝气郁结 4 型。

(1) **湿热内蕴**:症见发热,尿频,尿急,尿痛,小便混浊,或见肉眼血尿,小腹胀痛,有下坠感,舌红,苔黄腻,脉数实。尿常规:白细胞(＋＋～＋＋＋),红细胞大量。此为湿热内蕴下焦,热伤血络,气机阻滞,不通则痛。该型以年轻已婚女性为主,常与个人卫生不良、性生活不洁、过频有关。治以清利下焦湿热为主,佐以理气。方选八正散加减,常用药物有车前草、蒲公英、半枝莲、白花蛇舌草、瞿麦、焦栀子、六一散、薏苡仁、乌药、郁金。

(2) **肾虚湿热**:症见腰酸乏力,无发热,尿频、尿急、尿痛症状轻度,舌红,苔黄腻,脉濡数。尿常规:白细胞(＋～＋＋＋),红细胞少量～大量。证此为肾虚湿热内蕴,以青年和老年女性都可见,病程较长,反复发作迁延,治疗时要区分湿热和肾虚的轻重缓解,权衡用药。治以清湿热,培补肾元为主,佐以活血化瘀。方用知柏地黄汤,桃红四物汤加减,常用药物有知母、黄柏、黄芩、生地黄、山茱萸、牡丹皮、山药、茯苓、泽泻、杜仲、桑寄生、续断、桃仁、红花、赤芍等。

(3) **中气下陷**:症见神疲乏力,饮食乏味,下腹坠胀感明显,舌淡,苔薄,脉弱。该型以老年女性多见,尿路感染反复发作,治疗后尿常规好转,白细胞、红细胞少见,继续使用抗生素治疗,但小腹坠胀感不见好转。此为中气不足,中气下陷。治以补益中气为主,湿热盛者可少佐清利湿热为主。方选补中益气汤加减。常用药物有黄芪、党参、白术、陈皮、炒柴胡、炙升麻、当归、黄芩、黄柏等。

(4) **肝气郁结**:症见尿频,尿刺痛,痛苦难忍,但尿常规等多项检查,基本正常,尤以中老年女性多见,舌淡红,苔薄白,脉弦细。此为肝气郁结。治以理气解郁,方以逍遥散或越鞠丸加减。常用药有香附子、川芎、醋柴胡、当归、白芍、茯苓、白术、炙甘草,如化热酌加牡丹皮、栀子。

## 2. 治顽固性蛋白尿分为八法

**(1) 清利湿热法：**此法为治疗顽固性蛋白尿的常用方法之一。症见腰部稍不适,苔黄腻,舌红,脉尚有力。方以二妙汤加减。常选用黄芩、白茅根、白花蛇舌草、生薏苡仁、蒲公英、车前草、荠菜花、荔枝草等清利而不甚苦寒的药物,便于长期服用,而无苦寒伤中之弊。

**(2) 宣化湿浊法：**适用于常见乏力,纳少,微恶心,苔白厚腻,舌淡白,脉濡滑患者。方以三仁汤合平胃二陈汤加减。常用生薏苡仁、制半夏、厚朴、陈皮、白蔻仁、砂仁、苍术、白术、枳壳、木香等药物。

**(3) 活血化瘀法：**适用于久病多瘀慢性肾炎患者,病程较长,多兼夹血瘀为患,常见舌暗,脉细涩。方以桃红四物汤加减。常用桃仁、红花、当归、川芎、赤芍、丹参、茜草等药物。

**(4) 虫类通络法：**慢性肾炎主要由于免疫亢进引起,肾小球微血管闭塞不通。药理研究显示,虫类药物具有抗感染、改善微循环作用,合理配合使用虫类药物是提高疗效的重要方法。在选用一般药物效果欠理想时,常选用僵蚕、全蝎、地龙、露蜂房等虫类药物。

**(5) 补肾法：**适用于慢性肾炎患者常见腰酸、乏力,偏阴虚者见口干、烦热、舌红、脉细数;偏阳虚者见畏寒、浮肿、性欲减退、舌胖大、脉无力。偏阴虚者以六味地黄汤加减,药选生熟地、枸杞子、山药、山茱萸、茯苓、牡丹皮、功劳叶、女贞子、旱莲草等;偏阳虚者,以金匮肾气丸加减。药选续断、菟丝子、杜仲、桑寄生、淫羊藿、紫河车等温而不燥的药物。

**(6) 补脾法：**适用于临床表现乏力明显,纳差,舌淡,脉细无力。方以四君子汤加减。选生黄芪、党参、淮山药、太子参等药物,补气固摄,以防精微下流为蛋白尿。

**(7) 收涩法：**适用于临床表现为乏力、腰酸、舌淡、苔薄白、脉细等以虚证为主,可配伍涩法以减轻患者的蛋白尿。方以水陆二仙汤加减。药选金樱子、莲子肉、芡实、菟丝子、淮山药、木瓜等药物。

**(8) 解表法：**适用于症见恶寒,发热,咳嗽,咽痛,浮肿突然加剧,蛋白尿量增加,脉浮等症。风寒者以荆方败毒散加减,药选荆芥、防风、桂枝、苏叶、桔梗等;风热证以银翘散加减,药选金银花、连翘、芦根、桔梗、生甘草、牛蒡子、薄荷、蚤休、蜀阳泉等。短期运用,表证解后,则停用。

### 3. 治肝胆疾病从肺而论

**(1) 疏表宣肺治急性病毒性肝炎**：急性病毒性肝炎，中医认为多由湿热毒邪所致，其病变初期，既可有纳呆、厌油、恶心欲吐，或脘痞、胸闷、胁痛等脾胃湿困、肝胆郁滞的见症，往往又有畏寒发热、浑身困楚等卫表证候，故应在运脾化湿的同时，加用疏表宣肺之法。因此，陈福来常选用三仁汤合甘露消毒丹化裁进行治疗。

**(2) 宣肃肺气治肝硬化腹水**：肝硬化腹水隶属于中医"臌胀"范畴，病变虽在肝，但其腹水的形成与脾失健运，肝失疏泄，肺失宣肃，水道失于通调，肾失开合，膀胱气化不利，水湿停而不化有关。初期腹水，调肝理脾化湿虽可收效，但陈福来认为对待湿热蕴结，清浊相混，三焦气化不利之肝硬化肝功能失代偿之患者，如适当加用杏仁、枳壳、桔梗、前胡等宣肃肺气之品，从肝脾肺三脏同治，有时收效可更为显著。

### 4. 遵循规律治慢性重型肝炎

慢性重型肝炎是肝病中危重症之一，临床主要表现黄疸、腹水，甚则出血、昏迷等。陈福来在临证中采用中医综合分析、辨证施治的方法，寻找其辨治规律。

**(1) 肝病传脾、脾虚湿热蕴结为本病发生的潜在因素**：肝病传脾，是肝炎演变过程中主要之病理变化。脾虚不能化湿，湿郁化热，湿热蕴结(免疫机能紊乱，病毒持续感染)，又是导致病情活动的主要病理因素。随着慢性肝炎的活动或肝炎后肝硬化活动期(肝功反复损害，谷丙转氨酶、血清胆红素长期或反复增高)，患者临床上则出现食欲下降，恶心呕吐，脘腹作胀，大便不调，尿黄，目黄等症。若病情继续发展，黄疸加深，消化道症状加重，即有可能发展为慢性重型肝炎。利湿清热，健脾疏肝是解决本期矛盾的主要治则。利湿临床上常常选用茯苓、薏苡仁、六一散、车前子等；清热则多以黄芩、山栀、蒲公英；健脾疏肝则太子参、白术、柴胡、青皮等为常用药。过于苦温燥湿、苦寒攻下、滋腻柔润、甘湿壅补之品均应慎用。利湿要不伤阴，清热要不损阳，补益要不滞脾，以求湿利热清，脾气健运，肝木得其条达之性。

**(2) 肝复失疏泄、脾胃益伤、湿热邪毒炽盛乃本病的主要病机**：脾虚湿热蕴结，复致肝木失疏，肝木失疏，脾胃益伤。胃司受纳，脾主运化，胃伤纳谷无权，脾伤运化失司，则恶心呕吐加重，脘腹作胀增剧。脾运受伤，后天之本亏乏，正气不足以御邪，湿热邪毒炽盛，则黄疸不断加深，小便黄赤量少，脘腹胀大(肝功严重损害,肝细胞坏死),本病的种种证候均现。清热解毒以祛邪为本期的主要治则,运脾和胃疏肝,调整脏腑功能亦不可忽视。清热解毒则多以黄芩、黄连为主;腑气壅滞,大便秘结或溏垢不爽,湿热邪毒蕴结,大黄、山栀、茵陈(菌陈蒿汤)亦是临床经常选用之方药,顿挫邪势以减其湿热邪毒。运脾和胃疏肝,调整脏腑功能乃安内之治。运脾则多以木香、枳壳、大腹皮类;和胃则半夏、陈皮为常用药,呕吐较甚者可加蔻仁、吴萸,合黄芩、黄连又具苦辛通降之治;疏肝仍以柴胡为主,柴胡、黄芩、半夏(柴胡剂)肝胆同治,为《金匮要略》治黄疸之又一方。该期治疗退黄至关重要,茵陈蒿汤、柴胡汤均系仲景之退黄方。苦寒清热利湿解毒固然祛邪,然而亦不可施之太过,因慢性重型肝炎之患者,正气已不足,顾护脾胃功能需时刻注意之,"有胃气则生,无胃气则死"。临床常常见到邪气未去,而正气已大伤者。护胃扶正离不开参、术,陈福来在临床中还喜用苡仁,常以大剂量用之,炒用则健脾,生用则利湿,药虽平淡,用之得当,则其功非浅。本期之治疗乃决定该病预后转归好坏之举。

**(3) 湿浊弥漫蒙蔽清窍,或邪热炽盛扰乱心神、耗血动血,病变蜂起:**湿热邪毒炽盛,病情不断发展,随着患者机体阴阳盛衰的变化,则又会出现湿浊弥漫、蒙蔽清窍,或邪热炽盛、扰乱心神、耗血动血的不同病理变化。湿浊弥漫,蒙蔽清窍,患者最初表现为精神倦怠,昏沉欲睡,继则进入嗜睡昏迷(肝性脑病——湿浊弥漫型)。热毒炽盛,扰乱心神,初起表现为心烦不,进则躁扰不宁,神昏谵语相继而来(肝性脑病——热毒炽盛型)。热郁中焦,胃络受损,络伤血溢,则又会呕血、便血(并发消化道出血)。营血为心所主,热邪炽盛、脉络受损、热炽阴伤,出血发斑诸症则接踵而来(合并DIC的形成),病变蜂起。湿浊弥漫,蒙蔽清窍者,当以化湿浊,醒神开窍,可选菖蒲郁金汤加减,辅以至宝丹化服(昏迷难以口服,可采用鼻饲)。热毒炽盛扰乱心神,以至神昏谵语者,治当清热解毒为主,可选黄连解毒汤加减,辅以安宫牛黄丸化服。热伤胃络,呕血便血,当清热泻火,凉血止血。呕血为主者,仲景泻心汤乃常用方;出血发斑,多以犀角地黄汤化裁。本期治疗较为棘手,当采取中西医结合,综合措施,密切观察病情变化。

**(4) 湿浊邪热蕴结、气血瘀郁、肾失开合、肺之治节失常为本病加重及危象发生的主要原因:**湿浊邪热蕴结,气血运行障碍,以至肾之开合失司(肾功能损害、肝肾综合征形成),则是导致病情加重的原因之一。肾失开合,患者由尿少,甚至形成尿闭、脘腹胀大如鼓,恶心呕吐频繁,病情加重,可因尿少、邪毒内闭以至昏谵。慢性重型肝炎病至危象时,患者不仅昏迷不醒,同时常伴有喉中痰鸣,呼吸深沉或迫促,甚则出现浅表呼吸,此乃湿浊邪热不得外泄,肺之治节失常(水、电解质紊乱,酸碱平衡失调、脑水肿、继发性肺水肿形成)。肺主气,司呼吸,湿浊邪热内蕴,肺之治节失常期喉中痰鸣,呼吸节律发生变化。若出现浅表呼吸,则反映肺主气之功能将丧失。随着肺肾功能丧失,肝功能的衰竭,常致不救。湿浊邪热蕴结,气血瘀郁,肾失开合之治,当以泄浊为主,佐以活血以调节肾之开合。泄浊不外乎大黄,肾阳被阻者可配合少量肉桂以通阳化气,同时具有活血通脉之功,若要加强活血通关利尿之力,还可选用琥珀粉、沉香粉等适量调服。湿浊得以下泄,气血运行复常,肾之开合得司,亦有可能使病情转逆为顺。湿浊邪热不得外泄,肺之治节失常,初期治疗多以肃肺开闭为主,药如杏仁、桔梗、前胡、葶苈子、黄芩、鱼腥草等。如呼吸浅表,肺主气之功能丧失,即当益肺收敛耗散之气,参、麦、五味急投;若见肾虚阳气有不固之象,又当结合参附汤,肺肾两固之,以尽医者之力。

### 5. 中西结合全面考察治乙肝携带者

**(1) 从舌、脉、体型辨别个体差异:**陈福来认为乙肝病毒携带者虽无临床症状,但携带者的舌象、脉象乃可以反映其个体脏腑气血的虚实,体型的不同亦可以反映其个体的素质与禀赋。基于此,对待乙肝病毒携带者之论治,多从其舌、脉、体型辨别其个体内在脏腑阴阳气血的潜在性不足。舌淡体胖脉弱者,阳气虚弱为多;舌体皮小而薄,乃阴血不足之象。气虚者以黄芪、党参等补之;血虚者以当归、川芎、芍药、地黄(四物汤)等养之;阳虚者以巴戟天、仙灵脾等温之;阴虚者以枸杞子、黄精等滋之。在补益阴阳气血各自潜在性不足的基础上,结合舌苔,随着邪已内化的性质或佐以化湿,或佐以清热,或佐以解毒分别治之。体型体质的不同,在用药治疗上亦有所差异,色白体型肥胖者,多痰湿,多气虚、气虚痰湿重者,常参以党参、白术、茯苓、陈皮、制半夏、甘草(六君子汤)等健脾化痰湿;形体瘦长,面色青苍者,多火热,多阴虚,习惯上谓之"木火体型",治疗上常参以清肝养肝之品,如牡丹皮、山栀、黄芪、柴胡、生地、白芍、甘草等。

**(2) 从年龄、性别掌握生理特点:**机体的发育及抗病力的强弱,随年龄的大小而有所不同。小儿及成人对病邪的易感性及感邪后疾病的发生发展情况也常常有别。中医认为小儿脾常不足,故对小儿乙肝病毒携带者之治疗,陈福来多以健脾为主,常用参芪白术散加减。成人乙肝病毒携带者,常与肝脾肾三脏功能的内在亏虚有关,随着男、女性别的不同以及生理差异等,其论治亦各有所侧重。中医有谓"男子肾无不亏",此说虽不足立论,但对男性成人乙肝病毒携带者舌、脉等有关方面细心体察,确以肾虚为多见。故陈福来对男性成人的治疗,常以益肾为主,药如淮山药、山萸肉、巴戟天、桑寄生等。"女子以血为本,以肝为先天"及"女子肝无不郁"等说,是从妇科方面立论,但亦反映了女子的生理特点。因此对待成人女性乙肝病毒携带者之论治,多以养血疏肝为主体,方选逍遥散加减。男、女乙肝病毒携带者,以其肝肾不足的机理均可累及于脾。肝虚木不疏土,肝郁脾失健运,可致脾虚;肾虚阳气不足以暖土亦可致脾虚。脾为后天之本,气血生化之源,先天之本肾有赖于后天脾所运化的水谷精微的充养,脾虚又会导致肾虚,脾虚气血生化之源不足,"土不荣木"则肝愈虚。故成人乙肝病毒携带者肝、脾、肾三脏功能的内在亏虚,常相互影响,以致抗病能力日趋低下。病毒长期携带,病情隐性发展,一旦发病即表现为乙肝后期肝硬化,甚至原发性肝癌者。

**(3) 中西结合,立足于中:** 无症状乙肝病毒携带者之论治,除了从中医舌象、脉象、体型、体质等整体辨治外,尚需结合西医学实验室检查方法病原学、病理学、免疫学等。西医学认为乙肝病毒携带者,其免疫耐受和 T 细胞功能一般均属低下,抑制或清除乙型肝炎病毒及调整机体免疫功能是目前治疗乙型肝炎的两大关键。根据中医藏象学说中脾肾功能的有关现代研究,证实其与人体免疫系统的功能关系较为密切,故对待乙肝病毒携带者之论治,在中医整体辨证的情况下,为了提高机体免疫功能,目前以健脾益肾立法较为多见。有用补中益气汤加减扶正达邪;有用补肾为主、清化为辅,改善机体的免疫功能,抑制乙肝病毒的复制;还有认为病毒复制期的病例应重用甘寒凉血解毒,非病毒复制期,保护性抗体反应差者可重在健脾益肾。总之,健脾益肾,扶助正气,对提高机体免疫功能有一定的作用。对于免疫耐受、自身反应性差者,临床治疗中在清化、补益的基础上加用温阳、通阳的肉桂、桂枝等,有时可取得一定疗效,可能与温阳、通阳药和补益剂合用有促进机体免疫、提高 T 细胞免疫活性作用有关。随着乙型肝炎防治工作的不断深入,不少学者对清热解毒化湿等中草药做了实验研究,其中如大黄、贯众、连翘、虎杖、败酱草、山豆根等对乙型肝炎病毒表面抗原具有一定的抑制作用,这类药在中医临床中多属于祛邪类的药物。扶正与祛邪是中医治疗上的两大法则,如何治疗乙肝病毒携带者,也不在这两大法则中寻求,目前多半认为扶正与祛邪并用效果较好。

**1. 益肝颗粒**

组成：丹参 30 g，红花 6 g，川芎 6 g，山楂 10 g，黄芪 30 g，党参 15 g，白术 10 g，鸡内金 6 g，香附 10 g，木香 10 g，三棱 10 g，莪术 10 g，猪苓 10 g，泽泻 10 g，金钱草 15 g，茵陈 15 g。

用法：上药制成颗粒剂，每次 20 g，每日 3 次开水冲服。1 个月为 1 个疗程，连服 3 个月。

功效：活血养肝，益气健脾，消癥散积，清热利湿。

主治：肝炎后肝硬化门静脉高压、低白蛋白血症。

方解：方中丹参、红花、川芎、山楂活血养肝；黄芪、党参、白术、鸡内金益气健脾；香附、木香理气消胀；三棱、莪术消癥散积；猪苓、泽泻利水渗湿；金钱草、茵陈清热利湿。本方通过提高机体免疫功能，对慢性乙肝病毒抑制和清除也有一定作用。

**2. 退黄汤**

组成：茵陈，黄芩，大黄，苍术，柴胡，赤芍，六一散。

用法：上药煎汤，日服 2 次。

功效：清热利湿退黄。

主治：病毒性肝炎高胆红素血症。

方解：方中以茵陈、大黄为主药，茵陈清湿热，利胆退黄，大黄不仅通腑利胆退黄，同时还具有清热解毒，凉血消瘀的作用，可抑制乙肝病毒的复制；苍术燥湿而解脾胃为湿所困，与大黄互用亦可制大黄苦寒泻下之峻；柴胡疏肝胆之郁滞，可加强胆红素的排泄；黄芩清肝胆之邪热，能减轻肝脏的炎性变，降低血清谷丙转氨酶；赤芍凉血活血而化瘀，为治疗"瘀热在里"血脉瘀滞而致发黄之要药；六一散清热利湿，可使血中胆红素不断从小便排泄。前人谓"诸病黄家，但当利其小便""治湿不利小便，非其治也"。

加减：若头重身困，恶心呕吐明显，加藿香、陈皮、制半夏、白蔻仁化湿和胃止呕；食少脘胀，具有明显消化不良，加谷麦芽、焦楂曲、鸡内金以化食消导；大便溏稀，小便黄少，加茯、猪苓、泽泻以利湿分消前后。慢性活动性肝炎及活动性肝硬化患者,黄疸消退后,据病情进行辨证,转用调养肝脾,活血化瘀等法继续治疗。

## 主要论著

陈福来,王忠风.急性黄疸型肝炎的辨证施护,江苏中医杂志,1984,(5):25～26.

陈福来,徐璟毅,袁以红.柴平汤加减治疗病毒性肝炎 105 例疗效观察,江苏中医,1988,(1):12～14.

陈福来.病毒性肝炎治疗中养阴药之运用体会,江苏中医,1988,(3):5～6.

陈福来.无症状乙型肝炎病毒携带者的论治思路与方法,长春中医学院学报,1993,9(3):5.

陈福来.慢性重型肝炎辨治规律,光明中医,1997,(6):10～12.

陈福来,李国安,袁以红.退黄汤治疗病毒性肝炎高胆红素血症 115 例,辽宁中医杂志,1997,24(3):116.

陈福来.肝胆病从肺治疗体会,南京中医药大学学报,1999,15(3):172.

## 参考文献

[1] 李梅,陈兰,翟金海,等.陈福来教授治疗顽固性蛋白尿 8 法,长春中医药大学学报,2012,28(3):455.

[2] 陈兰,翟金海.陈福来教授辨治复发性尿路感染经验,长春中医药大学学报,2012,28(5):801.

[3] 陈宏宽.陈福来脏腑升降八法之临床运用,江苏中医药,2014,46(6):65～66.

盐城市 陈福来

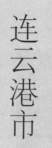

连云港市

# 赵化南

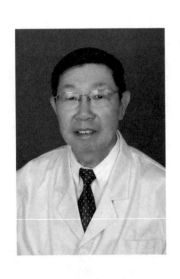

赵化南,男,1942年出生,江苏省连云港市人。江苏省连云港市中医院主任中医师,南京中医药大学兼职教授。江苏省名中医。曾任连云港市中医院院长,江苏省中医药学会常务理事,江苏省中医药学会脾胃病专业委员会副主任委员,肾病专业委员会委员,《江苏中医药》杂志编委,连云港市科协委员,江苏省卫生厅中医药局中医工作专家咨询委员会委员,连云港市中医学会副会长。第五批全国名老中医学术传承经验工作指导老师。

从事中医内科临床45年,擅长治疗肾病、胃病、支气管炎等病症。参编《吴门曹氏三代医验集》《新编中医临证备要》《方药新悟》等著作,公开发表医学论文8篇。曾获"江苏省中医药系统先进工作者"称号。

## 1. 治急腹症宜急下之

赵化南在临床上重视应用"下法"治疗常见的急腹症,如急性阑尾炎、急性肠梗阻、胆道蛔虫症、胆石症、尿结石等,均效果颇著。

急性阑尾炎属于中医学的"肠痈"。赵化南根据《金匮要略》"肠痈者,少腹肿痞,按之即痛如淋,小便自调,时时发热……脓未成,可下之……大黄牡丹汤主之"的记载,对于单纯性或早期化脓性阑尾炎,每以该方为主,加红藤、败酱草、赤芍、白花蛇舌草等治疗。

急性肠梗阻发病的病机是肠道痞结不通,六腑失其通降之常,所以赵化南认为治疗肠梗阻时立足于通腑攻下,排除积滞以解除梗阻。一般的肠梗阻或偏于热结的,以大承气汤加理气活血之品如木香、槟榔、莱菔子、当归、赤芍、桃仁。药物剂量主张偏大些,大黄通常用 15 g 或更多。由于寒积内停的肠梗阻,症见脘腹冷痛,手足欠温,舌苔白腻,脉沉迟或弦紧者,常予三物备急丸温下之。赵化南通过多年的实践,体会到三物备急丸是治疗急性肠梗阻的有效方药。为了便于服用和掌握剂量,赵化南改原书蜜丸为胶囊,先研大黄、干姜为细末,再加巴豆(去油)研匀,装胶囊,每个含生药 0.3 g,成人每次服 2~3 粒,服后如大便不通,2~3 小时后再给 1 次。由于治疗剂量小,患者易于接受,泻下作用很强,用之得当,常可迅速取得良好的效果。如三物备急丸一时不备,可用单味巴豆霜 0.3 g配合辨证汤药内服,亦可取效。

胆道蛔虫病,历代医家多沿用乌梅丸(汤)治之,在安蛔止痛方面有较好的效果。赵化南通过临床实践,体会到在安蛔止痛的同时,配伍驱虫和通下法,药如乌梅、川椒、细辛、大黄、芒硝、使君子、槟榔、枳壳、木香等,不但止痛较快,而且常可排出蛔虫,赵化南认为这应当与大黄等药具有通腑利胆作用,能促使蛔虫自胆道排出有关。

胆囊炎和胆石症临床表现类似伤寒少阳阳明合病。若见黄疸者多属湿热发黄,赵化南每以大柴胡汤加减治之,药用柴胡、黄芩、大黄、枳壳、白芍、木香、芒硝、郁金、半夏等。服药后大便一通,腹痛等症状则随之减轻或消失。结合某些胆系疾病患者服用大黄就症状缓解,若停用数日则感到上腹胀痛不适,赵化南认为下法在胆囊炎和胆石症的治疗中起着重要作用。

泌尿系结石属中医"砂淋""血淋"范畴,多由湿热蕴结下焦,一般用清热利湿通淋法治之。当结石位于输尿管下段时或小溲癃闭滴沥时,赵化南在辨证方药中加用大黄、牛膝、枳壳等通下药,因势利导,以促进输尿管蠕动,有利于结石的排出。

关于急腹症中应用下法的时机与指征问题,赵化南认为由于急腹症具有发病急、变化快、病情重的特点,所以一旦确定诊断,必须争取时间及早治疗,急腹症用下法宜早不宜迟,注重逐邪,勿拘泥于"痞、满、燥、实俱全"之说。

常见急腹症所涉及的器官绝大部分属于中医学的"六腑"。"六腑以通为用",病理特点是"不通则痛",而急腹症的临床表现多是以"痛"为代表的"六腑不通"的症状。因此,及早应用通里攻下,以逐邪破积,使六腑复其通降之职,这是治疗急腹症的重要一环。

### 2. 慢性肾炎湿热病因多见

慢性肾炎属于中医的"水肿""虚劳病"范畴,其病程较长,患者体质一般比较虚弱,治疗本病以往通常强调扶助正气,但收不到预期的效果。这主要由于其病变过程中,常常存在着邪气的一面,如湿热夹杂证。许多医家认为湿热内蕴已成为整个慢性肾病治疗过程中的一个最严重的干扰因素。

赵化南认为在慢性肾炎的整个发病过程中,虽然脾肾虚损是其重要的病机和证候,但又始终不同程度地存在着邪气实的另一面,形成了正虚邪实、虚实夹杂的局面。这些邪气,有的来自外感六淫;有的是既病之后脏腑病理变化的产物。其中,湿热是贯穿肾小球疾病整个过程的主要邪气,也是导致慢性肾病延缠不愈和恶化的重要因素。中医学的辨证论治思想认为,当邪气对于疾病的发展起着决定性作用时,只要正气不甚虚,就应及时地清除这些邪气,治疗这些夹杂证,才能达到邪去正安的目的。临床治疗慢性肾病常见的湿热证时,赵化南根据湿热邪毒侵犯脏腑和三焦部位的不同,以及药物功能、归经的不同,分别应用疏风清热解毒、清热化湿、清热利湿、清热活血、扶正解毒等方法。

清热药治疗慢性肾病湿热证的疗效是肯定的,赵化南认为其机制是应该主要不是直接通过"杀菌、抗感染"而起作用的。因为慢性肾病是由多种原因引起的免疫性炎性疾病。白花蛇舌草、鱼腥草可提高吞噬细胞的功能。金银花、连翘、蒲公英、紫花地丁、黄柏等清热解毒药有减毒解毒、抗炎抗渗出作用。总之,清热药治疗肾病湿热证的机制比较复杂,是通过多个途径发挥作用的。

---························ 【 临床经验 】 ························---

### 1. 治慢性胃炎分为三法

**(1) 辛开苦降法:** 又称苦辛通降法、苦降辛通法,是将苦寒与辛温两种不同性味的药物配伍合用的一种治法。其药理功能主要在于调理脾胃气机升降,辛温宣通理气,苦寒清泄胃热,寒热并用。常用方剂有半夏泻心汤、左金丸。

半夏泻心汤临床上常治疗慢性胃炎患者常见心下痞胀、食少呕恶、舌苔薄黄而腻、脉弦等症状,此乃寒热互结为"胃痞"。赵化南常用半夏泻心汤加减治疗这类证候。方中取半夏、干姜散结消痞,和胃降逆,黄连、黄芩苦降泻热,或佐以党参、大枣、炙甘草。临证应用时酌加陈皮、炒枳壳理气和胃,胃酸多加海螵蛸、浙贝母;痞胀甚者去党参或用太子参,另加木香、砂仁;胃热偏盛加蒲公英、仙鹤草。

左金丸由黄连、吴茱萸按6∶1剂量配制而成。此方功能辛开苦降,泻肝火,清胃热。赵化南用此方治疗慢性胃炎、胃食管反流病症见胁肋胀痛,嘈杂吞酸,口苦嗳气,舌质红苔黄者,并常将此方与四逆散合用,疏肝和胃泄热,其效更好。反酸甚者酌加海螵蛸、煅瓦楞子、浙贝母。具体应用时黄连与吴茱萸剂量之比不拘于6∶1,视每个患者之寒热偏盛而定。

**(2) 调补脾胃法:** 赵化南认为慢性胃炎中脾胃之虚主要表现在脾气虚与胃阴虚。脾气虚在慢性胃炎中并不少见,表现为纳呆,乏力,上腹不适,舌质淡,脉细弱。赵化南常用香砂六君子汤,于临证应用时常加麦芽、鸡内金、蒲公英、仙鹤草。脾胃虚寒者用香砂理中汤加味。慢性胃炎表现为胃阴不足者,临床约占该病十之一二,常见原因为素体阴虚、内伤杂病损及胃阴以及长期服用某些中西药物损伤胃阴。赵化南认为此类胃炎的辨证以口干食少,舌质偏红少苔为其要点,常用沙参麦门冬汤加减。临证可配伍石斛、白芍、乌梅、麦芽、炙甘草取酸甘化阴之义。阴虚火旺胃脘灼热者酌加黄连、蒲公英;气滞者加佛手、香橼、绿萼梅等;兼见气虚者可配黄芪、太子参、山药、薏苡仁、白术。

**(3) 活血通络法:** 赵化南认为在慢性胃炎的辨证中还要辨明邪在气分或血分。《临证指南医案》云:"初为气结在经,久则血伤入络。"慢性胃炎病程较长者,尤其是慢性萎缩性胃炎患者常见日久不愈,痛有定处,形体消瘦,舌质紫暗等瘀血征象。另外,慢性胃炎患者中经常饮酒的人多见血瘀证,所谓"向日好饮,胃中必有宿瘀"是也。赵化南常用失笑散、丹参饮以活血通络,行气止痛,酌加炙乳香、炒延胡索、赤芍、红花等,此外根据辨证,分别配伍益气、养阴、行气之品。

赵化南认为慢性胃炎用药宜微温、微凉,以平为治,慎用苦寒、峻猛之剂,恐其败胃伤气。用黄连一般不超过 5 g,吴茱萸用量不超过 3 g,干姜用量 6 g 左右。蒲公英味苦甘寒,其性平和,清胃热而不伤胃,在临证时常配伍应用于各型胃炎,用量 30 g 左右,用其带根鲜品效更好。

根据长期临床观察,赵化南认为萎缩性胃炎属于久病脾胃气虚,血瘀郁热而致胃体失养所致,治宜调补脾胃,活血解毒,常用参术健胃汤加减。药物组成:党参、白术、白芍、炙甘草、薏苡仁、砂仁、丹参、红花、黄芩、仙鹤草等。邪热重加蒲公英、黄连;气滞者加柴胡、枳壳;阴虚加沙参、麦门冬;便秘加决明子、枳壳;有胃息肉者重用薏苡仁 60 g,并加白花蛇舌草、藤梨根。常配用中成药胃复春片,治疗慢性萎缩性胃炎有一定的疗效。赵化南认为薏苡仁味甘气和,功能健脾益胃,遇有胃病伴有息肉等异型增生的患者,嘱每天用生薏苡仁 100 g 与大米同煮粥或蒸饭,长期食用,颇有裨益。

## 2. 治肾小球疾病灵活选用五法

**(1) 疏风清热解毒:**慢性肾病患者虽常见面色苍白,浮肿,腰酸乏力等脾肾虚弱证候,但尚可见到咽痛,口干而苦,小便浑浊等热证。风热客于上焦,如合并上呼吸道感染、扁桃体炎、支气管炎等,症见发热恶风,咽痛咽红,咳嗽,脉浮数,苔黄,小便检查尿蛋白和红细胞增多。治宜疏风清热,解毒利咽。方用银翘散加减,药如金银花、连翘、蒲公英、板蓝根、炒牛蒡子、荆芥、桔梗、甘草、土牛膝、僵蚕、蝉衣等。尿中红细胞增多,酌加仙鹤草、白茅根、小蓟、牡丹皮、荠菜花;上呼吸道感染合并鼻窦炎,鼻塞流浊涕者,酌加苍耳子散、成药步长香菊片。皮肤疮毒可用麻黄连翘赤小豆汤、五味消毒饮加减。

**(2) 清热化湿:**此法常用于慢性肾病患者合并肠道感染。多见于夏秋之季感受暑湿之邪,或由于饮食不洁,损伤脾胃,运化失司,湿热蕴结中焦。症见恶心呕吐,腹痛腹泻,大便色黄臭秽,烦热口渴,小便短黄,舌苔腻,脉数。治宜清热化湿,葛根芩连汤加凤尾草、车前草、六一散等。湿邪偏重,舌苔白腻,加藿香、苏叶、厚朴、陈皮、半夏;夹食滞加保和丸。

慢性肾功能衰竭的患者,湿浊不能由小便排出体外,而壅塞于体内,三焦不行。症见食少泛恶,频繁呕吐,舌苔黄腻,脉弦滑。治宜清热化湿泄浊,以缓标证之急,用黄连温胆汤酌加六月雪、白花蛇舌草、土茯苓、制大黄。另用灌肠方(生大黄、蒲公英、六月雪、生牡蛎等),可使多数患者临床症状得到改善,部分患者尿素氮有所下降。

**(3) 清热利湿:** 清热利湿法常用于慢性肾病合并尿路感染的患者。症见尿频尿急尿痛,小便检查尿蛋白、白细胞增多。宜用八正散加减,药如石韦、车前草、萹蓄、瞿麦、蒲公英、白花蛇舌草、六一散等,一般不用关木通(据报道关木通有损害肾功能的副作用)。伴有寒热表证,可用《张氏医通》柴胡饮(柴胡、黄芩、荆芥、防风、大黄、玄参、滑石、甘草),酌加蒲公英、车前草、紫花地丁。

慢性肾病合并慢性尿路感染,症见腰酸、低热、舌质偏红、尿培养阳性,可用知柏地黄汤加金银花、连翘、蒲公英、车前草。标本兼治,滋阴清利并用,有较好效果。

**(4) 清热活(凉)血:** 赵化南在临床上应用清热解毒药和活血化瘀药配伍治疗慢性肾病,常用于以下三种情况。

1) 一些长期使用激素治疗的病例,出现面色红胖、痤疮、低热、口干、烦躁失眠,舌质红或偏紫暗,脉滑数。证属阴虚火旺,瘀热互结。治宜清热滋阴,活血化瘀。药如金银花、连翘、蒲公英、白花蛇舌草、板蓝根、知母、黄柏、生地、牡丹皮、赤芍、益母草、泽兰。既可减少蛋白尿、改善肾功能,又可减少激素的副作用。

2) 慢性肾病因感染复发,除有外感症状外,尚有肉眼或镜下血尿者,以清热解毒药与活血化瘀相配伍,具有清热解毒,凉血活血的作用。选用金银花、连翘、蒲公英、鱼腥草、小蓟、生地、赤芍、牡丹皮、藕节、茅根、六一散等。血尿明显的,另用琥珀粉、参三七等份和匀,每服 1.5～3 g。每日 3 次。亦可用鲜茅根 120 g 煎汤送服云南白药胶囊,每次 2 粒,每日 3 次。

3) 儿童或青少年患 IGA 肾病,常于上呼吸道感染一二日后出现肉眼血尿或镜下血尿,尿蛋白(＋)～(±)。可用上述方法治疗。长期镜下血尿不消失,伴有腰酸舌红肾阴不足症状者,宜用滋肾清利化瘀法。药如女贞子、旱莲草、生地、牡丹皮、赤白芍、白花蛇舌草、大小蓟、马鞭草、益母草、石韦、白茅根等。

**(5) 扶正解毒:** 赵化南在治疗肾病的过程中,发现不少患者由于经常感冒引起肾病反复发作,病情容易恶化。这些患者由于素禀不足,加之久病之后,从小便中丢失大量蛋白;长期使用激素,导致机体免疫功能下降,形成了肺脾肾三脏功能虚衰,尤其是肺气虚弱,卫外不固,因此极易反复感冒。此时单纯清解无效,必须以益气固表配伍清热解毒之剂扶正解毒。药如生黄芪、太子参、白术、防风、生薏苡仁、金银花、连翘、白花蛇舌草、蒲公英、石韦、蝉衣。标本兼顾,坚持服用一段时间,感冒次数可明显减少,有利于病情稳定和康复。

## 【 经 验 方 】

### 三物备急胶囊

组成:巴豆、大黄、干姜各等份。

制法:取优质大黄、干姜饮片晒干,研细过筛为粉剂,另将巴豆去壳用多层吸油纸包裹,反复压榨去油为巴豆霜。将巴豆霜与干姜粉、大黄粉一起研匀,装1号胶囊,每粒胶囊含药0.3 g。

用法:成人每次服2粒(约含巴豆霜200 mg),温开水送下,如2小时后不大便再服2粒,总量不超过6粒。如服药后大便次多有轻度脱水者可饮冷开水,亦可静脉补液。

功效:攻逐冷积。

主治:由寒实积滞引起的单纯性肠梗阻,如食物粪团性梗阻、部分粘连性肠梗阻、麻痹性肠梗阻;一些实证腹痛,见形实、脉实、舌苔腻而垢者。

方解:方中巴豆辛热峻下,开闭通结为主药;干姜温中祛寒;大黄通腑攻下,监制巴豆之辛热。三药配伍药力峻猛,攻下甚捷。

禁忌:绞窄性肠梗阻禁用,高年体弱者、有心肝肾等并发症者、孕妇、婴幼儿忌用。

## 主要论著

赵化南.急腹症中应用下法的几点体会.江苏中医杂志,1983,(5):29~30.

赵化南.肾小球疾病湿热证的诊治经验.中国农村医学,1998,(10):17~18.

## 参考文献

[1] 曹青山.赵化南治疗慢性胃炎经验.吉林中医药,2007,(3):6~7.

［2］石焕玉,徐桂芬,赵化南. 慢肾合剂治疗原发性膜性肾病 36 例疗效观察. 中医学报,2009,(6)：77～78.

［3］石焕玉,霍长亮,赵化南. 中西医结合治疗肾病综合征型 IgA 肾病 15 例. 河南中医,2010,(12)：1214～1215.

［4］赵化南：三物备急胶囊. 江苏中医药,2010,(9)：8.

［5］陈波. 赵化南应用黄连温胆汤举隅. 河南中医,2013,(10)：1803～1804.

［6］石焕玉,霍长亮,赵化南. 解毒泄浊法保留灌肠治疗慢性肾衰 98 例. 辽宁中医杂志,2013,(1)：110～111.

［7］石焕玉,霍长亮,赵化南. 益气疏风固涩法治疗小儿复发性肾病综合征 30 例. 河南中医,2014,(12)：2429～2430.

附
篇

## 附录1
### 江苏省全国老中医药专家学术经验继承工作指导师名录
（第一至第五批）

#### 第一批

| | | | | | | |
|---|---|---|---|---|---|---|
| 周仲瑛 | 徐景藩 | 邱茂良 | 江育仁 | 干祖望 | 汪履秋 | 诸方受 |
| 丁泽民 | 谢昌仁 | 程子俊 | 杨泽民 | 徐迪华 | 杜晓山 | 汪朋梅 |
| 王寿康 | 汪达成 | 郑绍先 | 朱良春 | 汤承祖 | 姚寓晨 | 任达然 |
| 王玉玲 | | | | | | |

#### 第二批

| | | | | | | |
|---|---|---|---|---|---|---|
| 王灿晖 | 杨兆民 | 陈金锭 | 俞荣青 | 朱秉宜 | 刘再朋 | 夏桂成 |
| 盛灿若 | 陆绵绵 | 邹燕勤 | 刘永年 | 高淑华 | 陈益群 | 郭寿恒 |
| 吴震西 | 李乃庚 | | | | | |

#### 第三批

| | | | | | | |
|---|---|---|---|---|---|---|
| 尤松鑫 | 金妙文 | 龚丽娟 | 邹燕勤 | 王德春 | 杨桂云 | 丁义江 |
| 莫燕新 | 周玉祥 | 吴新欲 | 蔡景高 | 龚正丰 | 邵荣世 | 王如侠 |
| 夏治平 | 曾学文 | | | | | |

#### 第四批

| | | | | | | |
|---|---|---|---|---|---|---|
| 汪受传 | 徐福松 | 单兆伟 | 刘沈林 | 唐蜀华 | 吴　旭 | 许芝银 |
| 李七一 | 王德明 | 李柏年 | 张志坚 | 任光荣 | 孙　浩 | 王少华 |
| 谢兆丰 | | | | | | |

#### 第五批

| | | | | | | |
|---|---|---|---|---|---|---|
| 金　实 | 汪建民 | 徐荷芬 | 朱启勇 | 李果烈 | 赵景芳 | 朱世楷 |
| 孙凤霞 | 申春悌 | 何焕荣 | 江杨清 | 赵化南 | 顾维超 | 陈福来 |

注：第二至五批与前批次重复专家名单均略。

# 附录2
## 专家人名笔画索引

附
篇